TRAITÉ PRATIQUE

DES

MALADIES DES YEUX

Paris. — Typographie HENNUYER ET FILS, rue du Boulevard, 7.

TRAITÉ PRATIQUE

DES

MALADIES DES YEUX

CONTENANT

DES RÉSUMÉS D'ANATOMIE

DES DIVERS ORGANES DE L'APPAREIL DE LA VISION

PAR

LE DOCTEUR FANO

PROFESSEUR AGRÉGÉ EN CHIRURGIE A LA FACULTÉ DE MÉDECINE DE PARIS

TOME PREMIER

OPHTHALMOSCOPIE. — MALADIES DE L'ORBITE, DES VOIES LACRYMALES,
DES PAUPIÈRES ET DE LA CONJONCTIVE

Illustré de 70 figures intercalées dans le texte
et de 20 dessins en chromo-lithographie

PARIS

ADRIEN DELAHAYE, LIBRAIRE-ÉDITEUR

PLACE DE L'ÉCOLE-DE-MÉDECINE

1866

PRÉFACE.

L'oculistique est de toutes les branches de la chirurgie celle qui a fait les plus grands progrès, depuis quelques années. La découverte de l'ophthalmoscope a agrandi la sphère d'investigation de l'œil et permis de reconnaître une foule de lésions à peine soupçonnées. Le diagnostic est devenu plus précis et la thérapeutique ne marche plus à l'aventure.

Dans toutes les parties du monde civilisé, des travailleurs infatigables se sont mis à l'œuvre, pour agrandir les conquêtes de l'art et en reculer les limites. Des esprits cultivés ont montré tout le parti qu'on peut tirer de connaissances empruntées aux sciences physiques pour l'étude de l'ophthalmologie.

Il est absolument nécessaire, avant d'aborder cette étude, d'avoir des notions précises d'anatomie et de physiologie. L'œil fonctionnant, sous certains rapports, comme un instrument d'optique, il importe d'être familiarisé avec les lois de la lumière. Quelques-uns des principes élémentaires de la mécanique trouvent aussi leur application.

Pour éviter aux lecteurs des recherches laborieuses, nous avons placé, en tête de chaque section de ce Traité, un chapitre, dans lequel nous exposons l'anatomie *descriptive* et la *structure* de la partie de l'œil dont nous relatons ensuite les états morbides. A l'occasion des troubles de la réfraction, nous rappelons quelques-uns des principes de l'optique nécessaires à l'intelligence du sujet.

On juge, d'après ces remarques préliminaires, toute l'importance que nous reconnaissons aux sciences dites *accessoires*. Toutefois, pour que l'étude de l'oculistique offre une véritable utilité pratique, il est nécessaire de lui donner constamment pour base l'*observation clinique*. Pour ne pas s'égarer, il faut sans cesse contrôler les résultats, que fournissent les considérations théoriques, par l'examen attentif des malades.

C'est la voie que nous avons suivie, pour recueillir les matériaux nécessaires à la rédaction de cet ouvrage. Placé à la tête d'une *Clinique oculaire* et *chirurgicale* que nous avons fondée, il y a sept ans, et où, depuis cette époque, nous avons eu à soigner plusieurs milliers d'affections oculaires [1], nous avons recueilli, avec le plus grand soin, un nombre considérable d'observations, tenues au courant jour par jour. Nous avons été secondé par des élèves zélés et instruits : MM. Chappot, Savornin, Guillier, Kleborn, Talon, Briot, Morel, Charpentier. C'est en comparant les faits entre eux, en les rapprochant de ceux qui ont été publiés par d'autres praticiens, que nous avons décrit la pathologie de l'œil.

La thérapeutique des affections oculaires a appelé toute notre attention. Nous avons cherché à la simplifier, en réduisant à un petit

[1] Cette assertion n'a rien d'exagéré ; les élèves qui ont constamment suivi notre Clinique et nos registres d'inscription des consultants en témoignent. Les lits installés dans notre clinique nous ont permis de garder les malades et de suivre les résultats des opérations.

nombre de topiques et de médicaments internes les agents si nombreux préconisés par certains oculistes.

Pour faciliter l'intelligence du texte, nous avons fait intercaler des figures, dont les unes rappellent des notions anatomiques, d'autres sont destinées à faire comprendre quelques lois de l'optique, le manuel de certaines opérations, la forme des instruments employés dans la chirurgie oculaire.

Des planches en chromo-lithographie, exécutées d'après les dessins de notre confrère et ami le docteur Launay, qui a mis son talent d'artiste à notre disposition, donnent une idée exacte de l'aspect de l'œil examiné à l'ophthalmoscope, dans les diverses affections des parties profondes de l'organe.

FANO.

Paris, décembre 1865.

TRAITÉ PRATIQUE

DES

MALADIES DES YEUX

SECTION I.

OPHTHALMOSCOPIE.

On a donné le nom d'*ophthalmoscopie* à cette partie de l'ophthalmologie qui traite de l'examen des yeux malades, et le nom générique d'*ophthalmoscopes* aux instruments qui sont employés à cet usage.

L'inspection de l'œil peut se faire à la lumière naturelle du jour, avec ou sans moyens propres à augmenter le degré d'éclairage de l'organe; ou bien à la lumière artificielle; et, dans ce dernier cas, il est presque toujours nécessaire de se servir d'instruments particuliers. Lorsqu'on se borne à l'étude des parties superficielles de l'œil, la lumière du jour suffit, la plupart du temps; dès qu'on cherche à pénétrer dans la profondeur de l'organe, il devient indispensable d'employer la lumière artificielle.

Situation à donner au malade. Elle varie, suivant qu'on se sert de la lumière du jour ou d'une lumière artificielle. Il ne sera question, pour le moment, que du premier genre d'examen.

La position assise est préférable à la position debout; malade et chirurgien sont placés près d'une fenêtre, le siége du premier étant moins élevé que celui du second. En mettant le patient en face de la fenêtre, il reçoit la lumière directement sur l'œil, ce qui augmente le degré d'éclairage de l'organe. Dans cette situation, l'œil présente un reflet très-vif qui empêche de bien distinguer certaines parties. Pour se mettre à l'abri d'un pareil inconvénient, il faut faire tomber la lumière obliquement sur l'œil, ce qu'on obtient en se plaçant vis-à-vis du patient, de façon que ce dernier présente le côté gauche du corps, et le chirurgien, le côté droit du corps, à la fenêtre. Cette position est aussi la plus convenable pour augmenter la somme de lumière qui arrive sur l'œil, quand on emploie une lentille convexe (voir, page 10, *Éclairage latéral par la lumière naturelle*).

EXAMEN GÉNÉRAL DE L'ŒIL ET DE SES ANNEXES.

1° GLOBE OCULAIRE EN ENTIER. Ce qui frappe l'observateur, au premier abord, c'est le degré de saillie ou d'enfoncement du globe oculaire. Chez la plupart des sujets, l'arcade orbitaire dépasse le plan de la partie antérieure de l'œil.

Quelquefois l'œil proémine fortement, de manière que la cornée se trouve au niveau et même en avant de l'arcade orbitaire. Cette disposition peut être normale ou morbide ; dans le premier cas, il est important d'en tenir compte, au point de vue de la récidive de certaines affections inflammatoires de l'œil, qui est alors moins bien abrité contre l'influence des agents extérieurs, et aussi relativement aux diverses opérations à pratiquer sur l'organe. Dans le second cas, on cherchera à déterminer la cause qui a produit la saillie de l'œil ; est-ce une augmentation réelle dans le volume de l'organe, comme dans certaines hydrophthalmies? Est-ce, au contraire, une tumeur de la cavité, ou des parois orbitaires, qui aurait repoussé mécaniquement le globe? Ces diverses questions demandent, pour être résolues, un examen attentif et feront l'objet d'articles particuliers.

Une disposition inverse de la précédente, c'est la situation du globe à une certaine distance en arrière de l'arcade orbitaire. Elle peut être congénitale, et, dans ce cas, cette conformation est défavorable pour l'exécution d'un certain nombre d'opérations; ou bien elle est acquise, et alors elle résulte tantôt d'une résorption du tissu cellulaire graisseux de l'orbite, état le plus souvent passager et succédant à un amaigrissement général ; tantôt d'une véritable diminution dans le volume de l'œil, dernière circonstance facile à reconnaître par la comparaison des deux globes.

Il convient de rechercher la manière dont s'accomplissent les mouvements des yeux en divers sens; que ces mouvements se passent avec un seul œil ou avec les deux yeux à la fois. On ordonne au patient de regarder alternativement en haut, en bas, à gauche et à droite, d'abord avec chacun des deux yeux seulement, puis avec les deux en même temps. Cette épreuve suffit pour s'assurer si un des muscles droits fonctionne avec moins d'énergie ou est paralysé. Pour reconnaître l'état des muscles obliques, il y a un autre mode d'investigation qui sera exposé plus tard (voir *Paralysie des muscles de l'œil*). Reste à déterminer si les muscles de l'œil fonctionnent avec leur degré d'harmonie habituelle; c'est-à-dire si certains muscles des deux yeux se contractent simultanément et au même degré, ce qui a pour effet de faire converger les deux axes optiques vers le même objet. Cet examen importe surtout dans les cas de strabisme et sera repris ultérieurement (voir *Strabisme*).

2° SOURCILS. La richesse et la couleur des poils méritent surtout d'être prises en considération.

3° PAUPIÈRES. Les particularités que présente la face antérieure de ces voiles sont reconnues facilement. L'examen des bords et de la face postérieure exige des soins particuliers.

Dans l'état normal, lorsque les paupières sont écartées à un degré moyen, le bord libre de la paupière inférieure, qui a environ deux millimètres d'épaisseur, chez l'adulte, représente un plan très-légèrement oblique de haut en bas et d'arrière en avant; le bord libre de la paupière supérieure, qui a la même épaisseur que celui de la paupière inférieure, représente, au contraire, un plan parallèle à l'horizon. Lorsque la paupière supérieure est fortement attirée en haut, soit par la volonté du sujet, soit par le doigt du chirurgien, on reconnaît que le bord libre représente un plan oblique de haut en bas et d'avant en arrière. L'arête postérieure du bord libre de chaque paupière est appliquée contre le globe, au niveau d'une ligne étendue, au point de réunion de la sclérotique et de la cornée, depuis l'angle externe des paupières jusqu'aux points lacrymaux. Il existe entre la sclérotique, la face postérieure et l'arête postérieure du bord libre de chaque paupière une *rigole* propre à conduire les larmes vers l'angle interne de l'orbite. Lorsque les paupières se rapprochent l'une de l'autre, comme dans l'état de sommeil, dans l'action de cligner, les bords libres des deux voiles arrivent à un contact parfait; celui de la paupière supérieure dépasse en avant le bord correspondant de celui de la paupière inférieure.

Les conditions précédentes étant nécessaires au transport régulier des larmes, il importe de tenir compte de toute modification, quelque légère qu'elle soit, de nature à troubler l'harmonie de toutes ces parties. On appréciera, avant tout, si les paupières, et notamment la supérieure, ont conservé assez de longueur pour pouvoir arriver au contact l'une de l'autre, afin d'abriter l'œil. On recherchera si l'arête postérieure de chacun de ces voiles est *contiguë* au globe. En cas contraire, on déterminera la cause de ces irrégularités : on la trouvera, soit dans une tuméfaction de la muqueuse palpébrale, soit dans une phlegmasie, une induration ou une cicatrice de la peau des paupières. L'examen de la face postérieure des paupières ne sera pratiqué qu'après l'inspection du globe, attendu que les manœuvres à mettre en usage, pour arriver à ce but, déterminent toujours du larmoiement et congestionnent les vaisseaux de la conjonctive.

Le seul écartement artificiel des paupières et du globe, par de légères tractions exercées avec le doigt sur le bord libre de ces voiles, est insuffisant pour apprécier les diverses altérations qu'on y rencontre. On découvre facilement toute l'étendue de la face postérieure de la paupière inférieure, en attirant la peau fortement en bas, pendant qu'on ordonne au malade de regarder en haut; le mouvement d'ascension imprimé au globe entraîne le cul-de-sac inférieur de la conjonctive dans le même sens et, par suite, le bord adhérent de la paupière inférieure.

Pour la paupière supérieure, cette manière de procéder est insuffisante, et il faut, pour voir toute l'étendue de la muqueuse, renverser la paupière de bas en haut. Dans ce but, on applique la pulpe de l'index sur la face cutanée, et la pulpe du pouce sur le bord libre de la paupière; puis on ordonne au malade de regarder fortement en bas; en même temps qu'on refoule la partie supérieure de la paupière de haut en bas, et surtout d'avant en arrière, on attire le bord libre en avant; et pour peu qu'on continue cette manœuvre quelques instants, sans brusquerie, la paupière est renversée de bas en haut, si bien que la face muqueuse est tournée en avant, la face cutanée en arrière, le bord libre en haut. On découvre ainsi les plus légères altérations, notamment le degré d'injection de la muqueuse, la présence de ces saillies de la conjonctive qu'on a appelées *granulations;* les kystes qui proéminent en arrière, etc. Il arrive, dans quelques cas, que le renversement de la paupière est rendu difficile par les mouvements de contraction de l'orbiculaire; ces contractions surviennent particulièrement chez les sujets craintifs, et parfois elles sont tellement fortes, qu'elles forment un obstacle insurmontable à l'examen de la face postérieure des paupières. Il convient alors de renverser la tête du malade fortement en arrière, d'écarter autant que possible la paupière du globe, de se baisser soi-même, et de plonger le regard de bas en haut jusqu'au cul-de-sac supérieur de la conjonctive.

Il reste à apprécier l'état des mouvements des paupières. On s'assure que ces mouvements sont à l'état physiologique lorsque, par la seule volonté, le malade peut ramener les bords libres des paupières au contact l'un de l'autre, puis les écarter suffisamment pour mettre la cornée à découvert. La paralysie du muscle orbiculaire empêche l'occlusion de l'ouverture palpébrale; celle du releveur de la paupière supérieure met obstacle à l'agrandissement de cette ouverture. Dans d'autres cas, alors même que l'appareil contractile des paupières a conservé toute son énergie, la paupière supérieure reste pendante; cela peut tenir à l'excès de longueur de la peau, ou à d'autres conditions encore qui seront étudiées plus tard (voir *Ptosis*).

Le nombre plus ou moins considérable de cils, la couleur de ces poils, et surtout leur *direction*, seront notés avec le plus grand soin. On n'oubliera pas que beaucoup de kératites rebelles sont entretenues indéfiniment par le frottement contre la cornée de cils dirigés en arrière, au lieu d'être tournés en avant.

4° POINTS ET CONDUITS LACRYMAUX. Les points lacrymaux sont faciles à reconnaître, il suffit d'attirer légèrement le bord libre de la paupière en avant, en imprimant à la base du voile une traction en sens inverse. On déterminera la situation de ces orifices, en n'oubliant pas que, dans l'état normal, les deux points lacrymaux sont inclinés en arrière; le supérieur regarde en bas et en arrière, l'inférieur, en haut et en dedans. Quelquefois, au lieu d'un orifice, c'est une simple petite dépression, et alors les conduits lacrymaux peuvent manquer. On s'assure de cette anomalie en cherchant à

Fig. 1.

faire pénétrer dans l'ouverture un stylet très-fin, celui d'Anel par exemple (fig. 1). Il est bon d'être prévenu que ce cathétérisme offre parfois des difficultés. Chez les sujets pusillanimes, la vue de l'instrument explorateur détermine une sorte de spasme des paupières ; et au moment où l'on veut faire pénétrer le stylet, le point lacrymal se resserre à un degré tel, qu'il s'efface complétement ; d'autres fois, l'instrument est tellement serré par le pourtour de l'orifice, qu'on ne saurait le faire avancer. Calmer les appréhensions du patient, procéder avec douceur à l'exploration des voies lacrymales, est ce qui réussit le mieux, en pareille circonstance, pour surmonter les obstacles.

On ne quittera pas la région des points lacrymaux sans inspecter l'état de la caroncule lacrymale et du repli semi-lunaire, parties qui sont parfois assez tuméfiées pour effacer la dépression connue sous le nom de *lac lacrymal*.

5° SAC LACRYMAL ET CANAL NASAL. Pour apprécier l'état du sac lacrymal, il ne faut pas se borner à juger, par le sens de la vue, du degré de saillie que présente l'angle interne de l'orbite ; la tuméfaction de cette région peut être la conséquence d'une affection des parties situées au-devant du sac. On commence par exercer, à l'aide de la pulpe de la dernière phalange de l'index, une *pression* douce sur le grand angle des paupières, et on observe si la tumeur diminue de volume ; si en même temps il s'échappe, par les points lacrymaux, soit un liquide transparent, soit un liquide d'un blanc laiteux mélangé de mucosités, soit enfin du véritable pus. On procède ensuite à une *injection* d'eau tiède à travers le canal lacrymo-nasal, en introduisant la canule C ou B (fig. 2) de la seringue d'Anel dans le point lacrymal inférieur. Cette injection est faite avec lenteur ; on note si le liquide passe tout entier par la narine correspondante ou par la gorge ; si, au contraire, une petite portion seulement passe par cette dernière voie, et si la presque totalité reflue par le point lacrymal supérieur ; si enfin, aucune goutte de liquide ne revient par la narine, soit immédiatement, soit au bout de quelques instants ; car il arrive souvent que le liquide ne se transmet que très-lentement à travers le canal nasal. L'épreuve précédente donne une idée précise du degré de perméabilité du canal lacrymo-nasal.

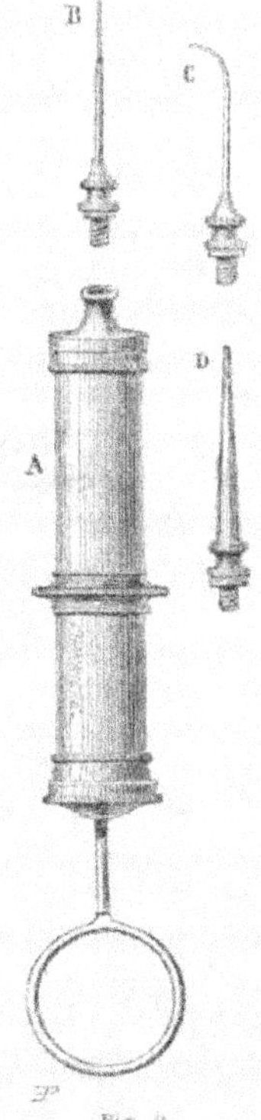

La plupart des chirurgiens se servent, pour pratiquer des injections à travers le canal lacrymo-nasal, de la seringue d'Anel A (fig. 2). Tous ceux qui ont fait un usage fréquent de cet instrument lui ont reconnu plusieurs inconvénients :

1° L'introduction de la canule dans le point et le conduit lacrymal est pénible, douloureuse même, pour le malade, parce que le chirurgien est obligé de la diriger, en saisissant le corps de la seringue ; 2° une fois la canule introduite, le chirurgien est contraint de changer de place la main qui saisit le corps de la seringue, manœuvre qui entraîne souvent le déplacement de la canule; 3° pendant que, d'une main, on pousse le piston pour faire sortir l'eau par la canule, de l'autre, on retient fortement le corps de la seringue pour l'empêcher d'obéir à l'impulsion communiquée par le piston, ce qui aurait pour conséquence de faire pénétrer la canule trop avant. Tant qu'on ne rencontre qu'une résistance ordinaire, les choses vont bien ; pour peu que l'obstacle soit prononcé, il faut redoubler de force, et pendant ces manœuvres on froisse, on violente, on déchire même parfois les parois du conduit lacrymal. Ajoutez que, le plus souvent, la canule est trop enfoncée, et l'ouverture vient butter contre les parois du conduit, d'où un obstacle au passage du liquide.

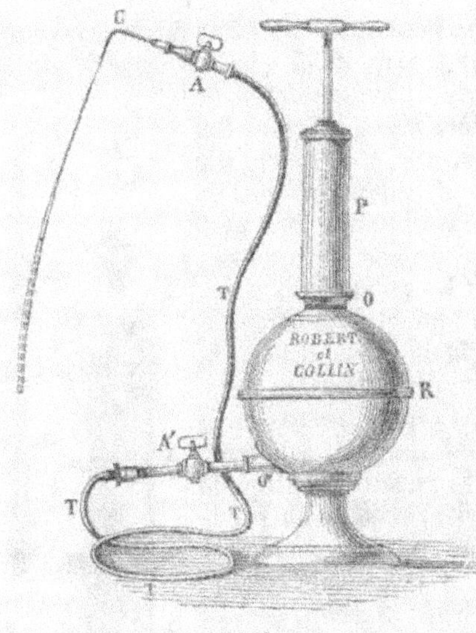

Fig. 3.

C'est pour obvier à tous ces inconvénients que j'ai proposé de substituer à la seringue d'Anel l'instrument suivant (fig. 3) : Il se compose d'un réservoir en cuivre ou en tout autre métal (R), de forme sphéroïdale, d'une capacité d'un quart de litre environ, et pourvu de deux ouvertures, l'une supérieure (O), l'autre latérale (O'). A la première s'adapte une petite pompe foulante (P) ; à la seconde, un tuyau flexible (TTTT), pourvu, à chacune de ses extrémités, d'un ajutage en cuivre (AA'), ou en tout autre métal, avec un robinet pouvant être ouvert ou fermé à volonté, pour laisser passer ou pour intercepter, au contraire, la colonne de liquide qui doit passer à travers le tube. Enfin, à l'extrémité libre du tuyau se visse une canule d'Anel (C), que l'on peut prendre droite ou recourbée.

Il est facile de comprendre le mécanisme de l'instrument. On commence par introduire l'eau, ou tout autre liquide médicamenteux, dans le récipient, en ayant soin de ne remplir ce dernier qu'aux trois quarts. On visse, d'une part, le tube, dont on ferme le robinet (A), et de l'autre, la petite pompe (P). On fait jouer le piston de cette dernière, et par conséquent, on refoule une certaine quantité d'air dans le récipient ; on soumet ainsi la colonne de liquide à une pression d'autant plus forte, qu'on aura comprimé d'avantage l'air. La colonne liquide sortant par le tube (TTT) aura une force d'autant plus grande, que l'air aura été refoulé en plus grande quantité. On visse alors la canule à l'extrémité libre du tube, et, saisissant cette extrémité, on introduit le bout de la canule elle-même dans le point lacrymal inférieur ; dès que le bout de la canule a pénétré assez profondément dans le conduit lacrymal, on ouvre le robinet (A). A l'instant même, *et sans le moindre effort exécuté par le chirurgien*, une colonne liquide, égale en diamètre à celui de la canule, pénètre à travers le canal lacrymo-nasal ; et, suivant le degré de perméabilité de ce canal, il en passe une plus ou moins grande quantité par la narine et la gorge, en même temps qu'il en reflue par le point lacrymal supérieur.

Les avantages de cet instrument sont les suivants : 1° La canule lacrymale se continuant avec un tube flexible, cette canule obéit à tous les mouvements que le chirurgien lui imprime ; l'introduction en est facile. Une fois dans le conduit lacrymal, on la maintient, sans être obligé de déployer le moindre effort. On n'est pas exposé à l'enfoncer trop avant, parce qu'on ne lui communique aucune impulsion, comme cela arrive avec la seringue d'Anel ; 2° au lieu d'être obligé de prendre un point d'appui solide, et souvent insupportable, sur la joue du malade, pour pousser l'injection, on appuie très-légèrement avec les deux derniers doigts de la main qui tient la canule sur le rebord de l'orbite ; 3° on gradue à volonté la force avec laquelle la colonne de liquide arrive dans les voies lacrymales, soit en refoulant plus ou moins d'air dans le récipient, soit en ouvrant plus ou moins les robinets du tube ; 4° lorsqu'il est nécessaire de faire passer une grande quantité de liquide à travers le canal lacrymo-nasal, au lieu d'interrompre l'injection, pour en puiser une nouvelle quantité, comme cela arrive avec la seringue d'Anel, on la continue sans interruption ; 5° l'attention du chirurgien peut se concentrer tout entière sur la canule lacrymale, dont il maintient la position à son gré, tandis qu'avec la seringue d'Anel, l'attention se porte sur trois points à la fois : la canule, le corps de la seringue et le piston.

L'instrument précédent peut servir à administrer des douches sur la région oculaire. Il suffit d'adapter, à l'extrémité A, un ajutage d'un calibre proportionné à la grosseur de la colonne de liquide à projeter.

6° CONJONCTIVE OCULAIRE. Chez les adultes, l'exploration en est facile ; pour se rendre compte de l'état du cul-de-sac supérieur de la conjonctive, où se cache parfois un corps étranger, on renverse la paupière supérieure et on fait porter l'œil fortement en bas ; pour le cul-de-sac inférieur, on abaisse la paupière inférieure et on prescrit au malade de regarder en haut. De cette manière, on apprécie exactement le mode d'injection de la conjonctive oculaire, les produits de nouvelle formation qui s'y rencontrent, la nature des sécrétions déposées à la surface de la membrane ou retenues dans les culs-de-sac, etc. Ces sécrétions sont variées ; tantôt ce sont des filaments blanchâtres plus ou moins larges, et qui peuvent le devenir assez pour ressembler à certaines fausses membranes ; tantôt c'est un liquide roussâtre, comme je l'ai observé souvent au début de certaines ophthalmies blennorrhagiques ; tantôt c'est un liquide d'un aspect un peu laiteux, ce qui annonce la présence du pus.

Chez les enfants, ce mode d'examen est le plus souvent impraticable ; il n'en est qu'un petit nombre qui se prêtent à l'écartement des paupières et qui obéissent à l'ordre du chirurgien de porter les yeux en haut et en bas. Pour peu que l'impression de la lumière soit douloureuse, dès qu'on

cherche à entr'ouvrir les paupières, les petits malades contractent convulsivement l'orbiculaire, poussent des cris, et tous les efforts de l'observateur
échouent pour arriver à inspecter l'œil. Quelquefois cependant des paroles
douces, la promesse d'un jouet ou d'une friandise montrés à l'enfant arrivent à le rendre docile. Bien plus souvent encore, on est contraint de procéder à l'examen de la manière suivante : on couche l'enfant en travers
sur les genoux d'un aide qui se charge de maintenir les membres inférieurs immobiles ; le chirurgien assujettit la tête, qu'il place entre ses ge-

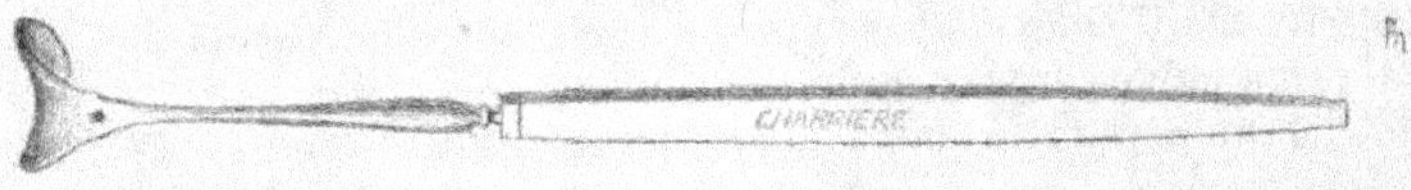

Fig. 4.

noux rapprochés ; il introduit un élévateur plein (fig. 4) sous la paupière supérieure qu'il attire en haut, un autre élévateur sous la paupière inférieure,
qu'il attire en bas. La partie antérieure de l'œil est ainsi mise à découvert
et peut être explorée dans toute son étendue.

7° Cornée. Les moyens qui viennent d'être indiqués pour l'examen
de la conjonctive, sont également applicables ici. On cherche à apprécier
la forme de la cornée, le degré de transparence de cette membrane, la
présence ou l'absence de vascularisation, de dépôts plastiques, etc.

On a aussi proposé de déterminer les altérations de forme de la cornée,
en recherchant comparativement, sur l'œil sain et sur l'œil malade, la
grandeur de l'image de la flamme d'une bougie placée, à égale distance, au
devant de chaque cornée. Celle-ci peut être assimilée à un miroir convexe.
Or, on sait que les miroirs de ce genre donnent des images virtuelles d'autant plus petites, que le rayon de courbure est plus petit lui-même. Lorsque
la cornée devient conique, sa courbure est plus forte, c'est-à-dire qu'elle
appartient à un petit rayon ; l'image qu'elle donne d'un objet sera donc plus
petite que l'image donnée par le même objet placé au-devant de la cornée
du côté sain. Faisons remarquer que, pour avoir, dans cette expérience,
des résultats dignes de confiance, il faut que l'objet dont on apprécie la
grandeur de l'image soit placé à distance *mathématiquement* égale de chaque cornée. Ce fait résulte des lois des miroirs convexes. Ce mode d'examen
n'a donc qu'une importance secondaire, et généralement les changements
de forme de la cornée seront bien appréciés, en examinant cet organe de
profil.

8° Sclérotique. Il est facile d'en voir la plus grande étendue, à travers la transparence de la conjonctive qui tapisse cette membrane, en faisant porter le globe en divers sens. On note la couleur de la fibreuse oculaire, les inégalités qui la surmontent et qui peuvent appartenir à des tumeurs de divers ordres.

9° Chambre antérieure. On juge bien des dimensions qu'elle présente, en regardant l'œil de profil ; c'est aussi le meilleur moyen propre à

faire reconnaître les synéchies antérieures, c'est-à-dire les adhérences de l'iris à la cornée, les produits de nouvelle formation déposés derrière cette membrane.

10° IRIS ET PUPILLE. Lorsqu'on soupçonne une phlegmasie du diaphragme oculaire, on compare la couleur de cette membrane des deux côtés ; on n'oubliera pas, dans ces cas, qu'il existe des variétés individuelles sous le point de vue de la coloration des deux iris. Il faut surtout tenir compte de l'état terne ou brillant de la face antérieure de la membrane, de son degré de saillie en avant, des oscillations spontanées dont l'iris est le siége chez quelques sujets, dès qu'ils impriment le plus léger mouvement au globe.

La pupille offre de nombreuses variétés de grandeur, d'énergie contractile, de forme. Elle peut être large ou étroite, sans qu'il y ait une lésion appréciable de l'œil. Elle est d'autant plus contractile, que la vision est meilleure, bien que cette règle générale souffre cependant quelques exceptions. Pour apprécier le degré de contractilité de la pupille, on place le malade en face d'une fenêtre bien éclairée, on couvre l'œil qu'on ne veut pas explorer, on maintient quelques instants la main devant l'autre, après quoi on la retire brusquement ; la pupille se resserre immédiatement, puis elle exécute des mouvements d'oscillation concentriques, jusqu'à ce qu'elle ait repris son diamètre ordinaire. Il est des chirurgiens qui se contentent, pour apprécier la contractilité de la pupille, de fermer et d'ouvrir alternativement les paupières. Un dernier moyen, beaucoup plus sûr dans ses résultats, consiste à maintenir l'œil à explorer grandement ouvert, et à faire arriver brusquement une certaine somme de rayons lumineux au fond de l'organe, soit avec le miroir ophthalmoscopique, soit au moyen d'une lentille convexe qui concentre ces rayons fournis par la lumière solaire *diffuse* ou par la lumière d'une lampe. Il sera question de ce mode d'exploration quand nous ferons connaître le procédé de l'ÉCLAIRAGE LATÉRAL de l'œil (voir page 10).

Dans l'état normal, la pupille a une forme sensiblement circulaire, et la circonférence en est régulière. Lorsque, par suite d'une phlegmasie, des exsudations plastiques s'étendent de la face postérieure de l'iris à la cristalloïde antérieure, le contour pupillaire se déforme et devient irrégulier ; on rend ces déformations plus apparentes, en dilatant artificiellement la pupille, par l'instillation, à la surface de la conjonctive, de quelques gouttes de solution d'atropine au centième ou même au deux-centième (0ᵍʳ,05 de sulfate d'atropine pour 10 grammes d'eau distillée).

Lorsque l'aire de la pupille est occupée par une fausse membrane trèsténue, l'examen par les moyens ordinaires est insuffisant, et il faut avoir recours à l'*éclairage latéral* de l'œil, soit par une lumière artificielle, soit par la lumière naturelle. Ce mode d'exploration est également applicable, dans bon nombre de cas, à la chambre postérieure.

La coloration de la pupille varie aux divers âges ; elle est noire chez les enfants ; elle présente, au contraire, une couleur jaune verdâtre ambrée, ou grisâtre chez les vieillards. Il faut avoir cette dernière coloration présente à l'esprit, pour ne pas la considérer, de prime abord, comme indiquant une opacité commençante du cristallin.

Pour apprécier la grandeur de la pupille, on a proposé plusieurs moyens. Olbers mesurait l'étendue de cette ouverture en circonscrivant avec les branches d'un compas les limites de l'image de la pupille reçue sur un miroir plan. On comprend combien ce mode de mensuration est inexact, la moindre vacillation de la tête du patient faisant changer de place l'image que l'on circonscrit. Comparer la grandeur de la pupille à des cercles noirs de diamètre croissant, tracés sur le papier, et dont les dimensions sont connues à l'avance, c'est n'arriver qu'à des résultats approximatifs. Un procédé plus sûr consiste à placer devant l'œil une plaque de verre, sur laquelle ont été tracées des divisions rapprochées les unes des autres, et à examiner, par transparence, à combien de ces divisions répond le diamètre de la pupille.

DE L'ÉCLAIRAGE LATÉRAL DE L'ŒIL.

En faisant tomber sur l'œil des rayons provenant d'une source lumineuse placée *à côté* du malade, rayons que l'on concentre au moyen d'une lentille biconvexe, on éclaire autant que possible l'organe à explorer. Ce mode d'examen a l'avantage de ne pas intercepter la lumière qui arrive dans l'œil, à mesure que l'observateur, se rapprochant du malade, est contraint de faire jouer à sa propre tête le rôle d'un écran par rapport à la source lumineuse. Celle-ci peut être *artificielle*, une lampe, et au besoin une bougie ; ou bien, comme je l'ai proposé, *naturelle*, c'est-à-dire la lumière *diffuse* du soleil.

1° ÉCLAIRAGE LATÉRAL A LA LAMPE. Le malade et le chirurgien sont assis l'un en face de l'autre, le premier sur un siége moins élevé que le second, près d'une table sur laquelle est placée une lampe. Pour obtenir un éclairage convenable, il est bon que la flamme dépasse le niveau de la tête du patient et se trouve à une certaine distance en avant d'elle. L'observateur prend de la main droite une lentille bi-convexe, de deux pouces à deux pouces et demi de foyer, enchâssée dans une monture qui se continue avec le manche de l'instrument. Ce dernier est tenu de façon qu'une des faces de la lentille est tournée un peu obliquement en avant et à gauche vers l'œil du patient, l'autre face un peu obliquement en arrière et à droite vers la source lumineuse, et à une distance telle de l'œil, que le foyer de la lentille réponde à la cornée, ce qui est annoncé par l'éclairage très-vif de cette membrane. En rapprochant un peu la lentille de l'œil, on fait tomber le foyer sur des parties plus profondes, la chambre antérieure, l'iris et la pupille, la chambre postérieure.

2° ÉCLAIRAGE LATÉRAL A LA LUMIÈRE NATURELLE. Le procédé est des plus simples : le malade et le chirurgien sont assis ou debout, près d'une fenêtre bien éclairée, en face l'un de l'autre, de façon que la lumière arrive *directement* SUR LE CÔTÉ de l'œil à examiner. Le chirurgien saisit la lentille bi-convexe, à foyer indiqué, par le manche, et la tient à environ 5 centimètres de l'œil du malade, en tournant l'une des faces vers la fenêtre et l'autre vers la partie latérale de la tête du patient. Tous les rayons lumineux qui passent à travers la lentille convergent vers un point qui est placé à environ 5 à 6 centimètres de l'instrument ; en donnant à ce dernier divers degrés d'inclinaison, en l'éloignant ou en le rapprochant de l'œil du malade, de quelques millimètres, on fait tomber le foyer sur les diverses parties de l'organe, qui est ainsi vivement éclairé, pendant que le chirurgien peut s'en rapprocher autant que possible, pour en analyser toutes les altérations.

Ces deux modes d'éclairage ont tous deux leur utilité ; le second est, en général, suffisant pour les affections de la cornée, de la chambre antérieure, de l'iris, et sert à apprécier les déformations du contour de la pupille. Lorsqu'il s'agit, au contraire, de reconnaître des synéchies postérieures très-étroites, de fausses membranes pupillaires très-ténues, des dépôts de pigment iridien dans l'aire de la pupille, et enfin des opacités commençantes du cristallin, le premier mode d'éclairage l'emporte sans conteste sur l'autre.

Affections de la cornée. 1° Les *corps étrangers* qui s'implantent dans l'épaisseur de cette membrane sont quelquefois d'une telle ténuité, qu'ils échappent à un examen des plus attentifs à l'œil nu. L'éclairage latéral les fait découvrir immédiatement, en même temps qu'il favorise les manœuvres d'extraction de ces parcelles.

2° Certaines kératites sont accompagnées d'une hyperémie formée de vaisseaux tellement ténus, qu'il est impossible d'apercevoir ces derniers. L'éclairage latéral permet de les découvrir immédiatement, d'en suivre les sinuosités, le point d'origine à la circonférence de la cornée et la terminaison.

Les taches, les nébulosités les plus légères de la cornée, ne sauraient échapper à ce mode d'investigation ; il en est de même des pertes de substance ou des ulcérations de la cornée. Quelquefois il est difficile de déterminer, en cas de kératite vasculaire, s'il existe une ulcération à la surface de la cornée, ou un épanchement de lymphe plastique dans l'épaisseur de cette membrane. L'éclairage latéral de l'œil résout le problème. Ce mode d'investigation peut aussi être mis à profit dans les *kératites plastiques disséminées.*

Maladies de la chambre antérieure. Les épanchements de toutes sortes, sang, pus, lymphe plastique, quelque minimes qu'ils soient, seront facilement reconnus. Il en est de même des corps étrangers naturels ou accidentels.

Iris. Les différences de coloration des deux iris, en cas de phlegmasie de cette membrane ; les déplacements partiels de ce diaphragme en avant, c'est-à-dire les synéchies antérieures, ne pourront échapper à l'observateur. Une malade atteinte de kérato-conjonctivite aiguë nous offrit une coloration rougeâtre de l'iris. Plusieurs élèves crurent à l'existence d'une iritis commençante ; en éclairant l'œil latéralement par la lumière naturelle, au moyen de la lentille, je leur fis voir immédiatement qu'il s'agissait tout simplement de *taches de rouille* disséminées à la surface du diaphragme oculaire.

Pupille. C'est dans l'examen de cette ouverture que l'éclairage latéral rend des services inappréciables, pour le diagnostic de plusieurs affections.

1° *Forme de la pupille.* Les plus petites déformations en deviennent palpables. Chez les sujets atteints d'iritis aiguë ou chronique, il se forme derrière l'iris, au niveau de la petite circonférence de cette membrane, des produits plastiques qui sont appliqués en forme de pont sur la circonférence de la pupille, et qui rapprochent des portions plus ou moins éloignées de cette circonférence ; de là des configurations bizarres de la pupille ; j'ai vu celle-ci de la forme d'un cœur de carte à jouer, ou d'une feuille de trèfle, ou bien encore munie de petites dentelures. Quand la déformation est caractérisée, on la reconnaît de prime abord ; mais quand elle est peu prononcée, quand elle se présente comme une simple encoche, l'éclairage latéral, avec la lentille, est nécessaire pour bien l'apprécier. Un autre moyen propre à la rendre plus apparente, consiste à instiller à la surface de l'œil une goutte d'une solution de sulfate neutre d'atropine ; la pupille se dilate, et la déformation du contour de cette ouverture est alors singulièrement exagérée.

Je signalerai encore un autre avantage fourni par l'examen de la pupille, au moyen de l'éclairage latéral de l'œil à la lumière *naturelle*. Dans bon nombre de cas, il est nécessaire de s'assurer du degré de contractilité de l'ouverture pupillaire. Le moyen qu'on emploie généralement, pour arriver à ce résultat, consiste à fermer et à ouvrir alternativement les paupières du côté à explorer, en tenant fermées les paupières du côté opposé. Il y a des sujets qui se prêtent mal à ces manœuvres ; quelques-uns contractent l'orbiculaire, ce qui a pour effet d'empêcher le mouvement d'élévation de la paupière supérieure ; d'autres cachent la pupille dans un des angles de l'orbite, au moment où on découvre le globe. Au moyen de la lentille convergente, on fait arriver brusquement un faisceau de lumière sur la rétine, et la pupille exécute alors des mouvements d'oscillation très-apparents.

2° *Fausses membranes pupillaires et dépôts de pigment dans l'aire de la pupille.* On observe fréquemment dans le cours d'une iritis, ou après la disparition de cette phlegmasie, une occlusion de la pupille par une fausse membrane plus ou moins ténue. Cette exsudation est tantôt d'un blanc opalin, tantôt d'une couleur brune foncée, uniforme ou par places. La dernière coloration est le résultat de dépôts, à la surface de la membrane, d'une certaine quantité de pigment qui revêt la partie postérieure de l'iris. Ces altérations sont bien appréciées par l'éclairage latéral *à la lampe*. On en jugera par les observations suivantes et par l'inspection des dessins ophthalmoscopiques qui s'y rapportent (pl. I, fig. 1, 2 et 3).

Obs. 1. *Fausse membrane pupillaire, à droite, consécutive à des iritis spécifiques.* Le nommé F***, âgé de trente-quatre ans, tabletier en ivoire, a eu, il y a trois ans, deux petites ulcérations au gland. Un mois à six semaines après, il se manifeste des maux de gorge, puis une roséole, et enfin une affection inflammatoire des deux yeux, qui empêche de distinguer les objets pendant six semaines. F*** se soumet à la médication Raspail. Depuis l'époque où l'ophthalmie s'est développée, la vue est toujours restée trouble. Il y a deux mois, l'œil droit s'enflamme de nouveau, et, depuis cette époque, la vue, de ce côté, s'est obscurcie davantage.

Le 6 juin 1861, la vue est bonne à gauche, faible à droite, au point de ne pas permettre, d'une manière continue, la lecture d'un journal, et de ne pas pouvoir servir suffisamment à l'exécution des travaux de la profession du patient.

Par l'éclairage latéral à la lampe, je reconnais, dans l'aire de la pupille, une fausse membrane très-ténue, adhérente à la marge pupillaire. J'essayai de rompre les adhérences, en faisant instiller dans l'œil droit, toutes les deux heures, une goutte d'un collyre au sulfate neutre d'atropine. Quarante-huit heures après, il fut facile de constater la persistance de la fausse membrane et de ses adhérences à la circonférence de la pupille, excepté vers le haut et à gauche de cette dernière, où il existe un espace noir, gros comme une tête d'épingle, correspondant à une portion de la pupille exempte d'exsudation plastique. Tout le reste est rempli d'une fausse membrane d'un gris bleuâtre opalin, cernée à la circonférence, c'est-à-dire au niveau du limbe de la pupille, par de petites taches couleur de rouille. C'est ainsi que le dessin (fig. 1, pl. I) la représente ; pour mieux faire comprendre ces altérations, on les a rendues sous un grossissement triple de l'état normal.

OBS. II. *Iritis syphilitique ; fausse membrane pupillaire à gauche, avec dépôts de pigment dans l'aire de la pupille*. Mor..., âgé de vingt-cinq ans, a été traité, à ma Clinique, pour une iritis syphilitique des deux côtés. Après la guérison, il est resté, du côté gauche, dans l'aire de la pupille, une légère exsudation plastique (*fausse membrane*), avec quelques dépôts de pigment s'étendant de la circonférence de la pupille à la fausse membrane elle-même. Le dessin (fig. 2, pl. I) représente l'aspect de la pupille vue par l'éclairage latéral à la lampe. L'iris paraît de couleur grise rougeâtre ; la pupille, d'une couleur générale noire bleuâtre, excepté au centre, où elle offre un aspect *d'un blanc opalin* dû à la présence *d'une fausse membrane* qui est plus épaisse à la partie inférieure qu'à la supérieure. De la partie supérieure de la pupille partent deux lignes de couleur rouille ou rouge-marron s'étendant jusqu'à la fausse membrane. De la partie inférieure de la pupille partent également deux lignes de même couleur, se portant aussi jusqu'à la fausse membrane ; l'une d'elles, celle de droite, représente plutôt une petite bande quadrilatérale mélangée de parties noires à deux places. Au niveau du point de départ de ces dernières lignes, le bord de la pupille est un peu rebroussé en arrière ; il existe donc là deux *synéchies postérieures* que le dessin fait bien ressortir.

La figure 3 de la planche I représente le même œil examiné à l'aide du miroir ophthalmoscopique seul. La fausse membrane pupillaire se laissant traverser par les rayons lumineux, l'observateur voit la pupille en rouge, qui est la coloration normale du fond de l'œil. Les dépôts de pigment qui recouvrent les synéchies postérieures, interceptant au contraire les rayons lumineux, se montrent sous forme de lignes noires. On juge, par l'inspection comparative des deux figures, que l'éclairage latéral à la lampe l'emporte de beaucoup sur l'examen de l'œil avec le miroir ophthalmoscopique, pour reconnaître les fausses membranes pupillaires.

3° *Synéchies postérieures*. Les adhérences entre la pupille et la capsule antérieure du cristallin, quelque limitées qu'elles soient, sont reconnues au

moyen de l'éclairage latéral à la lampe. On voit alors la régularité du contour de cette ouverture interrompue, en un ou plusieurs points, par une
sorte d'encoche, d'où se détache une petite languette qui se porte en
arrière (voir la partie inférieure des fig. 2 et 3, et la partie supérieure de la
fig. 4 de la pl. 1).

Chambre postérieure. Plus les altérations de l'œil sont situées profondément, plus l'examen devient difficile. Cette réflexion s'applique surtout
au diagnostic de certaines *cataractes*. Assurément, quand l'opacité de l'appareil cristallinien est très-avancée ; quand elle occupe les couches superficielles de la lentille, elle se présente sous la forme d'une tache blanche,
dont la nature ne saurait faire l'objet d'un doute. Mais il s'en faut de beaucoup que toutes les variétés de cataractes offrent des symptômes aussi
tranchés, et c'est alors que l'éclairage latéral de l'œil fournit des données
précieuses.

La plupart des cataractes molles débutent par des *stries opaques*, qui occupent la circonférence du cristallin, quelquefois la face antérieure, parfois
aussi la face postérieure. En dilatant au préalable la pupille, et quelquefois
même sans dilatation, il est impossible qu'avec l'éclairage latéral de l'œil,
la *plus petite strie* échappe au chirurgien. On arrive ainsi, non-seulement à
reconnaître qu'il existe une opacité du cristallin, mais encore à en déterminer le siége précis.

Les figures 5 et 7 de la planche II montrent l'aspect de la pupille examinée, par l'éclairage latéral, chez deux malades atteintes de cataractes en
voie de formation. Chez celle de la figure 5, il existe une *cataracte corticale
postérieure*. La pupille est d'un bleu foncé, et cette coloration est semée, par
places, de points et de lignes d'un blanc plus ou moins éclatant, répondant
aux portions opacifiées du cristallin. Chez celle de la figure 7, la cataracte
est *corticale antérieure*, et se montre sous forme de stries couleur blanc
de craie, rayonnant de la périphérie vers le centre du cristallin. Dans cette
dernière portion de la lentille, les opacités sont plus larges et d'une épaisseur d'autant plus grande, que la teinte est d'un blanc plus éclatant. Les
figures 6 et 8 de la même planche montrent les mêmes altérations examinées avec le miroir ophthalmoscopique seul.

Au delà du cristallin, le procédé d'investigation, que nous venons de faire
connaître est insuffisant. Pour apprécier les altérations de l'humeur vitrée
et des membranes profondes de l'œil, il convient d'employer un miroir
réflecteur propre à éclairer le fond de l'organe, et une lentille transparente,
bi-convexe ou bi-concave, suivant les cas. Ces divers instruments sont
connus sous le nom générique d'*ophthalmoscopes*.

DES OPHTHALMOSCOPES.

Dans l'état normal, comme dans la plupart des cas pathologiques, les
parties profondes de l'œil échappent à l'investigation. Le regard de l'observateur ne pénètre que difficilement au delà de la pupille, parce que

celle-ci est noire chez l'homme. Cette coloration est due à plusieurs circonstances : 1° à ce que le resserrement de la pupille arrête un certain nombre de rayons lumineux qui viendraient tomber au fond de l'œil, et qui sont, par conséquent, perdus pour l'éclairage de cette portion de l'organe ; 2° à ce que le pigment de la choroïde et de l'iris absorbe un certain nombre de ces mêmes rayons, ce qui les empêche d'être réfléchis ; 3° d'après la remarque de Helmholtz, un faisceau lumineux qui tombe sur la rétine sort de l'œil, en parcourant, en sens inverse, le trajet qu'il a suivi pour y pénétrer. Pour apercevoir le point de la rétine éclairé par le faisceau lumineux, il faudrait donc placer notre propre œil sur le trajet de ce faisceau ; mais en agissant ainsi, nous jouons le rôle d'un écran par rapport à la lumière qui arrive dans le fond de l'œil, c'est-à-dire que ce dernier cesse de recevoir le nombre de rayons lumineux nécessaire pour l'éclairer.

Le problème à résoudre, pour voir le fond de l'œil, est donc de l'examiner dans l'axe des rayons réfléchis, sans empêcher les rayons incidents d'arriver sur la rétine. C'est dans ce but que Helmholtz [1] a imaginé l'ophthalmoscope. L'instrument primitif ayant été abandonné, il nous semble inutile de le faire connaître ; il ne serait pas moins oiseux de passer en revue tous les ophthalmoscopes imaginés par divers observateurs, entre autres par Ruete, Jæger, Stellwag, Anagnostakis, Ulrich, Hasner, Liebreich, Coccius, Epkens et Donders, Zehender, Klaunig, Burow, Meyerstein, Follin et Nachet, Cusco, Desmarres, Giraud-Teulon, Gillet de Grandmont, Galezowski, etc.

Théorie de l'ophthalmoscope. Il y a deux manières d'observer les images du fond de l'œil : ou bien on examine ces images dans leur situation normale, c'est-à-dire *droites* ; ou bien, en se servant d'un appareil d'optique très-simple, on les voit *renversées*.

1° IMAGE DROITE. Pour la voir, on arme son œil d'un miroir concave percé au centre d'un trou par lequel on plonge dans l'organe à explorer. Le miroir réfléchit dans l'œil de l'observé des rayons lumineux fournis par la flamme d'une lampe. L'œil de l'observé, ou plutôt son cristallin, fait l'office d'une loupe, ce qui permet de voir une image *virtuelle*, fortement grossie, du fond de l'œil, et qui est rapportée en arrière de l'organe. Ce mode d'investigation exige qu'on se rapproche beaucoup du malade, ce qui a pour effet de diminuer l'éclairage du fond de l'œil ; il faut aussi un effort d'accommodation de la part de l'observateur, ce qui fatigue beaucoup ce dernier. On obvie bien à ces inconvénients en se tenant à une certaine distance de l'œil observé, et en interposant à cet œil et au miroir une lentille bi-concave, d'un foyer variable. Toutefois, il faut le reconnaître, ce mode d'examen est toujours pénible pour le chirurgien ; en outre, l'image du fond de l'œil étant considérablement grossie, on n'en saisit jamais l'ensemble, on n'en voit que des fractions.

2° IMAGE RENVERSÉE. Pour l'apercevoir, on tient le miroir réflecteur

[1] *Beschreibung eines Augenspiegel zur Untersuchungen der Netzhaut in lebenden Auge.* Berlin, 1852.

an-devant de l'œil du malade, à la distance de 25 à 35 centimètres, et on
interpose aux deux une lentille bi-convexe de deux pouces, deux pouces et
demi ou trois pouces de foyer. Après des essais multiples, je suis arrivé à
donner la préférence à une lentille de deux pouces et demi; j'obtiens ainsi
des images du fond de l'œil d'une netteté remarquable. Pour en comprendre le mode de formation, supposons *a b* l'image de la rétine. Cette

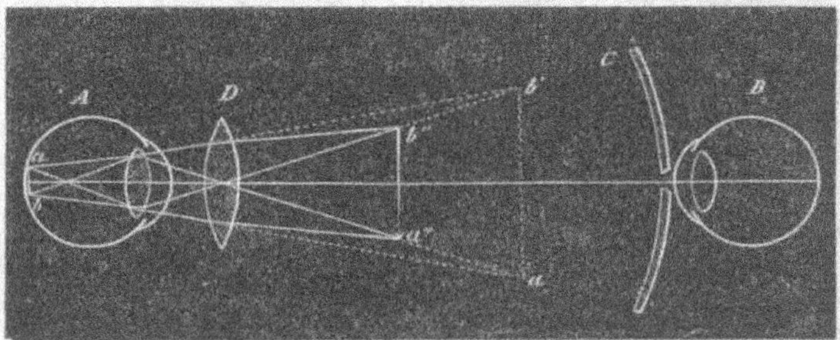

Fig. 5.

membrane étant éclairée par les rayons que le miroir ophthalmoscopique C
projette au fond de l'œil, les rayons partant de *a b* traversent les milieux
réfringents de l'œil et vont former une image *aérienne*, renversée et agrandie,
en *a' b'*, au point de la vision distincte de l'œil observé A. Si l'on place une
lentille bi-convexe D au-devant de cet œil, l'image *a' b'* se formera en *a'' b''*,
c'est-à-dire qu'elle sera plus petite, plus rapprochée de l'œil observé et plus
distincte. Que l'observateur ait une vue ordinaire, il verra alors l'image
a'' b'' très-nettement. S'il est myope ou hyperope, il sera forcé de rapprocher ou d'éloigner cette image de son propre œil B, en disposant derrière
le trou du miroir C un verre concave ou convexe approprié à sa vue
propre.

On peut grossir l'image réduite et rendue nette *a'' b''*, en plaçant au-
devant d'elle une seconde lentille bi-convexe qui fasse office de loupe,
c'est-à-dire en disposant cette lentille de façon que l'image aérienne *a'' b'*
soit située entre le foyer de la lentille additionnelle et sa face de courbure.
Il est bien entendu qu'en agissant ainsi, l'image demeure renversée. On a
proposé, pour obtenir un grossissement plus fort, de placer, derrière le trou
du miroir réflecteur concave, l'extrémité objective d'un microscope à long
foyer, à travers lequel on examine l'image aérienne et renversée du fond
de l'œil.

Pour mesurer les dimensions des diverses portions de cette image,
R. Liebreich a placé dans l'intérieur de son ophthalmoscope fixe un mi-
cromètre, c'est-à-dire une lame de verre transparent, divisée par des traits
au diamant, en petits carrés de dimensions connues. Pour apprécier la
grandeur de la papille optique, par exemple, il suffit de déterminer à combien de carrés elle répond.

Choix de l'instrument. On peut diviser tous les ophthalmoscopes qui ont été inventés, depuis une huitaine d'années, en deux classes : la première comprend ceux dont les diverses pièces sont immobilisées, pendant l'examen du malade, sur un plan de sustentation ou sur le patient lui-même. Tels sont les ophthalmoscopes de Ruete, Liebreich, Follin et Nachet, Cusco, Gillet de Grandmont, etc. ; d'autres se composent de parties que l'observateur tient à la main ; tel est l'ophthalmoscope de Coccius, de Zehender, celui qui est revendiqué par plusieurs ophthalmologistes et qui se compose d'un miroir concave et d'une lentille convexe tenus séparément devant l'œil du patient.

Une des conditions fondamentales pour bien apprécier les altérations du fond de l'œil, c'est de pouvoir fixer, pendant quelque temps, l'image perçue ; or l'inconvénient inhérent à tous les ophthalmoscopes tenus à la main, c'est de donner lieu à des oscillations qui déplacent, à chaque instant, le foyer des images ; celles-ci ne conservent plus leur netteté ; aussi, ceux qui commencent à se servir de l'ophthalmoscope, composé du miroir et de la lentille, éprouvent-ils les plus grands embarras, et ceux qui ont acquis la plus grande habitude de l'emploi de cet instrument, n'en sont pas toujours à l'abri, parce qu'il est impossible de maintenir pendant un certain temps les deux mains, portant chacune un instrument, dans une situation immuable. D'un autre côté, quelques-uns des ophthalmoscopes fixes sont d'un prix trop élevé, ou forment des appareils trop embarrassants pour la pratique habituelle ; il faut en excepter, toutefois, l'ophthalmoscope imaginé par Gillet de Grandmont.

Ophthalmoscope usuel. Il se compose d'un miroir réflecteur et d'une lentille bi-convexe. Le miroir (fig. 6) présente environ 4 centimètres de diamètre ; il est de forme concave et généralement d'un foyer de 36 à 40 centimètres. On peut indifféremment se servir, pour sa construction, d'acier poli ou de verre étamé. Au centre du réflecteur se trouve un trou de 4 millimètres de diamètre. Derrière le miroir, on ajoute parfois un cercle, dans lequel on dépose et on maintient, à l'aide de petites tiges mobiles, des lentilles bi-convexes ou bi-concaves de divers numéros, pour faciliter la perception de l'image ophthalmoscopique aux hyperopes et aux myopes.

La lentille bi-convexe a de 3 à 4 centimètres de diamètre, un foyer de deux à deux pouces et demi. J'ai déjà fait remarquer que cette dernière dimension est préférable. On entoure la lentille d'une garniture en buffle, qui se continue avec

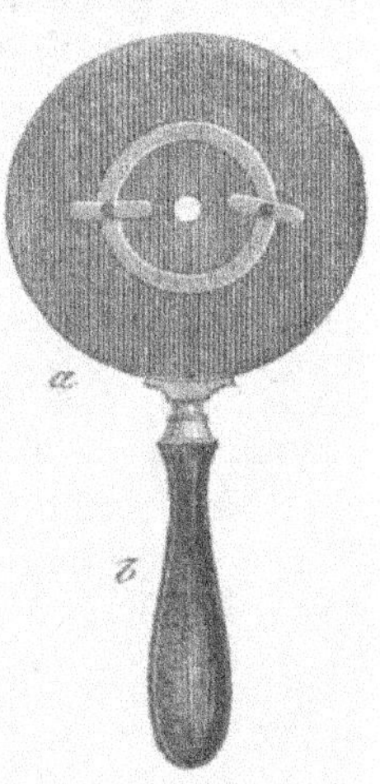

Fig. 6.

un manche, ce qui dispense de tenir le verre par la circonférence et de le salir.

Ophthalmoscope de Gillet de Grandmont. Il se compose (fig. 7, p. 18) d'une petite plaque concave emboîtant exactement la racine du nez ; la plaque est soudée à deux branches, recourbées en forme de porte-conserves, qui, s'appliquant sur le pourtour de l'orbite, donnent à l'instrument une plus grande fixité. Sur la plaque est soudée une douille de cuivre, dans l'intérieur de laquelle se trouve un écrou qui porte une tige deux fois articulée

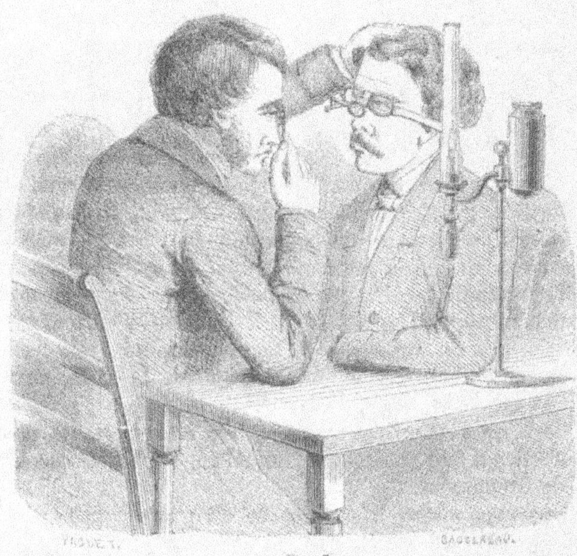

Fig. 7.

et propre à recevoir une lentille, rendue ainsi mobile dans toutes les directions; une vis, qui met l'écrou en mouvement, sert à changer la distance focale de la lentille. L'instrument est assujetti par des cordons élastiques qui se lient derrière la tête du malade. La lentille est embrassée par un cercle d'acier pourvu d'un appendice qui s'insinue dans la petite gaîne de la tige annexée à l'écrou. Il résulte de cette disposition, que l'instrument une fois en place, on peut changer de lentille, en prendre de plus court ou de plus long foyer; qu'en imprimant un mouvement de rotation à l'écrou, on rapproche plus ou moins la lentille de l'œil observé. Un miroir réflecteur concave est annexé à la boîte qui renferme l'appareil précédent.

Cet ophthalmoscope est d'un emploi facile, d'un prix peu élevé; il permet d'avoir une image fixe du fond de l'œil, parce que la lentille n'oscille pas continuellement, comme cela arrive lorsqu'on tient le verre à la main. C'est avec cet ophthalmoscope, et en employant de préférence une lentille de deux pouces et demi de foyer, qu'ont été exécutés les dessins ophthalmoscopiques représentés à la fin de ce traité.

Manière de se servir de l'ophthalmoscope. Il est nécessaire que l'observateur et l'observé soient placés dans un milieu sombre, assis l'un en face de l'autre, de façon à pouvoir rapprocher à volonté les têtes, et en prenant des siéges de hauteur respective telle, que les têtes soient sensiblement au même niveau. On dispose, à côté du malade (fig. 8), une lampe dont la flamme est à la hauteur de l'œil. Le chirurgien applique le miroir réflecteur devant son propre œil, en saisissant le manche de la main droite, et de façon que la surface polie soit tournée vers le patient ; il plonge dans l'œil du malade par l'ouverture centrale du miroir. Dès que l'image renversée

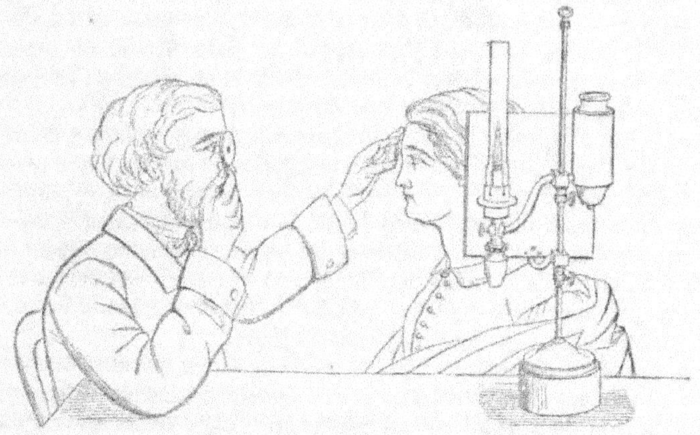

Fig. 8.

de la flamme de la lampe, réfléchie par le miroir ophthalmoscopique, arrive sur la pupille, celle-ci est vivement éclairée. On distingue de cette manière les milieux réfringents de l'œil et le bord de la pupille ; il suffit que l'observateur se tienne à une distance de 12 à 25 centimètres. En s'éloignant du patient de 25 à 35 centimètres, on aperçoit l'*image renversée* du fond de l'œil. Pour voir plus distinctement cette image, on applique devant l'œil de l'observé une lentille bi-convexe de deux pouces à deux pouces et demi de foyer. L'image est d'autant plus petite, que la lentille a un foyer plus court. En général, lorsqu'on emploie le foyer que nous venons d'indiquer, on tient le verre à 6 ou 7 centimètres de l'œil. Cette dernière donnée épargnera aux commençants des tâtonnements forts longs. Une autre recommandation qui ne sera pas moins utile, c'est de rechercher l'image *au-devant de la lentille* et non pas en arrière du verre. On en comprendra les raisons en se reportant à ce que nous avons dit précédemment (page 16) sur la théorie de l'image renversée. Pour apercevoir de prime abord la papille optique, il faut inviter le malade à tourner l'œil un peu en dedans, ou, mieux encore, l'engager à regarder l'oreille du chirurgien du côté *homonyme* à l'œil que l'on explore.

Pour observer l'image *droite*, on arme son propre œil du miroir réflecteur ; on s'approche peu à peu de l'œil du patient, en ayant soin de maintenir constamment éclairé le fond de l'organe. Arrivé à une certaine distance, on aperçoit les vaisseaux de la rétine considérablement grossis ; à un moment donné, et lorsque le sujet observé exécute un mouvement avec le globe, on découvre une surface blanche : c'est la papille, dont on ne peut embrasser qu'une petite étendue de surface. L'image fournie par ce procédé a rarement de la netteté, précisément parce qu'elle est trop grosse : on obvie à cet inconvénient en mettant au-devant de l'œil observé une lentille bi-concave d'un foyer de dix à trois pouces, suivant les cas ; plus le foyer est court, plus l'image est petite.

Si l'on fait usage de l'ophthalmoscope de Gillet, on commence par le fixer ainsi qu'il est représenté dans la figure 7. On place la lentille sur l'axe de la pupille de l'œil à observer ; de la main droite, on prend le miroir réflecteur, pour éclairer le fond de l'œil, et on cherche l'image réti- nienne, en regardant à travers le trou du miroir.

Dans le but d'agrandir le champ d'observation, on peut, avant même de se servir de l'ophthalmoscope, dilater la pupille, au moyen d'une prépara- tion belladonée ; il suffit d'instiller derrière la conjonctive palpébrale quelques gouttes d'une solution de 0^{gr},05 de sulfate neutre d'atropine dans 10 grammes d'eau distillée. Toutefois, dès qu'on a acquis un certain degré d'habitude, et à moins que la pupille ne soit très-resserrée, il faut se dis- penser de produire cette mydriase artificielle, qui donne lieu à un trouble de la vue, persistant quelquefois plusieurs jours.

On a annexé aux ophthalmoscopes une série de verres concaves et convexes, de divers numéros, propres à être placés derrière le miroir réflecteur, au niveau du trou dont ce miroir est percé (fig. 6). Ces verres servent à faire voir plus nettement l'image du fond de l'œil aux myopes et aux presbytes. Nous croyons préférable de se dispenser de l'emploi de ces verres et de s'habituer à distinguer l'image donnée par la lentille convexe, soit en con- servant les lunettes, pour ceux qui en portent habituellement, soit en armant ses yeux du pince-nez, dont se servent beaucoup de personnes chez lesquelles la myopie ou la presbytie sont peu marquées.

Lorsqu'on prolonge l'examen ophthalmoscopique par le procédé que nous venons d'indiquer, le malade et le chirurgien ne tardent pas à éprou- ver une sensation de fatigue pénible, provenant de ce que la rétine de l'ob- servateur et celle de l'observé ont été soumises trop longtemps à l'action de la lumière des lampes dont on se sert. On sait que cette lumière contient surtout des rayons rouges et orangés ; or l'expérience démontre que, lors- que ces rayons arrivent dans l'œil, ils occasionnent de l'irritation, en même temps que la pupille se resserre ; tandis que, si l'on fait arriver dans l'œil des rayons bleus et verts, on n'éprouve pas la même sensation de fatigue, et la pupille tend à se dilater. Pour atténuer les effets pénibles produits par l'impression de la lumière des lampes, on a proposé d'adapter à celle dont on se sert, un petit appareil pourvu, d'une part, d'un réflecteur, et, de l'autre, d'un verre légèrement coloré en vert ou teinté de bleu de cobalt. Ce verre arrête tous les rayons du spectre autres que les rayons verts ou les rayons bleus.

C'est encore pour arriver au même but que le docteur Argilagos [1] a pro- posé l'emploi d'une lentille bi-convexe en verre d'*urane*, d'un foyer égal

---

[1] *Gazette des hôpitaux*, 1861, p. 557.

à celui de la entille, dont on se sert habituellement pour voir l'image renversée (deux pouces et demi); elle a une teinte verte très-claire, est homogène et transparente. Elle offre les avantages suivants : 1° elle permet l'examen du malade aussi prolongé que possible, sans procurer ni éblouissement ni douleur ; 2° on peut, avec elle, employer une lumière plus forte que d'habitude, sans blesser l'œil observé, parce qu'elle absorbe les rayons chimiques et calorifiques ; 3° la lumière rouge ou jaune de la lampe dont on se sert, est transformée presque complétement en lumière blanche, qui est, d'après quelques auteurs, la mieux supportée par la rétine ; 4° les couleurs des parties de l'œil que l'on observe ne sont pas altérées comme cela arrive quand on emploie des verres colorés ; 5° on peut se passer, jusqu'à un certain point, de préparations mydriatiques, parce que l'action irritante et chimique est enlevée ou annulée par la lentille ; la rétine n'étant pas péniblement impressionnée, la pupille, au lieu de se resserrer, se dilate légèrement. Ce mode d'investigation met bien le malade à l'abri de la fatigue, mais il ne l'épargne pas à l'observateur, qui continue à recevoir dans l'œil des rayons rouges et jaunes : il est donc beaucoup plus simple de placer au-devant de la lampe, pourvue d'un réflecteur, un verre d'*urane*.

Remarques essentielles. La plupart des personnes qui commencent les études ophthalmoscopiques, éprouvent de grandes difficultés à apercevoir le fond de l'œil, par le procédé de l'image renversée : il en est qui se rebutent après quelques séances et qui y renoncent. Pour éviter ces embarras, je conseille aux débutants l'exercice suivant, après avoir bien étudié et s'être bien pénétrés de la théorie de l'ophthalmoscope : Sur une feuille de papier rouge je fais coller un pain à cacheter blanc, sur lequel on peut tracer quelques lignes bleues dirigées du centre à la périphérie, pour imiter les vaisseaux de la papille qui est représentée par le pain à cacheter. La feuille de papier rouge est collée sur un carton, que l'on place verticalement devant soi, à la distance de la vision distincte, en l'appuyant contre des livres empilés ou contre tout autre objet. Une lampe est placée à gauche et un peu en arrière, de façon que le pain à cacheter et la feuille de papier rouge restent dans l'ombre. On prend le miroir ophthalmoscopique, on le tient de la main droite par le manche, la face brillante tournée vers la lampe, le trou central en rapport avec l'œil droit, qui doit voir nettement à travers cette ouverture, pendant que l'œil gauche est fermé. On donne alors, en tâtonnant, une position telle au miroir, que la lumière de la lampe, réfléchie par lui, éclaire le pain à cacheter. En appuyant le coude du membre supérieur, qui tient le miroir, sur la table devant laquelle on est placé, on s'habitue à maintenir éclairée, pendant un certain temps, la partie que l'on observe. Ce premier exercice a une importance plus grande qu'on ne se l'imagine : faute de s'y être adonné suffisamment, bien des observateurs font vaciller le miroir et dirigent le faisceau lumineux tantôt sur un point, tantôt sur un autre. Dès qu'on a acquis une assez grande habitude pour éclairer d'une façon permanente une partie donnée du champ d'observation, on cherche à apercevoir l'image *aérienne* du pain à cacheter, en se servant d'une lentille bi-convexe de deux pouces et demi de foyer. Tenant le miroir ophthalmoscopique appliqué devant son propre œil, dans la même situation que précédemment, c'est-à-dire de manière à éclairer suffisamment le pain à cacheter blanc, on place, entre ce dernier et le miroir, la lentille tenue de champ ; on rapproche et on éloigne successivement le verre convexe de la partie observée, jusqu'à ce que l'image du pain à cacheter soit vue nettement, par l'observateur, sur la face de la lentille tournée de son côté ; on étudie les détails de cette image, c'est-à-dire les lignes bleues qu'on a tracées. On comprend qu'il serait facile de représenter, sur une feuille de papier, des figures diverses simulant des altérations de la rétine, et qu'on s'habituerait ainsi à voir, à l'ophthalmoscope, les divers états pathologiques de l'œil.

Ophthalmoscope binoculaire de Giraud-Teulon[1]. On a vu plus haut que, dans l'ophthalmoscope monoculaire, un seul œil, placé derrière

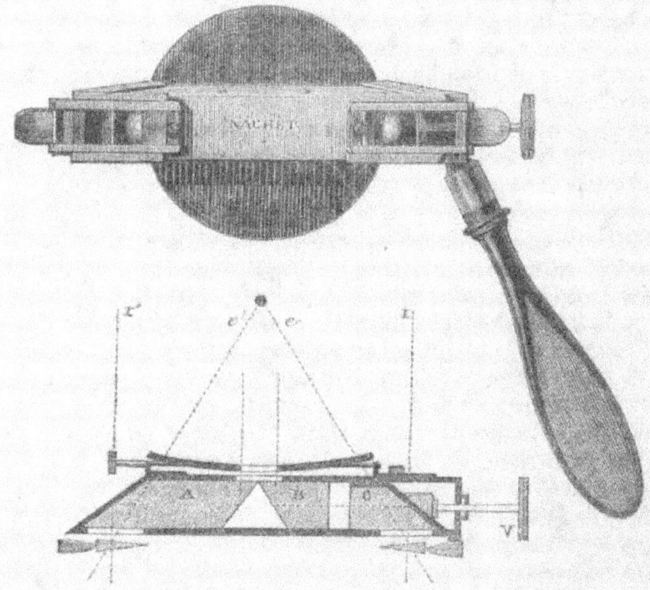

Fig. 9.

le trou du miroir, reçoit les rayons qui ont servi, par leur concours, à former l'image réelle, et qui de là avancent vers lui, en divergeant. Dans l'ophthalmoscope binoculaire, un mécanisme particulier partage ces rayons entre les deux yeux. Soient deux rhomboèdres en *crown-glass*, de 45 degrés, représentés, dans la figure 9, par les parallélogrammes A, à gauche ; B,C, à droite. Les rayons lumineux divergents, partis de l'image aérienne,

<hr>

[1] *Annales d'oculistique*, t. XLV, p. 238.

qui doivent arriver à l'observateur, se partagent en deux faisceaux symétriques, sur l'angle commun des prismes A et B, et éprouvent, sur les faces à 45 degrés de ces prismes, une double réflexion totale, de façon à émerger de ce système suivant les parallèles I et I', que sépare un intervalle égal à celui des yeux de l'observateur. Ce dernier, placé derrière l'instrument, se trouve donc avoir, en face de chaque œil, et en état de parallélisme, deux images analogues à celles dont on se sert en stéréoscopie. Pour obtenir la fusion de ces images, on emploie les petits prismes représentés sur la figure, à l'aplomb des lignes II'. Ces prismes dévient suivant *ee'* les rayons II' et font fusionner les deux images sur la ligne médiane. Ces petits prismes supplémentaires plans conviennent à toutes les vues assez courtes pour distinguer nettement les détails de l'image aérienne à la distance *ee'*. Pour les vues trop longues pour cette distance, ou presbytes relativement à elle, les prismes plans sont remplacés par de petits prismes convexes d'un foyer approprié et contenus dans la même coulisse.

On a apporté à l'instrument une modification qui le rend applicable aux écartements les plus variables des yeux. Dans la disposition primitive, les rhomboèdres étaient, des deux côtés, tels que celui représenté en A ; chaque instrument n'était destiné qu'à un écartement à peu près fixe des pupilles de l'observateur. Chacun devait avoir un instrument spécial adapté à l'écartement des yeux. En coupant l'un des rhomboèdres, et en rendant la moitié externe C mobile dans une coulisse horizontale, au moyen de la vis de rappel V, l'opticien Nachet a résolu le problème supplémentaire de l'adaptation d'un même instrument à tous les écartements possibles des yeux.

Le mode d'emploi de l'ophthalmoscope binoculaire ne diffère pas de celui de l'ophthalmoscope ordinaire. Le miroir réflecteur, placé au-devant des prismes peut être tourné en tous sens, de façon à recevoir les rayons provenant d'une lampe placée à côté du malade.

L'ophthalmoscope binoculaire offre, suivant Giraud-Teulon, les avantages suivants :

1° Deux yeux présentent, sur un seul œil, double chance de rencontrer un des points de l'image dont l'observateur veut s'emparer. Dès qu'un œil a rencontré un de ces points, l'autre y est aussitôt fixé ; l'image entière est bientôt en la possession de l'observateur.

2° Le concours des deux axes visuels a pour effet de fixer la position même, dans l'espace, de cette image aérienne ; la sépare, par conséquent, des plans postérieurs, sur lesquels elle est inévitablement projetée dans l'examen monoculaire. Cette détermination de la position de l'image entraîne avec elle le degré harmonique de l'accommodation ; l'observateur n'est plus dans cet embarras, inhérent à l'ophthalmoscopie monoculaire, d'un œil qui tend à s'accommoder instinctivement pour 30 centimètres, par exemple, pendant que l'objet à voir n'est qu'à 20 centimètres.

3° Les objets qui viennent se peindre dans l'image renversée aérienne sont à trois dimensions ; l'image aérienne les offre donc aussi. Avec l'ophthalmoscope monoculaire, l'une de ces dimensions s'évanouit ; l'image se présente, en effet, en projection : c'est un dessin et non plus un objet. La vision binoculaire stéréoscopique (c'est celle de l'ophthalmoscope binoculaire) rend au sensorium les effets des trois dimensions.

Il en résulte la sensation du relief, ou la détermination nette, pour l'esprit, des positions antérieures ou postérieures relatives des différents détails qui composent l'image. Géométrie de position, sensation des formes et même des qualités des objets, tels sont les avantages procurés par cette vision naturelle ou complète. Rien n'est plus laissé à l'illusion, plus d'erreurs sur la position respective des différents plans de la perspective. C'est ainsi qu'on apprécie parfaitement la distance qui sépare la membrane limitante intérieure de la rétine, ou la couche de ses vaisseaux superficiels, des couches qui appartiennent à la choroïde ; c'est ainsi que toutes les extravasations, les exsudations, les corps quelconques, soit intrus, soit déplacés, se voient dans leur position réelle ; c'est ainsi que la papille apparaît avec sa forme vraie, et qu'on ne peut plus prendre une papille convexe pour une papille concave, et réciproquement ; c'est encore ainsi qu'on perçoit une notion exacte de l'épaisseur même de la rétine, et que l'on peut reconnaître si elle est normale, ou atrophiée, ou œdématiée.

Auto-ophthalmoscope. Quelques personnes ont imaginé des appareils propres à permettre l'examen de son propre œil. Des tentatives de ce genre ont été faites par Coccius, Giraud-Teulon, Heymann.

EXAMEN DE L'ŒIL NORMAL AVEC L'OPHTHALMOSCOPE.

Lorsqu'on étudie le fond de l'œil dans l'état normal, par le procédé de l'image renversée, on ne tarde pas à voir le point d'immersion du nerf optique dans la rétine, caractérisé par une sorte de disque qu'on appelle *papille optique*, et de nombreux vaisseaux qui se ramifient en tous sens. Il faut se faire une idée précise de tous les détails du tableau ; sans cette étude préalable, il est impossible d'apprécier l'état pathologique. Mais qu'on prenne garde de vouloir pousser cette investigation plus loin que ne le comportent les limites de notre propre faculté sensitive et des instruments que nous employons : chercher à voir plus que nous ne pouvons, c'est courir le risque de tomber dans un chaos. La figure 4 de la planche I retrace exactement l'aspect du fond de l'œil d'un jeune médecin, Morel, petit-fils de l'inventeur du garrot. Morel a vingt-sept ans ; il est robuste, il a des cheveux châtains, un iris de couleur bistre, une vue excellente ; la pupille est habituellement dilatée à un degré moyen ; la distance de la vision distincte est de 32 centimètres. L'observé s'est prêté, avec la plus grande complaisance, à l'examen du fond de l'œil, après dilatation artificielle de la pupille. Il n'a pas fallu moins de deux heures pour exécuter le dessin, chacun des détails ayant été soumis à un contrôle rigoureux. L'image a été prise avec une lentille convexe de 2 pouces 1/2 de foyer : la papille optique est arrondie, un peu plus allongée cependant dans le sens vertical que dans le transversal. Le point d'émergence des vaisseaux est un peu plus rapproché de la demi-circonférence externe du dessin, c'est-à-dire de la demi-circonférence interne de la papille. Les artères se distinguent facilement des veines, en ce que les premières offrent un double contour, séparé par un petit espace clair. On voit que la teinte générale du fond de l'œil est *rosée blanchâtre ;* celle de la papille *blanche rosée,* au contraire, avec des nuances plus roses à la partie inférieure du dessin, c'est-à-dire à la partie supérieure, puisque, encore une fois, l'image est renversée. Pour bien juger des couleurs, il convient d'examiner cette figure, comme tous les dessins ophthalmoscopiques, à la lumière d'une lampe.

J'ai recherché sur un certain nombre de personnes jouissant d'une vue parfaite, s'il existe quelques variétés dans la disposition des parties du fond de l'œil ; des observations que j'ai recueillies, il m'a été permis d'inférer les particularités suivantes :

1° *Forme de la papille.* Elle est, en général, assez régulièrement circulaire ; parfois, le diamètre vertical l'emporte un peu sur le transversal, ou *vice versâ.* Heymann [1] a trouvé la papille anguleuse chez des sujets atteints de strabisme convergent.

2° *Grandeur.* Il n'existe pas de rapport constant entre le diamètre de la papille et les dimensions du globe, d'après Heymann. Il faut se rappeler que les dimensions du disque sont subordonnées au foyer de la lentille qu'on emploie pour l'étude de l'image renversée, de façon que, pour apprécier si, dans un cas supposé pathologique, la papille a réellement diminué de diamètre, il convient de se servir du même verre qu'on emploie habituellement, et avec lequel on arriverait, à l'aide du calcul, à apprécier le diamètre réel de la papille.

3° *Couleur.* La papille est le plus souvent d'un *blanc rosé :* la teinte blanche est prépondérante. Chez quelques sujets, on aperçoit, sur les limites du disque, un cercle blanc étroit, contrastant avec la nuance blanche rosée du reste de la papille ; chez beaucoup d'autres, il existe tout autour un *cercle brunâtre* formé par une accumulation de pigment ; parfois on trouve sur la papille même, près de la circonférence, un segment brunâtre dû à la même cause. Il n'est pas rare de rencontrer dans des yeux excellents, au niveau du point d'émergence des vaisseaux de la papille, une *tache blanche claire.*

4° *Relief.* Sous ce rapport, il existe de nombreuses variétés individuelles. Chez le plus grand nombre, la papille se distingue nettement du reste de la rétine : les contours en sont bien accentués ; chez d'autres, cette disposition est si peu manifeste, que la place occupée par la papille n'est révélée que par le point de convergence des vaisseaux qui en partent : quelquefois, il existe au centre de la papille une petite excavation.

5° *Vaisseaux.* (a) Le point d'émergence ou d'insertion correspond généralement au centre de la papille ; d'autres fois il est plus rapproché de la demi-circonférence externe ; ailleurs le point d'émergence des artères ne semble

<hr>

[1] *Annales d'oculistique,* t. L, p. 34.

pas situé au même niveau que le point d'immersion des veines. (*b*) Les veines se distinguent généralement des artères par leur calibre plus considérable, leur couleur plus foncée et uniforme dans toute leur épaisseur ; mais chez d'autres sujets j'ai reconnu à tous les vaisseaux de la papille un double contour et une couleur uniforme. (*c*) Les plus gros vaisseaux, artériels ou veineux, se portent en haut et en bas ; on en voit un certain nombre se diriger soit en dedans, soit en dehors, mais en bien plus faible quantité, et surtout plus ténus. (*d*) Les vaisseaux artériels et veineux se divisent en branches, tantôt pendant qu'ils sont encore sur la papille, tantôt aux limites de ce disque, tantôt enfin après en avoir franchi la circonférence.

6° *Couleur du fond de l'œil.* La coloration générale du fond de l'œil est rosée chez les sujets blonds ou d'un châtain clair, rouge orangée pâle chez les bruns ; elle est entremêlée, chez les premiers, d'une teinte *noire bleuâtre*, sous forme de petites plaques triangulaires ou polygonales, que l'on peut trouver accumulées, en plus grand nombre, autour de la papille optique. Chez d'autres, on voit, soit vers la partie supérieure, soit vers la partie inférieure de l'image, une série de lignes brunes parallèles. Ces diverses nuances sont dues à la disposition du pigment choroïdien vu par transparence à travers la rétine. Il faut se garder de considérer cette disposition comme un état pathologique, notamment comme une choroïdite.

7° *Vaisseaux de la rétine.* Ils se divisent le plus souvent sous des angles aigus. J'ai vu parfois quelques-uns demeurer sensiblement parallèles entre eux, pendant un certain trajet, et former, à l'aide de branches qui se portent de l'un à l'autre, des réseaux polygonaux. Les veines se distinguent généralement des artères par leur couleur plus sombre et leur calibre plus considérable, l'absence d'un double contour ; mais il y a ici à faire des réserves semblables à celles dont il a été question pour les vaisseaux de la papille.

Lorsqu'on étudie la papille optique, à un certain grossissement, par le procédé de l'image droite, par exemple, on découvre à la circonférence du disque plusieurs lignes : le contour le plus extérieur, celui qui sépare le disque du reste du fond de l'œil et en est la *limite choroïdienne ;* immédiatement en dedans de ce contour se voit une ligne claire, considérée comme la *limite scléroticale ;* une ligne fine, plus sombre, qui se trouve en dedans de cette dernière, est la *limite propre du nerf.* Ces diverses démarcations indiquent les points où le nerf optique traverse la sclérotique et la choroïde. Le fond de la papille présente un réseau clair dû à la *lamina cribrosa*, et des espaces en forme de mailles, plus sombres, correspondants aux faisceaux nerveux. On verra plus tard, que ces diverses portions de la papille subissent des changements en rapport avec les affections du nerf optique.

La rétine n'est pas la seule des membranes de l'œil qui soit accessible à l'investigation ; si, après avoir obtenu, avec une lentille de deux pouces et demi de foyer, une image bien nette de la papille optique et des vaisseaux rétiniens, on rapproche la lentille et le miroir réflecteur de l'œil du sujet, on ne tarde pas à découvrir un réseau vasculaire situé sur un plan plus profond que celui de la rétine. Ce réseau appartient à la choroïde ; il se compose de vaisseaux très-rapprochés les uns des autres, de couleur rouge de Saturne, aplatis comme de petits rubans, d'après la remarque judicieuse de A. Quaglino [1], et non cylindriques comme ceux de la rétine. C'est surtout en faisant porter l'œil en haut et en dedans qu'on découvre bien ces ramifications vasculaires et les plaques ou les stries de pigment qui les séparent. Les contours des vaisseaux de la choroïde ne sont pas aussi nettement accusés que ceux des vaisseaux de la rétine. Tous les observateurs s'accordent à reconnaître qu'il est difficile de distinguer les artères des veines de la choroïde, parce que la couleur des deux ordres de vaisseaux est la même. Liebreich [2] a vu, chez les personnes blondes, où le pigment est peu abondant, les fines artères ciliaires pénétrer dans la région qui avoisine la tache jaune, se ramifier en serpentant et se continuer en partie dans les *vasa vorticosa*. Il a aperçu, au moyen d'un grossissement considérable, les cellules pigmentaires, à forme hexagonale, de la choroïde, disposées régulièrement les unes à côté des autres. A. Quaglino a pu reconnaître, chez des individus d'un blond clair, les rameaux antérieurs des artères ciliaires qui passent au-devant des veines, d'après leur situation, leur calibre relativement plus petit et leur trajet.

Qu'on ne s'attende pas à retrouver tous ces détails chez les divers sujets soumis à l'examen ophthalmoscopique. La choroïde est constituée par plusieurs couches superposées ; ce sont, de dehors en dedans : la celluleuse, le plan des veines, le plan des artères, la couche interne ou pigmentale qui confine à la rétine. Rien de plus variable que l'épaisseur et la couleur de cette dernière couche. Chez les sujets bruns, le pigment est abondant et foncé ; chez les blonds, il est rare et clair. Or la couche vasculaire de la choroïde étant séparée de l'observateur par la couche de pigment, il est facile de comprendre que plus cette couche est mince et claire, mieux on verra les vaisseaux de la choroïde. Les sujets bruns sont donc dans les conditions les moins favorables pour cet examen ; les blonds, dans les conditions les plus heureuses ; et, chez les albinos, les vaisseaux de la choroïde apparaîtront sous la forme d'un riche réseau.

Les considérations précédentes conduisent à une autre réflexion. La teinte du fond de l'œil est, comme nous l'avons déjà dit, rosée, et due à la couleur propre à la choroïde, aperçue à travers la rétine, qui est transparente. La teinte de la choroïde est elle-même le résultat d'un mélange de la couleur du sang qui circule dans les vaisseaux choroïdiens et de la couleur du pigment. Elle varie suivant les sujets. Elle est franchement rosée chez ceux qui ont un pigment peu foncé, c'est-à-dire chez les blonds, ou châtain clair, rouge orangé pâle chez ceux qui ont un pigment foncé, c'est-à-dire chez les bruns ou les châtain foncé. Que les vaisseaux de la choroïde se congestionnent, et le fond de l'œil prendra une teinte d'un rose plus ou moins vif. Pour inférer l'état des vaisseaux de la choroïde, de la

<hr>

[1] *Sulle malattie interne dell' occhio saggio di clinica e d' iconografia ottalmoscopica*, p. 225. Milan, 1858. — [2] *Traité pratique des maladies de l'œil*, par Mackenzie. 4e édition, traduite de l'anglais et augmentée de notes, par Warlomont et Testelin. Paris, 1857, t. II, p. xxv.

coloration du fond de l'œil, on tiendra compte de la couleur des cheveux, qui répond suffisamment à la nuance du pigment de la choroïde. Ce qui dénote un état congestif de la choroïde chez certains individus, est l'état normal chez d'autres.

S'il est vrai que ce soit la présence du pigment qui masque les vaisseaux de la choroïde, on peut en conclure que ces vaisseaux deviennent apparents, lorsque, dans l'état pathologique, le pigment a été résorbé. Dans les choroïdites anciennes, il est commun d'apercevoir les veines en *tourbillon* de la choroïde; on trouvera plus loin quelques exemples de cette disposition. (Voir fig. 16 de la planche IV.) Les artères se voient moins souvent, probablement parce qu'elles sont atrophiées. On les reconnaîtra cependant à leurs dimensions plus exiguës que celles des veines; à leur trajet régulier d'un point qui commence à une certaine distance de la papille vers *l'ora serrata*; à leur division presque dichotomique et à leurs nombreuses anastomoses pendant ce trajet, les branches, les rameaux, les ramuscules, naissant à angle aigu. Il résulte de cette disposition un réseau à mailles très-allongées. (Voir fig. 12, pl. III; fig. 17 et 18, pl. V.)

Dans l'image que présente le fond de l'œil, vu à l'ophthalmoscope, est-il possible de reconnaître ce qui appartient à la rétine? Avec le procédé d'observation par l'*image renversée*, les membranes se confondent. Toutefois, en examinant le fond de l'œil avec attention, on aperçoit la rétine, sous l'aspect d'une membrane un peu grisâtre, lorsque la choroïde est riche en pigment. La couche pigmentaire de la choroïde est-elle, au contraire, peu foncée, la coloration rosée des vaisseaux subjacents masque la couleur propre à la rétine. Si on étudie le fond de l'œil par l'*image droite*, on peut, d'après Liebreich[1], reconnaître la rétine à des raies fines et claires qui vont en rayonnant du nerf optique vers la périphérie.

La *macula lutea* est, de l'aveu de tous les observateurs, très-difficile à voir à l'ophthalmoscope. Pour la découvrir, il est préférable d'examiner des individus jeunes, presbytes, à pupille large. Lorsqu'on est assez heureux pour l'apercevoir, elle apparaît sous la forme d'une tache obscure, plus ou moins arrondie, au niveau de laquelle la rétine est complétement dépourvue de cet éclat particulier ou de ce léger voile grisâtre qui règne, à des degrés divers, sur tout le reste du fond de l'œil. D'après les recherches les plus récentes de Liebreich[2], la tache jaune est un peu plus petite que la papille. Heymann, qui l'a examinée avec l'anto-ophthalmoscope de son invention, dit qu'elle apparaît comme un espace arrondi, sans reflet ni fossette; qu'elle est de couleur plus foncée que le reste du fond de l'œil; qu'elle est entourée d'une série de fines anses vasculaires qui s'arrêtent à la périphérie et la laissent complétement privée de vaisseaux.

Le *foramen centrale* apparaît comme un petit point de couleur claire, ou comme un petit anneau blanchâtre.

PULSATIONS DES VAISSEAUX DE LA PAPILLE. Lorsqu'on exerce sur l'œil

---

[1] Mackenzie, *loc. cit.*, t. II, p. xxvi. — [2] R. Liebreich, *Atlas d'ophthalmoscopie*. Paris, 1863, pl. I.

une compression légère, après avoir disposé le miroir réflecteur et la lentille convexe d'une façon convenable pour apercevoir nettement la papille optique et les vaisseaux qui en partent, on voit les veines qui arrivent à la papille diminuer de calibre, puis la papille elle-même pâlir. Si on continue à fixer l'image pendant quelques instants, on voit les veines se vider et se remplir alternativement vers le centre de la papille ; ces phénomènes de distension et de retrait simulent des battements isochrones à ceux du cœur. Chez quelques sujets, ces pulsations se manifestent sans que l'on comprime l'œil ; chez d'autres, elles se développent à la suite d'une vive excitation ou d'un exercice corporel violent. On peut aussi, dans quelques cas, en rendant la pression du globe plus forte et plus prolongée, faire naître dans les artères des pulsations qui ne se montrent pas d'une manière spontanée comme celle des veines. On voit alors l'artère se vider, puis se remplir, dans toute la longueur de son trajet sur la papille, pendant que les veines se rétrécissent.

Chez une femme atteinte d'asthénopie et d'une congestion de la papille, j'ai observé un phénomène qui a la plus grande analogie avec les précédents. Les veines de la rétine paraissaient plus distendues que dans l'état normal ; l'une de celles de la papille, celle que l'on voyait à la partie inférieure de l'image renversée, se vidait dans une petite portion de son étendue, puis se remplissait par l'arrivée d'une petite colonne de sang noir, puis elle se vidait de nouveau, pour se remplir encore ; il y avait donc, dans ce cas, plutôt des *oscillations* de la colonne sanguine, isochrones du reste aux battements de l'artère radiale, que de véritables pulsations. Ces oscillations avaient lieu naturellement, sans que la personne fût obligée de se livrer au préalable à un exercice violent, sans qu'il fût nécessaire de comprimer l'œil.

On a encore signalé le phénomène de la pulsation dans les veines choroïdiennes. Donders l'a observé sur des lapins blancs, et Liebreich dit avoir vu le tronc des veines choroïdiennes pâlir et se resserrer, par la compression exercée sur le globe, chez des sujets dont les yeux renfermaient peu de pigment.

EXAMEN DE L'ŒIL DANS L'ÉTAT PATHOLOGIQUE.

Pour reconnaître les altérations de l'œil, on se sert tantôt du miroir ophthalmoscopique seulement, tantôt du miroir et de la lentille bi-convexe à la fois. Les changements de transparence des milieux réfringents, les productions opaques qui s'y développent, sont mieux appréciés par l'emploi seul du miroir ; les altérations des membranes ne sont bien révélées que par l'examen de l'image renversée ; celles de la cornée, de la chambre antérieure, de l'iris, de la pupille et de l'appareil cristallinien sont surtout bien reconnues par l'éclairage latéral de l'œil, soit à la lampe, soit à la lumière naturelle.

Commençons par prendre une idée des résultats fournis par l'examen ophthalmoscopique, dans les diverses affections de l'œil. Cette étude montrera les avantages qu'on retire de ce mode d'exploration, et sert d'introduction pour la connaissance d'un grand nombre de maladies qui seront décrites plus tard.

Lésions de la cornée, de la chambre antérieure et de l'iris. J'ai déjà fait remarquer que ces lésions sont surtout bien appréciées par l'éclairage latéral de l'œil ; l'examen avec le miroir seul ou avec le miroir et la lentille convexe, ne présente, dans ces cas, qu'un intérêt médiocre. Il en est de même de la pupille, dont les irrégularités, les synéchies, les fausses membranes sont bien reconnues, en faisant arriver sur l'organe un cône de lumière fourni par une lampe placée à côté du malade.

Les fausses membranes pupillaires, examinées par l'éclairage latéral à la lampe, présentent, comme nous l'avons dit plus haut, un aspect gris bleuâtre, parsemé souvent de points de couleur de rouille dus à des dépôts de pigment uvéen. Si on se sert du miroir réflecteur et qu'on observe à travers le trou central du miroir, on reconnaît que la pupille présente une couleur d'un rouge d'autant plus sombre, que la fausse membrane est plus épaisse ; les dépôts de pigment apparaissent sous forme de points noirs. On a lu plus haut (p. 13) l'observation du nommé Mor..., atteint d'une fausse membrane pupillaire, à gauche, vue par l'éclairage latéral à la lampe. La figure 3 de la planche I représente la pupille examinée avec le miroir ophthalmoscopique seulement. On juge bien de la différence que donnent les deux modes d'examen, par la comparaison des deux figures 2 et 3. Avec le miroir ophthalmoscopique, l'iris offre une couleur bleu de ciel ; la pupille a une couleur rougeâtre. A la partie supérieure on voit deux lignes *noires* et non couleur de rouille, comme elles apparaissent par l'éclairage latéral, partant de la circonférence de la pupille et convergeant vers le centre ; de la partie inférieure de la circonférence de cette pupille, là où existent les synéchies postérieures, partent, à droite et à gauche, deux ou trois lignes noires. Toutes ces traînées noires sont des dépôts de pigment uvéen.

Appareil cristallinien. On apprécie moins bien avec le miroir réflecteur qu'avec l'éclairage latéral les opacités du cristallin, lorsque ces opacités sont peu marquées, attendu qu'elles laissent passer les rayons lumineux. Lorsque la cataracte est plus avancée, les opacités du cristallin, examinées avec le miroir, apparaissent sur le fond couleur rouge de Saturne de la pupille comme des taches irrégulières d'un gris sombre, tandis que si on examine le même œil par l'éclairage latéral à la lampe, la pupille présente une couleur d'un bleu foncé, sur laquelle se détachent tantôt des stries d'un blanc grisâtre, tantôt des points, tantôt des mailles de la même couleur. L'observation suivante et les dessins qui l'accompagnent feront bien ressortir les considérations précédentes :

Obs. III. *Cataracte corticale postérieure commençante.* Mme Grosset, quarante-neuf ans, se présente à ma clinique, le 8 juin 1861. Il y a seize mois que la vue a commencé à baisser, à gauche d'abord, puis à droite. Depuis cette époque, la vision est devenue de plus en plus mauvaise, et aujourd'hui la malade a la plus grande peine à lire, à enfiler une grosse aiguille. Après avoir dilaté la pupille gauche avec l'atropine, je constate immédiatement, par l'éclairage latéral à la lampe, une opacité des couches les plus profondes du cristallin. La figure 5 de la planche II représente la pupille examinée par l'éclairage latéral à la lampe, avec une lentille convexe de 2 pouces et demi de foyer ; la figure 6 de la même planche, la pupille explorée avec le miroir réflecteur seul.

Dans le premier cas, la pupille présente une couleur bleu foncé ; au fond, on voit une large tache d'un blanc grisâtre, de forme concave, composée d'une foule de petites mailles d'inégale grandeur. Il existe, en outre, à la périphérie du cristallin, quelques stries blanchâtres clair-semées.

Dans le second cas, la pupille présente une couleur rouge de Saturne, et les opacités du cristallin apparaissent, sur ce fond, comme des taches irrégulières d'*un gris sombre*. Les figures sont grossies du double de l'état normal.

L'œil droit présente, comme le gauche, une opacité commençante des couches profondes et postérieures du cristallin.

Les figures 7 et 8 de la planche II se rapportent aussi à une cataracte corticale, mais antérieure. Par l'éclairage latéral à la lampe (fig. 7), la pupille est d'un bleu foncé, et offre, par places, des stries couleur de blanc de craie, rayonnant de la périphérie vers le centre du cristallin. L'examen du même œil avec le miroir ophthalmoscopique seul (fig. 8) montre une pupille couleur rosée, sur laquelle se détachent, en *gris sombre*, les stries qui répondent aux opacités cristalliniennes.

Humeur vitrée. Les altérations du corps vitré sont bien reconnues à l'aide du miroir réflecteur seul ou aidé de la lentille. Après avoir dilaté suffisamment la pupille, on commence par s'assurer, au moyen de l'éclairage latéral, s'il n'existe pas d'opacité cristallinienne. En projetant ensuite la lumière d'une lampe au fond de l'œil, avec le miroir, on apprécie la couleur du fond de l'organe. Si cette coloration est rosée, on en infère qu'il n'existe aucun trouble de l'humeur vitrée. Si, au contraire, cette coloration est d'une couleur orangée sale, on a déjà de fortes présomptions pour croire à l'existence d'un obscurcissement du corps vitré. Si alors on se sert simultanément du miroir et de la lentille, on ne peut parvenir à découvrir la papille optique et les vaisseaux rétiniens, ou du moins, ces portions du fond de l'œil n'apparaissent qu'à travers un nuage plus ou moins épais.

A moins que le corps vitré ne soit très-obscur, on découvre facilement, avec le miroir, les *corpuscules flottants* qui s'y forment. Pour arriver à ce but, on commande au malade de faire exécuter à l'œil des mouvements en divers sens. On les voit alors s'agiter dans le corps vitré, monter et descendre assez rapidement pour qu'il soit difficile, dans beaucoup de cas, d'en bien saisir la forme et la couleur. Les uns ont une forme allongée, d'autres ont une forme sphérique ; d'autres ressemblent à un croissant à concavité tournée en haut. Il en est qui ont l'aspect d'une sorte de poussière. Il en est de noirs, volumineux et de forme bizarre, impossible à décrire. Le plus souvent, ils ont une teinte grise noirâtre, lorsqu'on les examine avec le miroir seul ; la teinte est moins foncée lorsqu'on cherche à les voir avec le miroir et la lentille convexe simultanément. Selon qu'ils parcourent un trajet très-limité, ou qu'ils se portent au loin, pendant les mouvements de l'œil, on peut en inférer que les cellules du corps vitré sont conservées, ou qu'elles communiquent largement ensemble, c'est-à-dire qu'il existe un synchisis.

Dans la *cholestérie* du corps vitré (*synchisis étincelant*), l'examen de l'œil, avec le miroir ophthalmoscopique, permet de préciser le siége des paillettes brillantes. Celles-ci apparaissent, sous forme de petits points lumineux très-brillants, dont l'ensemble a été comparé à un bouquet de feu d'artifice ; tantôt elles réfléchissent fortement la lumière ; tantôt elles l'absorbent ; tantôt elles la décomposent ; puisqu'elles sont tour à tour brillantes, sombres, ou colorées de diverses manières.

Si un corps étranger a pénétré dans l'œil, et qu'il soit logé dans le corps vitré, il ne pourra échapper à l'inspection avec le miroir, à moins qu'il ne soit enkysté. Les *cysticerques* qui prennent naissance dans ce milieu réfringent offrent des caractères que nous exposerons plus tard (voir le chap. *Entozoaires de l'œil*).

Rétine et papille optique. L'ophthalmoscope démontre, dans l'hyperémie de la rétine et de la papille, un accroissement dans le nombre des vaisseaux de ces deux portions d'une même membrane. La papille, d'un blanc rosé, dans l'état normal, offre une teinte d'un rose plus ou moins vif ; le nombre de vaisseaux qui rampent à la surface du disque est plus considérable ; toutefois, nous n'avons jamais constaté une multiplication aussi forte que le disent quelques ophthalmologues, qui assimilent, dans ce cas, l'aspect de la papille à celui de la cornée dans le pannus granuleux. On a aussi prétendu qu'alors la papille ressort moins manifestement sur le reste de la rétine, parce que les vaisseaux dont elle est couverte en cachent les limites. Il est possible que cela se passe ainsi dans quelques cas ; mais il importe de ne pas oublier que, même chez des sujets qui n'accusent aucun trouble de la vision, dans la rétine desquels on ne découvre aucune congestion, la papille est parfois tellement mal accentuée, qu'on ne la reconnaît que par le point d'émergence des vaisseaux centraux. En voici un exemple :

Obs. IV. Bourens, âgé de vingt ans, ouvrier en briques, vient à ma clinique, le 25 février 1861. Il présente tous les signes d'une simple *hyperémie* de la conjonctive palpébrale. Il se plaint d'avoir la vue un peu trouble en se réveillant. Il dit qu'il se sent les *yeux gros*. La muqueuse palpébrale supérieure est injectée. On aperçoit des vaisseaux de couleur carmin, parallèles aux glandes de Meïbomius. Le tronc principal de chaque vaisseau, placé au niveau du bord adhérent du cartilage tarse, ne tarde pas à se diviser en un certain nombre de ramifications qui restent sensiblement parallèles aux follicules meïbomiens. En examinant à la loupe, on voit que les dernières ramifications s'avancent jusqu'au bord libre du cartilage. La muqueuse palpébrale inférieure offre le même état. Absence de toute blépharite ciliaire. Conjonctive oculaire à peine injectée. Cornée, iris, pupille saines. Bourens lit de petits caractères d'imprimerie, à une distance de 32 centimètres de préférence. Aucune sécrétion anormale fournie par la conjonctive.

A l'ophthalmoscope, on reconnaît que, du côté droit, la papille optique se *dis-*

tingue difficilement du reste de la rétine ; elle est blanche rosée. Du côté gauche, la papille est moins distincte encore du reste de la rétine, elle semble un peu oblongue dans le sens vertical.

Il est parfois difficile de reconnaître si le reste de la rétine est le siége d'une hyperémie réelle. Il y a de grandes variétés individuelles sous le rapport du nombre de vaisseaux qui sillonne la rétine. Tous ceux qui ont exploré un grand nombre d'yeux savent, qu'il est des sujets chez lesquels la vascularisation de la rétine est d'une grande richesse, bien qu'ils n'accusent aucun trouble de la vision. Il convient donc d'être très-réservé sur le diagnostic à porter relativement à l'hyperémie de la rétine ; ce qui semble, au premier abord, un état pathologique, est l'état normal dans beaucoup de cas. Il importe surtout de tenir compte de cette circonstance, que la vascularisation de la rétine est d'autant plus riche, que le sujet est plus jeune.

Les EXSUDATS de la rétine se reconnaissent à des caractères qui varient, d'après le degré d'épaisseur de la couche plastique. Celle-ci est-elle mince, on aperçoit, avec l'ophthalmoscope, une sorte de *glacis gris bleuâtre*, qui contraste avec la couleur rose orangée du fond de l'œil ; ou bien de petites traînées blanchâtres étendues le long des vaisseaux de la rétine. Lorsque l'exsudation est plus épaisse, on découvre des plaques blanchâtres qui cachent les vaisseaux de la rétine, au-devant desquels elles se déposent (voir fig. 10 de la pl. III). Ce caractère les distingue des exsudats de la choroïde ; ces derniers sont, en effet, placés derrière les vaisseaux de la rétine, qui peuvent être suivis, sans interruption, depuis la papille jusqu'à l'*ora serrata*, tandis que, dans la rétinite exsudative, les plaques masquent ces mêmes vaisseaux dans certaines parties de leur étendue, c'est-à-dire qu'on cesse de les voir à l'ophthalmoscope pour les retrouver plus loin. Il n'y a d'exception à cette règle que pour les cas très-rares où l'exsudat rétinien se recouvre lui-même d'une couche vasculaire de nouvelle formation ; alors on aperçoit les vaisseaux sur la plaque même.

L'HÉMORRHAGIE de la rétine est une des lésions qui sont le plus nettement révélées par l'examen de l'œil à l'ophthalmoscope, et qu'on ne pouvait que soupçonner avant l'époque où cet instrument est entré dans le domaine de l'oculistique. Elle était comprise, il y a quelques années à peine, dans cette classe d'affections décrites sous le nom générique d'*amauroses*. De même que dans les autres points du système nerveux, cette hémorrhagie se présente, tantôt sous la forme d'un foyer bien circonscrit, tantôt sous l'apparence de foyers multiples. La première est moins grave que la seconde, et, par un traitement bien institué, elle peut être suivie d'un retour complet de la vision.

OBS. V. *Hémorrhagie de la rétine gauche. Retour complet de la vision au bout de deux mois. Persistance, à cette époque, d'une partie du foyer hémorrhagique.* La dame M***, âgée de trente-cinq ans, confectionneuse, se présente à ma clinique, le

29 mai 1861. Elle n'a jamais eu de maux d'yeux, et jusqu'au 22 mai, elle a joui, à toutes les époques de la vie, d'une bonne vue. Il y a quatre mois, elle a été affectée d'une pleurésie à gauche ; plus tard, de douleurs dans la tête, puis d'abcès de la gorge, puis encore d'un rhumatisme ambulant dans les articulations des membres supérieurs seulement. Cette succession d'états morbides a été combattue par des applications réitérées de sangsues, des vésicatoires, etc. Entrée en convalescence, il y a six semaines, elle s'est empressée de reprendre le travail à l'aiguille, et, pour subvenir aux besoins de sa famille, elle a été contrainte de se fatiguer beaucoup. Elle est bien réglée, et la menstruation dernière a eu lieu le 17 du mois courant.

Le 22, c'est-à-dire il y a sept jours, au moment où la dame M*** traversait une rue, elle est prise d'étourdissement ; elle éprouve une sensation de poussière dans les yeux ; à l'instant la vue se brouille. Le lendemain, en fermant l'œil droit, elle reconnaît que l'œil gauche seul est affecté d'une diminution notable dans l'exercice de la vision.

Etat actuel. L'œil droit est bon. La patiente lit très-bien, de cet œil, le numéro 7 de Jæger. De l'œil gauche, elle voit tous les objets, comme s'ils étaient recouverts d'une tache et d'une teinte violacée plus ou moins foncée. En lui faisant parcourir, de cet œil, l'échelle de Jæger, elle ne voit que des lignes noires jusqu'au numéro 18. A partir de ce dernier numéro, si elle place le livre un peu à sa gauche, elle voit la première lettre d'un mot, pendant que les autres lettres lui semblent cachées par un voile. Elle dit encore que, pendant qu'elle fixe une des lignes de la page, elle ne voit pas les lettres de cette ligne, tandis qu'elle aperçoit vaguement les lettres de la ligne de dessus et de dessous. Les mouvements du globe gauche sont intacts ; l'œil est en apparence sain.

Examen ophthalmoscopique de l'œil gauche. Image renversée ; lentille de 2 pouces et demi de foyer (voy. pl. III, fig. 9). La papille optique est plus allongée dans le sens vertical que dans le sens transversal, elle est de couleur blanche rosée, entourée, dans presque toute sa circonférence, d'un petit cercle brunâtre. Les vaisseaux émergent à peu près du centre. Les veines se distinguent des artères par leur couleur un peu plus foncée et leur calibre un peu plus considérable. Le système vasculaire de la rétine est très-riche. La teinte générale du fond de l'œil est normale, c'est-à-dire rosée.

A la partie externe de la rétine, à une distance assez éloignée de la papille, se voit une petite tache rouge, dans laquelle vient se perdre une artériole très-déliée. A la partie interne et un peu inférieure de la rétine, à une distance du bord interne de la papille que l'on peut évaluer, dans l'image ophthalmoscopique donnée par la lentille, à 1 centimètre environ, se voit *une large tache d'un rouge vineux, de forme sensiblement circulaire, beaucoup plus foncée à la périphérie qu'au centre. Inférieurement, cette tache est limitée par un vaisseau veineux qui la frise.* Entre la tache et la papille, la rétine présente une autre tache d'un rouge plus clair, dans laquelle se perdent deux petits vaisseaux artériels (*Application de 6 sangsues à la tempe gauche ; purgatif le lendemain ; repos complet des yeux*).

Le 1er juin, la vision est un peu plus claire à gauche, la grande tache de la rétine s'est éclaircie vers le centre (*nouveau purgatif*). Le 5, la vision est encore plus claire, les objets usuels sont mieux reconnus, en les regardant en face. Les caractères d'imprimerie ne peuvent pas encore être déchiffrés ; la malade reconnaît la première lettre du mot n° 18 de l'échelle Jæger, mais ne peut lire le mot entier. A l'ophthalmoscope, la tache principale s'éclaircit notablement au centre.

Le 10, la malade lit facilement le n° 16 de Jæger. Le 14, elle lit le n° 14 de Jæger, en cherchant les lettres, ou en imprimant au livre diverses inclinaisons, par rapport à l'axe optique.

Le 29, elle lit avec difficulté, et en imprimant au livre les mêmes mouvements d'inclinaison, par rapport à l'œil, le n° 12 de Jæger. A l'ophthalmoscope, on constate que toute la portion de la rétine, s'étendant de la papille optique au grand foyer sanguin, a repris sa coloration normale. Le grand foyer sanguin lui-même est dans le même état. Le petit foyer, appendu, en quelque sorte, à l'un des vaisseaux de la moitié externe de la rétine, est dans le même état que le jour du premier examen.

Le 11 juillet, la patiente lit le n° 11 de Jæger. Enfin, le 2 août, elle lit sans difficulté le n° 2 de Jæger. Le grand foyer hémorrhagique est réduit aux deux tiers de son étendue primitive. Il se présente toujours sous la forme d'une tache rouge violette.

Le 18 novembre suivant, la dame M*** vient me retrouver. Après avoir dilaté la pupille gauche avec l'atropine, je constate qu'il n'existe plus la moindre trace de foyer hémorrhagique sur la rétine. La vision est demeurée excellente.

L'hémorrhagie *diffuse* de la rétine se présente, à l'ophthalmoscope, sous la forme de taches beaucoup plus petites généralement que celles qui se rencontrent dans l'hémorrhagie circonscrite. C'est alors qu'on voit les vaisseaux de la rétine, interrompus dans leur trajet, sur un grand nombre de points. Le fait le plus remarquable de ce genre que j'ai observé, est le suivant :

Obs. VI. *Hémorrhagie diffuse de la rétine droite. Rétinite hémorrhagique.* La dame Ch..., âgée de soixante ans, concierge, se présente à ma clinique, le 10 juin 1861. Elle a pu, jusqu'au 1er juin, travailler à la couture, en se servant de lunettes. A cette époque, elle a senti, dit-elle, comme un brouillard devant l'œil droit, ce qui l'a obligée d'interrompre le travail à l'aiguille. Antérieurement, elle n'a éprouvé ni maux de tête ni étourdissements.

Actuellement, elle lit, avec des lunettes à verres convexes n° 8, des caractères d'imprimerie ordinaires, de l'œil *gauche*. De l'œil *droit*, elle ne distingue, en se servant des mêmes verres, que les caractères n° 19 de Jæger. Elle ne voit pas nettement de cet œil les objets usuels ; elle en confond même un certain nombre entre eux. A l'ophthalmoscope, on ne trouve aucune lésion dans l'œil gauche.

OEil droit. Par l'éclairage latéral à la lampe, on reconnaît une opacité commençante de l'appareil cristallinien, plus marquée à la périphérie, où elle est caractérisée par des stries blanchâtres. La papille optique est confondue avec le reste de la rétine (pl. III, fig. 10), de façon qu'on n'en reconnaît la place que par la présence de vaisseaux rayonnants du centre vers la périphérie. Ces vaisseaux eux-mêmes sont interrompus dans leur trajet, de distance en distance. Tout le fond de l'œil est parsemé d'une quantité innombrable de petites taches, d'un rouge plus ou moins vif, que l'on retrouve jusque dans la région la plus antérieure de la rétine. Parmi ces taches, il en est de forme allongée, linéaire ; d'autres se rapprochent de la forme circulaire ; d'autres encore ont les dimensions d'une tête d'épingle. Les vaisseaux de la rétine sont masqués, dans certaines parties de leur étendue, par des plaques d'un blanc moins brillant que les plaques qui caractérisent l'atrophie choroïdienne (pl. IV, fig. 16 ; pl. V, fig. 17 et 18). Ces vaisseaux semblent se perdre, pendant une partie de leur trajet, sous ces plaques, pour reparaître plus loin. Le long des vaisseaux qui émergent de la papille, s'aperçoivent des traînées d'un blanc bleuâtre, c'est-à-dire cette espèce de glacis dont nous avons parlé précédemment (p. 33). Il s'agit donc, chez la dame Ch..., d'une rétinite hémorrhagique, plutôt que d'une hémorrhagie diffuse simple de la rétine.

Nous prescrivîmes six sangsues à la tempe droite, un purgatif, le repos complet des yeux. Ce traitement ne procura qu'une amélioration insignifiante, et la malade cessa, à partir du 21 août, de venir à ma clinique. Ce jour-là elle pouvait à peine déchiffrer le n° 18 de Jæger, et elle ne distinguait pas les trous d'épingle faits dans une carte.

ANÉMIE DE LA PAPILLE ET DE LA RÉTINE. Elle est ou congénitale ou acquise. Dans le dernier cas, elle résulte le plus souvent d'une atrophie du nerf optique, atrophie qui porte en même temps sur l'artère centrale de la rétine et ses divisions. Tantôt les vaisseaux de la papille sont devenus étroits, filiformes; tantôt ils ont diminué de nombre. Les vaisseaux de la rétine sont infiniment moins nombreux; si on aperçoit encore quelques troncs et quelques branches, les rameaux et les ramuscules ont disparu. Toutes les fois que j'ai rencontré cette altération dans l'atrophie des nerfs optiques, la vascularisation de la rétine était bien moins prononcée sur les parties latérales de la papille qu'à la partie supérieure et à la partie inférieure. On remarque encore une diminution notable de la vascularisation de la rétine, en cas d'*embolie* de l'artère centrale de la rétine (voir *Maladies de la rétine*). L'observation suivante est un exemple d'anémie de la rétine coïncidant avec une atrophie réelle du nerf optique.

OBS. VII. *Atrophie du nerf optique et de la papille. Anémie de la rétine.* La dame Butin, quarante-neuf ans, lingère, se présente à ma clinique, le 15 mai 1861. Elle a été réglée, pour la première fois, à l'âge de treize ans; l'année suivante elle a commencé à exercer l'état de couturière. Jusqu'à l'âge de trente-trois ans elle avait une vue tellement bonne, qu'elle piquait des chemises. A cette époque, la vision baisse dans l'espace de deux mois. Le repos des yeux, pendant quatre semaines, permet à la patiente de reprendre son genre de travail ordinaire pendant trois ou quatre mois. Alors elle est obligée d'y renoncer et de faire de la couture plus grossière, jusqu'en 1858. A cette époque, à la suite d'une interruption de règles ayant duré huit mois, elle est prise de métrorrhagies qui persistent pendant deux ans. Sept semaines après le début de ces pertes, elle est complétement aveugle. Il y a quatre mois que toute perte en rouge a cessé. Pendant les deux ou trois ans qui ont précédé la perte de la vision, la patiente a éprouvé des douleurs dans les tempes et à la racine du nez. Avant l'époque où les pertes utérines ont commencé, elle avait souvent de la peine à prononcer certaines lettres; quand du sang s'était écoulé en certaine abondance, par les parties génitales, la langue était plus libre. Du reste, il n'y a jamais eu, à proprement parler, de paralysie. On a électrisé les yeux, pendant six mois, sans obtenir aucune amélioration.

Aujourd'hui, la dame Butin ne distingue absolument que la lumière des ténèbres, elle n'a pas même conscience de l'ombre de la main qu'on fait passer devant ses yeux; elle ne peut préciser la place occupée par la flamme d'une bougie allumée. Les yeux sont en apparence sains, les pupilles, dilatées; les mouvements du globe sont normaux.

Examen ophthalmoscopique. Image renversée; lentille convexe de 2 pouces et demi de foyer (pl. III, fig. 11).

OEil gauche. Les milieux réfringents sont sains ; avec le miroir ophthalmoscopique seul, je découvre cependant quelques petites opacités de l'appareil cristallinien.

La papille optique est plus petite que dans l'état normal, de forme à peu près circulaire, d'une *blancheur éclatante*, et qui est plus prononcée encore vers la partie supéro-externe. Les vaisseaux forment, dans l'aire même de la papille, une sorte de triangle équilatéral à base inférieure et à sommet supérieur. De la base du triangle partent deux vaisseaux qui se portent en bas, et un troisième, moins bien accentué, dans l'intervalle des deux premiers. Le long du bord supérieur interne du triangle existe un autre vaisseau parallèle à ce bord, lequel vaisseau se subdivise, près de la circonférence de la papille, en deux branches secondaires. Il est extrêmement difficile de distinguer les artères des veines.

Le fond de l'œil est d'un rose pâle, un peu décoloré à la partie supérieure, où l'on aperçoit quelques veines en tourbillon de la choroïde. La rétine ne présente qu'un très-petit nombre de vaisseaux. Pour bien juger de la pauvreté du système vasculaire de cette membrane, il faut comparer la figure 11 de la planche III à la figure 4 de la planche I, représentant l'état normal. Ainsi, toute la moitié externe de la rétine de la malade n'est parcourue que par un seul vaisseau filiforme, provenant de la papille, qu'on ne peut même pas suivre jusqu'à l'*ora serrata*, et qui ne fournit, dans son trajet, aucun rameau, aucun ramuscule.

RÉTINITE PIGMENTEUSE. Elle est caractérisée par l'infiltration de cellules de pigment à la surface de la rétine et dans l'épaisseur des couches de cette membrane. C'est la seule altération constatée chez quelques sujets ; chez d'autres, les vaisseaux de la rétine et de la papille ont des dimensions exiguës, ou sont en partie oblitérés : la papille alors est très-pâle, et présente cet état que l'on a désigné sous le nom d'*anémie*. Le fond de l'œil, au lieu de présenter à l'ophthalmoscope une couleur rosée, offre un aspect sale, parfois ardoisé ; les vaisseaux de la choroïde sont plus rares, en partie oblitérés.

OBS. VIII. *Pigmentation de la rétine, avec atrophie des vaisseaux de cette membrane. Infiltration pigmentaire de la choroïde.* Isaac Lewenski, âgé de vingt-cinq ans, professeur d'hébreu, bien constitué, d'une bonne santé habituelle, se présente à ma clinique, le 30 juillet 1861. Il raconte que, dans son enfance, il voyait beaucoup mieux. Depuis six ans, la vue s'est affaiblie de plus en plus. Le patient n'a jamais éprouvé de céphalalgies continues.

Actuellement, il voit assez bien pour se conduire seul dans les rues pendant le jour ; le soir, il est obligé de se faire guider. Il peut lire le n° 9 de Jæger, à la distance de 11 centimètres ; le n° 3, à 9 centimètres. Les verres convexes amoindrissent la vision. L'œil gauche est meilleur que le droit. Les globes sont sains en apparence ; les pupilles, contractiles ; les muscles de l'œil ont conservé leur énergie.

Examen ophthalmoscopique de l'œil droit ; image renversée ; lentille de 2 pouces et demi (pl. III, fig. 12). Les milieux réfringents sont transparents. La papille optique, un peu plus étendue dans le sens vertical que dans le transversal, assez nettement limitée, est *pâle*, entourée d'un large cercle de couleur ardoisée. Les vaisseaux en sont plus exigus que dans l'état normal. A une certaine distance de la circonférence de la papille, on voit émerger des troncs de vaisseaux, situés sur un plan plus profond que ceux de la rétine, de couleur rouge de Saturne, pourvus d'un double contour nettement arrêté. Ces troncs se divisent et se subdivisent, en se portant vers la circonférence du champ que représente le fond de l'œil. Les branches se séparent les unes des autres sous des angles aigus, s'anastomosent ensemble, et forment, par leur réunion, des mailles très-allongées. La plupart de ces vaisseaux sont déjà oblitérés, dans une portion de leur étendue, ce qu'on reconnaît, sur la figure, à la teinte grise blanche qu'ils présentent dans ces parties. Il est manifeste aussi que la vascularisation de la choroïde est moins abondante qu'à l'état normal, car les espaces intervasculaires sont plus larges. Le fond de l'œil, au lieu de présenter une coloration rosée, offre partout une teinte ardoisée, due sans doute à une multiplication de cellules pigmentaires de la choroïde. *Vers la périphérie de la rétine, on voit un nombre considérable de corpuscules de pigment, généralement allongés, disséminés sans ordre ; quelques-uns de ces corpuscules sont à cheval sur les vaisseaux de la rétine.*

L'œil *gauche* présente absolument les mêmes altérations que le droit.

DÉCOLLEMENT DE LA RÉTINE. (Pl. IV, fig. 13.) Pour reconnaître cette lésion, le miroir réflecteur suffit seul, dans le plus grand nombre des cas. La lentille ne peut même servir que dans les *décollements partiels* et peu étendus, parce que, quand le décollement occupe une grande surface, le fond de l'œil est sombre, malgré l'éclairage le plus intense avec le miroir ; l'image rétinienne, formée au-devant du globe et concentrée par la lentille, est plus sombre encore, et l'on a peine à distinguer quelque chose au milieu de la *coloration d'un gris bleuâtre* que l'on aperçoit au-devant du verre convexe. Si, au contraire, le décollement est limité, la *teinte grise bleuâtre* de la partie décollée ressort très-nettement sur le reste de l'image de la rétine, qui se présente, comme toujours, sous la forme d'une surface rouge orangée parcourue par les stries, de couleur carmin, qui correspondent aux vaisseaux. Dans tous les cas, après avoir dilaté largement la pupille avec l'atropine, on commence l'examen avec le miroir ophthalmoscopique seul, en invitant le malade à porter l'œil en diverses directions, afin de plonger le regard jusqu'aux portions de la rétine les plus proches de l'*ora serrata*, afin aussi de faire imprimer à la partie décollée des oscillations qui servent à mieux assurer le diagnostic. Si on constate que le fond de l'œil est suffisamment éclairé par la projection de la lumière de la lampe, on cherche, en se servant simultanément du miroir et de la lentille, à reconnaître l'état de la rétine par l'étude de *l'image renversée.*

En cas de décollement *étendu*, on constate, en regardant à travers le trou du miroir, que le fond de l'œil ne présente plus, dans toutes ses portions, cette couleur rosée qui existe dans l'état normal. Si certaines parties offrent encore cette coloration, ce qu'on reconnaît en faisant porter l'œil dans divers sens, d'autres sont d'un *gris bleuâtre* ou *perle* ; celles-ci correspondent à une masse que l'on voit *osciller, trembler*, quand le malade remue le globe, qui présente des reflets, les uns plus brillants, les autres plus ternes, et qui est parcourue à la surface par des vaisseaux à convexité antérieure, bien reconnaissables à leur disposition en forme de stries rouges. Le décollement est-il *limité*, la portion de rétine soulevée se présente sous l'apparence d'une tache d'un *gris bleuâtre*, contrastant avec la couleur *orangée* du reste de l'image rétinienne ; dans ce cas, l'investigation de l'œil par le procédé de *l'image renversée*, c'est-à-dire en se servant simultanément du miroir et de la lentille, permet de bien reconnaître la lésion. Sur cette tache, on voit aussi des plis et les flexuosités formées par les vaisseaux de la rétine (pl. IV, fig. 13). Dans quelques cas, on reconnaît encore, par le même mode d'investigation, les bords d'une déchirure de la portion décollée. Il importe de faire remarquer que la teinte et le degré de transparence de la tumeur rétinienne, varient, d'après la nature du liquide épanché entre la choroïde et la rétine ; qu'en conséquence, cette coloration présente tous les degrés, depuis la transparence complète jusqu'à l'opacité.

ATROPHIE DE LA PAPILLE OPTIQUE ET DE LA RÉTINE. Il y a deux sortes d'atrophie de la papille optique : dans l'une, la substance médullaire disparaît et la substance fibreuse persiste, ou s'hypertrophie même, sans que le diamètre du disque change de dimension ; dans l'autre, il y a, indépendamment des altérations précédentes, une véritable diminution de volume de la papille, facile à constater, en se servant d'une lentille de même foyer que celle qu'on emploie pour examiner, par comparaison, un œil sain. Le rapprochement des figures 4 de la planche I (œil normal) et 11 de la planche III (atrophie du nerf optique) fait bien ressortir ces différences de dimension.

L'atrophie de la papille se présente à l'ophthalmoscope avec des caractères tels, qu'il est impossible de méconnaître cette lésion : au lieu d'une surface *blanche rosée*, le disque offre une couleur *blanche brillante*, comme *tendineuse*. Les vaisseaux qui la sillonnent sont moins nombreux, plus petits ; ceux qui se portent en dedans et en dehors, disparaissent avant ceux qui se portent en haut et en bas : on aperçoit quelquefois, à la circonférence du disque, des échancrures irrégulières. Indépendamment de ces altérations, communes à tous les cas, la papille n'offre pas toujours la même configuration ; tantôt elle est bombée, saillante au sommet, variété qu'on a désignée sous le nom d'atrophie en *champignon*. Dans ce cas, les vaisseaux, au lieu de suivre un trajet sur une surface plane, paraissent cheminer sur une surface convexe ; ils décrivent une courbure à convexité antérieure. Lorsqu'ils atteignent la circonférence du disque, on les voit disparaître, pour se montrer de nouveau un peu plus loin, ce qui fait qu'au premier abord il semble que le vaisseau est interrompu ; mais c'est là une pure illusion, due à ce que l'image ophthalmoscopique ne représente qu'un seul plan du fond de l'œil, et que les parties situées sur deux plans différents ne sont pas perçues simultanément. D'autres fois, la papille présente une disposition inverse : au lieu d'une surface bombée, c'est un disque déprimé au centre ; la papille représente une sorte de *cupule* : c'est ce que l'on a appelé atrophie en *godet*, atrophie avec *excavation*.

Des recherches délicates d'anatomie pathologique ont permis de rendre compte de ces deux aspects. D'après H. Muller [1], la *saillie* de la papille ré-

____

[1] *Archiv. für Ophthalm.*, t. IV, 2ᵉ partie ; et *Annal. d'ocul.*, t. XLV, p. 74.

suite de diverses conditions : les couches externes de la rétine peuvent disparaître tout autour de la surface du nerf optique, ce qui suffit pour rendre ce dernier plus saillant ; ou bien la papille est réellement augmentée de volume, soit par une hypertrophie des fibres nerveuses, soit par des extravasations sanguines, soit par des exsudats. Dans un cas, l'auteur, que nous venons de citer a reconnu que la saillie était due à la présence d'une concrétion composée de petits grains jaunâtres arrondis, reliés entre eux par du tissu fibreux. Von Ammon [1] a examiné des yeux dont l'extrémité intraoculaire du nerf optique avait pris une forme *concave ;* il a trouvé la membrane qui recouvre la tête du nerf plus épaisse sur les bords qu'au centre : celui-ci était entraîné en dedans. Les fibres optiques, atrophiées à leur sortie de la lame criblée, étaient moins rapprochées les unes des autres qu'à l'état normal, au niveau de la portion médiane du segment longitudinal du nerf, épaissies, variqueuses, séparées par des exsudats gélatineux. Dans le même point, le névrilème, ramolli ou absorbé, avait disparu : les vaisseaux étaient pour la plupart *atrophiés.* Chez un homme de quatre-vingt-six ans, atteint de cécité complète, il a reconnu, à la partie antérieure de la tête du nerf optique, une petite caverne oblongue, renfermant du pigment qui provenait d'un épanchement de sang : ce dernier avait été produit par la rupture d'un vaisseau. Nous croyons cependant que l'ophthalmologue allemand a trop généralisé le mode de production de l'excavation du nerf optique, en admettant qu'elle reconnaît toujours pour cause une atrophie des vaisseaux du nerf ; d'où, mécaniquement, suivant lui, une dépression par retrait au centre du corps du nerf, et par suite excavation de la lame criblée : il a même essayé de rendre compte, de cette façon, de la production de l'excavation dans la dernière période du glaucôme, en admettant qu'il existe alors une affection de l'artère centrale de la rétine. Nous reviendrons plus loin sur cette dernière espèce d'excavation.

L'atrophie de la rétine est la conséquence de l'atrophie de la papille ; on ne peut reconnaître, à l'ophthalmoscope, que la diminution du nombre des vaisseaux de cette membrane. Il est impossible d'apprécier les altérations survenues dans la structure si complexe de ses diverses couches autrement que par l'examen direct au microscope.

Chez un homme de quarante ans, atteint d'une affection de la moelle épinière et complétement aveugle, la papille optique atrophiée présentait une coloration d'un *bleu grisâtre.* Liebreich, l'auteur de l'observation, pense que cette coloration se rencontre de préférence dans les cas d'amaurose spinale.

ALTÉRATION DE LA PAPILLE OPTIQUE DANS LE GLAUCÔME. Chez les sujets affectés de glaucôme, alors que la transparence conservée des milieux réfringents permet l'examen du fond de l'œil avec le miroir et la lentille, on constate parfois, *mais non toujours,* une altération spéciale de la papille optique. Celle-ci se creuse, c'est-à-dire présente une dépression que l'on nomme *excavation glaucomateuse* du nerf optique. La *limite nerveuse* pro-

---

[1] *Annales d'oculistique,* t. XLV, p. 22.

prement dite du nerf (pl. IV, fig. 14) est plus accentuée qu'à l'état normal; la limite scléroticale, qu'on distingue très-peu, dans les cas physiologiques, présente la forme d'un anneau jaune clair d'autant plus large, suivant Liebreich[1], que la *limite choroïdienne* s'est éloignée davantage de la limite nerveuse. Le fond de l'excavation de la papille a changé de couleur; il est parfois d'un jaune verdâtre. Pendant que les parties périphériques de la papille présentent une teinte foncée, la portion centrale a une teinte claire. Le réseau de la lame criblée se voit d'autant plus nettement, que les fibres nerveuses ont disparu en plus grand nombre. Les vaisseaux de la papille n'offrent plus la même disposition que dans un œil sain. Comparez, sous ce rapport, la figure 4 de la planche I, avec la figure 14 de la planche IV. Dans ce dernier cas, c'est-à-dire dans le glaucôme, les artères sont très-minces, tandis que les veines sont distendues et tortueuses. Les vaisseaux n'ont plus une direction rectiligne sur la papille, depuis leur point d'émergence jusqu'à la périphérie de l'organe. Immédiatement après leur sortie de la lame criblée, ils s'appliquent directement sur le fond de l'excavation de la papille. Sur la limite nerveuse de celle-ci, ils paraissent comme séparés de leurs troncs. Ils se montrent, à la circonférence de l'excavation, avec un changement de direction tel, qu'ils semblent ne plus être la continuation des vaisseaux situés dans la portion la plus profonde. Sur le rebord antérieur de la papille, ils se replient en *crochet*, pour marcher dans le plan de la rétine. Cet aspect bizarre résulte de ce que l'image ophthalmoscopique ne présentant à l'observateur que les parties situées sur un même plan, on ne peut saisir simultanément la portion de vaisseaux située au fond de l'excavation de la papille et la portion placée sur la circonférence de celle-ci. Les vaisseaux semblent interrompus. Ajoutez que le fond de la dépression de la papille étant plus considérable que l'ouverture antérieure, les vaisseaux appliqués sur les parois latérales de l'excavation sont cachés par le bord antérieur de celle-ci, qui est plus étroit. Sur le reste du fond de l'œil, on reconnaît que les artères de la rétine sont amincies, tandis que les veines de la rétine et de la choroïde sont dilatées. Les artères et les veines de la papille sont parfois le siége de pulsations isochrones aux battements du cœur.

ALTÉRATIONS DE LA RÉTINE DANS LA MALADIE DE BRIGHT (pl. IV, fig. 15). Au début du mal, la papille semble agrandie et plus saillante; elle est hyperémiée, les artères en sont parfois animées de pulsations spontanées. Elle offre un aspect trouble et grisâtre lorsqu'elle devient le siége d'une infiltration séreuse. Chez quelques sujets, l'altération de la papille est tout à fait semblable à celle qui survient dans les cas de tumeurs du cerveau; elle peut exister seule, ou ne survenir qu'après les dégénérescences les plus étendues de la rétine. Autour de la papille et sur une surface plus ou moins étendue (pl. IV, fig. 15), on aperçoit une zone blanche et opaque due à la *sclérose*, ou endurcissement commençant des fibres nerveuses, ainsi qu'à

---

[1] *Atlas d'ophthalmoscopie*, pl. XI, fig. 1 à 5.

la dégénérescence *graisseuse* des éléments du tissu connectif. A la circonférence de cette zone blanchâtre, se voient de petits points ronds, blancs ou blancs jaunâtres, indiquant une transformation *graisseuse* des éléments de la rétine. On aperçoit quelquefois les cellules graisseuses isolées, par place, sous forme de points blancs très-fins. Sur le disque papillaire et sur la large tache qui l'entoure, existent un grand nombre de petits *épanchements sanguins*, disséminés parfois en forme d'éventail, en général placés au niveau du point de bifurcation ou sur le trajet des vaisseaux de la rétine. Les taches rouges ont un aspect strié, ce qui est dû à ce que les globules de sang épanché sont rangés, en lignes, entre les faisceaux nerveux. On découvre aussi parfois des épanchements entre la rétine et la choroïde.

Lorsque la maladie est très-avancée, l'infiltration de la papille disparaît, mais le disque s'atrophie. Les taches blanches et opaques, les foyers apoplectiques multiples, cessent également d'être vus à l'ophthalmoscope. Les artères de la rétine deviennent ténues, et apparaissent accompagnées, par places, de stries blanches qui sont dues à l'épaississement du tissu cellulaire qui les entoure.

Dans les cas où l'amaurose albuminurique a un début brusque, on a constaté un *œdème* partiel. La rétine semble boursouflée, de teinte opaline blanchâtre, et elle forme quelquefois, autour de la papille, un bourrelet que l'on a comparé au chémosis séreux. Quelques observateurs ont noté, dans un petit nombre de cas, la présence de flocons opaques dans le corps vitré, ce qui peut être une simple coïncidence.

ALTÉRATIONS DE LA PAPILLE OPTIQUE DANS LES AFFECTIONS CÉRÉBRALES. La papille optique et les parties adjacentes de la rétine présentent, dans les affections cérébrales, des altérations sur lesquelles les travaux de Schauenburg[1], Desmarres[2], Gillet de Grandmont[3], Bouchut[4], de Græfe[5], Liebreich[6], Galezowski[7], ont appelé l'attention. Ces altérations ne sont pas identiques dans tous les cas, ce qui tient probablement au degré d'ancienneté de la maladie. Dans l'*apoplexie cérébrale* imminente, Schauenburg a noté une forte congestion des vaisseaux de la rétine et de la choroïde, en même temps que la production d'une couche d'exsudation plastique en dehors du point d'entrée du nerf optique dans l'œil. Dans la *méningite tuberculeuse* des enfants, Bouchut a reconnu que la papille est moins distincte; la circonférence est comme noyée dans la congestion ambiante; les veines rétiniennes, généralement assez petites dans le champ de la papille, en raison de la congestion péripapillaire et de la compression qui en résulte, se dilatent en dehors de cet organe, deviennent variqueuses et flexueuses; le sang s'y arrête et s'y coagule dans certains points. Quelquefois on voit

---

1 *Deutsche Klinik*, 1854, p. 102. — 2 *Maladies des yeux*, t. III, p. 515; *Gazette des hôpitaux*, 1862, p. 226. — 3 *Gazette des hôpitaux*, 1861, p. 73. — 4 *Gazette des hôpitaux*, 1862, n° 118. — 5 *Annal. oculist.*, t. XLIV, p. 280; t. L, p. 518. — *Archiv. für Ophthalmol.*, t. VII, 2e partie. — 6 *Atlas d'ophthalmoscopie*, pl. XI, fig. 6, 7, 8, 9; pl. VIII, fig. 6. 7 *Annal. d'oculistique*, t. XLIX, p. 111.

des épanchements sanguins dans la rétine, sur le trajet et surtout à l'angle de bifurcation des vaisseaux. Dans un cas, il y avait des plaques blanchâtres, comme graisseuses, au fond de l'œil.

Lorsqu'il existe des *tumeurs fibreuses* ou *sarcomateuses de l'encéphale*, soit des hémisphères cérébraux, soit du cervelet, on trouve la papille irrégulièrement et fortement gonflée, opaque, d'un gris rougeâtre ou rouge, injectée, parsemée parfois de petits foyers apoplectiques. La rétine est opaque, injectée au pourtour de la papille ; elle présente parfois des ecchymoses. Dans un cas, les papilles et le trajet des vaisseaux de la rétine paraissaient masqués incomplétement par une sorte d'exsudation grisâtre, d'aspect œdémateux. Liebreich a constaté que la substance qui voile les vaisseaux de la papille, examinée à un grossissement plus fort, paraît composée de faisceaux nerveux très-accentués, entre lesquels le tissu cellulaire de nouvelle formation présente, par places, une disposition en lignes fines et en petits points. Entre les stries que forment les faisceaux nerveux, existent de nombreux vaisseaux, très-fins, de nouvelle formation, qui donnent à la surface de la papille un aspect pointillé. Dans le fait rapporté par Gillet de Grandmont, où il existait une tumeur fibreuse du cervelet, et où l'ophthalmoscope avait montré, pendant la vie du sujet, une exsudation grisâtre, œdémateuse, des papilles et de la rétine, l'autopsie démontra que le chiasma des nerfs optiques était petit, grisâtre, mollasse. Les nerfs optiques étaient grisâtres, infiltrés, transparents ; la rétine œdématiée, infiltrée dans toute son étendue, mais plus fortement, dans certains points, autour de la papille. Il existait de petits épanchements sanguins diffus dans cette membrane. L'examen microscopique, fait par Ch. Robin, démontra que, dans les nerfs optiques, les tubes nerveux avaient disparu par atrophie et étaient remplacés par une matière amorphe semblable à celle de la substance grise, et par les noyaux dits *myélocites*, que l'on rencontre dans la substance grise du cerveau. Dans la rétine, les tubes nerveux étaient atrophiés ; la substance grise épaissie, ce qui explique l'aspect œdémateux des parties. Les vaisseaux capillaires étaient chargés de fines granulations graisseuses. De petits épanchements sanguins se trouvaient disséminés dans la rétine. Dans une autopsie faite par de Græfe, où il existait une tumeur sarcomateuse dans le crâne, comprimant l'hémisphère cérébral, la papille était le siége d'une infiltration séreuse et d'une hypertrophie du tissu cellulaire interstitiel, les éléments nerveux de la papille étaient comprimés et atrophiés. Dans un autre cas de sarcôme de l'encéphale, Schweigger [1], examinant les yeux après la mort, trouva la papille épaissie, le tissu cellulaire de la couche des fibres optiques hypertrophié, tout autour du disque. A une certaine distance de celui-ci, les fibres rayonnées de la rétine étaient remplies de corpuscules homogènes, arrondis, paraissant résulter de la dégénérescence de ces fibres. Les cellules ganglionnaires avaient en partie disparu.

On a émis plusieurs opinions sur le mode de production des altérations de la papille dans les affections cérébrales. Bouchut a expliqué la conges-

---

[1] *Archiv. für ophthalm.*, t. VII, 2ᵉ partie ; *Annal. ocul.*, t. L, p. 519.

tion des membranes profondes de l'œil dans la méningite tuberculeuse, par ce fait que, les sinus intrà-crâniens étant gorgés de sang et parfois même oblitérés par des caillots, les veines de la choroïde et de la rétine ont de la difficulté à déverser leur contenu dans le sinus caverneux, qui est distendu lui-même. De Græfe professe que les altérations du nerf optique et de la rétine dépendent d'une simple compression, d'une hyperémie mécanique déterminée par la lésion cérébrale, hyperémie qui entraîne une *névro-rétinite* secondaire. Gillet de Grandmont pense, au contraire, que, dans les tumeurs de l'encéphale, il y a compression, puis atrophie des tubes nerveux; ceux-ci sont remplacés par la substance grise hypertrophiée de la rétine, d'où résulte l'aspect infiltré et œdémateux de cette membrane, aspect que l'on prend soit pour un œdème, soit pour une exsudation. Il est probable que les choses se passent différemment selon les cas, et surtout d'après la marche de la maladie encéphalique. Galezowski a inféré d'un certain nombre d'observations, recueillies par lui, que les encéphalites locales aiguës, avec ou sans caillot, les hémorrhagies des nerfs optiques en arrière du chiasma, des corps genouillés ou des tubercules quadrijumeaux, les épanchements séreux abondants des ventricules, les tumeurs très-grandes des hémisphères comprimant les nerfs optiques, peuvent produire des *œdèmes* de la papille et de la rétine; tandis que les autres affections du cerveau et du cervelet, à marche lente, donnent lieu à une *atrophie simple* de la papille.

Ajoutons, pour compléter cette description succincte, que d'après l'idée qu'on se fait de la nature des lésions de la papille, dans les tumeurs cérébrales, on les a désignées sous les noms de : *névrite optique, inflammation du nerf optique, œdème aigu, infiltration, ramollissement de la papille.*

Altérations de la choroïde. La choroïde est formée par plusieurs couches, superposées de dehors en dedans, dans l'ordre suivant : la membrane celluleuse, le plan veineux, le plan des vaisseaux artériels, la couche interne ou pigmentale confinant à la rétine. Nous l'avons déjà dit : la rétine est transparente, et c'est à travers cette membrane qu'on aperçoit les parties de l'œil situées en arrière d'elle. Lorsque, au moyen du miroir opthalmoscopique, nous projetons dans l'œil un faisceau de lumière, celle-ci traverse les milieux réfringents, puis la rétine, sans qu'il en soit absorbé une quantité bien appréciable. Au delà de la rétine, les phénomènes sont tout autres; le faisceau lumineux rencontrant la couche de pigment placée derrière, une partie de la lumière est absorbée; le reste continue sa marche à travers la choroïde, rencontre la sclérotique; celle-ci en absorbe également ment une portion et renvoie le reste, par réflexion, vers l'observateur. Il résulte de là, que plus la couche de pigment est épaisse, plus l'épithélium du pigment choroïdien est sombre, plus il est difficile d'éclairer les parties de l'œil placées en arrière de la rétine. Chez les sujets blonds, où le pigment est peu abondant, chez les albinos surtout, où ce pigment est complétement décoloré, on verra apparaître le réseau vasculaire de la choroïde; chez les sujets bruns, où le pigment est abondant, fortement coloré, les vaisseaux échapperont à l'investigation la plus attentive, au meilleur éclairage du fond de l'œil. Que des produits de diverse nature, sang, lymphe plastique, exsudations plus ou moins bien organisées, s'accumulent entre la rétine et la choroïde, le fond de l'œil paraîtra obscur, quelle que soit l'intensité de l'éclairage qu'on emploie. Que, tout au contraire, par le fait d'un état pathologique, le pigment se résorbe, que les vaisseaux de la choroïde s'atrophient eux-mêmes, et la lumière arrivant, sans obstacle, jusque sur la face antérieure de la sclérotique, celle-ci la réfléchira en quantité abondante, et certaines parties du fond de l'œil apparaîtront avec la couleur blanche éclatante qui est propre à la fibreuse.

Les altérations de la choroïde, que l'on constate au moyen de l'ophthalmoscope, portent soit sur les vaisseaux, soit sur la couche de pigment, soit sur les deux éléments à la fois, et sur le tissu cellulaire fin qui leur sert de *substratum*. On reconnaît aussi, par le même mode d'investigation, les produits accidentels déposés à la surface ou dans le tissu même de la membrane. La plupart de ces altérations se rencontrent simultanément chez les sujets atteints de *choroïdites* anciennes. Quelques exemples, puisés dans notre propre pratique, accompagnés du dessin qui représente exactement l'état du fond de l'œil, en donneront, au lecteur, une idée générale.

Obs. IX. *Choroïdite ancienne des deux côtés. Scléro-choroïdite postérieure.* Mme Lacorne, quarante-deux ans, surveillante dans un atelier d'imprimerie, se présente à ma clinique, le 16 février 1861. Trois mois avant cette époque, elle a eu une affection caractérisée par des douleurs de tête, de la fièvre; on lui a fait poser des sangsues à l'anus; administré du sulfate de quinine. Pendant la convalescence, la patiente remarque que, le soir, lorsqu'elle fixe la flamme d'une lampe, elle voit cette flamme entourée d'une auréole. Bientôt elle reprend ses occupations, qui consistent à découper des lithographies toute la journée et même toute la soirée. L'atelier est éclairé, le soir, par des becs de gaz.

Il y a deux mois et demi, un matin, en fixant une feuille de papier blanc, Mme Lacorne aperçoit une image qu'elle me dessine elle-même et qui offre quelque ressemblance avec celle dont il sera question tout à l'heure. Elle n'a fait aucun traitement.

Aujourd'hui, la malade, bien réglée, douée d'embonpoint, lit sans difficulté de petits caractères d'imprimerie, à la distance de dix-neuf centimètres, lorsqu'elle se sert de l'œil gauche. De l'œil *droit*, au contraire, elle ne peut lire que de gros caractères. Si on lui fait fixer une feuille de papier imprimé avec l'œil *gauche*, elle aperçoit une figure qu'elle me dessine et qu'elle compare à un nuage pourvu d'une foule de petits points. Fixe-t-elle du même œil un mur blanc placé en face d'elle, elle aperçoit une autre figure qu'elle dessine également et qu'elle compare à une grosse pluie qui descend. De l'œil droit, elle ne voit rien de semblable. Les yeux sont en apparence sains; il n'existe aucune altération de la conjonctive, de la cornée, de la chambre antérieure, de l'iris, de la pupille. Après avoir dilaté cette dernière avec l'atropine, on reconnaît à la circonférence du cristallin une foule de stries blanches grisâtres.

Examen ophthalmoscopique. (*Image renversée ; lentille de 2 pouces 1/2 de foyer*). 1° *OEil droit.* Avec le miroir seul, on distingue très-bien des stries grisâtres à la circonférence du cristallin. Humeur vitrée très-transparente, sans corpuscules.

Avec le miroir et la lentille (pl. IV, fig. 10), on constate les particularités suivantes : la papille optique est d'un rose sale ; bordée dans la demi-circonférence externe d'une traînée d'un brun noir. La demi-circonférence supéro-interne est entourée d'un segment semi-lunaire dont la *blancheur* contraste avec la teinte rosée de la papille elle-même. Ce segment est limité par une bordure d'un brun moins foncé que la bordure externe de la papille. Les artères et les veines de cette dernière sont bien accentuées ; ni les unes ni les autres n'ont un double contour ; les veines sont plus grosses et offrent une couleur plus sombre que les artères. On suit ces vaisseaux, sur toute l'étendue de la rétine, jusqu'à l'*ora serrata*. Le système vasculaire de la membrane nerveuse de l'œil semble donc bien développé.

La teinte du fond de l'œil est généralement rosée, à l'exception de la portion dont il va être question. En effet, si on suppose l'image ophthalmoscopique divisée en quatre portions à peu près égales, on voit qu'à la réunion du quart supérieur interne avec le quart inférieur interne, existe une partie, commençant à la papille optique, se terminant à la circonférence du dessin, ayant la forme d'un triangle, dont la couleur générale est d'un *blanc brillant*, semblable à la couleur du segment semi-lunaire qui entoure la demi-circonférence supéro-interne de la papille. Cette teinte blanche n'est pas uniforme ; elle est interrompue, de distance en distance, par *des taches* ou de courtes lignes d'un *brun sale*, qu'on rencontre également vers le bas du dessin. On reconnaît encore que sur un plan plus reculé que celui qui est occupé par les vaisseaux propres à la rétine, existent d'autres vaisseaux dont la disposition diffère des premiers. Tandis que les vaisseaux *superficiels* ou rétiniens sont de couleur carmin, d'un calibre relativement petit, dirigés uniformément du centre vers la périphérie, les vaisseaux *profonds* offrent une couleur qui se rapproche du vermillon, sont d'un calibre beaucoup plus fort, coupent la direction des premiers et sont distribués par *petits groupes*. Si on étudie séparément chacun de ces derniers, on voit des branches, à directions variées, se porter et se jeter dans un tronc unique beaucoup plus gros, dont on ne peut suivre la continuité. En comparant le dessin qui résulte de l'ensemble des vaisseaux appartenant à un de ces groupes, avec le dessin des veines de la choroïde à l'état normal, on reconnaît sans peine ces *vaisseaux tourbillonnés* ou *vasa vorticosa* décrits et représentés par les anatomistes. Si on compare ensuite le calibre de ces veines choroïdiennes, au calibre de celles que l'on découvre parfois dans un œil normal, en usant de la même lentille, on est frappé de l'augmentation de volume que les vaisseaux ont subie. C'est probablement cette augmentation de volume des veines qui a permis de les voir à l'ophthalmoscope, chez la malade qui fait le sujet de l'observation, pendant que les artères de la choroïde, situées, comme nous l'avons déjà dit, sur un plan antérieur, n'ont pas été aperçues.

2° *OEil gauche.* Les altérations ont la plus grande analogie avec celles de l'œil droit ; mais elles sont à un degré moins avancé.

En résumé, et en nous bornant à l'étude de l'œil droit, les lésions trouvées à l'ophthalmoscope sont : l'existence d'un segment semi-lunaire d'une couleur blanche autour de la demi-circonférence supéro-interne de la papille optique, une large plaque blanche sillonnée de taches d'un brun sale ; en arrière du plan vasculaire rétinien, des vaisseaux en forme de tourbillon, c'est-à-dire des *vasa-vorticosa* de la choroïde augmentés de calibre. Il est facile d'interpréter ces divers aspects du fond de l'œil.

Nous l'avons déjà dit plusieurs fois : dans l'état normal, la teinte propre au fond de l'œil est d'un rose qui varie, en raison de l'abondance du pigment interposé à la choroïde et à la rétine ; elle est due à la présence du sang qui circule dans les vaisseaux de la première de ces membranes. Que les vaisseaux soient gorgés de sang, et la teinte sera d'un rose plus vif ; que les vaisseaux soient vides et, à plus forte raison, qu'ils s'oblitèrent, la teinte rose diminuera et finira par disparaître. Si, en même temps, la couche de pigment placée au-devant de ces vaisseaux est résorbée, le fond de l'œil réfléchira la teinte blanche éclatante propre à la sclérotique. Si le pigment, résorbé dans certains points, s'accumule sur d'autres, les taches brunes, qu'il forme dans l'état normal, seront d'autant plus apparentes, qu'au lieu de reposer sur une surface rosée, il est appuyé sur une surface blanche, propre à faire ressortir d'autant mieux la différence des couleurs.

Toutes les fois qu'on rencontre, à certaines places du fond de l'œil examiné à l'ophthalmoscope, des portions d'un blanc brillant, on peut donc en conclure que, dans ces parties, la couche de pigment et les vaisseaux de la choroïde ont disparu. Il y a, dans ces mêmes points, une ATROPHIE de la portion correspondante de la choroïde. Pareille interprétation s'applique à ces segments blanchâtres que l'on rencontre autour d'une portion de la circonférence de la papille optique. Cette dernière lésion a été désignée, par quelques ophthalmologues, sous le nom de SCLÉRO-CHOROÏDITE POSTÉRIEURE. Nous y reviendrons dans l'observation suivante. Enfin, il est encore permis d'inférer de l'observation actuelle que, dans les choroïdites anciennes, les veines de la choroïde subissent une notable augmentation de volume ; et que si, dans certaines portions de la choroïde, le pigment disparaît, il devient plus abondant dans d'autres. Les diverses altérations subies par le pigment de la choroïde ont reçu, dans ces cas, le nom de MACÉRATION du pigment.

OBS. X. *Scléro-choroïdite postérieure des deux côtés, plus avancée à gauche qu'à droite.* Mme Schaler, trente-quatre ans, a exercé l'état de couturière depuis l'âge de vingt ans jusqu'à celui de vingt-six, époque où elle a eu son premier enfant. Depuis, elle a eu quatre autres grossesses menées à terme ; les soins exigés par une famille nombreuse l'ont contrainte à renoncer à toute profession. Pendant l'enfance, elle a été sujette à des ophthalmies répétées. La menstruation a toujours été bonne. Depuis quinze ans, au moins, l'œil gauche est devenu plus faible. Jusqu'en 1858, la vision du côté droit est restée bonne, au point que la patiente pouvait lire, de cet œil, les plus petits caractères d'imprimerie.

Le 25 juin 1861, Mme Schaler me consulte. Je constate que, de l'œil *droit*, elle lit le n° 3 de Jæger, à la distance de neuf centimètres. En lui mettant, au-devant de cet œil, un verre concave n° 10, elle lit, à la même distance, plus distinctement, et voit les caractères plus petits ; mais elle n'arrive pas à lire le n° 2. De l'œil *gauche*, elle ne peut lire nettement le n° 18 ; la vision n'est pas améliorée par un verre concave n° 10. La patiente ne peut enfiler une aiguille ; elle travaille cependant à la couture. Les yeux sont sains en apparence ; sur la cornée gauche existe une tache. Les mouvements des globes sont normaux.

EXAMEN OPHTHALMOSCOPIQUE. (*Image renversée ; lentille de 2 pouces 1/2 de foyer. — Œil gauche* (pl. V, fig. 17). La papille optique, mal accentuée, est entourée, dans toute sa circonférence, d'un large cercle blanc sur lequel passent des vaisseaux qui vont s'irradier, de toutes parts, sur la rétine.

Immédiatement en dedans de ce cercle, et touchant presque ce dernier, se trouve une autre plaque blanche, de même dimension que la précédente, parsemée d'un nombre considérable de petites taches d'un brun noirâtre. Les vaisseaux qui sillonnent cette plaque sont bien moins nombreux que ceux qui traversent la première. Le fond de l'œil présente une coloration rosée uniforme, sans autres places décolorées ou recouvertes de pigment accumulé que celles qui viennent d'être indiquées. Les vaisseaux de la rétine sont développés comme à l'état normal, et se distinguent par leur direction excentrique et leur couleur carmin. En arrière de ce plan vasculaire, on en voit un autre, dont la couleur se rapproche du vermillon. Si on étudie avec soin ce second plan, on voit qu'il est formé de deux ordres de vaisseaux. Les uns, en petit nombre, n'occupant que la circonférence du dessin, sont tortueux, d'un volume relativement considérable, disposés par petits groupes séparés, et offrent tous les caractères des *vasa vorticosa*. Les autres, relativement très-exigus, semblent partir de la circonférence de la plaque blanche qui entoure la papille optique, se portent du centre vers la périphérie, se divisent, chemin faisant, en rameaux qui se séparent des branches à angles très-aigus, en s'anastomosant les uns avec les autres. On reconnaît à cette disposition les artères de la choroïde notablement amoindries de calibre.

L'œil *droit* présente des altérations (pl. V, fig. 18) qui ressemblent à celles de l'œil gauche. La papille optique est entourée d'une plaque blanche, parsemée à la partie supérieure de pigment choroïdien. A droite de la grande plaque, depuis la circonférence de celle-ci jusqu'aux limites de l'image ophthalmoscopique, se voient *sept petites plaques d'une blancheur éclatante, parsemées ou entourées de taches d'un brun sale.* Sur ce dessin, on distingue aussi un plan vasculaire superficiel formé par les vaisseaux rétiniens qui ressortent bien, surtout à la place occupée par la grande plaque blanche, et un plan vasculaire profond appartenant à la choroïde, où il est facile de distinguer à leur direction et à leur calibre les vaisseaux artériels et les veines en tourbillon.

Dans le fait précédent, l'atrophie de la choroïde est arrivée au dernier degré, autour de la papille optique (fig. 17 et 18 de la pl. V), où il existe un cercle d'un blanc éclatant. Cette altération est considérée, par quelques-uns, comme le troisième ou dernier degré de la scléro-choroïdite postérieure. L'atrophie est moins avancée sur la seconde plaque blanche de la figure 17, puisqu'on y trouve encore une grande quantité de pigment. Au point où les choses en sont, l'affection tendra incessamment à faire des progrès, toutes les artères de la choroïde ayant déjà subi une diminution notable de calibre.

Dans l'œil droit, il existe non-seulement une scléro-choroïdite postérieure, au troisième degré, mais encore une atrophie de plusieurs points de la choroïde, là où se trouvent les taches blanches parsemées ou entourées de pigment.

OBS. XI. *Choroïdite disséminée de l'œil gauche.* La dame Goisset, cinquante-deux ans, journalière, a été traitée antérieurement, à ma clinique, pendant plusieurs mois, pour un catarrhe du sac lacrymal droit. Le 12 décembre 1861, elle se plaint, pour la première fois, de l'œil gauche. Elle dit qu'elle a toujours été myope, mais que, depuis cinq ans, la myopie a augmenté. Elle lit le n° 4 de Jaeger, à dix centimètres. De l'œil *gauche*, elle est continuellement incommodée par la vue d'une espèce d'araignée qui se déplace à mesure que l'œil se porte en divers sens, et qui semble située tout près des cils. Il arrive aussi, plusieurs fois chaque jour, que la vue, du côté gauche, est tout d'un coup voilée, pendant quelques instants. Lorsque la patiente est dans l'obscurité, elle voit, de temps en temps, au-devant de l'œil gauche, une lueur de forme globuleuse. Elle travaille en ce moment, environ quatorze heures par jour, à un ouvrage minutieux, avec fatigue modérée. Elle est seulement obligée de s'arrêter de temps en temps, et elle fait alors des lotions d'eau froide sur l'œil gauche.

EXAMEN OPHTHALMOSCOPIQUE. (*Image renversée; lentille de 2 pouces 1/2 de foyer*). — *OEil gauche* (pl. V, fig. 19). — La papille optique est petite, entourée, dans la demi-circonférence supérieure et interne, d'un segment d'un blanc éclatant. Une *exsudation filiforme*, grise noirâtre, flotte au-devant de la papille, sans jamais sortir de l'aire de cette dernière. Le fond de l'œil, au lieu de présenter la teinte rosée telle qu'à l'état normal, offre une décoloration manifeste tout autour de la papille, dans une assez grande étendue, si bien que toute cette partie paraît d'un jaune sale. A mesure qu'on se rapproche de la circonférence, cette teinte est mélangée de stries d'un rouge-vermillon, de stries et de petites taches d'un brun clair, ce qui donne à cette partie du fond de l'œil un aspect beaucoup plus sale que la première.

Les vaisseaux de la rétine, les artères surtout, sont plus exigus que dans l'état normal. En arrière d'eux, se voit un autre plan vasculaire formé de veines et d'artères. Les premières, visibles surtout à la périphérie, sont reconnaissables à leur direction tourbillonnée ; les secondes, partant à peu de distance de la circonférence de la papille optique, se divisent bientôt en rameaux qui s'en séparent à angle aigu. Sur la moitié externe du dessin, on voit que ces rameaux sont plus volumineux, par places, que le tronc lui-même. Le pigment choroïdien, disséminé sans ordre, sur tous les points du fond de l'œil, est d'un brun clair.

On a vu, dans le fait de la dame Schaler (obs. X, p. 47), un exemple d'atrophie des artères de la choroïde. Dans la dernière observation, au contraire, les artères offrent une dilatation manifeste. Dans les observations IX et X, la résorption du pigment de la choroïde était limitée à des espaces peu étendus. Ici, au contraire, cette résorption est générale, c'est-à-dire qu'elle occupe tous les points de la choroïde. Parvenue au dernier degré, près de la demi-circonférence supéro-interne de la papille, elle est déjà en voie avancée tout autour, tandis que, vers la circonférence de la rétine, on assiste aux premières phases de l'affection, le pigment conservant la teinte foncée en certains points, étant devenu d'un brun très-clair en d'autres.

OBS. XII. *Hémorrhagie traumatique de la choroïde gauche*. M. B***, âgé de vingt et un ans, étudiant en médecine, est conduit à ma clinique, par un de ses camarades, le 10 janvier 1862. Seize jours avant, on lui a lancé, de la hauteur d'un premier étage, un bouchon de carafe qui a atteint la partie inférieure de l'orbite gauche. Le blessé, n'attachant qu'une médiocre importance à cet accident, se contenta d'appliquer sur les paupières quelques topiques résolutifs, et continua à vaquer à ses travaux ordinaires. Il ne tarda pas cependant à remarquer que la vision était devenue très-mauvaise à gauche.

Je constate, en effet, que, tandis que de l'œil droit B*** lit les caractères d'imprimerie les plus fins ; de l'œil gauche, il reconnaît à peine les lettres du n° 19 de l'échelle de Jæger. Lorsqu'il fixe une des lignes imprimées du n° 19, il n'aperçoit pas les lettres de cette ligne, tandis qu'il saisit quelques-uns des caractères situés plus haut. Les objets usuels sont vus de la même manière ; si, par exemple, on fait tenir entre l'index et le pouce des ciseaux, et qu'on dise au malade de regarder son pouce, il ne voit pas ce dernier doigt, tandis qu'il distingue les branches des ciseaux placées plus haut.

Toute la moitié externe de la conjonctive oculaire gauche offre une ecchymose rouge violette. La cornée est saine ; la chambre antérieure également. La pupille est un peu plus dilatée qu'à droite, non contractile.

EXAMEN OPHTHALMOSCOPIQUE. (*Image renversée ; lentille de 2 pouces 1/2 de foyer*). Les milieux réfringents sont parfaitement transparents. Le fond de l'œil, vu avec le miroir seul, a un aspect un peu jaunâtre. Avec la lentille et le miroir, on constate (pl. V, fig. 20) que la papille optique est normale ; les vaisseaux qui en partent, c'est-à-dire les vaisseaux de la rétine, dans toute l'étendue de cette membrane, ne sont interrompus nulle part. A une certaine distance de la papille, et sur divers points du fond de l'œil, on voit, par places, *des taches plus ou moins larges, d'un rouge plus ou moins sombre, au-devant desquelles les vaisseaux de la rétine passent sans interruption*. Quelques-unes d'entre elles sont circonscrites par une sorte de bordure d'une couleur blanche qui ressort très-bien sur leur teinte sombre. Malgré l'emploi d'un traitement antiphlogistique local, il n'y eut pas d'amélioration notable dans l'état de la vision. Le fond de l'œil s'éclaircit peu à peu, par l'absorption du sang infiltré dans la choroïde ; mais les segments blanchâtres mentionnés précédemment persistaient au bout de trois mois. Quelques-uns présentaient de petites plaques d'un violet noirâtre, ressemblant au pigment de la choroïde.

L'*hémorrhagie de la choroïde* est facile à reconnaître, dans l'observation précédente, à la présence de ces taches d'un rouge sombre disséminées sur le fond de l'œil. Elle se distingue de l'hémorrhagie de la rétine, en ce que les vaisseaux de cette dernière membrane passent, sans interruption, au-devant de la suffusion sanguine.

Une particularité de l'image ophthalmoscopique, signalée plus haut mérite d'arrêter l'attention. Ce sont ces segments blanchâtres coupant de distance en distance la suffusion sanguine. On peut les interpréter de diverses manières. Seraient-ils le résultat de l'absorption de la matière colorante du sang et de la condensation de la partie fibrineuse de ce liquide? Cette hypothèse n'est pas soutenable, parce que, si on examine la suffusion sanguine aux limites mêmes qu'elle occupe, on ne trouve rien de semblable; parce que ces segments sont disséminés au milieu de la nappe de sang, là par conséquent où la résorption est le moins avancée. Sont-ce des exsudations plastiques développées sous l'influence d'une phlegmasie occasionnée par la présence du sang au milieu du tissu de la choroïde? Mais leur circonscription dans certains points, leur couleur d'un blanc éclatant ne s'accordent pas avec cette manière de les envisager. Il nous semble plus rationnel de les considérer comme des portions de la choroïde déjà atrophiées.

Reprenons maintenant la description générale des altérations de la choroïde.

1° ALTÉRATIONS VASCULAIRES. Elles se réduisent à des changements dans le calibre des artères et des veines; il faut y rattacher les ruptures des vaisseaux et consécutivement les extravasations de sang.

On a vu, dans l'observation de la dame Goisset (pl. V, fig. 19), un exemple de *dilatation* portant simultanément sur les artères et les veines de la choroïde. Chez la dame Lacorne (pl. IV, fig. 16) la dilatation des *vasa vorticosa* est très-apparente. Chez la dame Schaler (pl. V, fig. 17 et 18) les artères de la choroïde sont plus *exiguës* qu'à l'état normal ; on les voit interrompues à partir de la circonférence de la grande plaque blanche qui est placée en dedans de la papille optique (pl. V, fig. 17) ; elles sont donc oblitérées dans cette portion de la choroïde. Les vaisseaux se comportent dans les choroïdites comme dans les autres phlegmasies ; ils se dilatent d'abord ; plus tard, ils se rétrécissent et finissent par s'atrophier.

Il est encore possible qu'ils se rompent spontanément, et que le sang qu'ils renferment s'échappe du contenant, pour se répandre dans les parties voisines. Ces hémorrhagies entraînent des conséquences variables : dans quelques cas, le liquide s'insinue en abondance entre la choroïde et la rétine, et décolle cette dernière membrane qui est soulevée en forme de tumeur ; ou bien, le liquide rompt la rétine et se fraye une issue dans l'humeur vitrée, dont la transparence est ainsi troublée. L'hémorrhagie est-elle moins abondante, le sang imbibe le tissu de la choroïde et forme ces taches d'un rouge sombre qui obscurcissent le fond de l'œil, et qu'on voit représentées planche V, figure 20.

2° ALTÉRATIONS DU PIGMENT. Rappelons tout d'abord que la couche pigmentaire de la choroïde se compose de cellules aplaties de dehors en dedans et juxtaposées par leurs bords ; que chacune de ces cellules renferme un noyau transparent et un nombre considérable de granulations ; que la nuance du pigment dépend du nombre des granulations pigmentaires ; c'est-à-dire que, lorsque celles-ci sont très-multipliées, le pigment est d'un brun foncé ; lorsqu'elles sont peu nombreuses, le pigment est d'un brun sale ou d'un brun clair.

Dans les phlegmasies de la choroïde, le pigment subit des altérations sur lesquelles nous avons déjà appelé l'attention. Les granulations diminuent en certains endroits, ce qui fait paraître le pigment d'un brun sale (pl. V, fig. 19) ; dans d'autres, les granulations augmentent de nombre, se pressent dans les cellules et donnent alors au pigment une couleur brune foncée et même noire (pl. V, fig. 17 et 18) ; parfois, sur une portion limitée de la choroïde, les granulations s'accumulent dans les cellules, à côté d'autres cellules dont les granulations sont en voie de résorption (pl. IV, fig. 16). Ces changements dans la coloration du pigment ont été désignés sous le nom de *macération du pigment*, probablement parce qu'on a supposé que les liquides ou les exsudats, sécrétés sous l'influence de l'inflammation, baignaient les cellules pigmentaires et les altéraient. A une période plus avancée de la choroïdite, les granulations pigmentaires sont complétement résorbées ; il ne reste que les cellules qui finissent elles-mêmes par s'atrophier. Comme cette altération marche de pair avec l'atrophie des vaisseaux choroïdiens, il arrive un moment où les portions correspondantes du fond de l'œil ne présentent plus que la coloration d'un blanc nacré propre à la sclérotique. Cette apparence est surtout marquée autour de la papille optique (pl. V, fig. 17, 18, 19).

3° EXSUDATIONS DE LA CHOROÏDE. Sous l'influence du travail phlegmasique dont la choroïde est le siége, il se produit des exsudations séreuses ou des exsudats solides. Liebreich admet que ces exsudations se comportent comme les suffusions sanguines ; que tantôt elles pénètrent dans le corps vitré, après avoir percé la rétine ; que, d'autres fois, elles se développent en couche mince entre la choroïde et la rétine, en soulevant cette dernière ; que, chez quelques sujets, elles imbibent le stroma de la choroïde, et qu'enfin elles peuvent décoller à la fois la rétine et la choroïde de la sclérotique. De même que l'ophthalmologiste de Berlin, j'ai constaté, chez certains sujets, une couche d'exsudation fine étendue sur la face interne de la choroïde, sous la forme d'un voile grisâtre délicat, ce qui est assez difficile à bien voir, parce que l'éclairage du fond de l'œil est alors moins prononcé. Il se forme parfois aussi, dans le stroma de la choroïde, des exsudations épaisses et d'un blanc opaque. Il importe de ne pas les confondre avec les taches blanches qui sont représentées dans les figures 17 et 18 de la planche V, et qui résultent d'une atrophie de la choroïde, lésion qui permet, comme nous l'avons déjà dit, d'apercevoir, à travers la transparence de la rétine, la couleur propre à la sclérotique. Les exsudats diffèrent des taches précédentes, en ce que les premiers sont plus saillants et offrent une légère coloration bleuâtre ou grisâtre. Quant à la dilatation des vaisseaux de la choroïde, au niveau des limites des taches, et la présence d'un nombre plus ou moins considérable de cellules pigmentaires saines ou déjà altérées, caractères que Liebreich assigne exclusivement aux taches exsudatives, on les rencontre aussi bien dans les plaques qui succèdent à l'atrophie de la choroïde, ainsi qu'on peut en juger par l'inspection des figures 16 de la planche IV et 18 de la planche V.

Les exsudations de la choroïde peuvent subir diverses métamorphoses : passer à l'état cartilagineux et même osseux. D'après Guérineau [1], les exsudats épanchés entre la rétine et la choroïde n'impriment aucune modification à ces deux membranes : la coque osseuse ou cartilagineuse, représentant une capsule hémisphérique, est tapissée intérieurement par la rétine, et recouverte sur sa convexité par la choroïde ; on peut facilement détacher ces deux membranes de leurs adhérences au nouveau produit d'exsudation.

4° ALTÉRATIONS DIVERSES. La dégénérescence *colloïde* de la choroïde, étudiée par Donders, H. Muller et Hulke, se présente à l'ophthalmoscope avec les caractères suivants : la choroïde offre de petites élevures, ou paraît comme mouchetée. Lorsque les masses colloïdes ont acquis un certain volume, et qu'elles ont subi la transformation calcaire, on n'aperçoit plus les vaisseaux de la choroïde qui passent derrière ces masses, pendant qu'on suit, au-devant d'elles, les vaisseaux de la rétine. Lorsque la matière terreuse s'infiltre dans les parois des vaisseaux, ceux-ci prennent un aspect sombre.

[1] *Du diagnostic des maladies des yeux à l'aide de l'ophthalmoscope*, p. 190. Paris, 1860.

Le *décollement séreux* de la choroïde donne lieu à la formation d'une tumeur arrondie, rouge jaunâtre, à contours nettement dessinés, faisant saillie dans le corps vitré ; la surface de la tumeur est sillonnée par les vaisseaux de la rétine, qui ne sont nulle part interrompus dans leur trajet. Sur un plan plus profond, se voit plus ou moins distinctement le tissu de la choroïde, reconnaissable à la disposition des vaisseaux et du pigment.

Les *tubercules* de la choroïde ne peuvent être reconnus qu'à un fort grossissement. On découvre alors une masse d'un blanc jaunâtre, ou d'un jaune-citron, arrondie, ovale ou irrégulière, épaisse, du volume d'une lentille à celui d'une section qu'on ferait à travers le nerf optique, à surface veloutée, à bords recouverts en partie de pigment. On découvre une seule ou plusieurs masses, tantôt disséminées, tantôt en groupes.

Limites de l'exploration ophthalmoscopique. Si l'ophthalmoscope donne de précieux renseignements, pour déterminer les altérations diverses des membranes et des milieux réfringents de l'œil, il est néanmoins des cas bien avérés, où cet instrument ne fournit aucune donnée précise, bien qu'il existe des troubles de la vision. Ce fait est de la plus haute importance pour ceux de nos confrères qui sont chargés de l'examen des conscrits. Parmi les observations de ce genre que j'ai recueillies, je citerai les suivantes :

Obs. XIII. *Vision mauvaise à gauche. Absence de toute altération visible à l'ophthalmoscope.* Naigeon (Jacques), trente-quatre ans, maréchal ferrant, s'est aperçu, dès l'âge de douze ans, que l'œil droit était beaucoup plus faible que le gauche. Il ne s'est jamais servi de l'œil droit pour lire ; étant soldat, il ne s'en est jamais servi non plus pour tirer. Le 3 juin 1861 nous constatons que, de l'œil gauche, il lit des caractères d'imprimerie ordinaires, pendant que, du droit, il ne distingue que le n° 20 de Jæger. Les mouvements des deux yeux sont également étendus. Il n'y a pas de strabisme.

A l'ophthalmoscope, la papille optique de l'œil *droit* est *plus nettement délimitée* que la papille de l'œil *gauche.* Les vaisseaux de la rétine sont aussi nombreux d'un côté que de l'autre. Aucune altération apparente de la choroïde ni à gauche, ni à droite.

Obs. XIV. Naigeon (Hippolyte), vingt ans, voiturier, frère du précédent, a l'œil *droit* très-bon. Il lit sans peine, de cet œil, des caractères d'imprimerie ordinaires. De l'œil *gauche*, il ne distingue nettement que le n° 19 de Jæger. Il y a deux ans seulement qu'il s'est aperçu de cette faiblesse de la vue, du côté gauche. Il est blond ; les pupilles sont également dilatées des deux côtés, contractiles. Les muscles de l'œil se contractent également bien, à gauche et à droite.

L'examen ophthalmoscopique de l'œil gauche montre une papille optique un peu irrégulière en dedans, bien limitée, blanche rosée, très-riche en vaisseaux. Le fond de l'œil est rosé. La vascularisation de la rétine est comme dans l'état normal. Aucune altération appréciable de la choroïde.

DU DEGRÉ D'ACUITÉ DE LA VISION.

Les rayons lumineux, en tombant sur la rétine, déterminent une sensation plus ou moins vive, chez les divers sujets. De même que le toucher, l'odorat, le goût et l'ouïe, le sens de la vision est plus ou moins développé. La vision a plus ou moins de force, d'*acuité*. Dans le plus grand nombre des affections oculaires, l'énergie ou l'acuité primitives vont en diminuant, et il est d'un grand intérêt, pour le praticien, de suivre la marche descendante ou ascendante de la fonction. Pour arriver à cette appréciation, il faut d'abord connaître le moyen qu'on emploie, dans l'état normal, pour apprécier le degré d'acuité de la vision d'un sujet donné. La valeur de l'épreuve à laquelle on soumet le patient ne peut être bien comprise que si on est familiarisé avec quelques-unes des lois de la vision qui vont être rappelées ici.

Supposons pour un moment l'œil réduit à une chambre noire, ce qu'il est facile de réaliser en mettant des lunettes à mydriasis, c'est-à-dire des lunettes pourvues de plaques percées d'un petit trou au centre; tous les objets placés devant cet œil forment sur la rétine une image d'autant plus petite, que les objets eux-mêmes sont plus petits, ou qu'à grandeur égale de l'objet, celui-ci est plus éloigné de l'œil. Les figures 10 et 11 sont propres à démontrer cette proposition. En effet, supposons un objet de grandeur *a b*

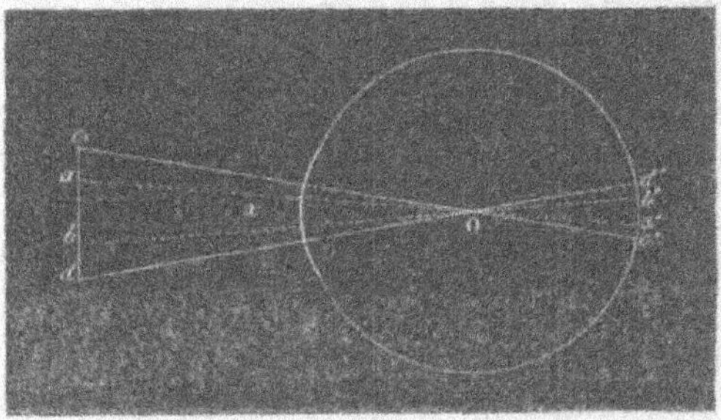

Fig. 10.

(fig. 10) placé devant l'œil, à une distance quelconque ; si nous considérons le point O comme le centre optique de l'œil, et que nous construisions la figure indiquant la marche des rayons lumineux dans cet œil, on reconnaît que l'image de cet objet, sur la rétine, sous-tend l'arc *a′ b′*. Supposons maintenant un objet *c d*, de grandeur double du premier, et placé à la même distance de l'œil que le premier; en construisant la figure de la marche des rayons lumineux dans l'œil, on reconnaît que l'image de ce second objet sous-tend sur la rétine un arc *c′ d′* plus grand que l'arc *a′ b′*. Ainsi, à distance égale, des objets de diverses grandeurs forment sur la

rétine une image d'autant plus grande, que l'objet lui-même a de plus
grandes dimensions.

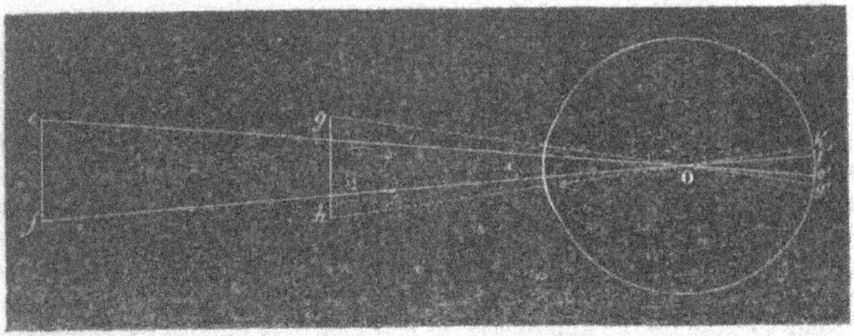

Fig. 11.

Prenons actuellement un objet $g\,h$ (fig. 11) placé à une distance déterminée de l'œil ; cet objet forme sur la rétine une image qui correspond à
l'arc $g'\,h'$. Plaçons ce même objet en $e\,f$, à une distance de l'œil plus grande.
On voit que cet objet, de grandeur égale au premier, ne forme plus, sur la
rétine, qu'un arc $e'\,f'$, qui est plus petit que le précédent. Ainsi, un objet
de même grandeur forme sur la rétine une image d'autant plus petite, qu'il
est plus éloigné de l'œil.

Pour qu'un objet soit vu nettement, il faut que les diverses parties de
son image sur la rétine impressionnent des ÉLÉMENTS ANATOMIQUES distincts
de cette membrane. La rétine peut être considérée comme l'épanouisse-
ment des fibres du nerf optique, chacune de ces fibres transmet à l'encéphale une impression qui devient sensation. Si plusieurs détails d'un objet
impressionnent la même fibre nerveuse, la sensation cesse d'être distincte ;
elle est confuse, c'est-à-dire que plusieurs détails d'un même objet cessent
d'être perçus isolément. Or, l'expérience et le calcul démontrent que, chez la
plupart des sujets, les ÉLÉMENTS ANATOMIQUES de la rétine ont TROIS MILLIÈMES
DE MILLIMÈTRE. Ainsi, pour que la vision soit nette, il faut que chaque partie
d'un objet forme, sur la rétine, une image qui ait au moins TROIS MILLIÈMES
DE MILLIMÈTRE.

Au lieu de prendre pour base d'une évaluation de la netteté de la vision
la grandeur de l'arc sous-tendu sur la rétine par l'image de l'objet, on peut
considérer la grandeur de l'angle visuel x, c'est-à-dire de l'angle formé par
deux lignes partant des limites extrêmes de l'objet et se réunissant au centre optique de l'œil. On voit, en effet, par l'inspection des figures 10 et 11, que
l'angle $e\,o\,d$ est plus grand que l'angle $a\,o\,b$; que l'angle $g\,o\,h$ est plus grand
que l'angle $e\,o\,f$; c'est-à-dire que, pour une distance égale, l'angle visuel
est d'autant plus grand, que l'objet lui-même a plus de grandeur ; que, pour
un objet de même grandeur, l'angle visuel est d'autant plus petit, que
l'objet est plus éloigné de l'œil. Or on admet communément que l'angle le
moins ouvert sous lequel on peut distinguer deux points, est de *quarante*

secondes. D'après cela, Smith a calculé que le plus petit point sensible de la rétine a *un huit-millième de pouce*, ce qui correspond environ à *trois millièmes de millimètre.*

Il y a néanmoins de grandes différences individuelles sous ce rapport. Ainsi, Treviranus[1] distinguait jusqu'à une distance de 96 millimètres un point noir de 0,00416 millimètres de diamètre sur un fond blanc. D'où Volkmann conclut que le diamètre de la plus petite image sur la rétine est de douze dix-millièmes de millimètre (0^{mm},0012). Le docteur Ferrand, de la Villette-Paris, m'a rapporté avoir vu, à l'île Maurice, un homme de quarante-cinq ans qui distinguait, à l'œil nu, en pleine mer des vaisseaux que d'autres ne pouvaient même découvrir avec une longue-vue. Je tiens du même praticien que les sauvages de la Nouvelle-Zélande voient la colonne d'eau que lancent les baleines, à la distance de huit milles de la côte.

Pour s'expliquer ces différences, il faut admettre que les éléments anatomiques de la rétine n'ont pas les mêmes dimensions chez les divers sujets, ou bien que le degré de sensibilité propre à chacun d'eux varie suivant les individus. Telle impression donnera une sensation distincte à un sujet ayant une rétine douée d'une grande sensibilité, qui ne fournira qu'une sensation vague à celui dont la rétine est moins sensible.

Dans l'état morbide, la sensibilité de la rétine diminue; les impressions sont donc moins nettement perçues, et il devient important de préciser cette diminution; de même que, lorsque la maladie s'améliore, il faut rechercher les progrès de cette bonification.

Occupons-nous d'abord de faire connaître la manière dont on apprécie l'acuité de la vision chez les divers individus à l'état normal. Girand-Teulon[2] et Snellen[3] ont dressé des tables de caractères d'imprimerie de dimensions croissantes, et ils ont recherché à quelle distance un œil normal les distingue nettement. L'échelle de Girand-Teulon est formée par une série de caractères d'imprimerie assemblés pour pouvoir être lus couramment et disposés en série régulièrement progressive. La série se compose de quinze numéros; le premier, ou le plus fin, est formé de caractères d'un dixième de millimètre de large; les autres, de caractères de plus en plus larges, d'un dixième de millimètre, c'est-à-dire larges successivement de deux dixièmes, de trois dixièmes, de quatre dixièmes et de cinq dixièmes de millimètre; puis la série saute à des caractères larges de sept dixièmes et demi de millimètre, un millimètre, un millimètre et demi, deux millimètres, etc., le dernier numéro de la série correspondant à des caractères de vingt millimètres de large. Le premier numéro de la série, c'est-à-dire celui qui est formé de caractères larges d'un dixième de millimètre, sous-tend un arc rétinien d'une minute ou de 0^{mm},005, lorsqu'il est placé à la distance d'un pied de l'œil. Tous les caractères de l'échelle regardés à la distance marquée, en pieds, par leur numéro dans la série, sous-tendent

---

[1] Muller, *Physiologie*, traduction de Jourdan, t. II, p. 519. Paris, 1840. — [2] *Congrès ophthalmologique de Paris*, année 1862, p. 97. — [3] *Echelle typographique pour mesurer l'acuité de la vision.* Utrecht, 1862.

ce même angle d'une minute, correspondant à la même grandeur $0^{mm},005$ de l'image rétinienne. Un exemple fera mieux comprendre ce qui vient d'être dit. Supposons que nous considérions le n° 20 de la série ; ce numéro correspond à des caractères d'imprimerie larges de deux millimètres. Pour que l'image de chaque lettre de ce mot sous-tende sur la rétine un arc d'une minute, ou de $0^{mm},005$, il faut que le mot soit placé à vingt pieds de distance de l'œil ; en d'autres termes, un œil normal, placé à cette distance des caractères correspondants au n° 20 de la série, les distinguera nettement. On voit que Giraud-Teulon évalue les éléments de la rétine à cinq millièmes de millimètre, chiffre plus élevé que celui que nous avons donné précédemment. Cette appréciation n'a pas grande importance, puisqu'il s'agit de comparer l'acuité de la vision chez divers sujets. En effet, l'auteur considère comme ayant une acuité égale à 1 tout individu lisant couramment le n° 1 de la série à un pied de distance, le n° 2 à deux pieds ; le n° 200 à deux cents pieds ; en un mot, un numéro quelconque de l'échelle par son rang dans la série.

Avec les données précédentes, il est facile d'apprécier le degré d'acuité de la vision chez des sujets qui s'éloignent du type précédent. Plus la distance à laquelle les divers numéros de l'échelle sont lus distinctement, est inférieure à la distance exprimée en pieds par le numéro de la série, moins la vision est aiguë. Supposons, par exemple, que le n° 2 de la série ne soit vu distinctement qu'à un pied de distance, au lieu d'être vu à deux pieds, on en conclut que l'acuité de la vision n'est que la moitié de ce qu'elle devrait être ; si le n° 15 de la série, au lieu d'être lu distinctement à quinze pieds, ne l'est qu'à trois pieds, on en infère que l'acuité de la vision n'est que le cinquième de l'état ordinaire : on peut ramener à une formule très-simple l'évaluation précédente. Si on représente par S le degré d'acuité de la vision, par N le numéro de la série que l'on fait lire, et par d la distance la plus considérable à laquelle les caractères de ce numéro sont lus, on a $S = \dfrac{d}{N}$. Or on voit que, dans cette équation, toutes les fois que d sera égal à N, l'acuité de la vision répondra au chiffre 1, c'est-à-dire au type de comparaison ; si d est plus faible que N, l'acuité de la vision sera au-dessous de ce même type, et répondra à un demi, un tiers, un quart, etc., d'après le rapport qui existe entre le numérateur et le dénominateur de cette fraction. Pour éviter, dans les recherches précédentes, les erreurs qui peuvent être la conséquence de l'influence de l'accommodation, on fait lire les caractères d'imprimerie à travers le trou d'épingle d'une carte. Au moyen de cet artifice, on réduit l'œil à l'état de chambre noire mathématique.

L'échelle typographique de Snellen (page 59) est fondée sur les mêmes données. Les caractères d'impression ne sont pas les mêmes que dans l'échelle de Giraud-Teulon. Dans cette dernière, les lettres ont des parties *pleines* et des parties *déliées* ; dans l'échelle de Snellen, les diverses portions des lettres ont la même épaisseur, ce qui permet de mieux les reconnaître ; les caractères appartiennent au *parangon égyptien*. Le médecin néerlandais a fait représenter aussi des caractères coloriés en rouge, jaune, vert, bleu, afin de déterminer l'acuité de la vue pour chaque couleur en particulier. Les caractères d'imprimerie répondant aux divers numéros de l'échelle de Snellen ont des dimensions plus fortes que dans l'échelle de Giraud-Teulon. Ainsi, le n° 20 du premier a 11 millimètres de large ; le n° 20 du second a 2 millimètres de large seulement. Ces différences tiennent à ce que Giraud-Teulon prend pour base de ses évaluations une image rétinienne qui sous-tend un arc d'une minute, tandis que Snellen prend un angle de cinq minutes.

L'échelle de Jæger (page 60) se compose de vingt numéros de caractères d'impression, croissant de dimension, plus grands dans le sens vertical que dans le transversal : ces caractères ont les pleins et les déliés d'épaisseur inégale. Cette différence est surtout sensible pour les forts numéros : ils peuvent néanmoins servir à mesurer l'acuité de la vision, en tenant compte de leurs dimensions par rapport à celles de l'échelle de Snellen. Ce rapport a été établi de la manière suivante par ce dernier :

N° 1 de Jæger correspond au n°	1 de Snellen.
5	2
7	3
11	4
13	5
14	7
18	18
19	27
20	38

L'échelle de Jæger a un avantage sur les autres, c'est qu'elle contient des mots et des phrases en différentes langues, ce qui en permet une plus large application dans la pratique. Nous en reproduisons, page 60, quelques-uns des numéros seulement, afin d'en donner une idée au lecteur.

Avec les données que nous venons d'établir, il est facile de suivre, chez un malade, les progrès de la vision, comme il est facile de constater un abaissement progressif de cette fonction. La première fois qu'on examine un sujet, on lui fait lire l'un des numéros de l'échelle de Jæger, le n° 11 par exemple, qui correspond au n° 4 de l'échelle de Snellen, et qui, pour un œil normal, doit être lu distinctement à quatre pieds. On note la distance à laquelle il est lu distinctement, et sans le moindre effort, par le malade en observation. On réitère la même épreuve, au bout de quelque temps, et on détermine si la distance est cette fois plus grande, ou plus petite ; dans le second cas, la vision a moins d'acuité ; dans le premier, elle en a plus. On peut encore procéder d'une autre manière : on détermine, à la première investigation, quel numéro de Jæger est lu nettement à la distance de la vision distincte, puis on recherche dans les examens ultérieurs si, le livre restant placé à la même distance, le sujet peut lire des caractères plus fins, ou s'il ne peut lire que des caractères plus gros. Dans le premier cas, l'acuité de la vision a suivi une marche ascendante ; dans le second, une marche décroissante. Ajoutons que, dans la pratique, on emploie communément le dernier mode d'investigation.

Échelle de Snellen.

1

NPRTVZBDFHKO1

2

FKKOSUYACEGL2

3

CEGLNPRTVZBD3

4

VZBDFHKOSUYA4

5

SUYACEGLNPRT5

6

NPRTVZBDFHKO6

7

FHKOSUYACEGL7

Echelle de Jæger.

1

Rien ne ressemble plus à la vie permanente que le mauvais entêtement ; de là les partis, les cabales, les hérésies. — L'on ne prend pas toujours naturellement d'un même sujet : l'entêtement et le dégoût se suivent de près. Les grandes choses étonnent, et les petites rebutent.

5

près. Les grandes choses étonnent, et les petites rebutent : nous nous apprivoisons avec les unes et les autres par l'habitude. Deux choses toutes contraires nous préviennent également, l'habitude et la

7

ment, l'habitude et la nouveauté. Il n'y a rien de plus bas, et qui convienne mieux au peuple, que de parler en des termes magnifiques de ceux mêmes

11

ment ; et s'il est vrai qu'il ne se pique de rien, je vous entends, c'est un homme sage et qui a de l'esprit mo

13

d'imprimeur, d'imprimerie ; qu'on ne se hasarde plus de me dire, vous écrivez si

14

dique, qui n'ait point de fin : ils devraient ajouter, et nul cours.

18

fait rembour

19

gendre

20

feuille

DU CHAMP VISUEL.

Le champ visuel est l'étendue de l'espace embrassé par l'œil qui fixe un point déterminé. Lorsque nous regardons un objet de petite dimension, une épingle par exemple, nous dirigeons vers lui notre axe visuel, parce que, de cette façon, l'image de l'objet se peint sur la partie la plus sensible de la rétine, et que nous le voyons aussi nettement que possible. En même temps que nous voyons cet objet, nous en voyons d'autres, compris dans un cercle dont l'objet principal peut être considéré comme le centre, et d'autant moins distinctement que ces objets sont plus éloignés du centre. C'est ce cercle qui forme, à proprement parler, le champ visuel.

Une expérience fort simple démontre que le champ visuel grandit à mesure qu'on s'éloigne de l'objet qu'on regarde. On colle deux pains à cacheter, de même couleur, sur un fond blanc, une grande feuille de papier par exemple, placée à la hauteur des orbites, l'observateur étant debout : les deux rondelles sont sur une même ligne horizontale, à la distance de 30 centimètres. Si, fermant l'œil gauche ; et fixant, avec le droit, le pain à cacheter de droite, on se tient à 35 centimètres de distance de celui-ci, on ne voit pas le pain à cacheter de gauche ; en reculant jusqu'à 60 centimètres, sans cesser de tenir l'œil ouvert fixé sur le pain à cacheter, on aperçoit en même temps la rondelle située à gauche, et la dernière devient plus nette, à mesure qu'on augmente le mouvement de recul, sans que cette image atteigne jamais cependant la netteté de la première.

Pour déterminer les limites du champ visuel, on peut employer le procédé suivant : on se place debout, à 35 centimètres d'une grande feuille de papier blanc ; on ferme l'un des yeux ; avec l'autre, on fixe un pain à cacheter *rouge*, placé au centre de la feuille. On promène ensuite un corps brillant, des ciseaux par exemple, tenus à plat sur la feuille de papier, de bas en haut, de haut en bas, de gauche à droite et de droite à gauche, dans une direction centrifuge. On marque, par un trait d'encre, les points où l'image des ciseaux cesse d'être perçue, en même temps qu'on ne cesse pas de voir le pain à cacheter. On a ainsi les quatre points cardinaux, que l'on peut relier ensemble, par d'autres points intermédiaires, en continuant l'expérience de façon à compléter le cercle : de cette manière, on reconnaît que le champ visuel n'est pas également étendu en tous sens. Vers le haut, il comprend un rayon de 24 centimètres ; en dedans, il en compte environ 40 ; en bas 54, et en dehors 58. Le champ visuel est donc le plus étendu en dehors, le plus limité en haut : cela tient à la présence de l'arcade sourcilière d'une part, à la saillie de la racine du nez de l'autre. On comprend, d'après cela, que le champ visuel varie d'étendue chez les divers sujets, d'après la conformation des parties de la face qui avoisinent l'œil, d'après le degré d'enfoncement ou de saillie de ce dernier.

Un autre moyen propre à tracer les limites du champ visuel consiste à

fixer la flamme d'une bougie avec un œil, à une distance déterminée ; une
personne promène une seconde bougie allumée tout autour de la première.
Le sujet en expérience détermine successivement les différents]points où il
cesse d'apercevoir la flamme de la dernière, et on réunit tous ces points
par des lignes ; on a ainsi un cercle.

Dans les deux modes d'expérimentation, on reconnaît qu'il y a dans le
champ visuel deux zones : l'une *centrale*, où la vision est plus nette ; l'autre
périphérique, où la vision est plus confuse.

Dans la pratique, la recherche de la grandeur du champ visuel peut se
faire d'une façon plus simple, mais moins précise. Le malade s'assied en
face de l'observateur, dont la figure et le buste doivent être bien éclairés,
à une distance de quarante centimètres environ. On commande au patient
de fermer l'un des yeux et de fixer avec l'autre la bouche du chirurgien ;
celui-ci promène un doigt, à diverses distances de sa bouche, et note à
quel moment le patient cesse de le distinguer.

L'épreuve du champ visuel fournit de précieuses indications dans les
états morbides de la rétine et de la choroïde. Chez les sujets ateints d'a-
maurose cérébrale, d'atrophie des nerfs optiques, de glaucôme chronique, le champ visuel perd de son étendue. A une certaine période du
mal, il est tellement restreint, que les malades ne voient plus que les
objets placés directement devant eux ; ceux qui sont à leur gauche ou à
leur droite, ne sont plus vus ; il en résulte, que dans la rue, ils se heurtent
contre les passants. Dans les hémorrhagies de la rétine, dans la pigmentation rétinienne, et dans certains cas d'atrophie chroroïdienne, le champ
visuel est sombre dans une portion de son étendue ; il existe des lacunes
fixes, obscures, appelées SCOTOMES. Il arrive parfois, lorsque le patient fixe
un mot d'une page imprimée, qu'il le voit tellement sombre, qu'il ne peut
le lire ; tandis qu'il voit distinctement les mots placés au-dessus et-dessous.
L'examen à l'ophthalmoscope démontre alors que la portion malade de la
rétine, ou de la choroïde, correspond à la région de la *macula*. Dans certaines hémorrhagies rétiniennes, les objets semblent cachés par un voile ;
le champ visuel peut être tellement restreint, que les malades ne peuvent
voir à la fois qu'une seule lettre d'un mot. D'autres fois, le champ visuel ne
conserve de la clarté que sur les parties latérales, la portion centrale étant
sombre. Les malades voient beaucoup mieux de côté que de face. Dans les
décollements partiels de la rétine, un nuage, une sorte d'écran, apparaît
dans le champ visuel, le plus souvent dans le haut de cet espace, plus rarement en bas, ou dans la partie moyenne, suivant que le décollement occupe
la portion inférieure, supérieure ou moyenne de la rétine. Le champ visuel
s'agrandit et se rétrécit parfois, suivant la position que prend la tête, parce
que le liquide sous-rétinien, obéissant aux lois de la pesanteur, se déplace
et se porte vers les parties déclives ; ou bien encore le sac rétinien se place
au-devant de la portion saine de la rétine, dans certaines situations de la
tête, pendant qu'il s'en écarte dans d'autres.

Quelques malades se plaignent d'apercevoir, dans le champ visuel, des
points ou des taches plus ou moins sombres, conservant tantôt une situa-

tion fixe par rapport à l'œil, présentant d'autres fois des mouvements en divers sens, alors même que l'œil reste immobile. Ils ont l'habitude de les désigner sous le nom générique de *mouches*. Il convient de les étudier d'une manière spéciale.

MYODÉSOPIE.

Myodésopie, ou Myodésopsie, vient de μυῖα (mouche), εἶδος (forme), ὄψ (vue). Les sujets affectés de myodésopsie se plaignent d'apercevoir, dans le champ visuel, des apparitions, des formes variées, qu'ils comparent généralement à des mouches suspendues ou voltigeant dans l'air.

Il en est de deux sortes : les unes conservent dans l'espace une situation fixe, tant que l'œil reste immobile ; elles exécutent un mouvement d'ascension, quand l'œil se porte en haut ; elles s'abaissent, quand l'œil descend. On les appelle mouches *fixes*. D'autres se meuvent en divers sens, alors même que l'œil reste immobile : ce sont les mouches *volantes*.

Des opinions aussi singulières que hypothétiques ont été émises sur la cause de ces aberrations visuelles. Maître-Jan[1], qui en a parlé un des premiers, sous le nom d'*imaginations perpétuelles*, en place le siége dans le cristallin ou dans la capsule qui entoure celui-ci. Suivant lui, il existe un vice de quelques fibres composant les pellicules extérieures de la lentille, ou une *dilatation des veines répandues par sa membrane*. De La Hire et Le Roy[2] croient qu'elles résultent de la présence de corpuscules dans l'humeur aqueuse, opinion que Demours[3] espérait réfuter victorieusement, en faisant écouler l'humeur aqueuse par la ponction de la cornée, chez les sujets qui voient des *filaments ;* après cette petite opération, les filaments persistent. Demours admet que le siége du mal est dans l'humeur de Morgagni, dont quelques petites portions, sans perdre de leur transparence, acquièrent une densité, une pesanteur et une réfringence plus considérable. C'était substituer à une hypothèse une autre hypothèse. Nous verrons plus loin que cet ophthalmologue n'a véritablement connu qu'une seule espèce de *mouches*, qu'il a fait représenter dans son atlas, avec une exactitude remarquable, mais qu'il s'est complétement mépris sur la véritable cause de ces apparitions.

Guérin[4] a donné sur les *mouches voltigeantes* une opinion qui s'applique aux mouches *fixes*. D'après lui, lorsqu'un point de la rétine est affecté, nous rapportons une tache noire à la partie de l'objet regardé qui doit être peinte sur cette partie insensible. Si l'œil tourne, la tache sera transportée et donnera la même sensation qu'un corps opaque aurait occasionnée par ses mouvements. Les mouches voltigeantes sont donc dues à ce que la rétine est affectée dans un ou plusieurs points, et nullement dans toute son étendue.

[1] *Traité des maladies de l'œil*, p. 255. Troyes, 1707. — [2] *Mémoires de l'Académie des sciences*, t. IX, p. 571 ; *Histoire de l'Académie des sciences*, année 1760, p. 53. — [3] *Traité des maladies des yeux*, t. III, p. 409 et suiv. Paris, 1818. — [4] *Traité des maladies des yeux*, p. 285. Lyon, 1769.

Comme variantes de l'hypothèse précédente, citons l'opinion de Willis et de Darwin[1], qui considèrent comme causes déterminantes des mouches volantes, l'insensibilité de quelques filets du nerf optique ; celle de Ware, qui admet la compression d'un ou de plusieurs points de la rétine; celle de Haller, de Boerhaave, de Wardrop et de Middlemore, qui pensent qu'il existe un état de congestion ou de dilatation de la rétine ; celle de Pitcairn, qui admet un état variqueux des vaisseaux de la rétine. Cette théorie des mouches volantes comptait encore des défenseurs en 1855, puisque les auteurs du *Compendium de chirurgie*[2] les expliquent par un affaiblissement de la rétine produit par la fatigue, une congestion sanguine momentanée. Cet affaiblissement se déplacerait et occuperait successivement plusieurs points limités de la rétine, de façon que le *filament* perçu par le malade se déplace simplement, parce que le point momentanément insensible change lui-même de place à tout instant. Rappelons encore que Langenbeck fils admettait une mélanose moléculaire de la pulpe rétinienne ; Neuher, l'existence de parasites dans les chambres de l'œil ; Morgagni[3], la présence de stries formées sur la cornée par l'humeur lacrymale épaissie ; Weller[4], des globules de sang situés devant la rétine et un état particulier des vaisseaux qui les contiennent.

Cependant, en 1845, Mackenzie[5] avait formulé une théorie nouvelle de la myodésopie. Il en distingue deux sortes : une myodésopie *insensitive* due à certains états morbides de la rétine et de la choroïde ; une myodésopie *sensitive* due à la présence de *corpuscules*, soit à la surface de la cornée, soit entre la cornée et le centre focal de l'œil, soit entre le centre focal de l'œil et la couche sensitive de la rétine. Ainsi que nous le démontrerons plus loin, le savant professeur de Glascow a localisé à tort le point de départ de certaines apparitions, tout à fait normales, dans les parties profondes de l'œil.

L'introduction de l'ophthalmoscope dans l'étude des affections oculaires a permis de préciser le siége des lésions que l'on rencontre chez les sujets atteints de certaines mouches volantes. Si quelques observateurs ont formulé une opinion opposée à la précédente, c'est qu'ils ont confondu les mouches *volantes* avec les mouches *fixes*, ou avec ces apparitions normales physiologiques dont il a été question tout à l'heure. Ainsi, d'après Donders[6], tout le monde a des mouches volantes ; chacun peut les apercevoir par la méthode autoptique. Si quelques personnes seulement s'en plaignent, c'est qu'elles les voient d'abord par hasard, qu'alors elles y font attention, et qu'elles continuent à les voir toujours. Elles sont formées, d'après le savant professeur d'Utrecht, par de petits corpuscules qui flottent dans l'humeur vitrée, *visibles au microscope, mais trop exigus pour être vus à l'ophthalmoscope*. Lorsqu'on les reconnaît à l'ophthalmoscope, elles ont

---

[1] Losen de Settenhoff, *la Macrobiotique des yeux*, p. 157. Bruxelles, 1841. — [2] *Compendium de chirurgie*, t. III, p. 378. — [3] *Animadvers.*, LXXV. — [4] *Traité des maladies des yeux*, trad. de Riester, t. II, p. 62. — [5] *The vision of objects on and in the Eye*. Edimbourg, 1845, analysé par Fallot, dans les *Annales d'oculistique*, t. XIV, p. 180 ; reproduit dans le *Traité pratique des maladies de l'œil*, 4e édit., trad. de Warlomont et Testelin, t. II, p. 682. — [6] *Compte rendu du Congrès ophthalmologique de Bruxelles*, 1857, p. 155 et suiv.

une signification pathologique ; lorsqu'on ne les découvre pas avec cet instrument, elles sont un état normal. En affirmant que les mouches volantes n'ont aucune importance, qu'elles disparaissent au grand air, en se promenant, en reposant les yeux, en regardant au loin, Sichel[1] n'a fait allusion qu'aux apparitions physiologiques de ce genre. C'est une erreur de prétendre, comme le fait Bowman[2], que les mouches volantes ne sont visibles à l'ophthalmoscope que lorsqu'elles sont considérables, attendu que les plus petites parcelles étrangères contenues dans ce milieu réfringent se découvrent facilement, quand on a eu soin de dilater au préalable la pupille.

Les apparitions connues sous le nom vulgaire de *mouches* doivent être partagées, comme nous l'avons dit, en deux classes : les mouches *volantes* et les mouches *fixes*. C'est dans cet ordre que nous les étudierons.

1º MOUCHES VOLANTES.

On peut les diviser en deux classes : les unes sont *physiologiques*, c'est-à-dire que tout le monde peut les voir, en se plaçant dans certaines conditions d'expérimentation ; les autres sont *morbides*, c'est-à-dire qu'elles ne se rencontrent, que chez des sujets qui ont une altération de l'humeur vitrée. L'étude des premières facilitera beaucoup celle des autres.

A. Mouches volantes physiologiques ou muco-conjonctivales.

Le moyen le plus simple de les voir consiste à regarder, devant soi, un grand espace, par un temps très-clair ou un ciel serein. Au bout de quelques instants, on voit descendre dans l'air des *globules isolés* qui ont la forme (*g, g,* fig. 12, p. 69) ; ils sont placés à une petite distance des yeux. De temps en temps apparaît un filament contourné plus ou moins (*fg, fg*), qui descend avec une telle rapidité et est tellement clair, qu'il est difficile d'en saisir la structure. Ce filament paraît formé par un ensemble de globules semblables aux précédents (*gg*), accolés les uns aux autres, sur un seul ou plusieurs rangs, et limités par deux lignes sombres. Tandis que les globules isolés se portent de haut en bas, les *filaments de globules* ou les *globules agrégés* se portent plutôt de haut en bas et de dehors en dedans, par rapport à l'axe du corps. En fixant un mur blanc éclairé par le soleil et situé à environ 4 mètres de distance, on aperçoit les mêmes *globules isolés* se portant de haut en bas au-devant du mur. Ces globules paraissent alors bien plus volumineux que ceux qu'on voyait à une petite distance des yeux ; ils ont la même forme, c'est-à-dire qu'ils se composent toujours de deux cercles concentriques obscurs séparés par un espace plus clair.

Si l'on répète l'expérience précédente lorsque l'atmosphère est chargée de nuages, en regardant toujours le ciel, on ne tarde pas à apercevoir un

[1] *Compte rendu du Congrès ophthalmologique de Bruxelles*, 1857, p. 155 et suiv. — [2] *Ibidem.*

nombre considérable de globules qui montent et descendent; ces globules n'ont aucun contour bien arrêté. Par intervalles, on en voit un qui offre un contour extérieur plus foncé et une sorte de noyau sombre situé au centre. Tous ces globules se rapprochent d'autant plus des yeux de l'observateur, que celui-ci fait converger davantage les axes optiques. Ils sont animés d'un mouvement très-lent. Quelques-uns semblent réunis, et forment une espèce de filament contourné qui traverse le champ de la vision avec une telle rapidité, qu'on a peine à en saisir la forme.

Dans les deux cas précédents, on peut, au moyen d'un artifice très-simple, multiplier le nombre de *globules agrégés* qui apparaissent dans le champ visuel. Il suffit, pour cela, de baisser la tête fortement, de rester quelques instants dans cette position, et d'ouvrir les yeux, après s'être relevé, pour regarder de nouveau le ciel.

Un autre moyen propre à faire voir les *mouches volantes physiologiques* consiste à explorer le champ visuel dans un microscope, en regardant, à travers l'oculaire de l'instrument, l'image d'une flamme de lampe ou de bougie très-agrandie. Si, par exemple, on emploie un grossissement de 200 à 250 diamètres, voici ce qu'on observe : en se plaçant à une distance de 5 à 6 centimètres de l'oculaire, et au-dessus de celui-ci, on aperçoit un cercle d'environ 5 millimètres de diamètre, qui se rétrécit à mesure qu'on s'éloigne, qui s'élargit à mesure qu'on se rapproche. Ce cercle, examiné à une certaine distance, semble composé de parties claires et de parties obscures.

Par moments, on voit quelques *globules*, formés de deux lignes concentriques noires, passer au-devant de lui. En clignant, les clairs et les parties sombres du cercle changent instantanément de forme et de place. A mesure qu'on se rapproche de l'oculaire, le cercle va en s'agrandissant, et les parties qui le composent deviennent de plus en plus distinctes. On voit alors : 1° des lignes droites ou un peu onduleuses, formées de deux contours sombres, séparées par un espace clair, s'entre-croisant dans diverses directions. Ces lignes ressemblent à celles que Mackenzie appelle *spectre aqueux*. Lorsqu'on cligne fortement, on en voit souvent quelques-unes s'infléchir, puis se redresser ; 2° au-dessus d'elles, c'est-à-dire sur un plan plus rapproché de l'observateur, on aperçoit des *globules* formés de deux cercles concentriques, dont l'interne est plus obscur que l'externe (*spectre globulaire isolé de Mackenzie*); 3° sur le même plan que ces derniers, se voient des globules à un seul contour, rangés les uns à la suite des autres, de manière que l'ensemble a la figure d'un collier de perles (*spectre perlé de Mackenzie*); 4° de temps en temps, pendant la durée du mouvement de clignement, on voit des lignes noires qui sont l'image des cils de la paupière supérieure. Elles sont sur un plan plus rapproché de l'observateur que les autres parties déjà indiquées.

Il convient actuellement de rechercher la signification de ces apparitions dans le champ visuel. Quand on songe que ces *globules isolés* et ces *globules agrégés* sont perceptibles pour tous les yeux, pour les plus sains; qu'il est possible de les voir, quand on veut, pourvu qu'on se mette dans les conditions d'expérimentation que nous avons indiquées, on doit en inférer qu'ils sont dus à des états normaux de l'œil. En remarquant que ces globules se portent constamment de haut en bas et de dehors en dedans, c'est-à-dire vers le grand angle de l'œil ; en les voyant reparaître momentanément en grand nombre, pour suivre, de nouveau, le trajet descendant, lorsque, après avoir baissé la tête, on relève celle-ci ; en les comparant, enfin, aux cellules d'épithélium de la conjonctive, avec lesquelles ils ont la plus grande ressemblance, on est porté à admettre que ces apparitions sont la conséquence de la migration, au-devant de la cornée, de ces cellules d'épithélium, entraînées avec les larmes et le mucus de la conjonctive vers le grand angle. En effet, comme l'a remarqué Werneck[1], la conjonctive offre journellement une desquamation de son épithélium ; on peut constater ce phénomène, presque toutes les heures, chez les personnes fort exposées à la poussière, tels que les maçons, les sculpteurs. Dans le mucus le plus sain, on trouve, au microscope, de ces cellules desquamées d'épithélium, en général déformées, c'est-à-dire des cellules rhomboïdales, carrées ou ovales, placées les unes contre les autres, *et au milieu desquelles se trouve un corps noir qui est comme entouré d'une coque*.

Si ce sont bien les cellules d'épithélium de la conjonctive descendant au-devant de la cornée qu'on aperçoit sous la forme de ces globules isolés et de globules agrégés, il faut reconnaître que l'œil les voit considérablement grossies. A en juger par les dimensions que présentent les globules, lorsqu'on cherche à les distinguer à la distance de 2 ou 3 mètres, ce grossissement va probablement jusqu'à deux ou trois cents diamètres. Pour se rendre compte de ce phénomène, il faut se rappeler qu'un objet placé sur la cornée envoie dans l'œil des rayons lumineux qui, après avoir traversé les milieux réfringents, forment sur la rétine des cercles de diffusion d'une grande étendue, parce que ces rayons sont divergents. Il ne saurait donc y avoir d'image nette de l'objet. Lorsque l'œil regarde un grand espace, les rayons lumineux arrivent de tous les côtés sur la cornée ; l'ensemble de ces rayons représente un triangle à sommet tronqué correspondant à la cornée, à base tournée vers l'espace et d'autant plus longue, qu'on s'éloigne davantage de l'œil. Un corps étranger, quelque petit qu'il soit, interceptera ceux de ces rayons qui rencontrent la cornée au niveau du point où le corps se trouve. Ce point paraîtra obscur dans l'espace, et dans une étendue d'autant plus considérable, qu'on regardera plus au loin.

Si donc un objet placé au-devant de la cornée est composé de portions claires et de parties sombres, comme le sont précisément les cellules d'épithélium de la conjonctive, il donnera lieu, dans l'espace, à la formation de portions claires et de portions sombres, les premières laissant passer les rayons lumineux, les secondes les interceptant. De plus, l'œil croira voir dans l'espace une image qui se rapprochera de celle des cellules d'épithélium.

Les figures que l'on aperçoit en explorant le champ visuel dans un mi-

[1] *Annales d'oculistique*, t. XIV, p. 145.

croscope, ont la même signification que celles qu'on découvre dans l'espace. Le *spectre perlé* et le *spectre globulaire isolé* sont dus à des cellules épithéliales de la conjonctive; le *spectre aqueux* est formé de filaments du mucus.

L'interprétation que nous venons de donner ne s'accorde pas avec celle de Mackenzie. D'après lui, le *spectre aqueux* est dû, probablement, à une cause située à une petite distance en arrière du cristallin, ou immédiatement en contact avec la capsule postérieure. Il croit même pouvoir le rapporter aux restes des artères capsulaires situées dans l'humeur vitrée. Mais, d'après son propre témoignage, les mouches volantes produites par ce spectre se dispersent promptement par un ou deux *clignotements* forcés. Cette circonstance prouve bien que ces sortes de mouches sont dues au mucus lacrymo-conjonctival, et qu'elles ne sont pas produites par une cause située en arrière du cristallin. Le savant professeur de Glascow explique l'apparition du *spectre perlé* et du *spectre à globules isolés* par la présence, dans l'humeur aqueuse et dans l'humeur vitrée, d'un grand nombre de corpuscules microscopiques, d'une pesanteur spécifique moindre que le fluide qui les contient.

Déjà Donné[1] avait émis une opinion analogue. Ayant trouvé dans l'humeur aqueuse et dans l'humeur vitrée, observées au microscope, une grande quantité de globules ressemblant assez bien aux globules du sang mis en contact avec l'eau, il expliquait par la présence de ces corpuscules les apparitions que l'on a en regardant le ciel par le petit trou d'épingle fait dans une carte, c'est-à-dire des globules de trois ordres : les premiers en chapelets sinueux et très-apparents; les seconds, isolés et plus gros que les autres ; les troisièmes, ressemblant à une espèce de semoule. Si le spectre perlé et le spectre à globules isolés devaient être rapportés à la présence de corpuscules microscopiques dans l'humeur aqueuse et dans l'humeur vitrée, on n'expliquerait pas pourquoi l'œil fixant un point de l'espace, les apparitions se portent constamment de haut en bas et de dehors en dedans, vers le grand angle de l'orbite; pourquoi le clignement très-modéré modifie à l'instant la situation de ces apparitions dans l'espace, c'est-à-dire les fait mouvoir avec rapidité vers le grand angle de l'œil; pourquoi, suivant la remarque déjà faite par Ribes[2], tout ce qui augmente la sécrétion conjonctivale, la fumée de tabac, l'oignon, l'ail, l'ammoniaque, rend bien plus nombreux les globules qu'on aperçoit dans l'espace. Remarquez, que si ces apparitions étaient dues à la seule présence de corpuscules microscopiques dans l'humeur aqueuse, elles ne se présenteraient pas sous forme de globules agrégés; les globules seraient toujours vus isolés. Enfin, comment les expliquer autrement que par la présence du mucus conjonctival mêlé aux cellules d'épithélium, en se rappelant cette circonstance, qu'en penchant la tête en bas et en la relevant tout à coup pour fixer l'espace, on voit les corpuscules et les filaments en bien plus grand nombre ? En imprimant ce mouvement à la tête, le mucus conjonctival, accumulé

---

[1] *Archives générales de médecine*, t. XXIII, p. 114. Paris, 1850.— [2] *Ibidem*, t. XXII, p. 450. Paris, 1830.

dans le cul-de-sac inférieur, se porte au-devant de la cornée, en plus grande
quantité.

Description des mouches volantes physiologiques. Elle ressort suffisamment des considérations émises précédemment pour que nous n'ayons
que peu de chose à ajouter. Les mouches volantes physiologiques ne
sont vues que lorsqu'on fixe un espace éclairé d'une certaine étendue, le
ciel par exemple ; encore est-il nécessaire, pour qu'on les perçoive dans
cette condition, qu'on tienne les yeux fixés à la même place, et qu'on n'ait
pas le regard distrait. Ces mouches se présentent sous des apparences va-

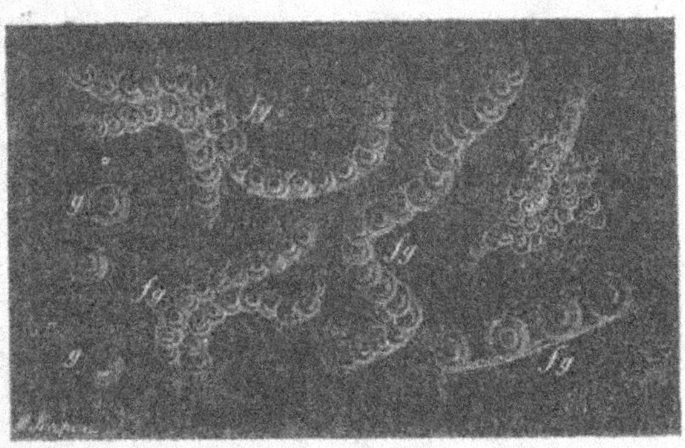

Fig. 12.

riées : ce sont des globules isolés les uns des autres (fig. 12, *gg*), paraissant
formés d'un cercle foncé à la périphérie, d'un espace clair en dedans de ce
cercle, puis d'une sorte de noyau de couleur également foncée. Ce sont
des séries de ces mêmes globules placés les uns à côté des autres, sur un
ou plusieurs rangs, et paraissant reliés par des espèces de filaments transversaux d'un aspect plus ou moins sombre (fig. 12, *fg*, *fg*). Ces filaments de
globules décrivent tantôt un trajet rectiligne, tantôt ils sont infléchis sur
eux-mêmes ; parfois même ils paraissent contournés en forme de spirale. Les
globules isolés et les globules agrégés exécutent toujours un mouvement
descendant, c'est-à-dire qu'ils se portent de haut en bas et généralement
de dehors en dedans, par rapport à l'axe du corps de l'observateur, alors
même que les yeux restent dans l'immobilité aussi complète que possible.
Dans ces mêmes conditions, c'est-à-dire sans que les yeux cessent de regarder le même point de l'espace, on voit apparaître d'autres globules et
d'autres filaments de globules qui suivent le même trajet descendant que
les premiers. Le diamètre de ces corps paraît d'autant plus considérable,
qu'on regarde un point plus éloigné de l'espace, ou que les axes optiques
sont moins convergents.

Diagnostic. La forme des mouches volantes physiologiques, les conditions spéciales dans lesquelles il est nécessaire de se placer pour les
apercevoir, leur mode de progression dans l'atmosphère, leur teinte claire,

la faculté donnée à tout le monde de les voir, sont autant de caractères qui permettent de les distinguer des autres espèces de mouches.

Pronostic. Ce qu'on a dit de la bénignité des mouches volantes, du peu d'importance qu'il faut leur accorder, de leur disparition par le grand air, la promenade, s'applique aux mouches volantes physiologiques. C'est encore ainsi qu'il faut interpréter l'opinion de Weller, que ces mouches ne sont pas vues, ou sont entièrement négligées par ceux qui, absorbés par leurs affaires, n'ont pas le temps de penser à leur maladie; que toute affection qui rend incapable de travail et porte à s'occuper de ses souffrances, est propre à amener la découverte de mouches volantes; celle de Mackenzie, que beaucoup de sujets qui ne se plaignent pas de mouches volantes, ou qui ne se croient affectés d'aucune maladie des yeux, voient, s'ils y prennent garde, le spectre perlé.

Traitement. Il n'y a aucun traitement à conseiller pour ces sortes de mouches. Si les sujets s'en préoccupent, il convient de les tranquilliser et de leur faire comprendre que ces perceptions sont physiologiques; qu'on peut, avec les meilleurs yeux, la vision la plus parfaite, les avoir, sans qu'il soit nécessaire d'y attacher la moindre importance.

B. **Mouches volantes morbides ou mouches hyaloïdiennes.**

Les *mouches volantes morbides* se rencontrent chez les sujets qui ont des corpuscules flottants dans le corps vitré, ce qui ne veut pas dire que toutes les fois que le corps vitré renferme des corpuscules, il y aura perception de ces sortes de mouches. Il existe, sous ce rapport, comme nous allons le voir, des différences subordonnées à l'état concomitant de la vision.

Les corpuscules flottants du corps vitré sont la conséquence de phlegmasies aiguës, subaiguës ou chroniques de l'organe. Ils sont formés par une condensation de la lymphe plastique sécrétée pendant la période inflammatoire. Cette lymphe se concrète et forme des amas solides, de figure variable. Les uns ont une forme allongée; d'autres, une forme sphérique; d'autres ressemblent à un croissant à concavité tournée en haut. Il en est qui ont l'aspect d'une sorte de poussière. Il en est de noirs, volumineux et de forme bizarre, impossible à décrire. Le plus souvent, ils ont une teinte grise noirâtre lorsqu'on les examine avec le miroir seul. La teinte est moins foncée lorsqu'on cherche à les voir avec le miroir et la lentille convexe simultanément. Pour en reconnaître la présence, il suffit, après avoir projeté la lumière d'une lampe dans le fond de l'œil, au moyen du miroir, d'engager le patient à faire exécuter au globe des mouvements en divers sens. On les voit alors s'agiter dans le corps vitré, monter et descendre assez rapidement pour qu'il soit difficile, dans beaucoup de cas, d'en bien saisir la forme et la couleur. Ils parcourent le plus souvent un trajet assez étendu, de bas en haut et de haut en bas, pour qu'on soit en droit de supposer qu'il existe une large communication entre les cellules du corps vitré, ou que les cloisons intermédiaires aux cellules ont été détruites. D'autres fois, au contraire, et ceci se rapporte surtout aux corpuscules placés très-profondément, à ceux ou à celui (car presque toujours il n'en existe qu'un seul à ce niveau), à celui qui semble accolé à la rétine ; d'autres fois, disons-nous, le corpuscule flotte au-devant de la papille optique et de la portion voisine de la rétine, sans jamais franchir une certaine aire.

Cherchons d'abord à déterminer, au point de vue théorique, les effets produits par la présence de corpuscules dans le corps vitré. On sait que, dans l'acte de la vision, les objets extérieurs viennent former une image sur la rétine. L'œil peut être comparé à une chambre obscure, dont la pupille est l'ouverture, le cristallin, la lentille convergente, et la rétine, l'écran sur lequel va se peindre l'image. L'effet produit par cet appareil d'optique est le même que celui qui est produit par une lentille biconvexe, c'est-à-dire qu'il existe une relation constante entre la situation de l'objet extérieur et la formation de l'image de ce dernier, par rapport au foyer de la lentille cristalline. Il suffit de rappeler ici les lois de la formation des images dans les lentilles biconvexes. 1° Lorsqu'un objet, même très-grand, est assez éloigné d'une lentille biconvexe, l'image réelle et renversée qu'on en obtient est très-petite, très-rapprochée du foyer principal, et un peu au delà de ce point par rapport à la lentille. 2° Réciproquement, si un objet très-petit est placé près du foyer principal, un peu au delà de ce point, l'image, qui va se former à une grande distance, est très-amplifiée, et l'est d'autant plus, que l'objet est plus voisin du foyer principal. 3° Si un objet est placé entre la lentille et son foyer principal, tous les rayons qui partent de l'objet, après avoir traversé la lentille, sortent divergents ; il n'y a donc pas, dans ce cas, d'image réelle.

L'expérience bien connue de Purkinje, consistant à obtenir l'image de sa propre rétine, à une certaine distance de l'œil ; la théorie même de l'ophthalmoscope, démontrent que la rétine forme une image dans l'espace à une distance déterminée de l'œil. Or, si l'on considère la rétine comme placée au foyer de l'œil, ou un peu en arrière de ce foyer, il est évident, d'après les lois que nous avons rappelées, que tout corps étranger placé entre la rétine et le cristallin, envoyant au dehors de l'œil des rayons divergents, ne viendra pas former une image dans l'espace. Mais, d'un autre côté, les rayons lumineux venant du dehors et devant traverser l'humeur vitrée pour aller converger sur la rétine, seront plus ou moins interceptés par les corpuscules du corps vitré qui joueront vis-à-vis d'eux le rôle d'écrans. Si, dans ces conditions pathologiques, le sujet regarde un objet bien éclairé, ou l'espace, il apercevra des ombres plus ou moins obscures ; et si, comme cela arrive toujours, les corps étrangers de l'humeur vitrée se déplacent continuellement, les ombres se déplaceront elles-mêmes dans l'espace [1]. De là des illusions d'optique qui font croire à la perception d'objets de figures variées : des *moucherons*, des *araignées*, des *papillons*, des *morceaux de papier brûlé*, une *toile*, un *nuage*, une *gélatine*, etc.

Si le corps étranger occupe la partie la plus reculée de l'humeur vitrée ; si, comme cela se rencontre chez quelques malades, ce corps étranger flotte

---

[1] Cette théorie appartient au professeur Gavarret.

au-devant et tout près de la rétine, les conditions sont différentes. On admet généralement aujourd'hui que l'œil normal est construit de façon à réunir sur la rétine des rayons lumineux venant de l'infini, c'est-à-dire parallèles. Cette opinion ne nous paraît pas devoir être adoptée, par les raisons suivantes : 1° En partant du principe précédent, les objets placés à la distance ordinaire ne viendraient former leur image qu'en arrière de la rétine ; il en résulterait des efforts incessants d'adaptation. Or, il est impossible de supposer que, les yeux étant surtout destinés à voir des objets moyennement distants, l'homme serait voué à faire continuellement un travail d'adaptation. 2° Si la rétine était située précisément au foyer, les rayons lumineux émanés de la rétine sortiraient de l'œil parallèles. On ne comprendrait pas dès lors comment se forme dans l'espace, à la distance de la vision distincte, une image grossie de la rétine, ainsi que le démontre l'expérience de Purkinje, et l'examen de l'œil à l'ophthalmoscope. 3° Si on admet, au contraire, que la rétine est située un peu en arrière du foyer de l'œil, tous les phénomènes précédents s'expliquent sans difficulté. Les objets situés à la distance de la vision distincte viennent former une image un peu en arrière de ce foyer, et cette image sera plus petite que l'objet. Réciproquement, la rétine viendra former, au-devant de l'œil, une image renversée et fortement grossie.

Si on veut bien admettre les faits précédents, il est facile d'en induire que, si un corpuscule est placé dans la partie la plus reculée de l'humeur vitrée, tout près de la rétine, entre cette membrane et le foyer principal du cristallin, ce corpuscule viendra former au-devant de l'œil une image renversée plus grande et plus éloignée que l'image de la rétine elle-même. Il en résultera la perception d'objets de figures variées, une *araignée*, une *fourmi*, une *mouche*, une *toile d'araignée*, que le malade rapportera à une distance de l'œil subordonnée au degré de réfringence des milieux transparents ; un myope verra l'image près de l'œil ; un hyperope, à une plus grande distance. Si, au lieu de regarder dans l'espace, le malade considère un objet plus ou moins éclairé, la fausse image sera aperçue sur l'objet. Si le corpuscule est assez sombre, il arrêtera les rayons lumineux, et s'il flotte dans un certain espace, il pourra, à un moment donné, voiler les objets.

Ces corpuscules du corps vitré, flottant au-devant de la rétine, sont quelquefois vus par les malades, alors même que les yeux sont fermés ; mais alors il existe communément un travail congestionnel de la rétine et de la choroïde qui donne lieu à des perceptions subjectives de lumière. Le scotome est généralement de couleur noire ; il peut prendre une teinte rouge, lorsque les yeux sont congestionnés à la suite d'un travail fatigant ; il prend aussi la couleur des objets que le malade fixe : ainsi il est parfois jaune, quand on regarde le soleil.

PREMIÈRE CATÉGORIE.

Corpuscules flottants situés dans l'humeur vitrée, à une certaine distance de la rétine.

OBS. XV. *Perception d'une gélatine devant l'œil droit. Corpuscules nombreux et très-ténus du corps vitré du même côté.* — C***, âgé de quarante-deux ans, tourneur en bois, a eu une vue excellente, jusqu'il y a cinq semaines. A cette époque, il s'aperçoit qu'en tournant l'œil *droit* en dehors, il ne distingue plus les objets qu'à travers un voile. Lorsqu'il regarde devant lui, ou à sa gauche, il n'éprouve pas la même sensation. Un peu plus tard, il remarque que, de l'œil droit, il voit les objets comme à travers une *gélatine*.

Le 11 janvier 1862, nous le trouvons dans l'état suivant : l'œil gauche possède toute son énergie visuelle. *OEil droit* : lorsqu'on donne à lire des caractères d'imprimerie, C*** les distingue bien d'abord ; puis, tout à coup, la vue se trouble, et il lui semble qu'elle est masquée par une sorte de *gélatine* qui descend au-devant de l'œil. Si alors il porte l'organe fortement en haut et en dehors, et qu'il fixe de nouveau les caractères d'imprimerie, il les distingue très-bien, jusqu'à ce que le même voile que précédemment vienne obscurcir de nouveau la vision.

Par l'éclairage latéral, on constate, dans l'épaisseur de la cornée droite, une foule de petits points d'un blanc grisâtre, comme de fins grains de sable (*kératite pointillée*). Les milieux réfringents paraissent tout d'abord transparents, le fond de l'œil de couleur rosée. Lorsque C*** remue l'œil, on aperçoit profondément, derrière la pupille, des corpuscules qui *montent et descendent. Ces corpuscules n'ont pas de forme arrêtée ; ils apparaissent comme de petits nuages sombres sur le fond rosé de l'œil.* La papille optique et les vaisseaux rétiniens sont vus comme à travers un léger nuage.

Sous l'influence de l'application d'une ventouse scarifiée à la tempe droite, d'onctions hydrargyriques sur l'orbite du même côté, la vue s'éclaircit. Le malade remarqua que cette espèce de gélatine, à travers laquelle il voyait de l'œil droit, devenait moins épaisse. Dès le 15 janvier, il pouvait lire deux lignes du n° 8 de Jæger, couramment, et sans être obligé de remuer l'œil. (*Vésicatoire volant sur l'orbite.*)

Le 18, il lit couramment quatre lignes du n° 3 de Jæger. Le voile qui obscurcit la vision, à droite, est moins épais. Il semble au patient, lorsqu'il remue l'œil, que cette *gélatine*, de moins en moins épaisse, tend à monter et à descendre, en se roulant sur elle-même. Après avoir dilaté la pupille avec l'atropine, nous constatons que le fond de l'œil est rosé, et qu'il se précipite encore quelques filaments ressemblant à une sorte de *poussière*. La papille optique et la rétine deviennent très-visibles. L'état sablé de la cornée droite disparaît.

Le 29, la vision est un peu moins bonne de l'œil droit (*nouveau vésicatoire volant sur l'orbite droit*). Le 5 février, le patient lit, de l'œil droit, plusieurs lignes du n° 2 de Jæger. Le 12, il lit couramment une ligne du n° 1 : il se plaint néanmoins toujours de voir un peu trouble, et comme à travers une gélatine, de l'œil droit. J'ai revu ce malade plusieurs mois après. Il avait repris son métier de tourneur, et n'accusait plus aucun trouble de la vision.

Dans l'observation précédente, les corpuscules du corps vitré, très-nombreux, sont tellement ténus, que le malade accuse la présence d'une gélatine au-devant de l'œil. Dans le fait suivant, les corpuscules forment des filaments gris noirâtres, qui obscurcissent très-passagèrement le champ visuel ; de là, perception de fausses images comparées par la patiente à des *moucherons, des araignées*.

Obs. XVI. *Perception de mouches, d'araignées, au-devant de l'œil gauche. Corpuscules filiformes gris noirâtres du corps vitré, du même côté.* Mme L***, soixante-cinq ans, sans profession, a toujours eu une bonne vue, des deux côtés. Elle a pu, jusque tout récemment, se livrer au travail de la couture en se servant de verres convexes n° 8. Depuis huit jours, elle se plaint d'avoir devant l'œil *gauche* comme des *moucherons*, des *araignées*, qu'elle cherche à saisir avec la main. A l'œil droit, il n'y a rien de semblable. Le 18 novembre 1863, nous constatons que, à l'aide de verres convexes n° 8, elle lit le n° 7 de Jæger. Cette lecture est plus facile avec l'œil droit seul qu'avec l'œil gauche seul. Sans lunettes, la vision est aussi un peu moins bonne à gauche qu'à droite. Le champ de la vision n'est pas plus restreint d'un côté que de l'autre. Yeux sains en apparence ; pupilles peu contractiles.

Examen ophthalmoscopique. Par l'éclairage latéral, on constate, à *gauche*, des stries d'un gris verdâtre, occupant toute la surface antérieure du cristallin. Avec le miroir, le fond de l'œil paraît d'un beau rose. La papille optique est un peu pâle. La vascularisation de la rétine est très-riche. Le pigment choroïdien est disséminé, en plusieurs points, sous la forme de figures polygonales (état normal). Avec le miroir seul, on voit, de temps en temps, le champ rosé du fond de l'œil traversé par des *espèces de filaments très-allongés, de couleur grise noirâtre. Ces filaments paraissent animés d'une grande vitesse, et parcourent un trajet étendu de bas en haut et de haut en bas.* Ils semblent formés de parties minces et de parties un peu plus renflées. A droite, le fond de l'œil est rosé, et on n'aperçoit nullement, dans le corps vitré, des corps étrangers semblables à ceux du côté gauche.

Il arrive parfois que les mouches *volantes*, occasionnées par la présence de corpuscules flottants dans le corps vitré, disparaissent, et que les malades n'accusent plus que des mouches *fixes*. Ces phénomènes s'expliquent, ou bien parce que les mouches fixes étant plus noires que les mouches volantes, les sujets ne font plus attention qu'aux premières et négligent les autres ; ou bien parce que la vision est devenue plus mauvaise.

Le synchisis étincelant, ou cholestérie du corps vitré, donne lieu à la formation de mouches volantes morbides. Les malades se plaignent de voir, soit des mouches, soit des points noirs. Un sujet, cité par Guensburg, voyait, à un demi-jour, voltiger un corps arrondi, noirâtre, de la grosseur d'un pois. Ce corps se changeait bientôt en une roue avec des raies provenant d'un noyau de couleur jaunâtre, qui était dans un mouvement de rotation continuel.

Nous avons dit précédemment que les corpuscules flottants de l'humeur vitrée, situés à une certaine distance de la rétine, interceptant plus ou moins les faisceaux lumineux, diminuent la vivacité de l'impression sur la rétine de ces mêmes faisceaux, d'où résultent des ombres. Il est facile de comprendre, d'après cela, que si la rétine est moins sensible à l'impression de la lumière, ces ombres seront moins apparentes, et il arrivera même un degré d'anesthésie de la rétine tel, que des corpuscules plus ou moins nombreux, flottants dans l'humeur vitrée, ne donneront plus lieu à aucune perception anormale. L'observation suivante en est un exemple :

Obs. XVII. *Corpuscules flottants très-nombreux du corps vitré gauche. Mince exsudation à la surface de la papille et de la rétine. Diminution de la vision. Absence de mouches.* Le 8 avril 1864, je suis consulté par un malade âgé de quarante-trois ans, contre-maître dans un atelier de menuiserie. Il se plaint de voir tous les objets, avec l'œil *gauche*, comme à travers un nuage, tandis que de l'œil *droit* il les voit très-nettement. De l'œil *droit*, il lit les plus petits caractères d'imprimerie, tandis que du gauche, il ne lit que des caractères beaucoup plus gros. L'abaissement de la vision remonte à plusieurs mois. Il a été traité, il y a quelque temps, par l'introduction journalière de pommade au nitrate d'argent derrière les paupières. A cette époque seulement, il a aperçu quelquefois des *points noirs*, gros comme une tête d'épingle, à 5 ou 6 centimètres de l'œil. Actuellement, il ne voit *jamais de mouches*, ni sur le papier, ni dans l'air. Pendant que de l'œil *droit*, il lit (avec des lunettes à mydriasis) le n° 4 de Snellen, à 120 centimètres de distance; de l'œil *gauche*, il ne voit ces mêmes caractères qu'à 47 centimètres.

L'œil *droit* est sain. L'œil *gauche* présente les lésions suivantes : le corps vitré renferme un nombre considérable de corpuscules minces, représentant une *sorte de poussière*, s'agitant en tous sens, lorsque l'organe se meut. L'humeur vitrée est restée transparente. La papille optique, les vaisseaux de la rétine, apparaissent comme à travers une mince exsudation qui semble les recouvrir.

DEUXIÈME CATÉGORIE.

Corpuscules flottants situés dans l'humeur vitrée, tout contre la rétine.

En général, on ne trouve qu'un seul corpuscule. Il est situé tellement près de la rétine, qu'on croirait, au premier abord, que c'est une exsudation de cette membrane. C'est l'opinion que je m'en étais faite, il y a quelques années. Depuis, en étudiant ces sortes de cas, sur un plus grand nombre de malades, je me suis convaincu que ces exsudats occupent la partie la plus reculée de l'humeur vitrée; en effet, il serait impossible de comprendre autrement pourquoi ces corpuscules lamelliformes flottent au-devant de la papille optique de haut en bas et de bas en haut. Il faut de toute nécessité qu'ils se trouvent dans un milieu liquide, c'est-à-dire dans l'humeur vitrée. Ces corpuscules sont solitaires, c'est-à-dire que je n'en ai jamais rencontré qu'un seul à la fois dans le même œil. Il est aplati, comme lamelliforme, quelquefois il a une forme irrégulière, ou bien celle d'un segment de cercle; il a une coloration noirâtre.

Chez les sujets qui présentent dans l'humeur vitrée un corpuscule de ce genre, on constate deux phénomènes bien distincts : 1° Ils accusent la perception, au-devant de l'œil affecté, d'un corps étranger qu'ils comparent à une *mouche*, une *araignée*, une *fourmi*. C'est l'image du corpuscule formée au-devant de l'œil. Le pouvoir réfringent de l'œil exerce une influence incontestable sur la situation de cette fausse image; celle-ci est rapprochée de l'œil chez les myopes, plus éloigné de l'œil chez les hyperopes. La fausse image exécute des oscillations lorsque le patient remue l'œil. 2° Lorsque le corpuscule vient se placer à l'extrémité de l'axe optique, ce qui arrive à un moment donné, pendant les oscillations qu'il exécute au-devant de la rétine, la vision est tout à coup voilée. Le corpuscule joue le rôle d'un écran par rapport à l'objet éclairé que le malade fixe.

Lorsqu'on compare la figure du corpuscule, vu à l'ophthalmoscope, avec la figure que le malade lui-même trace de la fausse image qu'il perçoit devant l'œil, on trouve des différences très-appréciables. Cela tient à ce

que le corpuscule ne restant jamais immobile, son image dans l'espace se
déplace continuellement aussi; à ce que le corpuscule étant formé de
parties inégalement épaisses ou différemment foncées en couleur, certaines
de ces portions apparaissent, dans l'espace, comme une ombre prononcée,
pendant que d'autres forment une ombre à peine appréciable. De là une
grande difficulté pour les malades à représenter exactement ce qu'ils voient.
Ajoutez que l'image réelle du corpuscule au-devant de l'œil est grossie,
puisque, comme nous l'avons dit précédemment, le corpuscule est situé
entre le foyer de l'œil et la rétine; or, ce grossissement d'une image *réelle*
doit lui faire perdre de sa netteté.

Obs. XVIII. *Exsudation du corps vitré flottante au-devant de la papille optique.
Vision bonne. Perception d'une mouche devant l'œil droit seulement.* Mme Laporte, cinquante-neuf ans, ouvrière en casquettes, se présente à ma clinique, le
11 avril 1861. Elle affirme n'avoir jamais eu mal aux yeux, jusqu'il y a trois semaines, époque à laquelle elle a commencé à voir, de l'œil droit seulement, une
mouche voltiger devant son œil. Depuis cette époque, elle n'a pas cessé de voir
cette mouche qui l'incommode beaucoup. La patiente a été affectée d'hémorrhoïdes
qui se sont supprimées il y a peu de temps.

Etat actuel. La vision est bonne des deux côtés. Ainsi, sans lunettes, la patiente lit le n° 12 de Jæger; avec des verres convexes n° 10, elle lit des caractères

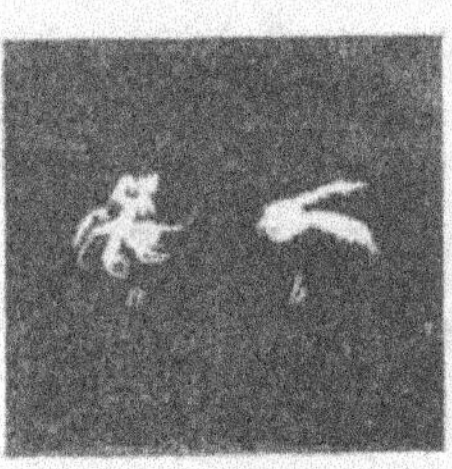

fins (le n° 3 de Jæger). De l'œil *gauche*, elle n'accuse
aucun trouble fonctionnel. De l'œil *droit*, elle voit constamment, et vers sa droite, voltiger un corpuscule
qu'elle compare à une *mouche*, qui a, dit-elle, un corps
et des ailes, et dont elle a de la peine à représenter la
forme. En insistant auprès d'elle, elle finit par tracer
sur le papier le dessin *a* (fig. 13). La mouche se meut
avec l'œil; elle est visible alors même que les paupières
sont rapprochées. Elle paraît *noire* quand la patiente
regarde une partie peu éclairée; elle prend une couleur
jaune, quand Mme Laporte regarde du côté du soleil. La
mouche se retrouve dans l'air, sur le papier, sur son

Fig. 13.

ouvrage à l'aiguille, en un mot sur tous les corps que la malade fixe.

La muqueuse oculo-palpébrale est saine. La cornée, la chambre antérieure,
l'iris, sont dans l'état normal. Les pupilles sont contractiles. Après avoir au préalable dilaté la pupille *droite* avec l'atropine, je constate, tant par l'éclairage latéral
à la lampe avec une lentille, qu'avec le miroir ophthalmoscopique, que l'appareil
cristallinien est le siège de nombreuses opacités en forme de stries; celles-ci existent particulièrement à la circonférence et à la partie postérieure du cristallin. La
papille optique est normale; les vaisseaux en sont bien accentués. Au-devant de la
papille flotte un *corpuscule de couleur gris-foncé*, offrant l'aspect représenté en *b*
(fig. 13), c'est-à-dire constitué par une sorte de disque avec deux appendices. Il
m'est difficile de préciser la grandeur de ce corps. Avec la lentille de 2 pouces et
demi de foyer dont je me sers, il me semble un peu plus petit que le dessin (*b*). Il
se porte alternativement de haut en bas et de bas en haut, sans s'éloigner beaucoup
de la circonférence de la papille optique. Le fond de l'œil présente de nombreuses
stries de pigment choroïdien.

L'œil gauche offre, comme le droit, des opacités de l'appareil cristallinien.

La pupille n'ayant pas été dilatée, je n'ai pas poussé plus loin l'examen, pour rechercher l'état de la rétine.

Obs. XIX. *Choroïdite. Perception d'une espèce d'araignée au-devant de l'œil gauche. Corpuscule flottant du corps vitré au-devant de la papille optique.* La dame Goisset, cinquante-deux ans, journalière, dont l'observation a été rapportée page 48, à un autre point de vue, est continuellement incommodée, *à gauche*, par la vue d'une espèce d'araignée *qui se déplace lorsque l'œil se porte en divers sens, et qui semble à la malade située tout près des cils*. Il arrive aussi, plusieurs fois par jour, que la vue du côté gauche est tout d'un coup voilée pendant quelques instants. Lorsque la patiente est dans l'obscurité, elle voit de temps en temps, au-devant de l'œil gauche, une lueur de forme globuleuse.

Examen ophthalmoscopique. Avec le miroir seul, on voit très-bien l'image droite du fond de l'œil, et l'on en saisit facilement tous les détails. Avec le miroir et une lentille convexe de 2 pouces 1/2 de foyer, on constate qu'une *exsudation grise noirâtre, représentant une sorte de segment de cercle*, flotte au-devant de la papille, sans sortir de l'aire de cette dernière.

Cinq mois après, la patiente vient me retrouver. Depuis deux mois, la vue a baissé beaucoup. L'araignée, de l'œil gauche, est toujours vue, avec une coloration variable : elle est habituellement noire ; quand les yeux sont très-fatigués, elle est rouge. Par moments, elle prend la figure d'une *fourmi*. La malade voit cette fausse image alors même que les paupières sont closes. L'examen à l'ophthalmoscope donne les mêmes résultats que précédemment.

Il peut y avoir, pour le même œil, perception de deux ordres de mouches ; de mouches *fixes* et d'une mouche *volante* ; cette dernière due à l'existence d'un corpuscule du corps vitré placé au-devant de la rétine. Un malade dont j'ai rapporté l'observation ailleurs [1], était atteint d'un iritis spécifique qui guérit par un traitement antisyphilitique, au point que le patient put lire, de l'œil affecté, le n° 7 de Jæger. Il se plaignait de voir de cet œil : 1° *de petits points noirs, au nombre de trois, qui se meuvent avec l'œil ;* dont il précise la situation dans l'espace, à 48 centimètres de distance de cet organe, et qui ont la forme et la disposition dessinées par le malade lui-même (*ecc*, figure 14) : 2° *une toile d'araignée très-fine*, située à environ 17 centimètres de l'œil.

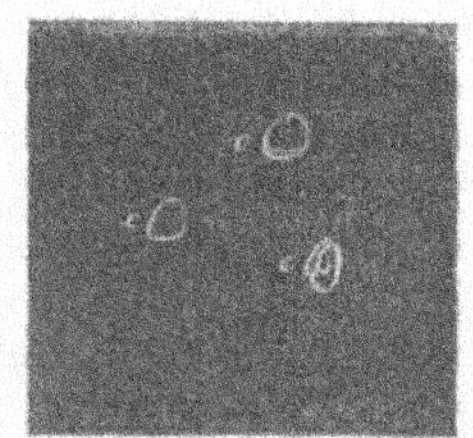

Fig. 14.

Cette toile n'apparaît que lorsque le patient porte l'œil de haut en bas. Quand il commence la lecture, par exemple, il n'aperçoit pas d'abord cette toile ; mais, peu à peu, elle descend et vient brouiller ce qu'il veut lire. Après avoir dilaté la pupille, nous constatons qu'avec le miroir seul il est impossible d'apercevoir aucun corpuscule du corps vitré. Avec le miroir et la lentille, nous apercevons un *corpuscule noir, aplati, comme lamelliforme, du volume d'une lentille*, se mouvant lentement au-devant de la papille et au delà de ce disque, dans un rayon équivalent à celui de ce

[1] *Union médicale* 1864, n°s 14, 21 et 28 juillet et 2 août.

disque lui-même. Quand l'œil est au repos, on voit manifestement ce corpuscule *monter* au-dessus de la papille, c'est-à-dire se porter au bas de celle-ci, puisque l'observation a lieu par le procédé de l'image renversée.

Diagnostic. Les mouches volantes morbides, ou mouches *hyaloïdiennes*, ont de commun avec les mouches volantes physiologiques ou *muco-conjonctivales*, que les unes et les autres se meuvent dans l'espace alors même que l'œil fixe un seul et même point. Elles diffèrent les unes des autres par la forme et surtout par la coloration. Les mouches *muco-conjonctivales* sont claires, translucides, c'est-à-dire que leur coloration diffère à peine de celle de l'atmosphère bien éclairé, et qu'il faut une grande attention pour les découvrir dans l'espace. Elles ne sont bien visibles que lorsqu'on a appris à les distinguer par une sorte de travail volontaire. Cela est tellement vrai, que jusqu'à une certaine époque, je ne les avais jamais vues. Depuis que, pour les étudier, j'ai passé des heures à les chercher et à en apprécier la forme, je les rencontre immédiatement, dès que je regarde dans l'espace, à tel point qu'elles me fatiguent parfois. Dès que mon esprit se porte sur une autre série d'idées, je ne les vois plus. La forme de ces mouches est celle de globules isolés, ou de globules réunis en série par des espèces de filaments. Les mouches *hyaloïdiennes* sont sombres, noires ou grises, et comparées par les malades à des *moucherons*, des *araignées*, des *fourmis*, des *papillons*, des *morceaux de papier brûlé*, une *toile*, un *nuage*. Elles sont aperçues alors même que le regard est distrait. Elles troublent quelquefois sensiblement l'exercice de la vision, en diminuant celle-ci, c'est-à-dire en interceptant les rayons lumineux. On les rend souvent très-apparentes, en commençant par imprimer des mouvements au globe, puis en fixant un point de l'espace ; alors on les voit descendre au-devant de l'œil, puis disparaître, dès qu'elles ont gagné les parties déclives du corps vitré, pour ne reparaître que lorsqu'on a de nouveau communiqué à l'œil des mouvements en divers sens.

Marche ; pronostic. Les mouches hyaloïdiennes, étant occasionnées par la présence de corpuscules dans le corps vitré, ne disparaissent que si ces corpuscules eux-mêmes se résorbent. Or, à moins qu'il ne s'agisse de productions plastiques récentes et de productions ténues, il y a peu à compter sur les ressources de l'art pour en obtenir l'absorption. Ajoutez que ces produits étant le résultat d'une inflammation sourde du corps hyaloïde, il y a tout lieu de craindre que cette phlegmasie prenne de l'accroissement ; que l'humeur vitrée se trouble et que les membranes profondes de l'œil se prennent elles-mêmes. Si, chez quelques sujets affectés de mouches hyaloïdiennes, ces apparitions s'effacent, c'est que chez eux, la vision s'est affaiblie, ce qui est encore d'un fâcheux augure. On juge, d'après ce tableau, quelle différence existe, sous le rapport du pronostic, entre les mouches muco-conjonctivales et les mouches hyaloïdiennes. Autant les premières sont de nature bénigne, autant elles méritent peu d'attention ; autant les secondes sont sérieuses et comportent, dans l'appréciation qu'on en fait pour les malades, une grande réserve.

Traitement. L'art est le plus souvent impuissant pour faire disparaître les corpuscules du corps vitré. J'ai employé, sans aucun succès, les onctions résolutives et les vésicatoires volants sur l'orbite; des purgations répétées, l'administration de l'iodure de potassium. Il importe de prévenir une aggravation de la phlegmasie du corps vitré, la propagation de cette inflammation aux membranes profondes de l'œil. Un exercice modéré de l'organe est une condition indispensable pour obtenir ce résultat. On éloignera aussi toutes les circonstances, relatives au régime, de nature à favoriser les congestions cérébro-oculaires. Trop heureux si, par l'emploi d'une sage hygiène, on maintient la maladie à la période d'état, et si, à un moment donné, ne surviennent pas de troubles plus graves.

2° MOUCHES FIXES.

Les mouches fixes diffèrent des mouches volantes, en ce que les premières conservent invariablement la même position dans l'espace, tant que l'œil regarde le même point. Si elles paraissent parfois animées d'un léger mouvement, c'est que l'œil lui-même ne reste jamais dans une immobilité absolue ; que le globe est soumis à quelques oscillations qui ont de l'influence sur la situation de ces apparitions.

Caractères des mouches fixes. Les mouches fixes présentent les configurations les plus bizarres. On en peut juger en consultant les dessins produits par les malades. Ceux-ci les comparent à une foule d'objets différents. Si la plupart d'entre eux se contentent de les assimiler à des mouches, ceux qui ont un esprit d'observation, en rapprochent la figure d'un *nuage pourvu d'une foule de petits points*, d'une *grosse pluie qui descend*, d'un *cheveu*, d'un caractère de *l'alphabet*, d'un *chiffre arabe*, d'une *souris courant sur le plancher*, etc., etc. L'imagination prête parfois des formes bizarres à ces apparitions : Szokalski[1] cite un bigot polonais qui passait la plus grande partie des nuits à la lecture des Pères de l'Église, et qui voyait très-souvent une croix noire suspendue dans l'air. Lorsqu'on analyse les figures des *spectres fixes* tracées par les malades, on y reconnaît presque toujours de petits cercles noirs complets ou interrompus, réguliers ou irréguliers ; tantôt isolés, tantôt placés les uns à la suite des autres, ou empiétant même les uns sur les autres ; ou bien de simples lignes noires se coupant sous des angles variables. L'espace circonscrit par les cercles noirs, ou par les lignes noires, demeure clair. (Voyez fig. 14 et 15). C'est pour mieux faire ressortir les contours des mouches que l'on a dessiné ces contours en *blanc* sur un fond *noir*. En réalité, ces contours sont *noirs* et le fond est *blanc*. La remarque précédente s'applique également aux figures 12 et 13.

Les mouches fixes sont vues dans l'espace, sur le papier blanc, sur le sol que le malade foule, sur un mur blanc placé à une certaine distance du patient. Elles sont toujours *noires*, ce qui permet de les distinguer des *mouches volantes physiologiques*. Elles conservent une situation immuable dans l'espace, sur le papier, sur le sol, tant que l'œil fixe le même point ;

---

[1] *Annales d'oculistique*, t. III, p. 241.

ce qui les différencie des *mouches volantes morbides* ou *hyaloïdiennes* qui sont animées, comme nous l'avons dit, d'un mouvement ascensionnel, puis d'un mouvement de descente, et finissent par disparaître momentanément, quand l'œil, après avoir été porté en divers sens, reste ensuite immobile.

Comme exemple de figures bizarres auxquelles donnent lieu les mouches fixes, nous rapporterons l'observation suivante :

OBS. XX. *Scléro-schoroïdite postérieure des deux côtés, avec choroïdite atrophique. OEil droit plus mauvais que le gauche. Absence de corpuscules du corps vitré. Vision de mouches fixes à gauche seulement.* Mme L.***, quarante-deux ans, surveillante dans un atelier d'imprimerie, dont l'observation a déjà été rapportée en partie (page 45), nous raconte qu'il y a deux mois et demi, un matin, en fixant

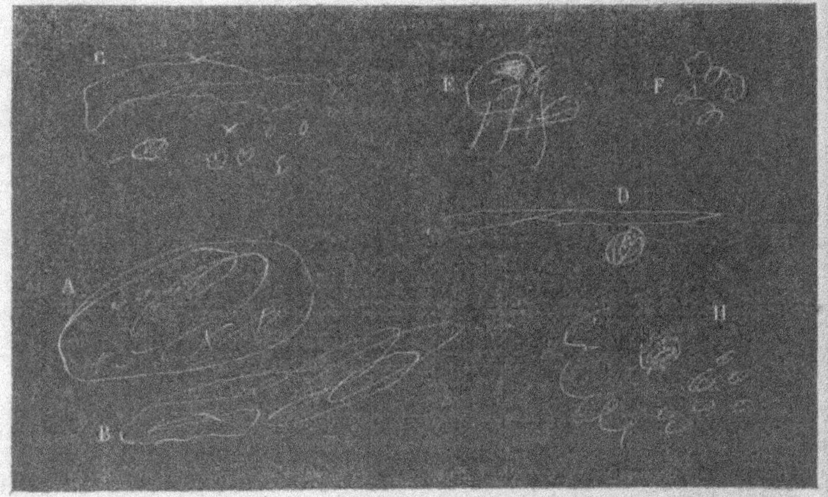

Fig. 15.

une feuille de papier blanc, elle aperçoit l'image (C fig. 15) qu'elle me dessine elle-même et qui est reproduite ici exactement. Actuellement, elle lit sans difficulté de petits caractères d'imprimerie, à la distance de 19 centimètres, avec l'œil *gauche*. Elle ne peut lire que de gros caractères, en se servant de l'œil *droit*. Si on lui fait fixer une feuille de papier imprimé, avec l'œil *gauche*, elle aperçoit la figure A, qu'elle dessine et qu'elle compare à un *nuage pourvu d'une foule de petits points*. Fixe-t-elle, du même œil, un mur blanc placé à une certaine distance, elle voit la figure B, qu'elle compare à *une grosse pluie qui descend*. De l'œil *droit*, elle ne voit rien de semblable. Les yeux sont en apparence sains ; aucune altération de la conjonctive, de la cornée, de la chambre antérieure, de l'iris, de la pupille. L'examen ophthalmoscopique montre quelques stries grisâtres à la périphérie du cristallin ; une transparence parfaite de l'humeur vitrée qui ne renferme aucun corpuscule. J'ai déjà dit (page 46) qu'il existe une scléro-choroïdite postérieure de chaque côté, avec choroïdite atrophique par places (pl. IV, fig. 16).

Quelques jours plus tard, les fausses images perçues par l'œil *gauche* ont changé d'aspect et représentent les figures D, dessinées par la malade. Quelques jours plus tard encore, la patiente nous dit qu'elle voit un peu à sa gauche, et à une distance d'environ un mètre, les figures E qu'elle trace sur le papier. Cinq jours après, en fixant une feuille de papier blanc, elle dessine la figure H.

Trois ans plus tard, Mme L*** est revenue à ma consultation. Elle a été contrainte de renoncer à sa profession. Elle voit toujours les *mouches*, de l'œil *gauche* seulement ; jamais de l'œil *droit*. La vision est restée plus mauvaise à droite qu'à gauche. Les mouches sont vues sur le papier, sur le linge blanc, sur un mur placé de l'autre côté de la rue. Elles cessent d'être aperçues, quand le papier blanc qu'on présente à la patiente, est placé à une certaine distance et mal éclairé. Quand elle traverse un jardin, et que le temps est clair, il lui semble, en regardant la terre, que des mouches sont sur le sol et courent devant elle, à mesure qu'elle marche. Elle voit plus de mouches quand il pleut. Ces mouches sont toujours *noires ; elles suivent invariablement les mouvements de l'œil*, c'est-à-dire qu'elles montent, descendent ou restent à la même place, suivant que l'œil se porte en haut, en bas ou reste dans l'immobilité. Elles sont plus noires, quand le jour est sombre, qu'à une lumière vive. L'examen ophthalmoscopique démontre l'absence de tout corpuscule du corps vitré.

Nature des mouches fixes. Tous les auteurs s'accordent à considérer les mouches fixes comme dues à l'existence de points *insensibles* de la rétine. Plusieurs expériences faciles à répéter démontrent, en effet, que les parties de la rétine devenues insensibles à l'action de la lumière produisent dans le champ visuel une tache noire. 1° Si on fixe pendant quelques instants le soleil, et qu'on reporte ensuite les yeux sur une feuille de papier blanc, on voit une tache noire qui s'éclaircit peu à peu et finit par disparaître. La portion de la rétine qui a reçu la lumière solaire a épuisé sa sensibilité, pour un temps très-court ; elle ne *voit plus* pendant ce temps, c'est-à-dire que les objets le mieux éclairés paraissent *noirs :* le noir est, en effet, l'absence de toute sensation visuelle. 2° L'expérience bien connue de Purkinje pour voir les vaisseaux sanguins et le point central de la rétine, est encore une preuve de cette dernière proposition. On se place dans une chambre obscure ; on ferme l'un des yeux, pendant qu'on regarde fixement, devant soi, avec l'autre œil. Une bougie allumée est promenée lentement de haut en bas et de bas en haut, au côté temporal, ou de droite à gauche au-dessous de l'œil resté ouvert. Au bout de quelques secondes, on aperçoit distinctement les vaisseaux sanguins de la rétine, avec toutes leurs ramifications, d'une teinte sombre, fortement grossis, se projetant sur un fond d'un blanc grisâtre, situé au-devant de l'œil, à *la distance de la vision distincte du sujet.* Wheatstone a très-bien expliqué la formation de cette image dans l'espace : si les vaisseaux de la rétine étaient complétement opaques, ils empêcheraient la transmission de la lumière à la matière nerveuse située au-dessous d'eux, et leurs branches se verraient constamment dans l'espace. Comme ces vaisseaux sont transparents, la quantité de lumière qui les traverse ne diffère pas beaucoup de celle qui tombe directement sur la rétine. Mais, quand la membrane nerveuse a été fatiguée par une lumière vive, ce qui arrive précisément, lorsqu'on promène, pendant quelques instants, une bougie devant l'œil, les vaisseaux deviennent visibles, parce que la rétine n'est plus impressionnée par la lumière qui passe à travers les vaisseaux. 3° Les recherches récentes entreprises par Coccius[1], avec son auto-ophthalmoscope, ont corroboré cette explication, en démontrant que la rétine est vraiment insensible dans les points où elle est masquée par les plus grosses branches des vaisseaux centraux.

Un fait qui démontre bien que les mouches fixes sont dues à des points relativement insensibles de la rétine, c'est que, si, sur un sujet qui présente des mouches de ce genre, et qui a d'ailleurs une vue excellente, on diminue l'acuité de la vision par l'instillation de l'atropine, les mouches disparaissent, pour revenir dès que l'atropine a épuisé son action, c'est-à-dire au bout de quelques jours.

Si, au lieu de s'en tenir à cette simple donnée, que les mouches fixes sont produites par l'existence de points relativement insensibles de la rétine, on veut approfondir le sujet, et préciser l'espèce de lésion qui les détermine, on tombe dans le domaine des hypothèses. En effet, il importe de remarquer que, chez bon nombre de sujets affectés de ces sortes de mouches, l'ophthalmoscope ne fait découvrir aucune lésion matérielle appréciable. D'un autre côté, on rencontre des sujets qui ont des lésions matérielles fort graves de la rétine ou de la choroïde, et qui n'accusent pas de mouches fixes. Voici, par exemple, une femme de trente-deux ans, qui offre une pigmentation très-prononcée de la rétine, des deux côtés, chez laquelle il existe, à droite, une atrophie partielle de la choroïde, correspondant à la région de la *macula*. Lorsqu'elle fixe un mot d'une page imprimée, elle le voit assez sombre pour ne pas pouvoir le lire, pendant qu'elle voit distinctement les mots placés au-dessus et au-dessous : elle lit le n° 1 de Jæger. Malgré l'existence de cette interruption bien caractérisée dans le champ visuel, elle affirme, de la manière la plus formelle, qu'elle ne voit pas de mouches, ni dans l'air, ni sur le linge, ni sur une feuille de papier blanc. Voilà un autre sujet atteint d'une atrophie de la moitié externe de chacun des nerfs optiques, bien reconnaissable, à l'ophthalmoscope, par la teinte blanche de la portion correspondante des papilles optiques : chez lui, la vision a diminué notablement d'énergie ; elle est meilleure de côté que de face. Interrogé à plusieurs reprises, il affirme qu'il ne voit pas de mouches. Je cite un troisième exemple : il s'agit d'un ciseleur affecté d'une scléro-choroïdite postérieure des plus avancées, avec choroïdite congestive par places, choroïdite atrophique dans d'autres : les lésions sont identiques aux deux yeux. Il est myope; il lit, d'un œil aussi bien que de l'autre, des caractères d'imprimerie fins. De l'œil droit seulement, il voit ces caractères comme à travers un nuage. Quand il fixe une feuille de papier blanc, il ne voit pas de mouches ; il n'en aperçoit pas non plus dans l'espace.

On voit, d'après les considérations précédentes, que si les mouches fixes doivent être considérées comme de *très-petites lacunes* dans le champ visuel,

---

[1] *Annales d'oculistique*, t. L, p. 69.

il est impossible de déterminer l'espèce de lésion qui en est la cause, et que l'esprit a beau jeu pour se perdre en hypothèses sur leur mode de production. On les a attribuées à un *état variqueux des veines de la rétine*, à des *névromes de la pulpe rétinienne*, à une *paralysie partielle de la rétine*, à des *états morbides divers de la choroïde*, du *nerf optique* et même du *cerveau*.

Pronostic; traitement. Les mouches fixes sont, le plus souvent, incurables : elles peuvent persister, pendant des années, sans que la vision soit autrement troublée ; elles n'en sont pas moins un sujet de préoccupation incessant pour ceux qui en sont atteints, et fort gênantes pour ceux qui appliquent constamment leurs yeux. D'autres fois, elles sont un symptôme concomitant d'affections graves de la choroïde et de la rétine ; dans ce dernier cas, la vision s'abaisse progressivement, et le pronostic est très-fâcheux.

Quelle que soit la cause qui en détermine la production, il y a lieu de conseiller aux malades de faire un usage modéré des yeux, d'éviter toutes les circonstances de nature à congestionner ces organes. Les moyens thérapeutiques propres à faire disparaître ces apparitions, quand on ne constate aucune lésion matérielle de l'œil à l'ophthalmoscope, sont sans action. J'ai essayé inutilement les frictions stimulantes autour de l'orbite, les révulsifs sur la même région, les dérivatifs sur le canal intestinal. Le repos de l'organe est la meilleure médication.

DU DALTONISME.

On rencontre des sujets qui sont incapables de distinguer les diverses couleurs. Cet arrêt de développement dans les fonctions de l'appareil nerveux optique a été appelé par Goëthe *akyanoblepsie* ; par Wardrop, *vision colorée* ; par Heling, *achromatopsie* ; par Sommer, *chromatopseudopsie*. La dénomination de *daltonisme*, sous laquelle on le désigne plus généralement, est empruntée à Dalton, savant physicien anglais, qui était lui même affecté d'une imperfection innée des sensations des couleurs.

Tantôt il y a impossibilité absolue de distinguer aucune couleur ; d'autres fois cette impuissance est bornée à certaines couleurs seulement, bien déterminées. En partant de ce principe, Szokalski [1] a établi cinq classes de daltoniens : la première comprend les individus qui n'ont aucune idée nette et tranchée des couleurs ; ils ne distinguent que le blanc du noir. Dans la seconde, se trouvent les sujets qui ont la faculté de reconnaître la couleur *jaune*. Ceux de la troisième distinguent non-seulement le *jaune*, mais le *bleu* ; le *rouge* et le *bleu* donnent la même sensation, c'est-à-dire sont confondus. Ceux de la quatrième sont encore incapables de distinguer le *rouge* ; ils le confondent avec le *vert* ; au lieu de la couleur rouge, ils aperçoivent une couleur *gris cendré*. Dalton était précisément dans ce cas. Il ne reconnaissait dans le spectre solaire que trois couleurs : le *jaune*, le *bleu* et le *pour-*

---

[1] *Essai sur les sensations des couleurs dans l'état physiologique et pathologique de l'œil; Annales d'oculistique*, t. III, p. 1, 49.

pre (indigo et violet réunis). Le *jaune* contenait l'*orangé*, le *jaune* et le *vert* des autres observateurs : le bleu se confondait presque avec le pourpre. La partie du spectre qu'on appelle *rouge*, lui semblait *à peine quelque chose de plus qu'une ombre ou qu'une absence de lumière*. Le jaune, l'orangé et le vert étaient pour lui la même couleur, avec différents degrés d'intensité. Enfin, dans la cinquième classe se rangent tous les individus qui ont la faculté de percevoir les couleurs primitives ; ils voient donc le *jaune*, le *rouge*, le *bleu*, ont la sensation du blanc et du noir, mais confondent les diverses combinaisons de ces couleurs primitives. Ainsi , l'*orangé* ressemble au *jaune*, le *violet* au *bleu*. Toutes les couleurs sont tranchées, et le passage insensible d'une couleur à l'autre n'est pas perçu.

Fréquence. Le défaut de perception des couleurs , ou du moins de certaines couleurs, est plus fréquent qu'on ne le croit généralement. D'après Prévost [1], sur vingt personnes rassemblées au hasard, on en trouve une affectée de daltonisme. D'après une statistique communiquée à Mackenzie par Wilson, sur 1,454 personnes examinées à Edimbourg, il y en avait 1 sur 55 qui confondait le rouge avec le vert, 1 sur 60 qui confondait le brun avec le vert, 1 sur 46 qui confondait le bleu avec le vert. Szokalski considère la chromatopseudopsie comme plus fréquente chez les hommes que chez les femmes ; Mackenzie émet une opinion tout à fait opposée. Si on n'envisage que les daltoniens de la cinquième classe, ceux qui ont la faculté de distinguer les couleurs élémentaires du spectre, mais qui ne reconnaissent pas les combinaisons variées des couleurs, on trouve plus d'hommes que de femmes. Ceci peut tenir à ce que les premiers sont moins familiarisés avec les couleurs *mixtes* que les femmes ; qu'ils n'ont pas appris à les connaître, parce que leur genre de toilette n'exige pas, sous ce rapport, des notions aussi étendues. Mais pour ce qui concerne les quatre premières classes de daltoniens , les hommes l'emportent et de beaucoup sur les femmes.

Hérédité. Elle est signalée dans un certain nombre d'observations. Le daltonisme peut attaquer un ou plusieurs membres d'une génération, pendant que les autres membres en sont exempts. Ce vice fonctionnel peut sauter une ou plusieurs générations ; il semble se propager plus facilement par les descendants du sexe féminin que par les hommes. Un sujet, cité dans les *Philosophical Transactions* [2], voyait le rouge et le vert de la même manière. Son père, son oncle maternel, une de ses sœurs, ses deux fils, étaient atteints de daltonisme. Bronner [3] rapporte qu'un sujet était affecté de chromatopseudopsie : ses deux filles distinguent bien les couleurs. Une de ces filles a trois fils, sur lesquels il en est deux qui distinguent les couleurs, pendant que le troisième est atteint de daltonisme. La seconde fille épouse un homme qui reconnaît bien les couleurs : ils ont trois fils, tous trois atteints de daltonisme. L'aîné des trois fils a lui-même cinq enfants

[1] *Mémoires de la Société de physique et d'histoire naturelle de Genève*, t. XII, p. 196. Genève, 1849. — [2] Vol. LXVIII, p. 611. London, 1779. — [3] *Medical Times and Gazette*, 12 avril 1859.

doués d'une vision normale; le second a quatre enfants, sur lesquels un seul est affecté de chromatopseudopsie.

Autres conditions étiologiques. Szokalski a fait remarquer que, dans les observations qu'il a réunies, tous les sujets affectés de daltonisme étaient d'origine germanique (Allemands, Anglais, Suisses). On n'en trouve que rarement parmi les individus appartenant à la race romaine (Français, Italiens, Espagnols). Ils ont généralement une constitution robuste, un tempérament bilieux et mélancolique. L'état de la vision est variable. Dans un cas rapporté par Tuberville, le sujet pouvait lire à une lumière très-faible ; un autre distinguait les objets à une plus grande distance, et beaucoup plus nettement pendant l'obscurité que le commun des hommes. Un milicien, examiné par Decondé[1], pour lequel toutes les couleurs du spectre se confondaient en deux couleurs seulement, le *jaune* et le *bleu*, avait, au contraire, la vision tellement faible, qu'au bout de quelques instants elle était abolie. On a observé le daltonisme aussi bien chez les myopes que chez les presbytes. Les deux yeux en sont toujours affectés simultanément.

La dyschromatopsie s'est montrée parfois d'une manière temporaire, c'est-à-dire que la faculté de distinguer les couleurs a été abolie pendant un court espace de temps. Wartman[2] a observé quelques sujets qui n'ont pu reconnaître les couleurs d'une aurore boréale, bien qu'antérieurement ils en eussent vu d'autres.

Le daltonisme est donc parfois accidentel. On l'a signalé dans le cours de la grossesse[3]. Gouriet[4] a rapporté l'histoire d'un malade chez lequel il a pratiqué l'opération de la cataracte, par dépression à gauche, par broiement à droite. La kératonynis fut suivie d'un succès complet à gauche ; la vision se rétablit complétement ; mais l'opéré resta pendant six mois sans pouvoir distinguer, de ce côté, le *rouge*, alors qu'il percevait nettement toutes les autres couleurs. Le rouge donnait la sensation du *gris*.

Certaines affections cérébrales sont parfois suivies de daltonisme. Dans les amauroses cérébrales, les sujets perdent la faculté de distinguer les diverses couleurs, mais d'une manière qui n'offre rien de constant, si tout au moins j'en juge par les observations que j'ai recueillies.

Les couleurs *jaune* et *bleu* sont celles dont la perception subsiste le plus longtemps. Les autres donnent des sensations variables, sans qu'il y ait rien d'absolu au point de vue de la nature de l'impression. Ainsi, la couleur *verte* est vue *cerise*, *rose*, et le plus souvent *grise ;* le rouge-cerise est vu *rose*, *jaune*, *rouge* ou encore *gris*.

Cause réelle du daltonisme. On n'a émis jusqu'ici que des hypothèses sur la cause réelle de la chromatopseudopsie. Dalton pensait que chez les sujets affectés de ce vice fonctionnel de la vision, le corps vitré est coloré. L'examen des yeux de Dalton, fait par l'ordre de ce savant, après sa mort, a donné un démenti à sa théorie, puisque, chez lui, ni l'humeur

---

[1] *Annales d'oculistique*, t. XX, p. 52. — [2] *Ibid.*, t. XXI, p. 180. — [3] *Gazette des hôpitaux*, 29 mars 1860. — [4] *Ibid.*, 1861, p. 450.

vitrée ni la rétine n'étaient colorées. D'après Wardrop, la rétine est plus fortement impressionnée par les rayons *bleus* et par les rayons *jaunes* que par les rayons des autres couleurs, parce que, en raison de leur mode de réfraction à travers les milieux de l'œil, les premiers tombent plus directement que les autres sur la rétine. Si cette théorie de la chromatopseudopsie était vraie, on corrigerait cette imperfection de la vision par des verres d'un foyer approprié. En avançant que le daltonisme est dû à une paralysie des fibres de la rétine, qui nous donnent, par leur activité, la sensation de la couleur non perçue, Young a émis une hypothèse, sans expliquer la véritable cause de ce défaut de perception. On n'est guère plus avancé avec l'hypothèse de Hartman, qui admet un état de paresse et de torpeur de la rétine et des nerfs moteurs de l'œil, ni avec celle de Brewster, à savoir que la rétine est insensible pour les rayons colorés situés soit d'un côté, soit de l'autre du spectre solaire. Herschell et Szokalski pensent que le défaut de perception des couleurs doit être rapporté au cerveau.

Pronostic. Traitement. Le daltonisme congénital est incurable ; celui qui succède à certaines affections cérébrales peut disparaître par un traitement approprié à la nature de la maladie principale.

On a conseillé, dans la première espèce, de provoquer les sensations des couleurs, en montrant souvent aux sujets des échantillons diversement colorés d'abord, puis une surface blanche ou noire. Ces exercices sont peut-être de nature à développer un sens qui manque en totalité ou en partie. Se fondant sur les expériences de Seebeck et de Wilson, démontrant que les daltoniens peuvent reconnaître à la lumière artificielle la différence de certaines couleurs qu'ils confondent à la lumière naturelle, et qu'en leur faisant voir les couleurs à travers des verres jaunes, ou orange pâle, ils distinguent le rouge du vert, on a conseillé l'emploi habituel de ces sortes de verres. C'est là un moyen purement palliatif.

DES PHOSPHÈNES.

Lorsqu'on comprime l'œil à travers les paupières, on voit, dans la région orbitaire, une image lumineuse à laquelle Savigny [1] a donné le nom de *phosphène*. Newton, D. Brewster, Quetelet, Mackenzie, Szokalski en ont parlé d'une manière vague, et Morgagni [2] lui-même semble en avoir en connaissance. Savigny en a fait l'objet d'une communication détaillée à l'Académie des sciences, en 1838 ; mais on ne saurait refuser à Serre, d'Uzès [3], le mérite d'avoir étudié ce phénomène avec le plus grand soin.

Toutes les fois qu'on exerce une légère compression sur un des points du globe oculaire, on produit deux sensations lumineuses simultanées ; l'une plus éclatante et plus grande, du côté opposé au point comprimé, c'est le

---

[1] *Comptes rendus de l'Académie des sciences*, 9 juillet 1838. — [2] *De sedibus et causis morborum*, lettre XIII, n° 14. — [3] *Essai sur les phosphènes ou anneaux lumineux de la rétine*. Paris, 1853.

grand phosphène; l'autre, d'une faible lueur, à côté du point comprimé, et
un peu en avant du doigt ou du corps comprimant, c'est le *petit phosphène*.
En ne tenant compte, pour le moment, que du premier, on comprend
qu'en promenant l'extrémité du doigt autour de l'œil, on donnera lieu à une
série d'images lumineuses, formant, par leur ensemble, une sorte de cercle
qui marchera en sens inverse du cercle décrit par le doigt. En ne considérant que les quatre principales de ces images, celles qui se forment aux
extrémités du diamètre vertical et du diamètre transversal de l'orbite, et
en dénommant chaque phosphène d'après l'endroit comprimé, on a un
phosphène nasal, un *phosphène temporal*, un *phosphène frontal* et un *phosphène jugal*, suivant qu'on comprime l'angle interne, l'angle externe, la
partie supérieure ou la partie inférieure de l'œil.

La figure du phosphène est subordonnée à la forme du corps comprimant. Ce dernier est-il la pulpe du doigt, on aperçoit un anneau incomplet, un croissant plus ou moins fermé ; le phosphène nasal se rapproche le plus d'un cercle complet ; viennent ensuite le temporal, le frontal
et le jugal ; le dernier offrant le quart ou le tiers d'un cercle seulement.
Plus le corps comprimant est petit, c'est-à-dire offre une surface restreinte,
plus le cercle du phosphène est relativement complet ; ainsi, avec l'extrémité d'un porte-plume, on voit l'image tout entière des phosphènes nasal
et temporal.

La couleur du phosphène est variable et subordonnée à l'intensité de la
lumière extérieure et à la constitution de l'individu ; elle est tantôt blanche
et verdâtre, tantôt jaunâtre ; si on en provoque la formation dans l'obscurité, elle est blanche verdâtre ou blanche bleuâtre.

Tous les phosphènes ne sont pas également lumineux ; sous ce rapport,
Serre les classe dans l'ordre suivant : le frontal, le temporal, le nasal, le
jugal. La durée de leur apparition est courte, une seconde environ, à la
condition toutefois que la pression de l'œil qui en provoque l'apparition,
soit elle-même instantanée et non continue.

Le *grand phosphène* est toujours aperçu, dans le champ visuel, à l'oppo-
site du point de la rétine comprimé ; il est engendré par l'impression
qu'éprouve la rétine au niveau même du point comprimé par le doigt. Le
petit phosphène semble, au contraire, le résultat d'une compression éprouvée par la rétine au point diamétralement opposé à celui sur lequel la pression digitale extérieure est exercée.

Nous avons dit que le cercle de la figure du grand phosphène n'est jamais complet ; que ce cercle offre une interruption ou une *encoche* plus ou
moins grande, suivant qu'on comprime le globe en bas, en haut, en dehors
ou en dedans. Serre rend compte de ce fait, en admettant que lorsqu'on
comprime le globe avec la pulpe du doigt, ce dernier, ne pénétrant nulle
part assez en avant dans l'orbite, la circonférence de la dépression circulaire de la rétine exercée, au lieu comprimé ou excité, vient toujours s'a-
chever en deçà du bord de la rétine, ou au moins sur des points de la surface de cette membrane dépourvus de sensibilité, en vertu de leur extrême
excentricité. Ce qui vient à l'appui de cette théorie, c'est que si, au lieu de

chercher à produire les phosphènes, en comprimant l'œil avec la pulpe du doigt, on exerce cette compression avec l'extrémité d'un porte-plume, que l'on peut introduire plus profondément entre l'œil et les parois de l'orbite, on fait apparaître le phosphène sous la forme d'un cercle complet. Ce dernier résultat s'obtient également lorsque, expérimentant sur l'œil très-saillant d'un myope, on fait tourner l'organe fortement dans une direction opposée au point du globe sur lequel la pulpe du doigt exerce une compression, afin d'atteindre une portion de rétine située à une certaine distance en arrière de la cornée.

Manière d'obtenir et d'interroger le phosphène. Le malade est placé dans une chambre peu éclairée, le dos tourné vers la fenêtre. Il ferme doucement les yeux, comme dans l'attitude du sommeil. Le chirurgien porte l'indicateur demi-fléchi dans la rainure orbitaire, en refoulant au-devant du doigt la paupière et les autres tissus, agissant à la fois avec la pulpe du doigt et l'ongle qui la surmonte, il imprime au globe de l'œil *trois ou quatre petites secousses brusques, saccadées, séparées par une demi-seconde d'intervalle.* On peut encore, au lieu de saccades, exercer sur l'œil une pression en *allées et venues.* Ce mode d'exploration a l'avantage de faire persister plus longtemps l'image phosphénienne. Pour favoriser la production de cette dernière, on engage le sujet à porter son attention sur le lieu où l'anneau phosphénien doit apparaître, et à tourner le globe de ce côté, afin de rendre accessible à la compression des portions de la rétine habituellement cachées sous le rebord de l'orbite.

Applications de la rétinoscopie phosphénienne à la pathologie oculaire. — 1° *Amaurose.* L'absence du phosphène est le signe *pathognomonique* de l'amaurose. Alors même que les malades conservent la faculté de distinguer le jour de la nuit, l'ombre des objets opaques passant devant l'œil, la pression méthodique de la pulpe du doigt sur le globe est inhabile à développer le phosphène, en cas de paralysie de l'appareil nerveux optique. Il résulte même des observations de Serres que, dans quelques cas d'amauroses imminentes, la disparition des phosphènes précède de plusieurs heures l'abolition de la vue. Dans l'amaurose commençante, on constate, non plus la disparition des phosphènes, mais des modifications dans leur grandeur, leur forme, leur couleur, leur nombre. Ainsi, le cercle lumineux réveillé par la pression devient plus petit; il peut perdre sa forme circulaire ou même n'avoir plus de forme arrêtée; la teinte en est variable, bleue, jaune, rouge, grise, noire. A mesure que l'appareil nerveux de l'œil perd sa sensibilité, on voit disparaître les phosphènes dans l'ordre suivant : le jugal, le frontal, le temporal, le nasal.

Dans quelques cas cependant, la vue persiste, malgré la disparition des phosphènes, et, dans d'autres, la vue s'affaiblit considérablement, bien que les phosphènes persistent. Serres rend compte de ce phénomène par une théorie ingénieuse, fondée sur l'inégale sensibilité des divers segments de la rétine, et sur l'impossibilité de comprimer les parties profondes de cette membrane inaccessibles au doigt. Il est d'une grande importance d'en tenir compte pour le pronostic. Ainsi, que la pression exercée sur l'œil cesse de donner lieu à la production des phosphènes, bien que la vision persiste encore, il est permis d'en inférer que la rétine est insensible à la circonférence seulement ; mais il y a tout lieu de supposer alors que cette anesthésie gagnera les parties profondes de la rétine, celles qui sont les plus importantes pour l'accomplissement de la vision. L'absence anticipée d'une partie des phosphènes peut donc être considérée comme un signe avant-coureur de l'amaurose.

Lorsque la paralysie de la rétine se termine par la guérison, on constate la réapparition des phosphènes dans un ordre inverse à celui de leur disparition ; le phosphène nasal renaît le premier, puis le temporal, le frontal, enfin le jugal.

L'exploration de la rétine par les phosphènes offre bien plus d'intérêt encore, lorsque la vision est profondément obscurcie ou abolie par des altérations matérielles des milieux réfringents, comme dans certaines cataractes, des atrésies de la pupille. Les chances de retour de la vision, dans ces cas, après une opération de cataracte ou de pupille artificielle, sont certainement subordonnées au degré de sensibilité conservée par la rétine, et, d'après de nombreuses observations recueillies par Serres, l'état des phosphènes est un guide plus sûr pour résoudre cette question, que la persistance pour le malade de la faculté de distinguer la lumière des ténèbres.

2° *Asthénopie, kopiopie.* Pour les distinguer de l'amaurose commençante, on a recours à l'épreuve des phosphènes ; celles-ci existent-elles, ont-elles conservé leur forme, leur éclat, l'appareil nerveux optique n'est pas altéré.

3° *Myopie, presbytie.* On confond souvent, dans la pratique, des amblyopies résultant d'un défaut d'adaptation de l'œil aux distances, avec des amblyopies réelles, conséquences d'altération de la rétine. Plus souvent encore, et j'aurai plus tard occasion de rapporter plusieurs faits de ce genre, l'inégale adaptation aux distances des *deux* yeux rend la vue trouble et fait croire à l'existence d'une amaurose. Avec des verres appropriés, on corrige cette aberration de la vue. C'est le cas de s'assurer, par l'épreuve des phosphènes, si les deux rétines ont conservé leur sensibilité.

4° *Cataractes.* On sait que certaines variétés, notamment la *noire*, ont été longtemps un sujet d'embarras pour le chirurgien, quand il fallait la distinguer de l'amaurose. Dans ce cas, si la pression unguéale de l'œil développe les cercles lumineux, on écartera l'idée d'une maladie de la rétine.

5° *Mydriase.* Il en est de même pour la mydriase idiopathique, qui se distinguera de celle qui n'est que l'expression d'un état de souffrance de la rétine, par la persistance des phosphènes dans le premier cas, leur modification ou leur abolition dans le second.

Appréciation. L'exploration de l'œil par l'épreuve des phosphènes avait, il y a quelques années, une importance que l'investigation des parties profondes de l'organe avec le miroir réflecteur et la lentille convexe ont amoindrie. Pour le diagnostic différentiel de la cataracte et de l'amaurose, l'éclairage latéral de l'œil, l'exploration de l'image fournie par la lentille biconvexe l'emportent sur la rétinoscopie phosphénienne. Quand un trouble marqué des milieux réfringents, des oblitérations pupillaires, rendent ce mode d'examen impossible, l'épreuve des phosphènes reprend toute sa valeur. Dans les cataractes très-avancées, que l'on soupçonne compliquées d'un affaiblissement de la rétine, il y a urgence à s'assurer, par l'épreuve des phosphènes, de l'état de l'appareil nerveux de l'œil, pour ne pas entreprendre une opération qui exposerait le malade à une triste déception, dans les cas où l'opacité cristallinienne serait compliquée d'une amaurose. La rétinoscopie phosphénienne mérite donc de conserver une large place dans le diagnostic des affections oculaires.

PHOTOPSIE. CHRUPSIE.

Nous avons fait remarquer, à l'histoire des phosphènes, que la compression de l'œil donne lieu à l'apparition de cercles lumineux. Ces phantasmes se montrent parfois spontanément chez quelques malades, sous des formes variées : c'est là ce qu'on a désigné sous les noms de *photopsie, pyropsie, scotomes inflammatoires, myodésopsie étincelante*. Les sujets se plaignent de voir, dans l'obscurité, des étincelles, des flammes, des roues de feu, des éclairs, des aigrettes lumineuses. Ces phénomènes indiquent un état congestif de la rétine et de la choroïde : on les observe chez ceux qui exercent les yeux d'une manière exagérée, surtout le soir, à la lumière des lampes ou des becs de gaz ; ils sont communs chez ceux qui sont affectés d'une choroïdite congestive.

D'autres sujets aperçoivent, autour des objets, des anneaux colorés ; ou bien ils accusent dans le champ visuel des taches jaunes, rouges ou d'autres couleurs : c'est ce qu'on appelle *chrupsie*. Ces phénomènes peuvent tenir, ou bien à un trouble de la réfraction, l'œil cessant d'être achromatique, ou à une modification dans l'état de la rétine. Szokalski pense que lorsqu'une ou plusieurs papilles de la rétine sont complètement paralysées, les sujets voient des mouches fixes noires ; si la paralysie est incomplète, il y aura des scotomes jaunes, rouges, bleus, d'après le degré de réduction de la fonction.

SECTION II.

MALADIES DE L'ORBITE ET DE LA RÉGION ORBITAIRE.

CONSIDÉRATIONS ANATOMIQUES.

L'appareil de la vision est renfermé dans une cavité osseuse, située à la réunion du crâne et de la face et désignée sous le nom d'*orbite*.

Les orbites ont la forme d'une pyramide quadrangulaire, à base dirigée de haut en bas et de dedans en dehors, à sommet dirigé en arrière et en dedans. On leur distingue quatre parois, quatre angles, une base et un sommet. Leur situation réciproque est telle, que, si on en suppose les axes prolongés en arrière, ces axes se rencontrent au niveau de la portion moyenne de la base du crâne. Leur profondeur présente des variétés individuelles ; de la partie la plus reculée de la fente sphénoïdale, qui correspond au sommet de la pyramide, à la partie centrale de la base, il y a de quatre et demi à cinq centimètres, circonstance de nature à influer sur le degré de saillie ou d'enfoncement du globe oculaire, beaucoup moins cependant que la quantité plus ou moins abondante de tissu cellulo-graisseux de l'orbite.

La *paroi supérieure ou voûte* est concave, et formée en avant par le frontal, en arrière par la petite aile du sphénoïde. On y remarque, en avant et en dehors, une fossette destinée à loger la glande lacrymale ; en arrière la suture fronto-sphénoïdale, et plus en arrière encore, le trou optique qui livre passage au nerf de ce nom et à l'artère ophthalmique. Elle fait partie de la base du crâne et, du côté de cette cavité, elle est en rapport avec les lobules antérieurs du cerveau, circonstance qui explique la gravité de ses lésions traumatiques.

La *paroi inférieure ou plancher* est inclinée en dehors ; formée en arrière par l'os palatin, en avant par la face supérieure de l'os de la pommette et la face orbitaire du maxillaire supérieur. On y rencontre, à la partie la plus reculée, une gouttière qui loge le nerf, l'artère et la veine sous-orbitaires, et, plus en avant, un canal creusé dans l'épaisseur du tissu osseux, destiné au passage des mêmes organes. Les rapports immédiats de cette paroi avec le sinus maxillaire en expliquent le refoulement ou l'absorption graduelle, par des tumeurs qui ont pris leur point de départ dans la cavité du sinus.

La *paroi interne* est formée par le sphénoïde, l'ethmoïde et l'unguis, les deux sutures réunissant ces os ; on trouve à la partie la plus antérieure la gouttière lacrymale ; c'est la plus mince et la moins résistante des parois de l'orbite ; elle est en rapport avec les fosses nasales ; ce qui a suggéré l'idée de la perforer, dans la partie lacrymale, pour ouvrir une route artificielle aux larmes.

La *paroi externe* est dirigée obliquement en dedans et en arrière ; elle est constituée par le sphénoïde et l'os malaire ; elle présente, en avant, l'orifice du canal malaire.

Des quatre angles, le supérieur externe présente en arrière la fente sphénoïdale; en avant, l'articulation du frontal avec le sphénoïde et l'os malaire. La fente sphénoïdale établit une communication entre la cavité crânienne et l'orbite ; c'est par elle qu'arrivent, de l'une à l'autre, la branche ophthalmique de Willis, le nerf moteur oculaire commun, le moteur oculaire externe, le pathétique, la veine ophthalmique. L'angle supérieur interne offre les trous orbitaires internes, au nombre de deux ou trois, destinés à donner passage aux artères ethmoïdales antérieure et postérieure, dont plusieurs ramifications se portent à la pituitaire et vont s'anastomoser avec des ramifications de l'artère sphéno-palatine, branche de terminaison de la maxillaire interne. Ces communications entre le système circulatoire de l'appareil de la vision et les vaisseaux de la pituitaire pourraient être mises à profit, pour procurer une déplétion plus directe du premier, dans les phlegmasies de l'œil ou de ses annexes, soit en faisant appliquer quelques sangsues dans la narine correspondante, soit en pratiquant des scarifications sur la pituitaire. Des deux angles inférieurs, l'externe seul est de quelque intérêt ; il présente en arrière la fente sphéno-maxillaire, établissant une communication entre l'orbite et les fosses zygomatique et ptérygo-maxillaire. Par cette fente passent les vaisseaux et nerf sous-orbitaires.

La *base* de l'orbite est de forme quadrilatère et présente un rebord saillant, surtout en dehors, en haut et en bas. Vers la réunion du quart interne avec les trois quarts externes du bord supérieur, existe une échancrure qui donne passage à l'artère sus-orbitaire, au nerf frontal externe et à une veine qui, provenant de l'orbite, se jette dans la veine frontale, au niveau de la racine du nez. L'arcade sourcilière présente quelquefois, au lieu d'une échancrure, un trou entièrement osseux, dans lequel passent l'artère, le nerf et la veine. Lorsqu'il n'y a qu'une simple échancrure, celle-ci est toujours convertie en trou par un petit cordon fibreux qui se continue inférieurement avec le ligament large de la paupière supérieure. Pour ce qui est des rapports que présentent le nerf frontal et l'artère sus-orbitaire, en traversant le trou ostéo-fibreux, ou complétement osseux, on constate que le nerf se divise en deux branches entre lesquelles se place ordinairement l'artère. La veine répond au côté interne du trou. Il y a cependant quelques variétés individuelles à ce sujet [1].

Le *sommet* de l'orbite répond au point de jonction des fentes sphénoïdale et sphéno-maxillaire.

La face interne de l'orbite est tapissée par le périoste qui se continue à travers la fente sphénoïdale et le trou optique avec la dure-mère. On admet généralement que cette dernière se divise en deux feuillets, l'un destiné à revêtir les parois de l'orbite, l'autre à servir d'enveloppe au nerf optique qu'elle accompagne jusqu'à la sclérotique avec laquelle elle se confond à sa terminaison.

Indépendamment du globe oculaire et des muscles qui meuvent ce dernier, de vaisseaux, de nerfs, d'une aponévrose qui sera mentionnée plus loin, l'orbite contient une certaine quantité de tissu cellulo-graisseux, destiné à servir de coussinet élastique à l'œil. Les parois de la cavité orbitaire étant inextensibles, on comprend que lorsque le tissu cellulaire qui y est contenu se tuméfie, l'œil est repoussé en avant ; le même effet est produit par le développement de tout autre tumeur dans l'orbite.

[1] Sappey, Communication particulière faite le 2 juillet 1861.

CHAPITRE I.

ANOMALIES DE L'ORBITE.

La plupart des anomalies de l'orbite sont liées à des vices de conformation de l'œil. Ainsi, chez les cyclopes, les deux orbites sont confondus en une seule cavité ; Bartholinus, Denys, Sybel, ont signalé des cas, dans lesquels les orbites manquaient complétement. Ces cavités offrent de nombreuses variétés de forme et de dimensions ; elles peuvent être plus nombreuses qu'à l'état normal ; on en a rencontré trois, et même quatre, chez des monstres à deux têtes soudées. Une des causes principales de leur rétrécissement est l'hydrocéphalie ; le liquide accumulé dans le crâne refoulant la paroi supérieure en bas.

Elles sont tantôt plus rapprochées, tantôt plus éloignées que de coutume, ce qui a pour conséquence de rapprocher ou d'éloigner les yeux dans les mêmes proportions.

Les os qui concourent à former l'orbite sont eux-mêmes sujets à des anomalies plus ou moins prononcées. On comprend que, lorsque l'os frontal manque complétement, ainsi que cela a été signalé par Otto[1], la paroi supérieure de l'orbite manque aussi en grande partie. D'autres fois, la portion orbitaire de l'os est plus ou moins développée ; la frontale seule n'existe pas.

Dans certains orbites, on ne trouve pas de trou optique, ou bien ce trou est à l'état rudimentaire. Dans d'autres, l'os unguis manque complétement, et la place qu'il occupe est comblée, soit par la lame papyracée de l'ethmoïde, soit par l'os propre du nez et l'apophyse montante de l'os maxillaire supérieur.

Parmi les organes contenus dans l'orbite, il ne sera question, pour le moment, que des vaisseaux et des nerfs, à part l'optique qui motivera une description spéciale. Dans un cas de cyclopie, on a trouvé les deux artères ophthalmiques réunies en un seul tronc[2]. Lorsque l'œil est réduit à de petites proportions, ou que cet organe présente d'autres vices de conformation, on constate souvent l'absence de plusieurs des nerfs de l'orbite. L'anomalie la plus intéressante de l'appareil nerveux est celle qui porte sur le ganglion ophthalmique. Otto[3] a vu la longue racine de ce ganglion, ou la racine motrice, provenir du nerf moteur oculaire externe, au lieu du moteur oculaire commun, qui la fournit habituellement. Pourfour du Petit[4], Grant[5], ont signalé des cas dans lesquels le ganglion reçoit des filets nerveux à la fois du moteur oculaire commun et du moteur oculaire externe. Il est bien plus rare de ne pas rencontrer de filets moteurs dans la longue

[1] Ad. Guill. Otto, *Monstror. 600 descr. anat.* Vratislaviense, in-fol. 1842. — [2] *Histoire de l'Académie royale de Berlin.* 1754. — [3] *Loc. cit.* — [4] *Mém. Acad. des sciences de Paris,* 1726. — [5] Longet, *Anat. et phys. du syst. nerveux,* t. II, p. 111.

racine de ce ganglion, qui est alors remplacée par une branche provenant du nerf nasal [1].

CHAPITRE II.

BLESSURES DE L'ORBITE.

Elles sont faites par des instruments piquants, tranchants, contondants ordinaires ou par des armes à feu. Les uns et les autres, les deux dernières espèces surtout, déterminent souvent des solutions de continuité des os, c'est-à-dire des fractures.

ARTICLE I.

Plaies par instruments piquants et tranchants.

Ces plaies sont occasionnées par des instruments divers : une épée, un fleuret déboutonné accidentellement, l'extrémité d'un bâton, un crochet destiné à soulever des charges, un tuyau de pipe, l'extrémité aiguë d'un des fragments d'un manche de fouet cassé en deux, l'extrémité aiguë d'un parapluie, une verge à fabriquer des clous préalablement rougie au feu, une fourche à plusieurs dents servant au chargement de voitures de fumier, une lance, un couteau, une lime, une broche, un éventail, un sabre, etc.

Tantôt la blessure est bornée à la base ou au contour de l'orbite, tantôt elle pénètre dans la cavité elle-même. Dans le premier cas, si c'est le bord supérieur de l'orbite qui est atteint, il peut y avoir lésion du nerf frontal, de l'artère sus-orbitaire; si c'est le bord inférieur, l'instrument peut entamer le nerf sous-orbitaire. D'après l'étendue et la profondeur de la solution de continuité du nerf, il y aura, dans les deux cas, de simples douleurs névralgiques ou une paralysie de certaines portions de la face ou du front. Dans tous les cas, les lésions superficielles sont peu graves; cependant on a observé parfois des accidents sérieux, soit du côté de l'œil, soit du côté de l'encéphale, avec des plaies insignifiantes du pourtour de l'orbite, et alors que l'instrument vulnérant avait épuisé son action sur cette partie. Sabatier [2] rappelle les faits de Camérarius, Morgagni et Valsalva, où des blessures légères à la paupière supérieure, près de l'angle interne de l'orbite ont été suivies de la perte de la vue du côté malade. D'autres fois, la lésion superficielle est plus sérieuse, comme le témoigne le fait suivant, rapporté par Ribes [3] :

Obs. XXI. Un jeune chirurgien reçoit un coup de fleuret dans l'endroit même où le nerf frontal est logé, auprès de l'échancrure qui lui donne passage ; il perd absolument la vue de ce côté. En examinant la plaie, on trouve le nerf comme

---

[1] Hyrtl, *Lehrbuch der Anatomie des Menschen*, p. 596. Prag., 1846. — [2] *Anatomie*, t. III, p. 228. — [3] *Mémoires*, t. I, p. 225.

haché et presque entièrement coupé. La cécité vint par degrés, et fut complète en peu de temps.

A une époque où la connaissance des fonctions départies aux différents nerfs était peu avancée, la coïncidence de la lésion du nerf frontal et des troubles de la vue, observée chez quelques blessés, avait fait croire que la première était la cause des seconds. Personne ne soutiendrait plus aujourd'hui une pareille opinion, que les expériences de Vicq d'Azyr [1] ont, d'ailleurs, réfutée. Ce médecin a frappé, piqué, déchiré, contus, coupé le nerf frontal sur des quadrupèdes, sans qu'il en résultât jamais d'altération du sens de la vue ou de l'œil du côté correspondant. Richerand [2] a vu les plus graves accidents survenir à l'occasion des plaies du sourcil; il les rapporte à la commotion du cerveau, bien plus qu'à la lésion de la branche frontale du nerf ophthalmique. Delpech [3] exprime la même pensée. Nous reviendrons plus loin sur les troubles qui surviennent du côté de l'œil.

Lorsque l'instrument, sans pénétrer dans l'orbite, rencontre le pourtour de cette cavité dans une certaine direction, qu'il est poussé avec force, il peut, après avoir traversé les parois osseuses, arriver dans les cavités voisines, les fosses nasales, le sinus maxillaire, la fosse temporale.

PLAIES PÉNÉTRANTES DE L'ORBITE. Les effets sont variables; tantôt la blessure est bornée aux organes contenus dans l'orbite, et, dans ce cas, l'œil est ménagé ou plus ou moins gravement compromis; tantôt les parois de l'orbite sont simplement atteintes; tantôt, enfin, elles sont traversées par l'instrument, qui arrive plus ou moins profondément dans le crâne. Si c'est une arme tranchante qui est mise en action, l'orbite peut être fendu de part en part. Un soldat allemand est blessé au front, par une épée large et pesante qui coupe l'os frontal et le cerveau jusqu'au niveau des yeux. La vue est abolie immédiatement. Le malade se rétablit dans l'espace de deux mois, mais en restant aveugle [4]. O'Halloran [5] rapporte une histoire analogue, d'un individu qui reçut un coup avec une épée à dos; il y eut une blessure qui s'étendait du sommet de l'os frontal à l'orbite gauche, formant un hiatus étendu dans lequel se trouvaient compris les os, les membranes et le cerveau. La guérison eut lieu au bout de cinq semaines.

Les plaies par des instruments piquants qui pénètrent dans le crâne, soit par la voûte, ce qui est le cas le plus fréquent, soit par l'une des parois latérales de l'orbite, sont beaucoup plus graves.

OBS. XXII. Un maître d'armes livre un assaut; son adversaire lui porte un coup de fleuret vers l'œil droit, l'instrument se rompt et l'extrémité brisée franchit le masque, traverse l'arcade sourcilière et pénètre à travers la voûte de l'orbite, dans l'intérieur du crâne. Le blessé tombe et reste privé de l'intelligence et des sens; bientôt il est pris de convulsions. Le troisième jour, il y a une paralysie du sentiment et du mouvement des membres, la respiration devient stertoreuse, la

[1] Histoire de la Société royale de médecine, p. 316. 1776. — [2] Nosographie chirurgicale, t. 1, p. 255. Paris, 1805. — [3] Précis élémentaire des maladies réputées chirurgicales, t. I, p. 347. Paris, 1816. — [4] Marchetti, Observationum sylloge, obs. 17. Londini, 1729. — [5] On injuries of the Head; Transactions of the royal Irish Academy, vol. IV, p. 157.

mort arrive le quatrième jour. A l'autopsie, on trouve une perforation de la paroi supérieure de l'orbite droit, à l'endroit où le frontal s'unit à la petite aile du sphénoïde et à l'ethmoïde ; la blessure s'étend à la portion correspondante de la face inférieure du lobe antérieur du cerveau. L'artère communiquante antérieure a été lésée. Le lobe moyen gauche est contus [1].

Obs. XXIII. Un homme reçoit un coup d'épée au grand angle de l'œil *droit*, pénétrant jusque dans le cerveau. Le blessé perd sur-le-champ connaissance ; il revient ensuite ; tout le côté *gauche* du corps est paralysé. Il éprouve, de temps en temps, des douleurs de tête plus ou moins intenses. La vie se conserve ainsi deux mois, avec une fièvre lente, et finit par le marasme. La maigreur était plus prononcée à gauche qu'à droite. A l'autopsie, on trouve un abcès sur toute l'étendue du corps *cannelé* droit (corps strié) et qui anticipait sur la couche du nerf optique du même côté [2].

Quelquefois les plaies de l'orbite pénétrant dans le crâne ne donnent lieu à aucun phénomène immédiat ; mais bientôt éclatent les accidents les plus formidables, et la mort survient promptement.

Obs. XXIV. Un homme reçoit un coup d'épée dans l'orbite gauche ; regarde cette blessure comme insignifiante et continue à boire, à manger et à marcher. Le lendemain matin, on le trouve mort dans son lit. A l'autopsie, on constate que l'épée a traversé l'orbite et pénétré dans le crâne jusqu'au cervelet [3].

Obs. XXV. Un ouvrier est atteint à l'œil gauche par un crochet destiné à soulever des charges, et enlevé lui-même à plusieurs pieds de hauteur. Aucun phénomène ne se manifeste d'abord ; mais au bout de trente à trente-six heures, surviennent brusquement des symptômes annonçant une compression du cerveau ; des portions de substance cérébrale mélangée de sang s'échappent par la plaie ; la mort arrive huit heures après le début de ces accidents. A l'autopsie, on trouve la voûte orbitaire complètement broyée et une contusion avec perte de substance du lobe antérieur correspondant du cerveau [4].

Obs. XXVI. Un homme est frappé avec un fer pointu près de l'œil droit, après quoi il passe trois jours sans éprouver aucune lésion sensible dans les fonctions. Le quatrième jour, il se rend de son propre mouvement à l'hôpital et meurt quelques heures après, contre l'attente des médecins qui ne voyaient nulle part de blessure mortelle, et parce qu'il paraissait n'y avoir qu'une simple contusion de l'œil. A l'autopsie, on reconnaît que l'instrument vulnérant a passé entre l'œil resté intact et la paroi supérieure de l'orbite ; que cette paroi ayant été perforée, l'instrument a été enfoncé dans la portion correspondante du cerveau, jusqu'à un travers de doigt des parois du ventricule droit [5].

Obs. XXVII. Un lieutenant d'un régiment de highlanders est blessé au-dessous du sourcil gauche par la pointe d'un parapluie. La blessure occasionne si peu de douleur et d'ébranlement, que l'officier se rend à pied, à la distance d'un demi-

[1] Dupuytren, *Leçons orales de clinique chirurgicale*, 2ᵉ édit., t. VI, p. 213. — [2] *Prix de l'Académie de chirurgie*, édit. in-4°, t. IV, 1ʳᵉ part., p. 536. — [3] Petri Borelli, *Historiarum et observationum centuria*, II, Obs. 19. Francfort, 1676. — [4] *Lancet*, may 12, 1832, p. 190. — [5] J.-B. Morgagni, *Recherches anatomiques sur le siége et les causes des maladies*, trad. de Desormeaux et Destouet, Paris, 1823 ; t. VIII, p. 295 ; lettre LI, n° 57.

mille anglais, pour se faire panser. Le lendemain matin, le malade était à déjeuner, quand son chirurgien vint le visiter. Le surlendemain, à sept heures du matin, éclatent de violentes convulsions, suivies bientôt d'intervalles de coma. Le patient succombe à neuf heures du soir. A l'autopsie, on constate que le bout en cuivre du parapluie, long de deux pouces, a traversé la portion orbitaire du frontal et s'est logé dans l'hémisphère gauche du cerveau [1].

OBS. XXVIII. De la Motte [2] parle d'un huissier audiencier qui, en faisant de l'escrime, reçoit un coup de baguette au grand angle de l'œil; le blessé tombe sans connaissance, mais revient promptement. Pendant huit jours, il n'éprouve que peu de douleurs ; après ce temps, il se sent faible et meurt en un instant, sans que le chirurgien ait le temps d'appliquer aucun remède.

La mort peut être prompte, immédiate même, lorsque certaines parties de l'encéphale sont atteintes.

OBS. XXIX. On avait chargé un petit canon d'enfant de poudre et d'un morceau de tuyau de pipe. Une petite fille reçoit la charge et tombe sur-le-champ ; quand on l'apporte à l'hôpital, elle est morte. A l'autopsie, on constate que le tuyau de pipe a pénétré par la région de la caroncule lacrymale, a ensuite perforé la voûte orbitaire pour pénétrer profondément dans le lobe antérieur du cerveau [3].

OBS. XXX. Un homme reçoit, pendant une rixe, l'extrémité aiguë d'un parapluie dans l'orbite. Il tombe mort. On trouve, au-dessus du tendon de l'orbiculaire, une plaie par laquelle on peut introduire facilement le petit doigt jusqu'au fond de l'orbite. La petite aile du sphénoïde est fracturée et séparée du frontal, qui est également brisée dans une partie de son étendue. La dure-mère et le cerveau sont déchirés à la partie antérieure de la fosse moyenne de la base du crâne [4].

Quelquefois la terminaison est moins grave ; les blessés survivent, bien que le cerveau ait été lésé; mais il reste une perturbation plus ou moin grave de certaines fonctions. Un élève de l'École polytechnique reçoit, en s'exerçant à l'escrime, un coup de fleuret à la paupière supérieure. L'arme se brise, fracture la voûte orbitaire et pénètre dans le cerveau. A l'instant, chute du blessé, hémiplégie du côté du corps opposé à la blessure. Le malade guérit, en conservant la paralysie d'une des moitiés du corps [5]. Un jeune homme, dont l'observation a été rapportée par Nebel [6], fut plus heureux encore. Une épée pointue pénètre au-dessous de l'angle externe de l'œil gauche, à travers la paupière inférieure et est dirigée obliquement en haut. A l'instant même, paralysie du côté correspondant à la blessure, mouvements convulsifs du côté opposé, aphonie; bientôt après, délire, perte de la mémoire. Trois semaines plus tard, écoulement de sanie par l'oreille droite. Six semaines après l'accident, le blessé recouvre une santé parfaite.

[1] *Quarterly journal of medical science*, vol. XI, p. 252, Dublin, 1851. [2] *Traité complet de chirurgie*, t. I, p. 697, 3e édit. revue par Sabatier, Paris, 1771. — [3] *Annales d'oculistique*, t. XXXIII, p. 222. — [4] Mackenzie, *Traité pratique des maladies de l'œil*, t. 1, p. 15; 4e édit. Paris, 1856. — [5] Dupuytren, *loc. cit.*, t. VI, p. 216. — [6] Morgagni, *loc. cit.*, lettre LI, no 58.

OBS. XXXI. Une fourche à empiler du foin vient frapper par mégarde le sourcil droit d'un homme ; l'une des dents de l'instrument pénètre profondément dans l'orbite, pendant que l'autre vient se montrer à la partie externe de la tête. La fourche ayant été retirée, le blessé éprouve une sensation semblable à celle qui serait occasionnée par l'arrachement de l'œil. A peine a-t-il fait quelques pas, que le côté gauche du corps s'affaisse et qu'il tombe. Il se rétablit ; mais la paralysie persiste ; les doigts de la main gauche restent contracturés et le pied du même côté ballottant de côté et d'autre. Néanmoins, au bout de quelques mois, il peut marcher assez bien pour parcourir l'espace d'un mille en trente minutes. Le goût, l'odorat et la vue sont restés intacts [1].

Il arrive parfois qu'un instrument vulnérant enfoncé dans l'orbite atteint seulement le périoste des parois. Quelques chirurgiens ont pensé que, dans ces cas, le tissu fibreux peut devenir le siége d'une phlegmasie chronique, et, par suite, de sécrétions plastiques plus ou moins solidifiables, d'où la production d'exostoses. Une femme de la campagne reçoit sur la paroi supérieure de l'orbite un léger coup de corne de vache qui produit une contusion insignifiante. Plus tard, il se développe une douleur sourde vers la base de la paupière ; l'œil, repoussé par une tumeur osseuse provenant de l'orbite, sort de cette cavité et descend sur la joue [2]. Pour établir une relation de cause à effet entre une plaie de l'orbite et la production d'une exostose des parois de cette cavité, il faudrait des observations nombreuses et circonstanciées. Rien ne prouve que, dans ces cas, il n'y ait pas eu une simple coïncidence, les malades étant toujours disposés à rapporter à une violence extérieure le développement de tumeurs de toutes sortes.

Les instruments vulnérants, en pénétrant dans l'orbite, peuvent intéresser des vaisseaux ; comme ceux-ci sont d'un petit calibre, l'hémorrhagie est peu à craindre. Il ne serait pas impossible qu'il se produisît un anévrysme faux primitif dans le tissu cellulaire de l'orbite. L'observation suivante, rapportée par Scott [3], est citée comme exemple de ce genre de lésion. Rien ne prouve cependant qu'il y ait eu un anévrysme des branches de l'artère ophthalmique ou du tronc proprement dit de ce vaisseau. En comparant ce fait à un autre, que nous rapporterons à l'article *Fractures de l'orbite* (Obs. LXXVI, p. 145), on est porté à se demander s'il ne s'agissait pas d'un anévrysme artério-veineux de la carotide et du sinus caverneux, par suite de lésion traumatique du premier de ces deux vaisseaux.

OBS. XXXII. Un jeune garçon tombe par l'écoutille d'un vaisseau ; il est atteint de commotion cérébrale et d'une contusion violente avec gonflement du côté droit de la tête. L'œil droit est très-saillant en avant, fixe et privé de mouvement, avec dilatation de la pupille et abolition de la vision. Les phénomènes cérébraux se dissipent, mais l'œil fait une saillie de plus en plus forte et devient le siége de pulsations isochrones aux battements du cœur. Le malade ne peut tolérer la compression sur la région oculaire, pratiquée dans le but de faire reprendre à l'organe sa place dans l'orbite. Quarante jours après l'accident, il se fait par le nez une hé-

[1] *Médical Times*, 1851, p. 516. — [2] Rognetta, *Traité philosophique et clinique d'ophthalmologie*, p. 126. Paris, 1844. — [3] *Medico-chirurgical Transactions*, vol. XXII, p. 134. London, 1854.

morrhagie artérielle abondante, qu'on arrête par la ligature de la carotide primitive, pratiquée par Scott. A partir de ce moment, la saillie du globe diminue et disparaît graduellement.

Les nerfs sont parfois atteints et divisés, en partie ou en totalité ; de là des paralysies plus ou moins étendues, ou des névralgies. Les muscles de l'œil paraissent aussi avoir été intéressés dans certains cas, ce qui entraîne soit une simple déviation, soit un véritable prolapsus du globe oculaire. Ce dernier accident résulte parfois, suivant Weller [1], d'un épanchement de sang dans l'orbite. B. Bell [2] et White [3] ont observé une luxation de l'œil produite par le corps étranger qui a pénétré dans la cavité orbitaire. Voici le premier de ces deux faits :

Obs. XXXIII. Un coin de fer pointu qui était entré au-dessous de l'œil, l'avait poussé hors de l'orbite, dont il avait même percé une portion, et y était resté fixé solidement, l'espace d'un quart d'heure ; pendant ce temps, le malade éprouva une douleur très-vive ; il ne voyait pas du tout de l'œil affecté ; le globe sortait tellement, qu'il y avait lieu de soupçonner une rupture du nerf optique ; et l'on doutait qu'il pût être de quelque utilité de le remettre en place. Cependant, comme on ne risquait rien de le tenter, je le fis ; et je vis, avec beaucoup de plaisir et d'étonnement, qu'en ôtant le coin, ce qui ne se fit qu'avec difficulté, parce qu'il était enfoncé jusqu'à sa base, la vision se rétablit à l'instant, avant même que l'œil fût replacé. Il fut alors aisé de le faire rentrer dans l'orbite ; l'on prit des précautions pour éviter les effets de l'inflammation, et le malade conserva parfaitement la vue.

L'instrument vulnérant peut rester enfoncé dans l'orbite, à une profondeur plus ou moins considérable.

Obs. XXXIV. Un maître d'armes au régiment de Normandie reçoit, dans un assaut, un si violent coup de fleuret à l'œil droit, que le bouton rentre dans la lame et que celle-ci se rompt au niveau du globe, laissant dans le crâne un bout de la longueur d'un demi-pied. Le blessé tombe sans connaissance, et la tuméfaction cache la portion restée saillante du corps étranger. Percy fend et vide l'œil pour faciliter l'extraction de l'arme, qui ne peut être faite qu'au moyen d'une pince à écrou prise chez un horloger [4].

Obs. XXXV. François de Lorraine, duc de Guise, fut blessé devant Boulogne, d'un coup de lance qui, pénétrant au-dessus de l'œil droit et se dirigeant vers le nez, sortit du côté opposé, entre la nuque et l'oreille. Le fer de la lance et une portion du bois rompu restèrent dans la plaie ; il fallut déployer une grande force pour les retirer, en se servant de tenailles de maréchal. « Toutefois nonobstant cette grande violence, qui ne fut sans fractures d'os, nerfs, veines et artères, et autres parties, mondit Seigneur par la grâce de Dieu fut guary [5]. »

D'autres blessés ont retiré l'arme eux-mêmes, alors que des chirurgiens avaient échoué dans les tentatives d'extraction.

[1] *Traité théorique et pratique des maladies des yeux*, t. I, p. 168 ; traduit par Riester. Paris, 1832. — [2] *Cours complet de chirurgie théorique et pratique*, t III, p. 211 ; trad. de Bosquillon. Paris, 1796. — [3] Ch. White, *Cases in Surgery*, p. 131. — [4] Percy, *Manuel du chirurgien d'armée*, p. 112, Paris, 1792. — [5] *Œuvres d'Ambroise Paré*, 11e édit., p. 785. Lyon, 1652.

OBS. XXXVI. Un élève de l'École polytechnique, faisant des armes avec un de ses camarades, sans être masqué, reçoit un coup de fleuret démoucheté à l'angle interne de l'œil gauche. Un jeune chirurgien essaye en vain de retirer l'arme. Le blessé, cherchant avec la pointe du pied la garde du fleuret, l'arrache d'un coup. Il y eut le lendemain une hémiplégie incomplète du côté droit du corps ; mais ces phénomènes se dissipent promptement ; au bout de quinze jours, F*** était complétement rétabli, et l'œil du côté blessé est resté bon [1].

Les instruments piquants, enfoncés dans l'orbite, après avoir résisté à des efforts réitérés d'extraction, sont quelquefois expulsés spontanément.

OBS. XXXVII. Une jeune fille de dix ans, jouant avec d'autres enfants, auprès d'un rouet à filer du coton, tombe sur une de ces brochettes de cinq ou six pouces de longueur, très-pointues, et sur lesquelles se place la bobine de coton. L'instrument pénètre de deux pouces environ dans l'orbite, entre la paroi interne de cette cavité et le globe de l'œil, et est cassé de façon que deux ou trois lignes proéminent au dessus de la surface de la peau. On essaye de le tirer, et on trouve assez de difficulté pour ne pas insister. Dix jours après, le fragment est sorti de lui-même de neuf ou dix lignes ; un mois après, d'une plus grande quantité ; et il ne tient presque plus, au point que l'on croit pouvoir le retirer, en le saisissant avec les doigts. A peine est-il sorti, que l'enfant est pris de convulsions et meurt un quart d'heure après. Pendant toute la durée de la présence du corps étranger, la vision n'a pas été affectée et il n'y a pas eu d'accidents considérables, à tel point que l'enfant a pu aller et venir [2].

Les plaies pénétrantes de l'orbite donnent lieu à une phlegmasie plus ou moins intense, qui peut se propager jusqu'aux enveloppes du cerveau. Une femme opérée par Ballingall d'un kyste de l'orbite est prise d'un phlegmon violent de l'orbite ; l'œil se rompt, le délire survient et la malade succombe [3]. S'il reste dans l'orbite des portions de corps étranger, des phlegmasies se montrent à des intervalles répétés, jusqu'à ce que le corps étranger soit expulsé.

OBS. XXXVIII. Un cultivateur est frappé à l'œil par des fragments de pierre lancés par l'explosion d'une mine. Pendant trois mois, il se manifeste tous les symptômes d'un phlegmon de l'orbite : exorbitisme, douleurs atroces, ophthalmie, battements dans l'orbite, abcès à la paupière, chémosis. On le traite d'abord par les antiphlogistiques ; enfin F. Cunier ayant ouvert un abcès à la base de la paupière supérieure, sent au fond un corps étranger qu'il croit être un os nécrosé et extrait un morceau d'écorce d'arbre, recouvert de débris de fausse membrane. Les suites furent heureuses, la vue ayant été conservée [4].

Traitement. Dans toute plaie de l'orbite, il faut prévenir le développement d'accidents inflammatoires, par un traitement antiphlogistique énergique. Si le corps vulnérant est resté dans la blessure, on en fait l'extraction immédiate, en ménageant le plus possible les organes contenus

---

[1] Desmarres, *Traité théorique et pratique des maladies des yeux*, 2ᵉ édit., t. I, p. 143. — [2] A. P. Demours, *Traité des maladies des yeux*, t. II, p. 45. Paris, 1818. — [3] Rognetta, *loc. cit.*, p. 127. — [4] *Annales d'oculistique*, t. VII, p. 4.

dans l'orbite. C'est à tort que Mackenzie[1] attribue à Percy le précepte de sacrifier l'œil, dans les cas où l'extraction est difficile. Percy[2] ne recommande cette pratique que dans les cas où le corps étranger est enfoncé dans l'œil même, alors qu'on ne peut l'extraire par les moyens ordinaires, et nullement dans les cas de corps étrangers enfoncés dans l'orbite. Lorsque le globe oculaire est sorti de la cavité qui le renferme, et que ce déplacement est la conséquence d'un épanchement sanguin dans l'orbite, Weller[3] conseille d'élargir la plaie pour évacuer la matière de l'épanchement. « Le globe oculaire reprend alors, dit-il, sa position naturelle, sans autre secours de l'art. » Nous croyons préférable, en pareille circonstance, d'attendre la résorption du sang, ou de la favoriser par des topiques résolutifs, dans la crainte que l'évacuation du foyer ne rappelle une hémorrhagie.

Il convient, dans les plaies par instruments tranchants, de tenter une réunion par première intention, alors même qu'une portion des parois osseuses de l'orbite a été complétement séparée.

OBS. XXXIX. Un jeune homme reçoit une blessure par instrument tranchant ; la plaie s'étend obliquement de la partie supérieure de la fosse temporale gauche, en traversant la racine du nez, jusqu'à la fosse canine droite. Il en résulte un lambeau comprenant les parties molles de la région temporale, les parties molles de la région supérieure de l'orbite et une partie de la portion orbitaire du frontal, ainsi que l'apophyse externe de cet os. Une partie de la cavité de l'orbite et de celle du crâne est ouverte, si bien qu'on aperçoit le globe de l'œil et les mouvements du cerveau. Ces deux organes paraissent sains. Ribes rapproche exactement les lèvres de la plaie, et les maintient à l'aide de bandelettes agglutinatives. En six semaines, le blessé est guéri ; l'œil du côté lésé reste privé de la faculté de voir, et la paupière supérieure correspondante, paralysée[4].

Les indications à remplir, en cas de blessure de l'œil ou d'autres organes renfermés dans l'orbite, tels que la glande lacrymale, le sac lacrymal, les muscles du globe, feront l'objet d'articles particuliers.

ARTICLE II.

Plaies par instruments contondants.

Les instruments contondants ordinaires, tels qu'un bâton, une pierre lancée de loin, produisent tantôt une simple *contusion* de l'orbite, tantôt une solution de continuité, c'est-à-dire une *plaie contuse*. Les mêmes lésions sont la conséquence d'une chute dans laquelle la région orbitaire porte sur un corps dur ; selon que ce dernier offre une surface mousse ou des angles saillants, il y aura une contusion simple ou une plaie contuse.

La CONTUSION donne lieu dans cette région, comme dans d'autres points du crâne, à la formation de bosses sanguines, qui plus d'une fois ont conduit à des erreurs de diagnostic. Ces tumeurs étant molles au centre et

---

[1] *Loc. cit.*, t. I, p. 20. — [2] *Manuel du chirurgien d'armée*, p. 112. — [3] *Loc. cit.*, t. I, p. 108. — [4] *Mémoire de la Société médicale d'émulation*, t. VII, p. 86. Paris, 1811.

dures à la périphérie, reposant d'ailleurs sur un plan osseux résistant, sont facilement déprimées à leur centre, et le cercle dur qui les borde, en impose pour un cercle osseux dû à l'enfoncement d'une portion d'os. Ajoutez que parfois ces bosses sanguines présentent des pulsations occasionnées par la rupture de quelque artériole, qui ont été prises pour des battements de la masse cérébrale subjacente. On évite une pareille méprise en refoulant graduellement dans le tissu cellulaire le sang de la périphérie de la tumeur, et en s'assurant ainsi, que la surface osseuse subjacente n'est nullement interrompue dans sa continuité.

Obs. XL. Un enfant, de huit à neuf ans tomba dans une cave ; il se fit une bosse de la grosseur d'une poire de rousselet ; elle occupait la tempe depuis le *coin de l'œil* jusqu'au-devant de l'oreille. La tumeur était molle et la circonférence résistait comme les bords d'un enfoncement des os du crâne ; on y sentait des pulsations. On crut à un véritable enfoncement des os du crâne et on considérait les pulsations de la tumeur comme appartenant aux mouvements du cerveau. J.-L. Petit assura les parents qu'il n'y avait rien de pareil ; que les battements appartenaient à l'artère temporale, ouverte par la contusion. On ouvrit la tumeur, et on constata un épanchement sanguin entre le muscle temporal et la peau, une blessure de l'artère temporale. La guérison fut prompte[1].

On a observé parfois, dans les contusions de la région orbitaire, un obscurcissement ou même une perte de la vue, des accidents cérébraux plu s ou moins graves ; c'est à tort que ces phénomènes ont été attribués à la lésion du nerf frontal ; ils sont la conséquence d'une lésion par contre-coup du globe oculaire lui-même et de la substance cérébrale.

Obs. XLI. Lady Le Desp*** me consulta, en 1816, pour son fils, âgé de dix-neuf ans, qui, en franchissant à cheval une barrière assez élevée, fut jeté rudement sur le gazon ; la tête porta la première, et il y eut une contusion sur le bord de l'orbite gauche. L'ecchymose qui en résulta fut légère, parce que l'herbe était épaisse ; mais la commotion donna lieu probablement à un épanchement de sérosité dans les ventricules du cerveau ; *la vue de l'œil* du même côté fut subitement perdue, à un tel point que la lumière directe du soleil à laquelle j'exposai cet organe, ne produisit sur lui d'autre impression que d'exciter le rétrécissement de la pupille, l'iris ayant conservé la liberté entière de ses mouvements, même lorsqu'on couvrait l'œil droit. Il n'y avait eu d'ailleurs aucun accident remarquable[2].

Obs. XLII. Un des ducs de Larochefoucauld reçut, au faubourg Saint-Antoine, une balle morte au front, qui n'entama point les tissus et ne fit pas perdre connaissance. Il perdit à l'instant et pour toujours la vue des deux côtés[3].

Obs. XLIII. Un éclat de bombe frappe, en 1830, la joue gauche d'un jeune homme qui se battait ; le blessé est conduit à l'hôpital de la Charité. L'œil gauche n'a pas été touché ; il conserve toutes ses formes, mais il a perdu sur-le-champ, et sans retour, la faculté de voir, par le seul fait de la commotion. Hennen et Baudens ont observé la cécité chez des militaires frappés au front par un léger coup de feu[4].

---

[1] J.-L. Petit, *OEuvres complètes*, p. 334; édit. Bibliot. chirurg. — [2] Demours, *Traité des maladies des yeux*, t. I, p. 411. — [3] Voltaire, *Siècle de Louis XIV*. — [4] Rognetta, *loc. cit.*, p. 115.

A une époque où on ne possédait pas les moyens d'exploration propres à reconnaître l'état des parties profondes de l'œil, on pouvait croire que cet organe était intact, parce que les parties superficielles étaient saines. L'ophthalmoscope a révélé dans les cas de ce genre des lésions qu'on avait seulement soupçonnées.

J'ai rapporté plus haut (page 49) l'exemple d'un jeune homme qui reçut une violente contusion de la partie inférieure de l'orbite gauche. Il ne se préoccupa pas d'abord de cet accident, ne fit attention qu'à une ecchymose conjonctivale et continua ses occupations. Il ne s'aperçut qu'au bout de quelques jours, en fermant l'œil sain, que l'œil, du côté atteint, avait perdu notablement de la faculté de voir. Quand je l'examinai à l'ophthalmoscope, je trouvai un épanchement sanguin étendu derrière la rétine avec des portions de la choroïde, probablement déjà en voie d'atrophie. Si tous les sujets atteints de contusion du pourtour de l'orbite, et en même temps de cécité ou d'une diminution notable de la vision, avaient pu être examinés de la sorte, on n'aurait pas introduit dans la science une foule de théories propres à rendre compte, d'une manière plus ou moins satisfaisante, de l'amaurose qui succède aux blessures du pourtour de l'orbite, par une prétendue lésion des nerfs de la région, et une transmission de l'irritation du nerf lésé jusqu'à la rétine, à travers des voies plus ou moins détournées.

Ces principes établis, on peut juger la valeur qu'il faut attacher au conseil donné par quelques oculistes, notamment par Beer et Weller[1] de pratiquer la section ou l'excision du nerf frontal, dans les amauroses qui sont la conséquence de blessures du pourtour de l'orbite.

Une contusion légère, superficielle, se termine d'une manière favorable au bout de quelques jours. Est-elle plus forte, il en résulte un gonflement plus ou moins considérable des parties voisines et parfois une phlegmasie diffuse.

Dans le premier cas, on emploie des moyens locaux simples; on couvre la partie lésée de compresses trempées dans un liquide résolutif : eau de Goulard, eau salée, eau-de-vie camphrée, etc. Les bosses sanguines comportent les mêmes moyens, auxquels on ajoute, avec succès, une compression méthodique des parties, à l'aide d'un bandage convenable. Dans le second cas, on prescrit un repos complet, on soumet le blessé à un traitement antiphlogistique énergique. Si la phlegmasie se termine par suppuration, ce qui est rare, on ouvre de bonne heure le foyer purulent.

Les PLAIES CONTUSES se présentent sous forme de simples *excoriations* ou de *plaies* proprement dites. Les premières exigent une surveillance attentive, attendu qu'elles peuvent occasionner des érysipèles, lorsqu'elles sont irritées par un mauvais pansement, ou que le blessé se livre à des écarts de régime. On les couvre, dans les premières heures, de topiques répercussifs, et plus tard d'un pansement simple.

[1] *Maladies des yeux*, t. I, p. 107.

Les plaies contuses sont produites de diverses manières : le plus souvent c'est une chute dans laquelle l'orbite rencontre un corps anguleux ; c'est une arme telle qu'une lance, une pierre, ou tout autre corps tombant d'une certaine hauteur, et rencontrant la région orbitaire sous une direction oblique. Dans ces divers cas, la solution de continuité se fait de dehors en dedans, c'est-à-dire des parties superficielles vers les parties profondes. Les plaies contuses de l'angle orbitaire externe, celles qui répondent à l'apophyse temporale de l'orbite, se produisent, suivant Velpeau[1], par un autre mécanisme. Dans cette région l'os frontal présente, en effet, un bord tranchant, et, soit que la lésion résulte d'un coup porté d'avant en arrière contre l'orbite, soit qu'elle provienne d'une chute contre le sol, ou contre quelque corps solide extérieur, les tissus sont divisés par l'action vulnérante de l'apophyse orbitaire externe, bien plus que par celle du corps contondant. Les téguments sont pressés entre le corps extérieur plus ou moins plane ou arrondi, qui représente plutôt un point d'appui qu'un instrument tranchant, et l'apophyse orbitaire externe, qui joue le rôle d'un couteau mousse. Il résulte de ce mode de production, que la solution de continuité s'étend jusqu'à l'os dont le périoste est déchiré ; qu'elle est d'autant plus étendue, qu'on l'examine plus profondément, ce qui fait que les fluides ont une voie d'écoulement au dehors moins facile ; d'où une phlegmasie consécutive plus intense et parfois des fusées purulentes plus ou moins étendues.

Les plaies contuses de l'orbite, lorsqu'elles sont simples et convenablement traitées, peuvent ne donner lieu à aucun accident et guérir rapidement.

Obs. XLIV. Au mois de mars 1864, je fus appelé chez M. de Théville, pour voir un domestique qui avait été pris sous la roue d'un carrosse qui avait versé. Il en fut quitte heureusement pour une plaie avec contusion, qui occupait presque entièrement le sourcil, de la longueur de deux travers de doigt, mais fort peu large, et *sans aucun accident*. Je pansai ce blessé avec un plumasseau plat, couvert de digestif et ensuite tout sec. Il fut guéri en quatorze ou quinze jours[2].

A l'orbite, comme dans toutes les autres régions du crâne, les plaies contuses offrent quelquefois des lambeaux plus ou moins considérables, dans lesquels sont comprises toutes les parties molles jusqu'à l'os mis à découvert dans une plus ou moins grande étendue. Malgré la difficulté qu'on éprouve à obtenir une réunion par première intention, en raison de la contusion des bords de la plaie, il faut néanmoins tenter cette réunion. C'est encore de La Motte[3] qui va nous offrir un exemple de la valeur de cette pratique.

Obs. XLV. Au mois de juin 1684, la fille d'un gantier fait une si violente chute dans un escalier, que les téguments s'enlevèrent depuis l'endroit où commencent les cheveux, jusqu'au-dessus du nez et proche de l'oreille, ce qui formait en totalité la figure d'un fer à cheval, et l'os se trouvait à découvert dans l'étendue

[1] *Dictionnaire de médecine en 30 vol.*, t. XXII, p. 299. Paris, 1840. — [2] Dé la Motte, *Traité de chirurgie*, obs. CXXXV ; 3e édit. Paris, 1771. — [3] *Loc. cit.*, obs. CLXXXII.

d'un liard. De La Motte pratique huit points de suture entrecoupée et applique par-dessus la plaie une compresse trempée dans l'eau-de-vie. Au bout de dix jours, la jeune fille était guérie.

Une plaie contuse de l'orbite est parfois compliquée de la présence d'un corps étranger qui met obstacle à la cicatrisation, et qu'il suffit d'enlever pour obtenir une réunion.

Obs. XLVI. Un jeune maréchal des logis d'un régiment de chasseurs fit, il y a quelques mois, une chute de cheval, tomba la tête la première au pied d'une borne et se fit, sur le trajet du nerf frontal, immédiatement au-dessus du sourcil gauche, une plaie à lambeau demi-circulaire. La plaie ne se cicatrisant pas, on chercha la cause de ce retard, et on la trouva dans la présence d'un tesson de carafe dans l'épaisseur du sourcil. Le corps étranger ayant été extrait, on espéra que la plaie de la paupière se cicatriserait, et que la vue se rétablirait. Il n'en fut pas ainsi : la plaie se cicatrisa, il est vrai, mais l'amaurose subsista ; et, cinq mois après, il vint me trouver pour me demander un traitement contre ces suites de la blessure, qui, d'après les vues anatomiques les plus exactes, avait coupé, en le déchirant, le nerf frontal [1].

Les observations de perte de la vision consécutivement à des plaies contuses de l'orbite sont fréquentes. On a prétendu que la blessure du nerf frontal suffit pour produire cet effet. Il faut reconnaître que, dans un certain nombre de cas, la blessure paraît avoir entamé l'une des divisions de la branche ophthalmique ; mais ce n'est qu'une coïncidence ; et pour se rendre compte de l'abolition de la vue, il faut admettre que la même violence extérieure qui a divisé la région sourcilière, a occasionné un ébranlement de l'œil correspondant. C'est ainsi que les choses ont dû se passer dans le fait suivant rapporté par Morgagni [2].

Obs. XLVII. Une dame reçoit deux blessures, par des éclats de glaces du carrosse dans lequel *elle est renversée ;* l'une des blessures, située près du petit angle, est légère ; l'autre se trouve au-dessus du sourcil, vers le grand angle, lieu où se distribuent les ramifications du nerf frontal à sa sortie de l'orbite. Il n'y eut aucune blessure autre ni à la tête, ni au corps ; on ne remarquait aucune lésion soit à la cornée, soit au globe, et cependant cette dame perdit la vue de ce côté, au point que, le quarantième jour, elle distinguait à peine une lumière assez vive.

Les plus graves complications des plaies contuses de l'orbite sont les lésions du cerveau. Je n'en rapporterai ici que deux exemples, d'autres devant trouver place à l'article *Fractures de l'orbite.*

Obs. XLVIII. Le roi Henri II reçoit, dans un tournoi, un coup de lance qui lui fait une blessure au-dessous du sourcil droit et une plaie contuse transversale s'étendant jusqu'au grand angle de l'œil gauche, sans fracture. Il meurt onze jours après. A l'autopsie, on trouve à la partie postérieure du crâne un épanchement sanguin entre les méninges, et une contusion de la portion correspondante du cerveau [3].

---

[1] Dupuytren, *Leçons orales*, t. VI, p. 209. — [2] Morgagni, *Epistol. anatom.*, 18, n° 7. — [3] Ambroise Paré, *Œuvres*, 11e édit. ; p. 226.

Obs. XLIX. Un homme de quarante ans tombe d'un lieu élevé; l'œil gauche est froissé, la peau déchirée au-dessus du sourcil. Il se manifeste de la fièvre qui se calme un peu. Le douzième jour, la fièvre redouble; le quatorzième, il y a des convulsions de toute la partie gauche de la face, avec douleur dans l'œil. La mort arrive au vingtième jour. A l'autopsie, on constate, que la plaie contuse de l'orbite répond au nerf frontal; une *légère érosion de l'os qui sépare l'orbite du cerveau* (c'était probablement quelque fêlure de la portion orbitaire du frontal). La portion correspondante du cerveau était saine. Vers la partie gauche de l'occipital, on trouve une contusion limitée du cerveau et un décollement de la dure-mère[1].

Le TRAITEMENT des plaies contuses de l'orbite ne diffère pas de celui des plaies du même genre dans d'autres points du corps. Chercher à obtenir une réunion par première intention; prévenir une inflammation intense, par le repos de la partie blessée et un régime sévère; combattre, par un traitement antiphlogistique énergique, les phénomènes phlegmasiques, telles sont les principales règles à suivre. Pour les plaies de l'angle externe de l'orbite, dont il a été question plus haut, Velpeau[2] a mentionné quelques indications spéciales. Dans le cas où le chirurgien est appelé avant le début des symptômes inflammatoires, il est bon d'établir une compression exacte de bas en haut et d'avant en arrière, contre la face inférieure de l'apophyse orbitaire, à l'aide de petits rouleaux de charpie, de plaques d'agaric ou de compresses graduées, et de quelques diagonales de bandes ou de bandelettes de diachylon qu'on applique sur la face cutanée de la paupière supérieure, en ayant soin de laisser la plaie libre au-dessus. Les lèvres de la plaie étant ainsi rapprochées, on les couvre d'un pansement simple. La compression sur la paupière est continuée de cette façon pendant quatre ou cinq jours. Si l'on n'est appelé auprès du blessé qu'à une époque où la suppuration est déjà établie, on ramollit les bords et le voisinage de la plaie par des cataplasmes. S'il existe des foyers purulents dans la paupière, on les ouvre; sinon, la compression indiquée, comme il vient d'être dit, suffit pour arrêter la marche de cette phlegmasie diffuse. Quand celle-ci est complétement enrayée, on cesse la compression; on continue l'emploi des cataplasmes émollients, jusqu'à ce que la plaie ne suppure plus que par ses bords; on revient alors à un pansement simple, jusqu'à ce que la solution de continuité soit cicatrisée. Ces principes ne sont qu'une application au crâne de ceux que Velpeau a donnés pour le traitement, par la compression, du phlegmon diffus d'autres parties du corps[3].

PLAIES PAR ARRACHEMENT. Dans certaines conditions assez rares, des portions des parties molles et du rebord osseux de l'orbite ont été détachées du reste. Pour que pareil effet se produise, il faut que l'instrument vulnérant soit recourbé en forme de crochet à l'extrémité qui s'implante en arrière du rebord saillant de l'orbite; que le sujet blessé soit animé d'une certaine vitesse de mouvement, au moment où la lésion tend à se produire,

<hr>

[1] Morgagni, *loc. cit.*, lett. LI, nº 7. — [2] *Loc. cit.*, p. 500. — [3] *Archives générales de médecine*, t. XI, p. 192. Paris, 1826.

ou bien encore qu'une violente traction soit imprimée à l'instrument vulnérant. Les deux observations suivantes [1] donneront une idée de ce genre de plaies.

Obs. L. Un boucher sautant d'un baril à terre, sans prendre garde à un crochet à viande suspendu près de lui, fut accroché par le milieu de l'arcade orbitaire gauche ; *la portion d'os correspondante fut arrachée, ainsi que la peau et le sourcil qui la recouvrent.* La plaie guérit de telle façon, que la paupière se trouvait divisée à sa partie moyenne et que le blessé ne pouvait fermer l'œil complétement, ce qui exposait cet organe à de fréquentes inflammations. Il consulta Mackenzie, pendant la durée de l'une d'elles, plusieurs années après l'accident. L'absence de la portion d'os était facile à reconnaître, et ajoutait à la difformité produite par cette lagophthalmie. L'ophthalmie était puro-muqueuse et céda promptement à l'usage d'une solution de nitrate d'argent.

Obs. LI. Un soldat qui parcourait à cheval, pendant une nuit de décembre, la ville de Douglas, dans l'île de Man, fut atteint par le crochet en fer d'un poteau à réverbère qui, venant se fixer au-dessous du bord sourcilier de l'orbite droit, arracha complétement cette portion d'os et blessa le cerveau. Au bout de quelques semaines, il fut parfaitement rétabli.

Les indications à remplir dans ces sortes de blessures ne diffèrent pas de celles qui ont été exposées précédemment pour les autres genres de plaies.

ARTICLE III.

Plaies par armes à feu.

Il en est qui n'atteignent que la base de l'orbite ; d'autres, pénètrent plus ou moins profondément dans cette cavité, que les projectiles traversent souvent pour continuer leur trajet dans le crâne. Le siége de la lésion de l'orbite est subordonné à la direction d'après laquelle le coup est tiré, à la situation de la tête du blessé par rapport à l'arme.

1° PLAIES DE LA BASE DE L'ORBITE. Elles sont moins graves que celles qui pénètrent dans la cavité. Quelquefois la balle effleure les os sans les fracturer, et le blessé guérit sans accidents.

Obs. LII. Un ancien militaire, affecté de spleen, se tire un coup de pistolet chargé à balle, vers l'angle interne de l'œil. Le coup ayant été *dirigé obliquement*, la balle glisse sur le coronal et sillonne les téguments. Le blessé éprouve des phénomènes dits de commotion. La portion des os du crâne mise à découvert s'exfolia assez rapidement et le malade guérit [2].

D'autres fois, la balle lèse le pourtour des deux orbites, sans que les organes contenus dans ces cavités soient atteints.

[1] Mackenzie, *Traité pratique des maladies de l'œil*, t. I, p. 6 ; 4ᵉ édit. — [2] Jobert, *Des plaies par armes à feu*, p. 158. Paris, 1833.

OBS. LIII. A la bataille de Malplaquet, un soldat reçoit un coup de mousqueton dans le visage. La balle effleure le bord de l'orbite, vers la queue du sourcil gauche, déchire la paupière supérieure jusqu'au grand angle ; continue son trajet, en fracassant les os du nez vers la racine ; déchire la paupière inférieure droite, en effleurant l'orbite à la partie inférieure. Après avoir lavé la plaie et rapproché les parties, autant que le permettait la tuméfaction, avoir relevé les os du nez enfoncés, ôté quelques esquilles, Ledran[1] panse avec des plumasseaux trempés dans une liqueur convenable. La plaie de la paupière supérieure gauche est réunie plus tard au moyen de deux points de suture. Finalement la cicatrisation se fait, et le blessé guérit.

Les désordres de la base de l'orbite sont plus étendus, la lésion atteint le cerveau, et l'œil est ménagé, dans l'observation suivante rapportée par Dupuytren[2] :

OBS. LIV. Un homme, à l'attaque des Tuileries, le 29 juillet 1830, est atteint d'une balle à la commissure externe de la paupière. Le muscle temporal est traversé, l'angle externe de l'orbite brisé et enlevé dans la profondeur d'un demi-pouce ; le cerveau est mis à nu ; l'œil reste intact. Le blessé guérit, avec une cicatrice enfoncée et difforme.

On a vu une balle fracturer le sinus frontal et y demeurer. Suivant que le projectile arrive dans le sinus par la partie interne ou par la face antérieure du pourtour de l'orbite, l'œil est compromis ou ménagé.

OBS. LV. Un général français reçoit, à la bataille de Waterloo, une balle dans l'orbite gauche. Après avoir *déchiré* le globe de l'œil, le projectile traverse la partie supérieure de la paroi interne de l'orbite et va se loger dans le sinus frontal. Elle demeure à cette place pendant douze ans, sans déterminer d'effet ; au bout de ce temps, le général s'éveille, une nuit, avec la sensation d'un corps qui lui tombait dans la gorge : c'était la balle, qui fut rendue dans un effort de toux[3].

OBS. LVI. Un soldat reçoit, à l'assaut de Saint-Jean-d'Acre, un coup de feu au sinus frontal droit. La balle, en fracturant la paroi externe de ce sinus, se coupe en deux morceaux ; l'un passe sur le front, en labourant la peau ; l'autre s'introduit dans le sinus en fracturant sa paroi interne. Le blessé perd connaissance. Larrey[4] applique une couronne de trépan sur le sinus, fait l'extraction du corps étranger qui s'y trouve et enlève la portion correspondante de la table interne du sinus. Une petite quantité de sang situé entre le crâne et la dure-mère est évacuée. Le blessé guérit.

Lorsque la base de l'orbite est atteinte par de la *mitraille*, le fracas est bien plus considérable ; les désordres occupent une portion plus ou moins étendue de la voûte orbitaire ; le cerveau lui-même est lésé. Toutefois, dans des conditions aussi défavorables, les blessés guérissent parfois rapidement.

OBS. LVII. Un soldat est blessé, au siége d'Anvers, d'un coup de mitraille à

---

[1] *Observations de chirurgie*, t. I, p. 147. Paris, 1731. — [2] *Leçons orales de clinique chirurgicale*, t. VI, p. 217. — [3] Baudens, *Clinique des plaies d'armes à feu*, p. 163. Paris, 1856. — [4] *Mémoires de chirurgie militaire*, t. II, p. 137.

la partie inférieure droite du frontal. La plaie est contuse, déchirée, avec des esquilles enfoncées dans l'orbite. Les portions osseuses détachées sont enlevées et comprennent une portion considérable de la voûte orbitaire; il s'écoule de la matière cérébrale. Le blessé conserve toute l'intégrité de l'intelligence, du sentiment et du mouvement. Il est guéri au bout de trois semaines [1].

Comme exemple de grand fracas de la base de l'orbite, avec conservation de la vie, nous empruntons à Larrey [2] le fait suivant :

OBS. LVIII. Un soldat est atteint à la face par un boulet qui enlève la presque totalité de la mâchoire inférieure et les trois quarts de la supérieure. Les deux os maxillaires en entier, les os du nez, l'ethmoïde et toutes les portions osseuses des fosses nasales, l'os de la pommette droite, sont brisés; l'œil droit crevé; les parties molles, correspondantes aux portions osseuses, détruites; la langue, coupée d'avant en arrière dans toute son épaisseur. L'arrière-bouche et les narines postérieures sont totalement à découvert; de grands lambeaux renversés des téguments et des muscles du col et de la joue gauche laissent à nu les vaisseaux jugulaires et la fosse articulaire du temporal. Larrey, après avoir nettoyé la plaie, enlève tous les corps étrangers, excise les parties molles désorganisées et affronte les lambeaux préalablement avivés. Le blessé est nourri au moyen de la sonde œsophagienne. Il guérit de cette affreuse mutilation.

Dans d'autres circonstances, les projectiles lancés par la poudre à canon traversent l'arcade orbitaire et pénètrent dans le cerveau. Tantôt les blessés succombent promptement; tantôt ils survivent, et on en a observé un certain nombre chez lesquels les projectiles étaient demeurés dans la cavité crânienne.

OBS. LIX. Une fille âgée de sept ans reçoit, à une distance de quinze pas, un coup de fusil chargé de gros plomb. Huit grains la frappent à la partie moyenne et latérale gauche du frontal, et cinq d'entre eux sortent un peu au-dessus de la protubérance occipitale. Il ne survient aucun accident, et la malade est complètement guérie au bout de cinq semaines [3].

OBS. LX. Un brigadier des armées du roi reçoit un coup de mousquet au-dessus du sourcil; la balle perce l'os et se perd dans le cerveau. Le blessé est assez bien rétabli pour retourner, l'année suivante, en campagne, où il meurt, suivant ce qu'on rapporte, d'un coup de soleil : on lui ouvre la tête, on y trouve la balle, entrée de deux travers de doigt dans la substance du cerveau, où elle était restée, sans y causer aucun désordre [4].

Dans l'observation suivante, rapportée par Larrey [5], le trépan a été appliqué avec succès sur le point du crâne où la balle, après avoir traversé le frontal, était venue se loger.

OBS. LXI. Un soldat de la 18ᵉ demi-brigade reçoit un coup de feu dont la balle, après avoir percé le frontal, à sa partie moyenne, près du sinus, se porte

---

[1] Paillard, *Relation chirurgicale du siège d'Anvers*, p. 145. Paris, 1833. — [2] *Mém. de chir. mil.*, t. II, p. 140. — [3] *Journal de chirurgie* de Desault, t. I, p. 372. — [4] *Mém. Acad. chirurg.*, t. I, p. 314. — [5] *Mém. chir. milit.*, t. II, p. 139.

obliquement en arrière, entre le crâne et la dure-mère, le long du sinus longitudinal, jusqu'à la suture occipitale, où elle s'arrête. Le blessé éprouve tous les accidents de la compression cérébrale. En explorant le trajet de la plaie extra-crânienne avec une sonde flexible, Larrey détermine le point correspondant du crâne où la balle s'est arrêtée. Dans ce point, il applique une couronne de trépan et arrive à extraire la balle. Le blessé guérit.

Une blessure analogue à la précédente a été suivie également de guérison, la balle restant dans le crâne ; mais une fistule a persisté à la partie moyenne et inférieure du frontal, à l'endroit où le projectile a pénétré.

Obs. LXII. De la Martinière a présenté à l'Académie de chirurgie un grenadier auquel il restait à la partie moyenne inférieure du frontal, entre les deux sinus frontaux, un petit trajet fistuleux causé par une balle qui avait percé l'os dans cet endroit, sans sortir de la plaie. La table interne du sinus frontal gauche était fracturée, les méninges déchirées. Il fut impossible de retrouver la balle. Après des accidents cérébraux graves, l'extraction de plusieurs esquilles détachées de la table interne de l'os, le blessé guérit, en conservant un petit trajet fistuleux à l'endroit indiqué [1].

2° Plaies pénétrantes. On rencontre dans cette classe beaucoup de variétés. L'orbite est traversé directement d'avant en arrière ; dans ce cas, il est rare que les parties basilaires de l'encéphale ne soient pas atteintes, d'où une mort immédiate. D'autres fois, le projectile suit une direction plus oblique, de bas en haut par exemple, atteint ultérieurement les lobes cérébraux, et tantôt reste logé dans le crâne ; tantôt, continuant sa route, sort de la boîte osseuse, qui offre ainsi une plaie d'entrée et une plaie de sortie. Le plus souvent, il se développe des accidents cérébraux graves et le blessé succombe. Dans d'autres cas, les malades survivent. Les deux faits suivants montreront un exemple de chacun de ces modes de terminaison.

Obs. LXIII. M. Petit a dit, dans un cours public, qu'un soldat ayant reçu un coup de fusil à la partie inférieure du coronal, vers le grand coin de l'œil, eut une plaie qui parut assez simple. On le pansa dans l'hôpital, et quelque temps après, le malade, se voyant guéri, voulut s'en aller, quoique le chirurgien lui conseillât de rester encore quelque temps. A peine le malade fut-il à la porte de l'hôpital, qu'il lui prit un frisson qui le força à rentrer et à se coucher, et il mourut deux jours après. On l'ouvrit, et on trouva un abcès dans le cerveau ; et la balle, qui était entrée par le grand coin de l'œil, fut trouvée sous la selle sphénoïde, et sous les trous des nerfs optiques [2].

Obs. LXIV. Un jeune homme est blessé par une balle de fusil ; le projectile, parti de bas en haut, perce la lèvre supérieure, traverse la narine droite, la voûte de l'orbite, entre dans le crâne, pour sortir par la partie supérieure du coronal. Des portions de substance cérébrale s'échappent par l'orbite, puis une esquille. Il survient, au bout de quelques jours, des accidents généraux. Bagieu, qui soignait le blessé, retire par la plaie, située au haut du crâne, une esquille. Le ma-

<hr>

[1] *Mém. Acad. chir.*, t. I, p. 315. — [2] Garengeot, *Traité des opérations*, t. III, p. 153 ; 3e édit. ; Paris, 1748.

lade guérit, après que de nouvelles portions osseuses de l'orbite eurent été
éliminées[1].

L'observation suivante n'est pas moins digne d'être rapportée :

Obs. LXV. Un jeune homme de dix-sept ans est blessé par une baguette de
fusil qu'il avait introduite, par une des extrémités rougies au feu, dans le canon
de l'arme encore chargée de poudre. La baguette pénétra dans l'orbite droit, au
point de réunion de l'unguis avec l'apophyse montante du maxillaire supérieur,
traversa le crâne et vint saillir de dix pouces au côté droit de l'angle supérieur de
l'occipital. Le père du blessé accourt, et, saisissant la grosse extrémité de la baguette, celle qui sortait de l'orbite, avec les deux mains, l'arracha de la tête. Les
deux ouvertures donnèrent issue à du sang et à de la matière cérébrale. A part
une phlegmasie de l'œil, qui fut détruit, il ne survint pas de phénomènes graves ;
les deux plaies donnèrent issue à une grande quantité de pus, à quelques portions
d'os nécrosées. Après trois mois, la cicatrisation était complète[2].

On a vu la balle entrer par la partie supérieure et gauche du nez, et sortir
au-devant de l'oreille droite, en lésant l'œil de ce dernier côté ; ou bien
encore, la balle entrer au-dessus de l'angle interne de l'orbite droit, et sortir au-devant de l'oreille droite, en détruisant l'œil[3]. Wepfer[4] a observé
un blessé chez lequel la balle, entrée au-dessous de l'oreille droite, passa
derrière l'angle de la mâchoire, au-dessus de la voûte palatine, derrière la
racine du nez, traversa l'orbite gauche, et sortit à travers la paupière supérieure.

Les plaies *transversales* ont des conséquences généralement moins
fâcheuses : alors même qu'elles intéressent le crâne et la substance du cerveau, les blessés guérissent souvent ; mais les yeux sont gravement compromis ou même détruits, soit immédiatement, soit plus tard, par le développement d'une phlegmasie intense. On comprend combien les désordres
sont étendus, dans les cas de ce genre : il y a fracture avec esquilles des
parois externe et interne de l'orbite, parfois de la lame criblée de l'ethmoïde ; division du muscle temporal, de l'aponévrose du même nom, de
filets nerveux de la cinquième et de la septième paire, de branches des
artères maxillaires interne et externe, de nerfs et de muscles de l'orbite,
destruction de l'œil, issue de la substance cérébrale à travers les plaies, etc.

Obs. LXVI. Un caporal français reçoit, à la prise d'Alger, une balle à travers les orbites. Le projectile pénètre à un pouce en arrière et à six lignes au-dessus de l'apophyse orbitaire externe à droite, et sort au point diamétralement
opposé. Le blessé présente des accidents de lésion cérébrale et une hémorrhagie
par les narines et les tempes. On enlève les esquilles, on lave et on panse les plaies,
qu'on recouvre de compresses trempées dans l'eau froide. Il y eut parfois du délire
durant les quinze premiers jours ; il se forma des vers provenant d'œufs de mouche
dans les orbites et les narines. La sensibilité tactile de la pituitaire fut diminuée,

[1] *Mém. Acad. de chir.*, t. I, p. 312. — [2] Ansiaux, *Clinique chirurgicale*, p. 276. Liége,
1829. — [3] J. Thomson cité par Mackenzie, *op. cit.* — [4] *De affectibus capitis internis et
externis*, obs. II, p. 27.

l'odorat, aboli ; les cornées devinrent opaques, se détruisirent, et les yeux s'affaissèrent. L'intelligence demeura affaiblie ; la mémoire des faits postérieurs à la blessure était perdue. Au bout de deux mois le blessé était guéri de la plaie[1].

Les projectiles qui pénètrent dans l'orbite peuvent aussi séjourner dans
cette cavité plus ou moins longtemps, et donner lieu à des accidents qui
ne cessent qu'à l'époque où l'on en fait l'extraction.

Obs. LXVII. Un soldat des armées de Napoléon reçoit une balle de mousquet
juste au-dessus de l'orbite gauche. Pendant plus de vingt-quatre ans, il est
sujet à de violentes douleurs dans l'œil correspondant et dans la tête ; l'œil proéminait hors de l'orbite. En 1837, le docteur Borsa, de Vérone, soupçonne la présence d'un corps étranger dans l'orbite, enlève une portion de cette cavité avec le
trépan, trouve le trajet de la balle ossifié, à l'exception d'une petite ouverture d'où
s'échappe, de temps en temps, un peu de liquide. La partie osseuse enlevée, on
rencontre, au moyen d'une sonde, au fond de l'orbite, la balle, que l'on extrait
avec des pinces. Après cette opération, l'œil rentre dans sa cavité, mais s'atrophie
bientôt ; les douleurs disparaissent. Le blessé survécut cinq ans à l'opération[2].

Dans d'autres cas, la balle est expulsée spontanément, après un délai
variable et par des voies diverses.

Obs. LXVIII. Le docteur Fielding fut blessé, à la bataille de Newberry, par
une balle qui était entrée par l'orbite droit et s'était portée en dedans. Après
trente ans de séjour dans les parties, et une multitude d'exfoliations dans le trajet
de la plaie, le nez et la bouche ; après plusieurs gonflements inflammatoires autour de la mâchoire, la balle fut extraite par une incision pratiquée au voisinage de
la pomme d'Adam[3].

Traitement. Il diffère suivant l'étendue et la gravité de la lésion. L'accident le plus à craindre, dans les blessures qui intéressent à la fois l'orbite
et le crâne, étant la méningo-encéphalite, il faut soumettre le blessé à un
traitement antiphlogistique sévère : repos, diète, saignées plus ou moins
copieuses, etc. Lorsque les parties molles de la base de l'orbite sont seules
intéressées, et qu'il y a une perte de substance, on cherche à prévenir une
difformité, notamment le renversement des paupières par un pansement
convenable. Dupuytren[4] conseille de mettre à profit les moindres lambeaux, dont on rapproche avec soin les bords, après que le gonflement inflammatoire est passé. Si la perte de substance est étendue, on aura recours
ultérieurement à une autoplastie ; s'il existe une fracture comminutive, on
extrait les esquilles qui sont complétement détachées ; on essaye, au contraire, la réunion de celles qui ont conservé encore quelques liens avec
les parties voisines. Jobert[5] cite un cas où il a obtenu, de cette manière, la
réunion de portions d'os détachées de la pommette. Les corps étrangers
seront extraits, à moins qu'il ne soit impossible d'en déterminer la place,
ou que l'opération n'exige de trop grands délabrements. Nous avons rap-

[1] Baudens, *Clinique des plaies par armes à feu*, p. 65. — [2] *Medico-chirurgical review*,
p. 358 ; avril 1846. — [3] *Philosophical transactions*, abridged by Jones ; vol. V, p. 203.
— [4] *Loc. cit.*, t. VI, p. 210. — [5] *Loc. cit.*, p. 138.

porté plus haut plusieurs observations où le trépan a été appliqué avec succès, dans le but d'enlever une balle logée dans l'orbite, ou même dans le
crâne. Si, comme dans le fait de de La Martinière (page 440), il reste un
trajet fistuleux, entretenu par la présence d'un projectile, on s'opposera à la
cicatrisation de la fistule, jusqu'à ce que le corps étranger soit expulsé.

ARTICLE IV.

Fractures de l'orbite.

Variétés. Elles sont subordonnées au *siége* de la solution de continuité, à la nature de la *cause* qui la produit, aux *lésions concomitantes* d'organes renfermés dans la cavité orbitaire, ou dans les parties voisines.

Les fractures occupent tantôt le rebord ou la *base* de l'orbite, et, dans ce
cas, c'est le bord externe qui est le plus souvent intéressé, ce qu'il est facile
d'expliquer, en raison de la saillie que présente cette portion ; viennent
ensuite, dans l'ordre de fréquence, le bord interne, l'inférieur et le supérieur. Tantôt la fracture occupe l'une ou l'autre des parois de l'orbite, et
elle reste bornée à ces parois, ou s'étend à d'autres os qui forment la base
du crâne, notamment à la lame criblée de l'ethmoïde. La fracture peut être
simple, c'est-à-dire se présenter sous la forme d'une *fissure*, ou bien elle
est accompagnée d'un certain nombre d'éclats, elle est alors *comminutive*.

Obs. LXIX. Une femme tombe d'une échelle par terre, et se fait une blessure
au-dessus de l'œil gauche ; perte de l'intelligence, du sentiment et du mouvement ;
mort quinze heures après. A l'autopsie, fractures multiples de la paroi supérieure
de l'orbite gauche ; rupture de l'artère méningée moyenne droite ; contusion de la
partie inférieure du lobe moyen droit du cerveau [1].

La violence extérieure qui a produit la fracture continuant son action
sur les os brisés, enfonce quelques-uns des fragments jusque dans la substance cérébrale.

Obs. LXX. Une femme de cinquante ans est blessée par un corps contondant,
au-dessus du sourcil gauche. Elle est prise de vomissements et de stupeur. Cette
dernière se dissipe et les choses semblent être en bon état, lorsqu'après le dixième
jour, la malade est prise de douleur dans l'oreille gauche, de frissons, puis de convulsions. Bientôt elle succombe. A l'autopsie, on constate qu'une esquille de la
portion d'os subjacente à la plaie a blessé le cerveau, qui est contusionné à une
grande profondeur [2].

Un autre genre de lésion, dont de La Motte a rapporté un exemple, consiste dans la fracture du frontal immédiatement au-dessus du cercle de
l'orbite qui demeure intact.

Obs. LXXI. Au mois de juin 1701, le cocher du marquis d'Amfreville reçut
un violent coup de pied de cheval au-dessus de l'orbite gauche. Il resta sans con-

---

[1] Morgagni, *loc. cit.*, lett. LI, n° 37. — [2] Morgagni, *loc. cit.*, lett. LI, n° 33.

naissance pendant plus de deux heures ; il saigna par le nez et par la bouche. La plaie était grande, avec un enfoncement et une fracture considérable, située directement au-dessus de l'orbite, *dont le cercle était conservé.* De La Motte applique le lendemain une couronne de trépan sur le coronal, au-dessus de la fracture ; par l'ouverture, il introduit un élévatoire, pour relever la portion d'os enfoncée. L'exfoliation de l'os eut lieu en trente jours, et le blessé fut guéri en deux mois[1].

On rencontre souvent des fractures de l'orbite chez les sujets atteints d'une fracture de la base du crâne, soit à la suite d'une chute sur la tête, soit à la suite de violences exercées sur cette partie du corps. Le fait suivant que j'ai rapporté ailleurs[2] avec plus de détails, en est un exemple :

Obs. LXXII. Arnault, âgé de cinquante-sept ans, est renversé, dans la matinée du 14 mars 1848, par le timon d'une voiture, qui le frappe sur le côté droit de la poitrine. Le cocher ne peut arrêter assez promptement le cheval, et ce dernier marche sur la tête du malade, qui perd connaissance et est transporté à l'hôpital Saint-Antoine, où je le trouve dans l'état suivant : intelligence présente ; écoulement de sang en abondance par l'oreille droite et par les fosses nasales. A la région frontale gauche, existent plusieurs petites plaies contuses peu profondes, sans décollement, sans dénudation. De ce côté, il n'y a aucun écoulement par l'oreille. Pas de paralysie appréciable ni du sentiment, ni du mouvement. A la mâchoire inférieure existe une fracture simple, sans déplacement.

A cinq heures du soir, les paupières sont boursouflées par une ecchymose considérable, qui les empêche de s'ouvrir. Le lendemain, le globe oculaire droit ne peut se porter en dehors ; il y a un strabisme convergent de ce côté. Malgré l'emploi d'un traitement antiphlogistique énergique, institué dès le début, le blessé est pris, au bout de sept jours, de fièvre, de céphalalgie ; puis il présente de l'assoupissement. Le 3 avril au matin, il est oppressé, la respiration devient bruyante, l'intelligence est abolie, la sensibilité et la motilité, des membres diminuées ; il succombe dans la journée.

A l'autopsie, nous trouvons une contusion superficielle du lobe postérieur gauche du cerveau ; pas d'épanchement sanguin à la base du crâne. Il existe une fracture du temporal droit, entre la portion pierreuse et la portion écailleuse ; s'étendant depuis la base jusqu'au sommet du rocher, qui offre en ce point quelques esquilles. *La petite aile du sphénoïde du côté droit est complètement détachée du reste de l'os. Les deux voûtes orbitaires et les deux masses latérales de l'ethmoïde sont fracturées.* Le tissu cellulaire de l'orbite est contus.

Causes. Les fractures de l'orbite sont la conséquence de chutes sur la base de cette cavité, de violences extérieures de diverses sortes exercées sur elle par des instruments tranchants ou contondants. Tantôt la fracture a lieu au point qui est frappé, et alors elle est directe ; tantôt la solution de continuité se produit plus ou moins loin de la partie frappée. Voici un exemple de chacun de ces deux modes de production :

Obs. LXXIII. Dans une charge de cavalerie, un lieutenant de chevau-légers reçoit un coup de lance sur le côté droit du front. La pointe de l'arme glisse obli-

---

[1] De La Motte, *loc. cit.*, obs. CLII. — [2] Voyez ma Thèse *Sur la contusion du cerveau.* Paris, 1851.

quement de bas en haut et en dedans sous le péricrâne, de façon à pratiquer une fêlure profonde dans l'épaisseur du frontal. L'une des branches du nerf sourcilier est éraillée par le côté tranchant de la lance. Tout se passe bien d'abord ; au dixième jour, se déclare le tétanos ; il y a des mouvements convulsifs des paupières, et perte de la vision du côté blessé. Larrey débride la plaie de bas en haut et coupe le muscle sourcilier, les nerfs et les vaisseaux du même nom. Amélioration notable. Le vingt-cinquième jour de la blessure, il survient des accidents cérébraux, et le blessé succombe deux jours après. A l'autopsie, on constate, indépendamment de la fêlure du frontal, une esquille de la table interne de l'os ; un épanchement de matière sanguino-purulente sous le lobe droit antérieur du cerveau, qui est le siége d'un abcès [1].

OBS. LXXIV. Bonhius rapporte qu'un homme mourut d'un coup de bâton proche du sourcil droit ; que l'os fut trouvé dans son intégrité à l'endroit de la plaie ; mais que dans l'orbite droit, il y avait une contre-fente d'un demi-pouce, qui avait sa direction du côté de la selle turcique du sphénoïde [2].

Complications. Les fractures qui atteignent le sommet de l'orbite sont, en général, accompagnées d'une lésion du nerf optique ; parfois d'une rupture de l'artère et de la veine ophthalmiques, ce qui donne lieu à un épanchement sanguin.

OBS. LXXV. Le docteur Beunati succombe aux suites d'une chute sur le pavé ; à l'autopsie, on trouve une fracture près du trou optique ; l'artère et la veine ophthalmique, rompues ; l'œil était repoussé en avant par un énorme caillot sanguin [3].

Une esquille détachée du sommet de l'orbite peut aller blesser l'artère carotide interne dans le sinus caverneux et donner lieu à la production d'un anévrysme artério-veineux. Le fait suivant, observé à l'hôpital des Cliniques, dans le service de Nélaton, en est un exemple [4].

OBS. LXXVI. Un étudiant en droit reçoit un violent coup de parapluie qui traverse la paupière inférieure gauche. Six jours après cette blessure, la plaie palpébrale était cicatrisée, l'œil correspondant, sain ; tandis que l'œil droit était devenu plus saillant, qu'il y avait diplopie et chute de la paupière supérieure droite. Trois semaines après l'accident, le malade mouche continuellement du sang par la narine droite. Au bout de deux mois, on constate une paralysie du nerf moteur oculaire droit, exorbitisme de l'œil correspondant, et des mouvements de soulèvement de cet œil isochrones aux battements du pouls. Par l'auscultation, on entend un bruit de souffle assez fort, correspondant à la diastole artérielle, avec un prolongement plus faible constituant un bruit presque continu, mais cependant intermittent. La compression de la carotide primitive droite fait cesser tous ces phénomènes, qui reparaissent dès que la compression est interrompue. Pas de frémissement cataire. Le souffle s'entend non-seulement sur l'œil droit, mais encore, quoique plus faible, sur l'œil gauche et le front. Quelques jours après, on entend à l'auscultation un bruit de *piaulement*, isochrone à la diastole artérielle, avec un souffle prolongé. Il

[1] Larrey, *Mémoires de chirurgie militaire*, t. III, p. 309. — [2] Joan. Bonhius, *De Renunt. Vulner.*, p. 142. — [3] Carron du Villards, *Guide pratique pour l'étude et le traitement des maladies des yeux*, t. I, p. 480. Paris, 1847. — [4] Henry, *Thèses de Paris*, p. 15, 1856.

n'y a pas de troubles de la vision. Le malade succombe aux suites d'une épistaxis intense.

A l'autopsie, on constate une *fracture comminutive du sommet de l'orbite gauche, et dans l'épaisseur de la paroi externe du sinus caverneux droit, à la partie postérieure, une esquille osseuse, large de plus d'un centimètre. La carotide interne était complétement divisée dans l'intérieur du sinus, de façon que les deux bouts étaient éloignés l'un de l'autre de six millimètres. Le sang de la carotide interne se mêlait ainsi directement à celui du sinus. Les deux artères ophthalmiques avaient le même calibre.*

Les fractures qui portent sur les parois, peuvent, comme les précédentes, être compliquées de lésions plus ou moins graves de l'encéphale, notamment d'une contusion de la substance cérébrale, que l'on a vue parfois s'échapper au dehors par la solution de continuité des os.

Obs. LXXVII. Un enfant de sept ans tombe de sept ou huit pieds de haut, et se fait une plaie très-considérable à la partie latérale droite du coronal, avec fracture et embarrure. Le sinus sourcilier est compris dans cette fracture, qui s'étend jusqu'à l'orbite. Il existe quatre fragments qui sont un peu enfoncés par les angles dans la substance du cerveau et qui, après avoir été enlevés, laissent une ouverture qui dispense du trépan. Les méninges sont déchirées ; une petite portion de substance cérébrale sort par la plaie. Il ne survient aucun accident, malgré les imprudences commises par l'enfant, qui est entièrement guéri après six mois[1].

Les fractures du bord supérieur ou du bord inférieur de l'orbite donnent lieu quelquefois à une lésion du nerf frontal ou du nerf sous-orbitaire.

Obs. LXXVIII. Hiffelsheim[2] a rapporté l'observation d'un sujet qui, à la suite de la chute du corps en avant sur la glace, fut atteint d'une fracture directe de l'apophyse zygomatique et de l'arcade du trou sous-orbitaire. Le nerf dentaire antérieur et le sous-orbitaire étaient comprimés par l'un des fragments ; il en résulta une anesthésie de la joue et de la narine correspondantes.

Les fractures du bord interne de l'orbite, celles du bord supérieur de la base de cette cavité, alors qu'elles intéressent le sinus frontal, sont souvent suivies d'un *emphysème* des paupières. Ce phénomène s'explique par le passage de l'air, renfermé dans les fosses nasales, jusque dans le tissu cellulaire palpébral. Il devient surtout très-apparent au moment où le blessé se livre à des efforts d'expiration, dans l'action de se moucher, par exemple.

Obs. LXXIX. Une femme de vingt-six ans reçoit un violent coup de poing sur l'angle interne de l'œil gauche. En exécutant des efforts pour se moucher, les deux paupières deviennent subitement le siége d'un gonflement tellement considérable, qu'il est impossible de les écarter. La tuméfaction s'étend aux parties correspondantes de la joue, du front et de la face latérale et supérieure du nez. La peau qui recouvre ces parties est tendue, luisante, élastique ; une compression légère suffit pour déterminer une crépitation manifeste. Sous l'influence de l'application de compresses trempées dans l'eau froide, le gonflement se dissipe en deux jours. Alors de nouveaux efforts pour se moucher reproduisent la tuméfaction que l'on

<hr>

[1] *Mém. Acad. chirurgie*, t. I, p. 310. — [2] *Gazette médicale de Paris*, p. 149. 1854.

pouvait augmenter à volonté, en recommandant à la malade d'exécuter des efforts d'expiration. La guérison eut lieu par l'emploi des mêmes moyens que la première fois, et la patiente était complétement guérie au bout de six jours[1].

Obs. LXXX. Un homme est apporté à l'Hôtel-Dieu, en juin 1826, dans un état d'assoupissement profond, accompagné de stertor, d'une résolution complète des membres ; les mâchoires sont convulsées, les muscles du cou, roides. En pinçant le nez, pour forcer à ouvrir la bouche, la respiration reste suspendue pendant une demi-minute, jusqu'à ce qu'une violente expiration s'étant faite, on vit la paupière supérieure gauche se gonfler un peu. De nouvelles tentatives produisent des effets analogues, et bientôt la paupière offre un volume assez considérable ; on y constate de la crépitation emphysémateuse. Le malade succombe le lendemain. On apprend que, douze jours auparavant, il a reçu au visage un coup de parapluie qui l'a abattu. A l'autopsie, on trouve une fracture de la voûte orbitaire avec déchirure du lobe antérieur du cerveau, dans une profondeur de huit lignes. La dure-mère intacte était largement décollée autour de la fracture. *Un des fragments osseux s'étendait jusqu'à la grande échancrure du frontal, et communiquait avec les cellules ethmoïdales moyennes qui contenaient un peu de sang encore liquide*[2].

Obs. LXXXI. Un homme fait une chute sur la partie antérieure du front. Quelque temps après, il se manifeste une tumeur assez volumineuse dans la région temporale. Son caractère paraissait très-difficile à déterminer, lorsque, en la comprimant légèrement et la faisant graduellement cheminer vers la partie antérieure du front, on la fit disparaître tout à fait. Elle était le résultat du *passage de l'air dans le tissu ambiant, air qui provenait du sinus frontal fracturé et ouvert sous la peau*[3].

Une observation analogue a été rapportée par Paillard et Marx[4]. Aux conséquences précédentes des fractures de l'orbite il faut encore ajouter les lésions possibles du globe oculaire. On a vu, dans les articles précédents, que les chutes sur le rebord de l'orbite, les plaies contuses de cette région, sont souvent suivies d'une diminution ou d'une abolition de la vision, déterminée soit par l'ébranlement violent communiqué à l'œil et par les lésions de la rétine qui en sont la conséquence, soit par une lésion cérébrale.

Symptômes. Le diagnostic des fractures de l'orbite est le plus souvent obscur. Si la lésion occupe le rebord, et qu'il n'y ait pas d'esquilles, on ne la distingue pas d'une contusion simple ; s'il existe, au contraire, des éclats osseux, et qu'on puisse leur imprimer des mouvements en sens différents, le diagnostic n'offre plus de difficultés. La production d'un emphysème des paupières, après une chute ou une violente contusion de la demi-circonférence interne de l'orbite, est un signe de grande valeur.

Les fractures qui occupent les parois de l'orbite, sont bien plus difficiles à reconnaître. Lorsqu'elles sont comminutives, et que de la substance cérébrale s'échappe à travers l'orbite, le doute n'est pas possible. Il faudrait une grande ignorance pour considérer comme des parties du cerveau les

---

[1] P. Menière, *Sur quelques cas rares d'emphysème dépendant de causes différentes*, Archives générales de médecine, t. I, p. 341. Paris, 1829. — [2] Menière, *loc. cit.*, p. 344. — [3] Dupuytren, *Leç. oral.*, t. VI, p. 191. — [4] *Journal hebdomadaire*, févr. 1830, n° 71, p. 241.

mucosités fournies par le sinus frontal fracturé, comme cela a eu lieu dans le fait suivant :

Obs. LXXXII. Un homme reçoit un coup à la partie inférieure du front, qui fait une plaie pénétrante dans le sinus frontal. Cette plaie fournit, dès le second pansement, des flocons de *matières muqueuses blanchâtres*, qu'un chirurgien prend pour des portions de substance cérébrale. Maréchal reconnaît que la plaie ne dépasse pas le sinus, et qu'on avait pris, pour la substance du cerveau, les matières fournies par la membrane du sinus. Le blessé guérit promptement[1].

La plupart des fractures de l'orbite, surtout celles qui sont la conséquence d'un contre-coup, ont une forme linéaire. Dans ce cas, un des signes les plus précieux pour le diagnostic est l'apparition, au bout de quelques heures après l'accident, quelquefois plus tard, d'une *ecchymose* qui se montre dans le tissu cellulaire sous-conjonctival d'abord, et qui gagne ensuite le tissu des paupières. Nous en avons rapporté un exemple précédemment (page 114). On s'en rend compte par la disposition anatomique de l'orbite. Toute fracture de la base du crâne est accompagnée d'un épanchement sanguin ; la lésion occupe-t-elle la paroi supérieure de l'orbite, le sang, en vertu des lois de la pesanteur, s'infiltre dans le tissu cellulaire lâche de la cavité orbitaire ; le liquide gagne ensuite de proche en proche, du fond vers la base de l'orbite, en suivant les mailles du tissu cellulaire sous-conjonctival. Il pénètre ainsi jusqu'à la face postérieure des paupières. Dans ce point, existe un feuillet aponévrotique qui s'étend du pourtour de l'orbite au cartilage tarse, et qui oppose un obstacle à la progression ultérieure du sang. Ce n'est qu'après avoir traversé cette aponévrose que le liquide s'étend au tissu cellulaire de l'épaisseur de la paupière.

Marche. Terminaisons. Les fractures de l'orbite étant le plus souvent accompagnées d'une lésion cérébrale, on doit s'attendre au développement d'une phlegmasie plus ou moins grave de l'encéphale et de ses enveloppes.

Obs. LXXXIII. Un jeune homme est atteint par une pierre à la partie droite du sourcil gauche ; le blessé tombe sur-le-champ et se relève aussitôt, pour poursuivre son ennemi avec vigueur. Il va se faire panser à l'hôpital, où on le force à séjourner. Bientôt fièvre continue, douleur de tête. Le septième jour, délire et convulsions. Le onzième, accès fébrile avec frisson. Plus tard, cessation du délire, assoupissement et convulsions ; paralysie de la main et du pied droits. Mort le quatorzième jour. A l'autopsie, on trouve l'os correspondant à la blessure, fendu et la dure-mère sous-jacente, blessée ; toute la partie antérieure gauche du crâne présente les lésions de la méningo-encéphalite. Il y a dans les poumons des abcès métastatiques[2].

Parfois la terminaison est heureuse, et le blessé guérit, soit sans accidents, soit après avoir présenté des phénomènes plus ou moins graves.

Obs. LXXXIV. Une femme, âgée de cinquante-quatre ans, reçoit un coup de pied de cheval qui lui fait, à la partie moyenne et inférieure du front, une plaie

---

[1] *Mémoires Académie de chir.*, t. I, p. 331. — [2] Morgagni, *loc. cit.*, lett. LI, n° 17.

transversale de trois pouces d'étendue. Éblouissements, chute et perte de connaissance pendant un quart d'heure. L'os est dénudé dans l'étendue d'un pouce et demi
et présente une fente au-dessus de la bosse nasale du frontal. Pas d'accidents. L'os
se recouvre de bourgeons charnus, et la plaie est cicatrisée le cinquantième jour [1].

Obs. LXXXV. Un enfant de neuf ans, en tombant sur l'angle d'une pierre
carrée, perd connaissance et se fait, au-dessus de l'œil droit, une plaie assez
grande pour y introduire le doigt, avec fracture et enfoncement de l'os. J.-L. Petit
applique une couronne de trépan, le lendemain, et relève les pièces d'os. Le malade
continue à être dans l'assoupissement et est pris de fièvre. Le sixième jour, la dure-
mère forme une tumeur au-dessus de l'ouverture du trépan ; une ponction avec
une lancette en fait sortir de la sérosité brune et fétide. Les accidents augmentent ;
le onzième jour, l'appareil à pansement est inondé d'un pus fétide, provenant d'un
abcès du cerveau. Des portions de méninges et de substance cérébrale sont éliminées ; les os du crâne s'exfolient, et au bout de deux mois le malade est guéri [2].

Un mode de terminaison signalé par Dupuytren [3], mais dont il n'a pas
rapporté d'exemple, est la formation d'une fistule aérienne, après une fracture des sinus frontaux.

D'après les considérations précédentes, on voit combien le pronostic des
fractures de l'orbite est variable ; la gravité en est subordonnée aux lésions
des parties contenues dans l'orbite ou dans l'intérieur du crâne.

Traitement. Il varie d'après l'état de simplicité ou des complications de
la fracture. Celle-ci est-elle simple, sans esquilles, il suffit de recouvrir la
région orbitaire de compresses trempées dans un liquide résolutif ; occupe-
t-elle le rebord de l'orbite, et est-elle accompagnée d'un déplacement des
fragments, on cherche à ramener ces derniers dans leur situation primitive.

L'emphysème palpébral qui accompagne la fracture du bord interne de
l'orbite est le plus souvent un accident de peu d'importance ; on conseille
au blessé de ne pas faire d'efforts prolongés d'expiration. Si la fracture est
compliquée de plaie, on chasse l'air infiltré par la solution de continuité ;
en cas contraire, on se contente d'appliquer sur la région malade des
topiques résolutifs. Si l'emphysème devient trop étendu, on pratique une
ponction avec une lancette.

Les fractures des parois de l'orbite étant le plus souvent compliquées de
lésions de l'encéphale, il faut soumettre les malades à un traitement antiphlogistique énergique : saignées générales et locales, dérivatifs sur le
canal intestinal, diète, boissons aqueuses ou acidulées. Le traitement applicable aux lésions concomitantes du globe oculaire sera exposé plus tard
(voir *Blessures du globe oculaire*). En cas de fracture des sinus frontaux, on
relève les pièces d'os enfoncées dans le sinus ; on extrait celles qui sont
détachées ; on établit une compression légère sur la partie blessée, pour
mettre obstacle au passage de l'air.

[1] *Journal de chirurgie* de Desault, t. I, p. 502. — [2] J.-L. Petit, *Œuvres complètes*,
p. 355. — [3] *Leçons orales*, t. VI, p. 191.

ARTICLE V.

Corps étrangers.

L'histoire des corps étrangers de l'orbite est liée à celle des lésions traumatiques de la région ; aussi en a-t-il été déjà question, à diverses reprises, dans les articles précédents. Ce que nous avons à ajouter, sur ce sujet, s'appliquera exclusivement aux corps étrangers de l'orbite qui ne s'enfoncent pas dans la cavité crânienne.

Variétés. Les instruments vulnérants qui pénètrent dans l'orbite peuvent y rester en partie ou en totalité. Il en est de diverses sortes : fer de flèche, broche de fer, portion d'épée, fleuret, lame de couteau, tringle de fer, morceau de fer pointu, fragment de lime, morceau de bois, bâton de cerceau, baguette de bois, pomme de parapluie, broche de bois, tuyau de pipe, balles, culasse de fusil, grains de plomb, fragments de verre. Le plus souvent la pénétration a lieu au niveau du grand angle de l'œil, ce que Demarquay[1] explique par la conformation extérieure de la région : la voûte sourcilière et la racine du nez conduisent le corps vulnérant au niveau du grand angle, toutes les fois que le choc a lieu de haut en bas, ou le retiennent et l'empêchent d'aller plus loin, quand le choc a lieu de bas en haut. Si le choc a lieu en dehors, le corps étranger glisse sur le globe et se porte encore vers le grand angle.

Conséquences. Tantôt la vision ne subit aucune atteinte, tantôt le blessé est frappé de cécité ; dans ce dernier cas, l'œil peut être lésé ou demeurer sain. D'autres fois, le globe est chassé de l'orbite, d'où résulte un exophthalmos plus ou moins prononcé. Chez quelques malades, l'extraction du corps étranger a été suivie du rétablissement de la vision ou de la réduction de l'œil ; on en a lu une observation plus haut (page 89, Obs. XXXIII). Chez d'autres, la perte de la vue a eu lieu à une époque plus ou moins éloignée de l'accident, probablement par le fait d'une phlegmasie intense.

Il suffit de rappeler que, lorsque le corps étranger est introduit assez profondément dans l'orbite pour s'engager dans la cavité du crâne et blesser la masse cérébrale, il en résulte des accidents beaucoup plus graves, souvent une mort plus ou moins prompte.

Ceux des corps étrangers qui n'ont pas été extraits, immédiatement après la pénétration, se sont comportés différemment. Il en est qui sont restés longtemps dans l'orbite, sans donner lieu à aucuns symptômes.

Obs. LXXXVI. Un soldat est blessé au-dessus de l'œil droit par un projectile lancé par un canon chargé à mitraille. Il est pansé et renvoyé guéri dans ses foyers. *Dix-huit ans après*, il vient consulter Gensoul, pour un abcès de la région susorbitaire, placé au-dessous de l'ancienne cicatrice ; celle-ci ayant été incisée, le chirurgien de Lyon saisit, avec des pinces, et enlève, un éclat de fusil irrégulière-

---

[1] *Mémoire sur les corps étrangers arrêtés dans l'orbite*, UNION MÉDICALE, 1859, t. IV, p. 82. Voyez aussi *Traité des tumeurs de l'orbite*, du même auteur, p. 257. Paris, 1860.

ment arrondi, et de près d'un pouce de diamètre en tous sens. La partie convexe de ce morceau de fusil était restée contre la partie supérieure de l'orbite, et la partie concave reposait sur l'œil et les muscles, sans en gêner les mouvements[1].

D'autres fois, les corps étrangers ont produit des abcès suivis eux-mêmes d'une ou plusieurs fistules, à travers lesquelles ils ont été expulsés spontanément, au bout d'un certain temps.

Obs. LXXXVII. Le docteur Haine est mandé près d'un enfant de dix ans, présentant, vers le tiers inférieur du grand angle de l'œil, une petite ouverture par laquelle s'écoule un pus épais, jaune verdâtre. La paupière inférieure est fortement œdématiée ; la partie correspondante du front, la région parotidienne gauche et l'oreille du même côté sont tuméfiées. Un coup de bâton pointu avait été porté au jeune sujet, par un autre enfant, trois semaines auparavant. Sept semaines après cet accident, la mère du patient voit sortir par une des ouvertures, formées postérieurement, un morceau de bois de six centimètres de longueur sur un demi d'épaisseur et un demi de largeur. Le petit malade guérit[2].

Ou bien encore, la fistule est trop petite pour donner passage au corps étranger, et il faut, pour l'extraire, créer une voie artificielle.

Obs. LXXXVIII. Un jeune homme reçoit, au niveau du grand angle de l'œil gauche, un coup de pomme de parapluie en ivoire. Perte de connaissance pendant plusieurs heures ; inflammation consécutive du tissu cellulaire de l'orbite. Plus tard exorbitisme, strabisme externe, œil sain. Au-dessous de l'angle interne de la paupière existe, trois ans après la production de la blessure, une fistule n'ayant aucune connexion avec le sac lacrymal. Au fond du trajet fistuleux, qui a un centimètre de longueur, on reconnaît, avec un stylet, un corps très-dur, lisse et immobile. Nélaton pratique une incision courbe, parallèle au bord inférieur de l'orbite, et à travers cette plaie il extrait, au moyen d'une pince à anneau, une pomme de parapluie sculptée, longue de quatre centimètres et demi, cylindrique, d'un centimètre de diamètre[3].

Il est des corps étrangers qui, après un séjour de plusieurs années dans la cavité orbitaire, se sont frayé un passage au dehors par diverses voies, la narine, le palais, la bouche.

Obs. LXXXIX. Un enfant reçoit, en jouant, un coup de flèche. Celle-ci reste fixée fortement dans l'orbite ; le jeune garçon l'arrache, mais le bout en fer demeure. La plaie se cicatrise, et le petit blessé se rétablit ; le globe est intact, la vision du côté correspondant est abolie. *Trente ans* après cet accident, il se manifeste de la fièvre, un catarrhe et de fréquents éternuments, à la suite desquels la pointe ferrée de l'arme descend dans la narine gauche d'abord, puis dans la gorge, d'où elle est expulsée par la bouche. Pendant tout l'intervalle qui s'écoula entre le moment de la blessure et l'expulsion du corps étranger, il n'y eut pas la moindre douleur[4].

Obs. XC. Un mendiant reçoit un coup de manche d'éventail à l'angle interne

---

[1] Desmarres, *loc. cit.*, t. I, p. 156. — [2] *Annales de la Soc. de médecine d'Anvers*, et *Traité des maladies de l'œil*, de Mackenzie, t. I, p. 435 ; édit. cit. — [3] *Gazette des hôpitaux*, p. 454. année 1854. — [4] G. Horstii *Observationum*, lib. I, *Operum*, t. II, p. 226.

de l'œil, avec une telle force, qu'un morceau de l'éventail, de trois pouces de long, pénètre dans l'orbite, se rompt et reste enfoncé, hors de la vue, dans la direction du palais. Le blessé entre à l'hôpital de Padoue, où Marchetti enlève quelques petits morceaux adhérents à l'angle interne de l'œil, combat l'inflammation, laisse la plaie se fermer et renvoie le patient. Trois mois après, ce dernier revient avec une tuméfaction considérable de la région palatine. Il suffit d'une incision sur cette partie pour découvrir le manche de l'éventail, dont l'extraction est opérée au au moyen de pinces. La guérison a lieu rapidement [1].

Obs. XCI. La petite extrémité d'une pipe, dans laquelle on vient de fumer, est enfoncée à travers la partie moyenne de la paupière inférieure ; elle passe entre le globe et la paroi inférieure de l'orbite, se casse, et le fragment traverse la portion orbitaire du maxillaire supérieur. L'œil est luxé en haut, et la vision du même côté, abolie. White réduit l'organe, qui récupère immédiatement ses fonctions. Le blessé se plaint d'éprouver dans le nez une sensation continuelle d'odeur de tabac. Deux ans après, il rejette par la gorge, dans un accès de toux, un morceau de tuyau de pipe long de deux pouces. Six semaines plus tard, encore un autre morceau, long d'un pouce, est expulsé par la même voie [2].

On a lu précédemment (p. 112) l'observation du docteur Fielding, chez lequel une balle, entrée dans l'orbite, est venue se loger, au bout de trente ans, sous les téguments du cou, près du cartilage thyroïde.

Traitement. On voit, d'après ce qui a été dit précédemment des effets que les corps étrangers de l'orbite exercent sur le globe oculaire et les annexes, qu'il convient d'en opérer l'extraction, toutes les fois que cela est possible. Ceux qui sont allongés et qui proéminent en partie hors de l'orbite, sont, en général, faciles à enlever ; parfois, les choses se passent autrement, et il faut exercer de fortes tractions sur l'instrument. On se rappelle que Percy (Obs. XXXIV, page 89) a été obligé d'employer une pince à écrou, Ambroise Paré (Obs. XXXV), des tenailles de maréchal. Les corps étrangers à forme arrondie ou irrégulière, et qui sont enfoncés profondément, ne peuvent être retirés qu'au prix de délabrements des tissus et des organes de l'orbite. Mieux vaut, dans ce dernier cas, abandonner provisoirement le corps étranger dans la place qu'il occupe, et combattre les phénomènes inflammatoires, qui sont la conséquence de sa présence, par un traitement antiphlogistique énergique. Il peut arriver alors, ou bien que le corps étranger soit expulsé spontanément par l'une des voies qui ont été précédemment indiquées, ou bien qu'il se montre sur un point de l'orbite où l'accès devient moins dangereux pour les instruments destinés à le saisir.

[1] P. de Marchetti, *Observationum Sylloge*, obs. XXIII. Londini, 1729. — [2] Ch. White, *Cases in surgery*, p. 131. London, 1770.

CHAPITRE III.

INFLAMMATIONS DE L'ORBITE.

Les divers tissus ou organes renfermés dans l'orbite, les parois ostéo-fibreuses de cette cavité, peuvent s'enflammer, soit isolément, soit simultanément, soit successivement : le plus communément c'est le tissu cellulaire graisseux, rarement l'aponévrose oculaire, plus souvent le périoste et l'os subjacent. On a aussi mentionné des phlegmasies de l'appareil vasculaire de l'orbite, c'est-à-dire de l'artère ou de la veine ophthalmiques.

ARTICLE I.

Phlegmon de l'orbite.

On comprend sous ce titre les phlegmasies franches du tissu cellulaire de l'orbite.

Causes. Elles sont générales ou locales : aux premières se rapportent la variole, la rougeole, la scarlatine et, suivant quelques-uns, la scrofule et même la syphilis. Carron du Villards [1] en a observé plusieurs cas à la suite du typhus ; Weller [2], Rognetta [3], après une suppression des menstrues. Les secondes sont le plus souvent traumatiques : les plaies par armes de guerre, la présence de corps étrangers dans la région ; les opérations de divers genres, cataracte, strabisme. D'autres fois, le phlegmon est la conséquence d'une propagation, au tissu cellulaire de l'orbite, d'une phlegmasie qui a pris son point de départ dans la région même ou dans un point plus ou moins éloigné ; dans la glande lacrymale ; dans les paupières ou la conjonctive, chez les sujets affectés d'ophthalmie blennorrhagique ; dans la fosse zygomatique ou dans la ptérygo-maxillaire [4] ; à la face atteinte d'un érysipèle ; dans le maxillaire supérieur, consécutivement à l'avulsion d'une dent. Chez le docteur Benaut [5], la maladie s'est montrée au déclin d'une méningite. Gendron [6] l'a observée après une violente insolation ; d'autres, à la suite d'un courant d'air sur l'orbite, et c'est probablement dans ce sens qu'on l'a rapportée au rhumatisme. Enfin, dans quelques cas, le phlegmon orbitaire se développe spontanément.

Symptômes. L'affection débute par une douleur sourde et profonde dans l'orbite, quelquefois par un sentiment de malaise, de l'inappétence ; parfois par un frisson. Bientôt la douleur se propage de l'orbite dans le crâne, le front, les tempes ; elle est assez intense, chez beaucoup de sujets, pour déterminer de l'agitation et même du délire. Le globe oculaire perd la

---

[1] *Guide pratique pour l'étude et le traitement des maladies des yeux*, t. I. p. 468. Paris, 1847. — [2] *Loc. cit.*, t. I, p. 164. — [3] *Loc. cit.*, p. 638. — [4] Velpeau, *Diction. de médec. en 30 vol*, t. XXII ; article Orbite. — [5] Carron, *loc. cit.* — [6] *Mal. des yeux*, in-4°, 1770.

faculté de se mouvoir en divers sens, et il est poussé hors de l'orbite par la tuméfaction du tissu cellulaire qui l'entoure. Suivant le siége de la phlegmasie, l'œil est repoussé directement en avant, ou à la fois en avant et sur l'un des côtés, en haut, en bas, en dedans, en dehors ; quelquefois cette propulsion est tellement prononcée, que les paupières demeurent écartées, renversées, et forment une espèce de bourrelet circulaire autour de l'organe. La compression subie par ce dernier, ou par le nerf optique plus ou moins tiraillé, la propagation de la phlegmasie au globe lui-même, déterminent des troubles de la vision, de la photophobie, de la photopsie, la perte même de la faculté de voir. Tavignot[1] a observé, dans un cas, une anesthésie de la cornée, sur laquelle on pouvait impunément promener un corps étranger, ce qu'il explique par une compression des nerfs ciliaires. Au début, il n'existe qu'une infiltration et une rougeur des paupières, conséquences de l'obstacle à la circulation en retour de ces voiles membraneux ; plus tard, ceux-ci participent à la phlegmasie.

A ces phénomènes locaux s'ajoutent des phénomènes généraux, de la fièvre, de l'inappétence, parfois des vomissements, de la constipation, de la soif, une sécheresse de la langue, de l'insomnie et même, chez quelques sujets, du délire.

Marche, terminaisons. De même que dans les autres régions du corps, le phlegmon orbitaire se termine le plus souvent par suppuration, très-rarement par résolution. Dans le dernier cas, l'affection a une durée d'un septénaire ; dans le premier, de plusieurs semaines à plusieurs mois ; dans les deux, il reste parfois, après la guérison, des infiltrations plastiques dans le tissu cellulaire de l'orbite qui constituent une sorte de terminaison par *induration*. Il arrive encore que la phlegmasie se propage dans la cavité crânienne, et que les malades succombent, en présentant tous les phénomènes d'une méningo-encéphalite. Poland[2] a observé, dans un cas, une phlébite de la veine ophthalmique, propagée jusqu'aux sinus caverneux et aux veines cérébrales. Après la guérison, l'œil peut reprendre ses fonctions, ou rester plus ou moins gravement compromis.

Diagnostic. Une affection qui ressemble beaucoup à la précédente est le *phlegmon oculaire* caractérisé, comme le phlegmon orbitaire, par un exophthalmos, une fixité de l'œil, la tuméfaction et la rougeur des paupières, des douleurs dans l'orbite. Mais dans le phlegmon oculaire, le globe lui-même est augmenté de volume ; les membranes et les milieux réfringents se troublent promptement, les douleurs sont plus vives, parfois insupportables, occupant toute la portion correspondante du front, s'irradiant jusqu'au sinciput et même l'occiput.

Dans le phlegmon de l'orbite, la vision est abolie, parce que le nerf optique est comprimé et tiraillé ; les milieux réfringents du globe conservent toute leur transparence ; dans le phlegmon de l'œil, la vision se trouble et est promptement abolie sans retour, à cause des sécrétions plastiques et purulentes des membranes profondes et des milieux réfringents.

---

[1] *Gaz. méd. de Paris*, 1845. — [2] *Ophthalmic Hospital Reports*, octobre 1857.

Pronostic. Il est toujours grave, en raison de la possibilité de la transmission de la phlegmasie dans le crâne, de la perte plus ou moins complète des fonctions de l'œil.

Traitement. Au début, il convient de mettre en usage les antiphlogistiques : si le sujet est robuste, la réaction franche, on commence par une saignée générale ; des sangsues, au nombre de dix à quinze, sont appliquées entre l'orbite et l'oreille. On pratique sur la région orbitaire, plusieurs fois par jour, des onctions avec de l'onguent mercuriel double ; on administre des bains de pieds sinapisés. On a aussi conseillé l'usage du calomel à dose fractionnée ; l'émétique, à dose rasorienne. Dans tous les cas, on ne négligera pas l'emploi des purgatifs répétés à des intervalles variables : le régime sera subordonné à l'état des phénomènes généraux. Velpeau [1] considère la ponction des tissus de l'orbite, avec un bistouri étroit, comme un puissant moyen résolutif. Cette pratique offre, en effet, le double avantage de procurer un dégorgement abondant des vaisseaux de la région, et de faire cesser l'étranglement auquel la tuméfaction du tissu cellulaire expose l'œil. Lorsque, malgré l'emploi de la médication précédente, l'affection ne s'amende pas, qu'aux douleurs sourdes succèdent des douleurs pongitives ou lancinantes, ce qui annonce la formation du pus, on couvre la région orbitaire de cataplasmes émollients ou de compresses trempées dans un liquide émollient. Dès que le pus est réuni en foyer, on se hâte de donner issue à ce produit, comme nous le dirons à l'article *Abcès.*

Comme exemple de phlegmon traumatique de l'orbite, des symptômes propres à cette affection, de sa marche et d'un de ses modes de terminaison les plus graves, l'atrophie du nerf optique par compression, je rapporterai l'observation suivante :

Obs. XCII. *Kyste séro-sanguin de l'orbite gauche. Extirpation partielle de la tumeur. Phlegmon consécutif de l'orbite. Guérison. Diminution notable de la vision du côté opéré, par atrophie du nerf optique.* — Élisa D***, âgée de douze ans, grande pour son âge, d'une bonne santé habituelle, non encore réglée, habitant la commune d'Argenteuil, près Paris, m'est adressée par notre regrettable confrère Henri de Saint-Arnould. Elle est atteinte d'un exophthalmos à gauche. La mère nous apprend que l'œil de ce côté a commencé à devenir plus gros, il y a six ans, à la suite d'une rougeole ; que, depuis cette époque, l'œil est tantôt plus volumineux, tantôt moins. Lorsque l'œil est plus gros, ajoute-t-elle, la paupière inférieure noircit.

Je constate que l'œil gauche est beaucoup plus saillant que le droit. L'organe n'est nullement augmenté de volume, et l'enfant lit très-bien, de cet œil seul, le n° 1 de Jæger. En comprimant le globe d'avant en arrière, on a une sensation de mollesse, et on le ramène dans l'orbite. Si, pendant qu'on le repousse ainsi en arrière, on écarte les paupières, on voit se former, dans le grand angle de l'orbite, *une petite tumeur qui soulève la conjonctive aux environs de la caroncule* et qui semble même s'étendre jusque dans l'épaisseur de la paupière inférieure. Cette tumeur molle, dépressible, disparaît dès que le globe, abandonné à lui-même, reprend sa situation primitive. La peau de la paupière inférieure, dans le voisinage de la tumeur, bleuit fortement, lorsque l'on fait saillir la tumeur elle-même, en compri-

---

[1] *Dictionnaire de médecine en 30 vol.*, t. XXII, article ORBITE. Paris, 1840.

mant l'œil d'avant en arrière, et reprend sa coloration à peu près normale, dès que l'organe revient à sa place habituelle. Il n'existe aucun battement appréciable au pourtour du globe.

Je prescrivis une compression méthodique sur l'œil, à travers les paupières, faite la nuit seulement, et un collyre astringent. On fut obligé d'interrompre ce traitement, la jeune fille ayant été atteinte d'une fièvre muqueuse. L'enfant me fut ramenée dans les premiers jours de septembre 1862. A cette époque, l'œil gauche est toujours plus saillant en avant que le droit ; toutefois le premier ne s'avance pas au delà d'un plan vertical tiré de l'arcade sourcilière, les mouvements en sont, du reste, aussi étendus que ceux du côté droit. Il n'y a pas la moindre déviation des axes optiques, et la vision est également bonne des deux côtés ; la patiente lit sans peine le n° 1 de Jæger. En repoussant l'œil gauche d'avant en arrière avec la pulpe du doigt, on ramène l'organe dans la situation normale ; alors seulement se montre, au grand angle de l'orbite, une tumeur du volume d'une noisette, bien circonscrite, molle, rénitente, élastique, soulevant le repli conjonctival et s'étendant transversalement du grand angle jusque vers le milieu du cul-de-sac conjonctival inférieur. Dès que l'œil est abandonné à lui-même, il se reporte en avant, et toute tumeur disparaît. Lorsque les paupières sont fermées, et que l'on repousse l'œil en arrière, la tumeur soulève la paupière inférieure. Ajoutons que la conjonctive oculo-palpébrale glisse sur la tumeur.

Le 10 septembre, la jeune fille est opérée à ma clinique. Elle est couchée sur le dos, dans la position horizontale. Un aide comprime, avec un doigt, la paupière supérieure, d'avant en arrière, de façon à refouler l'œil dans le même sens, et à faire proéminer la tumeur en avant. Un second aide abaisse la paupière inférieure ; avec une pince à dents de souris, je soulève la portion de conjonctive qui recouvre la tumeur, de façon à former un pli transversal qui est incisé à la base avec des ciseaux ; je dissèque la conjonctive à petits coups de ciseaux, de façon à mettre à découvert la tumeur. Celle-ci se présente sous la forme d'une grosse bosselure bleuâtre ; avec une pince, je l'attire en grande partie au dehors et j'en excise environ la moitié. Au moment où le kyste est ouvert, il s'en échappe un liquide de *couleur roussâtre*. L'œil reprend sa place dans l'orbite, et la plaie qui a été faite vers le grand angle se voit à peine. Un stylet enfoncé dans la solution de continuité pénètre le long de la paroi interne de l'orbite, dans la portion restante du kyste, à une profondeur de trois centimètres ; une mèche composée de six brins de charpie est introduite jusqu'au fond du kyste. Les paupières fermées, une légère compression est exercée sur le globe au moyen d'un bandage approprié.

Le lendemain matin, le pouls est à 140 ; la peau, chaude. Il y a un exophthalmos prononcé, les mouvements du globe sont très-limités ; la conjonctive oculaire est légèrement œdématiée, la pression sur les paupières très-douloureuse. La mèche est retirée, et des sangsues sont appliquées sur la tempe gauche ; elles saignent plusieurs heures. Dès le soir, le pouls tombe à 120 ; la nuit est bonne.

Le matin du 12, le pouls est à 96, la peau moins chaude. L'exophthalmos a notablement augmenté ; les paupières sont tellement tendues sur le globe, qu'on les écarte avec peine. Il existe, tout autour de l'œil, un chémosis séreux. La cornée demeure transparente et sensible au toucher ; les milieux réfringents sont transparents ; la pupille est oblongue dans le sens transversal. La vision est complétement abolie à gauche. (*Onctions hydrargyriques belladonées sur les paupières ; cataplasme émollient ; purgatif salin.*)

Le 13, l'opérée a bien dormi et a eu trois garde-robes. La paupière supérieure est moins tendue sur le globe, l'enfant peut distinguer, de l'œil gauche, la lumière d'une bougie et l'ombre de la main qui passe devant elle. La pression sur la paupière inférieure fait sortir du pus phlegmoneux par le cul-de-sac palpébral inférieur.

Le 15, le globe exécute quelques mouvements volontaires, mais très-limités. Il est toujours entouré, à une certaine distance de la cornée, d'un bourrelet chémosique dur. La pression sur la partie inférieure et interne de l'orbite fait sortir du pus phlegmoneux par l'ouverture pratiquée à la conjonctive. L'exophthalmos a diminué.

Le 16, le pouls est à 84; les mouvements du globe sont un peu plus étendus; la pression du côté du grand angle fait toujours sortir du pus phlegmoneux par la plaie conjonctivale. Le 17, l'exophthalmos a encore diminué; il s'écoule de l'intervalle des paupières une suppuration abondante et de bonne nature. Le 18, je fais remplacer les topiques émollients, appliqués sur l'orbite, par des fomentations légèrement astringentes. Le 19, l'exophthalmos a notablement diminué; le chémosis est toujours très-prononcé; la suppuration diminue. L'état de la vision est le même. Le 20, les mouvements de l'œil sont de plus en plus étendus; la vision est toujours à peu près nulle; la pupille, dilatée. L'état général est très-satisfaisant; la patiente mange avec appétit et chante une partie de la journée.

Le 25, nous remarquons que la pupille gauche se contracte vivement, lorsqu'après avoir fermé l'œil sain, on ouvre brusquement ce dernier; la vision demeure dans le même état. Il s'écoule toujours par le grand angle de l'orbite du pus phlegmoneux.

Le 4 octobre, la conjonctive oculaire est toujours très-injectée. Toute la moitié inférieure de la sclérotique est entourée d'un bourrelet chémosique dur qui tend, par son exposition permanente au contact de l'air, à se transformer en membrane cutanée. Lorsqu'on introduit un stylet par l'ouverture faite antérieurement à la conjonctive, on pénètre dans l'orbite à une profondeur de quatre centimètres. Il existe derrière la partie interne de la paupière supérieure une bosselure. Quand on comprime celle-ci, on fait couler du pus par la plaie conjonctivale. J'excise, avec des pinces à griffes et des ciseaux, un lambeau du bourrelet chémosique. Cette opération détermine une réaction locale caractérisée, dès le lendemain, par une augmentation de l'exophthalmos et une rougeur plus vive de la peau de la paupière supérieure. Ces phénomènes s'amendent promptement, sous l'influence de topiques légèrement astringents appliqués sur la région oculaire. Dès le 7, l'œil avait repris plus de mobilité; l'exophthalmos avait diminué; il ne s'écoulait, par la plaie du grand angle, qu'un liquide clair plutôt que du pus. Vers le 20, l'exophthalmos avait subi un nouveau décroissement; l'œil avait repris toute l'étendue de ses mouvements ordinaires. À la partie supérieure et interne, on ne sentait plus, que profondément, dans l'orbite, un petit noyau d'induration. Les jours suivants, pour favoriser l'affaissement du chémosis, je pratique sur ce dernier quelques attouchements légers avec un crayon de pierre infernale.

Cependant, la vue restait toujours dans le même état à gauche; la petite malade ne pouvait distinguer de cet œil que la lumière des ténèbres et l'ombre des corps opaques qu'on faisait passer devant l'œil. La pupille dilatée ne se contractait qu'à peine sous l'action de la lumière. Désireux de savoir à quoi tenait l'abolition de la vision, j'examinai la patiente avec l'ophthalmoscope, le 31 octobre. Les milieux réfringents sont transparents; la papille optique est d'une couleur blanche nacrée; les vaisseaux en sont petits et peu nombreux; ceux de la rétine sont aussi moins nombreux et plus ténus que dans l'état normal. Il est donc évident que, du côté gauche, existe une *atrophie du nerf optique*.

Enfin, sous l'influence des attouchements, répétés tous les deux ou trois jours, avec le crayon de nitrate d'argent, le chémosis s'affaissa peu à peu ; la paupière inférieure se redressa complétement ; et, lorsque la petite malade quitta ma clinique, le 17 novembre, il n'existait plus qu'un peu de boursouflement à la partie inférieure de la conjonctive scléroticale ; les paupières et l'œil avaient repris leur place ordinaire ; le globe exécutait tous ses mouvements ; mais la vision ne s'était nullement améliorée.

ARTICLE II.

Inflammation de l'aponévrose oculaire.

Le globe de l'œil est entouré, depuis le cul-de-sac de la conjonctive jusqu'au niveau de l'insertion du nerf optique à la sclérotique, d'une membrane fibreuse faisant partie des aponévroses de l'orbite, et que l'on désigne sous le nom d'*aponévrose oculaire*. C'est ce dernier feuillet qui s'enflamme quelquefois, sans que la phlegmasie envahisse le tissu cellulo-graisseux de l'orbite. Telle est du moins l'opinion de O'Ferrall [1], dont les observations ont fait connaître cette affection.

L'inflammation de l'aponévrose oculaire se rencontre particulièrement chez les sujets rhumatisants, pendant le cours ou au déclin d'un rhumatisme articulaire ; quelquefois elle succède à l'action de causes traumatiques. Elle est caractérisée par une douleur intense dans l'œil, le front, la tempe : cette douleur est comparée, par le malade, à celle qu'il ressentirait si on lui arrachait l'œil de l'orbite. La moindre pression avec le doigt, sur l'œil, est insupportable ; la compression de l'organe avec la paume de la main du malade lui-même procure, au contraire, du soulagement. Bientôt survient un exophthalmos très-prononcé ; le globe perd la faculté de se mouvoir en divers sens. Autour de la cornée existe une saillie de la conjonctive, qui a tous les caractères d'un chémosis *œdémateux*. Les paupières, écartées l'une de l'autre, sans pouvoir se rapprocher, sont fortement gonflées, œdémateuses, d'un rouge sale ; le gonflement et la rougeur de la paupière supérieure *sont limités en haut par une ligne bien accusée, de sorte qu'il reste environ 1 centimètre de peau de couleur pâle entre elle et le contour de l'orbite*. Ce dernier signe différencie, suivant O'Ferrall, l'inflammation de l'aponévrose oculaire de celle du tissu cellulaire de l'orbite. La cornée reste transparente ; l'iris est sain. Il y a de la photopsie, mais la vision demeure intacte ; quelquefois elle est confuse. A ces phénomènes locaux se joignent des phénomènes généraux : fièvre intense, insomnie, langue chargée, urines rares.

Abandonnée à elle-même, ou traitée d'une manière méthodique, l'affection se comporte d'une manière variable. Dans quelques cas, tous les phénomènes disparaissent promptement ; dans d'autres, il reste une certaine roideur dans les mouvements de l'œil, ce qui est dû à la formation d'adhérences entre la sclérotique et l'aponévrose oculaire. Il est encore possible qu'il se produise du pus, et alors le liquide vient former une saillie circulaire arrondie sous la conjonctive, autour de la cornée.

[1] *Dublin journal of medical science*, vol. XIX, p. 343. Dublin, 1841.

L'inflammation de l'aponévrose oculaire peut être confondue avec une périostite de l'orbite, avec une inflammation du tissu cellulo-graisseux de cette cavité. Dans la périostite, la douleur est moins forte, le globe conserve en grande partie ses mouvements ; en portant l'extrémité du doigt entre l'œil et les parois orbitaires, on peut constater une tuméfaction sur un des points de ces dernières. Dans l'inflammation phlegmoneuse du tissu cellulaire de l'orbite, le gonflement occupe la *portion orbitaire* des paupières ; dans l'inflammation de l'aponévrose oculaire, il est borné à la *portion tarsienne* de ces voiles membraneux.

Le traitement est essentiellement antiphlogistique, et conforme à celui qui a été indiqué pour le phlegmon de l'orbite (page 125). Le calomel et l'opium, administrés jusqu'à production de symptômes généraux, triomphe souvent du mal, dans l'espace de quelques jours. Une autre médication, qui a donné de bons résultats à O'Ferrall, est l'administration de l'iodure de potassium, à la dose de 50 centigrammes toutes les trois heures le premier jour, de 60 centigrammes, aux mêmes intervalles, le second jour. Lorsque la phlegmasie se termine par suppuration, on ouvre le dépôt à travers la conjonctive, dans le point où la fluctuation est reconnue.

ARTICLE III.

Abcès de l'orbite.

Variétés. Il en est qui succèdent au phlegmon, ce sont des abcès *chauds;* d'autres ont une marche plus lente : le pus se forme pendant des mois et des années, quelquefois sans douleur, et s'accumule peu à peu dans l'intérieur de l'orbite. Ce n'est qu'à une époque avancée de l'affection que les paupières se gonflent, rougissent et se renversent en dehors, que l'œil fait une saillie en avant, et qu'on découvre de la fluctuation. Une fois l'abcès ouvert, il reste une poche qui suppure fort longtemps, sans que l'on constate de lésion osseuse. Cette variété d'abcès, assez rare du reste, a été désignée sous le nom de *phlegmon chronique, d'abcès subaigu* ou *chronique.* Pour en donner une idée, nous rapporterons les deux observations suivantes [1] :

Obs. XCIII. Chez un homme que je ne vis que quelquefois, la maladie commença par une douleur d'apparence névralgique de la région sus-orbitaire, qui se montrait vers huit à dix heures du matin. Il survint de la diplopie, et l'œil fut refoulé en bas. La conjonctive n'était pas affectée, mais la paupière supérieure était distendue. Ces symptômes *persistèrent de décembre* 1840 *à décembre* 1841. On appliqua un cataplasme, et un abcès se fit jour à travers la paupière supérieure, contre le rebord de l'orbite. L'ouverture se ferma, et la paupière fut de nouveau soulevée. Six mois après qu'elle se fut ouverte spontanément, j'y plongeai une lancette, et j'en fis sortir une grande quantité de pus. La cavité s'étendait en arrière, au-dessus de l'œil, jusqu'à la profondeur d'un pouce et demi.

Obs. XCIV. Une femme reçoit une contusion au sourcil droit. Huit ans après,

[1] Mackensie, *loc. cit.*, t. I, p. 446.

l'œil du même côté commence à faire une saillie en avant, sans que la patiente accuse aucun autre symptôme. L'exophthalmos s'accroît graduellement; puis il se manifeste de la photopsie, de la diplopie, un obscurcissement de la vue, une sensation de forte tension et des tiraillements dans l'orbite. Quatre ans après le début des phénomènes précédents, la patiente consulte un chirurgien, qui trouve l'œil droit refoulé en bas et en dehors. A la partie supérieure et interne du devant de l'orbite existe une tumeur légèrement saillante, donnant une sensation de fluctuation obscure. La patiente affirme n'avoir jamais ressenti de douleur dans la portion correspondante de la tumeur. La paupière supérieure est fortement distendue; la peau qui recouvre la tumeur n'a subi aucun changement de coloration. On ponctionne la tumeur dans la partie la plus saillante; il en sort une grande quantité de pus, d'abord *grumeleux, puis de bonne nature*. Après cette opération, l'œil rentre peu à peu dans l'orbite, les tiraillements et la diplopie cessent; la guérison a lieu six mois après; la vue demeure intacte.

On rencontre encore dans l'orbite des abcès *froids*, les uns idiopathiques, d'autres symptomatiques d'une lésion osseuse. On y a trouvé des abcès métastatiques. A. de Græfe[1] a publié une observation dans laquelle la morve a été le point de départ de la maladie. Le tissu cellulaire tout entier de l'orbite était infiltré de pus; dans quelques points, il existait des foyers bien circonscrits. La choroïde, du même côté, offrait un certain nombre de petits dépôts purulents, près du point d'entrée du nerf optique.

Une masse *tuberculeuse* développée dans l'orbite, comme dans l'observation de J. Roux[2], de Toulon, donnerait lieu, à la période de ramollissement, à la formation de pus mélangé de détritus de matière tuberculeuse.

Le siége de la collection est en arrière du globe, quand elle succède à un phlegmon aigu; sur le pourtour de l'orbite, quand le pus a pris son point de départ dans une altération osseuse. Tantôt il n'existe qu'un seul foyer, tantôt il y en a plusieurs. Suivant l'espèce d'abcès, l'œil peut demeurer intact ou être compromis; les muscles sont sains ou détruits en partie par la suppuration; le tissu cellulaire intra-orbitaire plus ou moins résorbé; les parois osseuses saines ou altérées.

Symptômes. Ils diffèrent suivant que l'abcès est chaud ou froid. Dans le premier cas, l'affection débute, comme nous l'avons indiqué à l'article *Phlegmon de l'orbite*, page 123; au bout de quelques jours, il se manifeste de petits frissons, en même temps que la douleur devient pulsative; en explorant le pourtour de l'orbite, on perçoit une sensation de fluctuation entre le rebord de cette cavité et la paupière, ou derrière le cul-de-sac conjonctival; le plus souvent vers l'angle interne, quelquefois vers l'angle externe. En cas de foyers multiples, on trouve plusieurs points fluctuants.

La fluctuation n'est pas constante; à défaut de ce signe, on aura égard à l'existence de bosselures fermes ou légèrement tendues, ou à un empâtement sur quelques points du contour de l'œil, derrière les paupières.

---

[1] *Archiv. für Ophthalmol.*, Bd. 5, Abth. 2, S. 418. — [2] Demarquay, *Traité des tumeurs de l'orbite*, p. 496.

Pour reconnaître la présence du pus, Lisfranc[1] a donné le conseil de refouler le globe de l'œil au fond de l'orbite ; par cette manœuvre, on force le liquide à quitter la place profonde qu'il occupe, pour arriver à la partie supérieure, où il se présente sous la forme d'un bourrelet sous-conjonctival.

Les abcès froids ou subaigus sont plus difficiles à reconnaître ; ils sont caractérisés par les mêmes symptômes que d'autres tumeurs de l'orbite, et simulent quelquefois des affections beaucoup plus graves. Ainsi, chez le maréchal Radetzky[2], il existait dans l'orbite une tumeur qui avait déterminé un exophthalmos très-prononcé ; cette tumeur était douloureuse au toucher, très-dure, inégale et bosselée ; les paupières étaient distendues, gonflées, immobiles, d'une couleur livide, parcourues par des vaisseaux variqueux. Le professeur Jæger crut, avec d'autres médecins, qu'il s'agissait d'une tumeur de mauvaise nature. C'était un abcès qui s'ouvrit spontanément, après quoi l'œil alla bien. Il est certain que, dans ce cas, comme dans tous ceux qui offrent des difficultés pour le diagnostic, une ponction exploratrice avec un petit trocart donnerait des renseignements exacts sur la nature de l'affection.

Marche ; terminaisons. Abandonnés à eux-mêmes, les abcès de l'orbite tendent généralement à se porter en avant, et le pus se fait jour au dehors. Velpeau[3] Fischer[4], Burserius[5] ont vu le pus se porter dans le crâne et donner lieu à des phlegmasies mortelles de la masse cérébrale. En général, les abcès chauds, une fois ouverts, guérissent promptement ; les parois du foyer se rapprochent, et tantôt l'œil est ménagé, tantôt cet organe est gravement compromis. Les abcès froids ont une durée plus longue, et ceux qui sont symptomatiques d'une lésion osseuse persistent, sous la forme de trajets fistuleux, pendant plusieurs mois, jusqu'à ce que la portion d'os malade soit éliminée.

Traitement. Il diffère dans les abcès chauds et dans les abcès froids. Lorsqu'un *phlegmon* de l'orbite se termine par *suppuration*, on pratique de bonne heure une incision dans le point où la fluctuation se montre. Une incision large comme le veulent Wenzel[6], Mackenzie[7], est préférable à une petite ponction recommandée par Delpech[8]. On ouvre le foyer, soit à travers la conjonctive dont on incise les feuillets couche par couche, pour éviter la lésion du globe, comme cela est arrivé chez le docteur Bénaut, dont nous avons parlé antérieurement (page 123) ; soit à travers les paupières, en dirigeant l'instrument parallèlement aux fibres de l'orbiculaire. Si le globe a participé à l'inflammation, qu'il y ait du pus dans les chambres de l'organe, on incise la cornée ; si la phlegmasie a été moins intense, il est inutile de toucher à l'œil. Dans tous les cas, l'extirpation de l'organe recommandée par Wenzel[9] est formellement contre-indiquée. Après avoir évacué le pus

---

[1] *Revue médicale*, 1827 ; *Recherches sur les moyens de reconnaître la fluctuation.* — [2] *Annales d'oculistique*, t. XXIV, p. 5. — [3] *Diction. en 30 vol.*, article ORBITE. — [4] *Klinischer Unterricht in der Augenheilkunde*, p. 9. Prague, 1832. — [5] *Institutiones medicinæ practicæ*, vol. III, p. 9 Lipsiæ, 1798. — [6] *Manuel de l'oculiste*, t. I, p. 4. Paris, 1808. — [7] *Loc. cit.*, t. I, p. 444. — [8] *Précis élémentaire des maladies réputées chirurgicales*, t. I, p. 42. Paris, 1816. — [9] *Loc. cit.*

de l'orbite, on maintient l'incision ouverte, en introduisant entre les bords quelques brins de charpie; on couvre la région orbitaire d'un cataplasme émollient qu'on renouvelle souvent. Lorsque la collection est profonde, on maintient dans le foyer une mèche dont on diminue la longueur, à mesure que le trajet se raccourcit. Il est rare que l'ouverture d'un abcès de l'orbite donne lieu à une hémorrhagie; si pareil accident se présente, on exerce, pendant vingt-quatre heures, une compression méthodique sur la région. Dans un cas observé par Scott[1], on pratiqua une incision pénétrant profondément dans l'orbite, à travers la conjonctive. Il s'échappa, à l'instant même, un jet brusque et violent de sang artériel, l'écoulement continua par saccades. La compression et l'emploi du froid parvinrent à arrêter l'hémorrhagie. Quelques jours après, il s'échappa du pus, et la terminaison fut favorable.

Les abcès *froids* de l'orbite sont combattus par des moyens généraux et locaux; les premiers s'adressent à la diathèse du sujet. Au nombre des autres, il faut mettre en première ligne les frictions avec des pommades résolutives. Carron[2] a vu des abcès froids de l'orbite, déjà en partie fluctuants, disparaître sous l'influence de frictions avec les préparations aurifères. On attendra, pour ouvrir le foyer, que la tumeur soit ramollie; on évacue le pus avec un trocart ou avec un bistouri à lame étroite. La suppuration est longue à la suite de cette ouverture, et la paupière reste généralement enfoncée dans le point correspondant; parfois même ce voile membraneux contracte des adhérences avec les tissus subjacents, d'où un obstacle aux mouvements de l'organe, parfois même un ectropion. Pour prévenir cette terminaison fâcheuse, d'Ammon[3] a conseillé de ne pas inciser la peau dans un point correspondant au rebord de l'orbite, et Stœber[4] a recommandé de tenir la paupière fermée par une bandelette agglutinative jusqu'à cicatrisation complète de la plaie. Dans le but d'éviter la formation d'une fistule, Riberi[5] a proposé de donner issue au pus, à travers les fosses nasales, en perforant la lame orbitaire de l'ethmoïde.

Nous croyons, avec la plupart des chirurgiens modernes, qu'il est préférable d'ouvrir les abcès froids à travers la rainure oculo-palpébrale ou à travers la paupière; de favoriser ensuite l'agglutination des parois du foyer par des injections irritantes. C'est surtout lorsqu'il existe une lésion osseuse, qu'on hâte l'exfoliation par des injections de ce genre; on a recours, dans ces cas, à une décoction de feuilles de noyer additionnée de teinture de benjoin; à de la teinture d'iode affaiblie. On peut aussi toucher l'os malade avec un pinceau imbibé de teinture de benjoin ou de teinture d'iode pure.

---

[1] Dalrymple, *Pathology of the human Eye.* Explication de la planche XII. London, 1849. — [2] *Loc. cit.*, t. I, p. 472. — [3] *Journal d'ophthalmologie*, t. I, p. 56. — [4] *Manuel pratique d'ophthalmologie*, p. 75. Paris, 1834. — [5] Demarquay, *Traité des tumeurs de l'orbite*, p. 151. Paris, 1860.

ARTICLE IV.

Inflammation des parois de l'orbite.

Une membrane fibreuse épaisse, considérée, à juste titre, comme une expansion de la dure-mère, tapisse la face interne des os de l'orbite. Tantôt la phlegmasie atteint primitivement cette membrane ; il y a une *périostite*, et celle-ci se présente sous la forme *aiguë* ou *chronique*. Tantôt l'inflammation débute par le tissu osseux et se termine le plus souvent par cette altération spéciale que l'on a désignée sous le nom de *carie*, altération constituée, comme Gerdy l'a fait observer, par une vascularisation peu ou très-considérable, l'existence ou l'absence de suppuration, la raréfaction, la friabilité, la fragilité, le ramollissement ou la dureté du tissu osseux, l'existence de fongosités ou de bourgeons charnus plus ou moins nombreux. Une terminaison plus fréquente encore, soit de l'ostéite, soit de la périostite de l'orbite, est la *nécrose* plus ou moins étendue, plus ou moins profonde. Enfin, la périostite, sous la forme chronique, donne lieu quelquefois, dans l'orbite comme sur d'autres points du squelette, à la production de tumeurs que l'on nomme *périostoses ;* celles-ci peuvent être formées d'un dépôt de substance solide, fibreuse, cartilagineuse ou osseuse, résultant de l'organisation d'une matière plastique répandue sous le périoste ou entre ses lamelles (*périostoses plastiques*) ; ou bien, elles renferment un liquide séro-albumineux semblable à la synovie, un liquide glaireux ressemblant à une solution gommeuse, une substance homogène, grisâtre, comparable à du fromage mou (*périostoses molles ou gommeuses*).

Quelle que soit la forme de la phlegmasie, celle-ci se montre tantôt au pourtour de l'orbite, tantôt dans la cavité orbitaire. Aucun âge n'en est à l'abri ; l'affection scrofuleuse, la syphilis en sont le point de départ fréquent ; les violences extérieures de toutes sortes, contusions, plaies, fractures, la produisent également.

Il n'est pas démontré, comme le veut Carron[1], que l'inflammation du périoste soit le plus souvent consécutive à une phlegmasie de la glande lacrymale. L'assertion de Mackenzie[2], relativement à l'influence de l'usage immodéré du mercure sur le développement de la périostite chronique est aussi sujette à révision.

Dans quelques cas, l'inflammation des parois de l'orbite est le résultat de la propagation d'une phlegmasie qui a pris son origine dans une partie plus ou moins éloignée, le périoste alvéolo-dentaire par exemple.

Les symptômes diffèrent d'après le siège de la phlegmasie, et, sous ce rapport, il convient d'examiner successivement le pourtour de l'orbite, les parois orbitaires et le sommet de la cavité.

1º INFLAMMATIONS DU POURTOUR DE L'ORBITE. Elles se montrent sur les divers points de la circonférence de l'orbite, le plus souvent, d'après un

---

[1] *Loc. cit.*, t. I, p. 468. — [2] *Loc. cit.*, t. I, p. 41.

certain nombre d'auteurs, vers l'angle inférieur et externe. Dans le cours d'une année, j'en ai observé trois cas; deux fois, la maladie occupait le rebord supérieur de l'orbite; une fois le rebord inférieur et externe. Dans les trois cas, l'affection s'est terminée par nécrose, ce qui permet de supposer qu'elle était dans le principe une inflammation du périoste. Voici le premier de ces faits.

OBS. XCV. *Nécrose de la table externe du frontal gauche, au niveau de l'arcade sourcilière; abcès froid de cette région. Exfoliation spontanée de la portion d'os mortifiée, après quatorze mois. Guérison.* Lefaucheur, âgé de treize ans, se présente à ma clinique le 24 avril 1860, pour se faire guérir d'une tumeur qui occupe la région orbitaire gauche. L'enfant est bien constitué, bien développé pour son âge; il attribue sa maladie à un coup reçu sur la partie affectée.

Il existe, dans la région orbitaire gauche, une tumeur, de la forme d'un segment de sphère, d'environ six centimètres de long sur quatre de large; bien circonscrite, rénitente et fluctuante, sans changement de couleur de la peau, qui n'est pas adhérente. L'œil gauche fait une saillie très-marquée en avant; la vision de ce côté n'est nullement altérée. En portant le doigt dans l'orbite, sous l'arcade sourcilière, on sent de la tuméfaction et même de la rénitence. La santé générale est excellente. Une ponction ayant été pratiquée avec un trocart, il s'écoule, par la canule, du pus; et je sens, avec l'extrémité de l'instrument, une portion osseuse dénudée. J'agrandis l'ouverture, et j'introduis de la charpie dans la plaie, pour la maintenir ouverte (*Huile de foie de morue; bière pour boisson; régime tonique*). Le 28 avril, la suppuration était sanieuse; le 30, l'exophthalmos a diminué; on continue de panser à plat.

A partir de cette époque, l'enfant vient me revoir de loin en loin; la plaie se rétrécissait, et en même temps, on constatait que l'étendue de la nécrose diminuait. A plusieurs reprises, j'essayai d'ébranler le séquestre. Ce ne fut que vers la seconde moitié du mois de juin 1861, que je pus extraire, au moyen d'une pince, une lamelle osseuse, du diamètre d'une pièce de deux francs environ, comprenant une portion de la table externe du frontal, au niveau de l'arcade sourcilière.

Le 4 juillet, la plaie de la région orbitaire est complétement cicatrisée. Il existe une dépression très-prononcée de la partie externe de la région frontale; dans ce point, le tissu cicatriciel adhère aux parties subjacentes. L'œil gauche est complétement rentré à sa place; les mouvements en sont normaux; la vision est également bonne des deux côtés.

J. P. Weidmann[1] a rapporté une observation de nécrose de la région orbitaire suivie de l'extraction d'un premier séquestre provenant de la paroi externe du sinus maxillaire, et plus tard d'un séquestre de l'os frontal.

Dans le second cas, auquel je faisais allusion tout à l'heure, la nécrose occupait l'os malaire presque tout entier et une portion de l'os maxillaire supérieur correspondant, si bien qu'il en résulta une perte de substance considérable de la paroi inférieure et externe du pourtour de l'orbite.

OBS. XCVI. *Nécrose d'une grande partie de l'os malaire droit et d'une portion de l'os maxillaire correspondant.* Cécile Magne, âgée de trois ans, est envoyée à

[1] *Traité de la nécrose*, traduct. par F.-M. Jourda, p. 41. Paris, 1808.

ma clinique, par le docteur E. Renaut, le 17 janvier 1861. Elle présente une tuméfaction énorme et mal limitée de la joue droite ; vers la partie externe de la base de la paupière inférieure, existe une ouverture par laquelle s'écoule un pus sanieux et d'une odeur fétide. Un stylet introduit à travers cette ouverture permet de reconnaître une dénudation étendue de la partie inférieure et externe du pourtour de l'orbite. Avec une pince à pansement, je saisis la partie osseuse altérée, et je retire, avec la plus grande facilité, un séquestre, de couleur noirâtre, dont la substance est poreuse, et qui a la forme de l'os malaire. Je prescris des injections d'eau chlorurée dans le trajet fistuleux. Quelques jours après, je retire un nouveau séquestre volumineux, qui offre la conformation de la partie externe et supérieure du maxillaire supérieur. A partir de ce moment, le pus s'écoule à la fois par la plaie extérieure et par la bouche. L'enfant est soumise à un traitement général antistrumeux ; on l'envoie à la campagne. Aujourd'hui, fin juillet, il reste encore dans la région orbitaire droite, vers la partie externe de la base de la paupière inférieure, un trajet fistuleux, au fond duquel le stylet reconnaît une portion osseuse dénudée. La paupière elle-même est fortement enfoncée à ce niveau, mais nullement renversée en dehors, et l'œil est parfaitement abrité. La joue droite est encore un peu tuméfiée. En refoulant les parties molles vers la cavité de l'orbite, on a peine à reconnaître le vide correspondant à la perte de substance osseuse ; peut-être ce vide s'est-il déjà en grande partie comblé par la production d'un tissu fibreux de nouvelle formation. La santé générale est bonne.

Enfin, dans le troisième cas, l'affection était bornée à une petite étendue de l'arcade sourcilière.

Obs. XCVII. Le nommé Remise, âgé de cinquante-quatre ans, logeur, ayant eu autrefois des accidents vénériens, vient à ma clinique le 16 juillet 1860. Il y avait à la partie interne de l'arcade sourcilière droite une tumeur du volume d'une petite noisette, bien circonscrite, fluctuante, sans changement de couleur à la peau, peu douloureuse à la pression. Le malade ne présentait aucune tumeur semblable, sur d'autres points du squelette. En raison des antécédents, dont il a été question, je lui prescris une solution d'iodure de potassium, à la dose de cinquante centigrammes par jour. La semaine suivante, la peau qui recouvre la tumeur est rouge, amincie ; une ponction avec une lancette en fait sortir un pus de bonne nature, et un stylet de trousse, introduit dans le trajet, permet de reconnaître une dénudation de la portion correspondante de l'arcade sourcilière. Je recommande de maintenir l'ouverture béante, par l'introduction journalière de quelques brins de charpie. Le malade, d'une pusillanimité rare, n'y veut pas consentir. La plaie se referme bientôt, et, pendant plusieurs mois, R*** vient me retrouver, de temps en temps, alors qu'une petite quantité de pus soulève la peau. Je me contente d'une ponction avec la pointe d'une lancette, et chaque fois je reconnais une nécrose de la portion d'os subjacent. Bientôt le sujet, effrayé sans doute de l'action instrumentale, cesse de venir. Enfin, dans le courant du mois de juillet 1861, un an conséquemment après le début de la maladie, il se représente à ma clinique. Il existe toujours un trajet fistuleux dans la même région, et le stylet rencontre, à l'extrémité de ce trajet, une petite portion d'os dénudé. C'est en vain que je veux persuader au patient de consentir à ce que je lui agrandisse le trajet, pour porter quelques topiques excitants sur l'os malade. Il s'y refuse formellement.

Au pourtour de l'orbite, comme dans les autres régions, où les os sont sous-cutanés, la périostite, l'ostéite, ou la carie qui est la conséquence de cette dernière, débutent par une tuméfaction précédée ou non d'une douleur sourde. Après un certain temps, la portion tuméfiée se ramollit, la peau conserve la couleur et la température normales. Plus tard enfin, la tumeur présente une fluctuation manifeste, et soit que l'abcès s'ouvre spontanément, soit que le chirurgien pratique lui-même cette ouverture, il s'échappe du pus peu consistant, séreux, de couleur jaune verdâtre, semblable à du petit-lait trouble. Si on porte un stylet jusqu'au fond du foyer, on rencontre le plus souvent une surface osseuse dénudée de périoste, rugueuse, ce qui indique qu'il existe une portion d'os nécrosé; d'autres fois une surface osseuse qui offre beaucoup moins de résistance, et dans l'épaisseur de laquelle s'enfonce le stylet, indices d'une carie. Le pus continue à être sécrété par le foyer morbide, et il s'établit un trajet fistuleux qui persiste, comme on l'a vu dans les observations précédentes, plusieurs mois. Souvent encore l'ouverture extérieure se ferme pour quelque temps; mais bientôt il se forme un nouvel abcès et la fistule se rétablit. Que si enfin la portion osseuse malade est éliminée, spontanément, ou par l'intervention de l'art, le trajet fistuleux s'oblitère, et la peau reste plus ou moins profondément enfoncée au niveau de l'os malade, d'où parfois un raccourcissement et un renversement de la paupière correspondante.

2° INFLAMMATION DES PAROIS ORBITAIRES. Les symptômes diffèrent de ceux que nous venons d'indiquer, attendu que la phlegmasie occupe le plus souvent des parties inaccessibles à l'exploration du doigt, que les tissus tuméfiés, rencontrant une résistance de la part de la portion osseuse de l'orbite, tendent à refouler et à comprimer les parties contenues dans cette cavité. Les paupières se gonflent et sont d'un rouge pâle ou œdémateuses; la conjonctive est le siége d'un chémosis séreux; le globe est repoussé plus ou moins en avant; les mouvements de l'œil sont gênés; la vision est confuse ou intacte; quelquefois la paupière supérieure reste abaissée. Les malades accusent une douleur dans l'orbite et au-dessus du sourcil, douleur qui s'étend parfois à toute la tête. Suivant le siége de la lésion, on peut ou non, en portant le doigt entre le rebord orbitaire et l'œil découvrir une tuméfaction ou un empâtement, parfois même un point fluctuant. Après un certain temps, l'abcès vient proéminer du côté de la base de l'orbite, s'ouvre spontanément, ou est ouvert par le chirurgien, fournit un pus mal lié; et, en portant un stylet dans le trajet, on sent la portion osseuse malade.

Ce mode de terminaison est le plus heureux; il arrive parfois que le pus se fait jour par d'autres voies, par l'une des fosses nasales, si c'est la paroi interne de l'orbite qui est affectée; par le sinus maxillaire, si c'est la paroi inférieure. Saint-Yves[1] rapporte un exemple de ce dernier mode de terminaison.

OBS. XCVIII. J'ai vu, il y a quinze ans, un garçon de Versailles, qui vint à

---

[1] *Nouveau traité des maladies des yeux*; nouv. édit., trad. de l'anglais, par Cantwel, p. 61. Amsterdam et Leipzik, 1767.

Paris, après avoir eu un abcès sous le globe de l'œil, dont la matière s'était fait jour par une ouverture au milieu de la paupière inférieure. Je reconnus, en introduisant une sonde par cette ouverture, que le séjour du pus sous le globe de l'œil avait carié l'os qui fait la partie inférieure de l'orbite. Le pus coulait dans le sinus de l'os maxillaire, et ressortait par le nez. Comme cette route était un peu difficile, et que le pus pouvait séjourner dans le fond de ce sinus et le carier, je lui fis arracher une des dents molaires, dont la racine porte quelquefois jusqu'à ce sinus. Je seringuai ensuite, soir et matin, par l'ouverture de la paupière, une décoction d'aristoloche, de gentiane et de mirrhe. La liqueur tombait du sinus dans la bouche, par l'ouverture de la dent. Ce malade fut guéri de sa fistule au bout de deux mois, par l'usage de ces remèdes.

Lorsque la voûte de l'orbite est affectée, le pus fait quelquefois irruption dans le crâne, et il en résulte une méningo-encéphalite promptement mortelle. Dans une observation rapportée par A. de Græfe[1], un exophthalmos se produisit tout d'un coup ; à l'autopsie, on constata, à la partie supérieure de l'orbite, une large perforation ; il existait une vaste suppuration dans les lobes antérieurs du cerveau. Il est même des cas où des accidents cérébraux graves se manifestent, alors même que la voûte de l'orbite n'est pas perforée. En voici un exemple :

Obs. XCIX. Une femme de trente-huit ans vient consulter le docteur J. Hamilton, le 4 janvier 1838, pour une tuméfaction considérable de la région orbitaire gauche ; les paupières sont œdémateuses, d'un rouge pâle ; le globe est fortement refoulé en avant et en dehors ; la cornée est saine ; la vision du même côté abolie. Il existe une vive sensibilité au niveau du bord de l'orbite et sur l'os frontal ; un œdème de la joue et de l'aile du nez. La malade avait eu, trois ans auparavant, des accidents syphilitiques. On combat la phlegmasie de l'orbite par le mercure et l'iodure de potassium, des vésicatoires à la tempe ; il y eut de l'amélioration. Un mois après, à la suite de l'impression du froid, le gonflement devint plus intense, la tumeur douloureuse, rouge, puis fluctuante. Enfin elle s'ouvre et donne issue à de la matière sanieuse. Le médecin perd sa malade de vue ; mais le 3 août, il est appelé auprès d'elle. Il la trouve dans un état à demi léthargique, ne répondant que d'une manière très-imparfaite aux questions qu'on lui adresse. Le pouls est lent ; la patiente accuse des douleurs au-dessus de l'orbite ; bientôt elle tombe dans le coma et succombe quelques jours après. A l'autopsie, *on trouve une congestion médiocre du cerveau ; la voûte de l'orbite gauche est rugueuse, ramollie, cariée.* La dure-mère et l'arachnoïde, dans les points correspondants, sont fortement épaissies[2].

Chez les sujets sirumeux, il se manifeste quelquefois des abcès ossifluents sur d'autres points du corps, et la mort arrive avec l'appareil symptomatologique qui est propre aux dépôts par congestion.

Obs. C. Une jeune fille cachectique et scrofuleuse avait fait, quatre mois auparavant, une chute dans laquelle la moitié externe de l'arc orbitaire supérieur, du côté gauche, avait heurté l'un des angles d'une chaise. Peu de temps après, il

---

[1] *Arch. für Ophthalmol.*, t. I, p. 450. — [2] *Dublin journal*, juillet 1845 ; et *Archives générales de médecine*, 4e série, t. IX, p. 478.

se développa dans ce point une tumeur qui, augmentant peu à peu de volume, refoulait en haut la moitié externe du sourcil et déprimait le globe oculaire à deux ou trois lignes plus bas que son congénère. La tumeur fut largement incisée immédiatement au-dessous du sourcil et fournit du pus sanieux et fétide. On constata avec un stylet qu'il existait une carie de la paroi supérieure de l'orbite, à une grande profondeur. Au bout de quelque temps apparut à l'aine droite un abcès par congestion symptomatique d'une lésion de l'os iliaque. La petite malade ne tarda pas à succomber après l'ouverture de ce dernier abcès[1].

3° INFLAMMATION DU SOMMET DE L'ORBITE. C'est la plus grave des trois formes ; le pus s'accumule derrière l'œil et projette l'organe en avant, d'où un exophthalmos. Quelquefois la phlegmasie se transmet au globe lui-même, qui est désorganisé ; ou bien le nerf optique étant comprimé par le le dépôt purulent, la vision est troublée et même abolie ; ou bien enfin, le pus se fraye une issue dans le crâne et détermine une inflammation des méninges.

Pronostic. Il est subordonné au siége de la lésion osseuse, à l'état général du malade. La phlegmasie des parois de l'orbite est d'autant plus grave qu'elle est située plus profondément, qu'elle s'est développée sous l'influence d'une diathèse strumeuse ou syphilitique. Elle entraîne des suppurations prolongées ; l'œil est compromis, soit par la propagation de l'inflammation aux éléments de l'organe, soit parce qu'après la guérison, l'une des paupières restant raccourcie ou renversée, le globe demeure à découvert et exposé au contact de l'air.

Traitement. Lorsqu'une lésion osseuse de l'orbite se montre chez un sujet qui offre les apparences de la diathèse strumeuse ou syphilitique, il faut le soumettre à une médication appropriée à l'état général. En même temps, il convient d'agir sur l'affection locale. S'il existe des phénomènes inflammatoires aigus ou subaigus, on les combat par les antiphlogistiques et les émollients. Les abcès seront ouverts de bonne heure, pour éviter l'altération de la peau. Après cette ouverture, on se comporte différemment, suivant la nature de la lésion osseuse. S'agit-il d'une nécrose, on entretient le trajet fistuleux jusqu'à ce que la portion mortifiée soit éliminée par exfoliation insensible ou sous la forme d'un séquestre plus ou moins volumineux. On cherche de temps en temps à ébranler la portion osseuse mortifiée, et dès qu'on reconnaît qu'elle est libre, on l'extrait en la saisissant avec des pinces.

La nécrose de la région orbitaire peut être assez étendue pour exiger une opération spéciale ; c'est ainsi que dans un cas, rapporté par Lassus[2], on fit, au moyen du trépan, l'excision de toute la portion d'os nécrosée. Le résultat fut heureux.

Obs. CI. Un homme avait, depuis environ trois mois, à la suite d'une contusion, la partie antérieure, moyenne et un peu inférieure du coronal percée d'une multitude de petits trous, par lesquels il s'écoulait à chaque pansement

[1] Ch. Deval, *Chirurgie oculaire*, p. 722. Paris, 1844. — [2] *Pathologie chirurgicale*, t. II, p. 257. Paris, 1806.

beaucoup de pus de dessous le crâne. L'os était desséché et avait une couleur absolument noire. Comme cet homme mouchait du pus en assez grande quantité, on avait présumé que le siége du mal était dans les sinus frontaux, et que le pus n'était point épanché sous le crâne. Ce malade n'éprouvait, d'ailleurs, aucun accident et vivait comme une personne en convalescence. Lassus conseilla d'exciser, avec une couronne de trépan, toute la partie du coronal qui était nécrosée. Cette opération faite, la dure-mère, quoique couverte de pus, parut saine : elle se détergea, se recouvrit de bourgeons charnus, et cet homme fut ensuite parfaitement guéri.

Quesnay [1] a rapporté une observation due à de La Peyronie, où ce chirurgien a emporté l'os frontal presque tout entier, pour une *carie* qui occupait non-seulement toute la partie du coronal qui forme le front, et *celle qui contribue à former les orbites*, mais qui avait de plus gagné l'ethmoïde, dont la portion orbitaire était détruite. *Les trépans, les élévatoires, les tenailles, les scies, les limes, les vilebrequins, les maillets de plomb, les gouges, les ciseaux de presque toutes les espèces furent employés pour exécuter cette opération.* En vingt jours la plaie était presque cicatrisée.

S'agit-il, au contraire, d'une carie, on cherche à modifier le tissu osseux altéré, en portant sur la partie malade des topiques excitants ; on panse avec des plumasseaux imbibés de teinture alcoolique de myrrhe, d'aloès, de benjoin, d'iode ; ou bien encore, on injecte ces mêmes liquides dans le trajet fistuleux.

Une précaution importante est de fournir au pus une issue facile. Dans le but de prévenir une adhérence entre la base de la paupière et les os subjacents, après les suppurations prolongées de l'orbite, on a conseillé de ponctionner les abcès, non dans la partie la plus saillante, mais dans un point éloigné, tel que la circonférence de l'orbite, en pratiquant au besoin une ponction sous-cutanée et un trajet un peu long [2]. Ce précepte peut être bon dans les abcès chauds de l'orbite ; mais dans les dépôts froids qui se convertissent toujours en fistules longues, il expose à la rétention du pus, à la production de nouvelles ouvertures fistuleuses. Mieux vaut pratiquer l'incision dans un point déclive, pour favoriser l'issue de la suppuration. Il ne faut s'exagérer l'importance de la lagophthalmie (raccourcissement de la paupière), après les suppurations prolongées de l'orbite. Ainsi que Mackenzie [3] l'a fait observer, cet état de la paupière se modifie sensiblement dans la suite ; chez un malade traité par le chirurgien de Glascow, les deux paupières supérieures affectées de lagophthalmie, consécutivement à une carie de la voûte orbitaire, arrivèrent graduellement à recouvrir de plus en plus le globe de l'œil. Dans d'autres cas, la paupière restée saine vient suppléer la paupière déviée ou raccourcie. Chez l'enfant dont j'ai rapporté l'observation (page 134, obs. XCVI), les deux paupières arrivent parfaitement au contact, bien que l'inférieure soit fortement enfoncée en ar-

---

[1] *Précis d'observations*, où l'on expose les différents cas dans lesquels il est nécessaire de multiplier l'opération du trépan, etc. *Mémoires de l'Académie de chirurgie*, t. I, p. 251. — [2] Desmarres, *Traité théorique et pratique des maladies des yeux*, 2ᵉ édit., t. I, p. 176. Paris, 1854 — [3] *Loc. cit.*, t. I, p. 52.

rière ; la conjonctive n'est nullement injectée. D'ailleurs, à supposer que la lagophthalmie ou le renversement de la paupière fussent de nature à compromettre l'intégrité du globe, on y remédierait dans la suite, par une des opérations que nous ferons connaître plus tard (voir l'article *Ectropion*).

ARTICLE V.

Inflammation de l'appareil vasculaire de l'orbite.

Les phlegmasies de la veine ophthalmique ont été vues un certain nombre de fois ; Thibault[1] en a réuni cinq observations. Dans les divers cas, l'affection était caractérisée par l'œdème des paupières, un chémosis séreux, un exophthalmos, une gène plus ou moins considérable dans les mouvements de l'œil, avec intégrité de la vision. Tous les sujets ont succombé, la plupart avec des phénomènes cérébraux graves, et l'examen cadavérique a fait constater la présence du pus dans la veine ophthalmique et dans plusieurs des sinus de la dure-mère. Les parties molles de l'orbite étaient simplement infiltrées de sérosité.

Obs. CII. Un militaire est pris de mal de gorge d'abord, et plus tard d'otalgie avec otorrhée, puis d'une légère affection catarrhale des conjonctives. Bientôt il se développe de la céphalalgie ; la conjonctive oculo-palpébrale s'infiltre, le pouls est à 60 ; les autres organes ne présentent rien de particulier.

Le chémosis augmente, les paupières s'infiltrent et se tuméfient ; les mouvements du globe sont un peu gènés. Enfin, le délire survient, l'œil est projeté en dehors et en avant de l'orbite, sans que le patient accuse de douleur dans l'organe ; des convulsions et de la contracture ont lieu dans les membres, et le sujet ne tarde pas à succomber. A l'autopsie, on trouve une infiltration séreuse dans les paupières et les parties molles de l'orbite ; une injection très-prononcée des veines de la région. La veine ophthalmique est oblitérée par un caillot fibrineux très-résistant, tout à fait blanc et très-adhérent aux parois du vaisseau ; ce caillot se prolonge dans le sinus caverneux, où il existe du pus. On retrouve ce dernier liquide dans d'autres sinus de la dure-mère.

L'inflammation de l'artère ophthalmique est bien plus rare. Le fait suivant, dont je retranche plusieurs particularités étrangères à notre sujet, a été rapporté par Gendrin[2].

Obs. CIII. Une femme, de trente-deux ans, ressent une douleur vive dans l'œil gauche. Le lendemain, le globe proémine au-devant de l'orbite, la vue est abolie ; il existe des formications dans les membres thoracique et abdominal droits. Lors de l'entrée à l'hôpital, les paupières gauches sont rouges, tuméfiées ; le globe est porté en avant et immobile ; les humeurs de l'œil ne paraissent pas altérées. La main, appliquée sur la région oculaire, perçoit des soulèvements isochrones à la diastole artérielle ; avec le stéthoscope, placé sur la même partie, on entend, à chaque mouvement de soulèvement du globe, un bruit de frottement sec très-pro-

---

[1] *Thèses de Paris*, 1847, n° 213. — [2] *Leçons sur les maladies du cœur*, t. I, p. 240. Paris, 1841-1842.

noncé. Plus tard l'exophthalmos diminue ; le bruit de frottement n'est plus perçu.
Il se développe une ophthalmie interne avec formation de pus dans les chambres
de l'œil ; la cornée s'ulcère. En même temps surviennent des phénomènes cérébraux ; la perte de la mémoire et de la parole, la paralysie de la moitié droite du
corps. La malade succombe, et l'autopsie fait reconnaître un ramollissement du
lobe moyen de l'hémisphère gauche du cerveau. Dans l'orbite gauche, les veines
sont variqueuses ; il n'y a pas de sang extravasé dans le tissu cellulaire ; le sinus
caverneux gauche est obstrué par du sang coagulé. *L'artère carotide interne, l'ar-*
tère ophthalmique et ses branches sont remplies d'un caillot adhérent. A droite, on
ne trouve rien de semblable. La paroi antérieure du ventricule gauche du cœur est
le siége d'une hémorrhagie.

Gendrin attribue la saillie de l'œil gauche à la congestion et à la dilatation des veines ophthalmiques ; les battements isochrones au pouls, perçus
dans la région, aux battements artériels de la carotide et de l'artère ophthalmique transmis par le sang infiltré autour de ces artères et par les
veines ophthalmiques dilatées ; le bruit de frottement, perçu au moyen du
stéthoscope, à la lésion des parois artérielles.

CHAPITRE IV.

TUMEURS DE L'ORBITE.

Les diverses productions morbides que l'on rencontre dans l'intérieur de
l'orbite se développent tantôt dans cette cavité ; ou bien, au contraire, ayant
eu leur point de départ primitif dans les parties avoisinantes, elles ne se sont
portées dans l'orbite que plus tard, après avoir usé ou détruit l'une des parois
de cette cavité. C'est ainsi qu'on a vu des tumeurs venant de la cavité crânienne, telles que des encéphalocèles, des productions fibro-plastiques de
la dure-mère, des kystes, des cancers intrà-crâniens, faire irruption dans
l'orbite, chasser l'œil en avant et se montrer vers le grand angle de l'organe.
Il n'est pas rare de voir des polypes des fosses nasales pénétrer dans l'orbite, après avoir détruit la paroi interne de cette cavité ; ce sont surtout les
polypes fibreux et les sarcomateux qui présentent ce mode d'évolution.
Des tumeurs de nature diverse, développées dans le sinus maxillaire,
telles que des productions fibro-plastiques, cancéreuses, se frayent aussi
une voie dans l'orbite, après avoir détruit la paroi inférieure de cette cavité.
Les collections de liquide, de mucus, de pus dans ce sinus, déterminent
la dilatation des parois, et ont pour effet consécutif de rétrécir la cavité
orbitaire, de chasser l'œil hors de l'orbite. Les tumeurs du sinus frontal
produisent un effet semblable. On a vu aussi des productions morbides qui
avaient pris leur point de départ dans la fosse temporale ou dans le pha-
rynx, pénétrer dans l'intérieur de l'orbite.
Il serait impossible de donner la description de ces diverses tumeurs sans

faire l'histoire des maladies de la cavité crânienne, des fosses nasales, du sinus maxillaire, des sinus frontaux. Toutefois, un enseignement d'une grande portée pratique ressort de ces faits : c'est que toutes les fois qu'on rencontre une tumeur de l'orbite, il faut explorer avec le plus grand soin toutes les cavités voisines, pour déterminer si la production morbide n'a pas eu son point de départ ailleurs que dans l'orbite; le traitement à mettre en usage étant bien différent dans les deux cas.

Les tumeurs qui se développent dans l'intérieur de l'orbite sont variées; tantôt elles sont formées aux dépens des tissus que contient la cavité orbitaire, telles sont les lipômes, les productions fibreuses, les exostoses, les tumeurs vasculaires; tantôt elles sont constituées par des éléments de nouvelle formation, telles sont les tumeurs osseuses libres, les diverses espèces de cancer.

Quelle que soit la nature de la tumeur, celle-ci donne lieu à une série de symptômes que l'on rencontre à peu près constamment.

1° Le globe oculaire et les parties qui l'entourent remplissant exactement la cavité orbitaire, dès qu'une production morbide se développe dans l'intérieur de l'orbite, cette production prend la place de ces organes. L'œil est chassé de la cavité qu'il occupe, parce que les parois osseuses de l'orbite offrent une résistance très-grande qui les empêche de céder tout d'abord. La saillie du globe hors de l'orbite est appelée *exophthalmos*. Cette propulsion peut avoir lieu ou bien directement en avant, ce qui est rare; ou bien en haut, en bas, en dedans, en dehors, d'après le point de l'orbite où la tumeur se développe, et qui est toujours dans un sens opposé au déplacement subi par le globe.

L'œil ne peut être refoulé en avant et sur les côtés sans que les deux axes visuels cessent de converger; il en résulte que la vision avec les deux yeux ne se fait plus comme dans l'état normal, et certains sujets accusent une diplopie qui témoigne que, chez eux, les images ne se forment plus sur des points synthétiques des deux rétines.

Le degré de l'exorbitisme est variable; chez quelques malades, il faut une grande attention pour reconnaître qu'un des yeux est plus saillant que l'autre. Chez certains sujets, l'œil est tellement repoussé en dehors de l'orbite, que les paupières ne peuvent plus recouvrir le globe, et que celui-ci reste continuellement à découvert, au moins en partie, même pendant l'état de sommeil.

2° La douleur accompagne un certain nombre d'orbitocèles; elle tient, ou bien à la compression que la tumeur exerce sur quelques-unes des branches de la branche ophthalmique, et dans ce cas, elle se manifeste sous la forme de douleurs névralgiques; ou bien elle est inhérente à la nature même de la production morbide, c'est ce qu'on observe dans certaines tumeurs cancéreuses.

3° Bien que l'œil soit chassé de l'orbite, cet organe n'échappe pas complétement à la compression mécanique que la tumeur exerce sur lui. Une compression transversale du globe, en allongeant le diamètre antéro-postérieur de l'organe, peut donner lieu à de la myopie; si le même diamètre est, au contraire, raccourci, il en peut résulter de l'hyperopie. Toutefois, ces changements dans la *distance* de la vision distincte sont peu importants en comparaison des modifications dans l'*acuité* de la vision. La compression, soit du globe, soit du nerf optique, amène nécessairement une diminution dans l'énergie visuelle et, plus tard, une amaurose complète ou incomplète. On a constaté, dans certains cas et alors que l'exophthalmos était porté à un degré extrême, la persistance des fonctions de l'œil, ce qui prouve que cet organe se soustrait quelquefois aux causes de compression qui agissent sur lui.

4° La compression que la tumeur exerce sur les organes qui l'avoisinent, c'est-à-dire sur les veines, produit encore un autre effet. La circulation en retour rencontrant des obstacles, il en résulte un œdème des paupières.

5° Lorsque les tumeurs intra-orbitaires ont pris un grand développement, elles finissent quelquefois par refouler en dehors les parois osseuses; la cavité de l'orbite est donc agrandie.

ARTICLE I

Lipômes de la région orbitaire.

Le lipôme est une tumeur constituée par une hypertrophie circonscrite du tissu cellulaire adipeux, limitée en tous sens par une enveloppe celluleuse qui forme à la production morbide une sorte de kyste. Cette dernière particularité établit une différence entre le lipôme et l'hypertrophie générale du tissu cellulaire adipeux de l'orbite, dont nous parlerons ultérieurement. (Voyez l'article *Exophthalmos anémique*.)

Le lipôme se rencontre soit dans la cavité de l'orbite, soit au pourtour de la base de cette cavité. Dans les deux régions, il forme une tumeur bien circonscrite, indolente, donnant au toucher une sensation de souplesse et de spongiosité, sans altération des téguments qui le recouvrent, mobile en tous sens et ne déterminant d'autres troubles fonctionnels que ceux qui résultent de la compression des organes voisins. L'observation suivante réunit la plupart des caractères précédents :

Obs. CIV. Briens, âgé de quarante et un ans, ébéniste, est envoyé à ma clinique, le 12 juin 1861, pour être opéré d'une tumeur de la région orbitaire gauche. Cette tumeur s'est développée, au dire du patient, il y a sept ans. Elle est située sur les limites de la région orbitaire et de la région temporale; elle est dirigée obliquement de haut en bas et de dehors en dedans; de façon qu'en bas elle confine à la queue du sourcil, en arrière et en dehors au bord antérieur du muscle temporal. Elle a la forme de la moitié d'un petit œuf; le plus grand diamètre est de quatre centimètres; le plus petit de trois et demi. Elle est bien circonscrite, offre à la pression une sensation de spongiosité, est mobile en tous sens, nullement douloureuse, sans adhérence de la peau qui la recouvre.

Je pratique, séance tenante, l'ablation de la tumeur. Une incision est faite suivant le grand diamètre; une des branches de l'artère temporale est ouverte et fournit un jet de sang. Un aide comprime au-dessous, sur le trajet même de l'artère temporale, ce qui arrête tout écoulement sanguin. Les lèvres de la plaie sont disséquées. La masse morbide n'est pas sous-cutanée ; elle est recouverte par une enveloppe assez épaisse appartenant au feuillet superficiel de l'aponévrose temporale. J'incise ce feuillet, suivant toute la longueur de la tumeur, ce qui donne lieu à un nouvel écoulement sanguin en nappe. La tumeur est alors mise à découvert ; je la saisis avec une pince à griffes et l'attire vers moi. Pour éviter l'ouverture d'autres vaisseaux, j'énucléai la production morbide avec l'extrémité d'une spatule.

La partie enlevée se compose uniquement de tissu graisseux formant une masse bien circonscrite.

Un pansement simple est pratiqué. Toute hémorrhagie étant arrêtée, je me contente d'une compression médiocre sur la plaie, avec des compresses et un mouchoir en forme de bandeau, en recommandant de surveiller le malade.

Le lendemain, les lèvres de la plaie cutanée sont en grande partie réunies ; pour éviter une cicatrisation des bords avant le fond, je les désunis et les maintiens de cette façon, par l'interposition de quelques brins de charpie. A partir de ce moment, tout alla bien ; la plaie marcha vers la cicatrisation. La réunion était complète le 25 juin.

Lorsque la tumeur se développe dans l'intérieur de l'orbite, elle peut, en raison de son siége variable, être accessible au toucher, ou bien échapper complétement à l'investigation la plus attentive. Prend-elle naissance vers la partie antérieure de la cavité orbitaire, elle repousse les paupières en avant et n'exerce qu'un déplacement peu marqué du globe, en même temps que la compression à laquelle ce dernier est soumis est médiocre, d'où des troubles fonctionnels à peine apparents. L'observation suivante, rapportée par Bowman [1], en est un exemple.

Obs. CV. Un jeune homme de seize ans était affecté d'un gonflement rougeâtre des deux paupières supérieures, qui étaient un peu pendantes. Ce gonflement était limité aux deux tiers externes de la paupière et s'étendait depuis le sourcil jusque tout près du bord tarsien ; il donnait au toucher la sensation de l'œdème. La conjonctive et le tissu cellulaire sous-conjonctival étaient sains. On ne découvrit aucune tumeur, en exerçant une pression derrière l'apophyse orbitaire externe. Bowman retranche avec des ciseaux un morceau de peau de la longueur des deux tiers de l'étendue horizontale de la paupière et du tiers de son étendue verticale, après l'avoir saisie avec la pince à entropion. Une portion de l'orbiculaire, de même étendue que la plaie précédente, fut enlevée ensuite. Un tissu cellulaire dense étant venu faire saillie à travers cette ouverture, on le retrancha ; après quoi *une masse de tissu adipeux ressemblant à la graisse normale de l'orbite, et du volume d'une amande, s'étant présentée à l'entrée de la plaie, fut immédiatement enlevée. Cette masse n'était point étroitement embrassée par une enveloppe celluleuse, mais divisée en pelotons ou petits lobes se mouvant librement les uns sur les autres.* La plaie extérieure fut réunie par quelques points de suture, et le sujet fut bientôt guéri de toute difformité.

Il n'en est plus de même lorsque la tumeur occupe une partie profonde de l'orbite ; l'œil est alors repoussé peu à peu en avant, soit directement, soit à la fois en avant et de côté, d'où de la diplopie. Si le nerf optique est

[1] *London Journal of medicine*, november 1849, p. 989.

comprimé par la production morbide, la vision est ou bien affaiblie, ou bien abolie. Enfin, la saillie exagérée de l'œil, au point d'empêcher le rapprochement des paupières, expose la cornée au contact permanent de l'air, d'où l'ulcération possible de cette membrane.

OBS. CVI. Une femme âgée de cinquante ans est opérée par Dupuytren, à l'Hôtel-Dieu, pour une grosse tumeur mollasse, du volume d'un œuf de poule, sortant de la cavité orbitaire par son bord supérieur. Cette affection remontait à quinze ans. L'œil avait été expulsé en dehors et en bas ; *la cornée était opaque*. Dupuytren, croyant à l'existence d'un kyste hydatique, y fit une ponction exploratrice qui ne donna issue à aucun liquide. Le contenu de l'orbite, le globe oculaire compris, fut alors enlevé. La dissection anatomique et l'analyse chimique de cette tumeur montrèrent qu'elle n'était qu'un véritable lipôme, blanc, presque transparent, et pénétré d'albumine ou de matière lymphatique concrète [1].

Le DIAGNOSTIC n'est pas toujours facile, par la raison que les lipômes, constitués exclusivement par du tissu adipeux, donnent à la main qui les explore une sensation de mollesse et de fausse fluctuation qui peut faire croire à l'existence d'un *abcès froid*, surtout lorsque la tumeur est profonde. La mobilité de la tumeur, le développement lent, l'absence de douleurs antérieures, suffisent néanmoins, dans la plupart des cas, pour éclairer le diagnostic. Les lipômes avec prédominance de tissus fibreux ressemblent aux *tumeurs fibreuses* proprement dites, aux *tumeurs fibro-plastiques* et même aux *tumeurs encéphaloïdes*. La consistance moyenne de la tumeur, sa marche essentiellement lente, son indolence, l'absence de retentissement dans les ganglions lymphatiques voisins, l'intégrité de la santé générale, sont autant de signes qui appartiennent au lipôme. Les *kystes* diffèrent de ce dernier par leur rénitence, leur élasticité, leur mobilité moins grande. S'il restait des doutes sur la nature de la tumeur, on suivrait l'exemple de Dupuytren : on pratiquerait une ponction exploratrice avec un trocart de petit calibre ; l'examen du liquide qui s'échappe par la canule, en cas de kyste, dissiperait toute incertitude.

Au pourtour de l'orbite, c'est-à-dire dans la région frontale, il serait possible de confondre un lipôme avec un *kyste dermoïde* (voyez *Kystes des paupières*) ; on n'oubliera pas que, dans ce dernier cas, la tumeur est plus molle et surtout que la peau qui la recouvre est adhérente au kyste, tandis que, dans le lipôme, les téguments ont conservé toute leur mobilité. Enfin, si le lipôme siège profondément dans la *cavité orbitaire*, si la tumeur est à peu près inaccessible à l'exploration avec le doigt introduit dans cette cavité, le diagnostic présentera des difficultés beaucoup plus grandes.

Le PRONOSTIC est bénin, tant que la tumeur n'exerce pas sur l'œil des phénomènes de compression, et que le globe n'est pas projeté en avant de l'orbite. Toute médication interne est inutile ; il en est de même des frictions, sur la région affectée, avec diverses pommades résolutives. L'ablation de la tumeur est le seul moyen rationnel. Le manuel opératoire que nous

[1] *Lancette française*, année, 1835, p. 446.

allons décrire est applicable à toutes les espèces de tumeurs solides de l'orbite.

EXTIRPATION DES TUMEURS SOLIDES DE L'ORBITE.

On pratique cette extirpation, soit à travers la paupière que l'on incise couche par couche, soit à travers la conjonctive, la paupière étant suffisamment relevée. Pour faciliter cette dernière manœuvre et mettre la tumeur plus largement à découvert, Velpeau [1] a conseillé de prolonger la commissure externe vers la tempe, au moyen d'une incision transversale. Dès que la production morbide est mise à nu, on la saisit avec un crochet ou une érigne double; on peut également passer un fil à travers. On dissèque ensuite la tumeur avec précaution, soit avec un petit scalpel, soit avec des ciseaux droits ou courbes, en ayant soin de respecter le globe et autant que possible les autres organes importants de l'orbite. On peut quelquefois énucléer la tumeur, en se servant d'un manche de scalpel, d'un spatule, d'une sonde cannelée. Pour éviter que le sang masque les parties à diviser, on fait tomber sur la plaie un jet continu d'eau froide pendant la durée des manœuvres opératoires. Quelquefois les adhérences entre la tumeur et les parties voisines, notamment le globe, sont tellement intimes, qu'on est obligé de sacrifier les unes ou l'autre.

Après l'ablation de la tumeur, l'œil déplacé reprend parfois immédiatement sa situation primitive dans l'orbite et récupère la faculté de se mouvoir. Dans d'autres cas, le retour de l'organe exige un temps beaucoup plus long, et on le favorise au moyen d'une compression méthodique, à l'aide d'un bandage approprié. Hope [2] a réussi, de cette façon, à faire rentrer, dans l'orbite, l'œil d'une jeune fille, après l'extirpation d'une tumeur probablement de nature fibro-plastique.

ARTICLE II.

Tumeurs fibreuses.

Ces tumeurs prennent quelquefois leur point de départ dans le périoste. Ainsi Verhaege [3] a enlevé, sur une jeune fille, une production de ce genre qui présentait le volume d'une noisette et était pourvue d'un pédicule aplati inséré au périoste de l'orbite, à un pouce de profondeur. D'autres fois elles semblent naître du névrilème du nerf optique. Le docteur Monteath [4] fit l'extirpation simultanée du globe et d'une tumeur de ce genre qui avait occasionné un exophthalmos hideux. La production morbide était située en arrière de l'œil; elle entourait le nerf optique de

---

[1] *Médecine opératoire*, t. III, p. 573; 2ᵉ édit. Paris, 1839. — [2] *Transactions philosophiques*, 1744 et 1745, vol. XLIII, p. 194, London, 1748; et *Mémoires de l'Académie de chirurgie*, t. V, p. 217. — [3] *Annales de la Société médicale de Bruges*, 1859, p. 389. — [4] Traduction du *Manuel de Weller*, vol. I, p. 196. Glascow, 1821.

toutes parts et l'avait comprimé, au point de le réduire à la moitié de
son volume. On en a vu envoyer un prolongement dans le crâne, à travers la fente sphénoïdale et occasionner des accidents de compression
cérébrale.

Leur structure ne diffère pas de celle des tumeurs fibreuses qui se montrent dans d'autres régions du corps ; c'est un tissu très-dur, de couleur
blanchâtre, entouré le plus souvent d'une enveloppe celluleuse. Dans quelques cas, on a trouvé, au milieu de ce tissu, quelques particules osseuses et
même des kystes d'un très-petit volume. Au microscope, on a constaté
l'existence de fibres entremêlées de cellules allongées.

Les symptômes sont subordonnés à la situation qu'occupe la production
morbide. Est-elle superficielle, accessible à l'exploration du doigt, elle se
présente sous la forme d'une masse plus ou moins volumineuse, ovoïde ou
arrondie, bien limitée, d'une consistance très-ferme et assez prononcée,
dans certains cas, pour faire croire à une tumeur cartilagineuse ou osseuse,
plus ou moins mobile, suivant les connexions avec les parties voisines,
indolente par elle-même et à la pression, n'occasionnant d'autres troubles
que ceux qui résultent de la compression du nerf optique ou de la propulsion du globe.

Lorsque la tumeur est rapprochée de la base de l'orbite, on la distingue d'un kyste, en ce que ce dernier offre de la résistance et de l'élasticité ; d'un lipôme, en ce que celui-ci présente une sensation de spongiosité. Le diagnostic différentiel avec les tumeurs fibro-plastiques est plus
difficile ; il est même probable qu'on a le plus souvent confondu les deux
espèces de productions morbides. Les tumeurs cancéreuses ont une marche plus rapide, une consistance moins dure et moins uniforme ; elles
produisent des engorgements ganglionnaires et une altération de la santé.
L'extirpation avec l'instrument tranchant est la seule méthode de traitement applicable aux tumeurs fibreuses de l'orbite. Le manuel opératoire a
été exposé à la page 146.

ARTICLE III.

Enchondrôme de l'orbite.

Nous comprenons sous cette dénomination un genre de tumeurs formées à la fois d'éléments osseux et d'éléments cartilagineux ou fibro-
cartilagineux. Ces néoplasmes n'ont aucune connexion ni avec les parois
osseuses de l'orbite, ni avec le périoste. Ils sont même parfois enkystés
au milieu du tissu cellulaire de la région.

L'observation suivante, que j'ai rapportée ailleurs [1], en est un exemple :

OBS. CVII. *Tumeur ostéo-fibro-cartilagineuse de l'orbite. Extirpation.* La nommée
X***, âgée de vingt-deux ans, est affectée d'une tumeur qui occupe le voisinage

---

[1] *Union médicale,* 1859, p. 537.

du grand angle de l'orbite gauche, et dont le développement remonte, au dire de la malade, à la première enfance. Lorsqu'elle s'en est aperçue, à l'âge de cinq ou six ans, la grosseur pouvait avoir le volume d'un pois. Depuis cette époque, la tumeur a pris de l'accroissement au point d'atteindre les dimensions d'une petite noisette. Voici quels en sont les caractères, en juillet 1859 :

La tumeur est située un peu en dehors de l'angle interne de l'orbite gauche ; elle soulève les téguments de la paupière inférieure, qui ont, dans le point correspondant, une teinte légèrement bleuâtre. En pressant sur la tumeur, on la refoule facilement d'avant en arrière et on constate manifestement qu'elle s'enfonce dans l'orbite. Si, au contraire, on la refoule d'arrière en avant, en exerçant une pression à travers la paupière inférieure, on la fait proéminer sous les téguments et on la retient contre le rebord de l'orbite. De cette façon on apprécie facilement son volume et sa consistance. Elle présente la grosseur d'une petite noisette ; elle a une forme arrondie, une consistance très-prononcée ; elle est bien nettement isolée des parties voisines et mobile en divers sens. Elle est complétement indolente par elle-même ou à la pression.

La vue est aussi nette à gauche qu'à droite ; les mouvements du globe oculaire gauche sont un peu gênés. Pas de larmoiement ; d'ailleurs, la tumeur n'a aucune connexion avec le sac lacrymal.

Le docteur Courot, médecin de la malade, m'ayant demandé mon avis sur la nature de la tumeur et sur le traitement à faire, je lui écrivis qu'il s'agissait d'un enchondrôme de l'orbite, et que l'extirpation en serait facile. Toutefois, avant de s'arrêter à un parti, Courot voulut avoir un second avis. En conséquence, la jeune malade consulta un de nos confrères les plus distingués, chirurgien d'un grand hôpital, qui opina pour une *tumeur veineuse* de l'orbite. Courot fut un instant ébranlé par cette divergence de diagnostic. Toutefois, je lui fis remarquer que la mobilité excessive de la tumeur, sa consistance très-forte, l'absence d'un état érectile de la peau, ne s'accordaient guère avec la pensée d'une tumeur sanguine. Je persistai dans mon diagnostic, et l'on verra que j'avais raison. Finalement, ma manière de voir fut adoptée, et, en conséquence, il fut décidé que je pratiquerais l'extirpation de la tumeur.

Cette opération est faite le 7 juillet. La malade est assise sur une chaise. Je commence par refouler la tumeur d'arrière en avant, de façon à la ramener sur le rebord orbitaire du maxillaire supérieur, et Courot se charge de la maintenir immobile dans ce point, en exerçant une pression continue, avec une spatule, sur les téguments de la paupière inférieure qui passe au-devant d'elle. Au moyen d'un bistouri convexe, j'incise, couche par couche, parallèlement aux fibres de l'orbiculaire des paupières, les parties molles qui recouvrent la tumeur ; à peine celle-ci a-t-elle été mise à découvert, qu'elle sort spontanément et tombe sur la joue ; aucune artère n'a été ouverte, et il ne s'écoule qu'une très-petite quantité de sang. Les lèvres de la plaie sont réunies par deux points de suture entortillée ; une simple compresse, imbibée constamment d'eau froide, est placée à demeure sur la région palpébrale inférieure.

Examen de la tumeur. Celle-ci a le volume d'une amande de grosse noisette ; elle est entourée d'une membrane celluleuse facile à enlever. Dépouillée de cette enveloppe, la tumeur est d'un aspect blanchâtre ; tellement dure, qu'elle ne se laisse pas même entamer par la lame d'un fort scalpel. Soumise à une coupe dans le sens antéro-postérieur, elle offre une série de lamelles emboîtées les unes dans les autres et à la périphérie une lamelle d'aspect blanc grisâtre, ressemblant au fibro-cartilage et présentant au microscope une substance amorphe, des fibres entre-croisées en divers sens et des corpuscules cartilagineux.

Le 8 juillet, je retire les deux épingles qui ont servi à faire la suture entortillée ; les angles de la plaie sont cicatrisés.

Le 9, la cicatrisation est presque complète. Une ecchymose existe dans l'épaisseur de la paupière inférieure. Le 11, le pourtour de la plaie, dont les bords restent réunis, est douloureux, un peu tuméfié. (Cataplasme émollient sur la paupière ; purgatif salin.) Le 16, la guérison est complète.

Mackenzie[1] rapporte que le docteur A. Anderson a extirpé une tumeur située derrière la paupière inférieure ; cette tumeur, lisse à l'extérieur, d'un diamètre de quatre dixièmes de pouce, se composait de couches de cartilage et de matière osseuse.

ARTICLE IV.

Tumeurs osseuses.

Ces tumeurs comprennent deux catégories : les unes, composées de tissu osseux proprement dit, ou à la fois de tissu osseux et de portions cartilagineuses, naissent aux dépens des parois de l'orbite ; ce sont de véritables *exostoses*. D'autres sont constituées par des productions de tissu osseux sans connexions avec les parois de la cavité orbitaire ; elles se développent au milieu des parties molles de la région. Pour les distinguer des précédentes, nous les appellerons tumeurs *osseuses libres*.

1° EXOSTOSES DE L'ORBITE.

Nous appelons *exostoses* des tumeurs qui résultent du développement partiel d'un os ou d'un dépôt de matière osseuse de nouvelle formation à la surface de cet os. Les exostoses naissent dans le parenchyme des os, ou à la surface externe de ces organes, au-dessous du périoste. De là une distinction en exostoses *parenchymateuses* et en *épiphysaires*. Les premières sont formées d'un tissu spongieux (*exostoses celluleuses*), ou bien d'un tissu serré et compacte, plus dur et plus pesant que l'ivoire (*exostoses éburnées*). Les exostoses épiphysaires offrent rarement l'aspect éburné ; elles ont, en général, une structure aréolaire au début ; plus tard elles sont dures. On admet qu'elles commencent par une périostose ; qu'il y a ensuite sécrétion de substance cartilagineuse entre le périoste et la surface de l'os ; que le phosphate de chaux se dépose dans la substance cartilagineuse, et qu'il arrive enfin un moment où le produit de nouvelle formation se confond avec l'os à la surface duquel il a pris naissance. Les exostoses parenchymateuses ont une base large ; les épiphysaires une base rétrécie en forme de pédicule. On réserve le nom d'*ostéophytes* pour les exostoses qui ont la forme d'une apophyse ou d'une esquille pointue.

Anatomie pathologique. Les exostoses de l'orbite ont été rencontrées sur tous les points du contour et des parois de cette cavité ; au côté

[1] *Loc. cit.*, t. I, p. 482.

nasal (Travers, Velpean, Middlemore, Carron); sur l'os planum (Brassant); sur la paroi externe et inférieure (Rognetta, Lucas, Schott, Schon); au fond de l'orbite (Baillie); sur le contour de cette cavité. Le *volume* en est variable : Maisonneuve[1] en a enlevé une qui remplissait plus des deux tiers de l'orbite; elle avait de quatre à cinq centimètres d'étendue dans tous les sens et pesait vingt-huit grammes. Celle que ce chirurgien a extirpée plus récemment[2], sur un jeune homme de dix-sept ans, pesait quatre-vingt-dix grammes; la grande circonférence mesurait dix-sept centimètres, et la petite circonférence, quatorze centimètres. Sa surface extérieure était mamelonnée, mais parfaitement lisse, à l'exception d'une partie de la face externe, qui était rugueuse dans une étendue de quatre centimètres carrés. C'est par cette portion rugueuse que la tumeur adhérait à l'ethmoïde. La masse morbide, sciée en deux, présentait un tissu compacte comme de l'ivoire, d'un blanc de lait. Celle qui fut enlevée par Canton[3], et qui se continuait avec le rebord de l'orbite, présentait la grosseur d'une noix. Sur le crâne d'un homme de soixante ans, conservé au collège des chirurgiens de Londres, les deux orbites sont *complétement* remplis par deux tumeurs osseuses, irrégulièrement arrondies, profondément lobulées, un peu noueuses[4]. A. Cooper[5] a rapporté l'histoire d'une marchande de poisson, morte à l'hôpital Saint-Thomas de Londres, affectée d'une double exostose des sinus maxillaires. Ces exostoses s'étaient développées du côté de l'orbite. Celle du côté gauche avait fait de tels progrès, qu'elle pénétrait dans le crâne, à travers la portion orbitaire du frontal, et avait fini par exercer sur le cerveau une compression qui détermina une apoplexie.

La *forme* des exostoses présente aussi des variétés : le fait le plus curieux, sous ce rapport, est celui qui appartient à Acrel[6]. Les os de l'orbite droit, principalement le frontal et le maxillaire supérieur, faisaient une telle saillie en avant, qu'ils offraient l'aspect d'un cône tronqué de quatre travers de doigt de hauteur et d'un diamètre de même étendue à sa base. La tumeur ressemblait à une petite coupe retournée, au fond de laquelle était l'œil.

La *structure* est généralement semblable à celle de l'ivoire; le tissu qui les forme est parfois tellement dur et compacte, que les instruments avec lesquels on cherche à les diviser se brisent sous les efforts soutenus du chirurgien. On en rencontre cependant qui sont formées à l'extérieur d'un tissu compacte, et à l'intérieur d'un tissu réticulaire serré. Il est plus rare d'en trouver qui renferment à la fois du tissu osseux et du tissu cartilagineux. J. Windsor[7] a décrit une tumeur de ce genre ayant son siége à la voûte de l'orbite, et Travers[8] en a enlevé une de nature cartilagineuse, placée du côté nasal de cette cavité.

Causes. Les exostoses de l'orbite reconnaissent souvent pour point

---

[1] *Gazette des hôpitaux*, 1855, n° 95. — [2] Académie des sciences de Paris, 21 sept. 1865. — [3] *Medical Times*, vol. XXIII, p. 494. London, 1851. — [4] Haynes Walton's, *Operative Ophthalmic Surgery*, p. 448. London, 1853. — [5] *Œuvres chirurgicales*, traduction par Chassaignac et Richelot, p. 595. — [6] *Chirurgische Vorfalle, übersetzt von Murray*, vol. I, p. 102. Gottingen, 1777. — [7] *Annales d'oculistique*, 1857, p. 211. — [8] *Synopsis of the Diseases of the Eye*, p. 227. London, 1820.

de départ une syphilis constitutionnelle, acquise ou héréditaire. L'influence des scrofules et du scorbut sur leur développement est douteuse. On ne saurait, par contre, révoquer en doute la possibilité de la formation de ces tumeurs, après l'action d'une violence extérieure sur la région orbitaire. Cette cause est signalée dans un certain nombre d'observations. Au rapport de S. Cooper[1], Abernethy disait, dans ses cours, avoir vu un jeune garçon de Cornwall qui était tellement prédisposé aux exostoses ou au développement excessif de matière osseuse, que le moindre coup déterminait la formation d'une tumeur de ce genre, quel que fût l'os du corps que l'on touchât. Weller[2], Mackenzie, Demarquay, Carron, croient à l'influence des lésions traumatiques.

Symptômes. Ils sont subordonnés à la situation de la tumeur. Une exostose qui occupe le rebord de l'orbite, ou qui se rapproche tout au moins de la base de cette cavité, se présente sous la forme d'une tumeur intimement confondue avec l'os subjacent, tout à fait immobile, plus ou moins volumineuse, très-dure et très-résistante à la pression, de forme variable, en général indolente, excepté parfois au début, où elle est le siége de douleurs dites ostéocopes, surtout quand elle est d'origine syphilitique. La peau qui la recouvre n'est pas adhérente et ne présente de changement de coloration qu'autant qu'elle est fortement distendue. L'exostose occupe-t-elle, au contraire, une partie profonde de l'orbite, elle donne lieu à des troubles fonctionnels bien avant d'être accessible à l'exploration. Le malade se plaint pendant longtemps de douleurs sourdes ou vives dans l'orbite. Il importe de faire remarquer que les caractères de cette douleur sont variables. Il existe quelquefois des douleurs très-vives, bien que l'exostose soit petite; dans d'autres cas, les douleurs sont légères, bien que la tumeur soit volumineuse. Tantôt la douleur se propage le long de la branche ophthalmique, tantôt à la tempe; tantôt encore elle réside dans le glôbe ou dans la partie profonde de l'orbite. L'œil ne tarde pas à être chassé de la place qu'il occupe; il est repoussé soit directement en avant, soit à la fois en avant et sur l'un des côtés. La vision peut être conservée, ou bien, au contraire, diminuée et même abolie.

Diagnostic. Il est facile, lorsque l'exostose est rapprochée de la base de l'orbite; la dureté de la tumeur, sa continuité avec les parois osseuses voisines, son immobilité, ne permettent pas de se tromper. Mackenzie avoue cependant qu'une *tumeur squirrheuse* attachée en partie au rebord de l'orbite, en partie à l'intérieur de cette cavité, était tellement dure, qu'on la prit pour une exostose. Dans les cas douteux, on peut employer un mode d'exploration indiqué par Testelin et Warlomont[3] et consistant à introduire dans la tumeur des aiguilles à acupuncture. Une exostose ne se laisse pas pénétrer par l'aiguille, tandis que toute autre tumeur solide ou liquide est traversée. Le même moyen est applicable aux exostoses qui siégent plus profondément. Un *kyste osseux* des parois de l'orbite ne

[1] *Dictionnaire de chirurgie*, 5e édit., 1re partie, p. 442. Paris, 1826. — [2] *Loc. cit.*, t. I, p. 162. — [3] Mackenzie, *op. cit.*, t. I, p. 57. Annotation.

se distingue bien d'une exostose qu'à l'époque où l'enveloppe osseuse en est assez amincie pour donner lieu à cette sensation de crépitation caractéristique sur laquelle Dupuytren[1] a appelé l'attention. Il est facile de comprendre qu'en l'absence de ce signe, l'erreur sera fréquente. Un homme âgé de vingt ans avait l'œil droit repoussé en avant. A l'angle interne de l'orbite de ce côté, on trouvait une tumeur osseuse longue de deux pouces, suivant la courbure de l'orbite. Brainard[2] se décida à extirper cette tumeur. Après avoir traversé une lame osseuse, le chirurgien pénétra dans une excavation remplie de mucosité épaissie, jaune, inodore. Le kyste présentait les dimensions d'un œuf de poule. Au lieu d'une exostose, c'était une dilatation des cellules ethmoïdales.

On ne confondra pas une exostose de l'orbite avec une *hyperostose* des parois de cette cavité ; l'hyperostose est une hypertrophie du tissu osseux portant sur une portion plus ou moins étendue du squelette. Il existe dans les annales de la science, et l'on trouve dans les musées, plusieurs exemples d'hyperostose des parois du crâne étendue aux parois de l'orbite.

Marche. Terminaisons. Le développement des exostoses est tantôt lent, tantôt rapide. Abandonnées à elles-mêmes, ces sortes de tumeurs restent rarement stationnaires ; le plus souvent, elles augmentent peu à peu de volume, compriment l'œil et le nerf optique, repoussent le premier de ces organes au dehors et finissent par compromettre la vision. On en a vu pénétrer dans l'intérieur du crâne et causer des accidents promptement mortels. Ajoutez qu'il en est qui produisent une difformité hideuse de la face. Il ne faut pas compter sur une guérison spontanée, bien qu'il y ait quelques exemples d'exostoses celluleuses qui ont été détruites par suppuration ou carie.

Traitement. Il est médical ou chirurgical :

Toutes les fois qu'une exostose de l'orbite se rattache à une diathèse, c'est celle-ci qu'il faut combattre par une médication appropriée. C'est surtout dans les exostoses vénériennes qu'un traitement interne a des chances de succès. Un porteur du journal *le Figaro* fut guéri par Carron[3] au moyen de préparations d'or. Une dame de cinquante et un ans, atteinte antérieurement d'un chancre infectant, de syphilide pustuleuse de la face, d'ulcérations profondes de la langue, présenta, quatre ans après, une exostose frontale du côté gauche, d'autres tumeurs semblables sur le temporal et sur l'os malaire du côté droit. L'œil droit était en partie chassé hors de l'orbite et dévié en dehors. Sous l'influence de l'administration de tisanes amères et de l'iodure de potassium, à la dose de 1 à 3 grammes par jour, tous ces accidents disparurent dans l'espace d'un mois[4]. Des frictions sur la région orbitaire, soit avec la pommade mercurielle, soit avec une pommade composée à la fois d'onguent napolitain et d'iodure de potassium, favoriseront la résolution de la tumeur.

MOYENS CHIRURGICAUX. **1° Cautérisation de la tumeur.** On a proposé de

---

[1] *Leçons orales de clinique chirurgicale*, t. II, p. 137 ; 2ᵉ édit. Paris, 1839. — [2] *Amer. Journ. of med. Science*, juillet 1852. — [3] *Loc. cit.*, t. I, p. 484. — [4] Demarquay, *Traité des tumeurs de l'orbite*, p. 52.

mettre la tumeur à découvert et d'en toucher la surface avec un caustique, afin de détruire les parties superficielles, dans l'espérance que le reste de la masse morbide se mortifiera. C'est un procédé fort long, infidèle même dans ses résultats; on ne cite guère en sa faveur que le fait de Brassant rapporté sommairement par Louis[1].

Obs. CVIII. Une femme de trente ans, attaquée d'une fistule lacrymale, avait souffert infructueusement une opération qu'on croyait propre à cette fistule. Les os se gonflèrent; et, quinze jours après, l'exostose de l'os planum et de l'apophyse angulaire interne du coronal avait acquis le volume d'un œuf. Le globe de l'œil, comprimé latéralement, avait été jeté hors de l'orbite, et il pendait en quelque sorte sur la joue, du côté du petit angle. Brassant attaqua cette exostose avec un caustique; elle suppura, et il obtint, dans un traitement de trois à quatre mois, l'exfoliation d'une portion considérable des os tuméfiés. L'œil se rétablit dans sa place naturelle, et la guérison fut parfaite quelque temps après.

2° Excision partielle. Lorsqu'une exostose est trop volumineuse, et surtout lorsque la base en est trop étendue pour qu'il soit possible de l'enlever en totalité sans produire des délabrements considérables, on en a excisé une portion seulement, dans l'espérance que la partie restante de la production morbide se mortifierait. Le procédé opératoire à mettre en usage, dans ce cas, ne diffère pas de celui qui va être exposé dans le paragraphe suivant.

3° Ablation de la tumeur. On commence par mettre la tumeur largement à découvert, en incisant dans une étendue suffisante les parties molles qui la recouvrent. Si elle ne tient aux parois osseuses de l'orbite que par un pédicule, on coupe ce dernier, soit avec des tenailles incisives, soit avec un petit ciseau. Si elle se continue avec ces mêmes parois par une base large, on est obligé d'avoir recours à des instruments variés. Maisonneuve, dans le premier fait déjà cité (page 150), et où il s'agissait d'une exostose éburnée occupant toute la masse latérale droite de l'ethmoïde, chercha d'abord à attaquer la tumeur avec la scie à molette de Charrière, puis avec celle de Martin. Il essaya ensuite de l'enlever avec les pinces de Liston; celles-ci *se brisèrent deux fois sous les efforts réunis du chirurgien et de deux aides*. Il fut un peu plus heureux, en se servant d'un ciseau à froid et d'un maillet; il put de cette façon détacher un mamelon de l'exostose, puis entamer la tumeur dans des parties plus profondes, où elle était formée d'un tissu moins compacte. Toutefois, pour détacher la masse entière, il fallut encore employer des daviers, des leviers de toute espèce, etc. On aura une idée des difficultés inhérentes à une pareille opération, quand on saura que les manœuvres durèrent l'espace d'une heure et demie. Or, il s'agissait, dans ce cas, d'une exostose de la paroi interne de l'orbite; que l'on juge des embarras du chirurgien, si la tumeur occupe la paroi supérieure. N'y a-t-il pas grand danger alors de pénétrer dans la cavité crânienne? et à supposer qu'on soit assez heureux pour ne pas dépasser les

[1] *Mémoire sur plusieurs maladies du globe de l'œil*, etc.; Mém. Acad. de chirurgie, t. V, p. 170.

limites de l'orbite, croit-on qu'on puisse impunément imprimer à la base du crâne les violentes percussions qu'exigent les manœuvres avec le ciseau et le maillet? Plusieurs fois de pareilles opérations, entreprises par des chirurgiens habiles et expérimentés, ont dû rester inachevées. Nous croyons donc que lorsqu'une exostose occupe la base de l'orbite, on peut, sans danger, essayer d'en faire l'ablation; si, au contraire, elle est située profondément, il est préférable de la respecter, surtout lorsqu'elle adhère par une base large à la paroi supérieure de l'orbite ou au fond de cette cavité.

2° TUMEURS OSSEUSES LIBRES.

Le fait suivant a été rapporté par Lucas[1] : Une femme, âgée de vingt-huit ans, reçoit un coup de corne de vache à l'angle supérieur et interne de l'orbite gauche. Peu de jours après, il se développe à l'endroit contus une petite tumeur dure qui s'accroît bientôt, au point d'occuper, au bout de quelques mois, un espace d'un pouce dans le diamètre vertical et de plus d'un pouce et demi dans le transversal. L'œil est refoulé en avant et en dehors de l'orbite, la vision affaiblie. Au bout de dix-neuf mois, on extirpe la tumeur. Celle-ci est formée par un morceau d'os, de forme oblongue, pesant un ou deux gros, long d'un pouce et demi, de deux pouces et cinq huitièmes de circonférence, dure, solide et assez lisse. La cavité d'où la production morbide avait été extraite, est tapissée par une membrane solide, parfaitement lisse à ses côtés supérieur et interne, un peu inégale sur le côté correspondant au globe de l'œil. *La tumeur ne présente aucune connexion, aucune adhérence avec les os voisins.* La couleur en est d'un blanc jaunâtre; la sciure, d'un blanc de neige. Elle est extrêmement dure. La structure interne, après qu'on l'eut sciée, était uniforme et semblable à celle de l'ivoire, offrant comme de légers rayons se portant du centre du bord tranchant vers la base du coin auquel ressemblait l'os. La pesanteur spécifique et la composition chimique différaient à peine de celle d'une portion de fémur d'un adulte.

ARTICLE V.

Kystes de l'orbite.

Il en est de diverses espèces, d'après la nature du produit renfermé dans la poche; de là les dénominations diverses de kystes *séreux, hydatiques, sébacés, colloïdes,* de *stéatomes,* de *mélicéris,* d'*athéromes,* etc. On a essayé de les diviser en groupes; ainsi, Demarquay[2] les range sous quatre chefs : les kystes séreux, les kystes hydatiques, les kystes mous, comprenant les stéatomes, les athéromes, les mélicéris, etc., et les kystes

[1] *Edinburgh Medical and Surgical Journal,* vol. I, p. 405, 407. Edinburgh, 1805. —
[2] *Traité des tumeurs de l'orbite,* p. 373. Paris, 1860.

des parois de l'orbite. Il faut ajouter les kystes *congénitaux*, dont il existe quelques exemples.

Étiologie. Nous venons de mentionner les kystes congénitaux, dont le mode de développement est, dans l'orbite comme dans d'autres régions du corps, soumis à des hypothèses. Le fait suivant est dû à Barnes[1] :

Obs. CIX. Un jeune garçon avait, dès sa plus tendre enfance, une tumeur de la taille d'un petit pois, placée sous la paupière inférieure ; la tumeur augmenta à partir de la douzième à la treizième année, et lorsque le jeune homme eut atteint l'âge de dix-sept ans, elle remplissait la majeure partie de l'orbite. L'extraction en ayant été faite à cette époque, on la trouva composée de deux sacs, dont l'un contenait des masses calcaires et du tissu lardacé jaunâtre, et l'autre, plus gros, une dent, unie au plancher de l'orbite par un canal qui renfermait des vaisseaux sanguins distincts, et entourée d'un liquide laiteux et d'un coagulum jaune.

Peut-être faut-il ranger dans la même catégorie le kyste criblé de poils à l'intérieur que D. Lasserve[2] a extirpé de l'orbite d'une femme. Pareille remarque s'applique au fait rapporté par Kerts[3] : une tumeur était située à côté de la glande lacrymale, à la partie externe de la paupière supérieure droite ; elle prenait racine profondément dans l'orbite, était sphérique, du volume d'un marron et contenait de la matière ressemblant à du pus coagulé, ainsi qu'une infinité de petits poils ayant beaucoup de ressemblance avec les cils.

Les causes des kystes acquis ne sont pas moins obscures ; on a signalé la plus grande fréquence de l'affection chez les jeunes gens et les adultes, chez les femmes, chez les sujets d'un tempérament lymphatique. On a aussi parlé de violences extérieures exercées sur la région orbitaire, de refroidissement, d'irritations et d'inflammations, soit des paupières, soit de la conjonctive. Ce sont là autant d'hypothèses. Il est peut-être plus rationnel d'admettre, avec Demarquay[4], que les tumeurs enkystées de l'orbite reconnaissent souvent pour point de départ une hydropisie des petites bourses synoviales placées entre la paupière supérieure et le muscle élévateur, ou entre celui-ci et le muscle droit supérieur.

Anatomie pathologique. On a rencontré des kystes sur les divers points de la cavité orbitaire ; Scarpa[5] les croit plus fréquents sous le globe oculaire qu'ailleurs ; Demarquay, à la partie supérieure et externe de l'orbite. C'est presque toujours au milieu des parties molles, c'est-à-dire du tissu cellulaire de cette cavité, qu'ils prennent naissance. Néanmoins on en a vu se développer dans l'épaisseur des parois osseuses, ou entre l'os et le périoste. Ainsi, Keate[6] a rencontré un kyste hydatique du frontal, situé au-dessus de l'orbite gauche, offrant la forme et les dimensions des trois quarts

[1] *Medico-Chirurgical Transactions*, t. IV, p. 316. London, 1813, et *Annales d'oculistique*, t. XXVII, p. 101. — [2] Velpeau, *Médecine opér.* t. III, p. 372. — [3] *Annales d'oculistique*, t. XII, p. 44. — [4] *Loc. cit.*, p. 570. — [5] *Traité des maladies des yeux*, t. II, p. 186, traduction par J.-B. Bousquet et N. Bellanger. Paris et Montpellier, 1821. — [6] *Medico-Chirurgical Transact.* vol. X, p. 278. London, 1819.

d'une grosse orange. La tumeur ayant été ouverte, il en sortit vingt-huit hydatides. Gosselin[1] a observé, sur un ecclésiastique, un kyste *osseux* de la paroi supérieure de l'orbite, renfermant un liquide jaune foncé, mélangé de grumeaux et de paillettes de cholestérine.

Le volume de ces kystes varie depuis un pois jusqu'à une forte orange. Il en est qui remplissent l'orbite tout entier, qui dilatent cette cavité, et qui, ne pouvant trouver là une place suffisante pour se loger, se frayent une issue dans les cavités voisines, dans le crâne, par exemple. Tel était le cas d'un jeune homme de vingt ans observé par Delpech[2]; chez ce malade, un kyste séreux remplissait tout l'orbite et envoyait un prolongement dans le crâne, à travers le trou optique, en écartant les os voisins. Le kyste ayant été ponctionné, le sujet succomba le cinquième jour avec des phénomènes cérébraux. A l'autopsie, on trouva une méningo-encéphalite généralisée et en partie suppurée.

La *forme* de ces tumeurs est aussi variable que le volume, et subordonnée à la résistance des tissus avoisinants. Les parois en sont tantôt minces, tantôt épaisses, unies aux parties adjacentes par des adhérences lâches ou serrées, parsemées, dans certains cas, de concrétions calcaires. La face interne de la cavité offre tantôt l'aspect d'une membrane séreuse, tantôt celui d'une membrane muqueuse. Il y a donc dans l'orbite, comme ailleurs, des kystes *séreux* et des kystes *muqueux*, circonstance dont il importe de tenir compte dans le choix des moyens thérapeutiques.

La tumeur se compose d'une seule ou de plusieurs cavités, ces dernières communiquant le plus souvent ensemble. Le contenu en est variable : c'est une sérosité limpide et transparente, de couleur citrine; un liquide ressemblant à de l'albumine (*hygroma*), une matière huileuse très-semblable au pus, de façon que, d'après la remarque de Mackenzie[3], quelques-unes de ces tumeurs ont été confondues avec des abcès. Tel était probablement le cas d'une jeune personne dont parle Rognetta[4]. Ce chirurgien fut invité, en 1829, par Boyer, à assister à l'ablation d'une énorme tumeur de l'orbite. La tumeur existait vers la paroi inférieure; l'œil était repoussé en haut. Tout était prêt pour l'extirpation de l'œil et de la tumeur. Une ponction exploratrice ayant donné issue à un *liquide puriforme*, on procéda sur-le-champ à la dissection de la poche qui contenait cette matière. On ménagea l'œil, et la malade guérit en recouvrant la vue. Ou bien, on trouve dans la tumeur un liquide brunâtre, ayant l'apparence d'un sang noir (*hematocyste*). Les *acéphalocystes* n'y sont pas très-rares : des faits de ce genre ont été rapportés par Lawrence, Delpech, Weldon, Middlemore, Bowman, Garcia Romeral, Goyrand, Ansiaux[5]. Dans d'autres kystes, on trouve une

[1] Demarquay, *loc. cit.*, p. 78. — [2] *Chir. clinique de Montpellier*, t. II, p. 505. Paris, 1828. [3] *Loc. cit.*, t. I, p. 466. — [4] *Traité philosophique et clinique d'ophthalmologie*, p. 647. Paris, 1844. — [5] Lawrence, *Traité pratique des maladies de l'œil*, par W. Mackenzie, t. II, p. 861; 4e édit., traduct. citée.— Delpech, *Chirurgie clinique*, t. II, p. 99. — Weldon, *Cases and Observat. in Surgery*, p. 104 London, 1806. — Middlemore, t. II, p. 614.— Bowman, *Medico-chirurgical Transact.*, t. XVII, p. 48. London, 1851. — Garcia Romeral, *Annales d'oculistique*, t. XIV, p. 125; année 1845. — Goyrand, *Annales de la chirurgie française et étrangere*, t. VIII. — Ansiaux, *Gaz. des hôpit.*, 51 octobre 1854.

sorte de graisse altérée (*stéatome*) ; une matière jaune, visqueuse, de la consistance du miel (*mélicéris*) ; une substance d'un blanc grisâtre, grumelée, d'une consistance analogue à celle de la bouillie (*athérome*). Tantôt la tumeur est très-rapprochée de l'arcade orbitaire, tantôt elle s'étend profondément.

Chez un enfant âgé de quatre ans, Walton [1] a observé une tumeur de ce genre, qui s'étendait profondément dans l'orbite, et Testelin [2] a retiré d'un kyste semblable, qui se prolongeait jusqu'à la partie la plus reculée de l'orbite, une substance offrant la consistance de la graisse solide, et l'aspect, la couleur, l'odeur fétide de la matière accumulée dans les kystes sébacés de la peau, qu'on appelle *tannes*. La quantité de matière enlevée équivalait au volume d'une orange ; on la soumit à l'analyse chimique, ce qui permit de reconnaître qu'elle était formée d'une grande quantité de principes gras, de sels calcaires et d'une substance analogue à l'épiderme.

Dans d'autres kystes, on a trouvé un liquide gélatineux, ce qui leur a fait donner à tort le nom de kystes *colloïdes*, attendu que cette dernière dénomination doit être réservée à une forme spéciale de cancer. Le titre de kyste *mélanique* imposé à une autre variété doit aussi être accepté avec grande réserve. L'observation appartient à Pamard [3] : Un homme âgé de trente ans était affecté d'une tumeur de la forme et du volume d'une grosse amande dépouillée de sa coquille, située à l'angle externe de l'œil droit, soulevant la conjonctive, à travers laquelle on apercevait une coloration *faisant présumer l'existence d'une tumeur mélanique*. On fit l'ablation de la production morbide, et l'on trouva un kyste mince, diaphane, renfermant *une substance comparable à la cire noire dont les soldats se servent pour leurs gibernes*. Je suis porté à croire qu'il s'agissait, dans ce cas, d'un kyste *hématique*.

Ajoutons que, dans quelques kystes multiloculaires, on a trouvé une substance différente dans chaque loge de la tumeur. Le fait suivant a été rapporté par Saint-Yves [4] :

OBS. CX. Une jeune fille, âgée de douze ans, présentait une tumeur qui prenait son origine au bas de l'orbite, au-dessous du globe de l'œil, de façon à repousser ce dernier en haut et la paupière inférieure en avant. Cette tumeur, large d'un pouce, descendait sur la joue. Une incision demi-circulaire ayant été pratiquée à la peau de la paupière et au muscle orbiculaire, la tumeur fut saisie et soulevée avec une érigne et séparée avec un bistouri des parties voisines, c'est-à-dire du muscle orbiculaire et de la conjonctive, auxquels elle adhérait. Avec des ciseaux droits, on en coupa la racine, qui *était dure comme un cuir bien ferme*. La tumeur était composée de trois cavités ; la plus rapprochée de la peau contenait une matière purulente assez liquide ; la seconde, une matière plus épaisse et en partie plâtreuse ; la troisième, une matière comme du blanc d'œuf. La petite malade guérit.

[1] *Medical Times*, 1854, p. 195. — [2] Mackenzie, *loc. cit.*, t. I, p. 471. — [3] *Annales d'oculistique*, t. XXIX, p. 26. — [4] *Nouveau traité des maladies des yeux*, p. 110 ; traduction par Cantwell. Amsterdam et Leipzik, 1767.

Une variété rare de tumeur enkystée de l'orbite a été signalée par Carron[1] ; elle est constituée par une accumulation de liquide dans l'espace limité par le globe, d'une part, l'aponévrose oculaire décollée et séparée de l'œil, d'une autre part. Le fait suivant donnera une idée de la nature de cette affection et des erreurs graves auxquelles elle peut conduire. Une jeune fille, âgée de dix-sept ans, était atteinte d'un exophthalmos, accompagné de douleurs très-vives lorsqu'elle penchait la tête en bas, ou lorsqu'elle cherchait à refouler l'œil. Ce dernier était enchâssé dans une tumeur dure, uniforme, sans altération ni de la conjonctive, ni de la cornée. La vision était totalement perdue. Carron, croyant avoir affaire à une tumeur fibreuse enveloppant l'œil de toutes parts, proposa l'extirpation de l'organe et de la production morbide. Après l'opération, on reconnut que l'œil était sain et *enveloppé, de toutes parts, d'une poche renfermant un liquide citrin, poche constituée par un décollement de l'aponévrose oculaire jusqu'à la cornée. La* dénomination d'*hydropisie de la bourse fibreuse de Tenon* donnée à cette affection en caractérise bien la nature.

Pour ne plus revenir sur ce sujet, nous ajouterons que Carron propose, pour en obtenir la guérison, le procédé suivant : on fait un pli à la conjonctive et à la bourse de Tenon avec des pinces à dents de rat ; on incise ce pli avec des ciseaux fins et mousses. Le liquide écoulé, on introduit et on laisse séjourner, pendant vingt-quatre heures, dans l'ouverture, quelques brins de charpie. La présence du corps étranger suffit pour déterminer une inflammation adhésive qui amène l'oblitération de la poche.

Symptômes. Dans le plus grand nombre des cas, les kystes de l'orbite se développent d'une manière sourde ; ce n'est que plus tard, et même quelquefois à une époque avancée de leur évolution, qu'ils trahissent leur présence, soit par une sensation de gêne que le malade éprouve lorsqu'il imprime des mouvements au globe, soit par un déplacement qu'éprouve ce dernier.

Les signes qui permettent de reconnaître ces sortes de tumeurs sont rationnels ou sensibles. Tout kyste de l'orbite arrivé à un certain degré de développement exerce sur l'œil une pression mécanique dont l'intensité est proportionnée au volume de la tumeur et au siége qu'elle occupe. Le globe est repoussé, tantôt directement en avant, tantôt à la fois en avant et sur le côté. Dans certains cas, l'œil subit un déplacement considérable, sans que les fonctions de l'organe soient troublées ; la vision se conserve tout entière. D'autres fois, cette dernière fonction est plus ou moins altérée ; si l'organe est comprimé de façon qu'un des diamètres soit allongé, il y a myopie ou hyperopie. Chez quelques sujets, la compression ou le tiraillement subis par le nerf optique donne lieu à de l'amblyopie, et même à une abolition de la vision. Il en est qui accusent la perception de sensations lumineuses ; d'autres voient les objets doubles. Lorsque la tumeur a acquis un certain volume, les malades éprouvent un sentiment de pression, de tension profonde, qui s'irradie parfois dans les parties voisines : la na-

---

[1] *Annales d'oculistique*, t. LX, p. 106.

rine, la tempe, le front. Les mouvements de l'œil sont de plus en plus difficiles, quelquefois même totalement abolis. L'exophthalmos faisant des progrès, il arrive une période où les paupières sont renversées en dehors, d'où un larmoiement.

Tant que le kyste est situé profondément, il ne se révèle par aucun signe sensible. Lorsqu'il devient apparent au pourtour de l'orbite, il se présente sous la forme d'une tumeur arrondie, élastique, rénitente et parfois même fluctuante. Cette tumeur est séparée du globe par un sillon peu profond ; elle est indolente à la pression, en général aussi sans adhérence avec la peau des paupières et avec les parois de l'orbite, à moins qu'elle ne se soit développée dans l'épaisseur de ces parois. Lorsque le kyste proémine fortement en dehors de la base de l'orbite, on peut quelquefois en constater la transparence.

Marche ; terminaisons. Abandonnés à eux-mêmes, ces kystes tendent à s'accroître, mais d'une manière très-lente. Alors même qu'ils atteignent de grandes proportions, ils se dirigent de préférence vers la base de l'orbite, où ils rencontrent le moins de résistance, pour se porter ensuite au dehors. Ce n'est que dans des circonstances exceptionnelles que ces tumeurs restent confinées dans la cavité orbitaire, dont elles repoussent les parois, ou qu'elles s'engagent dans le crâne à travers le trou optique, comme dans le fait rapporté par Delpech (page 156). Un kyste confinant à la paroi inférieure de l'orbite pourrait se porter dans la fosse temporale, à travers la fente sphéno-maxillaire ; de même qu'une production de ce genre née au-dessus du globe pourrait pénétrer dans le crâne par la fente sphénoïdale. Arrivées à une certaine période de leur évolution, ces tumeurs compromettent gravement les fonctions de l'œil : tantôt ces troubles disparaissent après la guérison, tantôt ils persistent à un degré plus ou moins marqué. Dans tous les cas, ces kystes ne guérissent jamais spontanément, et l'art est obligé d'intervenir pour en débarrasser les malades.

Diagnostic. Tant que la tumeur n'est pas accessible à l'exploration avec le doigt, on ne peut qu'en soupçonner la présence, en ayant égard au déplacement de l'œil et aux troubles fonctionnels de cet organe. Alors même que le kyste se montre sur un des points du contour de la base de l'orbite, le diagnostic est entouré de grandes difficultés. Il est possible, même à cette période, de confondre les kystes avec d'autres tumeurs. Rognetta [1] cite l'exemple d'un enfant de huit ans atteint d'un exorbitisme énorme ; le mal avait été pris pour un fongus médullaire provenant du cerveau. Dupuytren l'opéra et trouva un kyste hydatique d'un volume considérable.

On avait considéré comme étant de nature cancéreuse une tumeur de l'orbite qui avait repoussé l'œil fortement en dehors. Richerand proposa au malade l'extirpation de ce cancer présumé. Avant de faire l'opération, il pratiqua une ponction avec la pointe d'un bistouri. Il s'écoula de 60 à 90 grammes d'un liquide semblable à du blanc d'œuf. Dès ce moment, il renonça à l'extirpation de la tumeur et se contenta de l'application de

[1] *Loc. cit.*, p. 647.

quelques compresses mouillées. Le kyste suppura, et le patient guérit[1].

Les kystes de l'orbite diffèrent des *tumeurs inflammatoires*, en ce que ces dernières sont accompagnées de phénomènes généraux, ont une marche plus rapide. On les distingue des *exostoses* par leur mollesse ; des *lipômes*, en ce que ceux-ci donnent une sensation de spongiosité et nullement de rénitence ; des tumeurs *cancéreuses*, en ce que ces dernières sont accompagnées de douleurs, d'altération de la santé. L'un des signes les plus précieux pour reconnaître la présence d'un kyste, c'est-à-dire la *fluctuation*, est parfois difficile à apprécier. Carron[2] conseille de la chercher en refoulant l'œil avec précaution d'une main, pendant que de l'autre on palpe avec soin les rebords de l'orbite. Un mode d'exploration qui m'a souvent réussi consiste, après avoir commandé au malade de fermer les paupières, à refouler le globe d'avant en arrière dans l'orbite au moyen d'une pression soutenue avec deux doigts de la main ; le kyste est ainsi chassé d'arrière en avant et vient généralement proéminer sur un des points du contour de l'orbite ; dès que la tumeur apparaît, on la presse avec la pulpe de l'index de la main restée libre, et on obtient ainsi une sensation de rénitence qui ne saurait tromper un chirurgien exercé. On ne peut se dissimuler cependant que, dans le plus grand nombre de cas, le diagnostic n'est assuré qu'après une ponction exploratrice. Un petit trocart est bien préférable à l'aiguille à acupuncture proposée par Demours[3]. Si ce mode d'exploration est utile pour distinguer un kyste de toute autre tumeur de l'orbite, il l'est à plus forte raison quand on veut préciser la nature du produit renfermé dans la poche.

Lorsqu'un kyste de l'orbite s'est développé au-dessus du globe, il peut être intéressant, pour le procédé opératoire à choisir, afin de ménager le muscle releveur de la paupière supérieure, de déterminer si la tumeur siége entre le muscle releveur et le globe, ou entre ce muscle et la paroi supérieure de l'orbite. Dans le premier cas, le muscle *élévateur* est promptement refoulé en haut ; l'œil est à découvert dès le début du mal ; en appliquant la pulpe du doigt sur la tumeur pendant qu'on invite le patient à relever la paupière, on sent, d'après A. Bérard[4], la contraction des fibres musculaires. Dans le second cas, il ne se passe rien de semblable, et la paupière conserve la faculté de s'abaisser au-devant de l'œil. Si la tumeur passe au-dessous du muscle élévateur de la paupière, on l'attaque par la conjonctive ; si elle est au-dessus, on arrive au kyste à travers la paupière elle-même. (Voy. p. 163.)

Pronostic. Il est subordonné au siége de la tumeur, au volume qu'elle présente, à l'état du globe oculaire. En général il est bénin ; la plupart des kystes guérissent, lorsqu'on les traite d'une façon méthodique et qu'on n'attend pas, pour en entreprendre le traitement, qu'ils aient donné lieu à des désordres graves. Toutefois, l'inflammation qu'il est nécessaire de

---

[1] Richerand, *Nosographie chirurgicale*, t. II, p. 119. Paris, 1813. — [2] *Loc. cit.*, t. I, p. 475. — [3] *Journal général de la Société de médecine de Paris*, t. LXVI, p. 160 — [4] Remarques pratiques sur les tumeurs enkystées de l'orbite ; *Annales d'oculistique*, t. XII, p. 162.

développer, pour la cure de la tumeur, peut se communiquer au tissu cellulaire de l'orbite, donner lieu à un véritable phlegmon de cette cavité et compromettre ultérieurement les fonctions de l'œil, soit par le fait de la compression à laquelle le nerf optique aura été soumis, soit par la propagation de la phlegmasie à l'œil lui-même. Nous en avons rapporté un exemple page 125.

Traitement. On compterait en vain sur l'usage des fondants à l'intérieur et à l'extérieur, pour obtenir la guérison des kystes de l'orbite. Il convient donc de les attaquer par des moyens chirurgicaux.

La PONCTION simple est tout à fait insuffisante ; il fallut que Ware pratiquât soixante-trois ponctions pour obtenir la guérison d'un kyste séreux. Il est difficile d'adopter l'opinion de Mackenzie, qui pense que la ponction seule réussit, surtout lorsque la tumeur renferme du suif ou de la matière pulpeuse. La ponction, suivie d'une *injection irritante*, a, au contraire, grande chance de succès, dans les kystes séreux ; elle échoue dans les kystes muqueux. On peut se servir, pour la pratiquer, de toute espèce de liquide irritant : vin, alcool, solution faible de nitrate d'argent, teinture d'iode, etc. A ce procédé se rattache la ponction avec la canule à demeure dans le kyste ; ce moyen a réussi à Oppenheim[1] dans un kyste hydatique.

Le kyste a-t-il des parois épaisses, est-il de nature muqueuse, il faut avoir recours à l'un des procédés suivants : 1° la simple incision des parois, avec introduction de charpie dans la cavité, pour obtenir une réunion par suppuration. Ce mode de traitement réussit à Guérin, de Bordeaux[2], dans un kyste rempli de matières semi-liquides. 2° L'excision d'une portion des parois ; 3° l'extirpation complète ; bien que Scarpa[3] recommande ce procédé à l'exclusion de tous les autres, on ne doit pas perdre de vue qu'il donne lieu à des délabrements considérables ; en conséquence, il faut le réserver pour les cas dans lesquels l'incision ou l'excision partielle ont échoué.

Manuel opératoire. 1° **Ponction.** On l'exécute soit avec un trocart, soit avec la pointe d'un bistouri. D'après les rapports du kyste avec la paupière ou la conjonctive, on traverse le cul-de-sac conjonctival en respectant la paupière, qu'on écarte, et en ayant soin de ménager le globe ; ou bien on enfonce l'instrument à travers la paupière elle-même, après avoir fait tendre à un degré convenable ce voile membraneux.

2° **Incision.** Le manuel ne diffère pas de celui de l'excision pour les premiers temps de l'opération. Dès que le kyste a été mis à découvert, on l'ouvre largement, en le ponctionnant avec la pointe d'un bistouri ; en retirant ce dernier, on agrandit l'ouverture.

3° **Excision partielle du kyste.** Ce procédé est d'une exécution prompte. Il offre plus de sûreté dans ses résultats, en ajoutant à l'excision la *cautérisation* du fond de la poche. On s'en formera une idée par l'observation suivante :

---

[1] Rognetta, *loc. cit.*, p. 650. — [2] Velpeau, *Médecine opératoire*, t. III, p. 372. — [3] *Loc. cit.*, t. II, p. 187.

OBS. CXI. *Kyste séreux de l'orbite développé au-dessous du cul-de-sac inférieur de la conjonctive. Excision partielle du kyste et cautérisation du fond de la poche.* La dame C***, soixante-huit ans, rentière, est traitée à ma clinique pour une hyperhémie de la conjonctive, qui cède rapidement à un collyre au sulfate de zinc et à une médication révulsive sur l'intestin.

Le 15 février 1864, nous constatons, du côté de l'œil gauche, une particularité qui nous avait tout d'abord échappé, parce que le boursouflement et l'injection de la conjonctive oculo-palpébrale masquaient les parties subjacentes. Lorsque les paupières gauches sont rapprochées doucement, comme dans l'état de sommeil, on constate, au niveau de la partie interne de la paupière inférieure, l'existence d'une petite saillie, au lieu d'une légère dépression qui s'y trouve à l'état normal. En abaissant fortement la paupière inférieure et en refoulant l'œil d'avant en arrière dans l'orbite, on aperçoit, au niveau du cul-de-sac conjonctival inférieur, et tout près de la caroncule, une tumeur du volume d'une amande de noisette, de couleur gris bleuâtre, molle, rénitente. La conjonctive du cul-de-sac qui la recouvre est sillonnée de vaisseaux, mais ne glisse pas sur elle. La production morbide n'occasionne, d'ailleurs, à la patiente aucune incommodité, et c'est uniquement dans le but d'en prévenir l'accroissement que je lui propose de l'en débarrasser.

Cette opération est exécutée le 25 février, de la manière suivante : La patiente est assise sur une chaise basse, la tête appuyée sur la poitrine d'un aide, qui relève légèrement la paupière supérieure, en même temps qu'il comprime l'œil d'avant en arrière, pour refouler l'organe dans l'orbite et faire proéminer le kyste. La paupière inférieure étant abaissée par un autre aide, j'embroche le kyste avec un ténaculum ; puis, avec des ciseaux recourbés sur le plat, j'excise une grande portion de la paroi supérieure de la petite poche. Il s'écoule sur la joue un liquide séreux. Après avoir abstergé le sang, je cautérise le fond du kyste avec un crayon de pierre infernale. Une injection d'eau salée, poussée immédiatement par un aide, neutralise l'excès de caustique. Un grand lavage de l'œil à l'eau froide est pratiqué après. (*Compresse d'eau froide sur les paupières.*)

La portion de kyste enlevée se compose d'une membrane externe, lisse, présentant les caractères de la conjonctive, et d'une membrane interne plus épaisse, plus consistante, offrant les attributs du tissu fibreux.

Le 26 février, pas de réaction marquée. Par la pression, il s'écoule du cul-de-sac inférieur de la conjonctive un liquide un peu trouble. (*Collyre astringent.*) Le 27, hyperhémie assez prononcée de la conjonctive oculo-palpébrale. À la place occupée par le kyste se voit une exsudation blanchâtre. À partir de ce moment, l'injection de la conjonctive oculo-palpébrale diminue, l'exsudation qui occupait le cul-de-sac inférieur de la conjonctive, se résorbe. Le 17 mars, nous constatons, à la place occupée par le kyste, une cicatrice linéaire.

4° **Extirpation du kyste.** Il existe plusieurs procédés :

(*a*) **Procédé d'Acrel.** Le malade est assis ou couché, la tête soutenue par un aide. Le chirurgien tend la paupière sur le kyste et pratique une incision de 3 à 5 centimètres de long, à la base de la paupière, parallèlement aux fibres de l'orbiculaire, en ménageant les canaux lacrymaux ; il arrive couche par couche jusqu'au kyste, sans en intéresser les parois, ni la conjonctive. Il dissèque ensuite la tumeur, en s'aidant du doigt ou d'un bistouri boutonné ; on facilite ce temps de l'opération en faisant attirer le kyste en avant par une érigne. Si le sang masque les parties, on fait jaillir continuellement un filet d'eau fraîche dans la plaie, au moyen d'une se-

ringue. Il est préférable d'achever la dissection du kyste avant l'ouverture
de ce dernier ; cette partie de l'opération est ainsi rendue plus facile. Si le
sac est ouvert, on n'en continue pas moins la dissection, sauf à l'enlever
par parties, au lieu de l'enlever en totalité. On panse à plat, après avoir
introduit dans la cavité occupée par la tumeur des boulettes de charpie fine
dont on diminue la quantité, à mesure que le foyer se remplit.

(*b*) **Procédé d'A. Bérard**[1]. Lorsque le kyste est situé entre le globe
et le muscle releveur de la paupière supérieure, pour ne pas diviser ce
muscle, on attaque la tumeur par la conjonctive, en laissant intacte la
paupière ; ce même kyste est-il, au contraire, placé entre le muscle releveur
et la paroi correspondante de l'orbite, on incise à travers la paupière,
comme dans le procédé d'Acrel.

(*c*) **Procédé de Dupuytren**. Il est mentionné par Rognetta[2], qui l'a vu
exécuter par le chirurgien de l'Hôtel-Dieu. Il s'agissait d'une tumeur confinant à la paroi inférieure de l'orbite. Dupuytren fit une incision perpendiculaire vers le milieu de la paupière inférieure, de manière à former une
sorte de coloboma. Il disséqua les deux lambeaux palpébraux et les renversa l'un vers la tempe, l'autre vers le nez. Après quoi, la tumeur fut
disséquée et enlevée. Ce ne fut que plus tard qu'on réunit les lambeaux de
la paupière, en faisant une opération comme celle du bec-de-lièvre. Ce procédé est détestable, et Mackenzie dit avec raison qu'il faut le rejeter.

(*d*) **Ablation simultanée de la tumeur et de l'œil**. Elle n'est applicable qu'aux cas où le globe est atteint d'une affection organique coïncidant
avec une tumeur de l'orbite. Encore est-il préférable de le conserver, s'il
ne s'agit que d'une hydrophthalmie, sauf, comme le conseille Rognetta, à
le ponctionner plus tard, afin de conserver un moignon pour l'adaptation
d'un œil artificiel. Si on se décide à extirper le globe en même temps que
le kyste orbitaire, on a recours à l'un des procédés que nous ferons connaître plus tard. (Voir *Extirpation de l'œil*.)

ARTICLE VI.

Tumeurs vasculaires.

Ces tumeurs ont leur point de départ dans le système vasculaire de l'orbite. Il est peu de régions du corps où l'on rencontre, dans un aussi petit
espace, un nombre aussi considérable de vaisseaux sanguins. Il ne sera pas
sans intérêt de rappeler les principales dispositions que présentent ces
organes.

L'*artère ophthalmique* (2, 2, fig. 16, p. 164) est le tronc artériel principal
destiné à l'orbite ; elle prend naissance dans l'intérieur du crâne et est fournie
par l'*artère carotide interne* (1), au niveau de la convexité de la courbure
que cette dernière forme sous l'apophyse clinoïde antérieure. Elle pénètre
dans l'orbite, à travers le trou optique, avec le nerf du même nom. Elle se

[1] *Annales d'oculistique*, t. XII, p. 167 ; année 1844. — [2] *Loc. cit.*, p. 651.

dirige en haut et en avant vers la paroi interne de la cavité orbitaire ; arrive jusqu'à la poulie de réflexion du muscle grand oblique et se termine par deux branches : l'une descendante ou *nasale* (15) qui s'anastomose à plein canal avec la *faciale* (16) ; l'autre ascendante ou *frontale interne* (14), dont les ramifications s'anastomosent avec celles du côté opposé et avec celles de l'*artère sus-orbitaire* (6), branche collatérale fournie par l'ophthalmique elle-même. Dans ce trajet, l'artère ophthalmique ne donne pas moins de onze collatérales : la *lacrymale* (4), qui, après avoir fourni à la glande de ce nom et s'être anastomosée avec un ramuscule de la temporale profonde antérieure, s'épuise dans la paupière supérieure ; la *centrale de la rétine* (3) ; la *sus-orbitaire* ou *frontale externe* (6), qui passe par le trou sus-orbitaire et se répand en rameaux ascendants et divergents sur la région frontale ; les *artères ciliaires courtes postérieures* ; les *artères ciliaires longues* (8 et 9) ;

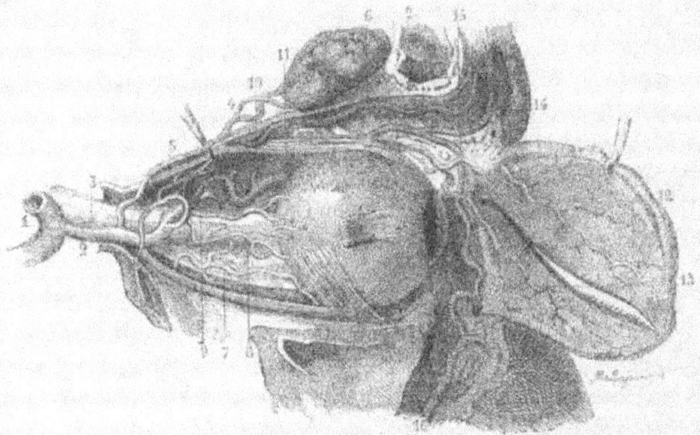

Fig. 16 [1].

l'*artère musculaire supérieure* (5) ; l'*artère musculaire inférieure* (7), qui donne les *artères ciliaires antérieures* ; l'*artère ethmoïdale postérieure* (10) ; l'*artère ethmoïdale antérieure* (11), dont les ramifications s'anastomosent sur la membrane pituitaire avec les divisions de l'artère sphéno-palatine ; les *artères palpébrales supérieure* (12) *et inférieure* (13).

A l'extérieur de l'orbite, c'est-à-dire dans la région orbito-palpébrale, le réseau vasculaire artériel n'est pas moins riche, ainsi qu'on en peut juger par l'inspection de la figure 17. Le pourtour de l'orbite est enchâssé dans un cercle vasculaire constitué par les anastomoses nombreuses des troncs artériels suivants : la branche nasale (2) s'anastomosant à plein canal avec l'*artère faciale* (8) ; la branche *frontale* (3), autre division terminale de l'ophthalmique ; l'artère *sus-orbitaire* (4) ; l'artère *sous-orbitaire* (9) ; les branches de la *temporale superficielle* (5, 5, 6). En dedans de ce cercle s'en

<hr>

[1] Les figures 16 et 17 sont empruntées au *Traité du système nerveux et des organes des sens* de L. Hirschfeld.

trouve un autre formé par les *artères palpébrales supérieure* et *inférieure* (1, 1), dont les ramifications s'anastomosent avec les branches de la *temporale superficielle* (5, 5, 6),

avec celles de la *sous-orbitaire* (9), avec celles de la *faciale* (7), avec celles de la *frontale* (3) et de la *sus-orbitaire* (4). Toutes ces artères sont remarquables par leurs flexuosités.

Les veines des paupières forment un réseau non moins riche que l'artériel, et se jettent dans la veine temporale, la faciale et l'ophthalmique. La dernière parcourt, dans l'orbite, un trajet analogue à celui de l'artère, reçoit, chemin faisant, toutes les veinules de l'orbite et de l'œil, correspondant aux divisions artérielles ; arrivée au sommet de l'orbite, elle s'éloigne de l'artère, sort de la cavité orbitaire par la partie la plus large de la fente sphénoïdale, et se jette dans le sinus caverneux.

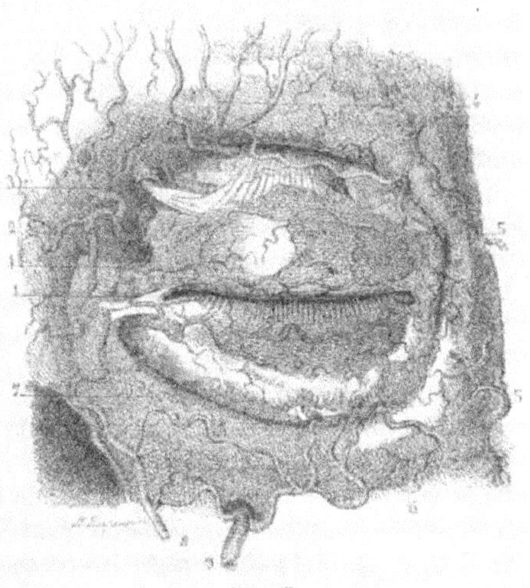

Fig. 17.

Les tumeurs vasculaires de l'orbite ont été rangées sous trois chefs : les anévrysmes proprement dits ; les tumeurs érectiles, les tumeurs variqueuses. On pourrait aussi les diviser en *tumeurs vasculaires artérielles* et *tumeurs vasculaires veineuses*. Les tumeurs vasculaires artérielles ont un caractère commun : elles présentent des pulsations et donnent au stéthoscope, quelquefois à l'oreille nue, un bruit de souffle à caractère variable. On les a désignées sous le nom d'*anévrysmes par anastomose*, de *tumeurs érectiles*, acceptions que l'on retrouve encore aujourd'hui dans la plupart des traités d'ophthalmologie. Au point de vue de l'anatomie pathologique et du traitement, il n'est pas indifférent de rechercher si ce sont bien là les espèces de tumeurs vasculaires que l'on rencontre dans l'orbite.

Et d'abord, il importe de préciser ce qu'on entend par *anévrysme par anastomose*. Cette dénomination, créée par John Bell[1], s'applique, suivant le chirurgien anglais, à une tumeur formée par un amas de petites cellules dans lesquelles des artères versent du sang, qui est ensuite reçu par des veines ou d'autres artères, en sorte que la structure est semblable à celle du pénis, du placenta ou de la rate ; elle est en général accompagnée de pulsations ou d'une sensation de vibration qui ressemble à celle qu'on obtient dans la varice anévrysmale. Bell ajoute que, dans la première période,

---

[1] *Principles of Surgery*, vol. I, p. 456, et vol. III, p. 255. Edinburgh, 1801.

la tumeur consiste en une simple tache dépourvue de vibration, et que ce n'est que plus tard que les pulsations y deviennent manifestes. Chacun reconnaît dans cette description la maladie que nous appelons aujourd'hui *tumeurs érectiles;* mais comme celles-ci sont le plus communément dépourvues de pulsations, il faut bien admettre aussi que ces battements ne sont qu'une complication de l'affection primitive, et le résultat d'une dilatation consécutive des branches artérielles qui vont alimenter la production morbide.

Les tumeurs érectiles de l'orbite sont-elles donc aussi fréquentes que le pensent quelques chirurgiens? ou, pour mieux dire, n'a-t-on pas considéré comme tumeurs érectiles des tumeurs vasculaires d'un autre genre? Cette question a été déjà soulevée par Demarquay [1] et Hulke [2]. Ces deux chirurgiens ont émis l'opinion que les *tumeurs érectiles* de l'orbite ne sont que des *anévrysmes.* Les arguments invoqués par eux méritent d'être rappelés. Les tumeurs érectiles artérielles débutent presque constamment par la peau; elles sont le plus souvent congénitales et, pourrait-on ajouter, succèdent à des *nævi* ou taches de naissance; on y constate rarement des battements et des bruits stéthoscopiques; la ligature des gros troncs artériels est le plus souvent impuissante pour les guérir. Les prétendues tumeurs érectiles de l'orbite débutent par les parties profondes; elles atteignent des sujets d'un certain âge, parfois même des vieillards; elles sont accompagnées de battements, de bruit de souffle ou d'autres bruits analogues; enfin la guérison s'obtient le plus souvent par la ligature de la carotide primitive. Demarquay ajoute aux raisons précédentes l'absence de toute preuve directe en faveur d'une tumeur érectile; aucune autopsie n'étant venue jusqu'ici en donner la démonstration anatomique.

Nous adoptons pleinement toutes les objections précédentes, et nous croyons en conséquence que les affections décrites sous le nom de *tumeurs érectiles de l'orbite* ne sont nullement des productions de ce genre. D'accord avec Demarquay sur ce premier point, nous différons sous le point de vue de la manière dont notre confrère interprète ces sortes de tumeurs. Suivant lui, toutes ces tumeurs appelées *érectiles, anévrysmes par anastomose,* sont de véritables anévrysmes; non pas des anévrysmes *vrais,* c'est-à-dire constitués par une dilatation des tuniques artérielles, mais des anévrysmes *faux* ou *diffus,* c'est-à-dire des anévrysmes produits par l'un des mécanismes suivants : ou bien l'artère se rompt ou se fissure, et le sang, en s'extravasant peu à peu, distend progressivement le tissu cellulaire avec lequel les caillots se feutrent et finissent par se confondre, de telle sorte qu'après un certain temps il se forme une cavité peu régulière, quoique bien limitée, communiquant librement avec le canal de l'artère et recevant le sang à chaque pulsation (*anévrysme diffus primitif*); ou bien, un petit sac anévrysmal, déjà existant, se rompt, et c'est à partir de ce moment que les signes de l'anévrysme se montrent (*anévrysme diffus consécutif*). Partant de ces idées, Demarquay rattache aux anévrysmes diffus primitifs ceux dans lesquels l'af-

---

[1] *Traité des tumeurs de l'orbite,* p. 297. — [2] *Ophthalmic Hospital Reports,* 1860.

fection s'est développée sous l'influence d'une cause traumatique capable de produire une rupture d'artère; aux anévrysmes diffus consécutifs, ceux dans lesquels la maladie s'est développée spontanément, sans cause efficiente. Les faits rapportés par Travers[1], Dalrymple[2], Freer[3], Dudley[4], Roux[5], Jobert[6], Herpin[7], appartiendraient aux anévrysmes diffus consécutifs. Les faits de Busk[8], Scott[9], Guthrie[10], Curling[11], Velpeau[12], Petrequin[13], Brainard[14], Bourguet[15], Vanzetti[16], Carron[17], aux anévrysmes diffus primitifs. Il serait aussi inutile que fastidieux de soumettre toutes ces observations à un examen critique. Il est incontestable, et on en trouvera la preuve dans le paragraphe suivant, qu'il y a dans l'orbite des anévrysmes; mais ces sortes de tumeurs forment la minorité des tumeurs vasculaires artérielles de la région. Nous pensons que la plupart d'entre elles, celles précisément qu'on a appelées *tumeurs érectiles, anévrysmes par anastomose*, sont des VARICES ARTÉRIELLES, ou ANÉVRYSMES CIRSOÏDES. Les considérations suivantes sont de nature à démontrer cette proposition.

1° Les anévrysmes proprement dits donnent à l'auscultation un bruit de souffle *intermittent* correspondant à la diastole artérielle. Si, dans quelques cas rares, il existe deux bruits de souffle, l'un correspondant à la diastole, l'autre à la systole artérielle, ces bruits, suivant la remarque de Broca[18], sont toujours *intermittents*, c'est-à-dire que chaque bruit est séparé par un silence de celui qui le précède et de celui qui le suit. Les varices artérielles donnent au doigt et à l'oreille une sensation de frémissement vibratoire, continu, redoublé, très-fort, comparable au bruit du rouet, se propageant plus ou moins loin. L'anévrysme proprement dit se présente sous la forme d'une tumeur située sur le trajet d'une artère, arrondie ou ovoïde, en général indolente et sans changement de couleur de la peau qui la recouvre, souple, rénitente, molle, élastique, fluctuante, disparaissant par la compression exercée sur elle-même ou sur l'artère principale de la région. Les varices artérielles donnent lieu à une tumeur molle et élastique, pourvue de bosselures arrondies, offrant des ondulations qui rappellent la forme des veines variqueuses.

Pour déterminer la véritable nature de la lésion de l'orbite, dans les faits rapportés sous les noms d'*anévrysme*, de *tumeur érectile* ou d'*anévrysme par anastomose* de l'orbite, il faut choisir les observations accompagnées de

[1] *Medico-chirurgical Transactions*, vol. II, p. 1. London, 1813. — [2] *Ibid.*, vol. VI, p. 111. London, 1815. — [3] *Observations d'anévrysmes et de maladies du système artériel*, p. 32. Birmingham, 1807. — [4] *American Journal of the Medical Sciences*, p. 173; january 1843. — [5] *Journal hebdomadaire*, p. 119; 1831. On n'y trouve qu'une simple mention du fait. — [6] *Mémoires de l'Académie royale de médecine*, t. IX, p. 57. Paris, 1831. — [7] *Annales d'oculistique*, t. XXVIII. — [8] *Medico-chirurgical Transactions*, vol. XXII, p. 124. London, 1839. — [9] *Ibid.*, vol. XXII, p. 134, London, 1839. J'ai déjà mentionné ce fait, en faisant l'histoire des blessures de l'orbite, voir p. 98. — [10] *Lectures on the Operative Surgery of the Eye*, p. 158. London, 1823. — [11] *Dublin Medical Press*; august. 9, 1854. — [12] *Dictionnaire de médec. en 30 vol*, t. XXII, p. 321. — [13] *Clinique chirurgicale de l'Hôtel-Dieu de Lyon*, p. 74. — [14] *The Lancet*; august. 20, 1853. — [15] *Gaz. médicale de Paris*, 1853, p. 772. — [16] *Comptes rendus des séances de la Soc. de chirurg.*, 1858, et *Gazette des hôpitaux*, 1858, p. 466. — [17] *Mémoire sur l'exophthalmie*, ANNALES D'OCULISTIQUE, 1858, t. XI. — [18] *Des anévrysmes et de leur traitement*. Paris, 1856.

détails circonstanciés. Celle de Bourguet offre, sous ce rapport, un grand intérêt ; le titre seul indique bien qu'il s'agit d'une *varice artérielle*. Qu'est-ce en effet qu'un *anévrysme de l'artère ophthalmique et de ses principales branches, si ce n'est une affection de ce genre ?* Veut-on des preuves plus péremptoires à l'appui de notre manière de voir ? Il est dit, dans l'observation, que la petite malade présentait des tumeurs pulsatiles, indolentes, molles, élastiques, *au bas du front, à la partie interne de l'orbite* et *dans l'épaisseur de la paupière supérieure*. Cette dernière, ajoute l'auteur, est formée en dedans d'un tronc unique, du volume du petit doigt, de forme cylindrique ; dans le reste de son étendue, elle est constituée par de NOMBREUSES FLEXUO-SITÉS ET CIRCONVOLUTIONS *qui rampent en serpentant* dans l'épaisseur de la paupière supérieure ; plusieurs de ces circonvolutions s'anastomosent entre elles, et forment sous la peau de la paupière *des renflements ou dilatations en forme de chapelet ou de mamelons entrelacés ensemble*, agités par des battements. Le complément de la démonstration que nous cherchons, se trouve dans les résultats de l'exploration stéthoscopique. Toutes les tumeurs offrent un frémissement vibratoire et des battements isochrones à ceux du cœur, disparaissant par la compression de la carotide ; le stéthoscope y fait entendre un *bruit de souffle continu avec redoublement*. Dans l'observation de Jobert, la tumeur occupait la partie supérieure de l'orbite et, après avoir détruit en partie l'arcade sourcilière, s'était propagée sur le frontal. On y entendait *un susurrus semblable à celui de l'anévrysme variqueux*. Dans le fait rapporté par Velpeau, on entendait, en auscultant la tumeur, *un bruit de forge très-distinct ;* dans celui de Brainard, un *bruit de râpe*. Abernethy[1] a décrit, sous le nom d'*anévrysme par anastomose* des vaisseaux de l'intérieur de l'orbite, un cas dans lequel ces vaisseaux augmentés de volume s'étendaient jusque dans la paupière supérieure. Les vaisseaux PELOTONNÉS faisaient aussi saillie hors de l'orbite, à sa partie supérieure, et refoulaient les téguments en avant, de façon à former une tumeur du volume d'une noix. Il n'est pas question, non plus que dans la suivante, des résultats fournis par l'auscultation. Dalrymple dit que chez sa malade, il existe profondément dans les téguments de la paupière, un peu vers l'angle interne, *un amas de petites tumeurs*, d'une structure ferme et dense, douloureuses à la pression, avec vibration pulsatile. Entre cet amas et le bord inférieur du sourcil, exactement sur le trajet de la branche frontale de l'artère ophthalmique, il y avait une substance dure et tuberculeuse, s'élevant légèrement au-dessus de la surface générale de la paupière, et agitée de pulsations distinctes. Immédiatemement au-dessus du tiers nasal de l'arcade sourcilière, les téguments étaient légèrement soulevés par une tumeur molle, *mal limitée, située très-exactement sur le trajet de certaines branches de l'artère frontale, et agitée de pulsations isochrones au pouls.*

2° Certaines tumeurs de l'orbite, désignées sous le nom d'*érectiles*, ne sont que des tumeurs cancéreuses. L'observation de Freer, rapportée par Demarquay aux anévrysmes diffus consécutifs, est donnée par l'auteur

---

[1] *Surgical Observations on Injuries of the Head*, p. 228. London, 1810.

sous le nom de *fongus hématode*. Le malade succomba à des hémorrhagies
et avec des phénomènes d'hydropisie. On ne saurait non plus considérer
comme érectile la tumeur enlevée par Dupuytren [1], puisqu'il est dit que
cette tumeur parut composée uniquement d'un tissu semblable à celui des
corps caverneux, mêlé d'une très-petite quantité de *tissu cancéreux*.

3° Il importe aussi de remarquer qu'on a souvent considéré, soit comme
tumeur érectile de l'orbite, soit comme anévrysme de cette région, un
anévrysme de la carotide interne, ayant donné lieu à des pulsations du
globe avec exorbitisme. Nous avons mentionné précédemment une observation de ce genre recueillie dans le service de Nélaton (voir p. 113); une
autre due à Scott (voir p. 98). Les faits de Dudley et de Curling, sur lesquels
nous reviendrons plus loin (p. 170 et 171), nous semblent appartenir au
même groupe. Ne doit-on pas apporter la même réserve pour l'observation
de Herpin, puisque le rédacteur dit lui-même qu'on avait affaire dans ce
cas, ou à une tumeur érectile de l'orbite, ou à une des variétés de l'anévrysme spontané siégeant sur une des divisions de la carotide interne, et
peut-être sur l'artère ophthalmique elle-même ?

En résumé, nous croyons que l'on trouve dans l'orbite trois espèces de
tumeurs vasculaires : des anévrysmes proprement dits, des varices artérielles et des tumeurs variqueuses.

1° ANÉVRYSMES.

Il existe des exemples d'anévrysmes de l'artère ophthalmique; bien entendu que nous ne considérons comme tels que les faits vérifiés par l'autopsie. Comment, en effet, reconnaîtrait-on sur le vivant une pareille affection ? Comment la distinguer soit d'un anévrysme de la carotide interne,
soit d'une dilatation des branches que l'artère ophthalmique fournit profondément dans l'orbite ?

Guthrie [2] a rencontré, en faisant l'autopsie d'un malade atteint d'exophthalmos, avec trouble à peine marqué de la vision, mais qui accusait un
bruit de sifflement dans la tête, un anévrysme du volume d'une grosse
noix de chacune des artères ophthalmiques. La veine du même nom était
plus volumineuse, obstruée, près de l'endroit où elle traverse la fente
sphénoïdale, par une augmentation de volume des quatre muscles droits.
Aucune opération ne fut tentée pendant la vie du sujet.

Carron [3] a trouvé sur le cadavre d'une femme un anévrysme de l'artère
ophthalmique, à l'endroit où ce vaisseau pénètre dans l'orbite; la tumeur
avait le volume d'une noisette. Il ne put recueillir aucun renseignement
sur le sujet, si ce n'est que la malade avait succombé, à l'Hôtel-Dieu, à
une affection du bas-ventre.

Giraudet [4] a observé, à l'autopsie d'une femme, un anévrysme de l'artère

[1] *Journal hebdomadaire de médecine*, janvier 1850. — [2] *Lectures on the operative Surgery of the Eye*, p. 158. London, 1823. — [3] *Loc. cit.*, t. 1, p. 484. — [4] *Gazette des hôpitaux*, p. 105; 1857.

carotide interne et de l'artère ophthalmique. La malade succomba le lendemain de son entrée à l'hôpital. On apprit que, depuis deux ans, elle avait éprouvé des douleurs de tête périodiques, avec sensation de coups de marteau sur l'orbite droit; que la vue s'était perdue peu à peu de ce côté. Plus tard, il survint de la difficulté de la parole, un affaiblissement de l'odorat, une diminution de l'intelligence, enfin une paralysie des membres inférieurs.

On a aussi rencontré des anévrysmes de l'artère centrale de la rétine; A. Cooper[1], Schmidler[2] ont signalé des cas de ce genre.

Les faits précédents sont irrécusables, puisque l'autopsie en a fourni la démonstration. Il n'en est plus de même des observations suivantes : Busk[3] a rapporté l'histoire d'un marin qui reçut un coup sur le côté droit de la tête; il y eut une hémorrhagie par l'oreille du même côté, qui resta sourde; une paralysie du côté gauche de la face et des muscles de l'œil gauche, qui s'enflamma consécutivement. Six mois après, on trouva, à la partie supérieure et interne de l'orbite droit, une tumeur ferme et pulsatile, donnant un frémissement distinct. Avec le stéthoscope on percevait un bruit de sifflement, non-seulement sur l'orbite, mais sur le frontal, jusqu'à la racine des cheveux, et en arrière, presque jusqu'au niveau de l'oreille. Le globe était animé de pulsations. Tous ces symptômes disparaissaient en comprimant la carotide. On pratiqua la ligature de ce vaisseau, et le malade guérit. Mackenzie range ce fait dans les anévrysmes de l'artère ophthalmique. La présence d'une tumeur à la partie supérieure et interne de l'orbite, l'étendue du bruit de sifflement, les mouvements imprimés au globe semblent plutôt dénoter une dilatation de plusieurs branches de l'artère ophthalmique, c'est-à-dire une *varice artérielle*. Le fait de Dudley[4] ressemble encore moins que le précédent à un anévrysme de l'artère ophthalmique. La maladie commença par des douleurs, sous forme d'attaques, au-dessus de l'œil droit. Deux ans après, l'œil de ce côté fit une saillie considérable en dehors de l'orbite et devint myope; en même temps l'oreille droite fut attaquée de surdité. La *portion orbitaire du frontal, la portion correspondante du pariétal, du temporal et du sphénoïde, séparées du corps de ces os, étaient comprises dans un soulèvement commun, et laissaient percevoir au toucher le frémissement caractéristique des anévrysmes.* L'œil était agité d'un mouvement alternatif d'avance et de recul isochrone aux battements du cœur. On pratiqua la ligature de la carotide primitive; après quoi, les pulsations de l'œil cessèrent, ainsi que le bruit et les mouvements ressentis dans la tête. Le globe rentra dans l'orbite, la vision revint à la distance ordinaire, la surdité guérit également. On est porté à se demander, en ayant égard aux détails précédents, s'il ne s'agissait pas plutôt d'un anévrysme de la carotide, avec une tumeur érectile des os du crâne avoisinant ce vaisseau.

---

[1] Velpeau, *Médecine opératoire*, t. II, p. 212 ; 2° édit. — [2] *Dictionnaire des sciences médicales*, t. XXXV, p. 20. — [3] *Medico-chirurgical Transactions*, vol. XXII, p. 124. London, 1839. — [4] *American Journal of the Medical Sciences*, p. 173 ; january 1843.

Les deux observations de Curling[1] ont de commun le mode de production de l'accident : une chute, avec des phénomènes dits *de commotion* ; dans l'un des cas, tous les signes rationnels d'une fracture du rocher, écoulement de sang et de sérosité par l'oreille, surdité, paralysie de la face. A la suite de ces premiers phénomènes se montrent un exophthalmos, des pulsations du globe, une diminution de la vision. Dans un des cas, il se fait une hémorrhagie artérielle par le nez. Dans les deux, on pratique la ligature de la carotide primitive. Les malades guérissent, mais la vision reste perdue. Rien ne prouve qu'il y ait eu un anévrysme de l'artère ophthalmique. Le mode de production de la maladie indique plutôt une fracture de la base du crâne, avec lésion de la carotide interne, peut-être compression du nerf optique par une esquille du sommet de l'orbite.

Enfin, l'observation publiée par Vanzetti[2] sous le nom d'anévrysme de l'artère ophthalmique, est accompagnée de si peu de détails, relativement au siége exact de la tumeur vasculaire, qu'on ne peut qu'émettre des doutes. Le lecteur en jugera ; l'auteur se contente de dire qu'on constate tous les symptômes d'un anévrysme de l'artère ophthalmique, sans en signaler aucun.

OBS. CXII. Une femme de trente-huit ans ressentit, dans un des efforts de l'enfantement, une vive douleur dans l'orbite gauche, et son œil fit saillie en dehors de l'orbite tous les jours davantage ; au cinquième jour, elle ne voyait plus du tout de cet œil. Au dix-septième (4 juillet 1856), elle fut reçue dans la clinique oculistique de l'Université de Padoue. Son aspect était effrayant, à cause de la propulsion presque complète de l'œil hors de l'orbite. *On constata tous les symptômes d'un anévrysme de l'artère ophthalmique* (lesquels?). On entreprit méthodiquement la compression manuelle de la carotide gauche ; mais on dut l'interrompre à chaque minute, car, si on la prolongeait davantage, la malade tombait en défaillance. La compression fut reprise souvent dans la journée, sans trop gêner la malade. Le lendemain, amélioration, diminution du bruit saccadé et fort incommode que la malade éprouvait dans l'oreille. Au bout de quatre jours de compression intermittente et interrompue à des intervalles très-rapprochés, cessation des battements et du bruit anévrysmal ; les jours suivants, retrait graduel et complet de l'œil dans l'orbite, retour de la vision et de la santé la plus parfaite.

Les réflexions que nous avons émises au commencement de cet article sur la difficulté du diagnostic des anévrysmes de l'artère ophthalmique, ne s'appliquent plus aux cas où la tumeur se développe sur la terminaison du vaisseau, parce qu'alors elle est accessible à l'exploration directe. Voici un fait de ce genre rapporté par Warren[3].

OBS. CXIII. *Anévrysme de la terminaison de l'artère ophthalmique, des deux côtés, guérie par la ligature de la carotide droite.* Une fille de dix-huit ans se plaint d'éprouver une sensation de battements confus ou de fourmillements à l'angle interne de l'œil droit, à l'endroit de réunion des artères faciale, ophthalmique et frontale ; cette sensation se propage à la tête et s'accompagne de vive dou-

---

[1] *Dublin Medical Press*, august. 9, 1854. — [2] *Gazette des hôpitaux*, p. 466, 2e colonne ; 1858. — [3] Warren, *Surgical Observations on Tumours*, p. 400. Boston, 1857.

leur. On constate à l'angle interne de l'œil droit, au-dessus du sac lacrymal, une tumeur du volume d'une noisette, pulsatile. Par la compression de l'artère faciale ou de la carotide, les pulsations de la tumeur diminuent. La peau qui recouvre la tumeur est un peu plus rouge qu'à l'état normal. On constate un bruit de râpe dans la carotide et l'artère faciale. Warren pratiqua la ligature de la branche anastomotique de l'artère ophthalmique (probablement la terminaison de l'artère); il incisa ensuite l'artère faciale. Les pulsations diminuèrent dans la tumeur. Six mois après, elles étaient encore faibles dans ce point; une tumeur semblable à la première s'était développée à l'angle interne de l'orbite gauche. On fit alors la ligature de la carotide droite; après quoi les pulsations cessèrent immédiatement du côté droit; celles du côté gauche diminuèrent ensuite et finirent par disparaître.

<h3 align="center">2° VARICES ARTÉRIELLES.</h3>

Nous avons déjà dit précédemment (p. 167) que la plupart des tumeurs vasculaires de l'orbite, désignées sous le nom d'*anévrysmes par anastomose, tumeurs érectiles,* doivent être rapportées à cette classe. La lecture attentive des observations suivantes que nous donnons en abrégé, fera bien ressortir ce fait. C'est à Travers[1] qu'appartient la suivante, la première en date de celles pour lesquelles la ligature de la carotide primitive a été exécutée avec succès.

Obs. CXIV. Une femme de trente-quatre ans est prise de céphalalgie intense. Elle éprouve tout à coup un craquement dans le côté gauche du front, avec douleur et épanchement d'un fluide limpide (probablement de l'œdème) dans le tissu cellulaire des paupières correspondantes. L'œil fait saillie en avant, la vue se trouble. Sur le bord inférieur de l'orbite se développe une tumeur circonscrite, élastique, du volume d'une noisette. A la même époque se forme une autre tumeur plus molle et plus diffuse au-dessus du tendon de l'orbiculaire. La tumeur inférieure est pulsatile; la supérieure est le siége d'un frémissement vibratoire. L'œil est repoussé en haut et en dehors; les mouvements en sont gênés. La malade accuse dans la tête un bruit de soufflet; une sensation de froid avec douleur obtuse au sinciput, et s'élançant parfois à travers le front et les tempes. La tête est-elle basse, le bruit et les battements sont augmentés. Quand la patiente est examinée par Travers, ce chirurgien constate une projection de l'œil. La moitié supérieure de l'angle interne de l'orbite est remplie par une tumeur *vibratile, compressible, donnant de légères pulsations lorsqu'on la comprime fortement.* Les veines de la paupière supérieure et des côtés du nez sont variqueuses. La tumeur qui occupe la partie inférieure de l'orbite, c'est-à-dire celle qui fait saillie au-dessus du trou sous-orbitaire, est *de forme conique, ferme, élastique au toucher, pouvant être vidée ou refoulée en arrière dans l'orbite, avec pulsations plus fortes alors.* La compression des artères temporale, angulaire et maxillaire ne produit aucun effet sur l'anévrysme. En comprimant la carotide primitive, on fait cesser les battements et le bourdonnement de la tumeur. Travers essaye d'abord la compression, qui ne peut être supportée; les applications froides ne réussissent pas davantage. Il se décide à lier la carotide primitive, ce qui est exécuté le 23 mai 1809. Après cette opération, les pulsations de la tumeur inférieure s'arrêtent; les vibra-

---

[1] *Medico-chirurgical Transactions,* vol. 1, p. 1. London, 1815.

tions de la tumeur occupant l'angle interne de l'orbite deviennent plus obscures. Deux ans après, il ne reste d'autres vestiges de la maladie qu'une nodosité de la dimension d'un gros pois, située au-dessus de l'angle interne de l'œil.

Le fait de Dalrymple [1] n'est pas moins démonstratif :

Obs. CXV. Une femme de quarante-quatre ans éprouve une douleur subite dans l'œil gauche, avec un bruit de bourdonnement dans la tête. Quelques heures après, l'œil est fortement enflammé et les paupières se gonflent. Au bout de sept semaines, la patiente accouche. Pendant le travail, il se développe une tumeur entre les paupières, tumeur d'un rouge vif, oblongue, qui s'accroît pendant plusieurs jours, au point d'occuper, dans le sens vertical, tout l'espace compris entre le bord sourcilier de l'orbite et le bord inférieur de l'aile du nez; dans le sens transversal, tout l'espace étendu de l'angle externe de l'œil gauche jusqu'à l'angle interne de l'œil droit. On pratique plusieurs fois des ponctions à la tumeur, qui saigne abondamment. Bientôt l'élévateur de la paupière est atteint de paralysie, et la vision, perdue à gauche. Lorsque la malade fut soumise à l'examen de Dalrymple, elle accusait une douleur vive et constante au fond de l'orbite; un bruit dans la tête comparable au clapotement de l'eau. Ce chirurgien reconnaît une saillie de l'œil gauche sous la paupière supérieure. Il existe *profondément dans les téguments de la paupière, un peu vers l'angle interne, un amas de petites tumeurs d'une structure ferme et dense, douloureuses à la pression, avec vibration pulsatile. Entre cet amas et le bord inférieur du sourcil, exactement sur le trajet de la branche frontale de l'artère ophthalmique, il y a une substance dure et tuberculeuse, s'élevant légèrement au-dessus de la surface générale de la paupière, et agitée de pulsations.* La paupière inférieure, renversée en dehors, forme une tumeur d'un rouge vif, dont le contour suit le bord inférieur de l'orbite et s'étend de la commissure externe des paupières, un peu au delà du tendon de l'orbiculaire. Les parties les plus inférieures de la tumeur vont jusqu'à une ligne du trou sous-orbitaire; *elles laissent percevoir au toucher une vibration anévrysmale et donnent des pulsations.* Immédiatement au-dessus du tiers nasal de l'arcade sourcilière, les téguments sont légèrement soulevés par une tumeur molle, mal limitée, *située très-exactement sur le trajet de certaines branches de l'artère frontale et agitée de pulsations isochrones au pouls.* En comprimant la carotide primitive, le tremblement de la tumeur située à la partie inférieure de l'orbite cesse complètement; les pulsations des tumeurs supérieures persistent à un certain degré.

Dalrymple pratique la ligature de la carotide primitive gauche, le 7 avril 1813. Immédiatement après l'opération, les pulsations disparaissent dans les tumeurs de la joue et du front; la douleur et le bruit cessent. L'œil rentre dans l'orbite, mais la vision demeure perdue.

L'observation de Jobert [2] est un exemple de *varice artérielle* occupant principalement les artères qui sortent par la partie supérieure du contour de l'orbite.

Obs. CXV *bis.* Un homme de soixante ans est atteint brusquement d'un exophthalmos à droite. Lorsque Jobert l'examine, il trouve l'œil chassé directement en avant

[1] *Medico-chirurgical Transactions*, vol. VI, p. 111. London, 1815. — [2] *Mémoires Académie royale de médecine*, t. IX, p. 57. Paris, 1831.

hors de l'orbite, les mouvements du globe gênés, du larmoiement, la vision perdue. Il existe une tumeur qui a détruit l'arcade sourcilière dans l'étendue de près de trois quarts de pouce. Bientôt la tumeur fait des progrès et s'étend sur l'os frontal ; elle donne des pulsations isochrones aux battements du cœur, est le siége d'un mouvement d'expansion et fait entendre *un susurrus semblable à celui de l'anévrysme variqueux*. L'application de réfrigérants et d'astringents ne produit aucun résultat favorable. La tumeur atteint les dimensions d'un petit œuf de poule ; en plongeant dans l'intérieur un petit trocart, on donne issue à un jet de sang artériel. Jobert pratique la ligature de la carotide ; après quoi, les pulsations et la douleur cessent immédiatement, et l'œil rentre dans l'orbite.

De quelle nature était la tumeur de l'orbite dont Velpeau[1] a rapporté l'observation ? Etait-ce, comme il le croit, une tumeur érectile ? Nous ne le pensons pas, par les raisons précédemment énoncées. Est-on plus en droit de croire à l'existence d'une varice artérielle de l'orbite ? La couleur *un peu livide* des bosselures qu'on sentait derrière la paupière, le bruit de forge perçu à l'auscultation dénotent plutôt un *anévrysme variqueux*. Ajoutez à cela l'effet singulier produit par la compression de chacune des carotides sur les tumeurs de l'un et de l'autre orbites ; le résultat incomplet donné par la ligature de la carotide droite, et vous serez plus embarrassé encore. Y avait-il quelque anomalie des carotides ? Quoi qu'il en soit, voici l'observation :

Obs. CXVI. Un homme de trente ans reçoit un coup de planche sur la région cervicale. Quelques semaines après, il éprouve une douleur dans le côté droit de la tête, avec pulsations dans l'orbite droit. De ce côté se manifeste un exophthalmos ; la vue s'affaiblit, l'œil reste sain. A travers la peau de la paupière supérieure, au-dessous de l'arcade sourcilière, on trouve des *bosselures d'une teinte un peu livide, avec pulsations qu'on peut voir et sentir. Par l'auscultation, on perçoit un bruit de forge très-distinct*. Les bosselures s'affaissent sous la pression. A gauche, l'orbite présente des bosselures semblables, avec pulsations ; il n'y a ni exophthalmos, ni affaiblissement de la vision. La compression de la carotide *droite* arrête complétement le bruit et les pulsations de l'orbite *gauche*, incomplétement les pulsations de l'orbite *droit ;* tandis que la compression de la carotide *gauche* arrête complétement les pulsations de l'orbite *droit*. Velpeau pratique la ligature de la carotide droite, d'où résulta une disparition presque immédiate des symptômes. Six semaines après, le bruit de souffle est revenu dans l'orbite droit ; trois mois après, la récidive est complète.

L'observation de Walton[2] est accompagnée de détails tellement peu circonstanciés, qu'il faut beaucoup de bonne volonté pour la considérer comme un exemple d'anévrysme de l'orbite. On en jugera par la relation suivante :

Obs. CXVII. Une petite fille de deux mois présente une légère saillie de l'œil droit. A l'âge de quatre mois, l'œil est proéminent, les paupières sont gonflées, la joue bouffie. La conjonctive est parcourue par de gros vaisseaux d'un rouge vif. La compression sur l'œil en diminue pour quelques instants la saillie, qui est, au

---

[1] *Dictionnaire de Médecine en 30 vol.*, t. XXII, p. 321. Paris, 1840. — [2] *Walton's Operative Ophthalmic Surgery*, p. 258. London, 1853.

contraire, augmentée lorsque l'enfant pleure. Walton lui-même ne peut reconnaître l'existence de pulsations ; mais plusieurs autres chirurgiens disent qu'ils en sentent. Avec le stéthoscope appliqué sur l'œil, on entend un souffle artériel qui n'existe pas de l'autre côté. Tout le monde s'accorde à reconnaître l'existence d'un anévrysme par anastomose.

Il faut avouer que les observateurs n'étaient pas difficiles à l'endroit du diagnostic. Ce qui paraîtra plus surprenant, c'est que Walton, n'ayant pas trouvé de pulsations, se décida néanmoins, sur un enfant de quatre mois, à pratiquer la ligature de la carotide primitive. Il paraît que cette opération ne donna pas un résultat bien satisfaisant, puisque quatre jours après on exerça la compression sur l'œil à l'aide de coussins maintenus par un bandage. L'observation dit que l'exophthalmos diminua graduellement ; un an après il ne restait qu'une très-légère saillie.

Il existait probablement une *varice artérielle* d'un certain nombre de branches de l'artère ophthalmique, dans le fait rapporté par Brainard [1].

Obs. CXVIII. Un homme âgé de trente-quatre ans reçoit un coup de pied de cheval sur le côté gauche de la mâchoire inférieure. Bientôt il se développe une tumeur de l'orbite gauche ; l'œil, devenu proéminent, est agité d'un mouvement de soulèvement isochrone aux pulsations des artères. Par le toucher, on perçoit une vibration. L'auscultation de la tumeur donne un bruit de souffle très-prononcé, perçu également sur toute l'étendue de la tête. Les veines de la face sont saillantes ; les pulsations des artères du cou et de la tête plus prononcées. La compression de la carotide gauche arrête les pulsations et le bruit. Au bout de trois mois, l'affection s'aggrave ; l'œil est refoulé en avant ; les paupières ne peuvent se fermer ; le bruissement s'entend dans toute la tête. On pratique la ligature de la carotide gauche ; après quoi les pulsations et le bruit cessent dans la tumeur, qui diminue de volume. Au bout d'un certain temps, le bruit revient, la tumeur s'accroît ; la conjonctive présente une saillie fongueuse ; l'œil est refoulé en dehors et en bas. Vers la racine du nez et à la partie interne de l'arcade sourcilière, on trouve une tumeur élastique, avec pulsations et bruit de râpe. Le chirurgien ponctionne la tumeur avec des aiguilles chauffées au feu sans obtenir aucun résultat. Il se décide à injecter, au centre de la tumeur, une solution filtrée de 8 grammes de lactate de fer dans 1 drachme d'eau distillée ; la tête est maintenue entourée de vessies remplies d'un mélange réfrigérant. Les pulsations et le bruit perçu dans la tête disparaissent ; le volume des veines de la face s'amoindrit ; il reste une légère pulsation vers l'angle externe de l'orbite. On pratique une nouvelle ponction de la tumeur avec une aiguille chauffée à blanc. Finalement, la tumeur guérit ; mais l'œil, perforé consécutivement aux opérations précédentes, se vide.

L'existence de varices artérielles est incontestable dans l'observation suivante, due à Bourguet [2].

Obs. CXIX. Une jeune fille fait une chute de la hauteur d'un second étage et est atteinte de deux plaies contuses sur le côté droit du front. Six mois après cet accident, l'œil droit devient plus saillant ; il se développe une petite tumeur pulsatile à

---

[1] *The Lancet* ; august. 20. 1853. — [2] *Gazette médicale de Paris*, p. 772 ; 1853.

la partie interne de l'orbite. Cette tumeur s'étend du côté du front, du nez et dans l'épaisseur de la paupière supérieure.

Plus tard, on constate des tumeurs pulsatiles, indolentes, molles, élastiques, *au bas du front, à la partie interne de l'orbite, dans l'épaisseur de la paupière supérieure. Cette dernière est formée en dedans d'un tronc unique, du volume du petit doigt, de forme cylindrique;* dans le reste de son étendue, *elle est constituée par de nombreuses flexuosités et circonvolutions, qui rampent en serpentant dans l'épaisseur de la paupière supérieure, dont elles occupent toute la hauteur jusqu'à l'apophyse orbitaire externe, et à la tempe, où elles se perdent. Plusieurs de ces circonvolutions s'anastomosent entre elles, et forment, sous la peau mince de la paupière, des renflements ou dilatations, en forme de chapelet ou de mamelons entrelacés ensemble, agités par des battements.* Toutes les tumeurs offrent un frémissement vibratoire et des battements isochrones à ceux du cœur, disparaissant par la compression de la carotide. Le stéthoscope y fait entendre *un bruit de souffle continu avec redoublement* (susurrus). La peau qui recouvre les tumeurs, offre une teinte bleuâtre au bas du front et vis-à-vis le sac lacrymal. Par la compression avec le doigt, on déprime et on vide les tumeurs; dès qu'on cesse la compression, les tumeurs se remplissent de nouveau. L'œil est en grande partie chassé de l'orbite et animé de battements et de mouvements d'expansion correspondant au pouls. La vision est presque totalement abolie de ce côté. La patiente éprouve dans l'œil et dans tout le côté correspondant de la tête des bourdonnements, des battements et des tiraillements. La guérison fut obtenue en injectant, dans la tumeur, du perchlorure de fer.

<h3 align="center">Etiologie; symptômes; diagnostic; pronostic et traitement
des tumeurs vasculaires artérielles de l'orbite.</h3>

Etiologie. Les tumeurs vasculaires artérielles de l'orbite se rencontrent très-rarement dans l'enfance; le plus souvent, au contraire, chez des sujets de dix-neuf à soixante ans. Dans bon nombre de cas, elles succèdent à des violences extérieures, des chutes de haut, de violentes contusions du crâne. On n'oubliera pas que, chez quelques malades, on a noté, au moment de l'accident, des phénomènes dits *de commotion du cerveau* et même les signes rationnels des fractures de la base du crâne. Le plus souvent l'affection est bornée à un seul orbite.

Symptômes. Le début est variable : quelquefois la maladie est précédée de douleurs dans l'orbite, au-dessus de cette cavité ou dans le côté correspondant de la tête; ailleurs c'est une céphalalgie intense; chez quelques sujets, c'est une sensation de battements confus ou de fourmillement dans l'orbite; chez d'autres, la maladie se révèle par un craquement ou par la production subite d'un exophthalmos. De tous les signes, ce dernier est le plus constant. En même temps que l'œil est poussé hors de l'orbite, on remarque que cet organe est animé de pulsations isochrones aux battements du cœur; parfois on constate des mouvements d'avance et de recul. Dans le plus grand nombre de cas, en explorant l'orbite, on découvre, sur un ou plusieurs des points du contour de cette cavité, une tumeur dont les caractères sont variables; quelquefois, elle est ferme et pulsatile, et donne au doigt une sensation de frémissement; parfois elle est bosselée; ou bien

encore formée de flexuosités et de circonvolutions. L'auscultation révèle
des bruits divers : c'est un sifflement perçu sur l'orbite et même à une
certaine distance de cette cavité ; un susurrus semblable à celui de l'anévrysme variqueux ; un bruit de forge ; un souffle très-prononcé perçu sur
la tumeur et sur toute l'étendue de la tête ; un souffle continu avec redoublement. Tous ces phénomènes disparaissent, ou sont considérablement
amoindris, lorsqu'on comprime la carotide primitive du côté correspondant à l'orbite affecté. Les malades entendent eux-mêmes certains bruits
qui les tourmentent beaucoup ; pour les uns, c'est un sifflement dans la
tête ; pour d'autres, c'est un bruit de soufflet dans la même région, accompagné d'une sensation de froid avec douleur obtuse au sommet du crâne ;
pour d'autres encore, c'est un bruit de bourdonnement, ou un bruit qui
ressemble au clapotement de l'eau ; il en est qui éprouvent à la fois des
bourdonnements, des battements, des tiraillements dans l'œil et dans tout
le côté correspondant de la tête. La vision est le plus souvent abolie, ou
gravement troublée. Les mouvements du globe sont gênés. On a noté,
chez plusieurs sujets, une phlegmasie de l'œil avant le développement de
la tumeur anévrysmale.

La durée de cette affection est variable ; elle met depuis quelques semaines jusqu'à plusieurs années à parcourir les diverses phases de son
évolution. L'art est toujours intervenu dans les cas observés jusqu'ici, de
façon qu'il est difficile de dire ce que deviendrait la tumeur anévrysmale,
si on l'abandonnait à elle-même. En raisonnant par analogie, on peut
admettre que l'affection se propagerait aux parties voisines ; qu'à une certaine période, il surviendrait des hémorrhagies graves qui jetteraient le
malade dans le marasme et le conduiraient à une terminaison fatale.

Diagnostic. Tant qu'il n'existe pas une tumeur appréciable au contour
de la base de l'orbite, il est impossible d'affirmer, en ayant égard seulement à l'exorbitisme, aux pulsations de l'œil et au bruit perçu par le stéthoscope sur la région orbitaire, que la lésion siége dans l'artère ophthalmique ou ses branches. Nous avons rapporté (p. 115) une observation
d'anévrysme traumatique de la carotide interne qui était précisément accompagné de ces symptômes ; on les a observés dans un cas où il existait
une inflammation de la carotide interne, de l'artère ophthalmique et de
ses branches (voir p. 140). Chez une femme entrée dans le service de
W. Bowman [1], il y avait un exophthalmos à gauche, congestion de l'œil,
presbytie, un bruit de sifflement dans le côté gauche de la tête, surtout
appréciable au-dessus et au-devant de l'oreille ; des pulsations des paupières ; un bruit très-fort perçu avec le stéthoscope placé sur l'œil. Persuadé qu'il s'agit d'un anévrysme de l'orbite, W. Bowman pratique la
ligature de la carotide primitive. La malade succombe à des hémorrhagies
qui suivent la chute de la ligature du tronc artériel. A l'autopsie, on ne
trouve aucun anévrysme, ni de la carotide, ni de l'artère ophthalmique, ni
de ses branches. Il existe une *phlébite suppurée du sinus caverneux, du sinus*

---

[1] Demarquay, *Traité des tumeurs de l'orbite,* p. 327.

transverse et du sinus circulaire. La veine ophthalmique est augmentée de volume et ressemble à une varice ; elle est obstruée par un caillot récent qui se prolonge dans les branches collatérales du vaisseau.

Lorsqu'une ou plusieurs tumeurs apparaissent vers le contour de l'orbite, le diagnostic est plus facile ; la situation de ces tumeurs sur le trajet bien connu de l'artère ophthalmique, ou de ses branches, leur mollesse, leur circonscription exacte, les pulsations isochrones au pouls qu'elles offrent, les bruits qu'on y perçoit avec le stéthoscope, les modifications qui y surviennent, lorsqu'on comprime la carotide correspondante, ne laissent pas de doute sur la nature de la lésion. Reste à distinguer les anévrysmes proprement dits des varices artérielles. Dans le premier cas, la tumeur est solitaire et bien circonscrite ; dans le second, on trouve plusieurs tumeurs sous forme de vaisseaux tortueux et pelotonnés ; les vaisseaux artériels voisins participent à la dilatation.

En résumé, dans l'état actuel de la science, le diagnostic des tumeurs vasculaires artérielles du fond de l'orbite est entouré d'une grande incertitude ; on peut les confondre, soit avec des anévrysmes de la carotide interne, soit avec des phlegmasies des vaisseaux intra-crâniens qui communiquent avec ceux de l'orbite. Les tumeurs du même genre, qui se montrent au contour de cette dernière cavité, sont plus faciles à reconnaître ; là encore on peut cependant se trouver dans l'embarras. Supposez un anévrysme variqueux de la carotide interne et du sinus caverneux, avec dilatation des branches de la veine ophthalmique, vous trouverez derrière la paupière une tumeur bosselée, pulsatile, pouvant même donner à l'auscultation des bruits qui simulent un anévrysme de l'orbite. Certaines tumeurs cancéreuses de cette région sont alimentées par un assez grand nombre de vaisseaux pour être pulsatiles, et fournir même des bruits à l'auscultation. Elles simulent des anévrysmes ; nous reviendrons sur ce sujet à l'histoire du cancer de l'orbite.

Cette incertitude dans le diagnostic, la gravité de certaines méthodes de traitement applicables aux anévrysmes de l'orbite, expliquent tout ce que le pronostic a de chanceux.

Traitement. Que l'on considère les tumeurs vasculaires artérielles de l'orbite comme des anévrysmes ou comme des varices artérielles, il est possible de leur appliquer divers modes de traitement. Abernethy[1] a réussi à guérir une varice artérielle de l'orbite et de la paupière par l'application de *topiques astringents* ; c'était chez un enfant. Les vaisseaux de l'intérieur de l'orbite étaient atteints de ce que le chirurgien anglais appelle un *anévrysme par anastomose*. Les vaisseaux augmentèrent de volume et s'étendirent dans la paupière supérieure ; puis, pelotonnés les uns avec les autres, ils firent saillie hors de l'orbite à sa partie supérieure, en refoulant les téguments de façon à former une tumeur du volume d'une noix. On appliqua sur la tumeur une compresse pliée en plusieurs doubles, trempée dans l'eau de roses saturée d'alun. L'enfant était guéri au bout de deux mois.

---

1 *Surgical Observations on Injuries of the Head,* p. 228. London, 1810.

Ce résultat doit être considéré comme exceptionnel. On a eu recours à la *compression indirecte*, c'est-à-dire à la compression exercée sur l'artère carotide primitive. Nous avons rapporté un succès de ce genre obtenu par Vanzetti (p. 171); voici un second cas où le même chirurgien a été aussi heureux [1]. On ne peut que regretter l'absence de détails plus circonstanciés, en ce qui touche les symptômes, dans un fait d'une aussi grande importance.

OBS. CXX. Au mois d'avril 1858, une femme fut prise d'une fièvre violente avec congestion cérébrale. Au troisième accès, l'œil gauche fut subitement propulsé hors de l'orbite; des battements considérables se firent sentir et des bruits de souffle se firent entendre. Elle fut reçue à l'hôpital de Vérone le lendemain de l'accident. On diagnostiqua un anévrysme orbitaire prenant un développement subit. On fit la compression manuelle (lisez *digitale*) de la carotide pendant 3 minutes, et on reprit la compression cinq ou six fois dans les vingt-quatre heures. Au dix-septième jour, après 440 minutes de compression, il n'y avait plus de saillie de l'œil, plus de bruit dans l'oreille et plus de battements.

C'est la *ligature de la carotide primitive*, du côté correspondant à la tumeur, qui a été appliquée le plus souvent jusqu'ici. Elle a été exécutée quinze fois. Le tableau suivant en donne une idée, en même temps qu'il offre un ensemble des résultats obtenus :

Travers	Succès.
Dalrymple	Succès.
Roux	Succès incomplet.
Scott	Succès.
Busk	Succès.
Warren	Succès.
Jobert	Succès.
Velpeau	Récidive.
Dudley	Succès.
Herpin	Succès.
Pétrequin	Mort.
Brainard	Insuccès.
Walton	Succès.
Curling, deux cas	Deux succès.

La statistique précédente comprend un groupe de faits qui ont été exposés, pour la plupart, dans les pages précédentes. L'observation de Scott a été rapportée à l'article *Plaies de l'orbite*, p. 98; le fait de Herpin étant d'un diagnostic douteux, nous nous sommes contenté de le signaler. Il nous reste à donner quelques détails sur les faits de Roux et de Pétrequin. Le premier est mentionné seulement dans le *Journal hebdomadaire*, année 1831, p. 119. L'auteur a communiqué quelques documents sur ce fait à Demarquay, qui les a consignés dans sa thèse de concours pour l'agrégation en chirurgie, année 1853. Il s'agit d'un jeune homme de vingt-six ans, chez lequel il se développa graduellement une tumeur pulsatile qui vint se manifester à l'angle interne du sourcil droit. Une ponction faite à

[1] *Gazette des hôpitaux*, p. 466; 1858.

la tumeur donna issue à du sang très-noir ; la maladie s'aggrava. Roux pratiqua la ligature de la carotide primitive le 7 mai 1829. La tumeur diminua immédiatement de volume, et les pulsations disparurent. Les jours suivants, il se développa des accidents cérébraux, une hémiplégie du côté gauche. Lorsque le malade quitta l'hôpital, il n'était nullement guéri de la tumeur.

Le fait de Pétrequin[1] se rapporte à un jeune homme de vingt-deux ans, chez lequel la tumeur anévrysmale de l'orbite survint à la suite d'une chute ; la ligature de la carotide et l'électro-puncture furent impuissantes à prévenir la mort du malade.

En admettant que, dans quelques-unes des observations mentionnées dans le tableau, la ligature de la carotide primitive ait été faite pour des affections autres qu'une tumeur vasculaire artérielle de l'orbite, le chiffre des succès n'en est pas moins très-satisfaisant. On pourrait se demander si la ligature de la carotide *interne* ne serait pas préférable à celle de la carotide *commune*. Au point de vue de la suspension de la circulation dans le *tronc* de l'ophthalmique, il faut résoudre la question par l'affirmative. Toutefois, si on veut bien avoir égard aux nombreuses anastomoses que les branches de la carotide externe, à savoir la temporale, la faciale, la sous-orbitaire, fournissent aux *divisions* de l'ophthalmique, on peut craindre, en agissant ainsi, le rétablissement trop prompt de la circulation dans les branches de ce dernier vaisseau. Ajoutez à cela les difficultés opératoires pour découvrir l'artère carotide interne, la nécessité de placer la ligature tout près de la bifurcation de la carotide commune, et vous aurez tous les motifs pour justifier la méthode adoptée jusqu'ici.

Les *injections coagulantes* ont été essayées deux fois par Brainard et par Bourguet. Nous avons rapporté les observations, p. 175. Dans le premier cas, le traitement a été complexe ; on a commencé par la ligature de la carotide, puis on a enfoncé dans la tumeur des aiguilles chauffées à blanc ; le tout sans succès. Brainard se décida alors à pratiquer dans la tumeur une injection d'une solution de *lactate* de fer. Le malade fut pris de vomissements qui durèrent plusieurs jours. On revint à une nouvelle ponction avec une aiguille chauffée à blanc. Finalement, le malade guérit de la tumeur de l'orbite, mais l'œil correspondant fut perdu.

Le fait de Bourguet a plus de portée que le précédent, attendu que les injections coagulantes constituèrent le seul mode de traitement, lorsqu'il fut reconnu que l'électro-puncture essayée préalablement ne donnait aucun résultat. On injecta dans la tumeur six à sept gouttes d'une solution de *perchlorure* de fer à 28 degrés, en ayant soin de comprimer les carotides et de maintenir cette compression vingt à vingt-cinq minutes. Il n'y eut aucun accident. Les battements ayant reparu dans la tumeur, on recommença, le lendemain, l'injection à dose plus élevée. Cette fois tout se passa bien encore, à part quelques nausées, et la guérison ne tarda pas ; la vision demeura intacte. Quelque encourageant que soit ce fait, il n'est pas de

---

[1] *Clinique chirurgicale de l'Hôtel-Dieu de Lyon*, p. 74.

nature à faire de la méthode des injections coagulantes un mode de traitement général des tumeurs vasculaires artérielles de l'orbite. Les résultats donnés par les injections de perchlorure de fer dans les anévrysmes sont loin d'être brillants, puisque, d'après un relevé fait en 1856, on comptait sur 18 cas 9 guérisons, 4 morts et 5 insuccès.

Nous ne croyons pas devoir parler de quelques autres méthodes qu'on pourrait songer à appliquer aux tumeurs vasculaires artérielles de l'orbite. On présume tous les dangers qu'entraînerait, soit la destruction de la tumeur par les *caustiques*, soit l'*extirpation* de la masse morbide ; la *compression directe* ne serait applicable que dans un nombre de cas restreint.

C'est donc à la *compression indirecte* que nous donnerions la préférence, c'est-à-dire à la compression exercée sur la carotide primitive, soit qu'on ait recours à un appareil approprié, soit qu'on la fasse avec les doigts. Si ce mode de traitement ne donnait pas de résultat, ou si la compression ne pouvait être supportée, on en viendrait à la ligature de la carotide primitive.

3° TUMEURS VARIQUEUSES.

Nous comprenons sous ce nom des tumeurs formées par un développement anormal des veines de l'orbite. On a admis dans cette cavité l'existence de tumeurs *érectiles veineuses ;* c'est une supposition gratuite qui n'est appuyée sur aucun argument solide. De ce qu'une tumeur veineuse de l'orbite subit un accroissement de volume lorsque le malade se baisse, ou qu'il se livre à des efforts, il n'en résulte pas que la tumeur est formée d'un tissu aréolaire, spongieux, avec prédominance des éléments veineux. Un paquet variqueux de la jambe augmente également de volume lorsque le sujet se tient debout ou qu'il marche, en raison des lois de la pesanteur. Toutes les fois qu'on exécute une forte expiration, le sang stagne dans les veines qui aboutissent à l'oreillette droite ; ce reflux se transmet, de distance en distance, jusqu'aux sinus de la dure-mère, et il n'est pas étonnant que la veine ophthalmique qui se jette dans le sinus caverneux, que les nombreuses branches qui aboutissent au tronc veineux, soient distendues par la colonne sanguine.

Parmi les tumeurs variqueuses de l'orbite, il en est qui sont un prolongement de varices des paupières ; tel est le cas du malade observé par Allan Burns [1]. Chez cet homme il existait une tumeur variqueuse des paupières, du côté droit, s'étendant vers l'angle interne de l'œil entre la conjonctive et la sclérotique jusque près de la cornée.

D'autres appartiennent en propre à l'orbite. Chez une demoiselle vue par Velpeau [2] il existait, entre l'œil et la paroi supérieure de l'orbite, une tumeur veineuse qui proéminait fortement à travers la paupière correspondante chaque fois que la jeune personne baissait la tête. Le fait suivant

[1] *Observations on the surgical Anatomy of the Head and Neck*, p. 331, Glascow, 1824. — [2] *Dictionnaire de médecine en 30 vol.*, t. XXII, p. 310.

est rapporté par Mackenzie [1], qui désigne l'affection sous le nom d'exophthalmos *intermittent*.

OBS. CXXI. Un tonnelier fut admis au *Glasgow Eye Infirmary* pour une ophthalmie *catarrho-rhumatismale* affectant surtout l'œil droit. Au bout de quelques jours, on découvrit que, lorsque le malade se penchait en avant, même seulement pendant quelques minutes, il éprouvait une sensation comme si quelque chose venait remplir ou comprimer le dessus de son œil droit, qui commençait immédiatement à faire hernie. Lorsque le patient relevait la tête, la saillie de l'œil était très-remarquable. Pendant que l'œil était ainsi déplacé, il n'y voyait qu'indistinctement. L'organe commençait bientôt à se retirer, et au bout de quelques minutes il avait repris sa place ordinaire. Les mouvements de l'œil s'accomplissaient pendant que l'organe était déplacé et pendant qu'il était en place. Les mouvements de l'iris étaient normaux. Le malade se plaignait de ressentir dans l'orbite une douleur intense qui fut soulagée par la saignée et les purgatifs. D'après son dire, le déplacement de l'œil remontait à cinq ans, et s'était montré un jour qu'il avait porté un fardeau sur le dos.

L'ophthalmologiste anglais pense que, dans ce cas, la hernie de l'œil dépendait d'un *état variqueux* des veines ophthalmiques, le sang refluant de ces vaisseaux dans les sinus de la dure-mère, quand la tête était relevée ou rejetée en arrière, et repassant au contraire dans ces vaisseaux, sous l'influence de la pesanteur, quand la tête s'inclinait en avant.

Tant que la tumeur n'atteint pas un volume considérable, il n'y a pas à s'en préoccuper. Si elle prenait des proportions étendues, on pourrait l'attaquer soit par l'acupuncture, soit par des épingles chauffées à blanc, soit par les injections coagulantes. L'extirpation est une méthode dangereuse ; dans les cas où elle a été mise en pratique, elle a donné lieu à des hémorrhagies graves.

ARTICLE VII.

Emphysème de l'orbite.

L'infiltration de gaz dans le tissu cellulaire de l'orbite coïncide presque toujours avec un emphysème des paupières. Nous en remettons la description à plus tard, quand il sera question de cette dernière lésion qui a déjà été mentionnée à l'article *Fractures de l'orbite*, page 116. Contentons-nous de signaler ce fait, qu'un emphysème étendu du tissu cellulaire de l'orbite donne lieu à la production d'un exophthalmos et à une tumeur rénitente, élastique, mal circonscrite, offrant au toucher cette sensation caractéristique de crépitation produite par le passage de bulles de gaz dans les aréoles du tissu cellulaire. Si la tumeur ne cède pas à l'emploi de topiques astringents et résolutifs, on la ponctionne avec une lancette, pour évacuer l'air qu'elle renferme.

[1] *Loc. cit.*, t. I, p. 455.

ARTICLE VIII.

Cancer de l'orbite.

Le cancer de l'orbite comprend cette série de productions pathologiques que l'on a qualifiées de *tumeurs malignes*, et qui sont formées par divers tissus morbides. Il est tantôt le résultat d'une propagation au tissu cellulaire péri-oculaire d'une altération cancéreuse de l'œil, et, dans ce cas, il est dit *consécutif*; tantôt il se développe tout d'abord dans les parties molles ou dures de l'orbite, auquel cas il est appelé *primitif*. Il ne sera question ici que de la seconde variété.

Anatomie pathologique. L'affection qui naît aux dépens des parties dures ou des parois de l'orbite a tous les caractères de l'ostéosarcôme. Elle est désignée, par quelques pathologistes, sous les noms d'*exostose fibreuse*, d'*exostose fongueuse de la membrane médullaire*, de *fongus périostal* de la fosse orbitaire. On a cité quelques exemples d'ostéosarcôme du crâne, dans une grande étendue ; l'orbite étant lui-même, dans ces cas, compris dans la dégénérescence ; les deux tables des os étaient hérissées d'aiguilles, et la substance cancéreuse était déposée dans le diploë (Mackenzie). D'autres fois, l'altération est mieux circonscrite à l'orbite, dont les os ont pris la consistance de la chair, ce qui a porté J.-L. Petit[1] à désigner cette affection sous le nom de *carnification* des os. L'observation suivante, empruntée à ce chirurgien, en est un exemple[2] :

Obs. CXXII. Il y a huit ans que M. Leauté, mon confrère, m'appela pour assister à une opération qu'il fit d'une tumeur au-dessous de l'œil, à l'endroit où se joignent l'os de la mâchoire supérieure et celui de la pommette. Cette tumeur, qui, en apparence, n'était pas plus grosse qu'une noix, entrait dans la bouche, dans le sinus maxillaire et dans l'orbite, d'où elle avait éloigné l'œil, lui faisant faire saillie en dehors, d'un grand travers de doigt. On emporta ce que l'on put de cette tumeur, sans trouver aucune résistance de la part des os, soit pour entrer dans le sinus maxillaire, soit pour trouver la communication dans la bouche, ou pour la suivre dans l'orbite ; ce qui montrait bien que les os étaient carnifiés, ainsi qu'il fut prouvé après la mort du malade. On trouva que *les os planum, unguis, une grande partie de l'os de la pommette et de l'os maxillaire, avaient la consistance de chair, ne résistant point à l'instrument tranchant, pas même aux doigts, qui les pénétraient avec assez de facilité.* On entrait de même dans le crâne en poussant le doigt à travers les os cribleux et sphénoïde, qui, ayant perdu leur dureté, ne résistaient que comme une chair moins ferme que facile à pénétrer.

Une autre variété d'ostéosarcôme de l'orbite mérite d'être mentionnée ; elle a été observée par Balfour[3] ; elle consiste en une masse d'une substance de *couleur verte*, solidement attachée à l'os frontal et remplissant presque entièrement l'orbite ; des tumeurs semblables se trouvent, parfois en même

---

[1] *Œuvres complètes*, p. 227. Edition de la Bibliothèque chirurgicale. — [2] J.-L. Petit, *loc. cit.*, p. 230. — [3] *The Edinb. Med. and Surg. Journ.*, avril 1835.

temps, sur divers points des os du crâne et à la base de cette cavité.

Dans les parties molles de l'orbite, on rencontre les divers tissus cancéreux : le squirrhe, l'encéphaloïde, appelé aussi *fongus hématode*, la mélanose, le cancer colloïde ou gélatiniforme. Le squirrhe est tantôt à l'état d'infiltration, tantôt sous forme de masses. Dans le premier cas, si l'on examine les parties malades à la loupe, on voit les mailles restantes du tissu primordial, tandis que la matière de nouvelle formation est tantôt dure, opaque et fibreuse, tantôt ramollie, blanche, semi-diaphane et homogène comme du lard (Rognetta). L'encéphaloïde ou *fongus hématode* se rencontre fréquemment, d'après Travers[1] dans le tissu adipeux placé derrière le globe et renferme une matière médullaire, granuleuse, de la consistance du riz. Il donne lieu à la formation, autour du globe, d'une tumeur globuleuse dont la cornée mortifiée forme le centre. Il fait saillie en avant, écarte et distend tellement les paupières, que ces voiles finissent par l'entourer et par en serrer étroitement la base. Le cancer *mélanique* est une forme fréquente ; sur sept cas, réunis par Lebert[2], de cancer primitif de l'orbite, trois fois l'altération était de cette nature. Parfois ces diverses formes se combinent ensemble ; ainsi Espinosa[3] a rapporté un cas de tumeur carcinomateuse naissant du fond de l'orbite, prolongée d'une part dans le crâne, saillante d'autre part au dehors ; cette tumeur était composée à la fois de tissu cellulaire, de tissu fibreux, de matière *gélatineuse* et de substance cérébriforme. Lebert dit avoir vu, dans un cas, une tumeur récidivée de l'orbite présenter dans une portion de son étendue des caractères non douteux de cancer *colloïde*, pendant que d'autres portions ressemblaient au tissu *encéphaloïde*.

Quelle que soit la forme du cancer de l'orbite, les muscles, les nerfs sont infiltrés peu à peu par la matière cancéreuse et finissent par disparaître. La dégénérescence se transmet rarement au globe, à moins qu'elle n'ait pris son point de départ dans le nerf optique ; elle passe plus fréquemment dans les cavités voisines, à travers les parois osseuses amincies ou perforées.

Symptômes. L'affection débute par une sensation de pesanteur et de gêne dans l'orbite. Après un temps dont la durée est variable, l'œil se meut moins facilement, les veines des paupières se dilatent, le tissu cellulaire sous-conjonctival s'engorge ; la conjonctive elle-même présente parfois une vascularisation exagérée. Le globe est repoussé en dehors de l'orbite. Plus tard, la production morbide vient faire saillie sur un des côtés du pourtour de cette cavité ; elle offre des caractères variables, d'après l'espèce de tissu qui la forme ; elle est dure et résistante lorsqu'elle appartient au squirrhe ; molle et fournissant au doigt une sensation de fausse fluctuation, lorsque c'est de l'encéphaloïde en voie de ramollissement ; pulsatile, lorsque la tumeur reçoit un grand nombre de vaisseaux. A cette époque, la vue commence à être troublée ; tantôt il y a diplopie, tantôt un véritable affaiblis-

[1] *Medico-chirurg. Transactions*, vol. XV, p. 238, London, 1829. — [2] *Traité pratique des maladies cancéreuses*, p. 844, Paris, 1851. — [3] *Archives générales de médecine*, t. III, p. 413. 1832.

sement de la vision, soit parce que le nerf optique est comprimé, soit parce qu'il commence à participer à la dégénérescence. La tumeur s'accroît plus ou moins rapidement et atteint un volume qui varie depuis une noisette jusqu'à un œuf de poule ; de là un exophthalmos plus marqué, une compression plus forte du globe et conséquemment des troubles plus graves de la vision. La production morbide perd de sa mobilité ; elle contracte des adhérences avec les parties ambiantes et a de la tendance à se propager dans les cavités avoisinant l'orbite. Elle arrive fatalement à l'ulcération ; c'est surtout à partir de cette époque que les malades accusent des douleurs lancinantes. La tumeur repousse les paupières en avant, d'où un ectropion, du larmoiement, un obscurcissement de la cornée. Elle fournit un suintement sanieux, des hémorrhagies abondantes, qui sont une première cause d'épuisement pour le malade. Les douleurs deviennent plus vives, au point d'interrompre le sommeil ; la santé générale s'altère ; les ganglions auriculaires et cervicaux s'engorgent ; le sujet succombe, tantôt dans le marasme, en présentant tous les phénomènes de la cachexie cancéreuse ; tantôt avec des phénomènes cérébraux, tels que du délire, de l'assoupissement, des convulsions.

Marche. Terminaisons. Abandonné à lui-même, le cancer de l'orbite tend incessamment à faire des progrès. Il passe par deux périodes, celle d'évolution et celle d'ulcération ; c'est dans la dernière que surviennent les troubles généraux, et que la tumeur atteint parfois des proportions considérables. Toute la région orbitaire est alors occupée par un vaste champignon, d'où découle incessamment un ichor rosé, âcre et fétide, excoriant les paupières et les joues. Alors même que l'art intervient, et qu'on pratique l'ablation de la masse morbide, celle-ci repullule avec une grande rapidité. Lloyd [1] extirpa un cancer encéphaloïde de l'orbite à une enfant ; l'affection avait récidivé avant même que la petite malade eût quitté l'hôpital. Un mois après, il se manifesta des symptômes cérébraux suivis de mort. A l'autopsie, on constata l'existence d'une masse cancéreuse dans le cerveau. Demarquay [2] a rapporté l'histoire d'un sujet âgé de soixante-huit ans, chez lequel il se développa une tumeur au grand angle de l'œil droit. On excisa la production morbide et on cautérisa le fond de la plaie ; huit mois après, on fut obligé de faire une seconde opération ; cette fois les parties malades étant adhérentes aux os, on les enleva avec la rugine. Six mois plus tard encore, il fallut pratiquer une troisième opération. Deux ans et demi après, on y revint de nouveau. Enfin, dix-sept mois après la dernière opération, on enleva une tumeur de l'orbite ; on pratiqua la section de l'apophyse montante du maxillaire supérieur dégénéré, de l'angle inférieur de l'os malaire, des cornets du nez, de la moitié droite de l'ethmoïde, de la paroi interne de l'orbite, du tiers interne des parois inférieure et supérieure de cette cavité. La tumeur envoyait un prolongement dans le sinus frontal ; on fut obligé d'ouvrir ce dernier, dont la table interne était détruite, dans l'étendue d'une pièce de vingt sous. Cinq semaines après, le malade succombait

<hr>

[1] *Medical Times and Gazette*, 6 nov. 1852. — [2] *Loc. cit.*, p. 484.

avec des phénomènes de paralysie, et, à l'autopsie, on trouva un abcès dans le lobe droit du cerveau.

Diagnostic. Il est obscur au début ; ni les douleurs sourdes ressenties dans le fond de l'orbite, ni les troubles de la vision, ni la saillie du globe, ne sont de nature à fournir quelques données satisfaisantes. Ce n'est qu'à l'époque où la tumeur est accessible à l'exploration qu'on peut se former une opinion sur la nature du mal. Encore à cette période est-il possible de confondre le cancer de l'orbite avec d'autres tumeurs. Le squirrhe, dans la première période, offre parfois une consistance telle, qu'on pourrait croire à l'existence d'une exostose ; mais celle-ci est toujours beaucoup plus dure. L'ostéosarcôme des parois de l'orbite simule mieux, au début, une exostose ; mais la marche ultérieure de l'affection ne tarde pas à éclairer le chirurgien ; l'ostéosarcôme se ramollit, l'exostose conserve toute sa dureté. Le cancer mélanique pourrait être confondu avec la mélanose simple ; Lebert[1] a indiqué comme signes propres à les différencier les caractères suivants : la mélanose simple se présente sous forme de lames minces d'un aspect sec ; elle reste stationnaire. La mélanose cancéreuse se montre sous forme de tumeur molle, saillante, à surface inégale, recouverte de stries vasculaires ; elle a une marche progressive. Le cancer encéphaloïde, dans la période de ramollissement, et avant la période d'ulcération, ressemble soit à un abcès froid, soit à un kyste. Nous avons rapporté précédemment (page 131) l'exemple du maréchal Radetzky, chez lequel une tumeur de l'orbite fut considérée comme de mauvaise nature ; une ponction exploratrice fit reconnaître qu'il s'agissait d'un abcès. L'encéphaloïde vasculaire de l'orbite est accompagné parfois de pulsations et de bruits de souffle qui font croire à l'existence d'une tumeur anévrysmale. Le fait suivant en est un exemple[2] :

Obs. CXXIII. *Tumeur cancéreuse de l'orbite gauche simulant une tumeur anévrysmale.* Une femme de vingt-six ans fait une chute, à la suite de laquelle elle perd connaissance et a le côté gauche de la face paralysé. Au bout de huit mois environ, la paupière supérieure gauche devient saillante, elle est soulevée et comme tuméfiée ; l'œil est chassé de l'orbite et la tumeur développée dans cette cavité gagne la fosse temporale. Le docteur Lenoir, dans le service duquel elle entre, à l'hôpital Necker, constate que l'œil gauche avec la partie environnante représente une tumeur à base large, à sommet saillant et correspondant à l'angle externe des paupières. L'œil, repoussé de l'orbite, a conservé ses mouvements et ses fonctions. Il n'existe pas de douleur, ni dans l'orbite, ni dans la tempe ; seulement une céphalalgie assez vive, avec bourdonnement d'oreille, que la malade compare au bruit de rouet. La tumeur est légèrement bleuâtre ; en la pressant sous la main, on perçoit des pulsations isochrones au pouls, cessant par la compression de la carotide primitive. On entend dans la tumeur un susurrus léger. Le 6 mars 1851, on pratique la ligature de la carotide primitive gauche ; immédiatement après, les battements de la tumeur cessent et celle-ci s'affaisse un peu. Quelques jours après, retour des douleurs dans l'orbite, sans que le bruit de rouet et le susurrus reviennent. Un mois environ après l'opération, la tumeur augmente de volume ; un peu plus tard

1 *Loc. cit.*, p. 852. — 2 Lenoir, *Bulletin de la Société de chirurgie*, t. II, p. 61 et 84.

la cornée du même côté se perfore ; on découvre au mollet une tumeur fluctuante, pulsatile, avec bruit de souffle, que la compression de la fémorale fait disparaître. Enfin, la malade succombe dix mois après l'opération. A l'autopsie, on trouve dans l'orbite une saillie du volume du poing, grisâtre, divisée en deux lobes inégaux ; les os frontal, malaire et maxillaire supérieur, repoussés en dehors, sont envahis par la production morbide. Celle-ci présente, à la coupe, une surface rougeâtre ; certains points sont ramollis et fournissent, par la pression, un liquide épais ; la tumeur offre des vaisseaux nombreux et très-petits. Elle envoie un prolongement dans la fosse zygomatique. On trouve d'autres tumeurs cancéreuses dans le crâne, les lobes cérébraux, le cervelet, les poumons et le mollet gauche.

J.-L. Petit[1] a rapporté un fait analogue ; il s'agissait d'un cancer vasculaire formé aux dépens de l'ethmoïde. Plusieurs chirurgiens considéraient l'affection comme un anévrysme, opinion que ne partagea pas J.-L. Petit, en raison des considérations suivantes : l'anévrysme est une tumeur molle, et celle dont le malade était atteint présentait de la dureté. L'anévrysme est réductible et la tumeur ne l'était pas ; le premier est accompagné de sifflement et de bruissement perçus par l'oreille et le doigt ; la tumeur ne présentait pas ces caractères. Quelques-unes de ces différences méritent, en effet, d'être notées ; on aura surtout égard, pour distinguer un encéphaloïde vasculaire, pulsatile, d'un anévrysme de l'orbite, aux effets produits par la compression de la carotide primitive. La tumeur diminue beaucoup plus, sous l'influence de cette compression, dans l'anévrysme que dans le cancer vasculaire.

Pronostic. Il est très-grave, en raison du siége de l'affection, du voisinage de l'œil et de la cavité crânienne, et surtout de la rapidité des récidives.

Traitement. Le cancer de l'orbite ne comporte qu'un seul mode de traitement : l'ablation ou la destruction de la partie malade. Suivant qu'il est borné aux parties molles de cette cavité ou qu'il en a atteint les parois ; suivant que l'œil est resté sain ou que cet organe participe à la dégénérescence, le procédé opératoire varie :

1° Lorsque le cancer est borné aux parties molles de l'orbite, que la tumeur est circonscrite, que l'œil est demeuré sain, l'extirpation de la masse morbide est faite par l'instrument tranchant ; le manuel opératoire ne diffère pas de celui qui a été exposé précédemment (voir page 146). L'œil doit être respecté dans ce cas, alors même que la vision serait déjà compromise ou même perdue.

2° Lorsque le cancer est arrivé à une période plus avancée, que l'œil est déjà en partie, et à plus forte raison en totalité, envahi par la dégénérescence, il convient d'enlever non-seulement les parties molles de l'orbite, mais l'œil lui-même. On trouvera à l'histoire du cancer de l'œil la description du procédé opératoire.

3° Le cancer des os de l'orbite exige des opérations plus complexes qui rentrent en partie dans l'histoire générale des résections osseuses. On n'entreprendra aucune opération, si on n'est pas certain de pouvoir emporter

---

[1] *Loc. cit.*, p. 228.

toutes les portions malades, ou si, pour arriver à ce but, on est contraint de pénétrer dans la cavité crânienne.

On a aussi quelquefois attaqué le cancer de l'orbite avec les caustiques, notamment avec la pâte de zinc. C'est une méthode longue, douloureuse. L'extension d'un cancer de l'orbite aux paupières forçant le chirurgien à sacrifier ces voiles membraneux en partie ou en totalité, il peut être nécessaire d'en pratiquer ultérieurement une restauration. (Voir *Blépharoplastie*.)

Toutes les fois qu'un cancer de l'orbite est jugé incurable, on se borne à un traitement palliatif. On combat les douleurs par l'administration de narcotiques ; on arrête les hémorrhagies fournies par la tumeur ulcérée, au moyen de topiques astringents, notamment la solution étendue de perchlorure de fer; on soutient les forces du sujet par un régime analeptique et corroborant.

ARTICLE IX.

Exophthalmos anémique.

On désigne, sous ce nom, la variété d'exophthalmos qui se développe sous l'influence d'un état de débilité de l'économie, état qui se rapproche plus ou moins de l'*anémie*. On a également appelé cette maladie : *cachexie exophthalmique*, *exophthalmos cachectique*, *exophthalmie séreuse*, *maladie de Basedow*, *de Graves*, *goître anémique*.

Historique. La connaissance de cette affection date de notre époque. C'est à tort, selon nous, que quelques auteurs en ont attribué les premières notions à Saint-Yves[1]. Les observations que ce dernier rapporte sont tellement concises, qu'on a peine à démêler la véritable nature de la maladie. C'est parce que Saint-Yves a intitulé le chapitre où il relate ces faits : *Des amas d'humeurs qui se font derrière le globe de l'œil*, qu'on a pensé que ce chirurgien avait une connaissance de la maladie. Pour prouver qu'il en est autrement, il suffit d'analyser sa seconde observation, qui est un exemple de phlegmon de l'orbite.

OBS. CXXIV. Un jeune homme de Saint-Germain en Laye vint à Paris, ayant le globe de l'œil *enflammé*, larmoyant et extrêmement poussé en dehors. Les paupières, pressées par le globe contre les bords de l'orbite, étaient enflées et même la supérieure commençait déjà à devenir livide, comme si la gangrène avait voulu s'y mettre. Ce jeune homme dit que son mal était venu d'un coup de soleil qui d'abord lui avait causé *des douleurs au fond de l'œil*. Le malade fut soumis à l'usage du mercure doux, des purgations, d'une saignée de la jugulaire. Il guérit.

Il ne faut pas moins de bonne volonté pour trouver un exemple d'exophthalmos anémique dans une observation de T. Bonnet, rapportée par

[1] *Nouveau traité des maladies des yeux*, p. 106. Amsterdam et Leipzik, 1767.

Louis[1]. Il s'agit d'une petite fille de trois ans, atteinte d'un exophthalmos à droite ; le ventre était tuméfié en même temps. On administra de la teinture de rhubarbe pendant un mois. L'œil se rétablit dans l'orbite à mesure que le ventre s'affaissait. Wenzel[2], qui a écrit un article intitulé : *Amas de sérosités dans le tissu graisseux derrière ou à côté de l'œil*, connaissait si peu cette affection, qu'il a proposé pour elle un traitement antiphlogistique et même l'extirpation de l'œil. Demours[3] a parlé de l'exophthalmie en divers passages de son traité ; suivant lui, la cause la plus commune est *une tuméfaction du tissu adipeux du fond de l'orbite*, le volume et la consistance de ce tissu étant seulement augmentés ; pure hypothèse qu'il n'a justifiée par aucune démonstration. L'exophthalmos des gens anémiques paraît avoir été vu par Pauli[4] ; mais c'est à Basedow[5] que revient le mérite d'avoir signalé le premier la coïncidence de l'exophthalmos, du bronchocèle et d'une affection du cœur. Quelques années plus tard, H. Marsh[6] et Graves[7] ont appelé l'attention sur le même ordre de faits. Depuis cette époque, de nombreux travaux, de nombreuses observations ont été publiés sur ce sujet, en Allemagne, par Brück, Henoch, Helfft, Lubarsch, Heusinger, Romberg, Naumann, Primassin, Schoch, Kœben, Græfe, Hirsch ; en Angleterre, par Begbie, Hill, Mac Donnel, Pilcher, White Cooper, Walker, Syme, Browne, Stokes, Walton, Taylor ; en France, par Sichel, Demarquay, Desmarres, Datin, Charcot, Aran, Gros, Hervieux, Hiffelsheim. On trouvera dans un travail de P. Fischer[8] une indication bibliographique complète de tous ces travaux.

Causes. 1° L'exophthalmos anémique se développe sous l'influence de toutes les circonstances qui débilitent l'économie : des hémorrhagies répétées, des flux séreux abondants, des grossesses fréquentes ; on l'a observé chez les albuminuriques, dans la convalescence de la scarlatine, alors qu'il s'était déjà manifesté une anasarque. Suivant Demarquay[9], il y a des pays où l'affection est presque endémique, dans la campagne de Rome, les Maremmes de la Toscane et les rizières de la Lombardie, où les anasarques sont très-communes.

Obs. CXXV. Un jeune homme de vingt-six ans entre à l'hôpital Lariboisière pour se faire traiter d'une pleurésie. Pendant la convalescence de cette affection, surviennent de la fièvre, de l'insomnie, de l'inappétence. Il se développe une bouffissure de la face, un boursouflement des paupières inférieures, une légère infiltration des membres. Les urines renferment de l'albumine. Quelques jours après, les yeux commencent à faire saillie en dehors de l'orbite ; les conjonctives sont légèrement injectées et le siège d'un chémosis séreux ; les paupières sont boursouflées ; l'urine renferme une plus grande quantité d'albumine. Plus tard, la vision devient confuse, les pupilles se dilatent ; l'exophthalmos fait des progrès. Le sujet succombe ; et, à l'autopsie, on trouve une infiltration générale très-avancée :

[1] *Mémoires de l'Académie de chirurgie*, t. V, p. 214. — [2] *Manuel de l'oculiste*, t. I, p. 24. Paris, 1808. — [3] *Loc. cit.*, t. I, p. 484 ; t. III, p. 520. — [4] *Heidelberger Klin. Annalen*, band III, heft 2, 1837. — [5] *Casper's Wochenschrift*, 28 mars 1840. — [6] *Dublin quart. Journal of med. Sc.*, t. XX ; 1842. — [7] *On clinical medecine*, p. 674 ; 1843. — [8] *Archives gén. de médecine*, vol. II, p. 521 ; 1859. — [9] *Loc. cit.*, p. 183.

ascite, hydropéricarde, hydrothorax. Les reins présentent les caractères de la maladie de Bright, au deuxième degré ; les méninges et le cerveau sont infiltrés de sérosité. L'exophthalmos a persisté malgré la mort ; la bouffissure des paupières également ; le chémosis séreux a disparu. *Le tissu cellulaire de l'orbite est augmenté de volume et infiltré de sérosité.* Les vaisseaux, muscles et nerfs, sont sains ; il en est de même de l'œil, dont les milieux réfringents sont demeurés transparents. Il n'y a pas d'œdème sous-rétinien [1].

Les scrofules, le rachitisme, en produisant un état de débilité de toute l'économie, en altérant les liquides de l'organisme, peuvent donner lieu à un exophthalmos. Peut-être existait-il aussi un état anémique chez la femme dont parle Demours [2] ; l'œil gauche commença, dit-il, à faire saillie aussitôt après l'accouchement. En huit jours, l'organe sortait de cinq lignes, sans qu'il y eût affaiblissement de la vision. Des moyens généraux firent reprendre à l'œil sa place.

2° L'exophthalmos anémique se rencontre plus souvent dans d'autres conditions : les malades sont pris d'abord de palpitations, de dyspnée ; plus tard de battements dans les yeux et dans la glande thyroïde. C'est alors que se déclare l'exophthalmos et qu'il se manifeste un goitre. Il y a donc une coïncidence entre trois éléments morbides : palpitations, exophthalmos, bronchocèle, et c'est là ce qui constitue, à proprement parler, ce que l'on a désigné sous le nom de *maladie de Basedow* ou *de Graves*.

L'exophthalmos anémique qui se développe dans les circonstances précédentes, atteint de préférence les femmes, les sujets adultes, ceux qui ont un tempérament lymphatique, quelquefois plusieurs membres d'une même famille. On a essayé, par plusieurs hypothèses, de rendre compte de la production de la maladie. Sichel [3] l'attribue à l'une des trois causes suivantes : une simple hyperhémie concentrée dans l'espèce d'éponge formée par le tissu cellulaire de l'orbite, une véritable hypertrophie de ce tissu, une infiltration œdémateuse du tissu cellulo-graisseux. L'observation suivante est un exemple d'exophthalmos lié à une affection du cœur, développé sous l'influence d'une congestion de l'orbite qui a donné lieu à une hypertrophie du tissu cellulaire de cette cavité.

Obs. CXXVI. Une couturière, âgée de trente-huit ans, est affectée d'un exophthalmos à gauche ; la pupille de ce côté est agrandie. On ne trouve aucune tumeur dans l'orbite. Les battements du cœur sont impétueux, intermittents, sans bruits anormaux. Il y a de l'oppression, un tremblement dans les extrémités inférieures ; de temps en temps un engourdissement douloureux dans le bras gauche. Saignée, calomel à dose salivaire, frictions d'onguent napolitain sur la région précordiale. Après douze jours, disparition du mydriasis, disparition presque complète de l'exophthalmos. Sangsues à l'anus, purgatif. Neuf mois après, on constate la persistance de la guérison. L'espace qui existe entre la paupière supérieure et l'arcade sourcilière, du côté gauche, présente *une convexité matelassée par du tissu cellulaire un peu élastique, tandis que le même espace, du côté droit, est profondé-*

[1] *Archives de médecine*, t. II, p. 658 ; 1859. — [2] *Loc. cit.*, t. III, p. 320. — [3] *Bulletin de thérapeutique*, t. XXX, p. 344.

ment concave. L'hypertrophie cardiaque persiste. Six ans après, la guérison ne s'est pas démentie ; on reconnaît que l'engorgement du tissu cellulaire de l'orbite a complétement disparu [1].

Dans la maladie de Basedow, caractérisée, comme nous l'avons déjà dit, par des troubles cardiaques, le bronchocèle et l'exophthalmos, on a pensé pouvoir expliquer la saillie oculaire par la compression des veines jugulaires sous l'influence de l'hypertrophie thyroïdienne, d'où une stase de la circulation veineuse cérébrale et oculaire. Cette opinion, émise par Taylor, ne saurait être adoptée, attendu que l'exophthalmos peut se manifester avant l'apparition du goître ; qu'on n'observe pas fréquemment l'exophthalmos dans les pays où le goître est endémique ; qu'on a vu quelquefois le goître se développer plusieurs années avant l'apparition de la saillie des yeux, l'exorbitisme ne se montrant que postérieurement aux palpitations et à d'autres phénomènes d'anémie. C'est ainsi que les choses se sont passées dans le fait suivant relaté par L. Gros [2].

Obs. CXXVII. Une dame âgée de quarante ans, d'un tempérament sec et nerveux, d'une constitution délicate, habitait une vallée des Vosges, où le goître et le crétinisme sont endémiques, et où la plupart des étrangers qui y séjournent sont atteints, après quelques mois, d'une hypertrophie thyroïdienne. La dame fut elle-même affectée d'un goître. Ce n'est que plusieurs années après, à la suite de plusieurs affections inflammatoires ayant déterminé une grande déperdition de forces, qu'il survint des palpitations, des accès de suffocation, un bruit de souffle au deuxième bruit du cœur, puis un boursouflement des paupières et un exophthalmos double. Sous l'influence d'un traitement tonique et hydrothérapique, l'exophthalmos diminue sensiblement ; les palpitations sont moins fréquentes.

Il nous semble plus rationnel d'admettre, avec Trousseau [3], que le goître exophthalmique, étant une maladie à paroxysmes, doit être rangé dans la classe des *névroses*. Ce serait une névrose à congestions locales, ayant sa cause prochaine dans une modification de l'appareil vaso-moteur, c'est-à-dire de la portion cervicale du grand sympathique. Mackenzie, tout en avouant que la cause immédiate du déplacement de l'œil dans l'exophthalmos anémique est inconnue, penche vers l'opinion qu'il existe un *état variqueux des veines ophthalmiques*, et cite en faveur de cette hypothèse ce fait, que certains malades peuvent fermer les yeux après les avoir comprimés quelque temps avec la paume de la main.

Aran [4] avait donné une autre interprétation de la saillie oculaire qu'on observe chez les sujets atteints de la maladie de Graves. Il l'attribuait à la contraction exagérée d'un muscle *orbitaire*, muscle à fibres lisses, mentionné par H. Müller, analogue, par sa position et sa fonction, à la membrane orbitaire que les auteurs ont décrite chez quelques mammifères, et en particulier chez le lièvre. Le muscle orbitaire de l'homme serait protracteur

[1] Sichel, *loc. cit.*, p. 349. — [2] *Société de biologie*, 1857. — [3] *Leçons cliniques* ; *Union médicale*, 1860, nᵒˢ 142, 143, 145. — [4] Séance du 15 juillet 1862, de l'Académie de médecine de Paris.

du globe et, partant, aurait une action opposée à celle des muscles droits et de l'orbiculaire des paupières. Mais, ainsi que l'a fait remarquer Trousseau, cette explication est fondée sur une hypothèse anatomique, personne n'ayant jamais constaté l'existence de ce prétendu muscle orbitaire.

Anatomie pathologique. On rencontre rarement une affection du cœur ; quelquefois c'est une hypertrophie de l'organe ; ou bien une dilatation passive, soit passagère et durant les paroxysmes, soit permanente. Marsh[1] a trouvé, dans un cas, le cœur et surtout les oreillettes très-dilatés ; les veines du cou, notamment la jugulaire interne, dilatées également. Lorsqu'il existe un goître, la glande thyroïde a subi des modifications de structure : les artères thyroïdiennes sont plus grosses et plus flexueuses ; les branches et les extrémités en sont plus développées, les anastomoses plus nombreuses ; la disposition de ces vaisseaux rappelle celle de l'anévrysme cirsoïde. Le système veineux de la glande est très-développé. Le bronchocèle diminue-t-il, le système vasculaire s'amoindrit, le tissu cellulaire passe à l'état fibreux. On trouve aussi, dans la tumeur, de petits kystes à divers degrés de transformation. Le foie et la rate sont parfois congestionnés ; Trousseau a vu, dans un cas, une cirrhose hypertrophique.

Les altérations de l'orbite qui chassent l'œil au dehors sont moins faciles à préciser. L'hyperhémie du tissu cellulaire, considérée comme cause efficiente, ne laisse pas de traces après la mort ; il n'en est pas de même de l'œdème, qui a été constaté quelquefois (voir p. 190) ; mais c'est à tort qu'on a cité, en preuve de ce genre d'altération, le fait de Hamilton[2] qui est un exemple de phlegmon aigu de l'orbite et nullement d'exophthalmos anémique.

OBS. CXXVIII. Homme de quarante ans. Douleur atroce dans l'orbite droit, la tempe et le côté correspondant de la tête ; fièvre ; traitement antiphlogistique. Au bout de quatre jours, et dans l'espace d'une nuit, gonflement et rougeur des paupières ; *œil chassé en bas et en dehors* ; vision conservée. Ponction profonde dans l'orbite avec bistouri ; pas de pus. Mort quatre jours après. A l'autopsie, *épanchement de sérosité* dans l'intérieur de l'orbite ; pas de pus ; abcès circonscrit dans le lobe antérieur droit du cerveau.

Quant à l'hypertrophie du tissu cellulo-graisseux de l'orbite, invoquée dans le but de rendre compte de l'exorbitisme, il faut convenir qu'elle a été très-rarement constatée à l'autopsie. Bien plus, quelques observateurs ont noté tout le contraire ; ainsi, Hirsh[3] dit nettement que les cavités orbitaires ne contiennent qu'une assez minime quantité de tissu adipeux ; Praël[4], que le tissu cellulo-graisseux de l'orbite n'est pas hypertrophié. Naumann[5], qui a noté, dans un cas, l'existence de beaucoup de graisse dans l'orbite, a signalé d'autres altérations, que l'on trouve indiquées dans le fait suivant :

[1] *Dublin Journal of medical Science*, vol. XX, p. 472. Dublin, 1842. — [2] *Ibid.*, vol. IX, p. 262 ; année 1836. — [3] *Klinische Fragmente*, 2ᵉ part., p. 224. Kœnigsberg, 1858. — [4] *Archiv. für Ophthalmol.*, t. III, p. 187. Berlin, 1857. — [5] *Deutsche Klinik*, p. 24 ; 1853, 1854.

Obs. CXXIX. Un homme robuste entre à l'hôpital, le 23 octobre 1851. Depuis deux ans, il est affecté de rhumatismes ; au bout de cette période de temps se déclarent l'*exophthalmos*, le goître et une affection du cœur. Le sujet succombe à la fin de l'année. A l'autopsie, on trouve, indépendamment de lésions du cœur, des dégénérescences athéromateuses de plusieurs artères, notamment de l'ophthalmique et de ses branches. Il existe beaucoup de graisse dans l'orbite ; *les globes oculaires sont augmentés dans leur diamètre longitudinal ;* il y a de nombreuses altérations des milieux réfringents et des membranes de l'œil.

Heusinger[1] a trouvé le tissu cellulaire de l'orbite doublé de volume et de coloration jaunâtre, et on se demande si des congestions répétées de ce tissu n'expliquent pas suffisamment la production de cette hypertrophie, alors que la maladie a eu une certaine durée.

L'état variqueux des veines ophthalmiques n'a pas été constaté anatomiquement, et si l'on réfléchit cependant à la saillie des yeux chez les pendus, ou à la suite d'efforts répétés, tels que jeu d'instruments à vent, vomissement, efforts de parturition, accès d'asthme, on est porté à admettre que l'opinion de Mackenzie (p. 191) mérite d'être prise en sérieuse considération.

Symptômes. Ils diffèrent suivant l'espèce d'exophthalmos anémique. 1° L'exophthalmos, produit par une altération du sang, se manifeste lentement et d'une manière graduelle ; quelquefois cependant avec promptitude. Au bout d'un certain temps, les globes sont tellement saillants, que les paupières sont largement ouvertes, et qu'une portion de la sclérotique reste à découvert. Les malades présentent un air d'étonnement sauvage. L'œil est quelquefois plus dur au toucher, indolent à la pression, sans rougeur ; il peut se mouvoir aussi facilement que dans l'état normal, ou avec un peu moins d'aisance ; circonstance qui, pour le dire en passant, dénote que l'exorbitisme ne résulte pas d'une paralysie de tous les muscles de l'orbite. Quelques malades accusent une sensation de roideur, de plénitude, de distension. La conjonctive est souvent œdémateuse, surtout vers la périphérie du globe ; les paupières sont bouffies, parfois un peu vascularisées et même livides, lorsque, l'exophthalmos étant très-prononcé, le globe exerce une forte compression sur ces voiles membraneux ; la vision, en général intacte, est quelquefois affaiblie.

2° L'exophthalmos, lié à des troubles cardiaques et au goître, débute généralement par des palpitations, une gêne de la respiration, phénomènes qui sont beaucoup plus marqués pendant les paroxysmes. Les yeux présentent un éclat, un brillant inaccoutumé ; plus tard, ils font saillie en dehors de l'orbite, et, pendant les paroxysmes, les malades accusent de violents battements dans cette région. Il n'existe pas de strabisme. En général, la vision n'est pas troublée ; parfois, les sujets éprouvent une sensation passagère ou durable de points noirs, de mouches volantes ; quelques-uns sont myopes. La glande thyroïde augmente lentement ou rapidement de volume, et est le siége de battements. L'hypertrophie porte sur la totalité ou sur certaines portions de la glande, notamment sur la portion

[1] *Casper's Wochenschrift*, S. 29 ; 1851.

droite. Avec le stéthoscope, on entend un double bruit de souffle, ou un murmure vasculaire avec renforcement diastolique, comme dans l'anévrysme artério-veineux (Trousseau). On trouve, dans les carotides et les veines jugulaires, d'autres bruits soufflants, continus, avec redoublements lors de la diastole artérielle, analogues aux bruits de la chlorose. Le pouls radial est sans ampleur, alors que le pouls carotidien est large. Chez la plupart des malades, on constate une faim extraordinaire à diverses périodes de l'affection : quelquefois, il y a de la diarrhée, de l'amaigrissement. Après les paroxysmes, l'embonpoint revient. Les femmes présentent des troubles de la menstruation, et celle-ci peut être supprimée. Pendant la grossesse, les symptômes s'amendent ; la maladie reparaît aussi intense que par le passé, après l'accouchement.

Dans l'exophthalmos anémique, les deux yeux sont généralement atteints simultanément ; quelquefois un des globes est plus proéminent que l'autre ; d'autres fois, un seul œil est poussé en dehors de l'orbite. L'état de la pupille est variable ; le plus souvent, cette ouverture est dilatée et présente un certain degré de mobilité. Pendant les accès de palpitations, les yeux sont plus saillants et la glande thyroïde augmente de volume. Lorsqu'on presse l'œil avec les doigts, de façon à le refouler dans l'orbite, la paupière devient plus saillante ; explore-t-on l'orbite le plus profondément possible, on ne sent autre chose qu'une masse molle, informe, fuyant devant le doigt qui la presse et ne donnant aucune sensation bien nette. Si l'on glisse le doigt entre l'œil et l'orbite, on ne trouve ni bosselures, ni duretés, mais seulement la masse fuyante que l'on croit toujours saisir, et qui échappe constamment. Cette sensation ne rappelle-t-elle pas celle que donne l'exploration de certaines varices, et ne milite-t-elle pas en faveur de la supposition qu'il existe une dilatation des veines de l'orbite ?

Marche. Terminaisons. L'affection, après avoir augmenté pendant plusieurs mois, peut rester ensuite stationnaire pendant un ou deux ans. Les divers phénomènes, battements du cœur, saillie des yeux, goître, diminuent ; il subsiste un certain degré de gonflement et d'induration de la glande thyroïde et de saillie des yeux. Avant la disparition des phénomènes locaux, les troubles généraux cessent ; les fonctions de l'estomac et de l'intestin reprennent leur rhythme normal (Trousseau). Chez d'autres malades, les troubles cardiaques et le goître disparaissent complètement ; l'exophthalmos persiste, au contraire ; l'observation suivante, rapportée par Charcot[1], en est un exemple :

OBS. CXXX. Une femme, âgée de vingt-quatre ans, accouche en 1853. Quelques mois après l'accouchement, l'exophthalmos arrive, puis un gonflement de la glande thyroïde. En février 1855, on constate que l'exophthalmos est double, sans altération des enveloppes et des milieux de l'œil, sans troubles de la vision ; les paupières supérieures sont saillantes et boursouflées ; la thyroïde est surtout volumineuse à droite, et le siége de battements énergiques. Il y a du souffle rude dans les carotides ; le cœur a le volume normal ; l'impulsion en est forte, les bruits éclatants, le

[1] *Gazette médicale de Paris*, 1856.

premier couvert par un souffle rude. Le pouls est fréquent. Un an après, on constate une diminution légère de l'exophthalmos, très-marquée du bronchocèle. Quelques mois plus tard, ce dernier disparaît ; plus de bruits anormaux du cœur. Peu de temps après, on ne trouve plus la moindre trace de tumeur thyroïdienne, le pouls est tombé à 68, mais l'exophthalmos et le bourrelet palpébral persistent.

Lorsque la saillie des yeux est très-prononcée, que les paupières ne peuvent plus recouvrir le globe, celui-ci, restant continuellement à découvert, s'enflamme ; la cornée s'infiltre quelquefois, et la vision peut être gravement compromise, perdue même.

Obs. CXXXI. Un homme de cinquante ans, sujet à des palpitations, est pris de fièvre muqueuse. Pendant la convalescence de cette dernière affection, *l'œil droit* commence à proéminer ; il se manifeste des palpitations de cœur, et la glande thyroïde se tuméfie. Pas de photophobie ; pas d'affaiblissement de la vue ; forte injection de la conjonctive ; tuméfaction et rougeur du bord libre des paupières. Quelques mois après, affaiblissement et amaigrissement du malade ; catarrhe bronchique. L'exophthalmos du côté droit augmente, l'œil gauche commence à faire saillie. Trois semaines avant la mort, le malade est pris d'une violente oppression et se fait saigner. Le lendemain, *la cornée de l'œil droit présente une opacité blanchâtre ; la pupille ne se dilate plus sous l'influence de l'atropine ; l'infiltration gagne toute la cornée, et la vision est abolie.* Au bout de deux semaines la cornée est complétement flétrie. L'œil du côté opposé subit les mêmes altérations, et, lorsque le malade succombe, il est complétement aveugle. A l'autopsie, on trouve, indépendamment de lésions du cœur et de l'aorte, les deux yeux atrophiés, sans modification des parties contenues dans ces organes. Le tissu cellulo-graisseux de l'orbite n'est pas hypertrophié ; les glandes lacrymales de volume normal. La glande thyroïde est volumineuse ; le cerveau présente, en plusieurs points, des portions ramollies [1].

Quelquefois la maladie se termine par une anémie très-forte, suite des troubles digestifs ; il survient une fièvre hectique ou une affection intercurrente des voies respiratoires. Enfin la mort peut être occasionnée par une hémorrhagie pulmonaire, intestinale ou méningée. Ce dernier mode de terminaison a été vu par Hirsch [2].

Obs. CXXXII. Une femme de vingt-trois ans, d'une faible constitution, est prise d'une suspension des règles. Depuis cette époque, elle éprouve de fréquents accès de dyspnée, des palpitations, des douleurs dans les membres. Il se manifeste ensuite une exophthalmie double et un bronchocèle. On constate du souffle dans les vaisseaux du cou et la tumeur thyroïdienne ; l'existence d'un cœur peu volumineux, mais avec des battements énergiques ; pas de bruits anormaux. La malade succombe avec des convulsions dans le côté droit du corps et dans le coma. A l'autopsie, foyer sanguin volumineux dans la cavité de l'arachnoïde, à la surface de l'hémisphère cérébral gauche ; cerveau fortement injecté ; glande thyroïde dure, couverte à l'extérieur de vaisseaux très-dilatés ; parois du cœur hypertrophiées, sans altération des valvules. *Les cavités orbitaires ne contiennent qu'une assez minime quantité de tissu adipeux.*

[1] Praël, *Archiv. für ophthalmol.*, t. III, p. 187. Berlin, 1857. — [2] *Klinische Fragmente*, 2e partie, p. 224. Kœnigsberg, 1858.

Diagnostic. Il est généralement facile, quand l'exophthalmos existe des deux côtés, que l'on constate des troubles cardiaques, la présence d'une tumeur thyroïdienne. Comment en effet supposer, dans ce cas, la confusion possible de la sortie de l'œil en dehors de l'orbite avec une hydrophthalmie ? Dans cette dernière affection, l'œil est lui-même augmenté de volume et offre un aspect caractéristique ; la vision est alors gravement compromise, tandis qu'elle demeure intacte dans l'exophthalmos anémique. Lorsque l'exorbitisme n'affecte qu'un seul côté, le diagnostic peut offrir plus de difficultés ; l'exploration attentive de l'orbite qui ne permet de découvrir aucune tumeur ayant repoussé le globe en avant, l'intégrité de la vision et surtout l'examen attentif de l'état général du sujet (chlorose, anémie, anasarque, albuminurie, etc.) mettront sur la voie de la nature réelle de l'affection.

Pronostic. On en comprend toute la gravité, puisque l'exophthalmos dépend d'un état général contre léquel l'art est quelquefois impuissant. Indépendamment de ce péril, il en est un autre, résultant de l'exposition permanente de l'œil au contact de l'air et des corps extérieurs, alors que l'exorbitisme est assez avancé pour ne plus permettre l'occlusion des paupières : c'est l'altération de la cornée et la perte consécutive de la vision.

Traitement. Il convient de combattre l'état général du malade par une médication et une diététique appropriées. On prescrit un régime nourrissant, composé de viandes noires, de bière ; on évite l'usage du vin toutes les fois qu'il existe des palpitations. Le patient s'abstient de toute fatigue, de toute agitation. Dans le but de stimuler et de régulariser les fonctions digestives, on prescrit des substances dites stomachiques : la racine de columbo, l'écorce de cascarille, associées au bicarbonate de soude ; la rhubarbe, le gingembre. Les préparations toniques, notamment les ferrugineux, sont utiles ; il n'en est pas de même des préparations iodées et hydrargyriques, désapprouvées par Mackenzie et Trousseau. Ce dernier considère aussi le fer comme nuisible, dans le goître exophthalmique ; il conseille la saignée, la digitale et l'hydrothérapie ; la saignée pendant les accès, la teinture de digitale après le paroxysme. « Les deux indications principales, dit Trousseau[1], sont de calmer le cœur par le meilleur moyen que nous ayons, la digitale, et de rétablir la fonction menstruelle par divers moyens variables, suivant l'âge, le tempérament, les habitudes et les conditions hygiéniques de chacune des malades. »

Pour combattre l'exophthalmos, on a proposé l'application d'eau froide sur les yeux, de vésicatoires volants autour de l'orbite, une compression méthodique sur le globe, l'occlusion des paupières, la nuit, avec des bandelettes de taffetas d'Angleterre, alors que l'exorbitisme est assez avancé pour laisser l'œil à découvert pendant le sommeil.

---

[1] Rapport à l'Académie de médecine ; séance du 15 juillet 1862.

SECTION III.

MALADIES DE LA GLANDE LACRYMALE.

CONSIDÉRATIONS ANATOMIQUES.

La GLANDE LACRYMALE (6, fig. 18) est logée dans cette dépression qui occupe la partie supérieure, antérieure et externe de l'orbite, et que l'on appelle *fossette lacrymale*. Une portion s'avance jusque dans l'épaisseur de la paupière supérieure. Cette disposition a motivé la distinction de l'organe en portion supérieure ou *orbitaire*, portion inférieure ou *palpébrale*.

La portion *orbitaire* a la forme d'un segment d'ovoïde, dont le grand axe est dirigé obliquement de dedans en dehors et de haut en bas. La face supérieure en est convexe et répond à la fossette lacrymale, à laquelle elle est unie par des liens cellulo-fibreux résistants. La face inférieure est plane ou légèrement concave et en rapport avec le muscle élévateur de la paupière supérieure; l'œil, dont elle est séparée par du tissu adipeux, et le muscle droit externe. Le bord postérieur reçoit l'artère et le nerf lacrymal; le bord antérieur est parallèle à la portion correspondante de l'arcade orbitaire, et recouvert en avant par le ligament large de la paupière supérieure. L'extrémité supérieure ou interne est en connexion avec le releveur de la paupière; l'extrémité inférieure ou externe avec le muscle abducteur de l'œil.

La portion *palpébrale*, aplatie, de forme quadrilatère, est séparée de la précédente par le tendon du muscle releveur de la paupière supérieure. Sa face inférieure repose sur le prolongement palpébral de l'aponévrose orbitaire et sur le muscle droit externe. Le bord postérieur se continue avec la portion orbitaire; le bord antérieur est parallèle au bord adhérent du cartilage tarse de la paupière supérieure; il en est séparé par un intervalle de 5 à 6 millimètres; il répond au cul-de-sac conjonctival supérieur. Nous verrons plus loin que c'est au niveau de ce bord que les canaux excréteurs de la glande lacrymale s'ouvrent à la surface de la conjonctive (5). Les bords supérieur et inférieur sont irréguliers; le dernier est limité par une ligne qui, partant de la commissure externe des paupières, se dirige d'avant en arrière. On trouve quelquefois au-dessous de cette ligne quelques

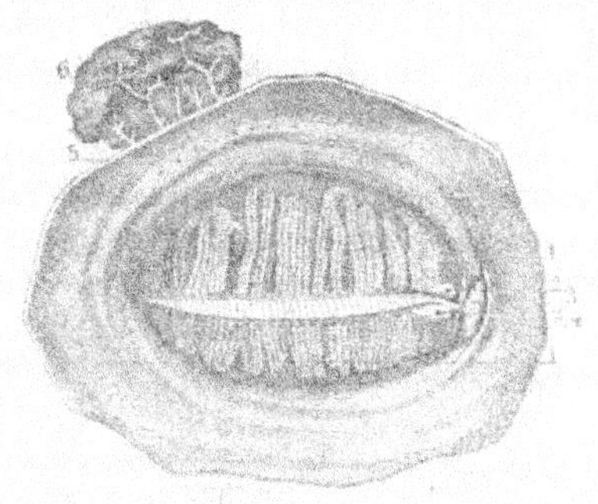

Fig. 18 [1].

---

[1] La figure 18 représente la face postérieure des paupières, la glande lacrymale et les orifices des conduits excréteurs de cette glande: 1, 1, follicules de Méibomius; 2, 2, points lacrymaux; 3, caroncule lacrymale; 4, repli semi-lunaire de la conjonctive; 6 glande lacrymale avec ses conduits excréteurs; 5 orifices de ces conduits à la surface de la conjonctive.

lobules glandulaires dépendants ou indépendants de la portion palpébrale, qui reposent sur l'extrémité externe du cartilage tarse inférieur, et s'ouvrent, par un petit conduit commun, sur la face interne de la paupière inférieure, immédiatement au-dessous de l'angle palpébral externe.

La structure des glandes lacrymales est celle des glandes conglomérées en grappe. Elles sont formées de lobules de diverse grandeur, unis ensemble par du tissu cellulaire assez lâche. Chaque lobule est constitué par des grains arrondis, d'un volume d'un treizième de millimètre, d'après Huschke, serrés les uns contre les autres, réunis ensemble, et donnant naissance à un très-petit conduit qui s'unit avec un autre, après un trajet très-court. Les conduits prennent un calibre croissant, et finissent par se convertir en cinq à sept canaux excréteurs principaux pour toute la glande.

Ces canaux ont été étudiés avec soin, chez l'homme, par Sappey[1], qui les divise en deux groupes : ceux qui partent de la portion orbitaire et ceux qui émanent de la portion palpébrale de la glande. Les premiers naissent dans l'épaisseur de l'organe, de chacun des grains glanduleux, par autant de ramifications très-ténues qui convergent, s'unissent et forment des troncules, puis des troncs se dirigeant vers la face concave, et de cette face vers le bord antérieur de la glande. Au niveau du bord antérieur, ils s'engagent dans l'épaisseur de la portion palpébrale, marchent parallèlement d'arrière en avant, au nombre de trois à cinq, et s'ouvrent à 5 ou 6 millimètres au-dessus du cartilage tarse de la paupière supérieure, au niveau de l'angle de réflexion de la conjonctive (5, fig. 18). Le plus inférieur de ces orifices est situé constamment au niveau du diamètre transversal du globe, immédiatement en arrière de la commissure externe des paupières. Les embouchures des autres conduits sont placées à 3 millimètres les unes des autres, suivant une ligne courbe à concavité inférieure.

La portion palpébrale de la glande lacrymale est formée d'un nombre variable de lobes ; on en trouve communément de quinze à vingt, quelquefois trente, trente-cinq et même quarante. De chaque lobe naît un canalicule qui s'ouvre avec d'autres dans un des canaux excréteurs de la portion orbitaire, sur lesquels les premiers sont disposés comme les barbes d'une plume sur leur tige commune. Quelquefois les lobules, répondant aux bords supérieur et inférieur de la portion palpébrale de la glande, fournissent des troncules qui se réunissent pour former un ou deux conduits s'ouvrant séparément à la surface de la conjonctive.

<hr>

CHAPITRE I.

ANOMALIES DE LA GLANDE LACRYMALE.

Chez les enfants qui viennent au monde privés d'yeux, la glande lacrymale n'existe pas le plus souvent ; quand on la rencontre, elle occupe la place de l'œil. Au rapport de Cornaz[2], Bénédict, Rosas, A. Schmidt, ont observé des cas dans lesquels les canaux excréteurs de la glande lacrymale se perdaient dans l'épaisseur de la paupière supérieure, sans s'ouvrir à la surface de la conjonctive ; de cette *imperforation* résultait la formation

[1] *Traité d'anatomie descriptive*, t. II, p. 608. — [2] *Des Abnormités congéniales des yeux*, p. 24. Lausanne, 1848.

d'une tumeur lacrymale vraie (voir p. 214). Jurine pense que les canaux
excréteurs de la glande sont rarement oblitérés. Pour ce qui est des *kystes
congénitaux*, qui ont été vus quelquefois dans la région occupée par la
glande lacrymale, on a supposé que tantôt ces tumeurs prennent leur point
de départ dans le tissu glandulaire, que d'autres fois elles résultent d'une
dilatation d'un des conduits excréteurs.

CHAPITRE II.

BLESSURES DE LA GLANDE LACRYMALE.

Ces blessures sont rares : cela tient à ce que la plus grande portion de la
glande est abritée par la voûte de l'orbite. On a supposé, mais sans raisons probantes, qu'elles peuvent donner lieu à une *fistule lacrymale vraie*,
entretenue par l'écoulement permanent des larmes à travers l'ouverture
accidentelle. Nous pensons, avec Rognetta[1], qu'aucun fait ne prouve la
réalité d'une pareille prévision. On a raisonné ici par analogie, plutôt que
d'après l'observation. On a assimilé les plaies de la glande lacrymale à
celles de la parotide et de ses canaux, qui sont parfois suivies d'une fistule.
On oublie que bien plus souvent les plaies simples de ces organes se cicatrisent promptement. C'est une erreur trop généralement accréditée, que
toute solution de continuité d'une glande, ou d'un conduit excréteur, doive
être suivie d'une fistule. Beaucoup de faits prouvent le contraire. Les
abcès parenchymateux de la mamelle, ouverts à la surface de la peau, se
cicatrisent promptement, et les *fistules lactées* sont très-rares. Dans la taille
latéralisée, on ouvre largement la portion prostatique de l'urètre, l'urine
s'écoule par la plaie du périnée ; néanmoins, la cicatrisation de cette plaie
est la règle, la formation d'une fistule consécutive l'exception.

On a aussi admis que, lorsque des plaies contuses intéressent les conduits
excréteurs de la glande, ceux-ci sont parfois détruits par un travail d'ulcération, ou s'oblitèrent. Weller[2] croit même qu'à la suite de plaies de toutes
sortes, ou de brûlures dans la région lacrymale, quelques-uns des canaux
excréteurs peuvent s'oblitérer ; dans ce cas, les canaux restés perméables
suffisent à l'écoulement du liquide sécrété par la glande. Il n'en serait plus
de même si l'atrésie portait sur tous les canaux excréteurs ; le fluide lacrymal, ne pouvant alors se frayer un passage au dehors, s'accumule dans les
petits conduits et les granulations glandulaires, détermine une phlegmasie
suivie d'un abcès et d'une fistule. Peut-être en résulterait-il encore la formation d'une tumeur lacrymale vraie.

Un autre danger qu'on redoute, dans les cas d'atrésie des conduits excréteurs de la glande lacrymale, est la sécheresse de l'œil, le liquide lacry-

---

[1] *Traité philos. et clinique d'ophthalmologie*, p. 127. — [2] *Traité des maladies des yeux*,
t. I, p. 180. Trad. cit.

mal cessant d'arriver à la surface de l'organe. En raisonnant ainsi, on a perdu de vue ce fait, bien démontré aujourd'hui, que ce n'est pas seulement le fluide lacrymal qui est destiné à lubréfier la conjonctive, mais que c'est surtout le liquide sécrété par cette dernière membrane. D'ailleurs, les exemples d'extirpation de la glande lacrymale, qu'on trouvera mentionnés plus loin, dénotent que ces craintes ne sont nullement fondées. D.-J. Larrey[1] a rapporté l'observation d'un soldat atteint d'un coup de mousquet vers l'angle supérieur externe de l'orbite gauche. Une moitié de la balle se logea sous l'aponévrose temporale et fut extraite facilement ; l'autre moitié resta dans l'épaisseur de la glande lacrymale. Pour l'extraction de cette seconde portion, Larrey fut obligé d'enlever en même temps la glande dilacérée ; la plaie guérit promptement, et l'œil continua à être suffisamment humecté.

Le danger le plus grand, dans les blessures de la glande lacrymale, est l'inflammation du tissu cellulaire qui entoure l'organe, et la propagation de cette phlegmasie au tissu cellulaire de tout l'orbite. On prévient et on combat cet accident par un traitement antiphlogistique, un pansement méthodique. Il sera question plus tard de la conduite à tenir lorsqu'il se forme une *fistule lacrymale vraie* (p. 215).

CHAPITRE III.

CORPS ÉTRANGERS DE LA GLANDE LACRYMALE
ET DE SES CONDUITS EXCRÉTEURS.

Ces corps étrangers proviennent du dehors, ce qui est assez rare ; nous venons d'en mentionner un exemple (chap. II) rapporté par D.-J. Larrey. D'autres fois ils se forment dans le tissu même de la glande, ou dans les conduits excréteurs. Ils proviennent alors des matériaux solides contenus dans le liquide des larmes, et produisent des concrétions semblables aux calculs que l'on trouve dans d'autres points de l'économie. On les a appelés *dacryolithes*. L'observation suivante[2] en est un exemple.

OBS. CXXXIII. *Vingt-cinq dacryolithes expulsés par les conduits de la glande lacrymale.* Une jeune fille se plaint souvent d'une violente douleur de tête, au niveau du front et de la région sus-orbitaire gauche. L'œil, de ce côté, s'enflamme tout à coup. Le lendemain, la patiente éprouve, vers la partie supérieure et externe de l'orbite, une vive douleur lancinante, accompagnée d'un écoulement brusque de larmes abondantes. Immédiatement après, elle sent quelque chose dans l'œil, et, l'ayant enlevé, elle voit que c'est un petit corps dur ressemblant à un fragment de mortier. Au bout d'une heure, retour de la douleur avec issue d'un petit corps semblable au premier. Pendant les trois ou quatre jours suivants, elle

[1] *Clinique chirurgicale*, t. I, p. 596. Paris, 1812. — [2] *Medical Gazette*, vol. XV, p. 628. London, 1835.

rend, avec les mêmes symptômes, jusqu'à vingt-trois de ces corps, sans que cette issue soit accompagnée d'un écoulement de sang ou de pus. L'examen de la face conjonctivale de la paupière supérieure ne fait reconnaître ni une ulcération, ni toute autre lésion de la muqueuse ; les autres parties de l'appareil de la vision sont saines. Quelques-uns des calculs conservés sont petits, rudes, très-durs et d'un blanc sale ; le plus grand présente environ une ligne de diamètre. Examinés au microscope, ils ressemblent à de la chaux grossière, avec de petites cloisons siliceuses enfonies dans la substance crétacée. A l'analyse, on trouve surtout du phosphate de chaux, une petite quantité de carbonate de chaux et des traces de matière animale.

Il est à regretter qu'on ait omis, dans cette observation, de rechercher si les conduits excréteurs de la glande lacrymale étaient dilatés. Dans le fait suivant, dû à Laugier et Richelot [1], on a reconnu la présence du dacryolithe dans l'un de ses conduits.

OBS. CXXXIV. *Dacryolithe engagé dans l'un des conduits de la glande lacrymale.* Un vieux soldat se réveille avec la sensation d'un corps étranger dans l'œil gauche, qui devient douloureux, rouge et larmoyant. En relevant la paupière supérieure, on aperçoit à la surface conjonctivale, à trois lignes environ au-dessus du bord libre, et à une petite distance de l'angle temporal, un petit point blanc comme de la craie. Ce point est immobile et dur au toucher, comme on le reconnaît avec la pointe d'un stylet mousse ou d'une aiguille à cataracte. Quelques tentatives sont faites pour le dégager *de l'ouverture de l'un des conduits lacrymaux où il semblait engagé* ; mais c'est en vain, et on se décide à le laisser en place. L'irritation qu'il cause cède très-promptement aux lotions adoucissantes. Deux mois après, le malade quitte l'hôpital sans que le calcul soit déplacé. Son petit volume n'a pas varié et il n'a donné lieu à aucune irritation nouvelle.

Ph. de Walther [2] a rapporté l'histoire d'une jeune fille chez laquelle, pendant dix semaines, il se produisit une série de calculs qu'on trouvait vers le repli de la conjonctive, entre le globe et la paupière inférieure, vers la commissure externe. Ces calculs étaient blancs, anguleux, du volume d'un pois, faciles à broyer entre les doigts. La formation de ces concrétions devint si rapide que d'abord on en retirait deux, et, vers la fin, jusqu'à trois par jour. Lorsque cette espèce de lithiase cessa dans un œil, elle se montra dans l'autre. Quelques années après, la maladie récidiva.

CHAPITRE IV.

INFLAMMATION DE LA GLANDE LACRYMALE.

On l'a désignée sous le nom de *dacryadénitis*. C'est une affection très-rare. Dans le cours d'une pratique de vingt-sept ans, Beer [3] n'en a rencon-

---

[1] Traduction de l'ouvrage de Mackenzie, par Laugier et Richelot, notes, p. vi, vii. Paris, 1844. — [2] *Journal der Chirurgie und Augenheilkunde*, I, B. 1, H. S. 165. — [3] *Lehre von den Augenkrankh.*, B. I, p. 349. Wien, 1817.

tré qu'un très-petit nombre de cas. Si J.-A. Schmidt[1] a émis une opinion opposée à la précédente, en affirmant en avoir soigné souvent chez des sujets goutteux ou scrofuleux, c'est qu'il a pris pour des phlegmasies de la glande lacrymale des abcès sous-périostiques de la portion correspondante de l'orbite, abcès qui se terminent par une nécrose ou carie de la fosse lacrymale. Nous pensons avec Weller que cette inflammation commence toujours dans le tissu cellulaire qui entoure la glande, et se propage ensuite dans celui qui enveloppe les granulations, mais qu'elle n'affecte jamais le corps même de l'organe.

Causes. L'affection se rencontre principalement chez les jeunes gens, les enfants scrofuleux. Todd[2] l'attribue à la propagation d'ophthalmies diverses ou de la blépharite glandulo-ciliaire jusqu'à la glande; ce n'est là qu'une coïncidence. On a aussi signalé les coups portés sur l'apophyse orbitaire externe du frontal, les plaies contuses de la paupière supérieure, l'impression du froid.

Symptômes. Les malades accusent une sensation croissante de sécheresse à la surface de l'œil; ils sont pris tout à coup d'une douleur gravative fixe et pongitive dans la région temporale, douleur qui s'étend au globe de l'œil, au front, dans les mâchoires supérieure et inférieure, et quelquefois même jusqu'à l'occiput. La paupière supérieure se gonfle dans la portion qui correspond à la glande; elle devient dure, d'un rouge foncé, tendue, luisante, très-douloureuse à la pression. La conjonctive rougit, principalement du côté de la commissure externe; le globe est dur et très-sensible. La tuméfaction de la glande lacrymale a pour conséquence de repousser l'œil à la fois en avant et du côté du nez. A mesure que l'œil fait saillie hors de l'orbite, la vision diminue, la pupille se rapetisse. Parfois le chémosis est tellement marqué que le globe est complétement caché. Les mouvements de l'organe sont abolis. Il y a fréquemment des phénomènes généraux, tels que de la fièvre, de l'insomnie, du délire.

Le plus souvent, la phlegmasie se termine par suppuration. Au bout de trois à six jours il se forme un abcès. Le pus se fraye généralement une issue au dehors par plusieurs points de la paupière supérieure; quelquefois la peau de ce voile se mortifie avant que l'abcès s'ouvre au dehors. Dans d'autres circonstances, la phlegmasie se propage, et la suppuration s'empare de toutes les parties de l'orbite; ou bien encore l'inflammation se communique au périoste de la fosse lacrymale, le tissu osseux lui-même se prend. L'affection offre alors une marche plus lente; il se forme un ectropion de la paupière supérieure, la fistule qui succède à l'ouverture de l'abcès ne se ferme que lorsque la portion osseuse malade a été éliminée.

D'après Todd, l'inflammation de la glande lacrymale présente parfois, de prime abord, une marche chronique. Cette forme se rencontre surtout dans les premiers temps de la vie, et se rattache à une constitution scrofuleuse. On constate alors une augmentation réelle dans le volume de l'organe;

---

[1] *Ueber die Krankh. des Thranenorgans*, p. 154. Wien, 1805. — [2] *Dublin Hospital Reports*, vol. III, p. 408, Dublin, 1822.

parfois un œdème de la paupière supérieure; les malades accusent une sensation de plénitude au-dessus du globe de l'œil, l'impossibilité de mouvoir ce dernier aussi facilement que l'autre ; si on exerce une compression entre le globe et l'extrémité temporale du bord supérieur de l'orbite, il s'échappe immédiatement un flot de larmes.

Traitement. Dans la période aiguë, il convient d'employer un traitement antiphlogistique énergique : saignée locale et parfois générale, purgatifs, réfrigérants sur la région malade. S'il y a menace de suppuration, on favorise celle-ci par l'application de cataplasmes émollients. Dès que la fluctuation est manifeste, on ouvre l'abcès ; l'ouverture prématurée est préférable à l'ouverture tardive, pour éviter les fusées purulentes du côté de la cavité orbitaire. Après l'évacuation du pus, Weller conseille d'introduire dans l'ouverture un bourdonnet enduit d'un topique stimulant, d'onguent digestif par exemple. Cette recommandation nous semble superflue. De deux choses l'une : ou l'abcès est idiopathique, et alors les parois du foyer se recollent promptement ; ou bien il est symptomatique d'une lésion osseuse, et alors il dégénère en fistule. C'est dans cette dernière circonstance seulement qu'il convient de porter, jusqu'au fond du foyer, des topiques irritants pour favoriser l'élimination de la partie osseuse altérée. La fistule consécutive peut aussi, d'après Weller, exister sans carie, et elle est alors la conséquence de la lésion d'un canal excréteur de la glande. Dans ce cas, l'ouverture donne passage, non-seulement à du pus sanieux, mais à des larmes pures ; il y a formation d'une *fistule lacrymale vraie*. Lorsque ce genre de fistule persiste, on en favorise la cicatrisation, soit en touchant le fond avec la pierre infernale, soit en introduisant avec précaution, jusqu'au fond de l'ouverture devenue calleuse, un stylet rougi au feu.

Pour combattre l'inflammation *chronique* de la glande lacrymale, on prescrit un régime antiscrofuleux, une alimentation corroborante, l'air de la mer, les toniques; l'application de compresses imbibées d'eau froide, de petits vésicatoires sur le front, la tempe et derrière l'oreille ; la solution d'iodure de potassium à l'intérieur. Lorsque la phlegmasie se termine par suppuration, pour éviter la désorganisation de la peau et la formation d'un ectropion consécutif de la paupière supérieure, on ouvre l'abcès de bonne heure.

Mackenzie[1] a décrit une autre variété d'inflammation de la glande lacrymale; elle ne porte que sur la portion palpébrale. Elle est caractérisée par les phénomènes suivants : l'angle externe des paupières est gonflé, rouge, douloureux. Si on soulève la paupière supérieure, on aperçoit plusieurs *acini* des glandules conglomérées augmentés de volume. Au bout de quelques jours, un ou plusieurs de ces *acini*, soulevés en pointe, laissent échapper du pus à la surface interne de la paupière supérieure ou inférieure, près de la commissure. Quelquefois, en pressant, on fait sortir un long filament de matière d'un des conduits lacrymaux. Les malades accu-

---

[1] *Traité pratique des maladies de l'œil*, t. I, p. 114. Trad. cit.

sent une vive douleur ; souvent la conjonctive forme un chémosis séreux et fournit une sécrétion puriforme. Des fomentations chaudes ou des cataplasmes de mie de pain sur la paupière constituent le traitement. Lorsqu'il se forme un abcès, celui-ci s'ouvre le plus souvent sans le secours de l'art.

CHAPITRE V.

TUMEURS DE LA GLANDE LACRYMALE.

Il en est de diverses espèces : l'hypertrophie simple, le cancer avec toutes ses variétés, les kystes. Sous le point de vue de la nature de la maladie, il faut admettre des tumeurs *bénignes* et des tumeurs *malignes*. La glande lacrymale, étant logée dans une cavité à parois résistantes, ne peut subir un accroissement de volume qu'en refoulant en avant et en dedans les organes avec lesquels elle est en connexion. Sous ce rapport, les conséquences des tumeurs de la glande lacrymale ressemblent à celles des autres tumeurs de l'orbite. (Voir page 142.)

ARTICLE I

Hypertrophie de la glande lacrymale.

Sous ce nom, on comprend une simple augmentation de volume et de consistance de la glande, sans transformation du tissu propre de l'organe. Cette affection a été confondue pendant longtemps avec d'autres maladies sous le nom générique de *squirrhe* de la glande lacrymale.

Ph.-J. Roux[1] avait probablement en vue cet état morbide quand il disait : « Cette glande est sujette à une intumescence chronique à laquelle il faut croire que le caractère squirrheux est étranger, et qui emprunte toute sa gravité de la compression que la glande augmentée de volume exerce sur le globe oculaire. » Le même chirurgien rapporte l'observation suivante :

Obs. CXXXV. Un de mes confrères, M. Hernu, m'a procuré l'occasion de voir un cas d'engorgement de la glande lacrymale, accompagné d'une exophthalmie assez considérable. Du moins, je ne puis pas soupçonner être d'autre nature la tumeur qui a produit le déplacement de l'œil. Le malade est un homme âgé d'environ quarante ans, jouissant, d'ailleurs, d'une parfaite santé. Il y a déjà *quatre* ou *cinq ans* qu'il a commencé à s'apercevoir que l'œil gauche saillait davantage que celui du côté opposé. Depuis ce temps, la proéminence a augmenté insensiblement, et maintenant elle est telle qu'on peut facilement, à travers la paupière supérieure, toucher la partie postérieure de l'œil qui est porté aussi un peu en dedans. Immédiatement au-dessous des paupières, dont l'ouverture est sensiblement dilatée, on sent, dans l'orbite, une tumeur rénitente occupant la *partie externe* et

[1] *Mélanges de chir. et de physiol.*, p. 160. Paris, 1809.

un peu supérieure de cette cavité. Cette tumeur, qui paraît *bien détachée* et des parties osseuses environnantes, et des parties molles, c'est-à-dire du globe de l'œil et de ses annexes, sur lesquels elle est appliquée, a ses limites extérieures à peu près à la réunion du tiers externe avec les deux tiers internes de l'une et de l'autre paupière; car elle s'étend aussi sous l'inférieure, quoiqu'elle y soit bien moins sensible. D'ailleurs, l'exophthalmie, au degré où elle est parvenue, défigure le malade, et la vue est presque nulle du côté affecté. Quoiqu'on ne puisse pas déterminer la grosseur absolue de la tumeur, j'avais cru son extirpation praticable; mais le malade n'a pas voulu s'y soumettre.

Il y a des cas d'hypertrophie *congénitale* de la glande lacrymale :

Chez un enfant de cinq ans et demi, observé par Gluge[1], la tumeur, occupant la région de la glande lacrymale gauche, datait de la naissance; à partir ce moment, elle augmenta peu à peu de volume et s'étendit du côté du front, de la tempe et de la paupière supérieure; elle avait refoulé l'œil en bas et en dedans. Lorsque Cunier en pratiqua l'extirpation, elle avait le volume d'un œuf de poule. On y voyait deux substances : l'une, lobulée et composée de granulations du volume d'une tête d'épingle, jaune blanchâtre; les granulations, entourées de tissu cellulaire, étaient formées de vésicules glandulaires formant par leur groupement un lobule; la face interne de ces mêmes vésicules était tapissée de cellules épithéliales visibles à un fort grossissement. L'autre substance était formée de canaux subdivisés, lisses, d'un rouge pâle, arrondis, offrant, après la section, une ouverture centrale de 2 à 6 millimètres de diamètre, présentant quelques dilatations en ampoule.

Lebert[2] a rapporté un exemple d'hypertrophie de la glande lacrymale développée chez un sujet de vingt ans.

OBS. CXXXVI. *Hypertrophie de la glande lacrymale droite.* Une femme, âgée de vingt-six ans, était atteinte d'exophthalmos, à droite, par suite d'une tumeur qui poussait l'œil hors de l'orbite, en avant et en dedans. On sentait, au niveau de toute la moitié supérieure externe et inférieure de l'orbite, une tumeur dure, élastique, saillante, arrondie, indolente et immobile. L'exophthalmos avait commencé six ans avant et s'était accru lentement; la vision avait diminué progressivement. Un bruit sourd et continu s'entendait à l'auscultation de la région malade, et la patiente accusait elle-même cette sensation de temps en temps, surtout aux époques menstruelles. On pratiqua l'extirpation de la tumeur, qui s'étendait profondément dans l'orbite; on ménagea l'œil, qui fut replacé dans sa cavité et reprit son aspect normal.

La tumeur, à l'état frais, a environ 35 millimètres de long sur 2 centimètres de large et autant d'épaisseur. Elle est presque conique aux deux extrémités, dont l'une constitue une espèce de pédicule de 5 à 6 millimètres de long sur 3 à 4 de large. La forme générale se rapproche de celle du testicule ; elle est entourée d'une membrane fibro-celluleuse peu vasculaire. Une coupe fraîche présente un aspect grenu, rougeâtre, ressemblant à la structure des glandes en grappe; à la pression, on obtient de nombreux grumeaux, qui, examinés au microscope, sont des culs-

[1] *Annales d'oculistique*, t. XXIII, p. 146. 1850 — [2] *Anatomie pathologique générale*, pl. XII, fig. xix-xxii.

de-sac allongés en groupes et lobules. Les canaux terminaux sont allongés et varient entre 1 1/2 et 1/2 millimètre de largeur. Avec un fort grossissement, on reconnaît leur membrane propre, finement grenue, recouverte de fibres très-ténues éloignées les unes des autres. A la face interne, on aperçoit beaucoup de noyaux, d'épithélium, de cinq millièmes de millimètre, renfermant un ou deux nucléoles punctiformes ; on ne voit qu'un petit nombre de cellules rondes d'un centième de millimètre ; mais un grand nombre de corps allongés, cylindriques, cunéiformes, de cinq centièmes de millimètre de long sur six à sept millièmes de millimètre au plus de large ; leur intérieur est homogène et opalescent. L'acide acétique, ainsi que la solution de potasse, ne les altèrent point, et tout fait croire qu'il s'agit là de cellules d'épithélium cylindrique, à la fois carnifiées et infiltrées d'une substance qui offre l'aspect opalescent de la graisse.

Il paraît que les hypertrophies de la glande lacrymale ne sont pas toujours inoffensives pour le malade ; tout au moins existe-t-il de ces tumeurs, qui, faisant des progrès incessants, acquièrent un volume tel, qu'elles détruisent tous les organes qui s'opposent à leur évolution. On en jugera par le fait suivant :

Obs. CXXXVII. J'ai examiné, il y a quelques années, le corps de M^rs F***, âgée de soixante ans, une des malades de feu le docteur G.-C. Monteath. Elle avait été affectée pendant longtemps d'un déplacement de l'œil droit en bas, en dedans et en avant ; quelques années avant sa mort, l'œil avait crevé. Nous trouvâmes la sclérotique vide, couchée au devant d'une tumeur blanche et granuleuse, *constituée évidemment par les acini hypertrophiés de la glande lacrymale*. Elle avait le volume du poing d'un homme, occupant l'orbite fortement dilaté et s'enfonçant en bas dans la fente sphéno-maxillaire. Elle avait détruit par absorption la voûte de l'orbite, qui était encore recouverte par la dure-mère, excepté en quelques points, où elle était en contact avec le cerveau. Elle avait déformé ce dernier à un haut degré, ayant refoulé en haut la face inférieure du lobe antérieur de l'hémisphère droit, et en arrière, la face antérieure du lobe moyen. Le nerf oculo-moteur commun droit avait été absorbé. A l'intérieur du crâne, le nerf optique droit était plus petit que le gauche ; à l'intérieur de l'orbite, il ne restait plus guère que son névrilème. La narine droite était obstruée par la présence de la tumeur. Les sinus frontaux et maxillaire du côté droit étaient pleins de mucus puriforme. Cette malade s'était refusée à toute opération [1].

Hypertrophie de la portion palpébrale de la glande lacrymale.

Cette variété, signalée par Mackenzie sous le nom d'*hypertrophie des glandules conglomérées*, ne semble avoir été vue par lui que cliniquement, sans que l'examen *anatomique* de la tumeur ait révélé la véritable nature du mal. Un fait recueilli par nous permet de combler cette lacune. Une tumeur occupait la place où existe, à l'état normal, la portion palpébrale de la glande lacrymale ; elle a été enlevée avec la petite portion de conjonctive correspondante à laquelle elle adhérait. A l'examen à l'œil nu, elle était évidemment formée d'un tissu glandulaire dont on distinguait faci-

[1] Mackenzie, *loc. cit.*, t. I, p. 124.

lement les granulations. Le microscope a confirmé cette appréciation, en démontrant qu'il s'agissait bien d'une véritable hypertrophie glandulaire, sans mélange d'aucun autre élément anormal.

Obs. CXXXVIII. M***, âgé de vingt ans, opticien, se présente à ma clinique, le 7 octobre 1863, se plaignant d'éprouver, depuis quatre ans, de la douleur vers la partie externe de la paupière supérieure droite. Il a remarqué qu'il était pris de larmoiement de l'œil droit seul toutes les fois qu'il regarde, soit le soleil, soit la lumière d'un bec de gaz ou d'une lampe ordinaire. Ce larmoiement cessait dès que le patient ne fixait plus l'une des trois sources lumineuses précédentes.

Je constate que lorsque M*** porte l'œil droit fortement en bas et en dedans, et qu'on relève, aussi haut que possible, la paupière supérieure, pendant qu'on abaisse l'inférieure, il existe, au niveau de la partie externe du cul-de-sac supérieur de la conjonctive, précisément à l'endroit où se trouve à l'état normal la portion palpébrale de la glande lacrymale, une tumeur du volume d'un petit haricot flageolet. Cette tumeur est d'une consistance moyenne ; la portion de conjonctive qui la recouvre n'est pas mobile sur elle ; la muqueuse est très-injectée, nonseulement à ce niveau, mais encore dans le voisinage. Dès qu'on cesse de maintenir la paupière fortement relevée, la tumeur disparaît, ou tout au moins se cache.

Séance tenante, je procède à l'extirpation de la petite tumeur. Les paupières étant convenablement écartées par un aide, au moyen d'une pince à griffes, je saisis la portion de conjonctive qui recouvre la production morbide, et j'excise celle-ci avec des ciseaux.

Le lendemain, la conjonctive est à peine injectée ; il y a une légère ecchymose de la paupière supérieure. Le 11 octobre, il existe une exsudation blanchâtre à l'endroit où la conjonctive a subi une perte de substance. Dès le 13, cette exsudation diminue ; la conjonctive oculaire est médiocrement injectée dans les divers points de son étendue ; l'ecchymose palpébrale est résorbée. Le 15, la plaie conjonctivale est cicatrisée ; la vascularisation de la muqueuse oculaire a diminué. J'engage le patient à reprendre ses travaux d'opticien.

Le 23, il vient me rendre compte de l'effet produit par l'exercice des yeux. Il affirme ne plus souffrir et ne plus être pris de larmoiement lorsqu'il travaille à la lumière du gaz. La conjonctive reste à peine injectée aux environs de la cicatrice.

La tumeur est formée d'une série de granulations de couleur grisâtre, du volume d'un grain de chènevis, nettement séparées les unes des autres, mais adhérentes à la petite portion de conjonctive qui a été enlevée. Le docteur Ordoñes, ayant fait, sur ma demande, l'histologie de cette tumeur, a reconnu qu'elle était formée par une hypertrophie glandulaire.

Voici la note rédigée par cet habile micrographe : « La masse de la tumeur est constituée par un grand nombre d'acini glandulaires, entourés d'une trame assez serrée de tissu fibrillaire (cellulaire), dans laquelle se trouvent plusieurs capillaires sanguins de nouvelle formation. Les culs-de-sac glandulaires présentent *un volume au moins double de celui de l'état normal*. La paroi propre de ces culs-de-sac glandulaires est fortement distendue par la pression qu'exerce de dedans en dehors la *grande quantité de cellules d'épithélium nucléaire* développée dans leur cavité, de manière que celle-ci en est entièrement comblée. La même *hypergénèse cellulaire* s'observe dans les canaux excréteurs de ces glandes. La distension de la paroi propre des culs-de-sac glandulaires est telle, qu'en faisant des préparations microscopiques, la paroi se crève facilement par l'action des aiguilles à dissection. On peut alors constater que la *cavité des culs-de-sac est comblée par la multipli-*

cation des cellules d'épithélium nucléaire; que l'enveloppe épithéliale est convertie en une masse de cellules conservant la forme du cul-de-sac. Les cellules ne présentent aucune déformation. »

Voilà bien un cas d'hypertrophie glandulaire pure constatée à l'œil nu, et vérifiée par l'inspection microscopique. Au point de vue clinique, il existait plusieurs signes de nature à faire reconnaître l'espèce de tumeur : le siège, précisément au niveau de la partie du cul-de-sac conjonctival, où se trouve à l'état normal la portion palpébrale de la glande lacrymale ; le larmoiement, du côté affecté seulement, chaque fois que le patient s'exposait à l'action d'une lumière vive, phénomène purement réflexe et dénotant un surcroît d'action de la glande lacrymale droite.

ARTICLE II.

Chloroma ou tumeurs vertes de la glande lacrymale.

Cette dégénérescence a été rencontrée par Mackenzie[1], Allan Burns[2], J.-H. Balfour[3], King[4]. Elle consiste dans une transformation de la glande lacrymale en une masse d'une teinte verte, semblable à du petit-lait ; elle n'est pas bornée à l'organe sécréteur des larmes ; non-seulement elle est parfois assez étendue pour remplir tout l'orbite dont elle chasse le globe ; mais dans tous les cas, elle coïncidait avec des altérations semblables développées dans l'épaisseur des os des parois de la base du crâne. On a même trouvé les muscles temporaux convertis en une matière semblable.

Cette affection s'est montrée chez de jeunes sujets ; elle tend continuellement à faire des progrès. Envahissant peu à peu les diverses parties de l'orbite, la tumeur chasse l'œil au dehors, comprime l'organe et le détruit même. Dans le cas rapporté par King, des aiguilles osseuses, partant des os du crâne, au niveau des points altérés, s'enfonçaient dans la masse morbide. Les tumeurs fort nombreuses grossissaient et se tuméfiaient alternativement. Voici un exposé succinct de ces quatre observations :

Obs. CXXXIX (*Mackenzie*). Une fille de huit ans est admise à l'infirmerie ophthalmique de Glascow. Il y a une saillie hors de l'orbite de l'œil gauche d'abord, plus tard de l'œil droit. La cornée gauche est mortifiée ; l'œil droit est œdémateux ; la vision de ce côté persiste. L'enfant succombe avec des accidents convulsifs, après avoir eu une hémorragie nasale. A l'autopsie, les os du crâne sont d'une teinte verdâtre par places ; au niveau de tous ces points, de petites tumeurs naissent de la dure-mère. Chaque orbite est occupé par une tumeur ovale, lobulée, ayant près de deux pouces et demi de long sur un pouce trois quarts d'épaisseur, adhérant fortement au périoste. Celui-ci une fois incisé, on enlève facilement avec les doigts les glandes lacrymales engorgées, et on les sépare de la conjonctive et des téguments. Les tumeurs, polies à l'extérieur, quoique lobulées,

---

[1] *Loc. cit.*, t. I, p. 122. — [2] *Surgical Anatomy of the Head and Neck*, p. 385. Glascow, 1824. — [3] *Edinburgh Medical and Surgical Journal*, vol. XLIII, p. 319. — [4] *Monthly Journal of Medical Science for August* 1853, p. 98.

offrent une légère teinte verte semblable à celle du petit-lait, et pas la moindre trace de bandes blanchâtres propres au squirrhe.

Obs. CXL (*Allan Burns*). L'altération que nous venons de décrire dans le fait précédent existe dans la glande lacrymale de chaque côté, dans la membrane des sinus et dans la dure-mère.

Obs. CXLI (*J.-H. Balfour*). Les globes oculaires sont chassés de l'orbite et détruits. On trouve, tant à la face interne qu'à la face externe du crâne, un grand nombre de tumeurs vertes, semblables à la matière en laquelle les glandes lacrymales sont converties.

Obs. CXLII (*King*). Une petite fille de six ans et demi présente des tumeurs semblables aux précédentes, aux deux tempes, à la voûte et à la région sourcilière de chaque orbite, à la partie supérieure du front et au vertex. Ces tumeurs augmentent de volume et s'affaissent alternativement. A l'autopsie, on constate que les muscles temporaux et tout le contenu des orbites, à l'exception des yeux, des muscles et du nerf optique, sont convertis en matière verte. Le périoste des fosses lacrymales semble avoir donné naissance aux tumeurs qui font saillie hors de l'orbite, et les glandes lacrymales paraissent transformées en une substance semblable à celle des tumeurs.

On voit, d'après les faits précédents, que la multiplicité constante de ces sortes de tumeurs, leur siége simultané à l'intérieur et à l'extérieur du crâne, doivent contre indiquer toute espèce d'opération destinée à enlever celle de la glande lacrymale.

ARTICLE III.

Squirrhe de la glande lacrymale.

On ne saurait mettre en doute que la glande lacrymale puisse être atteinte de la dégénérescence désignée sous le nom de *tissu squirrheux*. Si, en effet, dans quelques-unes des observations publiées, les caractères assignés à la production morbide sont trop peu précis pour qu'on puisse rien en inférer ; si les malades eux-mêmes n'ont pas été suivis pendant assez longtemps pour qu'on ait pu noter des récidives, caractère essentiellement important pour reconnaître les affections cancéreuses ; il n'en est plus de même dans le fait rapporté par Maslieurat-Lagémard[1], fait emprunté à la pratique du professeur J. Cloquet. L'observation de Lawrence[2] est aussi un exemple du même genre, parce que ce chirurgien a constaté la récidive au bout de treize ans ; les faits de Tood et de O'Beirne[3] s'y rapportent également.

On observe la maladie surtout à l'âge moyen ou avancé de la vie ; on a signalé, pour en expliquer le développement, un certain nombre de causes les unes plus hypothétiques que les autres ; les violences extérieures sur l'œil ou l'orbite ont été notées par quelques sujets.

Lorsque l'affection est accompagnée, au début, de phénomènes inflammatoires, il se manifeste de la douleur dans la région de la glande lacry-

---

[1] *Archives générales de médecine*, t. VII, p. 91 ; 5ᵉ série. — [2] *Treatise on the Diseases of the Eye*, p. 802. London, 1841. — [3] *Dublin Hospital's Report*, t. III, p. 419 et 426.

male, puis une tuméfaction, tantôt bornée à la glande, tantôt étendue jusqu'à la paupière. Il se développe bientôt une tumeur dure, rénitente, bosselée, accompagnée de douleurs lancinantes. Le globe, à mesure que la glande lacrymale augmente de volume, est comprimé peu à peu et déjeté en dedans, d'où le strabisme, du trouble dans la vision, notamment de la diplopie; dans d'autres cas, l'œil sort de l'orbite. La dégénérescence squirrheuse s'étend aux parties voisines; on a vu les os de l'orbite être détruits par absorption. D'après Middlemore, au milieu de tous ces désordres, le système lymphatique ne s'altère jamais consécutivement, et Maslieurat-Lagémard se demande, si ce n'est pas à cette circonstance qu'il faut attribuer la guérison radicale qui a suivi l'extirpation des glandes lacrymales squirrheuses. La tumeur prend quelquefois un volume considérable, sans que les parties molles voisines soient altérées; aussi la paupière supérieure peut être fortement distendue sans s'ulcérer. Les auteurs varient d'opinion sur l'état de la sécrétion lacrymale. Weller [1] dit que l'œil est très-sec, tandis que Tood, O'Beirne, Lawrence notent une sécrétion plus abondante de larmes, surtout par l'exposition au grand air, ou par toute autre irritation portée à la surface du globe. Chez la malade opérée par J. Cloquet, l'écoulement des larmes a diminué graduellement, et après l'extirpation de la glande, il a disparu complétement, *sans que l'humidité de l'œil ait été altérée* [2], circonstance que Maslieurat explique très-judicieusement, en faisant remarquer que la sécrétion lacrymale est remplacée par l'exhalation que fournit la conjonctive. Les larmes proprement dites, c'est-à-dire le liquide sécrété par la glande elle-même, sont moindres, et c'est surtout dans les émotions vives de l'âme qu'on trouve une différence marquée entre l'œil sain et celui du côté affecté.

Le diagnostic n'est pas toujours facile; d'après Tood, la glande est quelquefois affectée d'un simple engorgement de nature strumeuse; dans ces cas, on trouve des adénites multiples sur diverses régions du corps, et le sujet présente les attributs d'un tempérament strumeux. Il sera question plus loin (p. 213 et 215) des caractères qui appartiennent aux kystes de la glande lacrymale et au dacryops. On éprouve un embarras non moins grand, pour distinguer une dégénérescence squirrheuse d'une simple hypertrophie glandulaire; peut-être même que les faits de Tood et de O'Beirne, cités plus haut, ne sont que des hypertrophies de la glande. Ce qui caractérise en effet ces hypertrophies, c'est le volume considérable que présente parfois l'organe affecté, la lenteur de la marche de la maladie, l'état d'intégrité de la peau, la conservation de la santé générale du sujet. Le diagnostic avec le *chloroma* est plus aisé, puisque dans les diverses observations (voir p. 208) on a noté l'apparition de tumeurs multiples sur divers points du crâne; ce qui n'a pas été vu dans le squirrhe de la glande lacrymale.

Le seul traitement rationnel est l'extirpation de l'organe affecté. Nous exposerons plus loin le procédé opératoire à mettre en usage. (Voir, p. 219, *Extirpation de la glande lacrymale.*)

---

[1] *Loc. cit.*, t. 1, p. 175. — [2] Maslieurat-Lagémard, *loc. cit.*, p. 101.

Obs. CXLIII. *Cancer squirrheux de la glande lacrymale.* Une femme, âgée de trente ans, exerçant la profession de concierge, bien réglée, n'ayant jamais eu d'affection constitutionnelle antérieure, éprouve, au pourtour de l'œil droit, quelques élancements, sans larmoiement ni rougeur. Elle attribue ces symptômes à un coup de parapluie reçu, quelque temps auparavant, au niveau de l'angle externe de l'œil. Bientôt se montre, au niveau de la glande lacrymale, une petite tumeur qu'on sent sous la peau, et qui devient le point de départ d'élancements. La sécrétion des larmes n'est pas modifiée. Pendant six mois, la tumeur augmente graduellement de volume, sans qu'elle soit modifiée par divers traitements. La seule incommodité qu'elle déterminait alors tenait à la pression exercée sur la partie supérieure et externe du globe. Il en résultait de la diplopie, lorsque les objets étaient vus du côté droit. A cette époque, la tumeur, qui avait acquis le volume d'un gros pois, est enlevée. Peu de temps après, *elle reparait de nouveau et fait des progrès rapides.* Une seconde opération est pratiquée. Deux mois après, *la tumeur reparait,* ainsi que les douleurs lancinantes. La malade entre alors à l'hôpital des Cliniques. On constate, au côté externe et au-dessus du bord orbitaire de l'œil droit, une tumeur de la grosseur d'une petite aveline. Elle soulève un peu la paupière correspondante, et présente à son centre une petite cicatrice résultant des deux premières opérations ; elle est dure, un peu irrégulière, sans adhérence au rebord de l'orbite ni au globe, qui est un peu comprimé et poussé en dedans. Absence d'exophthalmos. La pression sur la tumeur n'est pas douloureuse et ne provoque pas d'hypersécrétion des larmes. L'œil droit est humide, pâle ; lorsque la patiente pleure, elle remarque qu'il s'écoule moins de larmes de ce côté que du gauche. Le 15 avril 1835, le professeur J. Cloquet pratique l'extirpation de cette tumeur ; au bout de trois semaines, la patiente quitte l'hôpital, bien guérie, l'œil conservé, la vision rétablie et n'ayant, à la place de la tumeur, qu'une cicatrice linéaire. Jusqu'à la fin de 1839, c'est-à-dire pendant près de cinq ans, la guérison s'est maintenue.

La tumeur enlevée présente les caractères suivants : la partie postérieure a la forme, les granulations et la structure de la glande lacrymale. La moitié antérieure est envahie par un tissu dur, bosselé, rénitent, fibreux, blanchâtre, extrêmement résistant et criant sous le scalpel lorsqu'on l'incise. Sa nature squirrheuse ne paraît pas un instant douteuse[1].

ARTICLE IV.

Cancer encéphaloïde de la glande lacrymale.

D'après Mackenzie, il n'en existe qu'un seul cas bien avéré, celui de Tortual jeune[2] qui extirpa la glande avec le globe de l'œil. Ce dernier avait été refoulé de près d'un pouce au delà de la circonférence de l'orbite, et le malade était en proie à la fièvre hectique. La tumeur était recouverte d'une enveloppe brune ressemblant à la matière cérébrale. Trois ans après l'opération, il survint, dans la fosse temporale, une tumeur molle et douloureuse ; la fièvre hectique se montra de nouveau, et six mois plus tard, le malade mourut.

<hr>

[1] *Archives générales de médecine,* t. VII, p. 91, 3ᵉ série. — [2] Von Ammon, *Klinische Darstellungen,* vol. II, p. 27. Berlin, 1838.

ARTICLE V.

Kystes de la glande lacrymale.

Ces kystes ont été décrits pour la première fois par J.-Ad. Schmidt[1], sous le nom de *glandula lacrymalis hydatoïdea*, Weller[2] les appelle *hydatides*, dénomination mauvaise, parce qu'elle donne une idée fausse de la nature de la maladie. Celle-ci est du reste fort rare ; Rognetta[3] n'en a jamais vu d'exemple ; Beer[4] n'en a rencontré que trois cas, et Desmarres[5], après avoir analysé les diverses observations publiées, conclut qu'elle n'a même jamais été vue ; que ce qu'on a pris pour un kyste de la glande lacrymale, est un kyste développé dans le tissu cellulaire périglandulaire. Sans aller aussi loin que ce dernier ophthalmologiste, nous sommes frappé de la gravité excessive attribuée à la maladie par J.-Ad. Schmidt ; en comparant les kystes de la glande lacrymale avec ceux de l'orbite (p. 154), on se demande pourquoi les premiers donnent lieu à des désordres généraux, tandis que les seconds n'entraînent que quelques troubles fonctionnels. En étudiant ces faits, on est porté à admettre qu'il s'agit d'une autre affection que d'un kyste simple de la glande, ou plutôt qu'il y a une coïncidence d'un de ces kystes avec une autre affection, et que les symptômes propres à cette dernière ont été mis sur le compte du kyste. Voici, en abrégé, le premier cas rapporté par Schmidt :

Obs. CXLIV. Un soldat âgé de vingt-six ans, robuste et replet, après avoir été atteint d'une fièvre continue, éprouve, pendant la convalescence de la maladie, une sensation obtuse de compression profonde dans l'œil. Au bout de trois semaines, cette sensation de compression augmente ; la douleur s'étend à la moitié correspondante de la tête. L'œil devient rouge, sec et saillant. Le malade a de temps en temps la sensation de spectres lumineux et une abolition momentanée de la vue. L'état s'aggrave ; l'hémicranie et la douleur dans l'œil se font sentir continuellement, l'œil devient tellement saillant, qu'il dépasse la racine du nez ; il n'est pas tuméfié, mais la vision y est abolie. L'appétit disparaît ; il y a de l'agitation. Le malade entre le 4 février 1801 à l'hôpital de Vienne. Schmidt constate, indépendamment des signes précédents, une contraction spasmodique du muscle grand oblique et une dureté à l'angle temporal de l'orbite. Il suppose qu'il existe dans cette cavité une tumeur stéatomateuse. Le 6, la douleur est toujours violente, l'œil n'est plus brillant, mais terne et semblable à l'œil d'un mourant. Le soir, *le malade succombe dans un état soporeux et d'insensibilité, après avoir rendu involontairement l'urine et les matières fécales.*

Les veines et les sinus cérébraux sont gorgés de sang. Les muscles de l'œil, le nerf optique et les autres nerfs de l'orbite sont tendus et allongés ; la veine ophthalmique est variqueuse. Une tumeur fluctuante venant de l'angle temporal de l'orbite est intimement unie à la glande lacrymale, plus petite que de coutume. Cette tumeur présente un pouce de diamètre à peu près en tous sens ; elle est formée de

---

[1] *Ueber die Krankheiten des Tränenorgans*, p. 63. Vienne, 1803. — [2] *Loc. cit.*, t. I, p. 183. — [3] *Loc. cit.*, p. 710. — [4] *Lehre von den Augenkrankh.*, vol. II, p. 597. Vienne, 1817. — [5] *Loc. cit.*, t. I, p. 269.

deux membranes séparées par un fluide interstitiel et renferme un liquide limpide. La plus externe de ces deux membranes ne peut être que difficilement séparée des acini disséminés de la glande qui sont situés sur la tumeur.

D'après Schmidt, le liquide renfermé dans la tumeur est une accumulation de larmes, et le kyste lui-même est, au début, une des loges celluleuses qui renferment et maintiennent unis les grains glandulaires. Suivant Weller, une des aréoles du tissu cellulaire unissant entre elles les diverses granulations, venant à être distendue en forme de vésicule par le liquide lacrymal qui s'y est épanché et décomposé, finit par se séparer du tissu cellulaire ambiant, de façon à former une poche indépendante. On ne peut s'empêcher de remarquer combien cette étiologie est hypothétique. Les auteurs du *Compendium de chirurgie*[1] font observer que, dans le fait précédent (Obs. CXLIV), il n'est nullement démontré que le kyste se soit développé dans une ou plusieurs granulations, plutôt que dans le tissu cellulaire placé à la partie supérieure et externe de l'orbite.

La maladie débute par une douleur obtuse dans le fond de l'orbite ; cette douleur est réveillée dans les efforts pour porter l'œil en dehors ; elle s'accroît, et donne lieu à une sensation de tension dans la cavité orbitaire et dans le côté correspondant de la tête. L'œil est poussé en avant et en dedans; le globe est sain, mais les mouvements en sont difficiles, et finissent même par devenir impossibles. Le malade accuse de la diplopie, lorsqu'il regarde les objets avec les deux yeux. A mesure que l'œil est poussé hors de l'orbite, la vision devient plus faible et se trouble. L'appétit et le sommeil se perdent ; il y a une hémicranie continuelle ; la vision se perd complétement, et l'œil, complétement chassé de l'orbite, vient reposer sur la joue. Les mouvements des paupières sont abolis, le voile supérieur est tendu fortement sur le globe. Avec le doigt porté sur l'angle temporal entre ce dernier et le bord externe de l'orbite, on sent quelque chose de dur et de résistant.

Quelquefois l'œil sorti de l'orbite s'enflamme (exophthalmie) ; alors il existe des douleurs non-seulement dans l'orbite même, mais encore dans le globe, qui suppure et s'atrophie. Après la fonte de l'œil, les douleurs persistent encore ; les glandes lymphatiques de la face s'engorgent. La désorganisation peut se communiquer aux os de l'orbite, et déterminer la mort, en s'étendant jusqu'au cerveau. Quelquefois les malades succombent bien avant avec des symptômes de coma.

L'indication à remplir dans cette affection, d'après Schmidt, est d'extirper le kyste de la glande lacrymale, avant que l'œil soit sorti de l'orbite ; mais comme, à cette période, le diagnostic est très-obscur, ce précepte est difficile à mettre en pratique. On peut se contenter de ponctionner la tumeur avec une lancette ou un bistouri caché, introduits sous la paupière supérieure et dirigés vers la glande lacrymale. Si la tumeur reparaît après la cicatrisation de la plaie, on revient à la ponction, que l'on peut faire suivre d'une *injection irritante*. Dans un cas rapporté par Schmidt, le kyste

[1] T. III, p. 185.

lui-même s'engagea dans la plaie, et Ruttorfer put le saisir avec des pinces, pour en faire l'extirpation.

Obs. CXLV. Une jeune femme de la campagne, s'étant exposée au froid, immédiatement après avoir sevré son enfant, éprouve une violente hémicrânie et de la douleur dans l'œil. Quelques jours après, cet organe se tuméfie et fait saillie hors de l'orbite. La malade va trouver Schmidt en mai 1802. L'œil enflammé présente alors le volume du poing d'un homme; la cornée est déjà détruite par la suppuration, et l'iris recouvert par une production verruqueuse. Il y a de l'hémicrânie, une sensation constante d'une pression douloureuse dans l'orbite, une dureté à l'angle temporal de l'orbite. La glande parotide du même côté est gonflée. Ruttorfer, dans le service duquel la malade est placée, passe un petit trocart aplati au-dessous de la paupière supérieure, dirige la pointe de l'instrument vers la fosse lacrymale. Il sort à l'instant, par la canule, plus d'une once d'un fluide très-clair. Pendant plusieurs jours, ce même fluide s'écoule par la plaie. Quelques heures après la ponction, l'hémicrânie s'amende brusquement et considérablement; la saillie de l'œil diminue progressivement. Au quatorzième jour, le kyste lui-même s'engage dans la plaie; Ruttorfer le saisit avec des pinces et l'attire au dehors. Le vingt-huitième jour, la malade quitte l'hôpital; l'œil était réduit à un petit moignon.

Denonvilliers et Gosselin [1] rejettent ce procédé opératoire, parce qu'il s'oppose à ce qu'on introduise de la charpie, par cette ouverture, pour faire suppurer le kyste. Ils donnent la préférence à l'extirpation du kyste; ou bien, dans le cas où ce dernier est trop volumineux, trop enfoncé dans l'orbite pour qu'on puisse exécuter l'extirpation, ils conseillent de faire une incision parallèle aux plis de la paupière et de remplir la poche de charpie pour la faire suppurer.

ARTICLE VI.

Tumeur lacrymale vraie, ou dacryops.

C'est une tumeur qui se développe à la partie supérieure et externe de la paupière supérieure, au voisinage de la portion palpébrale de la glande lacrymale, et qui est formée par une accumulation de larmes dans une poche bien circonscrite. Ce kyste communiquant avec l'un des canaux excréteurs de la glande, il en résulte que, au moment où le sujet pleure, les larmes affluant en excès dans la poche, la tumeur acquiert brusquement un plus grand volume.

Le mode de production de la tumeur a été envisagé de diverses manières. J.-Ad. Schmidt pense que l'extrémité d'un conduit excréteur de la glande s'ouvre dans le tissu cellulaire, sous la conjonctive oculaire; les larmes, passant dans les aréoles du tissu cellulaire sous-conjonctival, se forment une poche limitée de toutes parts, c'est-à-dire un kyste. Cette théorie n'est pas admissible, car il y a tout lieu de croire que si les larmes sortent d'un

---

[1] *Compendium de chirurgie*, t. III, p. 181.

des canaux excréteurs, elles s'infiltrent dans le tissu cellulaire voisin qui est lâche. L'opinion de Beer ne diffère de celle de Schmidt, qu'en ce que le premier pense qu'un de ces canaux excréteurs s'est rompu et que cette crevasse a permis le passage des larmes dans le tissu cellulaire environnant. Il est plus rationnel d'admettre, avec Benedict [1], qu'il n'y a, dans ces cas, qu'une simple dilatation d'un des canaux excréteurs de la glande. Quelques pathologistes assimilent cette tumeur à la grenouillette, sans réfléchir qu'ils reculent ainsi la difficulté, parce que la nature de la grenouillette est un sujet de contestation.

Le dacryops n'a été observé que sur des enfants par Schmidt et par Beer ; le dernier a signalé, dans un cas, l'influence d'une lésion extérieure.

On reconnaît, immédiatement derrière la paupière supérieure, du côté temporal de l'orbite, une tumeur circonscrite, très-élastique, tout à fait indolente. Si on soulève la paupière supérieure, et que, en même temps, on comprime la tumeur à l'extérieur, le cul-de-sac conjonctival est repoussé en bas et on sent la poche distendue, fluctuante, à travers la muqueuse oculaire. Lorsque la tumeur acquiert un grand volume, celui d'un œuf de pigeon par exemple, elle met obstacle aux mouvements du globe en haut et en dehors. En soulevant la paupière supérieure, et en la renversant un peu, l'œil passe derrière la tumeur et le sujet peut porter le globe vers la tempe. Enfin, comme caractère pathognomonique, on a signalé l'augmentation momentanée de volume de la tumeur, lorsque le malade pleure.

Traitement. Beer a proposé de passer un séton, dans la tumeur, à travers la paupière. Mackenzie fait remarquer, avec raison, que ce moyen, lorsqu'il ne réussit pas, est suivi d'une ouverture fistuleuse au dehors. Weller a probablement cherché à éviter ce résultat, en prescrivant de faire l'ouverture du kyste par la face conjonctivale. La paupière supérieure étant soulevée et écartée du globe ; la tumeur étant repoussée par un aide en bas et en avant ; avec un bistouri, on pratique une incision sur la conjonctive qui la recouvre, en pénétrant jusque sur le kyste que l'on dissèque. On fait passer à travers la tumeur un fil de soie qu'on laisse à demeure. Si la présence de ce séton ne développe pas une inflammation suffisante, on enduit le fil de caustiques. Si le kyste ne s'oblitère pas, on cherche à transformer les ouvertures du séton en fistules, en rendant les bords calleux. On établit ainsi des *fistules lacrymales vraies*, qui s'ouvrent dans la cavité conjonctivale. Il serait préférable de pratiquer l'extirpation de la tumeur, soit par la face conjonctivale, si la paupière peut être suffisamment renversée, soit à travers la peau elle-même.

ARTICLE VII.

Fistule lacrymale vraie.

On désigne, sous ce nom, un orifice anormal situé au niveau de l'extrémité temporale de la paupière supérieure, orifice d'où l'on voit s'échap-

[1] *Handbuch der praktischen Augenheilkunde*, vol. III, p. 165. Leipzig, 1824.

per, par intervalles, un liquide clair et limpide formé par des larmes.

La dénomination de *fistule lacrymale* suffit pour caractériser la maladie, attendu que les fistules du *sac lacrymal*, qu'on désigne de la même manière, ne sont pas des fistules *lacrymales :* c'est ce que nous démontrerons plus loin (voir Sect. V).

Les causes ressemblent à celles des fistules parotidiennes : c'est une blessure de glande lacrymale, ou de ses conduits excréteurs, un abcès de la paupière supérieure ou de la glande lacrymale ouvert au dehors. Une tentative d'extirpation du dacryops, l'emploi du séton dans cette dernière tumeur, sont parfois suivis d'une fistule de ce genre.

Diagnostic. Lorsque l'orifice est tellement petit, qu'on éprouve de la difficulté à le voir à l'œil nu, il faut exercer quelques tractions sur la peau de la paupière, pour en effacer les plis. On cherche à introduire une sonde d'Anel (fig. 4, p. 4) par la petite ouverture ; l'instrument se dirige du côté de la glande lacrymale, et on ne sent pas de portion d'os dénudé. Un autre moyen propre à déterminer l'espèce de fistule, consiste à provoquer artificiellement une hypersécrétion de la glande, ce qui a pour conséquence de faire écouler une plus notable quantité de liquide par l'orifice anormal.

Complications. La fistule lacrymale vraie est accompagnée quelquefois de la dilatation d'un conduit excréteur de la glande, c'est-à-dire d'un dacyops. Cette affection a été désignée par Schmidt sous le nom de *dacryops fistulosus*. Jarjavay [1] en a rapporté deux observations ; nous nous contentons de donner la première en abrégé, et de mentionner l'une des particularités de la seconde.

Obs. CLXVI. *Fistule lacrymale vraie et dacryops.* Un homme reçoit un coup de couteau-poignard sur la partie externe de la région palpébrale droite et de la joue correspondante. Les lèvres de la plaie suppurent pendant plusieurs mois et ne se cicatrisent que le sixième. A partir de cette époque, une tumeur se forme sur la partie externe de la paupière supérieure. On constate la présence d'une cicatrice étendue de la commissure externe des paupières jusqu'au-dessous de la pommette, à la hauteur de l'aile du nez. Au-dessus et en dehors de la commissure cicatricielle existe une tumeur oblongue, de la forme et de la grosseur d'une petite amande, molle, sans changement de couleur de la peau, présentant dans sa partie supérieure une dépression infundibuliforme, au fond de laquelle est un pertuis étroit, qui n'est visible que lorsqu'on a déplissé avec soin la peau très-mince de la région. Le repli cutané normal de la paupière supérieure le recouvre et le cache entièrement quand l'œil est à découvert. Le patient raconte que la tumeur augmente de volume lorsqu'il marche contre le vent ou qu'une irritation provoque la sécrétion des larmes. Il la vide, en la comprimant avec le doigt contre le rebord de l'orbite ; alors *un liquide aussi transparent que l'eau de roche* jaillit par un filet très-ténu. Un stylet d'argent ayant été introduit difficilement dans la fistule, la tumeur se gonfle de nouveau, et un léger suintement se fait par l'ouverture pathologique. La vision est nette ; la surface du globe est souvent le siége de picotements, de gêne dans les mouvements. Le matin, au réveil, la tumeur est plus volumineuse.

Dans le second cas observé par Jarjavay, la tumeur occupait également

[1] *Gazette des hôpitaux*, 1854, n° 124.

la partie externe de la paupière supérieure, mais elle se vidait par la compression du côté de la face conjonctivale et non pas, comme chez le malade précédent, du côté de la peau de la paupière.

Traitement. Pour obtenir la guérison de la fistule, on y pratique des injections irritantes au moyen de la seringue d'Anel (fig. 2, p. 5); ou bien, après l'avoir un peu dilatée par l'introduction d'une corde à boyau, on en cautérise le trajet avec une sonde d'Anel, dont l'extrémité est recouverte de nitrate d'argent fondu. Beer[1] a réussi, en introduisant rapidement, jusqu'au fond de la fistule, une aiguille à tricoter rougie au feu, et en la faisant tourner plusieurs fois sur son axe. Rognetta[2] a proposé, dans les fistules lacrymales vraies, siégeant à la surface de la peau de la paupière, d'ouvrir au liquide un libre passage du côté de la conjonctive, soit en enfonçant à travers l'ouverture fistuleuse externe une aiguille qu'on fait passer obliquement à la surface de l'œil, soit en perçant la petite tumeur aqueuse avec une lancette, par la face interne de la paupière. On convertit ainsi la fistule *borgne externe* en *borgne interne*.

CHAPITRE VI.

TROUBLES DE LA SÉCRÉTION DE LA GLANDE LACRYMALE.

La surface du globe est lubréfiée, non-seulement par le liquide que sécrète la glande lacrymale, mais encore, et surtout, par les fluides que sécrète la conjonctive. Ces divers produits réunis ensemble forment ce qu'on appelle vulgairement les *larmes*. Toutes les fois que celles-ci sont ou plus abondantes ou moins copieuses, il convient de rechercher laquelle des deux espèces de sécrétions est activée ou ralentie. C'est pour ne pas avoir tenu compte de cette considération, qu'on a souvent rapporté à la glande lacrymale des troubles qui doivent être mis sur le compte de la sécrétion conjonctivale.

1° XÉROME LACRYMAL OU XÉROPHTHALMIE.

Le nom de *xérome* ou de *xérophthalmie* s'applique à un état de sécheresse de l'œil. Mackenzie en distingue deux espèces : le *xérome lacrymal* dépendant de la suppression ou de la diminution de la sécrétion lacrymale ; le *xérome conjonctival* dû à la suppression de la sécrétion muqueuse. Il sera question de cette dernière quand nous ferons l'histoire des affections de la conjonctive. Rien ne prouve, selon nous, l'existence du xérome lacrymal ; les expériences sur les animaux, les observations d'extirpation de la glande lacrymale chez l'homme, dénotent qu'après cette ablation, l'œil reste humide. Magendie enleva les glandes lacrymales sur un assez grand nombre d'animaux ; la vision fut conservée, et l'œil ne subit aucune altéra-

---

[1] *Lehre von den Augenkrankh.*, vol. II, p. 186. Vienne, 1817. — [2] *Traité d'ophth.*, p. 127.

tion. Daviel[1] dit, qu'après l'ablation de la glande lacrymale faite plusieurs
fois par lui sur l'homme, pour des tumeurs de nature diverse, les malades
conservaient la faculté de pleurer. Maslieurat-Lagémard[2] a analysé avec
soin les phénomènes présentés par la malade à laquelle J. Cloquet pratiqua l'extirpation de la glande lacrymale (voir page 214). Quand, à la suite
de quelque contrariété, la patiente a besoin de pleurer, les paupières du
côté opéré se ferment, se gonflent et noircissent. Il y a des élancements
qui partent du point primitivement occupé par la glande, et s'irradient dans
les parties voisines. Ces élancements sont tellement violents que la malade
les compare à l'effet produit par des stylets rougis et enfoncés sous la peau.
Lorsqu'elle pleure, les larmes ne s'échappent qu'à gauche, tandis que du
côté opposé il n'en apparaît pas une goutte. La narine gauche devient plus
humide, la droite reste plus sèche. Ces phénomènes persistent jusqu'à ce
que l'envie de pleurer cesse; le sommeil dissipe les douleurs. Une céphalalgie plus ou moins intense, une prostration extrême, accompagnent ces
crises, qui se terminent par un coryza affectant une seule des narines. En
dehors de ces circonstances, l'œil droit est tout aussi bien conformé que le
gauche, *aussi poli, aussi humide ; la conjonctive, la caroncule et les points
lacrymaux ne diffèrent en rien de ceux du côté opposé ;* la patiente voit aussi
distinctement et sans plus de gêne qu'avant l'opération ; alors aussi elle ne
remarque pas plus de sécheresse dans la narine droite que dans la gauche.

2° EPIPHORA.

Cette dénomination s'applique à l'hypersécrétion des larmes ; l'épiphora
diffère du *larmoiement,* en ce que, dans ce dernier, la sécrétion lacrymale
n'est pas troublée, mais les larmes, rencontrant un obstacle à leur écoulement par les voies naturelles, fusent sur la joue. Cette distinction posée,
pour la première fois, par A. Schmidt[3], mérite d'être conservée dans la
pratique, parce qu'elle met sur la voie d'un traitement rationnel. Un sujet
se plaint de pleurer ; il faut rechercher si cela tient à un obstacle au cours
des larmes dans la narine, ou à une hypersécrétion du fluide lacrymal et
conjonctival. Dans le dernier cas, il se présente une difficulté : le liquide
surabondant provient-il de la glande lacrymale ou de la conjonctive ? Si on
examine attentivement les malades atteints d'*épiphora,* on trouve, presque
constamment, une lésion de la conjonctive oculo-palpébrale ou de la cornée.
Ainsi, dans certaines conjonctivites oculo-palpébrales, dans les kératites
phlycténulaires, dans d'autres espèces de kératites où le phénomène a été
surtout noté, si on renverse la paupière inférieure, on voit le liquide trans-
suder en abondance à la surface même de la conjonctive. Dans ces circonstances, l'exposition de l'œil au grand jour active notablement la sécrétion,
ce qui peut tenir à un phénomène d'action réflexe ; la lumière agissant sur
le cerveau par le nerf optique, et le cerveau réfléchissant l'impression sur

---

[1] *Journal analytique de médecine,* février 1829. — [2] *Archives générales de médecine,*
t. VII, p. 110 ; 3e série. — [3] *Loc. cit.,* p. 205.

les nerfs sensitifs ou organiques de la branche ophthalmique de la cinquième paire. Cependant, j'ai observé le même phénomène dans un cas où l'œil était complétement privé de la faculté de voir, par suite d'un ancien staphylome de l'iris. La lumière exercerait-elle donc une action directe sur la conjonctive ? Quoi qu'il en soit, il n'est nullement démontré pour nous que, dans ces circonstances, l'hypersécrétion du liquide étendu à la surface de l'œil provienne de la glande lacrymale seulement ; il est possible que l'irritation se transmette par la conjonctive elle-même jusqu'à la glande, par les canaux excréteurs de l'organe, mais il y a tout lieu de considérer la conjonctive comme la principale source de l'afflux surabondant des humeurs.

En dehors des circonstances que nous venons de mentionner, il se peut néanmoins qu'il y ait une sécrétion exagérée de la glande lacrymale. Tel paraît avoir été le cas d'un malade dont Paul Bernard [1] a rapporté l'observation. Ce sujet était affecté d'un larmoiement qui avait résisté à divers traitements, appliqués dans le but de combattre une coarctation supposée du canal nasal. Or, cette coarctation n'existait pas. Bernard pratiqua l'extirpation de la glande lacrymale, par le procédé d'Acrel. L'opéré guérit de son larmoiement, sans qu'il en résultât une sécheresse de la conjonctive.

3° ALTÉRATIONS DIVERSES DU FLUIDE LACRYMAL.

Weller [2] dit avoir trouvé aux larmes, dans un cas d'ictère intense, une teinte jaunâtre. Forestus [3], Havers [4], Rosas [5], ont mentionné divers cas de *larmes sanglantes* ou d'hémorrhagies de la glande lacrymale. Rien ne prouve que le sang ne fût pas fourni par la conjonctive plutôt que par cette glande. Peut-être convient-il de faire exception pour le fait suivant, dû à Hasner [6] :

Obs. CXLVII. *Larmes sanglantes*. Chez une jeune fille de treize ans, qui présentait, depuis six mois environ, ce singulier phénomène, l'écoulement venait des *glandes lacrymales*, et se produisait habituellement dans l'après-midi, plus souvent à droite qu'à gauche, quelquefois des deux côtés à la fois ; survenant brusquement et s'arrêtant, après avoir duré quelques secondes. Le sang qui s'écoulait se coagulait promptement et ne contenait que des globules rouges, qui s'altéraient rapidement. A part une anémie légère, cette jeune fille ne présentait, d'ailleurs, aucun symptôme morbide : elle n'était pas encore réglée.

Extirpation de la glande lacrymale.

Les détails dans lesquels nous sommes entrés précédemment, en décrivant le manuel opératoire pour l'extirpation des tumeurs de l'orbite (p. 146), suffisent pour l'extirpation de la glande lacrymale. Rappelons succinctement les principaux procédés :

A. **Procédé d'Acrel**. On divise toute l'épaisseur de la paupière, dans le

[1] *Annales d'oculistique*, t. X, p. 193. — [2] *Loc. cit.*, t. I, p. 178. — [3] *Observationes et curationes medicinales*, lib. XI, obs. XIII. Francfarti. 1634. — [4] *Philosophical Transactions*, n° 208. — [5] *Handbuch der Augenheilkunde*, vol. II, p. 347. Wien, 1830. — [6] *Wiener medicinische Wochenschrift*, 1859, n° 44.

sens naturel de sa courbure, près de la racine du voile et sur le point correspondant à la partie la plus saillante du mal. Un aide écarte les lèvres de la plaie. Avec un bistouri étroit, dirigé par l'indicateur de l'une des mains, le chirurgien isole la tumeur ; il la saisit avec une érigne, en sépare la face interne de l'œil, soit avec le doigt, soit par dissection avec l'instrument tranchant, et cherche à la ramener de son sommet vers la base.

B. **Procédé de Velpeau.** On incise la commissure externe vers la tempe ; de cette façon, on peut renverser les paupières et mettre facilement à découvert les deux tiers externes de la circonférence de l'orbite. Le chirurgien sépare alors la tumeur, qu'il veut enlever, de la cavité osseuse qui la renferme, en divisant le tissu cellulaire de sa face externe, la dissèque jusqu'à la plus grande profondeur, l'isole avec précaution de toutes les parties voisines et l'attire au dehors avec le doigt ou une érigne. Pour rendre l'opération plus facile, on peut circonscrire la tumeur, par une incision en demilune, du côté de la cornée.

C. **Procédé de Ch. Halpin.** Après avoir rasé le sourcil, on tire fortement la paupière en bas, jusqu'à ce que la moitié du sourcil soit descendue au-dessous du bord de l'arcade sourcilière. La peau est maintenue dans cette situation par un aide. On pratique une incision semi-lunaire, à convexité tournée en haut, sur la circonférence de l'orbite. Cette incision commence immédiatement au-dessus du tendon de l'orbiculaire et se termine, en suivant le contour de l'orbite, à 12 millimètres au-dessus de la commissure externe des paupières. De cette façon, on divise le sourcil dans toute sa longueur, en laissant du côté du front environ la moitié de sa hauteur. On renverse le lambeau en bas, en le disséquant ; on se ménage ainsi tout l'espace nécessaire pour séparer la glande lacrymale et l'enlever. Après cette ablation, on rapproche la plaie par quatre points de suture.

Il faut craindre, lorsqu'on exécute ce procédé, et qu'on n'obtient pas une réunion par première intention, que le défaut de parallélisme entre la plaie profonde et la plaie des téguments soit un obstacle à l'issue du pus. Ce liquide peut fuser dans la cavité de l'orbite et produire des désordres graves. Pour ces motifs, le procédé Halpin nous semble moins avantageux que les autres.

D. **Procédé de Textor.** On fait une incision de 5 centimètres, dirigée obliquement en bas et en dehors, longeant la moitié externe du rebord orbitaire, entre le sourcil et la paupière supérieure. On pénètre dans l'espace cellulaire compris entre le périoste et la membrane qui entoure la glande. Celle-ci est mise à nu, saisie avec un crochet et séparée des parties voisines.

E. **Procédé de Travers.** Ce chirurgien conseille d'inciser par-dessous la paupière supérieure, toutes les fois que cela est possible. On a dit, avec raison, que l'étroitesse de l'ouverture naturelle des paupières et la difficulté d'arrêter une hémorrhagie consécutive à l'ablation de la glande s'opposent à ce que ce procédé soit mis en usage.

SECTION IV.

MALADIES DES POINTS ET DES CONDUITS LACRYMAUX.

CONSIDÉRATIONS ANATOMIQUES.

Les **POINTS LACRYMAUX** (2, 2, fig. 19 et 2, 2, fig. 18, p. 197) sont des orifices circulaires placés sur le bord libre de chaque paupière, au niveau du repli semi-lunaire de la conjonctive. On les désigne, d'après leur situation, en supérieur et inférieur. Chacun d'eux est supporté par un petit tubercule, dit *lacrymal*, de forme pyramidale et triangulaire. Le supérieur est situé un peu plus en dedans que l'inférieur, de façon qu'au moment où les paupières se rapprochent l'une de l'autre, dans l'action de cligner, par exemple, les deux points lacrymaux sont pla-

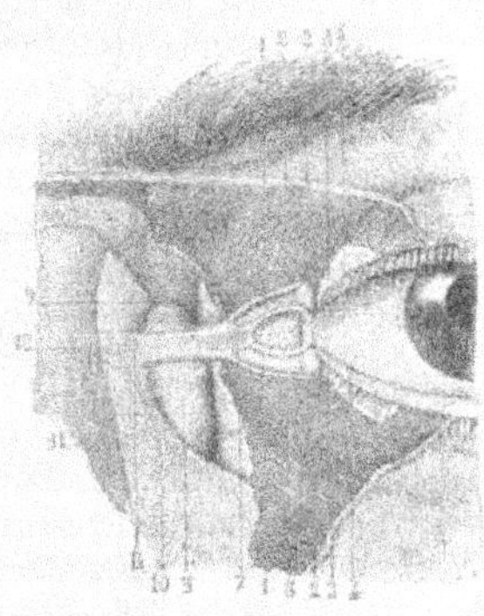

Fig. 19.

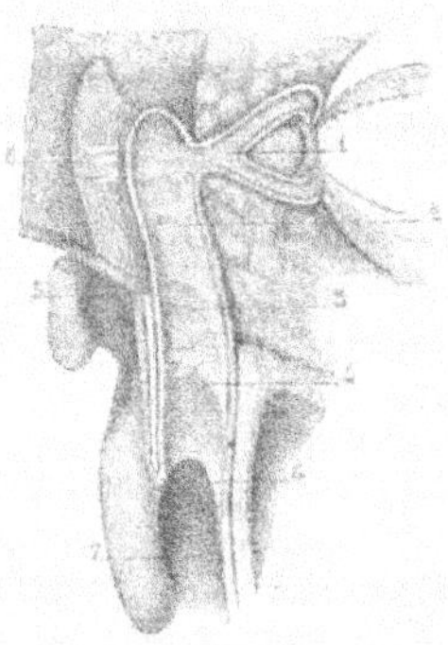

Fig. 20.

Les figures 19 et 20 sont empruntées au *Traité d'anatomie descriptive* de Sappey. La figure 19 montre les points et les conduits lacrymaux, le sac lacrymal et le commencement du canal nasal. 1, 1 sont les conduits lacrymaux ; 2, 2, les points lacrymaux et les ampoules d'origine des conduits ; 3, 3, les cartilages tarses dénudés à leur partie interne pour laisser voir les rapports des points lacrymaux avec ces cartilages ; 4, 4, le bord libre des paupières avec les cils et les orifices des follicules de Méibomius ; 5, 9, le sac lacrymal ; 6, le tendon de l'orbiculaire se bifurquant en 7 et envoyant des expansions 8, 8 autour de chaque conduit lacrymal ; 10 est l'apophyse montante du maxillaire supérieur ; 12, l'os propre du nez et 11 l'orifice antérieur de la narine.

La figure 20 représente les conduits lacrymaux, le sac lacrymal et le canal nasal ouverts par la partie antérieure. 1, conduits lacrymaux ; 2, parois du sac avec les valvules ; 3, 4, canal nasal avec valvules ; 5, méat moyen ; 6, orifice inférieur du canal nasal ; 7, cornet et méat inférieurs ; 8, tendon de l'orbiculaire.

cés l'un à côté de l'autre, disposition qui favorise l'absorption des larmes par ces orifices. Ils ont environ un quart de millimètre de diamètre ; l'inférieur a généralement des dimensions un peu plus fortes, circonstance qui plaide en faveur du cathétérisme et des injections pratiquées par lui. Le point lacrymal supérieur regarde en bas, en arrière et en dehors ; l'inférieur, en haut, en arrière et en dedans. De là, nécessité de renverser un peu le bord libre de la paupière, pour exécuter le cathétérisme des conduits lacrymaux. Ces orifices sont d'ailleurs extensibles et élastiques, c'est-à-dire qu'on les dilate facilement, et qu'ils reviennent sur eux-mêmes dès qu'on retire les corps dilatants qu'on y a introduits.

Les CONDUITS LACRYMAUX (1, 1, fig. 19) succèdent aux points du même nom et se terminent dans le sac lacrymal (5). Ils sont situés dans l'épaisseur de la paupière et recouverts par le muscle orbiculaire. Ils se dirigent d'abord presque perpendiculairement, le supérieur en haut, l'inférieur en bas (2, 2), dans un trajet de 2 millimètres environ, après quoi ils se replient l'un et l'autre en dedans, vers le sac lacrymal, parallèlement au bord libre des paupières (1, 1). Lorsque ces dernières sont écartées, le conduit lacrymal supérieur, après l'endroit de sa courbure, est oblique de haut en bas et de dehors en dedans ; l'inférieur se dirige un peu obliquement en haut et en dedans. Quand les paupières sont fermées, les conduits lacrymaux ont une direction qui se rapproche de la transversale. Tantôt les deux conduits se réunissent en un seul canal (1, fig. 20), tantôt ils restent distincts l'un de l'autre dans tout leur trajet. Ils s'ouvrent dans le sac lacrymal, à l'union du tiers supérieur avec le tiers moyen de ce réservoir. Au niveau de ces orifices, on trouve quelquefois un léger repli de la muqueuse, en forme de valvule, qui a été signalé par Huschke [1] et Béraud [2]. D'après ce dernier, cette valvule ne manque qu'une fois sur dix ; elle est parfois circulaire et semblable à un diaphragme percé au centre ; dans ce dernier cas, elle embrasse l'ouverture commune des conduits lacrymaux.

La longueur de chaque conduit lacrymal est de 6 à 8 millimètres ; la largeur, d'un 1/2 à 1 millimètre.

Les points lacrymaux sont entourés d'un anneau de tissu cellulaire très-dense ; les conduits lacrymaux se composent de deux tuniques étroitement unies. L'interne, ou muqueuse, se continue, d'une part, avec la conjonctive, par les points lacrymaux ; de l'autre, avec la muqueuse du sac. L'externe, de nature fibreuse, est formée par une expansion des deux branches de bifurcation du tendon de l'orbiculaire (6, 7, 8, fig. 19) qui entourent les conduits lacrymaux, et leur forment une gaine complète s'insérant aux cartilages tarses. Il est important de noter que cette gaine fibreuse donne insertion : en avant, aux fibres intra-palpébrales de l'orbiculaire ; en arrière, à un faisceau qui dépend de l'orbiculaire, et que l'on connaît sous le nom de muscle de Horner, ainsi qu'au tendon réfléchi du muscle orbiculaire. Les rapports qui existent entre les conduits lacrymaux et les divers faisceaux musculaires que nous venons d'indiquer expliquent comment la contraction de ces fibres, en dilatant les conduits et les points lacrymaux, favorisent l'absorption des larmes.

[1] *Encyclop. anatom.*, t. V, p. 594. — [2] *Arch. génér. de médecine*, t. II, p. 70 et s.; 5ᵉ série.

CHAPITRE I.

ANOMALIES CONGÉNITALES ET ACQUISES DES POINTS
ET DES CONDUITS LACRYMAUX.

—

ARTICLE I.
Vices de conformation.

Les points lacrymaux sont quelquefois obstrués par une mince membrane qui les recouvre et qu'on détruit facilement en les perforant. Morgagni a observé ce vice de conformation aux quatre paupières simultanément ; Anel, Carron, Jurine, Otto, Travers, à un seul ou à deux de ces voiles. Ces observateurs ont noté, dans quelques cas de ce genre, l'absence simultanée des conduits lacrymaux et du canal nasal. Cornaz [1] rapporte que, chez une femme qui s'est présentée à la policlinique de Rau, tandis que les deux mamelons lacrymaux de l'œil gauche et le supérieur du droit n'offrent rien d'anormal, le mamelon inférieur de ce dernier est pourvu de *deux* points lacrymaux bien distincts, suffisamment séparés l'un de l'autre, et qui paraissent fonctionner tous les deux. Cornaz pense que deux conduits lacrymaux doivent correspondre à cette anomalie, ce qui, pour nous, est à démontrer. Plusieurs observateurs ont constaté l'oblitération des conduits lacrymaux, alors que les points lacrymaux existent.

Si l'*atrésie* des points et des conduits lacrymaux est rare, il n'en est plus de même de l'étroitesse de ces organes. Chez quelques sujets, ce rétrécissement est tel, qu'on n'arrive à introduire dans les points lacrymaux ni une sonde d'Anel (fig. 1, p. 4), ni une canule de ce nom (fig. 2, B, C, p. 5). On rencontre même parfois des difficultés pour y faire pénétrer la pointe d'une épingle. Il résulte de cette disposition, que les larmes et les mucosités conjonctivales sont plus difficilement absorbées par les mamelons lacrymaux, et qu'il y a du larmoiement. J'ai observé cette particularité sur plusieurs sujets, qui, se plaignant précisément de pleurer, n'offraient du côté de la conjonctive aucune lésion ; chez eux, les points lacrymaux n'étaient pas déviés ; les conduits lacrymaux et le canal nasal demeuraient perméables. Seulement le cathétérisme des points et des conduits était très-difficile, parfois même impossible. Lorsqu'on était assez heureux pour pénétrer dans l'un des conduits avec une canule d'Anel, et de faire une injection par le canal lacrymo-nasal, le larmoiement cessait pour quelques jours,

---

[1] *Des abnormités congéniales des yeux et de leurs annexes*, p. 26. Lausanne. 1848.

mais il ne tardait pas à reparaître. Parmi les faits de ce genre qui se sont présentés à moi, je citerai le suivant :

Obs. CXLVIII. *Larmoiement des deux côtés, sans autre cause appréciable qu'un rétrécissement congénital des points lacrymaux.* La dame P***, vingt-six ans, piqueuse de bottines, se présente à ma clinique le 18 octobre 1861. Elle nous dit qu'elle a presque toujours pleuré des deux yeux ; que ces derniers n'ont jamais été rouges ; que les paupières n'ont jamais été collées le matin. Actuellement, il y a un larmoiement continuel, qui devient plus prononcé quand la patiente travaille ou qu'elle s'expose au grand air. Il n'existe pas de blépharite ciliaire ; la conjonctive palpébrale offre une injection insignifiante. Il n'y a pas d'ectropion. Les points lacrymaux sont dirigés vers le lac lacrymal. Il n'y a ni boursouflement, ni rougeur de la caroncule. *On éprouve de la difficulté à faire pénétrer une canule d'Anel dans le point lacrymal inférieur; pour y arriver, on est obligé de déployer une certaine force.* Une injection d'eau, poussée par ce point lacrymal, passe parfaitement par le nez et par la gorge, du côté droit aussi bien que du gauche. On ne fait pas refluer le plus petit filament de mucus du sac lacrymal par les points lacrymaux.

Dès le jour même où l'injection est faite, le larmoiement devient moins abondant. Une nouvelle injection ayant été pratiquée le surlendemain, le liquide passe aussi bien par le nez et par la gorge que l'avant-veille. A partir de ce moment, le larmoiement cesse, mais il ne tarde pas à revenir.

Wharton Jones [1] conseille, pour combattre le resserrement des points lacrymaux, de les dilater avec des épingles ordinaires, de plus en plus fortes, émoussées et polies sur la pierre. Ces manœuvres doivent être continuées, jusqu'à ce que les points soient suffisamment dilatés pour laisser passer une sonde d'Anel. J'ai tenté plusieurs fois ce mode de dilatation, et je m'en suis généralement mal trouvé ; le plus souvent, l'épingle n'est pas assez fine pour passer ; d'autres fois, on fait saigner la muqueuse. Je préfère donc me servir de ces fils métalliques très-fins qui servent à déboucher la canule d'Anel ; on peut en avoir de diamètres croissants ; on les laisse à demeure dans le conduit, de façon à obtenir une dilatation permanente. Dès que cette dilatation est arrivée à un degré suffisant pour permettre l'introduction d'une des branches de ciseaux fins et droits à iridectomie, on fend le point lacrymal et la portion attenante du conduit, du côté de la face conjonctivale. Cette plaie ayant de la tendance à se cicatriser promptement, pour prévenir ce résultat, on en touche les lèvres avec le bout d'un stylet d'Anel trempé dans une solution concentrée d'azotate d'argent.

ARTICLE II.

Obstruction des points et des conduits lacrymaux.

Cette obstruction peut être le résultat d'un vice de conformation, ainsi que nous l'avons dit dans l'article précédent, ou bien elle est accidentelle,

---

[1] *Traité pratique des mal. des yeux,* trad. de l'anglais sur la 3e édition, avec ad. et notes par Foucher, p. 675. Paris, 1862.

c'est-à-dire la conséquence de quelque lésion traumatique, d'une brûlure, d'une ulcération. L'inflammation de la muqueuse qui tapisse les conduits lacrymaux amène le plus souvent une simple diminution dans le calibre du conduit, et rarement l'oblitération. Je me suis convaincu de ce fait sur plusieurs sujets qui, atteints d'un catarrhe du sac, ont été traités par les injections de teinture d'iode ; chez quelques-uns, le conduit lacrymal inférieur, après la guérison de l'affection du sac, paraît oblitéré ; au moins est-il impossible d'y introduire un stylet d'Anel. Une injection d'eau étant pratiquée par le point lacrymal inférieur, avec mon appareil à pompe (fig. 3, p. 6), quelques gouttes d'eau passent constamment par la narine correspondante. Les malades guérissent, du reste, sans larmoiement, ce qui démontre qu'il suffit quelquefois d'un conduit lacrymal réduit à des dimensions capillaires pour que les larmes arrivent dans le sac.

Ces faits ont encore une autre conséquence, c'est que, pour juger si un conduit lacrymal est oblitéré, il ne faut pas se contenter de l'explorer avec le stylet d'Anel, même le plus fin ; en introduisant une canule d'Anel dans le point lacrymal, à supposer, bien entendu, que ce point soit perméable, et en faisant passer à travers les voies lacrymales un courant d'eau tiède poussé avec force, on s'assure, au contraire, si le conduit a conservé un certain degré de perméabilité ; puisque, dans ce cas, il arrive toujours quelques gouttes d'eau dans la narine correspondante.

Variétés. Tantôt les points lacrymaux sont oblitérés, alors que les conduits conservent leur calibre ; tantôt les conduits lacrymaux sont rétrécis ou oblitérés dans l'étendue de moins de 2 millimètres, à partir du point lacrymal ; ou bien encore le conduit lacrymal est rétréci ou oblitéré près de son embouchure dans le sac lacrymal ; enfin, les conduits lacrymaux peuvent être oblitérés dans toute leur étendue.

Traitement. Il est subordonné à l'étendue de l'oblitération des conduits lacrymaux.

1° *Les conduits lacrymaux sont rétrécis ou oblitérés dans l'étendue de moins de deux millimètres, à partir du point lacrymal.* On a conseillé, dans ce cas, de chercher à forcer l'obstacle sans violence, en franchissant le rétrécissement ou l'oblitération avec une sonde d'Anel introduite par le point lacrymal et poussée jusque dans le sac. Pour maintenir la nouvelle voie, on répète chaque jour l'introduction de la sonde. Ce principe est séduisant en théorie ; difficile en pratique. De deux choses l'une : ou il n'existe qu'un simple rétrécissement, et alors il est préférable d'obtenir une dilatation graduelle, au moyen de fils métalliques, d'un diamètre de plus en plus gros, introduits dans le conduit et maintenus à demeure ; ou bien il y a une véritable oblitération, et alors la sonde d'Anel est insuffisante pour franchir cette portion. Mieux vaut, dans ce dernier cas, pour rétablir la voie d'écoulement des larmes, avoir recours à l'un des procédés suivants :

Procédé de Jüngken[1]. La paupière est attirée en dehors et écartée du

---

[1] *Die Lehre von den Augenkrankheiten*, p. 628. Berlin, 1852.

globe; avec des ciseaux fins, on enlève toute la petite portion du bord libre de la paupière qui renferme la portion oblitérée du conduit lacrymal. Pour conserver la nouvelle ouverture du conduit, on y introduit d'abord une soie de cochon, puis une bougie en corde à boyau ; plus tard, un morceau de mince fil de plomb, qu'on laisse en place jusqu'à complète cicatrisation de la plaie. On crée de cette manière un nouveau point lacrymal plus rapproché de la commissure interne des paupières. Ce procédé est aussi applicable aux cas où il existe une oblitération du point lacrymal, avec conservation de calibre du conduit.

Procédé de Bowman[1]. Le conduit lacrymal est incisé tout contre l'obstruction, du côté du sac, et transversalement ; on fend ensuite la paroi conjonctivale du conduit sur une sonde introduite par la plaie. Il arrive parfois qu'après avoir incisé tranversalement le conduit, on ne peut en trouver l'orifice. Bowman conseille alors d'ouvrir le sac lacrymal au-dessous du tendon de l'orbiculaire ; d'introduire une sonde dans le sac, et de la porter dans le conduit lacrymal jusqu'au niveau de l'obstruction : après quoi, on fend la paroi conjonctivale sur la sonde jusque près de la caroncule.

2° *Le conduit lacrymal peut être rétréci ou oblitéré près de son embouchure dans le sac lacrymal.* Pour les cas de ce genre, Bowman[2] a imaginé un instrument formé d'une petite lame à deux tranchants comme une lancette, que l'on fait sortir ou rentrer à volonté dans une canule fine, au moyen d'un ressort. Le mécanisme de cet instrument est analogue à celui de la *serretelle*. On fend d'abord le conduit lacrymal du côté de la conjonctive ; puis on introduit la lancette, cachée dans sa canule, jusqu'au niveau de la coarctation ; on fait saillir le tranchant, en pressant sur le ressort, pour inciser la paroi membraneuse du sac.

3° *Les conduits lacrymaux sont oblitérés dans toute leur étendue.* On a conseillé, dans ce cas, deux opérations : l'une consiste à rétablir les points et les conduits lacrymaux ; l'autre a pour but de créer une route artificielle pour conduire les larmes à travers le canal lacrymo-nasal.

Rétablissement des conduits et des points lacrymaux. Procédé d'Alexandre Monro. On ouvre le sac lacrymal à la partie antérieure ; on perce ensuite, avec une petite aiguille ronde, courbe et garnie d'un fil ciré, une des saillies des paupières où se trouve, dans l'état normal, le point lacrymal, et on la fait pénétrer dans le sac, en suivant la direction présumée du conduit à rétablir. L'aiguille est retirée par l'ouverture faite au sac, et le fil ciré laissé en place en manière de séton. La même opération est répétée sur l'autre paupière. On se propose, en agissant ainsi, de créer des trajets fistuleux s'ouvrant, d'une part à la surface de la conjonctive, de l'autre dans l'intérieur du sac. « Cette opération, dit Boyer[3], dont l'exécution est très-difficile et fort douloureuse, paraît très-propre, au premier coup d'œil, à remplir l'objet qu'on se propose en la pratiquant ; mais pour peu qu'on y réfléchisse, on verra qu'elle ne peut avoir aucun succès. En

---

[1] *Medico-chirurgical Transactions*, vol. XXXIV, p. 343 — [2] *Annales d'oculistique*, t. XXXIV, p. 141. — [3] *Traité des maladies chirurgicales*, t. IV, p. 400 ; 5° édit. Paris, 1847.

effet, la nature, dont les efforts tendent toujours à réunir les parties divisées, lorsque rien ne s'y oppose, ne tarde pas à fermer les conduits artificiels dès qu'on a retiré le séton. D'ailleurs, en supposant que ces conduits restent ouverts, comme ils sont dépourvus de l'organisation et de la force vitale dont sont doués les points et les conduits lacrymaux naturels, ils ne sont point propres à absorber les larmes, et ce liquide ne continue pas moins à couler sur la joue. »

Route artificielle créée aux larmes. Procédé d'Antoine Petit. Une incision, longue de six à huit millimètres, est pratiquée au sac lacrymal entre la paupière inférieure et le globe de l'œil, au côté externe de la caroncule lacrymale. On maintient cette incision ouverte au moyen d'une bougie, jusqu'à ce que les bords soient devenus calleux. Ce procédé ne donne pas un résultat plus satisfaisant que celui de Monro, parce que, le corps étranger une fois retiré de la plaie, celle-ci se ferme ; et en admettant même que la solution de continuité persiste, les larmes trouvent moins de facilité à y pénétrer qu'à franchir le bord de la paupière pour s'écouler sur la joue. Pour arriver plus facilement dans le sac, Guérin[1] propose d'y introduire au préalable une sonde par le canal nasal, suivant le procédé de Laforest.

Rognetta[2] a conseillé de pratiquer une brèche au sac lacrymal, en arrière de la caroncule, et d'y laisser en permanence une canule de Dupuytren. Dans tous les cas, on ne voit pas ce que le patient aurait à gagner, en pareille circonstance, de l'*oblitération du sac* préconisée par quelques chirurgiens. L'*extirpation de la glande lacrymale*, faite dans le but de remédier au larmoiement qui résulte de l'oblitération complète des conduits lacrymaux, nous semble également devoir être rejetée.

La thérapeutique est donc pauvre contre les cas de ce genre. Il faut se borner à prescrire aux malades d'éviter les causes qui augmentent la sécrétion lacrymale et conjonctivale. On conseille l'usage de lunettes à verres fumés pour travailler, et de lunettes à coquilles grillagées pour marcher au grand air.

ARTICLE III.

Dilatation des points et des conduits lacrymaux.

La dilatation des *points lacrymaux* est facile à reconnaître à la simple vue ; non-seulement alors, les instruments qui servent au cathétérisme y entrent beaucoup plus aisément que d'habitude ; mais, en général, aussi ces orifices ne se resserrent pas au contact de l'instrument, comme cela arrive dans l'état normal.

On attribue cette dilatation à des ophthalmies, à la paralysie de l'orbiculaire des paupières ; plus souvent encore, elle reconnaît pour cause le relâchement général des tissus qui survient à l'âge de la décrépitude. Elle succède encore, dit-on, à l'introduction trop souvent répétée du stylet ou de la seringue d'Anel ; ce qui est assez rare, d'après ce que j'ai observé

---

[1] *Traité sur les maladies des yeux*, p. 95. Lyon, 1769. — [2] *Loc. cit.*, p. 711.

sur les nombreux malades atteints de tumeur du sac que j'ai traités par les injections. On comprend mieux qu'elle soit produite par la présence trop prolongée d'un séton dans les conduits lacrymaux, méthode de traitement autrefois en usage.

Pour remédier à cette incommodité, on fait usage de collyres astringents instillés derrière les paupières plusieurs fois par jour; de frictions spiritueuses sur les paupières avec des liqueurs stimulantes; de douches froides sur la région orbitaire. Stœber[1] conseille les révulsifs appliqués à l'apophyse mastoïde; mais on ne voit pas l'utilité à retirer de ce moyen.

La dilatation des *conduits lacrymaux* est rare : Morgagni[2] en cite un exemple : sur une femme, chez laquelle presque tous les cils de l'œil gauche étaient tombés, l'un des points lacrymaux et le petit conduit qui en part, ainsi que tout le reste du canal jusqu'à l'intérieur du nez, non-seulement étaient bouchés, mais encore avaient dégénéré, par l'adhérence de leurs parois, en un ligament solide, *tandis que l'autre point lacrymal et son petit conduit étaient ouverts et leur cavité plus large du double qu'à l'ordinaire*, ce que l'anatomo-pathologiste italien attribue à ce que les larmes trouvaient plus loin un obstacle.

ARTICLE IV.

Renversement en dehors des points lacrymaux.

Nous avons vu précédemment (p. 222) que le point lacrymal supérieur regarde en bas, en arrière et en dehors; que l'inférieur est tourné en haut, en arrière et en dedans. Cette situation est nécessaire pour le passage des larmes à travers les voies d'excrétion de ce liquide. Les larmes, continuellement sécrétées par la glande lacrymale, sont versées à la surface de la conjonctive; en raison des lois de la pesanteur, elles gagnent la partie déclive et tendent à s'accumuler dans le cul-de-sac inférieur de cette membrane. Chez les sujets atteints d'une hémiplégie faciale, la paupière inférieure restant dans une immobilité continue, elles forment un petit ruisseau qui s'écoule sur la joue, dès que le niveau du liquide a dépassé le bord libre de la paupière. Dans l'état normal, cet écoulement est prévenu par le mouvement de clignement, que nous exécutons à chaque instant, et d'une manière involontaire. Ce mouvement rapproche brusquement les paupières l'une de l'autre, les applique intimement contre le globe, et chasse tout le liquide accumulé dans le cul-de-sac conjonctival inférieur, vers le grand angle de l'orbite, où reste un espace désigné sous le nom de *lac* lacrymal. Or, les points lacrymaux sont précisément tournés vers ce lac ; ces orifices plongent en quelque sorte dans le liquide qui s'y accumule, et les larmes trouvent ainsi une grande facilité à entrer dans les conduits lacrymaux pour passer ultérieurement dans le sac lacrymal et le canal nasal. Ajoutons que, d'après quelques physiologistes, la contraction du muscle orbiculaire

---

[1] *Manuel pratique d'ophthalmologie*, p. 28. Paris, 1834. — [2] *Recherches anat. sur le siége et les causes des maladies*, t. II, p. 298 ; trad. citée.

favorise encore cette entrée des larmes par un autre mécanisme ; quelques-uns des faisceaux musculaires, notamment celui qui est connu sous le nom de *muscle de Horner*, et qui est couché sur la face postérieure des conduits lacrymaux, au moment de leur contraction, dilatent les points et les conduits lacrymaux, ce qui produit une espèce de vide dans lequel les larmes se précipitent.

Il résulte des considérations précédentes que, toutes les fois que, par une cause quelconque, les points lacrymaux sont déviés de leur situation normale, et alors même que le muscle orbiculaire a conservé toute son énergie contractile, les larmes cessent d'être reprises par ces orifices, d'où un larmoiement continu. A plus forte raison, le même phénomène a-t-il lieu lorsque, l'orbiculaire étant paralysé, le mouvement de clignement est aboli ou incomplet.

Les causes de la déviation des points lacrymaux sont toutes celles qui changent la situation du bord libre de la paupière. Chez les sujets atteints de blépharite glandulo-ciliaire, il existe parfois un léger boursouflement de la conjonctive palpébrale qui a pour effet de porter les points lacrymaux, notamment l'inférieur, un peu en avant. Dans ces circonstances, on observe un autre phénomène qui augmente la déviation, sur lequel Bowman[1] a appelé l'attention, et que j'ai rencontré plusieurs fois : c'est un *eczéma* de la paupière inférieure, déterminant une rétraction générale, mais modérée des téguments ; ceux-ci sont attirés en bas, et le point lacrymal est obligé de suivre ce mouvement. Toutefois, il faut prendre garde, dans les cas de ce genre, de mettre le larmoiement uniquement sur le compte de la déviation du point lacrymal ; la plupart du temps, il existe une phlegmasie légère de la muqueuse du sac et du canal nasal, et le passage des larmes étant plus difficile à travers les voies naturelles d'écoulement, le larmoiement est accru. On reconnaît facilement cette complication en pratiquant une injection par l'un des conduits lacrymaux ; le liquide, au lieu de passer par la narine, reflue en grande partie par le point lacrymal supérieur.

Obs. CXLIX. *Déviation du point lacrymal inférieur, suite d'eczéma de la peau de la paupière. Légère phlegmasie de la muqueuse du sac et du canal nasal. Larmoiement.* La dame G***, âgée de quarante-deux ans, marchande, se présente à ma clinique le 6 février 1861. Elle se plaint de pleurer continuellement de l'œil droit depuis un an. Il existe une tuméfaction avec rougeur légère, rappelant tous les caractères de l'*eczéma*, à la partie inférieure du grand angle de l'orbite droit et à la paupière inférieure du même côté. Le bord libre de cette paupière est légèrement renversé en dehors. Le point lacrymal inférieur regarde directement en haut. Le cathétérisme, avec un stylet d'Anel, en est facile. Une injection d'eau, pratiquée par ce point, sort en grande partie par le supérieur, pendant que quelques gouttes s'écoulent par la narine correspondante. L'œil est parfaitement sain, la vision bonne. Je prescris un collyre astringent et une pommade soufrée à appliquer sur la peau de la paupière.

---

[1] *Medico-chirurgical Transactions*, vol. XXXIV, p. 557. London, 1851 ; et *Revue médico-chirurgicale de Paris*, t. XIII, p. 92.

La patiente cesse de venir à la clinique jusqu'au 27 mars. Ce jour-là, elle nous dit que, son mari étant tombé malade, elle a négligé tout traitement. Le larmoiement est *moins abondant;* l'eczéma de la paupière inférieure, le léger ectropion de ce voile, ont complétement disparu. Une injection d'eau poussée par le point lacrymal inférieur reflue en grande partie par le supérieur; une quantité de liquide, plus abondante que dans la séance du 6 février, passe par la narine.

Le 3 avril, l'amélioration est encore plus sensible, le larmoiement est à peine apparent; le liquide, injecté par le point lacrymal inférieur, passe en plus grande quantité par la narine.

La déviation des points lacrymaux en dehors s'observe chez les sujets affectés d'une *paralysie* du muscle orbiculaire des paupières. On sait que cette paralysie accompagne communément celle des muscles sous-cutanés d'une des moitiés de la face. Cette variété est facile à reconnaître; les paupières restent continuellement écartées l'une de l'autre, et les plus grands efforts exécutés par le patient ne peuvent en opérer le rapprochement.

Comment se rendre compte du renversement des points lacrymaux dans ces cas? D'après Ph. Bérard[1], la paupière inférieure, dans l'hémiplégie faciale, tombe légèrement renversée en dehors. Lorsqu'on examine attentivement les malades, et qu'on leur commande de porter l'œil en haut, on reconnaît effectivement qu'il existe un petit intervalle entre le bord libre de la paupière et le globe. Or, le point lacrymal inférieur faisant partie intégrante du bord de la paupière, celle-ci ne peut se porter en dehors sans que celui-là suive le même mouvement. A cette première cause de déviation, Longet[2] en ajoute une autre, c'est le défaut d'action du muscle de Horner, petit faisceau musculaire couché sur la face postérieure du sac et des conduits lacrymaux, et venant s'insérer sur l'extrémité interne du cartilage tarse, au voisinage du point lacrymal.

Le larmoiement, chez les sujets atteints d'hémiplégie faciale, est dû à deux causes : à la déviation des points lacrymaux, ce qui empêche les larmes d'être absorbées par ces orifices; à l'abolition du mouvement de clignement, ce qui a pour conséquence de laisser stagner les larmes dans le cul-de-sac conjonctival inférieur, au lieu de les ramener constamment vers le grand angle de l'orbite. Il n'est pas toujours possible d'éloigner la seconde cause, parce que certaines paralysies faciales résistent à tous les traitements; on peut, au contraire, remédier à la première, et diminuer ainsi le larmoiement d'une manière notable, au moyen d'une opération que nous ferons connaître plus loin.

La déviation des points lacrymaux en dehors est constante dans les diverses variétés d'*ectropion;* elle est occasionnée par certaines tumeurs des paupières qui se développent près du grand angle de l'orbite; ces productions morbides agissent sur les points lacrymaux d'une manière toute mécanique. Les blessures, les brûlures de la région déterminent parfois un effet semblable, parce que le tissu de la cicatrice attire en dehors la portion

[1] *Dictionn. de médecine en 30 vol.*, t. XII, p. 604. Paris, 1835. — [2] *Anatomie et physiologie du système nerveux*, t. II, p. 445. Paris, 1842.

correspondante de la paupière. Desmarres[1] a signalé une autre cause : c'est l'hypertrophie du tissu cellulaire qui entoure le point et le conduit lacrymaux. Dans ce cas, la paupière prend, vers le grand angle seulement, une épaisseur si grande, qu'au premier coup d'œil il semble qu'une tumeur fibreuse entoure le conduit.

Traitement. Il est subordonné à la cause qui a produit la déviation. Celle-ci est-elle occasionnée par une tuméfaction de la muqueuse, on emploie les collyres astringents, les pommades résolutives. Reconnaît-elle pour point de départ une paralysie de l'orbiculaire, on cherche à rendre au muscle sa contractilité, ce qui rentre dans le traitement général de l'hémiplégie faciale. Se rattache-t-elle à un ectropion, on s'efforce de le faire disparaître par des moyens que nous ferons connaître plus tard (voir l'article *Ectropion*). Est-elle la conséquence de la présence d'une tumeur de la paupière, on guérit la tumeur, ou l'on en fait l'extirpation. Lorsque la déviation semble occasionnée par le relâchement de la peau et de l'orbiculaire, on a conseillé de pratiquer l'ablation d'une petite portion de la muqueuse, dans la partie correspondante au conduit lacrymal.

Dans un cas de déviation des points lacrymaux inférieurs, déterminée par un eczéma chronique de la paupière, Bowman[2] fendit la paroi conjonctivale du conduit lacrymal, à égale distance de la caroncule et du point lacrymal ; il chercha à maintenir cette ouverture au moyen d'un fil passé à travers le point lacrymal et le nouvel orifice. Dix jours après, ayant retiré le fil, l'ouverture artificielle se cicatrisa immédiatement. Quelque temps après, il exécuta, sur le même malade, une nouvelle opération : il fendit la paroi conjonctivale du conduit, à partir du point lacrymal jusqu'au lac lacrymal, en conduisant un petit bistouri sur une sonde d'Anel introduite au préalable dans le canal. Les jours suivants, les adhérences de la plaie furent rompues. Le conduit se convertit en gouttière, par laquelle les larmes prirent leur cours jusque dans le sac lacrymal, et le larmoiement se dissipa presque entièrement.

Ce procédé est ingénieux, puisqu'il met la lumière du conduit lacrymal en rapport avec le lac lacrymal, et qu'ainsi on favorise l'entrée des larmes dans les voies d'excrétion de ce fluide. Toutefois, l'observation que nous avons rapportée plus haut (p. 229), démontre qu'il ne faut pas se presser d'opérer en pareille circonstance, et qu'il vaut mieux chercher d'abord à guérir l'eczéma de la paupière.

Dans un cas de déviation du point lacrymal inférieur, par paralysie de l'orbiculaire, j'ai cherché à dissiper le larmoiement en appliquant précisément le procédé de Bowman. L'opération a bien réussi, en ce sens que la nouvelle gouttière formée aux dépens du conduit lacrymal inférieur a persisté ; le patient en a retiré un bénéfice incontestable, puisque le larmoiement a diminué sans cependant disparaître complétement. On s'explique cette dernière particularité, en se rappelant ce que nous avons déjà dit plus haut, que le mouvement de clignement, si nécessaire au cours des larmes,

<hr>

[1] *Loc. cit.*, t. 1, p. 295. — [2] *Loc. cit.*

est en grande partie aboli dans les cas de paralysie de l'orbiculaire. Les larmes continuent à s'accumuler, au moins en partie, dans la rigole qui existe au niveau du cul-de-sac conjonctival inférieur, pendant qu'une autre portion passe dans le canal lacrymo-nasal.

Obs. CL. *Paralysie de l'orbiculaire des paupières du côté gauche ; déviation du point lacrymal inférieur; larmoiement abondant. Opération de Bowman. Diminution du larmoiement.* Le nommé J***, âgé de trente-deux ans, chauffeur, a été atteint d'une hémiplégie, à gauche, il y a un an. Depuis cette époque, bien que les membres aient repris leurs fonctions, il est resté une paralysie des muscles sous-cutanés de la moitié gauche de la face.

Le 13 août 1863, nous constatons que J*** ne peut, quelque effort qu'il fasse, rapprocher les deux paupières gauches l'une de l'autre. Le point lacrymal inférieur de ce côté, au lieu d'être tourné en haut et en arrière, comme dans l'état normal, est dirigé directement en haut. Le patient pleure continuellement du côté gauche. On aperçoit constamment un petit ruisseau de larmes, entre le bulbe et le bord libre de la paupière inférieure. La vision est moins bonne à gauche qu'à droite.

Le 14, je fends toute la paroi conjonctivale du conduit lacrymal inférieur gauche. Pour cela, un stylet d'Anel est introduit par le point lacrymal jusque dans le sac; la paupière inférieure ayant été légèrement renversée en avant, je conduis le long du stylet l'une des branches de ciseaux très-fins; en rapprochant alors les deux lames, la paroi conjonctivale du conduit est fendue dans toute sa longueur. Les deux instruments sont retirés ensemble. Le conduit se trouve converti en une véritable gouttière, composée d'une portion verticale très-courte et d'une portion horizontale beaucoup plus longue ; cette gouttière, tournée directement en arrière, est en rapport avec le lac lacrymal.

Le 15, les lèvres de la plaie sont rapprochées et tendent à se réunir; je les désunis facilement avec un stylet d'Anel. Depuis ce moment, les bords de la solution de continuité sont restés séparés, le nouveau trajet a subsisté; le larmoiement a manifestement diminué, mais il existe encore à un certain degré. Lorsqu'on engage le patient à fixer quelque temps un objet, on aperçoit un petit ruisseau de larmes qui se forme entre le bord libre de la paupière inférieure et la cornée.

CHAPITRE II.

BLESSURES DES POINTS ET DES CONDUITS LACRYMAUX.

Ces blessures sont longitudinales, obliques ou verticales ; les premières sont rares, et plutôt l'œuvre du chirurgien que le résultat d'un accident. Ainsi, dans le procédé de Bowman (p. 234), pour remédier au larmoiement par déviation du point lacrymal, on fend le conduit de ce nom, le long de la paroi postérieure. Dans ce cas, les lèvres de la plaie se réunissent promptement, et si on n'a pas soin de les désunir pendant quelques jours, elles se cicatrisent sans que le conduit cesse d'être perméable. Il n'en est plus de même dans les plaies obliques ou verticales ; les bords de la solution de continuité se cicatrisent, en général, isolément ; le conduit lacrymal se trouve interrompu dans son trajet, et les larmes cessent d'arriver dans le sac ; il n'en résulte cependant que rarement du larmoiement, probablement parce que les larmes sont encore reprises par l'autre conduit lacrymal resté perméable. Schmidt[1] et Mackenzie[2] ont rapporté des faits de ce genre. Une jeune personne, en jouant au colin-maillard, est accrochée à l'angle interne de l'œil par le doigt d'une autre personne. La paupière inférieure est séparée de la supérieure dans l'étendue d'un demi-pouce. La patiente guérit sans larmoiement ni ectropion. Un homme est atteint d'une blessure semblable à la précédente ; la plaie guérit avec une légère difformité et sans larmoiement. Mackenzie trouve le conduit lacrymal inférieur entièrement obstrué vers la partie moyenne. Le même chirurgien a examiné un jeune homme qui, huit ans auparavant, avait été atteint d'une blessure ayant divisé chacun des conduits lacrymaux, à cinq millimètres des points. Les portions des canaux voisines de ces derniers étaient restées perméables ; celles qui tenaient au sac étaient oblitérées ; il y avait du larmoiement. Bowman[3] rapporte un cas où les choses se sont passées différemment :

Obs. CLI. Une femme de quarante-trois ans vient le consulter pour une ophthalmie chronique de l'œil gauche. La paupière supérieure est un peu déformée entre le point lacrymal et le sac, ce que la malade rapporte à une plaie qu'elle a reçue à l'âge de huit ans. A l'examen, on trouve que le conduit lacrymal a été divisé complètement en travers ; toutefois, *les deux bouts sont restés ouverts, de telle sorte qu'une sonde, introduite par le point lacrymal, ressort près de la caroncule, et peut être réintroduite dans l'orifice inférieur, qui est d'une ample dimension, et, finalement, portée jusque dans le sac.* Il n'y a pas de larmoiement.

Dans le fait suivant, les lésions produites par une plaie contuse du grand angle de l'orbite ont été complexes.

Obs. CLII. *Plaie contuse du grand angle des paupières. Oblitération complète du conduit lacrymal supérieur. Fistule du conduit lacrymal inférieur, avec rétrécissement de la portion interne du conduit. Larmoiement.* B***, âgé de trente-quatre ans, garçon de magasin, fut atteint, le 2 octobre 1863, au grand angle de l'œil droit, par le petit bout d'un parapluie, qu'un individu, qui se rencontra avec lui, portait sous le bras. La plaie saigna beaucoup, et le blessé entra le soir même à l'hôpital de la Charité, où on fit la suture des bords de la solution de continuité, sans se préoccuper de l'état des conduits lacrymaux. Vers la fin d'octobre, la plaie était cicatrisée.

Il se présente à ma clinique le 30 janvier 1864. Il existe, au grand angle de l'œil droit, une cicatrice en forme de croix ; la branche verticale coupe perpendiculairement la direction des deux conduits lacrymaux ; la branche horizontale est parallèle au conduit lacrymal inférieur. L'extrémité interne de la paupière inférieure est légèrement renversée en dehors. A la paupière supérieure, il n'y a aucune trace du conduit lacrymal. A la paupière inférieure, il existe une portion de l'ancien conduit lacrymal, de la longueur d'un millimètre, commençant au niveau de

---

[1] *Uber die Krankheiten des Thranenorgans*, p. 215. Vienne, 1803. — [2] *Loc. cit.*, t. I, p. 377. — [3] *Revue médico-chirurgicale de Paris*, t. XIII, p. 94.

l'ancien point lacrymal et se terminant par un autre pertuis. Le reste du conduit ne peut être retrouvé. Toutefois, en enfonçant une canule d'Anel dans ce pertuis, et en pratiquant une injection avec mon appareil à pompe (fig. 3, p. 6), on fait sortir quelques gouttes de liquide par la narine correspondante ; l'extrémité de la canule ne pénètre pas cependant, pas plus qu'un stylet d'Anel, à plus d'un millimètre de profondeur dans ce pertuis. Le conduit lacrymal inférieur semble donc notablement rétréci, sans être oblitéré. Le patient est tourmenté par un larmoiement continuel.

J'avais proposé à ce malade de lui pratiquer une ouverture artificielle et permanente du sac, d'après le procédé d'A. Petit, c'est-à-dire entre la caroncule et la face postérieure de la paupière (p. 227). Il ne reparut plus.

L'indication à remplir, dans tous les cas de blessures des conduits lacrymaux, est d'obtenir une coaptation exacte des lèvres de la plaie ; la suture, l'application de bandelettes agglutinatives, un pansement méthodique, le repos complet des paupières, sont le plus souvent insuffisants pour arriver à ce résultat.

Rognetta[1] recommande de passer un stylet d'Anel, ou simplement une soie de sanglier, par le point lacrymal, jusque dans le sac, et de la laisser à demeure, jusqu'à la cicatrisation complète de la solution de continuité. Ce moyen nous semble d'une exécution difficile, les mouvements des paupières ayant pour effet incessant de faire sortir le corps étranger du conduit lacrymal. Dans une circonstance pareille, Désormeaux[2] introduisit un fil par le point lacrymal et, après l'avoir fait sortir par une ouverture faite au sac, le conduisit jusque dans la narine correspondante au moyen d'un ressort de Pamard. Ce fil resta ainsi à demeure, une des extrémités sortant par le point lacrymal, l'autre par la narine, jusqu'à complète cicatrisation de la blessure du conduit. Quelque ingénieuse que soit cette méthode, elle ne rencontrera que peu d'imitateurs, en raison de la multiplicité des manœuvres opératoires, pour arriver à un résultat qui ne compense pas la longueur du traitement.

Lorsque les deux bouts du canal se sont cicatrisés isolément, on a proposé de les aviver, et d'en opérer l'affrontement pour rétablir la continuité du conduit. Travers[3] a échoué dans des tentatives de ce genre.

CHAPITRE III.

CORPS ÉTRANGERS DES CONDUITS LACRYMAUX.

Ces corps proviennent du dehors, et alors ils sont généralement très-ténus, tels que des cils, des cheveux, une barbe de plume, un petit fil de soie, un fragment d'épi de blé, des parcelles métalliques ou pierreuses, etc.

---

[1] *Loc. cit.*, p. 121. — [2] Séances de l'Académie de médecine de Paris, 12 novembre 1849. — [3] *Synopsis of the Diseases of the Eye*, p. 238. London, 1820.

Ou bien, ces corps se forment dans l'intérieur même des voies lacrymales, ce sont des concrétions solides appelées *dacryolithes*, dont il sera question tout à l'heure.

A. de Græfe [1] a publié une observation de *champignons* développés dans le conduit lacrymal inférieur, chez une petite fille de neuf ans. Ces productions se firent jour spontanément, par le point lacrymal inférieur, sous la forme de petits disques solides et blancs qui brunirent en se séchant. Pour obtenir une guérison radicale, on incisa le conduit lacrymal inférieur dans une petite étendue, et on cautérisa légèrement la muqueuse du conduit avec un crayon de pierre infernale.

CALCULS DES CONDUITS LACRYMAUX OU DACRYOLITHES.

Ces concrétions ont été signalées par Césoin [2], Sandifort [3] ; ce dernier a extrait, par une incision faite au sac lacrymal, un calcul piriforme qui avait pris naissance dans le conduit lacrymal. Plus récemment, Desmarres [4] a publié une observation de ce genre que nous rapportons succinctement.

OBS. CLIII. Une femme, âgée de soixante-six ans, d'une bonne santé habituelle, à part quelques attaques légères de goutte, était affectée, depuis deux ans, de larmoiement de l'œil droit, et plus récemment d'un écoulement de matières jaunâtres puriformes. Il s'était développé une petite grosseur, au coin de l'œil, en bas, du côté du nez. Les paupières sont rouges, gonflées ; les cils collés à leur sommet par un mucus concret ; la conjonctive oculo-palpébrale injectée, enflammée, principalement vers le grand angle. Tandis que le point lacrymal supérieur est sain, l'inférieur est dilaté fortement et laisse écouler une matière séro-purulente. Dans la direction du conduit lacrymal inférieur, on constate l'existence d'une tumeur circonscrite, indolente, sans changement de couleur de la peau, faisant une saillie en avant, de la grosseur d'une petite noisette, et autant en arrière du côté de la conjonctive. Un stylet ayant été introduit, par le point lacrymal inférieur, dans le conduit du même nom, l'instrument est arrêté à environ 3 millimètres de profondeur, par un corps résistant, qui, frappé à plusieurs reprises, rend un son obscur. Une petite sonde cannelée ayant été introduite dans le conduit lacrymal, la paroi postérieure de ce conduit est divisée avec de petits ciseaux. Il s'échappe de la tumeur un corps dur, jaunâtre, de la grosseur d'un pois vert. Après avoir séjourné deux ans dans l'alcool, cette concrétion est soumise à l'analyse chimique par Bouchardat, qui trouve les éléments suivants : Matière albumineuse concrète, 25 ; matière muqueuse, 18 ; graisse, traces ; carbonate de chaux, 48 ; phosphate de chaux et de magnésie, 9 ; chlorure de sodium, traces.

D'autres faits, analogues au précédent, ont été vus par Critchett, Bowman, Haynes Walton [5]. Tantôt la concrétion était renfermée dans le conduit lacrymal supérieur, tantôt dans l'inférieur. Une circonstance à

[1] *Arch. für ophthalmol.*, t. II, p. 224; 1re partie. — [2] Nicol. Blégny, *Zodiac.*, ann. 1, mens. sept., obs. II, p. m. 140. — [3] *Obs. anat. pathol.*, lib. III, cap. iii et iv, p. 72 à 79. Lugdun. Batav., 1779. — [4] *Annales d'oculistique*, t. VII, p. 149; t. VIII, p. 85 et 205 ; t. IX, p. 20. — [5] *Medical Times and Gazette*, 22 octobre 1853, et *Union médicale*, 1853, p. 570.

noter, c'est que toutes les observations ont été recueillies sur des femmes. Dans un cas, l'analyse chimique démontra que le calcul était formé de carbonate de chaux mêlé à une petite quantité de matière animale ; dans un autre, qu'il était presque entièrement composé de phosphate de chaux.

CHAPITRE IV.

INFLAMMATION DES POINTS ET DES CONDUITS LACRYMAUX.

L'inflammation de la muqueuse des points et des conduits lacrymaux est fréquente, et si on n'en tient pas compte le plus souvent, c'est qu'elle accompagne les phlegmasies, soit de la conjonctive, soit de la muqueuse du sac. Le cathétérisme des points et des conduits devient alors parfois douloureux. On sait combien l'inflammation exagère la sensibilité des muqueuses qui tapissent les conduits naturels. Cette phlegmasie se termine communément par résolution, souvent aussi par une hypertrophie de la muqueuse, ce qui a pour résultat d'effacer en grande partie la lumière du conduit, et de s'opposer à l'introduction du stylet ou de la canule d'Anel. Peut-il en résulter la formation d'un abcès ? Quelques auteurs le pensent ; mais il doit être difficile de distinguer si le pus a son point de départ dans le conduit lui-même ou dans le sac. Les signes différentiels donnés par J.-L. Petit[1] entre la dilatation du sac lacrymal et celle des conduits lacrymaux me paraissent illusoires. En cas de dilatation du conduit, la tumeur est plus extérieure, plus saillante, et apparaît plus promptement ; on la vide facilement, en la comprimant avec le doigt ; la tuméfaction existe au niveau du point de réunion des paupières et du grand angle de l'œil. Tous ces symptômes se rencontrent aussi bien dans les inflammations du sac. Pareille réserve doit être faite pour les *fistules des conduits lacrymaux* ; il est probable qu'on a souvent considéré comme telle une fistule du sac qui s'était ouverte à l'extérieur sur le trajet même du conduit. Tel est assurément le cas dont J.-L. Petit[2] a donné la relation.

Obs. CLIV. Un enfant, âgé de cinq ans, avait été affecté, à la suite de la petite vérole, d'un gonflement des paupières avec du larmoiement ; ce dernier subsista après la disparition des phénomènes inflammatoires. Deux ans après, il se manifeste un nouveau gonflement des paupières, plus considérable que le premier. La tuméfaction disparaît, et il reste une dureté à l'endroit du sac. Pendant deux ans encore, il y a des attaques fréquentes d'inflammation. Enfin, le gonflement gagne la joue et le pus se fait jour à la fois par cette région et par les points lacrymaux. A partir de ce moment, le larmoiement cesse. En pressant la région du sac, on ne fait sortir aucune larme par les points lacrymaux, d'où Petit tire cette singulière conséquence, que les larmes n'entrent plus dans le sac ; *que le conduit lacrymal commun est percé dans le sinus de la fistule*, et que, les larmes ayant trouvé une issue par cette fistule, le larmoiement avait ainsi cessé.

[1] *Œuvres complètes*, édition de la Biblioth. chir. Paris, 1837, p. 492. — [2] *Loc. cit.*, p. 494.

J'ai rencontré tout récemment une véritable fistule du conduit lacrymal inférieur. Une femme, âgée de trente-deux ans, qui se présenta à ma clinique, était affectée d'un catarrhe du sac lacrymal droit, pour lequel je lui fis trois injections de teinture d'iode dans le sac, à travers le point lacrymal inférieur, à quinze jours de distance. Deux mois plus tard, je remarquai, pour la première fois, qu'il *existait un petit pertuis*, sur le trajet du conduit lacrymal inférieur, à très-peu de distance du point lacrymal correspondant. Une injection d'eau poussée par ce dernier refluait en partie par la narine, en partie par l'orifice anormal. On trouve dans Boyer [1] une observation semblable ; c'était, dit l'auteur, une sorte de fistule qui, partant du conduit lacrymal inférieur, allait s'ouvrir sur la face interne de la paupière, près du grand angle de l'œil, et y versait une portion des larmes pompées par le point lacrymal. Le conduit était libre dans toute son étendue, et un stylet, introduit dans son orifice, parvenait aisément dans le sac. Cette ulcération était survenue à la suite d'une plaie dans laquelle le conduit lacrymal avait été compris.

On a proposé, pour guérir ces sortes de fistules, de cautériser l'ouverture anormale avec une aiguille rougie à blanc, ou avec un crayon de nitrate d'argent ; on s'expose, en agissant de la sorte, à produire une oblitération du conduit.

CHAPITRE V.

POLYPES DES POINTS ET DES CONDUITS LACRYMAUX.

Ces excroissances sont rares ; Demours [2] en rapporte un exemple : Mme L*** avait un petit fongus rougeâtre qui sortait par le point lacrymal inférieur, que j'enlevai d'un coup de ciseaux au niveau du point lacrymal, qui en était dilaté, et je portai sur la partie visible une petite pointe de nitrate d'argent. Les injections passaient dans la narine par le point lacrymal, même avant l'opération ; en peu de jours, tout rentra dans l'ordre.

Obs. CLV. Une femme âgée avait le conduit lacrymal gauche et le mamelon très-distendus ; il en sortait une petite tumeur rougeâtre, grosse comme deux grains de millet et un peu aplatie sur elle-même, qui recouvrait en totalité l'orifice du conduit, dont on pouvait néanmoins reconnaître qu'elle était séparée, si l'on exerçait une traction légère sur la paupière, tout en soutenant celle-ci avec l'ongle d'un doigt de la main demeurée libre. J'essayai de tordre cette excroissance, qui me paraissait pédiculée ; mais comme elle était trop molle, elle se déchira, et je fus obligé de fendre le conduit du côté de la peau. Je pus alors enlever une plus grande partie de la tumeur, et je cautérisai, avec la pierre infernale, la muqueuse tapissant le conduit, parce qu'elle était couverte de granulations. La petite plaie se réunit bien ; mais la malade, fort pusillanime, et craignant sans doute quelque cautérisation nouvelle, ne reparut plus, si bien qu'il fut impossible de constater le résultat. Desmarres [3], l'auteur de l'observation, pense que le conduit est resté oblitéré.

[1] *Loc. cit.*, t. IV, p. 462. — [2] *Loc. cit.*, t. II, p. 92. — [3] *Maladies des yeux*, t. I, p. 293.

SECTION V.

MALADIES DU SAC LACRYMAL ET DU CANAL NASAL.

CONSIDÉRATIONS ANATOMIQUES.

Le **SAC LACRYMAL** (0, 5, fig. 21) représente un conduit cylindrique, logé à la partie antérieure de la paroi interne de l'orbite, et destiné à servir de réservoir aux larmes et aux produits de sécrétion de la conjonctive oculo-palpébrale. On peut le considérer comme un renflement supérieur du canal nasal destiné à conduire ces mêmes fluides jusque dans la narine correspondante. Aussi a-t-on donné avec raison le nom de canal *lacrymo-nasal* aux deux conduits réunis.

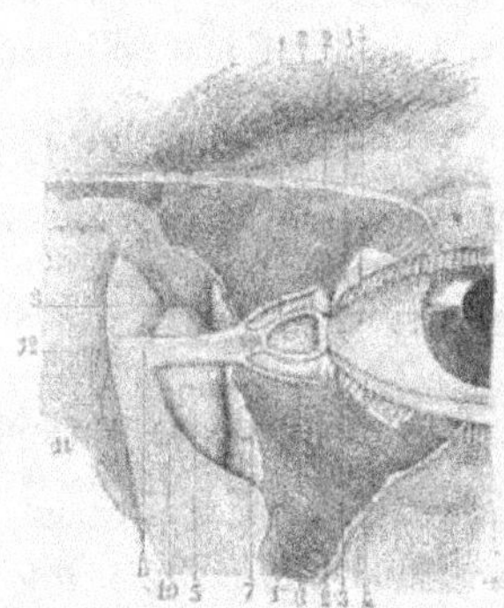

Fig. 21.

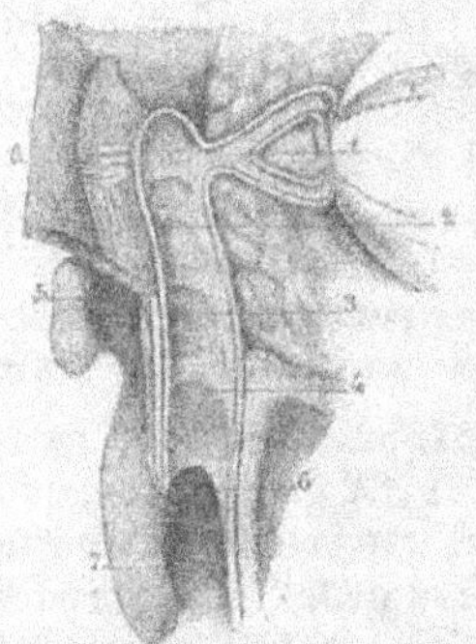

Fig. 22.

La direction du sac est légèrement oblique en bas, en avant et en dehors. La hauteur est d'environ 12 millimètres, la largeur de 4 millimètres en moyenne; et comme le sac représente un cylindre tantôt régulier, tantôt un peu aplati de dehors en dedans, on peut en évaluer la *capacité* à 450 millimètres cubes. Dans l'état pathologique, alors que le sac est distendu lentement par des fluides qui s'y accumulent, cette capacité est bien plus considérable.

De même que pour tout organe creux, il faut considérer au sac une surface extérieure et une face interne.

La *surface extérieure* offre des rapports importants à préciser, pour la connaissance des affections du grand angle et pour les opérations qui se pratiquent sur le sac. En *avant*, on rencontre la peau, le tissu cellulaire subjacent, puis le tendon de l'orbiculaire (6, 7, fig. 21) des paupières qui croise perpendiculairement le sac, à l'union du tiers supérieur avec le tiers moyen. Lorsqu'on tire fortement en dehors la commissure externe des paupières, on fait saillir ce tendon et on a ainsi un point de ralliement certain pour tomber dans le sac lacrymal. En *arrière*, le sac est recouvert par la portion réfléchie du muscle orbiculaire des paupières, c'est-à-dire par le muscle de Horner. En *dedans*, il est en rapport direct avec la gouttière lacrymale, constituée par l'os unguis en arrière et l'apophyse montante du maxillaire supérieur (10, fig. 21) en avant.

Cette gouttière répond en dedans à la fosse nasale, de telle façon qu'en la traversant, on tombe dans cette dernière cavité. Supérieurement, elle correspond à une surface unie et quadrilatère située au devant du méat supérieur ; plus bas, au bord supérieur du cornet moyen ; inférieurement, à la partie la plus élevée du méat moyen. En *dehors*, le sac reçoit les conduits lacrymaux (1, 1, fig. 21) ou le canal qui résulte de la jonction de ces deux conduits, et répond à la caroncule lacrymale et à la conjonctive. En *haut*, il est renforcé par des expansions fibreuses provenant du tendon de l'orbiculaire. En *bas*, il répond à l'angle antéro-interne du plancher de l'orbite.

La *surface interne* a une couleur d'un blanc rosé. Supérieurement, elle offre un cul-de-sac arrondi (9, fig. 21). Sur la paroi externe, au niveau du tendon de l'orbiculaire, mais plus près de la crête de l'os unguis que de ce tendon, on aperçoit un orifice circulaire constituant l'embouchure de la portion commune des conduits lacrymaux (fig. 22, 1) ; ou bien deux orifices placés immédiatement l'un au-dessous de l'autre, de façon à n'être séparés que par l'épaisseur de leur membrane commune correspondant à chacun des conduits lacrymaux. Au niveau de ces orifices, on trouve quelquefois un léger repli de la muqueuse, en forme de valvule, qui a été signalée par Huschke[1] et Béraud[2]. D'après ce dernier, cette valvule ne manque qu'une fois sur dix ; elle est parfois circulaire et semblable à un diaphragme percé au centre, embrassant l'ouverture commune des conduits lacrymaux ; nous l'appellerons valvule *supérieure* du sac lacrymal.

L'*orifice inférieur* du sac ne présente pas la même apparence, ni les mêmes dimensions, à l'état frais et sur le squelette. Dans le dernier, cet orifice est tourné en haut et en dehors ; il a une forme elliptique, à grand diamètre dirigé d'avant en arrière et de dedans en dehors. Le grand diamètre a une étendue de 4 millimètres, le petit diamètre n'en offre que trois. A l'état frais, le même orifice a une forme sensiblement circulaire et ne présente, en tous sens, qu'un diamètre de 2 millimètres. C'est au niveau de cet orifice que Béraud[3] a rencontré et décrit une valvule qu'il appelle *valvule inférieure* du sac lacrymal. Elle naît de la paroi externe du sac, se dirige obliquement en haut, et est plus épaisse et plus étendue en longueur que la valvule de l'orifice d'abouchement des conduits lacrymaux. Elle est formée d'un repli muqueux renfermant du tissu cellulaire très-fin. Quelquefois, au lieu de se porter obliquement dans la cavité du sac, elle se dirige horizontalement, représentant une cloison perforée au centre, placée ainsi entre le sac lacrymal et le canal nasal. Bien que cette valvule soit moins fréquente que la valvule supérieure, il faut néanmoins en tenir compte ; la présence de ce repli rétrécit, en effet, l'orifice de communication entre le sac lacrymal et le canal nasal.

Le sac lacrymal est formé d'une couche fibreuse très-forte et très-résistante que l'on considère comme une expansion du tendon de l'orbiculaire ; cette couche se continue sur la paroi postéro-interne du sac avec le périoste qui revêt la gouttière lacrymale. Elle est doublée en dedans par une membrane fibro-muqueuse qui se continue avec la conjonctive, à travers les conduits lacrymaux ; avec la pituitaire, à travers le canal nasal. Les artères qui se distribuent au sac proviennent de la palpébrale inférieure et du rameau interne de l'artère nasale.

[1] *Encyclopédie anatomique*, t. V, p. 594. — [2] *Archives générales de médecine*, t. II, p. 70 et suiv. 5e série. — [3] *Loc. cit.*

La muqueuse du sac renferme, d'après Béraud[1], des glandes de deux ordres, les unes destinées à la production du mucus; d'autres à la sécrétion d'un liquide spécial analogue à celui des follicules de Meïbomius. Les premières, ou *glandes muqueuses*, ont la même structure que les glandes folliculeuses des autres membranes muqueuses. Elles sont formées par de petites vésicules, d'un millimètre de grosseur, irrégulièrement disposées, pourvues d'un orifice représenté par un point bleuâtre légèrement déprimé, par lequel on fait sortir, par la pression, un liquide *filant, transparent, épais*. L'orifice de quelques-unes de ces glandes est parfois complètement oblitéré; le produit sécrété par la face interne de la poche s'y accumule, la distend, ce qui fait que ces follicules ressemblent alors aux follicules clos de la muqueuse utérine (œufs de Naboth). Les autres glandes, celles qui sont assimilées aux follicules de Meïbomius, se présentent sous la forme de lignes jaunâtres, irrégulières, disséminées à la surface de la muqueuse. On les rencontre sur les parois antérieure et postérieure du sac; à la partie supérieure et à la partie inférieure. Elles suivent dans l'épaisseur de la muqueuse un trajet oblique; la direction en est ondulée, surtout au niveau de leur extrémité profonde. Elles ont une longueur de 1 à 2 millimètres. Les comprime-t-on dans le sens de la longueur, on en fait sourdre, par l'orifice, un liquide jaunâtre, onctueux, épais, analogue à celui des glandes de Meïbomius. Examinés au microscope, Béraud a trouvé ces organes formés par des tubes, sur les parois desquels existent des culs-de-sac glandulaires, en nombre considérable, surtout à l'extrémité terminale du conduit. Chacun de ces derniers répond à trois ou quatre extrémités terminales, en forme de doigt de gant, contenant une grande quantité de granulations moléculaires très-fines et des cellules épithéliales.

J'ai prié Ordônes de bien vouloir me faire quelques préparations destinées à montrer les glandes du sac. Cet habile micrographe ne s'est pas contenté d'un simple aperçu; il a fait une étude approfondie de la question, et m'a remis une note que je reproduis. Contrairement à l'opinion de Béraud, Ordônes n'a reconnu, dans la muqueuse du sac, qu'une seule espèce de glandes, les glandes mucipares. Conformément au sentiment de Sappey[2], ces glandes offrent la plus grande analogie avec celles de la pituitaire.

Note sur l'histologie de la membrane muqueuse du sac lacrymal,
par le docteur ORDÔNES.

L'étude histologique de la muqueuse du sac lacrymal doit être faite très-peu de temps après la mort. Cette membrane s'altère avec une telle facilité, qu'il devient impossible, faute de prendre cette précaution, de trouver quelques-uns des éléments anatomiques qui entrent dans sa composition. Le meilleur mode de préparation consiste à détacher avec soin les organes qui constituent le petit appareil d'excrétion des larmes, c'est-à-dire la moitié interne des paupières, avec une petite portion de la peau du front et du nez, l'os unguis et les parties molles de tout le tiers supérieur du canal nasal. On plonge la pièce anatomique dans un petit vase plat en cristal à moitié rempli d'eau, et l'on procède à l'ouverture du sac lacrymal, en fendant les conduits lacrymaux. L'eau alcoolisée est utile, dans le cas où la muqueuse du sac est très-injectée de sang; car ce liquide se coagule, sous l'influence de l'alcool, ce qui rend assez facile l'étude du réseau ca-

[1] *Archives générales de médecine*, t. II, p. 67. 5ᵉ série. — [2] *Anatomie descriptive*, t. II, p. 616.

pillaire. L'eau, additionnée de quelques gouttes d'acide acétique, facilite l'étude de la couche épithéliale et des glandes de la muqueuse.

La membrane du sac lacrymal, examinée sous l'eau, présente un aspect granuleux, qui rappelle la disposition des membranes muqueuses pourvues normalement de papilles ; regardée avec une forte loupe, il est facile de constater qu'au centre de chaque granulation ayant l'aspect d'une papille, existe un petit réseau capillaire. Nous verrons plus loin quelle est la nature de ces granulations.

Muqueuse des conduits lacrymaux. Elle est un prolongement de la conjonctive oculaire, avec quelques différences que nous allons signaler. Elle est formée d'un chorion et d'une couche épithéliale, de vaisseaux et de nerfs, comme la conjonctive ; mais elle est lisse, c'est-à-dire qu'elle ne présente pas de papilles. Le chorion est mince, composé d'une trame peu serrée de tissu conjonctif à fibres très-fines, de fibres de tissu élastique de la deuxième variété ou tissu élastique dartoïque. Cette trame est imbibée par une substance amorphe, transparente, analogue à la lymphe plastique ; elle est parcourue par des vaisseaux et par des nerfs, et adhère au tendon de l'orbiculaire. La couche épithéliale est composée de cellules pavimenteuses, semblables à celles de la conjonctive, jusqu'à une petite distance au delà des points lacrymaux (fig. 23, n° 4) ; à partir de ce point jusqu'à l'embouchure des conduits lacrymaux dans le sac, l'épithélium est une variété transitoire, irrégulière, entre l'épithélium pavimenteux et l'épithélium cylindrique ou prismatique.

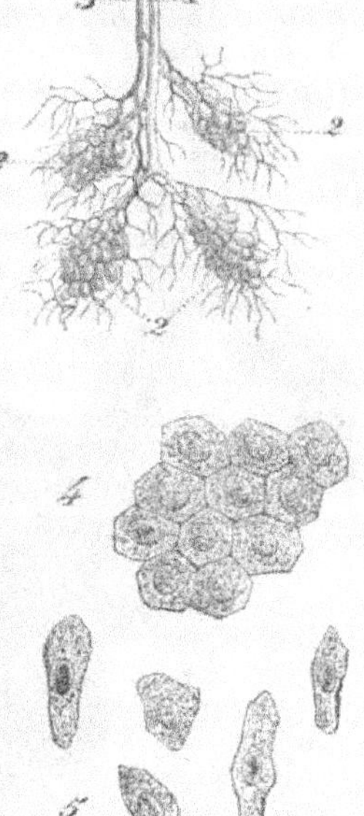

Muqueuse du sac. Elle se compose des mêmes éléments constituants que la précédente, c'est-à-dire d'un chorion et d'une couche épithéliale, et d'éléments accessoires, tels que vaisseaux, nerfs et glandes. Le chorion est plus épais que celui des conduits lacrymaux ; il est formé d'une trame peu serrée de tissu conjonctif très-fin, de fibres de tissu élastique dartoïque également très-fines, de vaisseaux capillaires très-abondants et de nerfs. La trame du chorion est imbibée d'une substance amorphe, hyaline, coagulable par l'acide acétique ; elle adhère assez intimement vers sa partie antérieure au tendon du muscle orbiculaire. Les petites branches artérielles qui se distribuent dans l'épaisseur du derme ou chorion de la muqueuse du sac, sont accompagnées, pendant leur trajet, par un cordon nerveux contenant à peu près une vingtaine de tubes. Ce cordon se subdivise comme la petite artère, de distance en distance ; nous avons pu suivre ces divisions jusqu'au point où le cordon nerveux ne contenait que trois tubes.

Fig. 23.

GLANDES. Les glandes du sac lacrymal sont bien plus nombreuses qu'on pourrait le supposer en étudiant la muqueuse sans se servir du microscope. Les petites élevures, sous formes de granulations, que nous avons signalées plus haut, sont

---

1 *Explication de la figure 23.* Préparation des éléments de la muqueuse du sac, à un faible grossissement, pour se faire une idée de l'ensemble. 1, canal excréteur ; 2, acini glandulaires ; 3, capillaires et leurs divisions ; 4, épithélium pavimenteux des conduits lacrymaux ; 5, cellules d'épithélium prismatique du sac.

constituées par des groupes d'acini glandulaires, entourés d'un réseau capillaire très-riche et accompagnés de petits filets nerveux (fig. 23, n°ˢ 1, 2, 2, 2, 3). Nous n'avons rencontré dans la muqueuse du sac *qu'une seule espèce de glandes*, les glandes *mucipares*; et cela malgré une étude très-suivie pendant plus de deux mois, et malgré toutes les précautions qu'on doit prendre et que nous avons prises dans le cours de cette étude. Ces glandes, excessivement abondantes, comme nous venons de le dire, présentent la plus grande analogie, et comme forme et comme disposition, avec les glandes de la pituitaire. Elles sont disposées par groupes, dont chacun est composé de deux ou plusieurs acini placés entre la couche épithéliale de la muqueuse et la partie la plus superficielle de son chorion.

Chacun des canaux excréteurs qui vont s'ouvrir à la surface de la muqueuse reçoit deux ou plusieurs autres petits canaux qu'on peut appeler primitifs fig. 24, n° 3), et dans lesquels viennent s'aboucher plusieurs culs-de-sac glandulaires (n°ˢ 1, 1). La structure anatomique de ces petits organes est tout à fait analogue à celle des autres glandes acineuses de l'économie, c'est-à-dire que chaque cul-de-sac glandulaire est formé d'une paroi externe, mince, hyaline, assez élastique, et d'une enveloppe interne composée de noyaux d'épithélium nucléaire, adossés les uns aux autres pour constituer une membrane régulière (fig. 24, n° 2). Les canaux excréteurs primitifs de ces glandes, ceux dans lesquels viennent s'aboucher les culs-de-sac glandulaires, sont composés d'une gaîne très-mince, formée par un peu de tissu conjonctif excessivement fin (fig. 24, n° 5); par quelques fibres très-déliées de tissu élastique; par une couche interne épithéliale composée de petites cellules irrégulières d'épithélium, se rapprochant, par leur forme, de l'épithélium prismatique (fig. 24, n° 6); et enfin, par quelques fibres cellules ou fibres musculaires de la vie organique, disséminées à la surface externe de ces canalicules excréteurs (fig. 24, n° 7). Les canaux excréteurs secondaires, ceux qui viennent s'ouvrir à la surface de la muqueuse (fig. 24, n° 4), offrent la même composition anatomique que les précédents; seulement, chacune de leurs couches est plus épaisse et mieux accentuée dans ses éléments constitutifs.

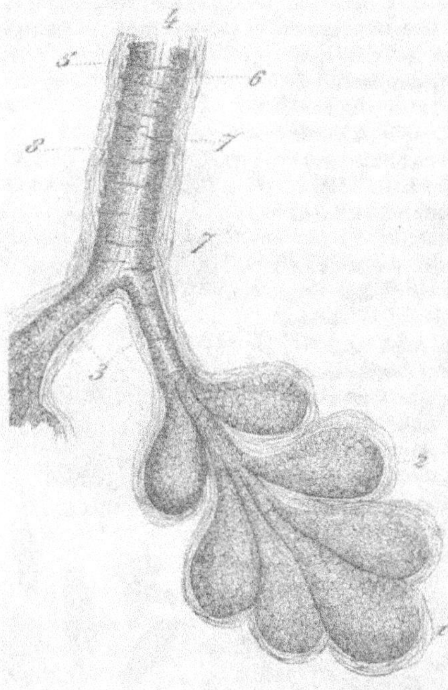

Fig. 24[1].

---

[1] *Explication de la figure* 24. 1, culs-de-sac glandulaires; 2, épithélium tapissant ces culs-de-sac; 3, canaux excréteurs primitifs; 4, canal excréteur principal; 5, tunique adventice de ce canal; 6, sa couche épithéliale; 7, fibres-cellules, ou fibres musculaires de la vie organique; 8, lumière du canal excréteur.

Un réseau capillaire extrêmement riche vient se distribuer régulièrement dans l'épaisseur des acini glandulaires et à la périphérie, de manière que, dans les mailles de ce réseau, se logent les sacs glandulaires (fig. 23, n° 3).

Les nerfs sont assez abondants et accompagnent les vaisseaux capillaires les plus volumineux, se divisant successivement comme eux.

Couche épithéliale. La couche épithéliale qui revêt la membrane muqueuse du sac lacrymal est composée de cellules d'épithélium prismatique, mais moins régulières que le type de ces cellules (fig. 23, n° 5). Nous avons cherché vainement les cils vibratiles de ces cellules épithéliales. Dans nos premières investigations, nous pensions que peut-être une légère altération cadavérique avait suffi pour les détruire ; mais nos recherches ultérieures, faites avec toutes les précautions possibles, nous ont prouvé que l'épithélium de la muqueuse *est un épithélium prismatique sans cils vibratiles.* Plus tard, nous avons vu dans le traité de splanchnologie de Huschke, p. 598, le passage suivant : « L'épithélium du sac lacrymal et du canal nasal est vibratile depuis le haut jusqu'en bas, selon Henle : ses cylindres ont 1/225 de ligne de longueur ; ses noyaux arrondis 1/370 à 1/310 ; ses noyaux ovales 1/200 ; ses nucléoles 1/1250. *Cependant on n'y a point encore vu de mouvement vibratile non plus que de cils.* »

Le **CANAL NASAL** (3, 4, 6, fig. 22, p. 238) est la continuation du sac lacrymal. Il est dirigé d'abord obliquement de haut en bas, de dedans en dehors et d'arrière en avant ; puis il se porte en bas et en arrière. La forme, à l'état frais, en est assez régulièrement cylindrique. Les dimensions varient, suivant qu'on les étudie sur le squelette ou à l'état frais. Sur un crâne sec, les dimensions en longueur oscillent entre 7 et 11 millimètres, d'après Vésigné ; entre 7 et 11, d'après Bourjot Saint-Hilaire. Admettons ce dernier chiffre, et ajoutons encore 2 millimètres pour la muqueuse du sac, et nous aurons, suivant Malgaigne [1], la longueur de 13 millimètres pour l'état frais. Il règne, sous ce rapport, une certaine divergence entre les anatomistes. Sappey [2] admet que la longueur du canal membraneux est de 12 à 15 millimètres ; Huschke [3], de 12 à 16 ; Richet [4], de 10 à 16. Les appréciations sont plus éloignées les unes des autres, pour ce qui est relatif au calibre du canal. Sur le squelette, le diamètre transversal du canal nasal, un peu plus court que le diamètre antéro-postérieur, aurait de 3 à 6 millimètres, d'après Vésigné ; de 2 à 7 millimètres, d'après Bourjot Saint-Hilaire. Sappey admet qu'à l'état frais le calibre du canal nasal est un peu inférieur à celui du sac ; au niveau du point où les deux organes se continuent l'un avec l'autre, le canal a de 2 1/2 à 3 millimètres de diamètre ; dans le reste de son étendue, le calibre augmente de 1/2 à 1 millimètre. Suivant Richet, la largeur du canal nasal oscille entre 2 et 7 millimètres. Tout cela dénote qu'il existe, dans les dimensions du canal, de nombreuses variétés individuelles, et qu'il est impossible de formuler, à cet égard, des chiffres absolus. Sur huit sujets examinés par Béraud [5], la longueur du canal était de 12 millimètres dans deux cas, de 13 millimètres dans cinq cas, de 14 millimètres dans un cas. La largeur du canal était de 3 millimètres dans le sens antéro-postérieur, de 2 millimètres dans le sens transversal. Sur un seul des sujets de la série précédente, la largeur du canal allait à 13 millimètres. Plusieurs anatomistes ont noté que le canal nasal gauche est moins volumineux que le droit.

Les rapports du canal nasal sont les suivants : en avant, il répond à l'apophyse montante de l'os maxillaire supérieur ; en dedans, à l'os unguis et au petit crochet

[1] *Anatomie chirurgicale*, t. I, p. 715 ; 2e édit. — [2] *Traité d'anat. descriptive*, t. II, p. 616 ; 2e partie. — [3] *Encyclopédie anatomique*, t. V, p. 595. — [4] *Anat. chirurgicale*, p. 356. Paris, 1857. — [5] *Archives générales de médecine*, t. V, p. 188 ; 5e série.

du cornet inférieur ; en dehors, à la paroi interne de l'antre d'Highmore. Ces connexions ont de l'importance pour le manuel des opérations, qui consistent à enfoncer les parois du canal nasal, dans le but de frayer aux larmes une voie nouvelle. Si l'instrument, porté dans la partie la plus élevée du canal nasal, est dirigé à la fois en arrière et en dedans, on pénètre dans le méat moyen ; si on le dirige à la fois en arrière et en dehors, on arrive dans le sinus maxillaire.

L'*orifice supérieur* du canal nasal a été décrit précédemment (p. 239) ; c'est le même que l'orifice inférieur du sac. Ajoutons que, sur le vivant, on le rencontre en plongeant perpendiculairement un instrument immédiatement en arrière du rebord osseux du maxillaire supérieur qui limite antérieurement la gouttière lacrymale.

L'*orifice inférieur* s'ouvre dans le méat inférieur de la fosse nasale correspondante (6, fig. 22). A l'état frais, il présente des variétés de situation et de grandeur dont la connaissance importe beaucoup pour l'exécution du cathétérisme du canal nasal, de bas en haut. En général, cet orifice répond à l'union du quart antérieur du méat avec les trois quarts postérieurs, à 27 millimètres en arrière de l'extrémité postérieure à l'entrée des narines (Sappey). Tantôt l'orifice correspond au sommet du méat inférieur, tantôt à la paroi externe, et, dans ce dernier cas, il descend à 2, 3 ou même 4 millimètres du sommet du méat. Huschke fait remarquer que cet orifice se présente ordinairement sous la forme d'une fente verticale ; que, d'autres fois, il est circulaire ou ovalaire ; que, chez quelques sujets, c'est une fente étroite. Relativement aux dimensions, le même anatomiste signale le fait, que quelquefois l'orifice est large de 2 millimètres ou plus ; que, chez d'autres, il est tellement étroit, qu'on a peine à y introduire une soie de sanglier. Sappey a trouvé un certain rapport entre la grandeur et la forme de l'orifice, d'une part ; sa situation relativement au méat, de l'autre part. Lorsqu'il répond au sommet ou à la voûte du méat, il est grand, arrondi, infundibuliforme. Est-il situé sur la paroi externe du méat, il est plus étroit, de forme ovale, à grand diamètre vertical. Plus l'orifice s'abaisse, plus il devient étroit et ovale, et lorsqu'il descend à 4 ou 5 millimètres au-dessous de la voûte du méat, il n'est plus représenté que par une fente verticale difficile à apercevoir et même à découvrir avec un stylet. D'où résulte que le cathétérisme par la méthode de Laforest est d'autant plus difficile, que l'orifice s'ouvre plus près du plancher des fosses nasales. Pouteau [1] avait déjà fait observer que l'insertion du canal nasal dans le nez ressemble à celle des uretères dans la vessie ou du canal cholédoque dans le duodénum, et que l'orifice en est quelquefois si petit, que les yeux attentifs ont de la peine à le découvrir ; que le canal nasal ne s'ouvre pas toujours dans le même endroit sous le cornet inférieur.

Au niveau du point de terminaison du canal nasal dans le méat inférieur, on rencontre une valvule signalée par Cruveilhier. D'après Béraud, c'est la plus constante de toutes les valvules du conduit lacrymo-nasal ; elle ne manque pas trois fois sur cent. Elle représente une espèce de diaphragme percée au centre d'un trou arrondi ou d'une fente soit verticale, soit oblique. Taillefer [2] a signalé un autre repli valvuleux situé à la partie moyenne du canal nasal ; mais cette valvule, qui tantôt occupe toute l'étendue du calibre du canal, tantôt ne forme qu'une saillie à peine appréciable, n'existe que rarement.

Le canal nasal est formé d'une portion osseuse et d'une partie membraneuse. La première est constituée par l'apophyse montante du maxillaire supérieur, en avant ; par l'os unguis, en arrière ; par une languette du cornet inférieur, en bas. La

---

[1] *Œuvres posthumes*, t. III, p. 151. Paris, 1783. — [2] *Thèses de Paris*, 1826 ; n° 100.

seconde est une membrane fibro-muqueuse adhérant assez intimement aux parois osseuses, renfermant des glandes mucipares qui sont plus grosses que celles du sac, d'après Huschke.

CHAPITRE I.

ANOMALIES DU SAC LACRYMAL ET DU CANAL NASAL.

Le sac lacrymal et le canal nasal manquent-ils parfois ? On peut répondre par l'affirmative, lorsqu'il s'agit de sujets qui présentent d'autres vices de conformation graves de l'appareil de la vision. Ainsi Klinkosch a observé cette anomalie dans un cas où le globe oculaire manquait lui-même. Mais lorsque les divers organes qui concourent à la vision existent, l'anomalie précédente est rare. Cornaz [1] dit que Beger parle de l'absence congénitale du sac sans donner d'autres détails, ce qui n'eût pas été sans intérêt. On trouve dans la Clinique de Dupuytren [2] une observation intitulée : *Fistules lacrymales avec absence du canal nasal.* Il s'agit d'une fille de quinze ans qui, quinze jours après la naissance, fut affectée d'une tumeur phlegmoneuse au grand angle de l'œil, de chaque côté. Il en résulta deux fistules qui persistèrent. Lorsque la jeune personne fut présentée à Dupuytren, celui-ci introduisit par la fistule un stylet explorateur, et *comme il rencontra, à quelques lignes, une résistance osseuse qu'on ne put vaincre, il en inféra que le canal nasal n'existait pas.* Il faut avouer que nous sommes aujourd'hui plus exigeants, pour nous prononcer sur l'absence d'un organe. Quand on songe combien le cathétérisme du canal nasal est parfois difficile, même chez les adultes, on comprend que, chez une enfant de quinze ans, le stylet pouvait rencontrer, à quelques lignes de l'orifice de la fistule, une surface osseuse, sans qu'on fût en droit d'en conclure que cette résistance appartenait au canal nasal oblitéré. Jurine a trouvé de la matière osseuse à la place occupée par le canal nasal.

On croit aussi avoir rencontré quelques cas de *fistules congénitales* du sac lacrymal, et on cite notamment les observations de Scarpa, de Behr. Dans le fait appartenant au dernier médecin, la fistule était située à la paupière inférieure, précisément sous le tendon du muscle orbiculaire, dans un petit pli de la peau, et il en sortait une larme quand l'individu pleurait. Ce trou était si fin, *qu'on ne l'aperçut que lorsque l'enfant eut atteint l'âge de dix ans.* Nous verrons, dans un des articles suivants, que la dacryocystite n'est pas rare chez les petits enfants, et qu'il se forme souvent, dans le sac, un abcès subaigu qui s'ouvre à l'extérieur et dégénère en fistule. Pour qu'on soit en droit de considérer comme *congénitale* une fistule du sac observée sur un enfant, il faut que cette fistule ait été reconnue au moment de la naissance.

---

[1] *Loc. cit.*, p. 27. — [2] *Leçons orales*, t. III, p. 382.

Le canal nasal offre de nombreuses différences de calibre, suivant les individus. Ses dimensions chez l'adulte varient, d'après Bourjot Saint-Hilaire[1], de 1 ligne 3/4 à 2 lignes 1/4. On le trouve parfois plus dilaté. Osborne[2] en a rapporté un exemple, et nous avons mentionné une observation pareille faite par Bérard (p. 243).

Nous croyons inutile de revenir sur les variétés que présente la situation précise et les dimensions de l'orifice inférieur du canal nasal (voir p. 244).

CHAPITRE II.

BLESSURES DU SAC LACRYMAL ET DU CANAL NASAL.

Les blessures du *sac lacrymal* sont volontaires ou accidentelles. Les premières sont pratiquées par le chirurgien, dans le but d'ouvrir le réservoir des larmes ; l'opération dite de la *fistule lacrymale* n'est pas autre chose. Les secondes se font de l'extérieur vers l'intérieur, et dans ce cas la plaie s'étend communément à une portion de la paupière ; ou bien des parties profondes vers les parties superficielles ; ce qui arrive parfois dans le cathétérisme des voies lacrymales par la méthode d'Anel.

Les violences extérieures produisent parfois la rupture du sac, sans léser la peau, accident qui se rapproche du précédent. Pour qu'il survienne, dans ces conditions, un emphysème des paupières, lorsque le malade se mouche, ainsi que quelques auteurs l'ont avancé, il faut que la cavité du sac communique largement avec les fosses nasales, soit par le fait d'une disposition normale, soit en conséquence d'une fracture concomitante de l'unguis.

Les blessures du sac se terminent généralement par une prompte adhésion des lèvres de la plaie, c'est-à-dire par cicatrisation ; rarement par une fistule, à moins qu'il n'y ait des complications.

Le *diagnostic* en est facile ; si on conserve le moindre doute sur la communication d'une plaie située au grand angle de l'œil avec la cavité du sac, on pratique une injection d'eau par l'un des points lacrymaux, et l'on voit à l'instant le liquide refluer par la blessure, ce qui n'arrive pas lorsque celle-ci n'a pas de rapport direct avec le réservoir.

A moins que la solution de continuité ne soit étendue, il nous semble que la suture est ici inutile, préjudiciable même, en ce sens qu'elle augmentera la phlegmasie consécutive à toute espèce de plaie. On se contente d'appliquer, sur le grand angle de l'œil, un linge fin imbibé d'eau froide ; on combat les accidents inflammatoires, s'il s'en développe ; et, pour favoriser le rétablissement du cours des larmes par le canal nasal, on n'omet pas des injections journalières, par les points lacrymaux, avec de

---

[1] *Journ. des connaiss. médico-chirurg.*, février 1835. — [2] *Klinische Darstellungen*, 2e part., pl. II, fig. IX.

l'eau tiède. Si, malgré l'emploi de ces moyens, la plaie tend à dégénérer en fistule, que les bords de la solution de continuité deviennent calleux, on en ranime la vitalité en les touchant avec un crayon de nitrate d'argent, ou avec une aiguille chauffée à blanc. On insiste sur l'emploi des injections médicamenteuses portées dans le sac, par les points lacrymaux, dans le but de modifier la muqueuse du canal lacrymo-nasal qui, le plus souvent, entretient la fistule par la phlegmasie chronique, dont elle est le siége.

Les blessures du *canal nasal* se produisent aussi par deux voies différentes : de dedans en dehors, ou de dehors en dedans. Dans le premier cas, elles sont la conséquence de diverses opérations imaginées pour rétablir le cours normal des larmes ; ainsi on les a constatées surtout dans les manœuvres pratiquées pour placer une canule à demeure dans le canal nasal. Dans le second, elles résultent communément d'une fracture du canal osseux, et alors il y a enfoncement des parois en dedans, disparition partielle ou totale de la lumière du canal. Tous les auteurs ont avancé que, dans ces circonstances, le cours des larmes étant interrompu du côté lésé, il en résulte une *fistule lacrymale* incurable, si on ne remédie pas au déplacement des parois osseuses. Nous démontrerons plus tard qu'il peut y avoir une oblitération complète du canal nasal, sans tumeur ni fistule du sac. Il nous semble donc que si, dans les fractures du canal nasal, il se manifeste une fistule lacrymale, c'est qu'il s'est développé une phlegmasie du sac qui s'est terminée par suppuration et par l'ouverture de l'abcès à l'extérieur. C'est ainsi que les choses ont dû se passer dans le fait suivant relaté par Boyer[1].

Obs. CLVI. Une petite fille de huit ans reçoit un coup de pied de cheval, d'où il résulte une fracture du nez avec enfoncement. Il survient un *gonflement* et une *inflammation considérables*, que l'on combat d'abord et que l'on veut dissiper avant de réduire. Ces accidents se dissipent, en effet ; mais alors la réduction de la fracture est impossible, en sorte que le nez reste écrasé et qu'il survient une *fistule lacrymale incurable par la déformation qu'avait soufferte le canal nasal.*

Malgaigne[2] a rapporté l'histoire d'un peintre qui, ayant fait une chute d'une échelle, eut un écrasement du nez. On fit l'extraction de plusieurs esquilles, et la guérison n'eut lieu que quatre mois après l'accident. Lorsqu'on l'examina, seize ans plus tard, on constata que les os propres du nez étaient presque complétement enfoncés, et que l'apophyse montante du maxillaire supérieur gauche avait été aussi fracturée. Le blessé n'avait jamais éprouvé de larmoiement. N'y a-t-il pas lieu de supposer que, dans ce cas, le canal nasal gauche avait été fracturé ?

D.-J. Larrey[3] a vu des désordres beaucoup plus graves, sans qu'il en résultât une fistule incurable du sac lacrymal :

[1] *Traité des maladies chirurgicales*, t. III, p. 124 ; 5e édit., par Ph. Boyer, Paris, 1847. — [2] *Traité des fractures et des luxations*, t. I, p. 365. Paris, 1847-1855. — [3] *Mémoires de chirurgie militaire, et campagnes*, t. IV, p. 242. Paris, 1812-1817.

OBS. CLVII. Un garde du corps applique contre la voûte palatine, et serre fortement avec les lèvres et la mâchoire, le canon d'un pistolet chargé de deux balles. Au moment où le coup part, l'arme est légèrement déviée et les deux balles sortent par la voûte palatine et le nez. Les désordres produits sont considérables : la voûte palatine est détruite dans sa moitié antérieure ; la cloison osseuse des fosses nasales et la paroi supérieure de ces cavités sont rompues et brisées en éclats. La surface extérieure du nez est divisée en trois lambeaux ; le voile du palais et la base de la langue fendus parallèlement d'avant en arrière. Larrey extrait plusieurs fragments osseux du palais et des fosses nasales, avive les bords de la plaie des parties molles et les réunit par la suture. Il rapproche les os maxillaires au moyen d'un fil de platine passé autour des deux dents canines et introduit dans le nez deux grosses sondes de gomme élastique. Au bout de huit jours, la réunion des plaies est presque achevée. Plus tard, il y a exfoliation et évulsion de plusieurs *esquilles provenant des os propres du nez, des cornets et de la portion de l'os maxillaire échancrés par les balles.* « L'écrasement de la voûte osseuse du nez avait produit le larmoiement aux deux yeux, avec fistule lacrymale, par le déplacement ou l'obturation momentanée du canal nasal. L'usage des sondes, le replacement journalier fait avec une sonde mousse des fragments osseux qui étaient restés à la racine du nez, et quelques injections dans les points lacrymaux, au moyen de la seringue d'Anel, rétablirent le cours des larmes, et les fistules disparurent. »

On persuadera difficilement que, avec toute son habileté, D.-J. Larrey ait pu rétablir le canal nasal fracturé comminutivement ; et si, dans ce cas, les fistules du sac ont guéri sans larmoiement, c'est qu'après la cessation de tous phénomènes inflammatoires, les larmes ont pris leur cours dans la narine par quelque voie accidentelle, dont la présence est suffisamment justifiée par l'extraction de nombreux séquestres.

Il est incontestable que le canal nasal est destiné à jouer un rôle dans l'économie, et il y a tout lieu d'en tenter la conservation dans les fractures du nez, où le conduit lui-même est intéressé. Ce principe justifie le conseil donné par Rognetta[1], de sonder le canal nasal par en bas avec la sonde de Laforest, et de laisser l'instrument en place pendant vingt-quatre heures dans toute fracture du nez avec écrasement du canal. Qu'on ne se dissimule pas cependant que, dans la pratique, ce précepte est d'une exécution difficile. A l'état normal, le cathétérisme offre parfois des embarras sérieux ; qu'on juge des obstacles à surmonter en cas de fracture comminutive. Il nous semble donc préférable d'agir, dans ces cas, comme dans ceux où une fracture des os du nez est accompagnée d'un enfoncement des fragments ; on relève ces derniers, en portant dans les narines une sonde de femme ou des pinces à pansement ; en se servant de cet instrument comme d'un levier, en même temps qu'avec les doigts de l'autre main on ajuste les fragments à l'extérieur. Si la réduction est difficile à maintenir, on recouvre le nez d'un appareil formé d'un mélange solidifiable, ou bien encore on place à demeure dans les narines de la charpie, des tuyaux de plume entourés d'une enveloppe molle, des canules de plomb ou d'argent. On remédie aux déviations latérales par l'application d'une gouttière de plomb

---

[1] *Traité philos. et clinique d'ophthalmologie*, p. 125. Paris, 1844.

exactement moulée sur le nez. En agissant comme nous venons de l'indiquer, on a toutes chances de conserver le canal nasal. Si on n'atteint pas
ce but, il n'en peut résulter qu'un larmoiement de peu d'importance, à
moins qu'il ne se manifeste ultérieurement une phlegmasie du sac qu'on
combattra par les moyens que nous ferons connaître plus tard.

CHAPITRE III.

CORPS ÉTRANGERS DU SAC LACRYMAL ET DU CANAL NASAL.

On a trouvé parfois, mais rarement, dans le sac lacrymal, des concrétions que l'on suppose être formées par les substances salines contenues
dans le liquide des larmes, et dont on a assimilé le mode de production à
celui des calculs vésicaux. Schmucker [1] rapporte qu'un homme adulte était
affecté d'une fistule du sac lacrymal. Ce dernier était très-distendu et douloureux, particulièrement quand il était rempli de larmes et de matières
muqueuses, et que le patient comprimait la tumeur pour faire sortir les
liquides par les points lacrymaux. Après cette évacuation, il restait encore
une certaine saillie. Le sac lacrymal fut incisé et on y trouva une *concrétion pierreuse* du poids de 10 centigrammes.

Les concrétions développées dans le sac lacrymal, ou *dacryolithes*, s'engagent parfois dans le canal nasal, ou prennent leur point de départ dans
ce canal lui-même, auquel cas on les a désignées sous le nom de *rhino-
lithes*. Voici un cas de ce genre où il est difficile de se prononcer sur la formation initiale du calcul. Il est dû à Krimer [2].

OBS. CLVIII. Dans le mois de mai 1833, une femme cachectique, d'environ
trente-deux ans, vint me trouver pour une fistule lacrymale qu'elle avait depuis neuf
mois. Je trouvai le sac lacrymal tuméfié, dur; la peau qui le recouvre rouge, douloureuse à la pression. Une petite ulcération à bord bleuâtre, enfoncée, conduisait
dans le sac et donnait issue, avec ou sans pression, à du pus mêlé de larmes. Les
points lacrymaux étaient ouverts; le canal nasal paraissait complètement obstrué.
La malade assurait que, depuis un an, elle souffrait d'une tuméfaction douloureuse au grand angle. L'opération fut faite par la méthode de Beer : la paroi interne du sac lacrymal n'était pas ulcérée, le pus sortait du canal nasal. La sonde
la plus fine ne pénétrait pas dans le canal plus loin que quatre lignes, et je tou-
chai là un corps dur. Comme je pensai avoir affaire à une exsudation osseuse, je
songeai à la traverser avec une sonde pointue ; mais comme je ne pouvais pas y
réussir, je retirai lentement ma sonde, ce qui, à mon grand étonnement, nécessita
une certaine force. J'en compris bientôt les motifs, en voyant, embrochée à la
pointe de l'instrument, une *petite concrétion pierreuse* de la grosseur et de la forme
d'un petit pois. Il me fut ensuite facile d'introduire une sonde dans le canal, qui

---

[1] *Vermischte chirurgischte Schriften*, vol. III, p. 289. Frankenthal, 1788. — [2] *Journal
für Chirurgie und Augenheilkund*, vol. X, p. 559, 1827.

était parfaitement libre. C'était donc une concrétion qui était la cause de la fistule ; celle-ci guérit parfaitement par un traitement approprié.

Il faut bien se garder de considérer comme des calculs du canal nasal, calculs formés spontanément ou autour d'un corps étranger introduit accidentellement dans ce conduit, les calculs qu'on a rencontrés dans les fosses nasales. Les observations de Mathias de Gradi, de Panarolus, de Th. Bartholin, de F. Plater, de Gabr. Clauder, de Vitus Riedlinus, de J.-F. Khern, de G.-A. Mercklin, de Græfe, de Ruysch, de Horn, de Kersten et de Weller, sont des exemples de calculs des fosses nasales ou de la conjonctive, et nullement de calculs du canal nasal. Cette confusion a déjà été relevée, en 1841, par Demarquay [1]. Pour qu'on affirme qu'il y ait une concrétion dans le canal nasal, il faut toucher cette concrétion avec une sonde ou un stylet, comme dans le fait de Krimmer, et ne pas se contenter de quelques troubles fonctionnels qui sont le plus souvent trompeurs.

CHAPITRE IV.

INFLAMMATION DU SAC LACRYMAL ET DU CANAL NASAL.

L'inflammation du sac lacrymal se présente, tantôt à l'état aigu, tantôt à l'état subaigu, ou bien, enfin, elle affecte spécialement l'appareil glandulaire de la muqueuse. Dans les deux premiers cas, l'affection prend le nom de *dacryocystite ;* dans le troisième, elle mérite le nom de *catarrhe du sac.*

ARTICLE I.

Inflammation aiguë du sac lacrymal. Dacryocystite.

Cette phlegmasie se montre le plus souvent chez les sujets qui sont affectés depuis longtemps d'un catarrhe du sac, et elle survient alors sous l'influence d'un refroidissement, ou bien dans le cours d'une affection grave, telle que la variole. Je l'ai observée aussi après que des injections irritantes avaient été portées dans le sac, dans le but de tarir la sécrétion dont cet organe est le siége. La présence de corps étrangers introduits dans le canal lacrymo-nasal, dans le but de remédier aux prétendues coarctations de ce conduit, en favorise aussi le développement.

Symptômes. Les malades ressentent de la chaleur dans la direction des conduits lacrymaux et du grand angle de l'orbite ; les larmes s'écoulent en abondance le long de la joue, et la narine correspondante est sèche. Bientôt apparaît un gonflement qui part du grand angle de l'œil et qui s'étend

---

[1] *Mémoire sur les calculs des fosses nasales. Archives génér. de médecine*, t. VIII, p. 174 ; 4ᵉ série.

aux paupières et à toute la région orbitaire. Ce gonflement est accompagné d'une rougeur vive au niveau du sac, d'une rougeur érésipélateuse sur les autres parties. Les paupières, considérablement tuméfiées, présentent de l'œdème, et ne peuvent être écartées que difficilement l'une de l'autre. Dans leur intervalle s'amasse une sécrétion muqueuse abondante. Si on découvre le globe, on reconnaît que la conjonctive oculo-palpébrale est fortement injectée. La moindre pression exercée sur la région du sac occasionne de vives douleurs. A ces phénomènes locaux se joignent souvent des phénomènes généraux, tels que de l'inappétence, de la fièvre, de la céphalalgie.

Marche. Terminaisons. Abandonnée à elle-même, la dacryocystite aiguë se termine presque toujours par suppuration. Les malades accusent des élancements dans la région du sac ; la tuméfaction augmente, en même temps que la peau du grand angle de l'orbite s'amincit. Le tégument s'ulcère au bout de quelques jours ; le pus, renfermé dans le sac, s'échappe par cette ouverture spontanée, mélangé de mucosités épaisses. A partir de ce moment, la tuméfaction de la région orbitaire, la rougeur de la peau, diminuent d'intensité. L'ouverture du sac se ferme et se rouvre alternativement. Parfois la cicatrisation est définitive ; dans le plus grand nombre des cas, la perforation se convertit en *fistule*. Chez quelques sujets, il se manifeste de nouvelles bouffées inflammatoires, de véritables dacryocystites à *répétition* ; dans ce cas, les accès sont de moins en moins intenses.

Diagnostic. On ne confondra pas la dacryocystite aiguë avec un érésipèle de la région orbitaire, parce que, dans ce dernier, la rougeur se propage promptement à toute la face et que le gonflement ne reste pas circonscrit aux environs du sac lacrymal. Il est plus difficile de différencier une dacryocystite aiguë d'un phlegmon développé au-devant du sac. Néanmoins, en cas de dacryocystite aiguë, comme celle-ci succède le plus souvent à un catarrhe du sac d'une durée antérieure plus ou moins longue, le malade vous apprend qu'il est affecté de larmoiement depuis longtemps. En cas de phlegmon du tissu cellulaire placé au-devant du sac, si le gonflement n'est pas assez considérable pour empêcher de renverser la paupière inférieure et d'insinuer une canule fine dans le point lacrymal inférieur, on peut faire passer facilement le liquide injecté par cette voie dans la narine correspondante, à moins que le sac lui-même ne soit comprimé, d'avant en arrière, par la tuméfaction du tissu cellulaire. Cette dernière épreuve est au contraire décisive, une fois que l'abcès est ouvert, et permet ainsi de distinguer toujours une fistule du sac d'une fistule *sous-cutanée* du grand angle. En effet, en cas de dacryocystite suppurée, une injection pratiquée par le point lacrymal inférieur s'échappe en grande partie par l'ouverture de l'abcès, ce qui n'arrive pas lorsque cette ouverture succède à un abcès situé en dehors du sac. Les chirurgiens des siècles précédents désignaient sous le nom d'*anchylops* le phlegmon développé au-devant du sac lacrymal ; ils appelaient *ægylops* l'ouverture qui succède à cet abcès.

Obs. CLIX. *Abcès au grand angle de l'œil, sans aucune connexion avec le sac lacrymal. Ouverture spontanée. Guérison rapide.* L***, âgé de trente-deux ans, bijoutier, est envoyé à ma clinique, le 4 mai 1864, par le docteur Grammaire. Il nous raconte qu'il y a six jours, le grand angle de l'œil gauche est devenu, *sans cause appréciable*, le siége d'une tuméfaction et d'une rougeur. Il s'est formé un abcès qui s'est ouvert spontanément. L*** est bien constitué et jouit habituellement d'une bonne santé.

On constate au grand angle de l'œil gauche, au-dessous du tendon de l'orbiculaire, une tuméfaction avec rougeur de la peau ; celle-ci présente trois petites ouvertures par lesquelles la pression fait sortir du pus ; la même pression ne fait pas refluer un liquide semblable par les points lacrymaux. Une injection d'eau faite par le point lacrymal inférieur passe tout entière par le nez ; il n'en sort pas une goutte par les ouvertures de la petite tumeur. Le 6 mai, les ouvertures fistuleuses sont en voie de cicatrisation, et le 12, il n'en reste plus de traces.

Pronostic. Il n'est pas grave. Nous verrons en effet plus loin que la dacryocystite aiguë est un moyen que la nature emploie quelquefois pour guérir la blennorrhée du sac lacrymal. Il est très-rare que la phlegmasie soit assez intense pour qu'elle se propage à l'œil et qu'elle donne lieu à des désordres sérieux de cet organe. Toutefois, il est nécessaire que l'art intervienne de bonne heure pour arrêter les progrès de la phlegmasie, pour prévenir surtout un amincissement et un décollement étendus des téguments du grand angle de l'œil.

Traitement. Il est essentiellement antiphlogistique au début. On applique des sangsues sur la région orbitaire ; quelques chirurgiens ont conseillé de faire cette application dans la narine. La suppuration étant le mode de terminaison le plus fréquent de la maladie, il convient de la favoriser par des fomentations ou des cataplasmes émollients, des onctions hydrargyriques sur la région orbitaire. Dès que la peau du grand angle de l'orbite est amincie et soulevée, on incise la tumeur. Une plaie longue d'un demi centimètre est préférable à une ponction simple. Celle-ci a l'inconvénient de se cicatriser rapidement, d'empêcher la sortie du pus et d'occasionner une nouvelle bouffée inflammatoire. Pendant plusieurs jours, on continue l'application de cataplasmes émollients sur la région, jusqu'à ce que le gonflement et la rougeur soient dissipés. Dans le cas où, après la cessation de phénomènes inflammatoires aigus, il subsiste une fistule du sac, je me suis très-bien trouvé de pratiquer tous les jours dans cette cavité, à travers le point lacrymal inférieur, des injections d'eau tiède. Lorsque la phlegmasie passe à l'état de *blennorrhée* du sac, et que la fistule ne se ferme pas, les injections iodées dans le sac m'ont donné de bons résultats, que l'on trouvera exposés dans l'un des articles suivants.

Le traitement du *phlegmon développé au-devant du sac* ne diffère pas de celui de la dacryocystite. En cas d'abcès, on se gardera bien, en l'ouvrant, d'entamer la paroi antérieure du sac lacrymal. La fistule qui succède parfois à cet abcès sera traitée comme les fistules sous-cutanées de toute autre région du corps, c'est-à-dire que si cette fistule est entretenue par le décollement de la peau, on en fera l'incision ; si la peau est trop amincie pour qu'on puisse en espérer le recollement, on sera parfois obligé d'en faire l'excision partielle.

ARTICLE II.

Inflammation subaiguë du sac lacrymal.

Cette inflammation est assez fréquente chez les sujets atteints de *dacryoblennorrhée*, c'est-à-dire de *catarrhe* du sac. Je l'ai observée chez ceux qui étaient depuis quelque temps déjà guéris de l'affection précédente.

La maladie est caractérisée par un larmoiement plus abondant que de coutume. En même temps, la région du sac se tuméfie un peu et les paupières présentent un léger œdème. Les malades accusent une douleur vague au pourtour de l'orbite. La pression exercée sur le grand angle est douloureuse. Une injection aqueuse poussée par le point lacrymal inférieur occasionne une sensation de distension tellement pénible que les malades ne peuvent la supporter. Tout le liquide reflue à la surface de l'œil, sans qu'aucune goutte arrive dans la narine correspondante.

Chez quelques sujets, tous ces symptômes s'amendent promptement sous l'influence de topiques émollients appliqués sur la région du sac; chez d'autres, ils augmentent d'intensité, et il se forme un véritable *abcès enkysté* du sac. Dans ce dernier cas, on voit apparaître au grand angle de l'orbite une tumeur sphérique ou allongée verticalement; la peau qui la recouvre est d'un rouge sombre; si on l'incise, il s'écoule du pus franchement phlegmoneux. Les téguments voisins ne participent que peu à cette inflammation.

Traitement. Lorsque la phlegmasie est légère, on la combat, et on l'a fait avorter souvent, par l'application d'un cataplasme de *cerfeuil* sur la région du sac. La maladie a-t-elle une marche plus aiguë, on conseille les topiques émollients; dès que le sac est distendu, on pratique une incision pour donner passage au pus. Les autres indications à remplir rentrent dans les données exposées à la fin de l'article précédent.

ARTICLE III.

Catarrhe du sac lacrymal.

La dénomination de *catarrhe* du sac lacrymal est synonyme de *dacryocystite chronique*, de *blennorrhée du sac*, usitées dans le langage de quelques ophthalmologistes. Je préfère la première, parce qu'elle donne une idée précise de la nature du mal; qu'elle rapproche celui-ci d'une classe de maladies bien connues. Tous les médecins appellent *catharre* les phlegmasies de certaines muqueuses, ou les flux abondants qui s'opèrent par des surfaces muqueuses; et c'est par un abus de langage qu'on applique ce mot à la *cause* déterminante des *épidémies catarrhales*, comme le propose Littré[1]. On comprend sous le nom de catharre, dit un pathologiste mo-

---

[1] *Dictionnaire de médecine en 30 vol.*, t. VI, p. 582. Paris, 1834.

derne[1], au flux muqueux survenant indépendamment de tout travail inflammatoire appréciable. C'est une augmentation accidentelle dans la sécrétion des follicules muqueux, sans que ceux-ci soient actuellement le siége d'un travail inflammatoire. Le catharre, ajoute le même médecin, est caractérisé par l'écoulement plus ou moins abondant d'un liquide incolore, filant, visqueux ou bien floconneux, qui, à mesure que la maladie est plus ancienne, devient plus épais, jaunâtre, puis opaque, et prend enfin un aspect purulent dans certaines circonstances; lorsque, par exemple, quelque altération grave de structure est survenue dans le tissu, ou lorsque celui-ci est seulement enflammé.

Si j'ai rappelé tous les termes de cette définition, c'est qu'ils s'appliquent exactement, mot pour mot, au catarrhe du sac lacrymal.

Historique. La connaissance de cette affection est de date presque contemporaine. Il est facile de s'en rendre compte. Pendant longtemps, on a ignoré la véritable conformation des voies lacrymales. D'après Portal[2], Fallope, en 1561, est le premier qui ait décrit avec exactitude les deux conduits lacrymaux et le *sac lacrymal;* mais l'anatomiste italien faisait provenir les larmes des conduits lacrymaux pour les faire absorber par la glande lacrymale. Quelques années plus tard, en 1574, Carcanus, élève de Fallope, réforma cette erreur, en faisant sécréter les larmes par la glande lacrymale, et absorber par les points lacrymaux, auxquels succèdent deux conduits qui se réunissent en un seul canal ouvert dans le nez. Environ un siècle plus tard, en 1662, Sténon décrivait, sur des animaux, la glande lacrymale et ses canaux excréteurs, les points et les conduits lacrymaux, destinés, suivant lui, à porter les larmes dans le sac lacrymal, puis dans le canal nasal. Ces travaux n'attirèrent que médiocrement l'attention des chirurgiens du dix-septième siècle. Ainsi Guillemeau[3], en 1612, décrivait encore, au grand angle de l'œil, une glande qu'il appelle *lacrymale,* située *sur le petit os de l'orbite auquel il y a un trou qui descend dedans les narines, estant là mise, afin que les excréments qui coulent du cerveau dedans le nez, ne tombent et regurgent aux yeux par ledit trou. Ce qui se voit manifestement à ceux qui ont ladite glande consommée, lesquels pleurent continuellement.* A. Paré[4], en 1652, parle, comme Guillemeau, d'une glande placée au grand angle de l'œil, au-dessus du canal, destinée à défendre *que les excréments du cerveau, descendant par les narines, ne régurgitent aux yeux, ainsi que nous voyons advenir à ceux qui ont la susdicte glande consommée, lesquels pleurent continuellement, et telle affection est appelée fistule lacrimale.* Ainsi la théorie d'A. Paré est celle-ci : la fistule lacrymale est la conséquence d'un reflux des mucosités nasales au grand angle de l'œil, parce que la glande, qu'il suppose exister dans ce point, est détruite. Le chirurgien français a eu en vue, d'une manière implicite, le catarrhe du sac lacrymal, quand, plus loin, il dit que cette glande s'abcède, s'ulcère

[1] Grisolle, *Traité élémentaire et pratique de pathologie interne,* t. I, p. 736. Paris, 1844. — [2] *Histoire de l'anatomie et de la chirurgie,* t. VI, p. 421. — [3] *Œuvres de chirurgie,* p. 134, édit. in-fol. Paris, 1612. — [4] *Œuvres,* p. 120, 11e édit. in-fol. Lyon, 1652.

et quelquefois dégénère en fistule ; que celle-ci s'ouvre à l'extérieur ou en dedans, et que, dans le dernier cas, il se manifeste une tumeur qui, *par la pression, laisse écouler une sanie séreuse, ou rousse, ou blanche et visqueuse, par l'angle de l'œil et par le nez.* Guillemeau lui-même, en décrivant l'anchilops et l'œgilops, assigne, comme cause, à ces maladies, une *collection d'humeurs grasses et épaisses semblables à du miel ou de la bouillie, quelquefois contenue dans une petite membrane.* Il y a loin cependant d'indications aussi vagues à la connaissance d'une affection à caractères bien déterminés. Les chirurgiens de la seconde moitié du dix-septième siècle, Fabrice d'Aquapendente[1], Fabrice de Hilden[2], adoptèrent les idées de Celse[3], reprises au septième siècle par Paul d'Egine[4], et dans le cours du quatorzième par Guy de Chauliac[5] ; on sait que, pour Celse, la fistule située au grand angle de l'œil, et appelée par les Grecs *œgylops*, est une fistule ordinaire, et qu'il lui applique le même traitement qu'à cette dernière, c'est-à-dire l'incision suivie de l'application du cautère actuel, que quelques-uns ont remplacé par des caustiques.

Il faut arriver au commencement du dix-huitième siècle pour avoir des notions précises sur les maladies du sac lacrymal. Maître Jean[6] distingue des fistules lacrymales *apparentes*, c'est-à-dire ouvertes au dehors, et des fistules lacrymales *cachées*, c'est-à-dire s'ouvrant du côté de l'œil ou dans le canal nasal. Ces dernières sont dues le plus souvent à *la matière des larmes amassée dans le sac lacrymal*, à cause de quelque *obstruction* de ses conduits ; cette matière s'aigrit par son séjour. L'anatomie des voies lacrymales est exactement connue par Maître Jan, qui en donne une description succincte et mentionne ce fait, que la membrane formant le sac est *glanduleuse* comme la membrane des fosses nasales. Il signale une autre circonstance, que je ne veux pas omettre de rappeler : en parlant de la tumeur du sac lacrymal, qu'il appelle *fistule cachée*, il dit que, lorsque l'humeur qui en découle est claire et glaireuse, elle se guérit souvent sans remède ni opération, par la seule compression de la tumeur : « car cette humeur n'est autre chose que l'humeur excrémenteuse et naturelle qui se filtre dans ce sac et qui devient glaireuse, ou à cause qu'elle s'y mesle avec le suc nourricier de cette partie, ou à cause d'une simple obstruction du trou nasal, qui, empêchant l'écoulement de cette humeur par le nez, fait qu'elle s'échauffe par son séjour, etc. »

Je me suis arrêté à dessein sur la doctrine précédente, parce qu'elle fait époque dans l'histoire des maladies du canal lacrymo-nasal. Négligeant complétement l'un des éléments de la question, *l'humeur excrémenteuse et naturelle filtrée dans le sac*, c'est-à-dire le liquide sécrété par la muqueuse du sac, les chirurgiens postérieurs à Maître Jan n'ont tenu compte que de l'obstruction du conduit des larmes signalée par ce dernier, et tous les

---

[1] *Œuvres chirurgicales*, p. 561 et 562. Lyon, 1666. — [2] *Observations chirurgiques*, traduites du latin en français, etc., par un docteur-médecin, p. 595. Genève, 1669. — [3] *De la médecine*, liv. VII, sect. VII. — [4] *Chirurgie*, trad. de Briau, p. 159. Paris, 1855 — [5] *La grande chirurgie restituée*, par Laurent Joubert, t. I, p. 550. Rouen, 1649. — [6] *Traité des maladies de l'œil*, p. 455, 456, 467. Troyes, 1707.

efforts de la thérapeutique ont été dirigés contre cette prétendue obstruction. Telle a été l'influence exercée par l'oculiste de Méry-sur-Seine, que, pendant cent cinquante ans, ces idées ont été transmises de génération en génération, et qu'elles règnent encore aujourd'hui dans l'esprit de la plupart des chirurgiens. Faisons remarquer, toutefois, que cette doctrine a été développée et soutenue par des praticiens jouissant d'une grande autorité. Anel[1], en 1713, avait eu à traiter un ecclésiastique affecté de deux fistules lacrymales : lorsque le malade pressait le sac, il faisait refluer du pus par les points lacrymaux et rien ne passait dans le nez. Anel en conclut que le sac lacrymal était totalement oblitéré à la partie inférieure; il fallait déboucher le sac, ce qu'il exécuta en introduisant par le point lacrymal supérieur une petite sonde jusque dans le sac; la guérison fut complétée par quelques injections pratiquées dans le même organe, à travers les points lacrymaux, au moyen d'une seringue particulière, qui est depuis restée dans la pratique, et que tous les chirurgiens connaissent (fig. 2, p. 5).

Quelques années plus tard, de 1734 à 1744, J.-L. Petit[2] chercha, dans une série de mémoires communiqués à l'Académie des sciences, à établir la véritable cause de la fistule lacrymale. Ce chirurgien, comparant la disposition des conduits lacrymaux, du sac et du canal nasal, à un siphon composé de deux branches inégales, dont l'une des extrémités plonge dans le sac lacrymal, établit que la fistule lacrymale est ordinairement une conséquence de l'obstruction de ce siphon du côté du nez. Les larmes que les points lacrymaux y conduisent, ne pouvant s'écouler par le nez, s'accumulent et font effort pour dilater le siphon; « mais comme la partie étroite et basse du siphon est renfermée dans un canal osseux, elle résiste, et tout l'effort que font les larmes se passe sur la partie large appelée sac. Celui-ci cède à l'effort des larmes et se dilate... Quand on comprime cette tumeur, elle disparaît, parce que cette compression oblige les larmes amassées de repasser dans le grand coin de l'œil par les points lacrymaux; mais quelque temps après elle reparaît, à mesure qu'il rentre des larmes à la place de celles qu'on a obligé de sortir. » On voit que, dans cette théorie, le sac joue un rôle purement mécanique, et, pour mieux faire comprendre sa pensée, Petit compare le mode de production de la tumeur du sac à la distension de la vessie par l'urine alors qu'il existe un rétrécissement de l'urètre. Aussi ajoute-t-il que cette maladie n'est pas une fistule lacrymale, mais une *rétention de larmes*. La conséquence qui découle de cette étiologie, c'est que, pour guérir le mal, il ne s'agit que de rétablir une machine hydraulique dérangée. Les larmes ne coulent plus dans le nez; elles tombent sur la joue; elles sont retenues dans le sac, qu'elles dilatent par l'effet de l'obstruction du siphon lacrymal. L'indication à remplir consiste donc à *déboucher le siphon;* après quoi les larmes couleront dans le nez, ce qui aura

---

[1] *Observation singulière sur la fistule lacrymale, dans laquelle on apprendra la méthode de la guérir radicalement*, in-4°. Turin, 1713. — [2] *Mémoires de l'Académie des sciences,* 1734, p. 135; 1740, p. 155; 1743, p. 390; 1744, p. 449. Tous ces Mémoires ont été reproduits dans les Œuvres complètes de J.-L. Petit, édition de la *Bibliothèque chirurgicale,* Paris, 1837.

pour effets de détruire le larmoiement, d'empêcher la rétention des larmes et de prévenir toute inflammation, toute rupture du sac, et enfin la fistule. On connaît l'opération imaginée par Petit pour remplir l'indication précédente : elle consiste à inciser le sac, à y introduire une sonde cannelée, à la pousser jusque dans la narine, pour déboucher le canal, après quoi le canal nasal est maintenu ouvert au moyen d'une bougie qu'on change tous les jours. Il n'avait pas échappé à l'esprit observateur de J.-L. Petit qu'on fait souvent sortir par les points lacrymaux une matière blanche semblable à du pus. Cette circonstance, qui aurait dû le faire réfléchir sur sa théorie, ne l'embarrasse nullement. Cette matière, ce pus, « *ne sont que des larmes qui ont séjourné dans le sac lacrymal.* »

A partir de J.-L. Petit, la doctrine de l'obstruction des voies lacrymales gagne les suffrages de presque tous les chirurgiens. On a même droit de s'étonner que Garangeot[1], en 1748, se montre encore partisan du cautère actuel, bien que G. de la Faye, huit ans auparavant, ait rapporté, dans les annotations à l'ouvrage de Dionis[2], les divers procédés propres à rétablir le cours des larmes. L'Académie royale de chirurgie reçoit de nombreuses communications de procédés opératoires propres à rétablir le cours des larmes dans les voies obstruées. Louis[3] expose à la compagnie les procédés imaginés par Méjean, Cabanis, en même temps que Laforest[4] indique la manière de pénétrer dans le canal nasal de bas en haut. Il n'est pas sans intérêt de suivre, année par année, et jusqu'à notre époque, la propagation de ces idées, ainsi que les protestations auxquelles elles ont donné lieu à divers intervalles.

En 1767, Saint-Yves[5] préconise la doctrine d'Anel, c'est-à-dire les injections à travers les voies lacrymales, soit par les points lacrymaux, soit par une ouverture faite au sac. En 1769, Guérin[6] attribue l'hydropisie du sac et la fistule lacrymale à l'obstruction du conduit nasal, à son simple rétrécissement ou à l'épaississement de l'humeur fournie par l'intérieur du sac. Il veut qu'on rétablisse le cours des larmes par le canal nasal ou qu'on leur ouvre une voie artificielle, et donne la préférence aux procédés de Méjean et de Pouteau. En 1770, Heister[7] s'élève contre la doctrine de J.-L. Petit, et, tout en admettant cette obstruction ou *oblitération* du canal nasal, il fait remarquer que, dans d'autres cas, le canal est parfaitement libre, et que la méthode d'Anel guérit toutes les fistules.

Les idées de J.-L. Petit trouvent des partisans non-seulement en France, mais en Angleterre. C'est à peine si Janin[8], en 1772, les a modifiées, en admettant l'existence d'un sphincter situé vers le milieu du canal nasal ;

[1] *Traité des opérations de chirurgie*, t. III, p. 75 ; 3e édit. Paris, 1748. — [2] *Cours d'opérations de chirurgie*, par G. de la Faye, p. 561 ; 4e édit. Paris, 1740. — [3] *Réflexions sur la fistule lacrymale*. Mémoires de l'Académie de chirurgie, t. II, p. 193 ; édit. in-4o. — [4] *Mémoires de l'Académie de chirurgie*, t. II, p. 175. Paris, 1755. — [5] *Nouveau traité des maladies des yeux*, nouv. édit. traduite de l'anglais par Cantwel, p. 45. Amsterdam et Leipzig, 1767. — [6] *Traité des maladies des yeux*, p. 104. Lyon, 1769. — [7] *Institutions de chirurgie*, traduct. de Paul, t. II, p. 542. Avignon, 1770. — [8] *Mémoires et observations anatomiques, physiologiques et physiques sur l'œil*, p. 105. Lyon et Paris, 1772.

sphincter qui, en se contractant, forcerait les larmes à séjourner dans le sac lacrymal. Ravaton[1], en 1776, reprend la théorie de l'obstruction du canal nasal, et donne un nouveau procédé pour ouvrir aux larmes une route artificielle, en perforant l'unguis avec un trois-quarts. En 1777, Percival Pott[2] attribue la fistule lacrymale à l'obstruction du conduit nasal ; il propose de dilater le canal, au moyen d'une petite bougie ou d'une sonde de plomb. Lorsque ce moyen échoue, on pratique un passage artificiel aux larmes, et l'on sait que Pott donnait la préférence, pour exécuter l'opération, au trois-quarts courbe. Pouteau[3], en 1783, en inventant une nouvelle méthode pour employer le séton dans le traitement des maladies des voies lacrymales, reconnaît implicitement toute l'importance qu'il y a de dilater le canal nasal. En 1786, John Hunter[4] professe, dans ses leçons sur les principes de la chirurgie, que la fistule lacrymale est le résultat d'un obstacle au passage des larmes du sac lacrymal dans le nez, et que la cause de cet obstacle est *l'oblitération inflammatoire* du canal nasal. Cependant, en 1789, Louis[5] qui, quelques années auparavant, avait présenté à l'Académie de chirurgie les procédés divers de désobstruction du canal nasal, tout en admettant le rétrécissement de ce canal, fait remarquer que cette obstruction ne vient que de l'épaisseur des matières qui l'embarrassent, lorsqu'il n'y a qu'une simple dilatation du sac. L'année suivante, Pellier[6] professe que la fistule lacrymale est produite par le seul séjour du *mucus* dans le sac et que cette stase est ordinairement la cause première de l'obstruction du canal nasal. En 1796, Sabatier[7] fait remarquer que, lorsque la tumeur lacrymale est compliquée de l'obstruction des points et des conduits lacrymaux, elle ne peut être formée que par l'accumulation *de l'humeur qui suinte des parois du sac et du canal nasal*. On ne fit qu'une médiocre attention à ces observations d'une justesse incontestable, comme nous le verrons dans les pages suivantes. C'est ainsi qu'à la fin du dix-huitième siècle, Benjamin Bell[8] dit que, la fistule lacrymale reconnaissant pour cause l'obstruction du conduit nasal, il faut, pour obtenir la guérison, détruire *toujours* cette obstruction. Desault[9] reste fidèle à la tradition de l'Académie de chirurgie. D'après lui, c'est « au rétrécissement ou à l'oblitération du canal nasal, produits par une cause quelconque, qu'est due *dans presque tous les cas*, la fistule lacrymale. » En 1805, Richerand[10] établit que la véritable cause de la tumeur et de la fistule lacrymale est l'oblitération plus ou moins complète du canal nasal. Wenzel[11], en 1808, base tout le traitement de la fistule lacrymale sur le degré d'obstruction du

[1] *Pratique moderne de la chirurgie*, t. I, p. 458 et 667. — [2] *Œuvres chirurgicales*, traduction de l'anglais sur la 2e édition, par M. ***, t. I, p. 243. Paris, 1777. — [3] *Œuvres posthumes*, t. III, p. 150. Paris, 1783. — [4] *Œuvres complètes*, t. I, p. 641 ; traduct. de l'anglais, par G. Richelot. Paris, 1843. — [5] *Dictionnaire de chirurgie*, communiqué à l'Encyclopédie, t. I, p. 591. Paris, 1789. — [6] *Précis ou cours d'opérations sur la chirurgie des yeux*, t. II, p. 182. Paris et Montpellier, 1790. — [7] *De la médecine opératoire*, t. II, p. 461. Paris, 1796. — [8] *Cours complet de chirurgie*, t. III, p. 266 ; traduit de l'anglais, par Bosquillon, sur la 4e et dernière édition. Paris, 1796. — [9] *Œuvres chirurgicales*, par Bichat, t. II, p. 119. Paris, 1801. — [10] *Nosographie chirurgicale*, t. I, p. 278. Paris, 1805. — [11] *Manuel de l'oculiste*, t. I, p. 302. Paris, 1808.

canal nasal. En 1846, Delpech[1] ne voit pas de meilleur moyen de combattre les coarctations du canal nasal que d'y placer une canule à demeure. Demours[2], en 1818, est tellement imbu des idées de J.-L. Petit, qu'il écrit un chapitre sur les maladies du *syphon lacrymal*; suivant lui, l'obstruction plus ou moins complète du conduit nasal précède *toujours* la tumeur lacrymale et en est la seule cause. Et cependant, il rapporte l'observation d'un jeune homme, atteint d'une ouverture fistuleuse au sac et aux téguments, chez lequel une injection permet de constater que le canal nasal est libre. Il n'est pas embarrassé pour expliquer le mode de production de la tumeur lacrymale enkystée. Il pense que, dans ce cas, les larmes entrent lentement dans la tumeur, mais qu'elles ne peuvent en ressortir par la même voie, parce que *quelque léger pli, dans un des conduits lacrymaux, faisant l'effet d'une valvule, s'y oppose.*

Avec Scarpa[3] commence une nouvelle période, dans l'histoire des affections du sac lacrymal. Le chirurgien de Pavie reconnaît que, chez un certain nombre de malades, la pression sur le sac fait refluer, par les points lacrymaux, une matière purulente. Mais loin de rapporter cette sécrétion à la muqueuse du sac, qui, selon Scarpa, est dépourvue de glandes, ce chirurgien pense que le pus est sécrété par la conjonctive palpébrale, surtout l'inférieure, par les glandes de Meïbomius, et que le liquide passe dans le sac à travers les points lacrymaux. Dans cette théorie, tout à fait insoutenable, parce qu'il suffit d'examiner avec soin les malades, pour reconnaître que, si les paupières sont affectées, elles ne sécrètent nullement de pus, et que d'ailleurs, sur bon nombre de sujets atteints de catarrhe bien manifeste du sac, les éléments des paupières sont indemnes de toute lésion ; dans cette théorie, disons-nous, ce sont les paupières qui font tous les frais de la distension du sac lacrymal. Aussi Scarpa a-t-il appelé cette affection *flux palpébral puriforme*. Il ajoute qu'il n'existe pas de rétrécissement du canal nasal. S'il avait été conséquent avec sa théorie, il aurait donc borné le traitement à la maladie des paupières, ce qu'il propose de faire quand l'affection est légère ; mais lorsque celle-ci est plus avancée, il conseille de dilater le canal nasal avec un stylet en forme de clou qu'on fait porter une année au moins ; de telle façon que Scarpa, sans le vouloir, retombe dans les errements de la théorie de l'obstruction du canal nasal.

La doctrine de J.-L. Petit semble devoir rester victorieuse. Beer[4] la défend en Allemagne, en préconisant, contre l'obstruction du canal nasal, l'introduction permanente, dans ce dernier, d'une corde à boyau de plus en plus grosse. Mais pendant qu'en Angleterre W. Mackenzie[5] décrit le catarrhe du sac, sous le nom d'écoulement chronique des organes excréteurs de l'appareil lacrymal, S. Cooper[6] s'élève contre l'opinion de Perci-

---

[1] *Traité élémentaire des maladies réputées chirurgicales*, t. I, p. 509. — [2] *Traité des maladies des yeux*, t. I, p. 149. Paris, 1818. — [3] *Traité des maladies des yeux*, t. I, p. 1 ; trad. de l'italien sur la 5e édition, par J.-N. Bousquet et N. Bellanger. Paris et Montpellier, 1821. — [4] *Lehre von den Augenkrankheiten*, in-8, b. II, p. 168. Wienn, 1815-1817. — [5] *On Diseases of the lacrymal Organs*, in-8. London, 1819. — [6] *Dictionnaire de chirurgie pratique*, t. II, p. 31 ; traduit de l'anglais sur la 5e édition. Paris, 1826.

val Pott et de Ware, relativement à l'influence de l'obstruction du canal nasal considérée comme cause des maladies de l'appareil excréteur des larmes : Cette obstruction, dit-il, ne prend aucune part au plus grand nombre de leurs affections.

En France, L.-J. Bégin[1] s'efforce, dès l'année 1832, de faire prévaloir l'opinion que la fistule lacrymale se rattache souvent à une inflammation des voies lacrymales, et conseille de combattre cet état par un traitement antiphlogistique qui, suivant lui, *réussit le plus souvent*. À la même époque, Weller[2], en Allemagne, décrit la *blennorrhée* du sac lacrymal, et indique divers topiques pour la guérir ; mais, fidèle à la tradition de Beer, il veut qu'on traite la fistule lacrymale par la dilatation du canal nasal, au moyen de cordes de violon de plus en plus grosses. Stœber[3] s'est peu écarté des opinions précédentes.

Dupuytren[4] reconnaît aussi que la tumeur et la fistule lacrymales sont la conséquence d'un état *inflammatoire*, ordinairement propagé au sac lacrymal et au canal nasal, soit de l'œil et des paupières, soit du nez. Il convient, tant que la maladie est simple, qu'il n'existe au sac qu'une dilatation médiocre, ou une perforation récente sans callosités, ni végétations fongueuses, ni carie des os voisins, que le traitement antiphlogistique, les révulsifs, les fumigations suffisent pour obtenir la guérison. Et cependant, Dupuytren place invariablement une canule dans le canal nasal, à tous les malades atteints de tumeur ou de fistule du sac, qui se présentent à la consultation de l'Hôtel-Dieu. Pourquoi cette contradiction entre les préceptes et la pratique? Les rédacteurs des *Leçons orales* disent que, dans les hôpitaux, les malades ne venant demander de secours que lorsque la fistule est établie depuis longtemps, ou que la tumeur cache des désordres tels, qu'il est urgent de l'ouvrir et de désobstruer le canal nasal, il faut faire l'opération. Pauvre argumentation ! il valait mieux convenir que Dupuytren était resté imbu des idées de J.-L. Petit, sur l'obstruction du canal nasal, et qu'il n'avait pas trouvé de moyen plus expéditif, pour combattre cette obstruction que de remplacer le canal naturel par un canal artificiel.

De tous les chirurgiens contemporains, celui qui a combattu cette doctrine de l'obstruction avec le plus d'énergie est Velpeau[5]. D'après lui, la tumeur et la fistule lacrymales sont presque toujours, dans le principe, une *phlegmasie* de la muqueuse. Cette phlegmasie produit un suintement purulent ou muqueux, ce qui donne aux matières absorbées ou sécrétées par les voies lacrymales, une consistance qui en favorise d'autant plus la stagnation ou la rétention dans le sac, que le calibre du canal nasal est alors diminué. Velpeau considère comme une *opinion erronée* l'idée que la fistule lacrymale résulte d'un obstacle mécanique au cours des larmes. Il fait remarquer, en outre, que les moyens chirurgicaux, malgré le nombre varié,

---

[1] *Dictionnaire de médecine et de chirurgie pratiques*, t. VIII, art. FISTULES LACRYMALES. — [2] *Traité théorique et pratique des maladies des yeux*, t. I, p. 192 et 197 ; trad. du docteur Riester. Paris, 1832. — [3] *Manuel pratique d'ophthalmologie*, p. 35. Paris, 1834. — [4] *Leçons orales*, t. III, p. 378 ; 2e édit. Paris, 1839. — [5] *Dictionnaire de médecine en 30 volumes*, t. XVII, p. 573 et suiv. Paris, 1838.

ne produisent que de pauvres résultats. On tint peu compte de ces réflexions. En 1844, Rognetta[1] reprend la doctrine de J.-L. Petit, en assimilant de nouveau le boursouflement de la muqueuse du canal nasal qui forme, selon lui, la cause essentielle de la tumeur et de la fistule lacrymales, aux rétrécissements de l'urètre ; en prescrivant de forcer le rétrécissement par des moyens mécaniques. Carron du Villards[2] la professe aussi explicitement encore en 1847. Malgaigne[3], en 1853, écrit que la tumeur et la fistule lacrymales viennent quelquefois d'une inflammation aigüe ou chronique du sac lacrymal ; *plus souvent* d'un engorgement chronique de la muqueuse du canal nasal, ou d'un *véritable rétrécissement*.

Jusqu'à l'époque ultime qui vient d'être indiquée, l'étiologie de la tumeur et de la fistule lacrymales est fondée sur des vues de l'esprit. Personne n'avait fourni une démonstration anatomique propre à persuader qu'il existât, soit des rétrécissements du canal nasal, soit quelque lésion propre à la muqueuse du sac. A la vérité Morgagni[4], en 1761, avait émis une proposition de nature à faire réfléchir les partisans de l'obstruction du canal nasal. « Je ne me souviens pas qu'un autre sujet, qui avait l'un et l'autre canal tout à fait imperméables au-dessous de ce qu'on appelle le sac, présentât quelque dilatation. » Janin[5], quelques années après, disait avoir constaté l'existence de glandules dans l'épaisseur de la membrane qui tapisse le sac lacrymal ; ces glandes fournissent une humeur jaunâtre semblable à celle des follicules de Meïbomius. Ces faits passèrent inaperçus. C'est de l'année 1853 que datent les premières recherches entreprises sur l'anatomie pathologique de la tumeur lacrymale. Elles sont dues à Béraud[6]. Ce chirurgien a examiné sur le cadavre un certain nombre d'affections du canal lacrymo-nasal. Il a constaté, dans plusieurs cas, que le canal nasal est libre, alors que le sac lacrymal est distendu par du muco-pus ou ulcéré à l'extérieur ; dans d'autres, que le sac est rempli par ce même liquide, alors que toute communication est interrompue avec les conduits lacrymaux d'une part et le canal nasal de l'autre, par suite de l'oblitération des orifices qui font communiquer le sac avec ces canaux ; dans d'autres encore, qu'il existe une oblitération du canal nasal sans dilatation du sac, dont la muqueuse est seulement recouverte par une petite quantité de pus. Pour rendre compte de la formation de la tumeur lacrymale, alors qu'il n'existe pas d'oblitération des voies lacrymales, Béraud a invoqué l'existence de l'inflammation des glandes du sac, glandes qu'il a décrites avec soin, et auxquelles il fait jouer un rôle sur lequel nous insisterons nous-même ultérieurement.

On ne peut se dissimuler que les recherches précédentes ont eu une influence sur l'opinion des chirurgiens contemporains, à l'égard de la nature

---

[1] *Traité philosophique et clinique d'ophthalmologie*, p. 715. Paris, 1844. — [2] *Guide pratique pour l'étude et le traitement des maladies des yeux*, t. I, p. 428. Paris, 1847. — [3] *Manuel de médecine opératoire*, p. 542 ; 6e édit. Paris, 1853. — [4] *Recherches anatomiques sur le siège et les causes des maladies*, t. II, p. 299 ; traduct. de Destouet et Desormeaux. Paris, 1821. — [5] *Loc. cit.*, p. 117. — [6] *Archives générales de médecine*, t. I, p. 309 ; t. II, p. 66 ; t. III, p. 314 ; t. V, p. 175 et 318 ; 5e série.

de la tumeur du sac lacrymal. La plupart de ceux qui ont eu l'occasion de traiter la question depuis, se sont rattachés à l'idée que cette tumeur est le plus souvent d'origine inflammatoire, et que les rétrécissements du canal nasal ne jouent qu'un rôle médiocre. Denonvilliers et Gosselin [1], Sédillot [2], Vidal de Cassis [3], Sichel [4], Desmarres [5], sont à peu près unanimes sur ce point, pendant que Mackenzie [6], Deval [7], Warthon-Jones [8], s'en tiennent encore à la théorie des rétrécissements du canal nasal.

En résumé, si l'on jette un coup d'œil d'ensemble sur les opinions qui ont régné à diverses époques, relativement au mode de production de la tumeur et de la fistule du sac lacrymal, on voit que, pendant les dix-sept premiers siècles, l'anatomie et la physiologie des voies lacrymales étaient trop peu avancées pour qu'on eût une idée précise de la nature de ces affections. A partir de cette période, on assimila l'appareil lacrymal à l'appareil urinaire, et on fit intervenir les rétrécissements du canal nasal, pour expliquer la distension du sac par de prétendues larmes, la rupture de ce réservoir et la formation d'une fistule consécutive, comme on se rendait compte de la distension de la vessie et de la production des fistules urinaires par les rétrécissements du canal de l'urètre. Cette théorie émise d'abord par Maître-Jean, développée ensuite, avec un grand talent, par J.-L. Petit, s'est transmise pendant plus d'un siècle et demi. L'insuccès des nombreuses méthodes de traitement fondées sur cette doctrine, la présence du muco-pus ou du véritable pus dans le sac, commença, il y a une quarantaine d'années, à suggérer l'opinion qu'il y a, dans ces affections, un élément inflammatoire que l'on avait eu tort de négliger. Cette idée conçue, mais mal interprétée par Scarpa, fut développée par les chirurgiens nos contemporains. On décrivit une inflammation catarrhale de la muqueuse du sac, et cette lésion morbide fut dès lors destinée à jouer le plus grand rôle dans le mode de production de la tumeur et de la fistule du sac. Toutefois l'idée d'un rétrécissement du canal nasal est encore tellement invétérée dans l'esprit de quelques chirurgiens, qu'ils ne peuvent se résoudre à ne pas faire la dilatation de ce canal, pour rétablir le cours des larmes, et que quelques-uns d'entre eux, en désespoir de cause, détruisent de prime abord un organe malade, je veux parler du sac lacrymal, au lieu de combattre la phlegmasie catarrhale de la muqueuse qui la tapisse.

Anatomie pathologique. L'étude des lésions propres aux parois du sac ne peut être faite que sur le cadavre ; et bien que les occasions d'examiner ces parties, alors qu'elles ont été affectées, soient rares, nous possédons néanmoins quelques autopsies faites par Janin, Auzias Turenne, et surtout

[1] *Compendium de chirurgie*, t. III, p. 194. Paris, 1854. — [2] *Traité de médecine opératoire*, t. II, p. 112; 2e édit. Paris, 1855. — [3] *Traité de pathologie externe et de médecine opératoire*, 4e édit. Paris, 1855. — [4] *Iconographie ophthalmologique*, p. 676. Paris, 1852-1859. — [5] *Traité théorique et pratique des maladies des yeux*, t. I, p. 350; 2e édit. Paris, 1854. — [6] *Traité pratique des maladies de l'œil*, t. I, p. 406; 4e édit., trad. par E. Warlomont et A. Testelin. Paris, 1856. — [7] *Traité théorique et pratique des maladies des yeux*, p. 958. Paris, 1862. — [8] *Traité pratique des maladies des yeux*, p. 670 ; trad. de l'anglais sur la 3e édition, avec additions et notes, par Foucher. Paris, 1862.

Bérand. L'examen des produits sécrétés par la muqueuse du sac se pratique sur le vivant.

1° *Produits sécrétés*. On en apprécie facilement les qualités, en exerçant une compression méthodique sur le grand angle de l'œil. De cette manière, on fait refluer par les points lacrymaux le contenu du sac lacrymal. Toutefois, il arrive souvent qu'une partie y séjourne, et pour lui donner issue par le point lacrymal supérieur, il suffit de pratiquer une injection d'eau tiède par le point lacrymal inférieur. Lorsque le canal nasal est large, la pression sur le grand angle chasse le contenu dans la narine, ce qui en rend l'examen plus difficile. Il suffit alors de faire incliner la tête du malade en avant, au moment où l'on comprime le sac, afin de recevoir le liquide dans un vase.

Les produits sécrétés par le sac sont de diverse nature. Chez quelques sujets, c'est un liquide légèrement trouble, mélangé d'une certaine quantité de flocons qui ressemblent à ceux que l'on retrouve parfois dans l'urine, alors qu'il existe une légère phlogose de la muqueuse vésicale. Chez d'autres, ces mucosités se présentent sous la forme de filaments blanchâtres, ou de petits rubans très-étroits, décrivant des inflexions, qu'on ne saurait mieux comparer qu'à des filaments de vermicelle cuit. Chez d'autres encore, le sac est distendu par un liquide qui ressemble à une solution épaisse de gomme, à du mucilage, ou au liquide de la grenouillette. Ou bien le sac renferme un liquide de couleur blanche laiteuse ; véritable muco-pus ; ou bien enfin, c'est un liquide blanc jaunâtre et parfois même jaune verdâtre, c'est-à-dire du pus proprement dit. Chez le même malade, la nature du produit, sécrété par le sac, change souvent du jour au lendemain ; souvent encore on rencontre simultanément, chez le même sujet, des produits divers accumulés dans le sac. En général, le liquide sécrété est inodore ; dans un cas, chez une dame, où la maladie datait de trente-cinq ans, ce liquide, d'un vert sale, avait une odeur puante.

2° *Lésions internes du sac*. La face interne du sac lacrymal est souvent saine, parfois parsemée de plaques rouges (Obs. d'Auzias), sans vestiges d'ulcérations (Obs. de Janin). On a trouvé les orifices des canaux excréteurs glandulaires dilatés (Obs. de Janin et de Bérand). Janin a constaté, dans un cas, la présence de très-petites tumeurs de la grosseur de graines de pavot blanc, dures, occupant l'épaisseur de la muqueuse ; la compression faisait sortir, par les orifices de ces tumeurs, un liquide jaunâtre analogue à celui qui est fourni par les follicules de Meïbomius. Bérand a trouvé les conduits excréteurs des glandes du sac remplis d'une matière visqueuse jaunâtre. Sur un autre sujet, il existait, à la partie supérieure du sac, une sorte de végétation polypiforme du volume d'une grosse tête d'épingle.

Toutes ces altérations dénotent bien que le catarrhe du sac a son siége dans les éléments folliculaires ou glandulaires de la muqueuse. A une époque avancée de la maladie, lorsque celle-ci a duré plusieurs années, les parois du sac sont devenues friables et se déchirent facilement ; la muqueuse est épaissie, boursouflée, villeuse et même fongueuse ; la coupe offre un aspect lardacé. Il résulte de ces dernières lésions que la cavité du sac est réduite à de petites dimensions.

Alors même que l'on trouve, dans le sac, des lésions avancées de tissu, le canal nasal peut être resté libre ; c'est ce qui résulte des observations de Béraud, notamment de la cinquième et huitième autopsies rapportées par ce chirurgien. Je reviendrai plus tard sur ces faits.

Symptômes. Le catarrhe du sac lacrymal se développe d'une manière lente. Pendant longtemps, parfois plusieurs années, les malades ont un peu de larmoiement, une sensation de gêne, de picotements, derrière les paupières. A une époque plus avancée, ils se plaignent d'avoir l'œil baigné, par intervalles, d'une humeur. Si on examine la face interne des paupières, on trouve que la conjonctive palpébrale offre une injection composée de vaisseaux ramifiés parallèlement aux follicules de Meïbomius. Il n'est pas rare de rencontrer un état villeux de la conjonctive palpébrale depuis le bord adhérent du cartilage tarse jusqu'au cul-de-sac oculo-palpébral. A la place de la dépression qui existe, dans l'état normal, au niveau du grand angle de l'orbite, on trouve une élevure et parfois une véritable tumeur, d'un volume qui varie entre un pois et une fève. Cette tumeur est circonscrite par les limites mêmes du sac, molle, dépressible ; lorsqu'on la comprime avec la pulpe d'un des doigts, on fait refluer, par l'un et l'autre points lacrymaux, des produits de nature variable ; tantôt c'est un fluide comparable à une solution gommeuse ou à un mucilage ; d'autres fois, c'est un liquide légèrement trouble mélangé de mucosités qui ressemblent à des flocons, ou bien à des filaments de vermicelle cuit ; d'autres fois encore, c'est du muco-pus, ou enfin du pus véritable.

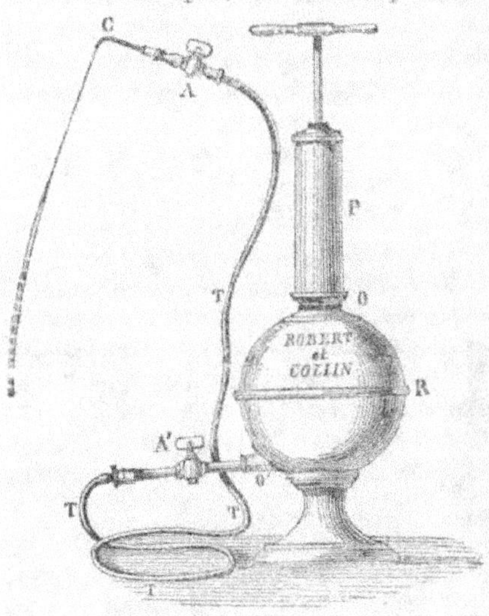

Fig. 25.

Chez quelques sujets, la pression exercée sur le sac évacue le contenu, partie par les points lacrymaux, partie par le canal nasal dans la narine. Il en est qui, toutes les fois qu'ils compriment le sac, font sortir tout ce qu'il renferme par la narine, sans qu'il en reflue par les points lacrymaux. Si, au moyen d'une canule fine adaptée à une seringue d'Anel, ou à l'appareil à pompe (fig. 25) que nous avons fait construire pour injecter les voies lacrymales, on pousse une certaine quantité d'eau tiède par le point lacrymal inférieur, le liquide reflue en très-grande quantité par le point lacrymal supérieur, entraînant avec lui des mucosités. Lorsque l'injection a été soutenue pendant quelques instants, et qu'on fait exécuter au patient une forte expiration, la bouche et la narine du côté opposé au mal étant fermées, on voit quelques gouttes de liquide arriver à l'orifice de la narine du côté correspondant à l'affection. Chez certains sujets, la narine reste sèche, quelle que soit la force avec laquelle le liquide est lancé dans le sac, quelle que soit la durée de l'injection ; mais cela est très-rare. L'œil demeure sain, la vue est bonne et ne se trouble que lorsque le larmoiement redouble. Quelques sujets accusent une sensation de sécheresse dans la narine correspondante, *un embarras* continuel au cerveau, comme lorsqu'on s'enrhume. Sur vingt-sept malades, la blépharite ciliaire n'a été rencontrée que quatre fois.

Marche, terminaisons. Abandonnée à elle-même, l'affection s'accroît lentement. Elle dure des mois et des années. J'ai observé des malades qui en étaient atteints depuis cinq, dix et même seize ans. Il en est qui se contentent, pour tout traitement, de comprimer la tumeur du grand angle, pour chasser les mucosités au dehors. Chez les femmes, il se manifeste généralement une recrudescence, pendant la période menstruelle. D'autres fois, la maladie, après être demeurée stationnaire pendant des années, change brusquement de physionomie. Sous l'influence d'un refroidissement, ou d'un de ces états généraux de l'organisme, dans lesquels il y a tendance à la formation du pus, tels que la variole, le sac lacrymal devient le siége d'une phlegmasie aiguë (dacryocystite), qui se termine par suppuration. L'abcès du sac une fois ouvert, le pus est évacué au dehors, la plaie se cicatrise promptement, et sous l'influence de cette inflammation aiguë, le catarrhe disparaît quelquefois sans retour ; ou bien, l'ouverture du sac dégénère en fistule qui se cicatrise elle-même, après un temps plus ou moins long, alors que la muqueuse cesse de sécréter ces mucosités qui s'échappent continuellement par l'orifice de la fistule, mélangées d'une petite quantité de pus, et parfois seulement d'un liquide épais et visqueux.

Obs. CLX. *Catarrhe ancien du sac lacrymal gauche. Variole. Dacryocystite aiguë. Abcès du sac. Fistule consécutive. Guérison après deux mois et demi.* Mme D***, âgée de trente-quatre ans, d'une complexion délicate, d'un tempérament nerveux, de la clientèle du docteur Loiseau, était venue me consulter, trois ou quatre fois, dans les premiers mois de l'année 1861, pour une tumeur du sac lacrymal gauche, tumeur dure, se vidant lentement dans la narine correspondante, par une pression continue avec le doigt. Les injections d'eau pratiquées, dans le sac, avec la seringue d'Anel (à cette époque, je n'avais pas encore mon appareil à pompe fig. 25, p. 264), arrivaient très-difficilement dans la narine ; c'est à peine si, en soutenant la pression, on parvenait à faire passer quelques gouttes d'eau. La patiente, retenue chez elle par les occupations de son commerce, cessa de venir me voir, quand, le 23 décembre, elle me fit appeler. Atteinte depuis trois semaines d'une variole confluente, il s'était manifesté, dans la période de desquamation, une violente inflammation du sac lacrymal (dacryocystite). J'ouvris largement l'abcès du sac et fis appliquer, pendant plusieurs jours, des cataplasmes émollients sur la région orbitaire. Dès que la phlegmasie fut arrivée à la période décroissante, je pratiquai, tous les jours, des injections d'eau tiède, par le point lacrymal inférieur. A partir du commencement du mois de février 1862, les injections d'eau ne furent faites que tous les trois ou quatre jours. Plusieurs fois la fistule du sac, réduite à un pertuis, se cicatrisa, puis se rouvrit. Dans les premiers jours de mars, la guérison était complète et ne s'est pas démentie depuis (octobre 1862).

Dans d'autres cas, la fistule qui succède à l'ouverture de l'abcès du sac se cicatrise promptement ; mais le catarrhe subsiste, et il devient nécessaire de l'attaquer directement, si on veut empêcher l'affection de faire des progrès. L'observation suivante en est un exemple :

OBS. CLXI. *Catarrhe ancien du sac lacrymal gauche. Dacryocystite suppurée suivie d'une fistule du sac. Guérison de la fistule. Persistance du catarrhe du sac pendant plusieurs mois. Quatre injections iodées dans le sac. Guérison.* La dame L***, âgée de trente-sept ans, sans profession, bien réglée, mère de dix enfants, a depuis longtemps les paupières malades et un larmoiement des deux côtés. Il y a six semaines, il se manifeste un gonflement de la région orbitaire gauche ; puis il se forme, au grand angle de l'œil, un abcès, suivi d'une fistule.

Le 5 octobre 1861, nous constatons que les quatre paupières sont affectées d'une blépharite ciliaire. Au niveau du grand angle de l'œil gauche, immédiatement au-dessous de la commissure interne des paupières, existe une petite ulcération. Une injection d'eau poussée par le point lacrymal inférieur passe, partie par la narine, partie par la fistule. (*Pommade au précipité rouge ; collyre de sulfate de zinc.*) Dès le 8, l'ulcération du grand angle est cicatrisée, l'injection d'eau faite par le point lacrymal inférieur passe en partie par la narine. (*Injection d'eau pure, tous les jours par le point lacrymal inférieur.*) Le 24, l'injection d'eau, poussée par le point lacrymal inférieur, fait sortir par le supérieur quelques mucosités. Le larmoiement est moins intense. Sous l'influence des injections aqueuses, faites à intervalles variés, pendant cinq mois, les mucosités du sac diminuent tous les jours.

Malgré ce traitement, la pression sur le grand angle de l'orbite faisait toujours refluer des mucosités par les points lacrymaux. Le 18 février 1862, je pratique dans le sac, une injection de quelques gouttes de *teinture d'iode mélangée de parties égales d'eau distillée.* Deux jours après, la même injection est réitérée. Dès le 21, le catarrhe tend à devenir purulent. Le 21, je fais une troisième injection de teinture d'iode dans le sac, et enfin le 22, une quatrième injection.

Le 25, il existe une inflammation subaiguë du sac ; la région correspondante à ce dernier est sensible à la pression qui fait sortir par le point lacrymal inférieur du pus sanieux. La conjonctive oculo-palpébrale est congestionnée. Le 28, on constate, au grand angle de l'œil, une tumeur qui, par la pression, laisse refluer par les points lacrymaux un pus jaune verdâtre.

Le 3 mars, le sac lacrymal s'est ouvert à l'extérieur ; une injection d'eau poussée par le point lacrymal inférieur sort tout entière par cette fistule de nouvelle formation. Le 5, l'injection passe, en grande partie, par la narine correspondante. A partir de cette époque, la fistule se resserre progressivement ; ce n'est qu'à la fin de mars que la cicatrisation est complète. Dès les premiers jours d'avril, on peut constater qu'il n'existe plus la moindre mucosité dans le sac ; la pression la plus forte sur l'organe n'en fait pas refluer le moindre filament par les points lacrymaux. L'injection d'eau poussée par le point lacrymal inférieur passe toujours, en partie, par la narine. Depuis cette époque la guérison a subsisté.

Diagnostic. Il est facile, tellement qu'avec de l'habitude, on reconnaît la maladie, alors même qu'elle est au début, avant d'avoir interrogé le patient. On voit un petit ruisseau de larmes accumulées tout le long du cul-de-sac oculo-palpébral inférieur, lorsque le malade tient les paupières écartées quelques instants. Au niveau du grand angle de l'œil, au lieu d'une dépression, on remarque une légère élevure et, lorsque le catarrhe est ancien, une véritable tumeur. Vient-on à comprimer la région saillante, ou pratique-t-on une injection d'eau tiède par le point lacrymal inférieur, on fait refluer, par les points lacrymaux, tantôt un liquide ressemblant à une solution épaisse de gomme, tantôt un liquide trouble mélangé de mucosités, tantôt enfin du pus.

Il importe peu de tenir compte de l'état du canal nasal, dans le catarrhe du sac. C'est là un fait d'observation pratique sur lequel je reviendrai ultérieurement. Il est facile cependant de s'assurer du degré de perméabilité de ce conduit, en faisant une injection d'eau par le point lacrymal inférieur. Si la muqueuse est boursouflée au point d'intercepter toute la lumière du canal, le liquide reflue en entier par l'autre point lacrymal, et aucune goutte ne passe par la narine; tandis que, si le conduit a conservé en partie ou en totalité son calibre, l'eau passe en quantité plus ou moins considérable par la fosse nasale correspondante.

Étiologie. Les femmes sont incomparablement plus souvent atteintes de phlegmasies de la muqueuse du sac lacrymal que les hommes. Sur vingt-sept malades dont j'ai rassemblé les observations, je ne trouve qu'un seul homme et deux enfants du sexe masculin. L'affection se développe à tous les âges de la vie; je l'ai vue sur un enfant de quatre ans, d'une part, et sur une femme de soixante-deux ans, de l'autre. Les professions qui exigent l'application continue des yeux, telles que celles de couturière, de lingère, de giletière, sont notées pour la majeure partie des femmes affectées. La constitution des malades est généralement bonne; j'ai même observé le catarrhe du sac chez des femmes fortement constituées. La plupart des sujets atteints de cette maladie ont une injection modérée de la conjonctive palpébrale; quelques-uns présentent une blépharite glandulo-ciliaire. J'ai observé rarement des lésions du bulbe. On a prétendu que les fistules du sac sont plus fréquentes à gauche qu'à droite, et l'on a cru trouver une explication de ce fait dans l'étroitesse relativement plus grande du canal nasal gauche[1]. Or, sur vingt-sept malades atteints de catarrhe du sac, j'ai trouvé l'affection, à droite dix-sept fois; à gauche neuf fois; des deux côtés, une seule fois.

Pronostic. Cette affection a plusieurs inconvénients; le larmoiement est incessant et quelquefois assez prononcé, pour gêner l'exercice de la vision. A un degré avancé, la production d'une tumeur, au grand angle de l'œil, occasionne une véritable difformité. Ajoutez, que l'existence du catarrhe expose les malades à être affectés, d'un moment à l'autre, d'une dacryocystite aiguë et, par suite, d'une fistule du sac.

Traitement. Les moyens médicaux, les topiques de toutes sortes, que l'on a dit guérir la tumeur et la fistule lacrymales, n'agissent pas autrement qu'en supprimant la sécrétion catarrhale du sac. Heister[2] préconise

---

[1] Malgaigne, *Anatomie chirurgicale*, t. I, p. 716; 2ᵉ édit. — [2] *Loc. cit.*, t. II, p. 540.

les injections, dans le sac, avec les infusions tièdes de feuilles d'hyssope et de véronique, avec les eaux minérales de Wisbad, d'Emsen, de Seltz. Janin[1] a obtenu un succès avec de l'eau camphrée; Scarpa loue beaucoup l'onguent ophthalmique de Janin. D'autres chirurgiens, notamment Lisfranc[2], font grand cas des émissions sanguines locales, des émollients, des injections avec une solution de chlorure de soude. Weller[3] vante, contre la blennorrhée du sac lacrymal, les onctions avec l'onguent mercuriel, les collyres d'une solution de perchlorure de mercure, de pierre divine mêlée de laudanum, d'acétate de plomb. Il recommande, de plus, un emplâtre stibié derrière l'oreille. Vidal de Cassis attache, comme Velpeau, une grande importance au traitement antiphlogistique local, aux émollients, aux fumigations par la narine; ces dernières avaient déjà été proposées par Louis[4]. Mackenzie[5] a passé en revue les divers moyens imaginés pour combattre la blennorrhée du sac; il cite notamment les sangsues appliquées sur le grand angle de l'orbite, ou sur la pituitaire; la pommade au précipité rouge étendue sur le bord libre des paupières, au voisinage des points lacrymaux; les onctions sur le sac avec une pommade à l'iodure de potassium; le badigeonnage du grand angle de l'œil avec la teinture d'iode; l'électrisation, en plaçant l'un des conducteurs sur le sac et l'autre dans la narine, les injections médicamenteuses portées dans le sac, au moyen de la seringue d'Anel: soit une solution de 5 à 20 centigrammes de nitrate d'argent cristallisé pour 30 grammes d'eau distillée; soit une solution de 5 centigrammes de muriate de mercure et de 30 centigrammes de muriate d'ammoniaque pour 30 grammes d'eau distillée; soit encore une solution de pierre divine; de l'acide chlorhydrique fortement étendu, ou de l'acide nitrique très-dilué. Le chirurgien de Glascow vante, par-dessus tout, une solution étendue de potasse caustique: 4 à 8 grammes de solution de potasse et 180 grammes d'eau. Warthon Jones[6] emploie les antiphlogistiques locaux, le collyre de bichlorure de mercure, la pommade au précipité rouge. Warlomont m'a dit réussir très-bien à guérir le catarrhe du sac par les pommades avec de fortes proportions de sulfate de cuivre. Quaglino[7] a proposé, après avoir vidé le sac, de porter, avec un pinceau humide, sur l'angle interne de l'œil, au voisinage des points lacrymaux, une ou deux fois par jour, de la poudre d'acétate de plomb neutre.

Pour guérir le catarrhe du sac lacrymal, il faut de toute nécessité modifier la vitalité de la muqueuse qui tapisse cette cavité: on ne peut arriver à ce résultat, qu'en portant des topiques dans l'intérieur de l'organe. Il est difficile de comprendre que les injections dans le canal lacrymo-nasal, qui ont donné de si beaux résultats à Anel, soient aujourd'hui tombées dans un discrédit complet, à tel point que Deval[8] les rejette de la manière la plus absolue, en se fondant sur l'autorité de Beer, de Chélius, de Jœger et de Rosas. La prévention de cet oculiste, pour ce moyen si simple et si effi-

---

[1] *Loc. cit.*, p. 512. — [2] *Dictionnaire de médecine en 15 volumes*, t. VIII, p. 189. Paris, 1832. — [3] *Loc. cit.*, t. I, p. 192. — [4] *Mémoires de l'Académie de chirurgie*, t. II, p. 211. — [5] *Loc. cit.*, t. I, p. 390. — [6] *Loc. cit.*, p. 670. — [7] *Annales d'oculistique*, t. XXXIV, p. 290. — [8] *Loc. cit.*, p. 966.

cace, est portée à un tel degré, qu'il reproche aux injections de froisser et de fatiguer les tissus, d'érailler et de faire saigner la membrane qui tapisse les conduits lacrymaux ; toutes circonstances que je n'ai jamais observées sur les nombreux malades auxquels j'ai pratiqué, depuis quatre ans, des injections avec la seringue d'Anel. Si ce mode de traitement a été généralement abandonné, c'est qu'on n'a pas saisi l'indication précise à remplir dans ces cas. Préoccupé par l'idée d'un rétrécissement du canal nasal, on a employé les injections à travers les voies lacrymales pour *déboucher* le canal, afin de rétablir le cours des larmes. On en a fait un moyen purement *mécanique* au lieu de s'en servir comme d'un puissant *modificateur* de la *vitalité* de la muqueuse du sac. Pour réussir avec les injections, il fallait employer un topique qui eut la propriété de changer la sécrétion morbide dont le sac est le siége. A l'instar des chirurgiens que j'ai cités, j'ai usé de divers remèdes, pour tarir cette sécrétion, et avant de faire connaître le moyen auquel je me suis définitivement arrêté aujourd'hui, il ne sera pas sans intérêt de passer en revue les tentatives antérieures avec d'autres topiques.

J'ai essayé les injections, faites tous les jours, par les points lacrymaux, avec une solution légère de *sulfate de zinc*. Cinquante séances n'ont donné qu'un résultat à peine appréciable, bien que j'eusse conseillé l'emploi simultané de fumigations émollientes par la narine, l'introduction dans le grand angle de l'œil d'une pommade au précipité rouge.

Les injections *d'eau salée* pratiquées, pendant des semaines, à travers le canal lacrymo-nasal ; l'application poursuivie pendant près de deux mois, au grand angle des paupières, de pommades au *précipité rouge* ou au sulfate de cuivre, ne m'ont donné aucun résultat. Chez un homme, qui s'est présenté à ma clinique, le 19 juillet 1861, envoyé par le docteur Grammaire, j'essayai les injections à travers le canal lacrymo-nasal, avec de *l'urine copahifère*. Dans ce but, j'avais prescrit au patient de prendre, pendant plusieurs jours, une certaine dose de baume de copahu et de m'apporter de l'urine que j'employais pour faire les injections. Il n'y eut pas la moindre amélioration.

Après tous ces essais, demeurés infructueux ; après avoir surtout remarqué qu'alors même que le canal nasal devenait plus perméable, sous l'influence des injections journalières, le catarrhe du sac n'en persistait pas moins, au même degré, j'expérimentai la teinture d'iode. Elle réussit sur une première malade qui avait résisté à d'autres médications. Encouragé par ce succès, j'appliquai le même traitement à d'autres sujets, et les résultats n'en ont pas été moins satisfaisants.

Avant de relater quelques-uns des faits, il n'est pas inutile de rappeler que ce moyen a été employé antérieurement, et on s'explique difficilement qu'il n'ait pas reçu un accueil plus favorable des praticiens. Dans le cours de l'année 1854, Am. Forget[1] communiquait à la Société médico-chirurgicale de Paris une observation de *tumeur lacrymale*, traitée d'abord infruc-

[1] *Union médicale*, p. 501 ; 1854, n° 73.

tueusement par la dilatation du canal nasal, puis, avec succès, par les injections iodées dans le sac. Dans le cas particulier dont il s'agit, l'injection iodée a été faite par un pertuis resté à la place de l'incision pratiquée antérieurement, lors de l'opération de la fistule lacrymale. D'un autre côté, Boinet[1] préconisait l'année suivante, dans le traitement des fistules lacrymales, les injections avec un liquide préparé d'après la formule suivante : R : Eau distillée, 30 grammes ; teinture d'iode, 10 grammes ; iodure de potassium, 0 gr. 50 cent. ; acide tannique, 0 gr. 25 cent. Il disait avoir trouvé ces injections efficaces, surtout au début de la maladie, et se proposait, en les employant, de suspendre la sécrétion muqueuse ou purulente du sac lacrymal, pour faire cesser le dacryo-blennorrhée. Il relatait même des succès obtenus par cette métode, par Payan et Lisfranc. J. Pilz[2] a conseillé aussi les injections de teinture d'iode très-étendue dans les blennorrhées chroniques du sac lacrymal.

Obs. CLXII. *Catarrhe du sac lacrymal droit ; quatre mois de traitement infructueux par les injections d'eau et la pommade au précipité rouge. Une seule injection de teinture d'iode dans le sac. Guérison.* La Dame G***, âgée de cinquante-deux ans, journalière, bien constituée, est traitée pendant *quatre mois consécutifs*, à ma clinique, pour un catarrhe du sac lacrymal droit. Le sac était distendu par un liquide gommeux, et plus tard par du mucus. La patiente a été soumise, pendant tout ce temps, à des injections d'eau pure par le point lacrymal inférieur, et à des onctions, sur le bord des paupières, avec la pommade au précipité rouge. Ce mode de traitement n'a pas donné la moindre amélioration.

Le 25 novembre 1861, je pratique dans le sac, par le point lacrymal inférieur droit, une injection de quelques gouttes d'un mélange, à parties égales, de teinture d'iode et d'eau. Immédiatement après, il se développe une cuisson intense ; un quart d'heure après, un chémosis séreux autour de la cornée ; une légère tuméfaction au grand angle de l'œil et à la région sourcilière, (*Compresses d'eau froide sur l'orbite.*) Le lendemain, il existe une tuméfaction œdémateuse des deux paupières et de la région du sac. Le chémosis séreux persiste. La malade accuse une douleur vive dans la région frontale.

Le 27, le chémosis séreux a diminué, ainsi que l'œdème des paupières. Vers la membrane semi-lunaire, on voit une sécrétion muqueuse. Le 28, il reste un peu d'injection de la conjonctive oculo-palpébrale et une douleur vive de la région du sac. Le 2 décembre, toute tuméfaction de la région orbitaire a cessé ; il n'y a plus de chémosis séreux ; le larmoiement a diminué. Le 6, le larmoiement est toujours moindre. Une injection d'eau poussée par le point lacrymal inférieur passe immédiatement par le nez et par la gorge. Le 13, le larmoiement a presque disparu ; il ne se renouvelle qu'au grand air. La conjonctive palpébrale est un peu injectée. Le 20, l'injection de la conjonctive palpébrale persiste ; la caroncule et le repli semi-lunaire y prennent part. Le larmoiement a disparu. Une injection d'eau faite par le point lacrymal inférieur reflue tout entière par cette ouverture. Le 25 et le 31, même état.

Le 7 février 1862, le larmoiement persiste ; la pression sur le sac ne fait toujours refluer aucune parcelle de mucus par les points lacrymaux. L'injection aqueuse par

[1] *Iodothérapie,* ou de l'emploi médico-chirurgical de l'iode et de ses composés, p. 733. Paris, 1855. — [2] *Lehrbuch der Augenheilkunde,* p. 626. Prag, 1859.

le point lacrymal inférieur revient par la même ouverture, sans qu'aucune goutte de liquide passe par la narine. Le 21 février et le 29 mars, l'état est absolument le même. Depuis cette époque, j'ai revu la patiente à plusieurs reprises, notamment à la fin du mois de juin 1862. Constamment j'ai trouvé que le catarrhe du sac était complétement guéri ; que le canal nasal était demeuré imperméable aux injections faites de haut en bas et qu'il n'existait qu'un larmoiement insignifiant.

Obs. CLXIII. *Catarrhe du sac lacrymal droit. Injections d'eau et pommade au sulfate de cuivre infructueuses. Deux injections iodées dans le sac. Guérison.* M⁰ᵉ C***, âgée de quarante-cinq ans, sans profession, d'une constitution moyenne, est traitée pendant trois mois à ma clinique, pour une blépharite ciliaire à droite. Depuis six semaines, il s'est développé un catarrhe du sac lacrymal du même côté, catarrhe traité infructueusement par les injections faites tous les jours par le point lacrymal inférieur, avec de l'eau pure, et par l'application de pommade au sulfate de cuivre. La patiente se plaint surtout de larmoiement.

Le 16 décembre 1861, le sac contient un liquide épais, mélangé de mucus, qui reflue par la pression à travers les points lacrymaux. Ce jour-là même, je pratique dans le sac, à travers le point lacrymal inférieur, une injection de quelques gouttes de teinture d'iode et d'eau distillée, mélangées à parties égales ; ayant soin, cette fois, pour éviter une trop forte réaction due au contact de la teinture d'iode avec l'œil, de laver ce dernier à grande eau, par le jet d'une seringue, dès l'apparition de la première goutte de liquide au point lacrymal supérieur.

Le 18, la région du sac est douloureuse à la pression. Depuis le jour de l'injection, il y a très-peu de larmoiement. Le 20, le larmoiement a considérablement diminué. La pression sur le grand angle ne fait rien refluer par les points lacrymaux. Une injection d'eau pratiquée par le point lacrymal inférieur sort en partie par le point lacrymal supérieur, en partie par la narine.

Le 13 janvier 1862, le larmoiement est revenu ; la pression sur le sac fait refluer quelques mucosités. Je pratique une nouvelle injection iodée dans le sac. Cette fois, la teinture d'iode reflue, par le point lacrymal supérieur, sur la conjonctive. A l'instant, il se manifeste une douleur violente ; il se forme rapidement un chémosis séreux et la cornée prend une teinte jaunâtre. Je lave l'œil à grande eau ; néanmoins la douleur persiste longtemps.

Le 16, il existe de la douleur dans la paupière supérieure et dans l'orbite droit. La conjonctive oculaire est injectée, la cornée saine ; la vue est un peu trouble. La pression sur la région du sac n'est pas douloureuse. Ces phénomènes réactionnels se calment promptement. Dès le 1ᵉʳ février, il n'y a plus de larmoiement ; l'état de l'œil est on ne peut plus satisfaisant. La pression sur le sac ne fait pas refluer la moindre mucosité par les points lacrymaux.

A partir de cette époque, tout continue à aller bien. Le 8 mars, la patiente vient me revoir, pour me dire qu'elle n'a plus de larmoiement et que la pression sur le sac n'a pas fait une seule fois, depuis cinq semaines, refluer de mucosités sur les points lacrymaux. Les paupières sont saines. Je constate que le canal nasal n'est pas perméable aux liquides injectés par le point lacrymal inférieur.

Obs. CLXIV. *Catarrhe purulent du sac lacrymal droit. Quatre injections iodées dans le sac. Guérison. Formation consécutive d'une fistule sous-cutanée au-devant du sac. Guérison spontanée de cette fistule.* Le nommé R***, âgé de onze ans, a des maux d'yeux depuis plusieurs années. Il est affecté actuellement d'un catarrhe *purulent* du sac lacrymal droit, c'est-à-dire que la pression sur le grand angle de l'orbite fait refluer immédiatement, par les points lacrymaux, une notable quantité de pus. En pratiquant une injection d'eau pure par le point lacrymal inférieur, quelques gouttes de liquide sortent par la narine correspondante. Le sac lacrymal gauche est sain. La moitié interne de chaque cornée est obscurcie par une tache peu épaisse. L'enfant a été soumis infructueusement, depuis trois mois, à des pommades de tous genres et à des collyres astringents.

Le 3 février 1862, je pratique une injection dans le sac lacrymal droit, de quelques gouttes de teinture d'iode mélangée, à parties égales, d'eau distillée. Le 5, la pression sur le sac fait toujours refluer du pus par les points lacrymaux. Je fais une seconde injection de teinture d'iode. Le 7, moins de pus que les jours précédents. Troisième injection iodée. Le 8, le sac lacrymal contient toujours du pus. Il existe une petite fistule au niveau du grand angle de l'orbite. Quatrième injection iodée. Le 10, la pression sur le grand angle de l'orbite ne fait refluer, par les points lacrymaux, ni mucosités, ni pus. La fistule du sac est réduite à des dimensions capillaires. Une injection pratiquée sur le point lacrymal inférieur passe en partie par la narine. Le 13, la fistule est complétement cicatrisée ; la pression sur le sac ne fait absolument rien refluer par les points lacrymaux. Les 15, 18 et 20, l'état est tout aussi satisfaisant ; pas une gouttelette de pus, pas une mucosité dans le sac. L'injection d'eau, faite par le point lacrymal inférieur, passe en partie par la narine. Le 6 mars, la guérison persiste. Le 17, il existe de nouveau une fistule au niveau du grand angle de l'œil. Pendant plusieurs jours, je cherche à m'assurer, en faisant une injection d'eau par le point lacrymal inférieur, si cette fistule communique avec le sac. Pas une goutte de liquide ne passe par l'orifice anormal. Avec un stylet d'Anel, je reconnais un décollement de la peau. La fistule est donc *sous-cutanée*, sans communication avec la cavité du réservoir lacrymal.

Le 7 avril, cette fistule persiste et est toujours entretenue par le décollement de la peau seulement. Vers le milieu du mois de mai, l'enfant a été ramené à ma clinique pour me faire constater que la fistule est cicatrisée. Le catarrhe du sac n'a pas récidivé.

On a vu, par ce qui précède, qu'il a suffi généralement d'un petit nombre d'injections iodées pour obtenir la guérison du catarrhe du sac. Dans un autre cas, la maladie a résisté avec plus de ténacité, et il fallu huit injections de teinture d'iode pour en triompher. Une autre particularité qui s'est présentée, c'est que, sous l'influence de l'action irritante de l'iode, le conduit lacrymal inférieur s'est notablement rétréci chez ce sujet, sans toutefois s'oblitérer.

Le catarrhe du sac n'est pas la seule lésion de cet organe qui guérisse par les injections iodées. Les *fistules du sac*, appelées communément *fistules lacrymales*, se cicatrisent également, sous l'influence de ces topiques, en même temps que disparaît le catarrhe, dont ces fistules ne sont qu'un des modes de terminaison. L'observation CLXI (p. 266) en est un exemple. Le fait suivant a une plus grande importance, en raison de l'ancienneté de l'affection.

Obs. CLXV. *Catarrhe ancien du sac lacrymal droit. Fistule du sac. Trois injections iodées. Guérison.* Mlle Dum..., âgée de vingt-huit ans, lingère, se présente à ma clinique, le 14 mars 1862. Elle a été atteinte de variole, il y a quatre ans. Depuis cette époque, elle pleure de l'œil droit. Il y a un an, elle a été affectée, dit-elle, d'un érysipèle de toute la moitié droite de la tête (probablement une dacryocystite aiguë). On lui a fait une incision au niveau du grand angle de l'œil droit. A partir de ce moment, il est resté une fistule, qui se ferme et s'ouvre alternativement.

Nous constatons que la patiente pleure de l'œil droit. La pression sur la région du sac ne fait rien refluer par les points lacrymaux. En injectant de l'eau, par le point lacrymal inférieur, le liquide sort par un pertuis situé vers l'extrémité interne de la paupière inférieure, chargé de mucosités épaisses. Quelques gouttes d'eau passent par la narine correspondante. Des injections d'eau tiède, faites tous les jours, depuis le 11 jusqu'au 17 mars, n'amènent aucun changement dans l'état de la patiente ; il s'écoule par la fistule, durant ces manœuvres, de l'eau mélangée de mucosités. Le 17, je pratique dans le sac une injection de teinture d'iode mélangée de parties égales d'eau distillée. Il se manifeste bientôt une tuméfaction au grand angle de l'œil ; les mucosités sécrétées par le sac diminuent en quantité. Le 24, la fistule paraît cicatrisée ; après une injection d'eau pratiquée par le point lacrymal inférieur, la fistule se rouvre et la pression sur le grand angle fait alors refluer du pus par l'orifice anormal. Le sac est largement incisé.

Les jours suivants, il s'échappe toujours des mucosités par la fistule, chaque fois qu'on fait une injection d'eau tiède par le point lacrymal inférieur. Le 29, seconde injection iodée. Les jours suivants, moins de muco-pus dans le sac ; de l'eau injectée, par le point lacrymal inférieur, passe en partie par la narine. Cette injection occasionne une vive douleur sur le trajet du conduit lacrymal inférieur.

Le 7 avril, il y a tuméfaction avec rougeur de la peau au grand angle de l'œil ; la pression sur cette région fait toujours refluer, par les points lacrymaux, du muco-pus. Une injection d'eau pratiquée par le point lacrymal inférieur sort par la fistule avec des mucosités. Le 14, l'état est le même ; il reste toujours, au grand angle de l'œil, une tumeur allongée verticalement. La fistule, cicatrisée en apparence, s'ouvre, dès qu'on fait une injection par le point lacrymal inférieur. La tumeur du sac est largement incisée ; il en sort du pus phlegmoneux.

A partir de ce moment, la tuméfaction diminue de jour en jour ; l'injection par le point lacrymal inférieur est de moins en moins douloureuse, mais sort toujours par la fistule avec des mucosités.

Le 19, troisième injection de teinture d'iode par le point lacrymal inférieur. Le 21, toute tuméfaction a disparu ; une injection d'eau ouvre la fistule, avec effusion de quelques gouttes de sang et sensation de douleur très-vive. Quelques gouttes du liquide injecté passent dans la narine correspondante. Le 25, la fistule paraît cicatrisée. Lorsqu'on injecte de l'eau par le point lacrymal inférieur, la malade ressent, au bout de quelques instants, une sensation de distension très-douloureuse qui force d'arrêter l'injection. Pas une goutte d'eau ne s'écoule par la narine. La pression sur le sac ne fait pas refluer de mucosités par les points lacrymaux. La patiente n'a pas de larmoiement. Le 30, la fistule demeure parfaitement cicatrisée ; la peau de la région du sac a repris la coloration normale. Une injection d'eau par le point lacrymal inférieur est toujours suivie d'une sensation de distension très-douloureuse. Rien ne passe par la narine.

Le 23 mai, même état ; pas de mucosités par les points lacrymaux, lorsqu'on presse sur le sac. Un peu de larmoiement. L'injection d'eau, par le point lacrymal inférieur, donne lieu instantanément à une sensation de distension dans le sac ; le liquide ne reflue ni par le point lacrymal supérieur, ni par la narine.

Le 7 juin, la patiente revient à la clinique. Il existe une légère tuméfaction dans la région du sac, avec un peu de rougeur de la peau. La pression ne fait pas refluer la moindre parcelle de mucosité par les points lacrymaux. Une injection étant faite par le point lacrymal inférieur, quelques gouttes de liquide passent par la narine droite, et D*** n'accuse plus cette sensation de distension violente qu'elle éprouvait antérieurement. (*Cataplasmes de cerfeuil sur le sac.*) Le 11, toute tuméfaction et toute rougeur ont disparu; une injection d'eau poussée par le point lacrymal inférieur ne passe pas par la narine.

Enfin, au commencement du mois d'août, j'ai revu la patiente, qui est restée bien guérie de la fistule du sac. Elle conserve un peu de larmoiement, alors seulement qu'elle marche au grand air.

L'observation suivante offre cette particularité digne de fixer l'attention, qu'après la guérison d'un catarrhe du sac, il s'est formé, deux mois et demi plus tard, un *mucocèle* (V. page 285); et qu'il a suffi, pour guérir ce dernier, de ponctionner la tumeur, et de faire quelques injections aqueuses à travers les conduits lacrymaux, pour obtenir une guérison, en conservant leur perméabilité aux voies d'excrétion des larmes.

Obs. CLXVI. *Catarrhe du sac lacrymal droit; deux injections de teinture d'iode dans le sac. Guérison. Rétrécissement du conduit lacrymal inférieur. Plus tard, mucocèle; ponction de la tumeur. Guérison rapide de la fistule du sac qui succède à cette opération.* La dame Chos..., âgée de quarante ans, couturière, d'une constitution moyenne, est affectée depuis dix ans d'un larmoiement à l'œil droit, avec sécrétion d'une matière muqueuse. Le 11 mars 1862, nous constatons que, lorsqu'on presse la région du sac lacrymal droit, un mucus abondant reflue par les points lacrymaux. Une injection d'eau tiède, poussée par le point lacrymal inférieur, ne passe nullement par la narine correspondante. La même épreuve faite du côté gauche donne un résultat semblable, bien que, de ce côté, le sac ne soit nullement malade. Je pratique une injection iodée dans le sac lacrymal droit. Le lendemain, il existe un peu de gonflement de cette région; en comprimant cette dernière, des mucosités refluent par les points lacrymaux.

Le 17 mars, seconde injection iodée, suivie, comme la première fois, d'une réaction modérée. Le 19, le sac renferme moins de mucus; en injectant de l'eau tiède par le point lacrymal inférieur, quelques gouttes passent par la narine correspondante. Du 20 au 31, la pression exercée sur le grand angle fait toujours sortir des mucosités par les points lacrymaux.

Le 2 avril, l'amélioration est manifeste; la pression sur le sac, une injection d'eau tiède par le point lacrymal inférieur, ne font pas refluer de mucosités par les points lacrymaux. Le liquide passe même, en plus grande quantité par la narine. Tout va ainsi, de mieux en mieux, jusqu'au 19. Ce jour-là, il y a une légère tuméfaction de la région du sac; par la pression, rien ne reflue par les points lacrymaux.

Le 22, la pression fait sortir quelques mucosités par le point lacrymal inférieur; le liquide injecté par ce pertuis reflue au dehors, ce qui dénote un rétrécissement inflammatoire du conduit lacrymal correspondant. Le 26, en comprimant le sac, on ne fait rien refluer par les points lacrymaux; une injection d'eau tiède étant poussée par le point lacrymal inférieur, quelques gouttes de liquide passent par la narine correspondante, ce qui prouve bien que le conduit lacrymal inférieur n'est que rétréci et nullement oblitéré.

Le 28, même état. La patiente dit qu'elle n'éprouve plus aucune incommodité; qu'il ne s'accumule jamais de mucosités au grand angle. Le 2 mai, il n'y a pas de récidive; quelques gouttes d'eau, injectées par le point lacrymal inférieur, passent toujours par la narine correspondante. Le 31 mai, la guérison persiste.

Le 9 août, c'est-à-dire deux mois et demi plus tard, Mme Chos..., se représente à ma clinique. Depuis huit jours, il s'est formé, au grand angle de l'orbite droit, une petite tumeur du volume d'un gros pois, dure, rénitente. La pression ne fait rien refluer, ni par les points lacrymaux, ni par la narine. Le point lacrymal inférieur et le commencement du conduit correspondant admettent facilement une canule d'Anel. Mais le stylet de ce nom ne peut être enfoncé à plus de deux millimètres de profondeur; quelque effort que l'on fasse, on n'arrive pas avec l'instrument jusque dans le sac. La tumeur du grand angle a donc tous les caractères d'un *mucocèle*. Je ponctionne le sac avec un bistouri à lame étroite; il sort du pus d'assez bonne nature par la plaie; une injection d'eau pratiquée immédiatement par cette dernière reflue en partie par la narine.

Le 11, il y a un peu de gonflement œdémateux avec rougeur de la région affectée et des paupières. Cette tuméfaction décroît bientôt. Le 18, il existe toujours, au grand angle de l'œil, une ouverture; une injection d'eau, pratiquée par celle-ci, passe par la narine, tandis qu'une injection faite par le point lacrymal inférieur ne reflue nullement par elle. Les jours suivants, la tuméfaction du grand angle de l'œil persiste; la fistule également. Le 21, la tuméfaction diminue. Le 25, une injection d'eau poussée par le point lacrymal inférieur reflue, en petite partie, par la narine; pendant que l'on fait cette injection, pas une goutte de liquide ne passe par la fistule, qui est devenue très-étroite.

Le 26, la fistule est cicatrisée; à la place qu'elle occupait, il reste un petit noyau d'induration qui disparaît les jours suivants. Le 28, une injection d'eau faite par le point lacrymal inférieur passe par la narine.

Le liquide dont je me suis servi pour faire les injections dans le sac est un mélange, à parties égales, de teinture d'iode et d'eau distillée. Sur les diverses malades qui ont été traitées par ce moyen, il a fallu un nombre d'injections variable, pour obtenir la guérison. Chez l'une d'elles, une seule injection a suffi; chez les autres, il a fallu deux, trois, quatre, cinq, et une fois même jusqu'à huit injections. Je n'ai pas trouvé qu'il existât une relation rigoureuse entre la nature du liquide sécrété par le sac et le nombre d'injections iodées pour guérir le catarrhe. Ainsi, tandis que, dans un cas franchement purulent, deux injections ont suffi; dans un autre cas, où le sac ne renfermait qu'un liquide visqueux, mélangé de mucosités, il a fallu huit injections; dans un cas où le sac contenait du muco-pus, il a fallu deux injections; dans un autre tout à fait semblable, il a été nécessaire d'en pratiquer cinq.

Il ne faut pas s'attendre, non plus, à observer, sous l'influence des injections iodées, des modifications régulières dans la nature de la sécrétion fournie par le sac lacrymal. Tantôt le muco-pus ou les mucosités sont remplacées par un liquide purulent; tantôt encore on voit la sécrétion changer plusieurs fois de caractère, après chaque injection; redevenir muco-purulente après avoir été visqueuse. J'ai constaté dans d'autres cas la persistance de la même sécrétion, pendant toute la durée du traitement.

L'effet primitif des injections de teinture d'iode a été variable; cela est subordonné, du reste, à la façon dont l'injection est faite. Chez les premiers malades je me suis contenté de pousser l'injection par le point lacrymal inférieur; je m'arrêtais dès que quelques gouttes du liquide apparaissaient au niveau du point lacrymal supérieur. Lorsque la teinture d'iode reflue sur la conjonctive scléroticale, il se manifeste une douleur violente, et, après quelques minutes, un chémosis séreux tout autour de la cornée ; un œdème des paupières. La cornée a même pris, dans un cas, une teinte jaunâtre qui ne me laissa pas sans inquiétude pendant les premières vingt-quatre heures. Cet accident n'offre aucune gravité ; il suffit de faire lotionner l'œil avec de l'eau froide, pendant plusieurs heures, pour que la douleur se dissipe, et généralement la réaction qui se manifeste du côté de la conjonctive scléroticale est elle-même modérée. Toutefois, pour prévenir le reflux de la teinture d'iode à la surface du bulbe, et la douleur vive qui en est la conséquence, j'ai apporté une modification au procédé opératoire de l'injection. Je me sers d'une seringue en verre, au lieu d'une seringue en métal ; de cette façon, j'apprécie déjà par la vue la quantité de

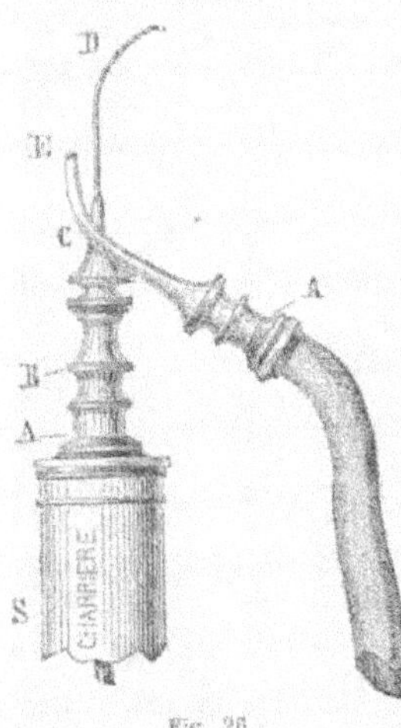

Fig. 26.

teinture d'iode qui passe dans le sac. Une double canule est vissée après la seringue S (fig. 26) ; l'une B C D communique avec le corps de la seringue d'Anel et est destinée à être introduite dans le point lacrymal inférieur, pour porter dans le sac la teinture d'iode ; l'autre canule A E, d'un calibre plus considérable que la précédente, réunie avec elle en C, communique en A avec le tube de mon appareil à pompe (fig. 25, p. 264) destiné aux injections à travers les voies lacrymales, appareil que l'on remplit d'eau filtrée pure. Dès qu'on aperçoit le reflux, par le point lacrymal supérieur, du liquide porté dans le sac par la canule D, on tourne le robinet adapté au tube flexible de l'appareil à pompe ; et à l'instant un jet d'eau, d'un calibre proportionné à celui de la canule E, vient se répandre à la surface de l'œil.

Le contact de la teinture d'iode avec la surface interne du sac produit des effets variables. Chez le plus grand nombre des malades, il se manifeste une réaction modérée, une véritable dacryocystite sub-aiguë. Chez d'autres, la phlegmasie est plus intense, et j'ai observé, dans un cas, une dacryocystite avec formation de pus phlegmoneux. Chez tous les malades, les voies lacrymales sont restées perméables après la guérison. Chez deux seulement, le conduit lacrymal inférieur s'est rétréci, mais non oblitéré, dans une partie de son étendue, bien que le point lacrymal conservât ses dimensions normales. Dans les deux cas, l'injection d'eau, poussée par le point lacrymal supérieur, passait dans la narine. Le larmoiement a diminué à mesure que le catarrhe du sac s'améliorait, et chez la plupart des sujets, il a complétement disparu ; chez quelques-uns, il a persisté à un degré insignifiant.

Le traitement du catarrhe du sac par les injections iodées me semble impraticable chez les petits enfants. Qu'on emploie la douceur ou la menace, on n'arrive pas à obtenir d'eux qu'ils laissent introduire une canule d'Anel dans l'un des points lacrymaux. Ils crient, se débattent et quelques efforts qu'on fasse pour les maintenir solidement, on n'arrive pas au résultat désiré.

Une circonstance qui est aussi de nature à apporter quelque obstacle au traitement du catarrhe du sac par les injections iodées, c'est l'étroitesse excessive des points lacrymaux, étroitesse telle que ces ouvertures n'admettent pas la canule la plus fine. Dans les cas de ce genre, après avoir dilaté l'orifice avec un fil métallique argenté, on incise avec des ciseaux fins l'origine du conduit, ce qui permet d'y introduire la canule. (V. p. 224.)

Des rapports qui existent entre le catarrhe du sac et les affections désignées sous les noms de tumeur et de fistule du sac lacrymal. Nous avons fait remarquer précédemment (p. 262) que les chirurgiens contemporains sont divisés d'opinions, relativement au mode de formation de la tumeur et de la fistule du sac lacrymal. Les uns, restés fidèles à la doctrine de J.-L. Petit, persistent à en vouloir trouver le point de départ dans des rétrécissements du canal nasal. Suivant eux, ces rétrécissements mettent obstacle au cours des larmes ; celles-ci s'accumulent dans le sac, qu'elles distendent peu à peu ; ne pouvant s'écouler au dehors, elles irritent par leur présence la muqueuse, déterminent la formation d'une phlegmasie ; puis, à un moment donné, le sac, considérablement distendu, se perfore, pour donner passage aux larmes, d'où la formation d'une fistule, entretenue elle-même, par le passage des larmes, tant qu'on ne rétablit pas le cours naturel de ces dernières.

Les autres admettent qu'il y a, dans la production de la tumeur et de la fistule du sac, un élément inflammatoire, sans se rendre précisément compte de la nature de cette phlegmasie. Il y a donc deux choses à examiner ici : 1° la valeur de la doctrine des rétrécissements du canal nasal, dans le développement de la tumeur et de la fistule du sac ; 2° le véritable mécanisme de la production de ces dernières affections. La première gagnera à être présentée sous la forme d'une série de propositions.

1° Il peut exister un rétrécissement du canal nasal, sans qu'il y ait une tumeur ou une fistule du sac lacrymal. Cette proposition est fondée sur l'anatomie pathologique et sur l'observation clinique.

Béraud [1] rapporte avoir disséqué une pièce anatomique, recueillie sur un homme de cinquante ans ; il y avait absence de tumeur et de fistule du sac lacrymal. Les points et les conduits lacrymaux étaient sains ; il y avait, dans le sac, une petite quantité de matière puriforme ; il était *rétréci* dans tous ses diamètres, surtout du côté gauche où il était réduit à la moitié de ses dimensions. Le canal nasal était *oblitéré complètement* des deux côtés, par l'hypertrophie de la muqueuse de ce conduit ; impossible de reconnaître la trace de l'orifice inférieur sur le méat. Sur une autre pièce, provenant d'une femme de cinquante ans, le canal nasal était oblitéré, dans toute son étendue, à gauche, jusqu'au sac, qui était un peu rétréci et ren-

[1] *Archives générales de médecine*, t. I, p. 315 ; 5e série.

fermait une petite quantité de matière purulente. Il n'y avait pas de tumeur du sac. Enfin, sur un homme de quarante ans, le canal nasal était oblitéré dans toute son étendue du côté droit ; dans la partie inférieure seulement, à gauche. De chaque côté, le sac lacrymal était notablement *rétréci* et renfermait du pus.

J'ai observé un grand nombre de malades, chez lesquels le canal nasal était imperméable, ou ne laissait passer que quelques gouttes d'eau, lorsqu'on poussait l'injection, par les voies lacrymales, pendant un certain temps, avec beaucoup de force ; cependant il n'existait, chez eux, aucune tuméfaction de la région du sac ; celui-ci ne contenait ni larmes, ni aucun produit anormal. Je citerai, entre autres, le fait suivant :

Obs. CLXVII. *Larmoiement du côté droit, symptomatique d'un engorgement du canal nasal. Absence de toute maladie du sac.* La nommée Car...., âgée de douze ans, conduite à ma clinique au commencement de 1862, est atteinte d'un *larmoiement de l'œil droit* seulement, depuis trois ans. La mère de l'enfant prétend que cet état morbide s'est développé consécutivement à une scarlatine.

Le 10 février, nous constatons une légère injection de la conjonctive palpébrale; les vaisseaux sont parallèles aux follicules de Méïbomius. Absence de granulations. La caroncule est injectée. La pression sur le sac ne fait pas refluer de mucosités, ni aucun liquide, par les points lacrymaux. Le bord libre de chaque paupière a conservé sa situation normale; quelques cils de la paupière inférieure sont agglutinés ensemble par une croûte grisâtre. Les points lacrymaux sont en rapports normaux avec le lac lacrymal. On voit les larmes s'accumuler continuellement dans ce lac et dans le cul-de-sac inférieur de la conjonctive. Une injection d'eau, poussée par le point lacrymal inférieur, reflue tout entière par le supérieur, sans qu'aucune goutte de liquide passe par la narine correspondante.

A *gauche*, où il n'existe pas le moindre larmoiement, les paupières sont saines; l'injection d'eau, faite par le point lacrymal inférieur, arrive dans la narine.

Chez la malade de l'observation CLXVI (p. 274), le canal nasal gauche était complétement imperméable aux injections aqueuses pratiquées, par le point lacrymal inférieur correspondant, avec mon appareil à pompe. Et cependant, il n'existait, de ce côté, aucune distension, aucune affection du sac, pendant que, du côté opposé, il y avait un catarrhe des plus manifestes.

2° Il peut y avoir une tumeur et même une fistule du sac, alors que le canal nasal est resté très-perméable, alors même qu'il est dilaté. Cette proposition est fondée, comme la précédente, sur l'anatomie pathologique et sur l'observation clinique.

Auzias Turenne [1] a rencontré, sur le cadavre d'une femme, une tumeur du sac lacrymal droit, de la forme et du volume d'une noisette, ne contenant que quelques parcelles de muco-pus. *Tout le canal nasal était libre et communiquait largement avec le nez.*

Sur le vivant, on rencontre assez fréquemment des tumeurs du sac qui, par la pression, se vident facilement par le canal nasal. On a même créé

[1] *Archives générales de médecine*, t. I, p. 313 ; 5° série.

pour ces tumeurs la dénomination de *relâchement du sac*. Parmi les faits de ce genre, que j'ai eu l'occasion de voir, je citerai les suivants :

OBS. CLXVIII. *Catarrhe du sac lacrymal droit. Canal nasal perméable*. La nommée Ler..., âgée de quarante-cinq ans, laveuse, d'une bonne constitution, s'est présentée à ma clinique, le 9 juillet 1861. Cette femme, d'une intelligence obtuse, rend très-mal compte des antécédents. Elle prétend qu'elle a eu mal aux yeux, pour la première fois, il y a cinq ans. Il y a trois semaines qu'il s'est formé une grosseur au grand angle de l'œil droit.

Nous constatons que l'œil *gauche* est sain. L'œil droit présente des altérations anciennes. Il existe une cicatrice au-dessous de la partie moyenne de la cornée ; l'iris est affecté, dans le point correspondant, d'une synéchie antérieure ; la pupille est oblongue, à grand diamètre vertical.

Au niveau du grand angle de l'œil *droit* existe une tumeur bien circonscrite, du volume d'une fève, résistante et molle ; la peau qui la recouvre n'est pas altérée. Une compression douce, exercée sur la grosseur, la vide complétement, et en même temps, la malade sent dans la gorge un liquide de mauvais goût et d'odeur désagréable. Je veux essayer de pratiquer une injection, par le point lacrymal inférieur. La malade, d'une pusillanimité et d'une stupidité rares, arrache violemment la canule et tombe en syncope.

OBS. CLXIX. *Catarrhe ancien du sac lacrymal de chaque côté. Canal nasal perméable à droite*. Mme L***, âgée de cinquante-cinq ans, ancienne commerçante, phthisique, m'est adressée par un confrère le 31 octobre 1861. Elle est atteinte, depuis quinze à seize ans, d'une tumeur du sac lacrymal, des deux côtés. Peu soucieuse des soins de sa personne, elle se contentait, alors que la poche était trop distendue, de la presser du doigt. Il y a quelques jours, il se développa une phlegmasie vers l'angle interne de l'orbite gauche. Nous constatons, en effet, que, dans cette dernière région, existe une tuméfaction, avec coloration rouge lie de vin de la peau, douleur à la pression, fluctuation. Une incision, pratiquée immédiatement avec un bistouri, fait sortir une certaine quantité de sang mélangé d'un pus coloré en rouge.

À droite, il existe, à l'angle interne de l'œil, à la place même occupée par le sac lacrymal, une tumeur du volume d'une amande de petite noisette, tumeur dure, bien circonscrite ; *une pression méthodique exercée avec le doigt fait disparaître cette tumeur ; en même temps il s'écoule par la narine droite un liquide muqueux*.

3° IL PEUT Y AVOIR UNE TUMEUR ET UNE FISTULE DU SAC LACRYMAL, ALORS QUE LE CANAL NASAL EST OBLITÉRÉ, ALORS QUE L'EMBOUCHURE DES CONDUITS LACRYMAUX DANS LE SAC EST OBLITÉRÉE ÉGALEMENT. Ce fait est connu de tous les chirurgiens qui ont proposé la dénomination d'*hydropisie du sac*, de *mucocèle*, pour désigner une tumeur du sac, dure ou molle, dont le contenu ne s'échappe par la pression, ni par les points lacrymaux, ni par le canal nasal. La démonstration anatomique de ce fait nous est fournie par l'observation suivante, empruntée à Béraud [1]. Il s'agit d'un vieillard atteint, depuis vingt-cinq ans, d'une fistule du sac lacrymal gauche, fistule ayant succédé à une tumeur du sac qui avait duré deux ans. Ce malade ayant succombé à un érysipèle de la face, on procéda à l'autopsie des voies lacry-

___
[1] *Loc. cit.*

males. Les points lacrymaux sont à l'état normal ; les conduits sont encore perméables, mais *leur ouverture commune est oblitérée. A l'extrémité inférieure du sac, au point de jonction avec le canal nasal, existe une oblitération complète ; de sorte que le sac ne communiquait plus avec l'extérieur que par le moyen du trajet fistuleux*, placé au-dessus du tendon de l'orbiculaire.

Velpeau [1] a rencontré, sur le cadavre d'un vieillard, une tumeur formée aux dépens du sac lacrymal. En disséquant les parties malades, il a reconnu que le *canal nasal et les conduits lacrymaux étaient complétement oblitérés*, et que la tumeur était formée par le sac lacrymal rempli de mucosités filantes.

Puisque les rétrécissements du canal nasal ne donnent pas lieu forcément aux tumeurs et aux fistules du sac ; que ces deux affections se montrent, alors même que le canal nasal est libre, et qu'elles se développent encore, lorsque le sac est complétement isolé, et du canal nasal et des conduits lacrymaux ; il en faut chercher le point de départ dans d'autres conditions morbides. Ces conditions sont, l'inflammation de l'appareil glandulaire du sac lacrymal, que nous avons décrite sous le nom de *catarrhe du sac*. Dans l'état physiologique, la sécrétion fournie par les glandes de la muqueuse est minime, puisqu'elle n'a d'autre usage que de lubréfier les voies qui servent à l'écoulement des larmes dans la narine. Sous l'influence de l'inflammation, cette sécrétion augmente et en même temps les produits en deviennent plus épais. Dans les catarrhes du sac, on rencontre souvent un liquide qui ressemble à une forte solution de gomme ; or, ce liquide est trop épais, trop visqueux, pour passer à travers l'orifice inférieur du sac. Il s'accumule donc dans cette cavité qu'il dilate lentement. Ajoutez, que la phlegmasie reste rarement circonscrite au sac ; que la muqueuse du canal nasal y participe elle-même et se tuméfie, ce qui doit encore contribuer à rendre plus difficile l'écoulement, par la narine, des produits sécrétés dans le sac. Si le canal nasal se rétrécit, c'est que l'inflammation frappe la muqueuse des voies lacrymo-nasales ; on ne peut donc pas considérer le rétrécissement du canal nasal comme la cause primitive, et la dilatation du sac comme un effet consécutif. Lorsque les deux lésions existent, elles marchent, le plus souvent, de concert, quoiqu'elles puissent se montrer isolément. Boyer [2] avait saisi le mécanisme de la production de la tumeur du sac, en disant que souvent l'obstacle provient de l'épaississement du mucus sécrété par la membrane qui tapisse les voies lacrymales. Cette membrane, comme les autres muqueuses, est susceptible d'une affection catarrhale qui augmente la sécrétion du mucus ; et celui-ci prenant plus de consistance s'arrête dans le canal nasal et empêche les larmes d'y passer.

Qu'une phlegmasie aiguë se développe dans un sac lacrymal affecté depuis longtemps d'un simple catarrhe, il se forme un abcès qui s'ouvre à l'extérieur, c'est-à-dire au grand angle de l'œil. Si l'inflammation guérit le catarrhe, ce qui arrive quelquefois, l'ouverture se ferme promptement. Si le catarrhe subsiste, l'ouverture dégénère en fistule ; ce qui

---

[1] *Dictionnaire de médecine en 30 volumes*, t. XVII, p. 371. Paris, 1838. — [2] *Traité des maladies chirurgicales*, t. IV, p.462 ; 5e édit.

le prouve, c'est que, dans ce dernier cas, il s'échappe, par l'orifice anormal, d'abondantes mucosités. Si on met un terme à l'inflammation de la muqueuse, que ces mucosités cessent d'être sécrétées par la face interne du sac, la fistule se ferme, *alors même que le canal nasal reste imperméable*. CE NE SONT DONC PAS LES LARMES QUI ENTRETIENNENT LA FISTULE, C'EST L'INFLAMMATION CATARRHALE DU SAC. Pour guérir la fistule, il suffit donc de combattre le catarrhe, sans se préoccuper de remédier aux rétrécissements du canal nasal. Dilater ce canal par des mèches, des clous, des bougies, est une manœuvre inutile, nuisible même, en ce sens que les corps étrangers entretiennent l'inflammation du canal lacrymo-nasal, au lieu de l'éteindre. Aussi la plupart des chirurgiens contemporains ont-ils renoncé à ce traitement. Poser une canule à demeure dans le canal nasal, c'est permettre aux mucosités sécrétées par le sac de s'écouler plus facilement par la narine ; ce n'est pas guérir l'affection du sac qui subsiste le plus souvent.

CONCLUSIONS : 1° *Les affections désignées sous les noms de tumeurs et fistules du sac lacrymal, de tumeurs et de fistules lacrymales, sont, dans le plus grand nombre des cas, la conséquence d'une phlegmasie catarrhale du sac lacrymal.*

2° *Les rétrécissements du canal nasal sont un phénomène purement accessoire dans ces maladies.*

3° *On guérit les tumeurs et les fistules du sac, en combattant l'inflammation catarrhale de la muqueuse qui tapisse cette cavité.*

4° *Les topiques irritants, notamment les injections de teinture d'iode, portées dans le sac, à travers les points lacrymaux, guérissent le plus souvent cette inflammation.*

ARTICLE IV.

Inflammation du canal nasal.

Le canal nasal étant creusé dans l'épaisseur des os de la face, il est difficile d'apprécier les symptômes qui en caractérisent l'inflammation. La membrane qui tapisse ce conduit se continuant avec celle du sac, il y a tout lieu de croire que la phlegmasie de la seconde se communique à la première, et que celle-ci est affectée d'inflammation aiguë et chronique.

L'inflammation a pour effet de produire la tuméfaction de la fibro-muqueuse qui tapisse le canal, et comme cette membrane ne peut se développer en dehors, arrêtée qu'elle est dans ce sens par des parois osseuses qui l'entourent, elle se boursoufle en dedans, d'où résulte une diminution dans le calibre, et parfois un effacement de la lumière du conduit. Il est facile de s'en assurer au moyen d'une injection aqueuse poussée par les points lacrymaux : le liquide reflue en partie ou en totalité, selon que le canal nasal est oblitéré plus ou moins. Dans tous les cas, les larmes éprouvent le même obstacle que les injections, à suivre le cours naturel ; il en résulte un larmoiement plus ou moins abondant, quelquefois prononcé seulement au moment où la sécrétion lacrymale redouble d'activité, et à peine apparent dans les circonstances ordinaires de la vie. Je répéterai ici ce que j'ai dit dans l'article précédent : l'oblitération du canal nasal n'entraîne nullement la formation d'une tumeur du sac, elle ne donne lieu qu'à des troubles fonctionnels peu marqués.

A l'état aigu, l'inflammation du canal nasal réclame un traitement anti-phlogistique local, notamment des sangsues dans la narine correspondante, des onctions hydrargyriques sur le côté correspondant du nez, des fumigations émollientes par la narine. A l'état chronique, j'ai employé les onctions avec la pommade à l'iodure de potassium ; j'ai aussi essayé, avec quelque succès, les fumigations de vapeur de teinture d'iode par la narine.

ARTICLE V.

Inflammation des os qui forment le canal lacrymo-nasal.

L'os unguis, l'apophyse montante du maxillaire supérieur, le cornet inférieur, qui forment le canal nasal, peuvent, comme les autres points du squelette, être affectés d'une inflammation qui tantôt prend son origine dans le périoste, tantôt dans le tissu osseux. Dans l'un et l'autre cas, il en résulte ces altérations variées connues sous les noms d'*ostéite*, de *carie*, de *nécrose*.

Les conséquences en sont variables, d'après le siége de l'affection. Celle-ci occupe-t-elle l'os unguis, il se développe un abcès ossifluent en arrière du sac ; ce dernier participe tôt ou tard au travail inflammatoire, d'où la formation d'une tumeur au grand angle. A une époque plus avancée, l'abcès s'ouvre dans la cavité du sac, dont la paroi antérieure ou cutanée ne tarde pas à s'ulcérer et à livrer passage au pus. Lorsque l'affection est arrivée à cette période, si on introduit un stylet par la fistule, on trouve des parties osseuses cariées ou nécrosées. La suppuration continue et la fistule persiste jusqu'à ce que les portions osseuses malades soient éliminées ; alors la fistule du sac se cicatrise communément.

On a prétendu que la carie de l'os unguis était la conséquence de la tumeur lacrymale, ou, si l'on aime mieux, de la dacryoblennorrhée. Pour Mackenzie, la cinquième période de cette dernière affection est caractérisée par la carie : lorsqu'une fistule du sac est accompagnée de lésion osseuse, celle-ci ne dépend pas seulement de ce que l'inflammation s'est étendue du sac au périoste, mais de ce que le pus contenu dans le sac, ayant perforé la paroi postérieure de ce dernier aussi bien que l'antérieure, s'est mis au contact du tissu osseux. Cette opinion est peu conforme aux idées généralement admises aujourd'hui relativement à l'influence que le contact du pus exerce sur les os. Roux et Marjolin, Bérard et Denonvilliers [1] reconnaissent que, lorsqu'on trouve un os dénudé et baigné par le pus d'un abcès aigu, l'inflammation a eu pour siége primitif le périoste lui-même et le tissu cellulaire qui le double ; la suppuration qui lui succède s'est faite, soit entre le périoste et l'os, soit à la surface et dans l'épaisseur du périoste ; de là, une destruction de cette dernière membrane, et, dans l'un comme dans l'autre cas, le contact immédiat du pus avec la surface dénudée de l'os.

[1] *Compendium de chirurgie pratique*, t. I, p. 190.

Si la présence du pus dans le sac pouvait occasionner la carie de l'unguis, on rencontrerait des lésions osseuses beaucoup plus souvent; car, nous l'avons déjà dit, il y a des sujets chez lesquels le catarrhe du sac dure des années; cependant la lésion osseuse est relativement très-rare. Il y a donc tout lieu d'admettre que cette altération a précédé ou s'est développée conjointement avec la phlegmasie du sac, et qu'elle n'en est pas la conséquence.

Les lésions de la portion osseuse du canal lacrymo-nasal se rencontrent chez les sujets scrofuleux et chez ceux qui sont sous l'influence d'une diathèse syphilitique. Elles sont caractérisées par une tuméfaction qui occupe non-seulement le grand angle de l'œil, mais encore les côtés du nez, et même une portion du maxillaire supérieur; ce gonflement est plus profond et moins bien circonscrit que celui qui accompagne l'affection du sac. Il y a parfois aussi, dans ces cas, de vives douleurs. Au début, il n'existe aucun trouble dans l'excrétion des larmes; plus tard, soit que le gonflement des portions osseuses entrave le cours naturel des larmes; soit que la phlegmasie se communique à la muqueuse du sac, il survient du larmoiement, puis apparaît une tumeur du sac offrant tous les caractères de ce qu'on appelle *tumeur lacrymale*. Celle-ci s'ouvre à l'extérieur et laisse échapper un pus de *mauvaise nature*. Si, à cette époque, on introduit un stylet à travers la fistule, on constate la dénudation de l'os unguis ou de l'apophyse montante du maxillaire; parfois l'instrument explorateur donne cette sensation de rugosités qui indique une carie.

Lorsque l'affection se montre chez un sujet scrofuleux, la marche en est lente; aussi, toutes les fois qu'une fistule du sac persiste avec opiniâtreté, malgré l'emploi d'un traitement méthodique, doit-on rechercher s'il n'existe pas quelque lésion osseuse qui entretient la suppuration.

Traitement. Il comporte deux indications : combattre l'état général, la diathèse strumeuse ou syphilitique, par un traitement approprié; modifier l'état local par une médication topique convenable.

Lorsque le malade ne présente pas les apparences d'une diathèse strumeuse, on arrive parfois à dissiper promptement tous les phénomènes qui accusent une ostéite du canal lacrymo-nasal, en administrant l'iodure de potassium à la dose de 50 centigrammes par jour. Le gonflement et les douleurs de la région affectée diminuent en quelques jours. Tel était le cas d'une malade qui s'est présentée dans le courant du mois de juillet 1862 à ma clinique. Chez elle, il existait une tuméfaction mal circonscrite et dure des parties latérales du nez, des ulcérations dans les narines. Elle accusait des douleurs sur toutes les parties tuméfiées, sans que ces douleurs fussent plus vives à certains moments de la journée. L'interrogatoire et l'examen le plus minutieux ne firent découvrir aucun antécédent syphilitique, aucun autre symptôme actuel de cette affection. La patiente fut soumise à l'administration journalière d'une solution d'iodure de potassium à la dose précédemment indiquée. Au bout de huit jours, les douleurs avaient disparu, le gonflement avait diminué. Au bout de quinze jours, il ne restait plus de traces de cette maladie et les ulcérations nasales étaient cicatrisées.

Chez les sujets *scrofuleux*, la médication précédente est loin de donner des résultats aussi prompts. L'ostéite se termine le plus souvent par carie ou par nécrose. Dans ces cas, en même temps que l'on emploie les moyens généraux antistrumeux (huile de foie de morue ; bains de Baréges ou d'eau salée ; boissons amères ; vin de Nivet ; nourriture analeptique), il faut chercher à modifier l'état local par des topiques appropriés, notamment des excitants. C'est aussi dans ces conditions que le cautère actuel, tant préconisé par les anciens chirurgiens, trouve une application heureuse. Le fer rouge modifie puissamment la vitalité des tissus malades, convertit les portions osseuses cariées en nécrose et favorise leur élimination. Dès que l'affection osseuse est guérie, la fistule du sac se ferme, à moins que la muqueuse de ce réservoir ne soit elle-même affectée, auquel cas il convient d'employer les injections de teinture d'iode, ainsi que nous l'avons exposé précédemment (p. 275 et suiv.).

ARTICLE VI.

Tumeur et fistule du sac lacrymal.

On donne le nom de *tumeur du sac lacrymal* à la distension du sac, soit par des mucosités, soit à la fois par des mucosités et des larmes. Pendant longtemps on a pensé, et beaucoup de chirurgiens croient encore, que cette distension du sac est formée, dans le principe, par une accumulation de larmes ; que ce n'est que par le séjour prolongé de ces dernières, que la muqueuse du sac s'enflamme et sécrète des mucosités abondantes. De là le nom fort impropre de tumeur *lacrymale* donné à cet état morbide. Il y a là une erreur facile à vérifier. A quelque période qu'on examine une tumeur de ce genre, alors même que la tuméfaction est à peine apparente, la pression fait déjà refluer des *mucosités* par les points lacrymaux. Ce sont donc ces mucosités qui jouent le rôle principal dans le mécanisme de la production de la tumeur. Une autre circonstance qui a dû favoriser la méprise, c'est que, dans certaines tumeurs du sac, on trouve un liquide clair et visqueux, semblable à une solution de gomme. On a pensé que ce liquide est le résultat du séjour des larmes dont les parties les plus fluides sont soumises à la résorption. On ne soupçonnait pas que ce liquide filant fût sécrété par les glandes de la muqueuse du sac (fig. 23 et 24, p. 241 et 242), parce qu'on ne connaissait pas ces glandes. Et puis l'analogie, qui sert quelquefois, mais qui trompe aussi, était intervenue pour faire comparer l'appareil excréteur des larmes à l'appareil excréteur de l'urine. La vessie se distendant, chez les sujets qui ont un rétrécissement de l'urètre, par l'arrivée incessante de l'urine, on pensait que le sac lacrymal doit aussi se distendre par l'arrivée incessante des larmes, alors qu'il existe une coarctation du canal nasal. Sans rechercher si cette coarctation a lieu réellement, on l'admit, parce qu'on en avait fait une nécessité pour expliquer le mode de production de la tumeur. La dénomination de tumeur *lacrymale* paraissait donc surabondamment justifiée.

On appelle *fistule* du sac lacrymal une ouverture anormale, placée généralement au niveau du grand angle de l'orbite, et qui donne passage à des mucosités, à du muco-pus, mélangés de larmes ; jamais à des larmes seulement. L'assimilation fausse de cette fistule aux fistules *urinaires*, qui, ainsi qu'on le sait, sont causées par le passage incessant de l'urine, a fait donner à la première le nom de fistule *lacrymale*, ce qui voulait signifier que cette fistule est entretenue par le passage incessant des larmes.

Variétés. La TUMEUR du sac se présente dans des conditions diverses, selon les cas, ce qui a motivé des dénominations spéciales. Ou bien le sac est distendu par des mucosités et des larmes, sans que ni les conduits lacrymaux, ni le canal nasal, soient sensiblement rétrécis ; d'où il résulte que lorsqu'on comprime la tumeur, le contenu s'échappe par les points lacrymaux et le canal nasal. C'est ce que quelques chirurgiens appellent à tort TUMEUR LACRYMALE PROPREMENT DITE ; c'est ce que Mackenzie [1] désigne, avec plus de justesse, sous le nom de RELACHEMENT DU SAC, de HERNIE DU SAC. D'autres fois, au contraire, toute communication est interrompue ou, du moins, semble interrompue entre la cavité du sac et les conduits lacrymaux d'une part, le canal nasal de l'autre ; aussi la pression le plus longtemps soutenue ne diminue pas le volume de la tumeur. C'est ce que l'on a appelé HYDROPISIE DU SAC, TUMEUR LACRYMALE ENKYSTÉE, mauvaises dénominations qui gagneraient à être remplacées par celle de MUCOCÈLE DU SAC proposée par Mackenzie. J. L. Petit [2] avait déjà signalé cette forme. Quelques pathologistes pensent aussi que le sac, après avoir été distendu, peut être éraillé et ulcéré au niveau de sa paroi antérieure, et qu'alors les matières, contenues primitivement dans le sac, s'accumulent entre la tunique fibreuse de ce dernier et le tégument. Il se formerait alors une sorte de FISTULE LACRYMALE BORGNE INTERNE. Cette variété est à démontrer anatomiquement.

La tumeur du sac est généralement sphérique ou ovoïde. Quelquefois elle présente vers le milieu un rétrécissement, dû à la présence dans ce point du tendon direct du muscle orbiculaire des paupières (fig. 21, n° 6, p. 238). La forme se rapproche alors de celle d'une *gourde*, dont la partie la moins grosse se trouve au-dessus, la portion la plus volumineuse au-dessous de ce tendon.

La FISTULE du sac est, dans la très-grande majorité des cas, située sur la peau du grand angle de l'orbite ; on l'a vue, mais très-rarement, placée sur la pommette, près de l'aile du nez. Dans des circonstances, peut-être plus rares encore, elle est du côté de l'œil, en arrière de la commissure des paupières. On comprend mieux la possibilité de l'abouchement de l'orifice dans le méat moyen ou dans le sinus maxillaire, alors que la maladie du sac a été compliquée d'une carie ou d'une nécrose des portions osseuses qui forment le canal lacrymo-nasal. En général, il n'existe qu'une seule ouverture ; quelquefois il y en a plusieurs, et la peau du grand angle peut être *criblée* d'orifices anormaux. Les dimensions de l'ouverture varient ; le plus souvent elle est assez grande pour être aperçue de prime abord. Quel-

[1] *Loc. cit.*, t. 1, p. 409. — [2] *Loc. cit.*, p. 486.

quefois il y a une fistule tellement petite, qu'elle échappe à un examen superficiel et qu'il devient nécessaire de tendre les parties voisines pour la découvrir; c'est là ce qu'on a appelé fistule *capillaire*.

La fistule s'établit communément d'arrière en avant, c'est-à-dire du sac vers la peau. On a aussi admis que, dans quelques cas, elle se produit d'avant en arrière, alors qu'un abcès primitivement développé dans le tissu cellulaire sous-cutané du grand angle s'ouvre à la fois au dehors et dans l'intérieur du sac.

Causes. Nous avons précédemment indiqué et insisté (p. 277) sur les rapports qui existent entre le catarrhe du sac et la tumeur de ce dernier. Nous croyons avoir démontré suffisamment que la distension du sac est, dans la grande majorité des cas, la conséquence de l'accumulation du mucus sécrété incessamment dans l'intérieur de cette cavité, et que le rétrécissement du canal nasal ne joue, dans la production de la maladie, qu'un rôle secondaire. Le sac lacrymal se trouve, en effet, dans des conditions anatomiques toutes particulières : communiquant avec la cavité conjonctivale par l'intermédiaire de deux petits canaux, les conduits lacrymaux; avec la fosse nasale par un canal dont l'orifice supérieur n'a que 2 millimètres de diamètre; les matières sécrétées par la muqueuse du sac ne peuvent franchir ces conduits dès que la consistance en est augmentée, ce qui arrive précisément dans le catarrhe. Force est donc à ces produits de s'accumuler dans le sac et de le distendre lentement, pour donner lieu à la formation d'une tumeur.

Cette stase des matières est encore favorisée, dans quelques cas, par une autre condition anatomique inhérente au sac, et sur laquelle Béraud[1] a appelé l'attention. Nous avons mentionné précédemment (p. 239 et 244) les quatre valvules du canal lacrymo-nasal. Sous l'influence de la phlegmasie de la muqueuse de ce canal, la valvule inférieure du sac se tuméfie ou peut même contracter des adhérences avec la paroi opposée à celle d'où elle naît; l'extrémité inférieure du sac est oblitérée; les matières sécrétées cessent de pouvoir s'écouler par en bas, la distension du sac s'opère donc plus promptement. Que, sous l'influence des mêmes conditions pathologiques, les conduits lacrymaux s'oblitèrent près du sac, ou bien encore que la valvule supérieure du sac devienne adhérente aux parois de ce dernier, toute communication est interceptée entre le sac et les parties environnantes; les matières sécrétées ne trouvent plus de passage ni par en bas, ni par en haut, et c'est ainsi que se produit cette variété de tumeur désignée sous le nom de *mucocèle*, de *tumeur enkystée* du sac. Cette explication se rapproche de celle qu'a donnée Demours[2]. Cet oculiste pense que, dans le cas de tumeur lacrymale enkystée, les larmes entrent lentement dans la tumeur, mais qu'elles ne peuvent en ressortir par la même voie, parce que quelque *léger pli*, dans un des conduits lacrymaux, faisant l'office de valvule, s'y oppose.

On admet que la tumeur du sac est aussi la conséquence de tumeurs

---

[1] *Archives générales de médecine*, t. II. p. 70; 5e série. — *Loc. cit.*, t. I, p. 168.

étrangères aux voies lacrymales, qui, en comprimant le canal lacrymo-nasal, mettent obstacle à l'écoulement des larmes. C'est ainsi qu'on considère comme causes productrices de la maladie, les polypes des fosses nasales, certaines affections du sinus maxillaire, les tumeurs et exostoses de la face et même de l'orbite. Il est probable que ces productions morbides, alors qu'elles sont accompagnées d'une tumeur du sac, ce qui est loin d'être fréquent, n'agissent qu'autant qu'elles donnent lieu à une phlegmasie de la muqueuse du canal lacrymo-nasal, et non pas d'une manière mécanique, en comprimant seulement le canal, ce qui n'aurait pour résultat que de déterminer du larmoiement.

Symptômes. Ceux de la TUMEUR du sac se rapprochent tellement de ceux du catarrhe de cette cavité, que nous avons décrit à la page 264, qu'il est inutile d'y insister. Il existe, au niveau du grand angle de l'orbite, une tumeur de volume variable, circonscrite par les limites du sac, assez généralement molle, dépressible, sans changement de couleur de la peau, se vidant par la pression avec le doigt, et laissant échapper alors, communément par les *points* lacrymaux seulement, quelquefois par ces points et le canal nasal en même temps, des *mucosités*, ou un *liquide filant*, ou du *muco-pus*, ou enfin du *pus*. Chez presque tous les sujets il y a eu un larmoiement plus ou moins marqué; la narine correspondante est sèche.

Une circonstance inhérente à la tumeur du sac, et sur laquelle on n'est pas d'accord, c'est le degré de distension qu'elle présente dans l'état de veille et pendant le sommeil. Préoccupés de l'idée que la tumeur est formée par l'accumulation des larmes dans le sac; partant de ce fait incontestable, que, dans l'état de veille, les larmes, dans le trajet qu'elles parcourent depuis la glande lacrymale jusqu'au sac, sont soumises à l'évaporation, et qu'elles arrivent moins nombreuses dans le sac, on en a inféré que le sac doit être moins distendu le jour que la nuit. Saint-Yves, Demours, Rosas, Velpeau, Béraud, disent, au contraire, que la tumeur est moins volumineuse le matin au réveil, ce que Deval attribue à ce que, la sécrétion de la glande lacrymale étant ralentie pendant le sommeil, les fluides arrivent en quantité moindre dans le sac. Il y a lieu de se demander si, dans l'état de sommeil, les facultés de sécrétion et d'absorption de la muqueuse du sac ne sont pas différentes de l'état de veille, et si, la première diminuant et la seconde augmentant, ces conditions ne suffisent pas pour expliquer l'affaissement de la tumeur.

La tumeur du sac, au lieu d'être molle et dépressible, offre parfois une certaine dureté; la pression n'en diminue pas le volume et n'évacue le contenu, ni par les points lacrymaux, ni par le canal nasal; dans ce cas, la tumeur est *enkystée*, c'est un *mucocèle* du sac.

La FISTULE se présente sous la forme d'un orifice anormal situé communément au grand angle de l'orbite, de dimensions variables, laissant écouler, par la pression exercée sur le sac, un mélange de larmes et de mucosités, de muco-pus ou de pus. Cet orifice peut être situé au-dessous ou au-dessus du tendon direct de l'orbiculaire. Il est en général un peu enfoncé au-dessous du plan de la paroi antérieure du sac, quelquefois entouré de fongosités.

Marche. Terminaisons. La tumeur du sac reste parfois stationnaire pendant des années, ne causant d'autres incommodités qu'une difformité plus ou moins prononcée et un larmoiement habituel. Quelques malades se contentent de presser la tumeur, par intervalles, pour en évacuer le contenu. Au bout d'un certain temps très-variable, il peut se manifester une phlegmasie aiguë du sac, d'où la formation d'un abcès qui ne tarde pas à s'ouvrir à l'extérieur. Tantôt cette ouverture se cicatrise, la tumeur s'affaisse et l'affection guérit radicalement, ou bien le catarrhe du sac persiste et la tumeur se reforme ; tantôt l'ouverture subsiste et se convertit en *fistule*.

Diagnostic. Il ne saurait offrir de difficultés lorsque les conduits lacrymaux sont restés perméables. Dans ce cas, la pression sur la tumeur, vidant le contenu par les points lacrymaux ; l'injection d'eau pratiquée par le point lacrymal inférieur, distendant la poche, et revenant par le point lacrymal supérieur ; sont des signes qui ne peuvent laisser le moindre doute. La fistule du sac est reconnue par les mêmes moyens d'exploration ; une injection d'eau poussée par le point lacrymal inférieur sort en partie par l'orifice anormal, entraînant avec elle des mucosités ou du muco-pus. C'est par ces manœuvres qu'on distingue une tumeur ou une fistule du sac d'une tumeur ou d'une fistule située *au-devant* du sac, mais sans connexion avec ce dernier.

Lorsque la tumeur du sac est enkystée, qu'il existe un *mucocèle*, les moyens d'exploration qui viennent d'être indiqués ne sont pas applicables. On pourrait alors confondre la tumeur du sac avec une tumeur placée au-devant de ce dernier. On tiendra compte des antécédents ; les malades ont depuis longtemps du larmoiement ; en général aussi ils vous apprennent, qu'à une certaine période, la pression sur le grand angle de l'œil évacuait le contenu par les points lacrymaux. Le cathétérisme avec une sonde d'Anel permet de reconnaître l'imperméabilité des conduits lacrymaux. S'il reste un doute dans l'esprit, on pratique une ponction avec un bistouri à lame étroite ; en cas de mucocèle, cette ponction donne issue à des mucosités.

Pronostic. Pour peu qu'on réfléchisse à la multiplicité des méthodes et des procédés imaginés dans le but de guérir la tumeur et la fistule du sac, on comprend toute la difficulté d'obtenir un résultat satisfaisant. C'est que la tumeur et la fistule du sac se rattachent à une phlegmasie de la muqueuse qui revêt le canal lacrymo-nasal, et que cette phlegmasie offre parfois une ténacité qui résiste à tous les moyens. On ne saurait abandonner à elle-même une affection qui, en dehors de la difformité qu'elle présente, donne lieu à un larmoiement abondant. Ce larmoiement, il importe de ne pas l'oublier, n'est pas seulement la conséquence de ce que les larmes ne peuvent plus suivre la route ordinaire ; il résulte surtout de ce que la phlegmasie de la muqueuse lacrymo-nasale est accompagnée le plus souvent d'une hypérhémie de la conjonctive palpébrale, hypérhémie qui elle-même augmente la sécrétion normale de la conjonctive.

Traitement. S'il est vrai que, dans la très-grande majorité des cas, les tumeurs et les fistules du sac lacrymal sont le résultat d'une maladie de la muqueuse du sac, l'indication à remplir est de modifier la sécrétion morbide de cette membrane par des topiques portés jusque dans le sac lui-même ; en d'autres termes, le traitement de ces affections ne diffère pas de celui du catarrhe du sac (p. 267). Ceux qui rattachent le développement de la tumeur et de la fistule du sac à un *rétrécissement* du canal nasal, dirigent le traitement contre ces coarctations ; de là une foule de manières d'opérer. Ces moyens réussissent parfois, probablement parce qu'ils modifient énergiquement la vitalité de la muqueuse, et non pas en combattant un rétrécissement qui n'existe pas constamment. Ils échouent dans d'autres circonstances. Ce sont ces difficultés qui ont sans doute suggéré à quelques praticiens, mais en désespoir de cause, de supprimer totalement l'organe malade, c'est-à-dire de tenter l'occlusion du sac. Tous ces moyens demandent à être examinés avec détails et vont faire l'objet de l'article suivant. Avant d'en aborder l'étude, il importe de dire quelques mots du traitement médical et d'un moyen mécanique qui a eu, pendant un certain temps, une grande vogue ; je veux parler de la compression du sac.

Le *traitement médical* se compose de moyens locaux et de médicaments administrés à l'intérieur. Les premiers ont été examinés avec détails, quand nous avons décrit le catarrhe du sac (p. 267 et suiv.) ; il est donc inutile d'y revenir. Ceux qui ont pensé que les tumeurs et les fistules du sac reconnaissent quelquefois pour point de départ une diathèse, ont préconisé les toniques, les antistrumeux, les antisyphilitiques, suivant que les malades présentent une constitution lymphatique, un tempérament strumeux ou des signes de vérole constitutionnelle. Il y a lieu, suivant les cas, à conseiller les préparations ferrugineuses, les bains froids, salins, sulfureux ; les préparations amères, le sirop antiscorbutique, l'iode, le quinquina ; les préparations hydrargyriques. Tous ces moyens peuvent être considérés comme des adjuvants utiles, mais ils ne suffisent jamais à eux seuls pour guérir la maladie.

Compression sur le sac. Ce moyen a été préconisé par Dionis[1] et antérieurement par Fabrice d'Aquapendente, Scultet, Arnaud. Le premier l'exécutait de la manière suivante : il mettait d'abord un emplâtre de céruse brûlée sur la tumeur, et, par-dessus, une petite compresse triangulaire de l'épaisseur d'un demi-pouce, de façon à combler la dépression du grand angle de l'œil. Sur la compresse il en appliquait une autre de même forme et de même épaisseur, mais un peu plus large, après les avoir trempées toutes deux dans une eau dessiccative. Le tout était assujetti par une bande circulaire. Cette méthode de traitement demandait à être appliquée pendant plusieurs mois. D'autres chirurgiens ont remplacé ce bandage par des instruments ou machines compressives ; telle est la machine inventée par M. Palfin et dont Heister[2] a donné le dessin et la description.

J.-L. Petit[3], rattachant les tumeurs du sac à une oblitération du canal

---

[1] *Cours d'opérations*, p. 567 ; édit. de 1740. — [2] *Institutions de chirurgie*, t. II, p. 557 traduct. de Paul. — [3] *OEuvres complètes*, p. 501 ; édition de la Bibliothèque chirurgicale.

nasal, considère la compression comme tout à fait impropre à obtenir une guérison, parce que, suivant lui, elle fait refluer les larmes accumulées dans le sac, plutôt par les points lacrymaux que par le canal nasal. Il faut bien tenir compte cependant de l'assertion de Dionis, qui dit avoir guéri par ce moyen des fistules du sac chez les enfants. Il reste donc à expliquer le mode d'action de la compression. Celle-ci agit sur les parois du sac qui renferment un grand nombre de glandes, et il ne répugne nullement d'admettre qu'à *la longue elle atrophie ces organes*, comme elle atrophie les autres tissus sur lesquels on l'applique. *Elle aurait donc pour conséquence de tarir la sécrétion du sac ou de la diminuer notablement*, en d'autres termes, *elle guérirait le catarrhe du sac qui est la cause essentielle de la tumeur du sac*. Quelle que soit d'ailleurs l'explication à donner du mode d'action de la compression, celle-ci réussit dans un petit nombre de cas, et comme l'application en est pénible pour le malade, on comprend que ce mode de traitement soit tombé en désuétude.

ARTICLE VII.

Opérations applicables à la tumeur et à la fistule du sac lacrymal.

1° Cathétérisme et injections. Ce mode de traitement est dû à Anel[1], qui l'a imaginé en 1712. On a voulu enlever à ce chirurgien le mérite de l'invention de cette méthode. On a avancé, par exemple, qu'un certain Caïus-Julius, cité par Pline le Jeune[2], traitait quelques maladies des yeux avec des stylets introduits dans l'œil. Morgagni[3] dit que l'introduction d'un stylet délié par l'un des points lacrymaux, jusque dans le nez, pour déboucher le canal nasal, est revendiquée par Valsalva. En 1702, Stahl[4] recommandait d'introduire dans les points lacrymaux une corde de violon. Que signifient des indications aussi vagues à côté de la création d'une méthode qu'Anel a développée dans plusieurs écrits successifs? La méthode imaginée par ce dernier, et qu'il a appliquée si heureusement sur la duchesse de Savoie[5], consiste à passer un stylet très-fin par le point lacrymal supérieur, jusque dans le sac et le canal nasal; à injecter matin et soir une liqueur convenable par les points lacrymaux, pour entretenir le calibre du canal nasal.

MANUEL OPÉRATOIRE. Le cathétérisme est pratiqué par le point lacrymal supérieur, ce qui est plus facile, et expose moins le chirurgien à s'égarer, ou bien par le point lacrymal inférieur.

(a) *Par le point lacrymal supérieur.* Il importe de se rappeler qu'à partir de ce point lacrymal, le conduit correspondant remonte perpendiculairement dans l'étendue de deux millimètres environ, et se recourbe ensuite en dedans pour aller gagner le sac lacrymal (fig. 21, p. 238).

[1] *Observation singulière sur la fistule lacrymale, etc.*, in-4. Turin, 1713. — [2] *Histoire naturelle*, lib. VII, cap. LIII. — [3] *Du siège et des causes des maladies*, t. II, p. 300; traduction de Destouet et Désormeaux. — [4] Platneri *Opuscul.*, t. I, dissertatio I, *De fistula lacrymali*. — [5] Heister, *Institutions de chirurgie*, t. II, p. 565; trad. citée.

Le patient est assis en face du jour, la tête un peu renversée en arrière, le chirurgien, placé en face, relève la paupière, en la tirant un peu en dedans avec le pouce et l'indicateur gauche. De la main droite, on introduit

Fig. 27.

la sonde d'Anel (fig. 27), tenue comme une plume à écrire, dans le point lacrymal, d'abord de bas en haut, puis après deux millimètres de trajet, obliquement de dehors en dedans et de haut en bas, en suivant la direction du bord libre de la paupière, jusqu'à la commissure interne. On arrive ainsi facilement dans le sac. Alors on ne tend plus la paupière ; on ramène le stylet, par un quart de mouvement de rotation accompli en haut et en dedans, à la direction perpendiculaire, et on l'enfonce de haut en bas jusqu'à ce qu'il ait pénétré dans la narine correspondante.

(*b*) *Par le point lacrymal inférieur*. La sonde, tenue de la main droite, comme une plume à écrire, est d'abord enfoncée perpendiculairement de haut en bas dans le point lacrymal, la paupière ayant été préalablement tendue, et le patient regardant en haut. Après un trajet de deux millimètres, on imprime au stylet un mouvement de rotation en bas et en dehors, jusqu'à ce qu'il soit parallèle au bord libre de la paupière inférieure ; on le pousse alors directement en dedans jusqu'à la commissure. On arrive ainsi dans le sac lacrymal. Si on veut aller plus loin, il faut faire décrire au stylet un nouveau mouvement de rotation en dedans et en haut, équivalent en étendue à un quart de cercle, après quoi on l'insinue avec précaution dans le canal nasal, en le poussant de haut en bas.

Si on réfléchit que, pour exécuter le cathétérisme des voies lacrymales avec un stylet droit, il faut franchir deux courbures, l'une située au point de jonction de la portion perpendiculaire et de la portion transversale du conduit lacrymal, facile à effacer, mais l'autre placée au point de jonction du conduit lacrymal et du sac, beaucoup plus difficile à redresser, on comprendra tous les inconvénients inhérents à cette opération ; combien il est facile de faire fausse route. Ces difficultés n'ont pas cependant découragé les chirurgiens, et il en est encore quelques-uns qui emploient le cathétérisme par les points lacrymaux pour désobstruer ou dilater le canal nasal. Ces procédés méritent d'être mentionnés :

(*c*) **Procédé de Travers** [1]. Ce chirurgien se sert d'une série de sondes en argent, de cinq pouces de long, d'une grosseur variable, aplaties à l'une des extrémités, légèrement bulbeuses à l'autre. Il les introduit par l'un ou l'autre des points lacrymaux. Lorsque ceux-ci sont rétrécis, on les dilate au préalable avec une épingle ordinaire. D'après Travers, la sonde la plus mince de sa filière est assez résistante pour conserver sa forme, en traversant les conduits sains ; trop flexible pour ne pas changer de forme, lorsqu'elle rencontre un obstacle considérable. Lorsque le rétrécissement est

<hr>

[1] *A Synopsis of the Diseases of the Eye and their Treatment*, p. 379-385 ; 3e édit.

récent, il suffit de trois ou quatre introductions de la sonde dans la narine, à un intervalle d'un ou deux jours. Si le cathétérisme avec ces sondes échoue, l'auteur introduit à travers le point lacrymal, et jusque dans le nez, un stylet à petite tête aplatie et légèrement recourbée, qu'il laisse vingt-quatre heures dans le canal. Au bout de deux jours, si les sondes ne passent pas, on revient encore au stylet, que l'on passe par l'autre point lacrymal. Enfin, dès que la perméabilité des voies lacrymales est rétablie, on a recours aux injections, que l'on continue jusqu'à la guérison.

(*d*) **Procédé de Hays**[1]. On introduit, par le point lacrymal inférieur, une sonde très-légèrement courbée ou coudée à peu près au milieu de sa longueur, mince, bien arrondie à l'une des extrémités et non bulbeuse. On laisse cette sonde en place d'une à douze heures. Après l'avoir retirée, on injecte de l'eau froide avec la seringue d'Anel. Au bout de quatre, cinq ou huit jours, on introduit une sonde d'un calibre plus considérable que la

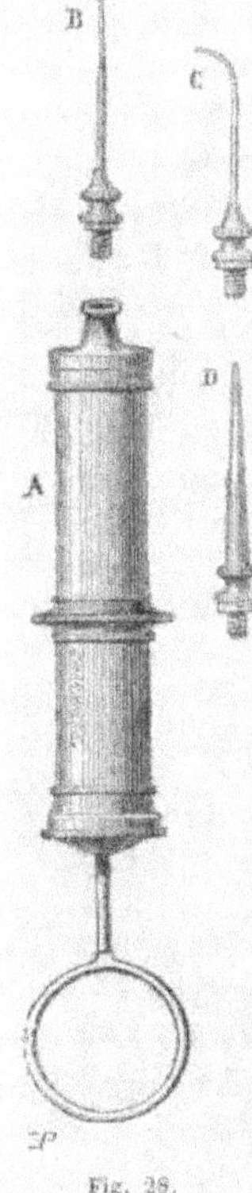

Fig. 28.

première. On revient aux injections, puis au bout du même laps de temps à une sonde plus grosse, jusqu'à ce que la perméabilité du canal nasal soit rétablie.

On voit que, dans les deux procédés qui viennent d'être décrits, les *injections* forment le complément indispensable du traitement. Il est probable que le cathétérisme n'agit qu'en facilitant la pénétration des liquides dans le canal nasal, ce qui met la muqueuse dans de meilleures conditions pour être modifiée par le contact des topiques.

(*e*) **Injections par les points lacrymaux**. Ces injections se pratiquent, en introduisant dans l'un des points lacrymaux une canule de dimension appropriée, c'est-à-dire d'une grande finesse. La canule peut être droite (B) ou courbe (C); la dernière forme est préférable, parce qu'elle s'adapte mieux à la direction du conduit. La canule est communément vissée à l'extrémité d'une seringue dite d'Anel (A) que l'on remplit au préalable du liquide à injecter dans les voies lacrymales. Il est plus commode de pratiquer cette injection par le point lacrymal inférieur que par le supérieur. Le malade est placé en face d'une fenêtre bien éclairée; le chirurgien s'assied devant le patient, et, soit qu'il veuille injecter les voies lacrymales du côté droit ou du côté gauche, il tient la seringue d'Anel (A) de la main *droite*, comme une plume à écrire, la troisième phalange de l'index et du médius arrivant à l'extrémité inférieure du corps de la seringue, la seconde phalange du pouce à une petite distance de la même extrémité. Supposons que l'injection doive être

[1] *American Edition of Lawrence Treatise on the Diseases of the Eye*, p. 919. Philadelphie, 1854.

faite par le point lacrymal inférieur gauche. On engage le patient à regarder en haut ; avec l'index et le médius de la main gauche, on abaisse la paupière inférieure, de façon à porter le point lacrymal inférieur en haut et en avant. De la main droite, on tient la seringue d'Anel (A) dans la position indiquée tout à l'heure, perpendiculairement à l'axe du corps, la concavité de la canule (C) tournée en bas. On introduit l'extrémité de la canule dans le point lacrymal et on l'enfonce directement de haut en bas dans une étendue de deux millimètres environ, après quoi on fait décrire à tout l'instrument un mouvement de rotation sur son axe, équivalent à un quart de cercle, de haut en bas et de dedans en dehors. Ce mouvement a pour effet de porter la canule plus profondément dans le conduit lacrymal. A ce moment, la main gauche, qui était occupée à tendre la paupière inférieure, abandonne cette dernière pour saisir le piston et le pousser directement en avant, pendant que la main droite, continuant à tenir le corps de la seringue, prenant un point d'appui avec les deux derniers doigts sur la région malaire pour être plus solide, résiste à l'impulsion du piston, qui agit à la fois sur le liquide contenu et sur tout le corps de l'instrument qu'il tend à porter vers l'œil, ce qui aurait pour effet de déplacer la canule et de la faire sortir du conduit lacrymal.

Tous ceux qui ont pratiqué des injections dans les voies lacrymales avec la seringue d'Anel, savent combien la manœuvre est difficile pour le chirurgien, pénible pour le patient. Il est probable que ce sont ces embarras qui ont fait tomber les injections en discrédit. C'est dans le but de rendre cette petite opération plus facile que j'ai fait construire l'instrument représenté dans la figure 25 (p. 264) et dont j'ai donné la description à la page 6 de ce traité. Je rappellerai de nouveau les avantages de cet instrument : 1° la canule lacrymale se continuant avec un tube flexible, cette canule obéit à tous les mouvements que le chirurgien lui imprime ; l'introduction en est facile. Une fois dans le conduit lacrymal, on la maintient sans le moindre effort ; on n'est pas exposé à l'enfoncer trop avant, parce qu'on ne lui communique aucune impulsion, comme cela arrive avec la seringue d'Anel. 2° Au lieu d'être obligé de prendre un point d'appui solide, et souvent insupportable, sur la joue du malade pour pousser l'injection, comme cela a lieu avec la seringue d'Anel, on appuie très-légèrement avec les deux derniers doigts de la main qui tient la canule sur le rebord de l'orbite. 3° On gradue à volonté la force avec laquelle la colonne de liquide arrive dans les voies lacrymales, soit en refoulant plus ou moins d'air dans le récipient, soit en ouvrant plus ou moins les robinets du tube. 4° Lorsqu'il est nécessaire de faire passer une grande quantité de liquide à travers le canal lacrymo-nasal, au lieu d'interrompre l'injection pour en puiser une nouvelle quantité, comme cela arrive avec la seringue d'Anel, on continue l'injection sans interruption. 5° L'attention du chirurgien peut se concentrer tout entière sur la canule lacrymale, dont il maintient la position à son gré, tandis qu'avec la seringue d'Anel l'attention se porte sur trois points à la fois : la canule, le corps de la seringue et le piston.

(*f*) **Cathétérisme et injections de bas en haut. Méthode de Laforest.** Il en est de cette méthode comme de celle d'Anel ; plusieurs chirurgiens en ont revendiqué l'invention. Laforest[1] convient lui-même que l'idée lui a été suggérée par de La Faye ; d'un autre côté, Louis[2], après avoir rappelé la réclamation de priorité faite par Allouel, chirurgien de Gênes, a fait remarquer que Bianchi exécutait déjà l'opération en 1716, et que Morgagni a traité cette question dans les *Adversaria*. Quoi qu'il en soit, il n'en demeure pas moins établi que Laforest a créé la méthode, en soumettant le manuel opératoire à des règles certaines. L'appareil instrumental de ce chirurgien se compose de sondes pleines courbées en forme d'S ; d'une sonde pleine, de même forme que les précédentes, mais percée d'un chas à l'extrémité inférieure ; de sondes creuses courbées aussi en forme d'S ; d'une seringue terminée par un court siphon recourbé et garni vers l'extrémité d'une saillie en forme de bourrelet. Bien que l'auteur n'indique pas d'une manière positive de quelle substance sont formées les sondes, en parlant des sondes *creuses* ou des algalies, il dit qu'elles sont *extrêmement flexibles*.

La méthode de Laforest consiste à déboucher le canal nasal avec la sonde, puis à pratiquer des injections de bas en haut avec la seringue citée plus haut. Quelquefois, il laisse à demeure, dans le canal nasal, une algalie ou sonde creuse, pour que le patient puisse faire des injections lui-même. Le malade est assis sur une chaise, la tête à demi renversée. On porte la sonde dans le nez, de haut en bas et de dedans en *dehors* ; on fait ensuite exécuter à l'instrument un demi-tour, en portant le bout de bas en haut et de dehors en dedans, vers l'arcade que forme le cornet inférieur, pour chercher l'orifice inférieur du canal nasal. On reconnaît que la sonde a pénétré, lorsqu'elle n'a plus de jeu sous le cornet, qu'elle y est arrêtée sans pouvoir vaciller. On fait alors exécuter une bascule à l'extrémité de la sonde, par de petites secousses plus ou moins réitérées, jusqu'à ce qu'on reconnaisse ce bout au bord de l'orbite. Quelquefois la sonde est engagée sous un petit rebord de l'os maxillaire formant la partie supérieure et antérieure du canal nasal. Pour dégager l'instrument, on en relève l'extrémité extra-nasale, et en même temps on pousse la sonde d'avant en arrière et de bas en haut. De cette façon, le bec de l'instrument passe dans le sac.

Sur le squelette, cette opération s'exécute avec facilité ; sur le cadavre et à plus forte raison sur le vivant, on rencontre des obstacles que Laforest lui-même a signalés. Ces obstacles tiennent aux variations dans la situation du conduit, aux altérations de ce dernier, aux proportions à trouver entre le canal nasal et la sonde, enfin à la situation du cornet inférieur. Ce cornet est quelquefois si bas, que la sonde passe au-dessus de lui au lieu de passer au-dessous ; ou bien le cornet est tellement recourbé, qu'il existe à la partie antérieure plutôt un trou rond qu'une ouverture ovale. Le bord inférieur du cornet peut toucher la portion correspondante de l'os maxillaire, d'où une grande difficulté pour engager la sonde dans l'intervalle. Il peut aussi y avoir une union entre la cloison du nez et le cornet

---

[1] *Mémoires de l'Académie de chirurgie*, t. II, p. 175 ; édit. in-4. Paris, 1753. —
[2] *Ibidem*, t. II, p. 208.

inférieur, ce qui empêche le jeu de la sonde introduite dans la narine.

Une autre difficulté bien plus grande encore, et qui a été passée sous silence par le créateur de la méthode, c'est l'exiguïté que présente l'orifice inférieur du canal nasal chez quelques sujets. Ces variétés ayant déjà été longuement exposées à la page 244, il est inutile d'y revenir ici.

Cabanis[1] a proposé une modification à la méthode de Laforest, pour en rendre l'exécution plus facile. On commence par passer un fil de *haut en bas*, dans le canal nasal, par le point lacrymal supérieur; on se sert de ce fil, sorti par la narine, pour entraîner une sonde flexible, de *bas en haut*, dans le canal nasal. D'un autre côté, Gensoul[2], de Lyon, a exécuté le cathétérisme du canal de bas en haut au moyen de sondes moulées exactement sur la forme de ce conduit, ce qu'on obtient en prenant le moule avec

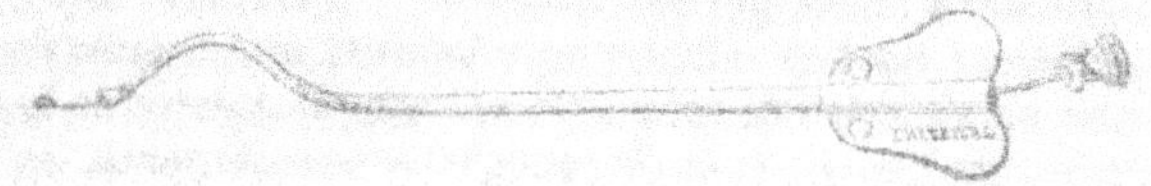

Fig. 29.

l'alliage fusible de Darcet (fig. 29). S. Pirondi s'est servi, pour la même opération, de sondes en métal aux deux extrémités et en gomme élastique au milieu. Toutes ces modifications sont ingénieuses et facilitent la manœuvre, une fois qu'on est arrivé dans le canal nasal; mais elles n'obvient nullement aux difficultés qu'on rencontre pour arriver dans l'orifice inférieur de ce conduit.

En résumé, il n'y a pas à comparer, sous le point de vue de la facilité du manuel opératoire, les injections faites de *haut en bas*, c'est-à-dire par les points lacrymaux, avec les injections faites de *bas en haut*, c'est-à-dire par le canal nasal. Ajoutez que, dans la *tumeur* dite *lacrymale*, c'est surtout la vitalité de la muqueuse du sac qu'il importe de modifier, et que les injections faites de bas en haut arrivent moins directement sur les tissus malades. Pour ces motifs, la méthode de Laforest n'aura jamais grand succès, et elle tend tous les jours à retomber de nouveau dans l'oubli, d'où Gensoul a essayé de la faire sortir.

2° **Dilatation.** Les chirurgiens qui ont assimilé le mode de production de la tumeur du sac à la distension de la vessie, dans les rétrécissements de l'urètre, ont pensé que rien n'est plus rationnel que de dilater progressivement le canal nasal, pour en surmonter les coarctations et rétablir le cours naturel des larmes. Si quelque chose peut servir à démontrer combien la théorie de J.-L. Petit est erronée, c'est précisément l'inutilité de cette méthode, dans le plus grand nombre de cas. Néanmoins cette manière de procéder compte encore aujourd'hui des partisans nombreux.

La méthode de la dilatation se divise en deux méthodes secondaires : la dilatation exécutée *par les voies naturelles* et la dilatation faite par une *voie*

---

[1] *Mémoires de l'Académie de chirurgie*, t. II, p. 199; édit. in-4. — [2] Pfeiffer, *Considérations sur la nature et le traitement des tumeurs et fistules du sac lacrymal*. Thèses de Paris, 1830.

artificielle. A la première se rattache le nom de Méjean, à la seconde celui de J.-L. Petit.

A. **Dilatation par les voies naturelles. Procédé de Méjean.** Ce procédé a été décrit par Louis[1]. Un stilet de six ou sept pouces de long, d'une finesse proportionnée au diamètre des points lacrymaux, dont l'un des bouts est arrondi et non boutonné, et dont l'autre est percé à jour, comme les fines aiguilles à coudre (fig. 30), est introduit par le point lacrymal supérieur et doit sortir par l'orifice inférieur du canal nasal. Pour faciliter cette sortie, on se sert d'une sonde cannelée, dont l'extrémité, percée d'un trou, est conduite sous le cornet inférieur ; on cherche à engager le bout du stylet dans le trou de la sonde. On a eu soin, au préalable, de passer un fil dans le chas du stylet. En faisant sortir ce dernier par la narine, on entraîne le fil, auquel on attache, au bout de vingt-quatre heures, une mèche composée de quatre ou six brins de coton. On entraîne la mèche de bas en haut, dans le canal nasal, et on la renouvelle tous les jours, en la grossissant par degrés et en l'attachant au même fil, qui se continue du côté du point lacrymal avec un peloton placé dans les cheveux, sous la *perruque* du malade. Lorsque le cathétérisme du canal lacrymo-nasal est difficile, Méjean emploie un stylet dont l'extrémité est *pointue comme une épingle*.

On a cru perfectionner ce procédé, en y apportant quelques modifications sans importance. Pour faciliter la sortie du bout du stylet par l'orifice inférieur du canal nasal, Cabanis[2] s'est servi d'un instrument particulier composé de deux petites palettes percées de plusieurs trous ; ces palettes se continuent avec deux branches qui glissent l'une dans l'autre, de façon qu'on peut également faire mouvoir les deux palettes l'une sur l'autre, si bien que tantôt les trous

Fig. 30. des deux palettes se correspondent exactement, tantôt ils cessent de se correspondre. On introduit les palettes dans la narine, horizontalement sous le cornet inférieur, et on cherche à engager l'extrémité du stylet dans un des trous des palettes ; on tire alors légèrement à soi l'une des branches ; les trous des deux palettes cessant de se correspondre, l'extrémité du stylet est saisie solidement, et on la retire de la narine. Que de frais d'imagination pour arriver à un si petit résultat, et une simple pince ordinaire ne remplirait-elle pas le même but ?

Palucci[3] a substitué au stylet de Méjean une petite sonde creuse en or, très-flexible, à travers laquelle on introduit une corde à boyau, assez déliée pour que le malade puisse la chasser au dehors en se mouchant. Cette corde sert à amener une mèche, de bas en haut, dans le canal nasal. Guérin, de Lyon[4], veut qu'au lieu de laisser dans le conduit lacrymal un

[1] *Réflexions sur l'opération de la fistule lacrymale. Mémoires de l'Académie de chirurgie*, t. II, p. 194 et 195 ; édit. in-4. — [2] *Mémoires de l'Académie de chirurgie*, t. II, p. 197 ; édit. in-4. La figure de l'instrument de Cabanis se trouve à la page 214 du même volume. — [3] *Methodus curandæ fistulæ lacrymalis* ; in-8. Vienne, 1762. — [4] *Loc. cit.*, p. 118-121.

simple fil conducteur de la mèche qui doit séjourner dans le canal nasal, on y conduise un séton composé de huit à dix brins de fil. Il trouve à cette modification l'avantage de ne pas couper les points et les conduits lacrymaux, comme cela arrive avec un seul fil ; de permettre plus facilement, dans les points et conduits lacrymaux ainsi dilatés, l'introduction de seringues, pour injecter les voies lacrymales.

Le procédé de Méjean et ses dérivés sont d'une exécution difficile, pour les mêmes raisons que le cathétérisme des voies lacrymales par la méthode d'Anel. Ce procédé a été abandonné pour la méthode de J.-L. Petit. On a vu cependant plus haut (p. 294) que Travers et Hays ont tenté de le ressusciter.

B. **Dilatation par une ouverture accidentelle ou artificielle**. Lorsqu'il existe, au niveau du grand angle de l'orbite, une fistule du sac et qu'elle est suffisamment étendue, on l'utilise pour introduire, par cette voie, des corps dilatants à travers le canal nasal. En cas contraire, on pratique au sac une incision, ou bien on agrandit l'ouverture de la fistule. Cette opération a été désignée sous le nom de *dacryo-cystotomie*.

Dacryo-cystotomie. Il suffit d'un seul instrument pour exécuter cette

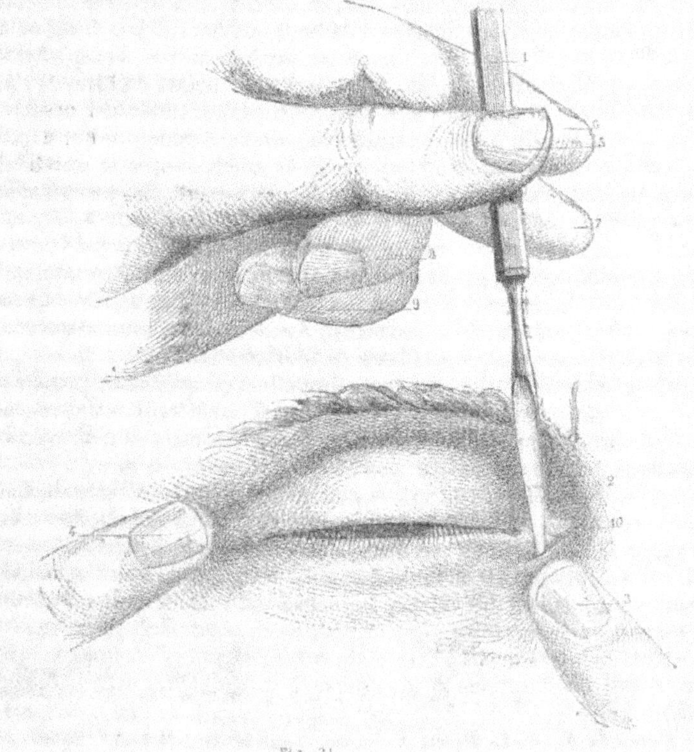

Fig. 31.

opération; c'est un bistouri à lame étroite (1, 2, fig. 31). Pour rendre les manœuvres subséquentes plus faciles, on peut se servir d'un bistouri dont la lame offre une rainure sur une des faces, tout près du dos.

Le malade est assis, la tête solidement maintenue sur la poitrine d'un aide placé derrière lui. Pour cela l'aide place l'une des mains sous le menton du patient; avec l'index ou le médius de l'autre main (4), il tire la commissure externe des paupières en dehors, pour faire saillir le tendon de l'orbiculaire (10). Le chirurgien, placé en face le malade, prend un bistouri à lame étroite (1, 2) et le saisit comme une plume à écrire, la pointe tournée en bas, le tranchant en dehors. Il le tient de la main droite, s'il opère à gauche; de la main gauche (5, 6, 7, 8, 9), s'il opère à droite. Avec la pulpe de l'index de la main qui ne tient pas le bistouri, la face palmaire tournée en bas, on suit le rebord inférieur de l'orbite jusqu'à ce qu'on arrive sur l'apophyse montante de l'os maxillaire supérieur (3). En ponctionnant le grand angle de l'orbite, entre cette apophyse et le tendon de l'orbiculaire (10) rendu saillant au-dessous de la peau, on est certain de tomber dans le sac lacrymal. Il importe, au moment où l'on fait la ponction, de tenir le bistouri parallèle à l'axe du corps; si on incline le manche en arrière, la pointe se porte en avant, et, au lieu de tomber dans le sac, on arrive au-devant de l'apophyse montante du maxillaire. Incline-t-on le manche en avant, la pointe, dirigée en arrière, risque d'aller s'égarer dans le tissu cellulaire de l'orbite. Une fois que la pointe du bistouri a pénétré dans le sac et jusque dans l'orifice supérieur du canal nasal, on incline le manche du bistouri (1) directement en dehors, ce qui a pour effet de convertir la *ponction* en *incision*. Pour mieux assurer la marche du couteau, on peut prendre, avec les deux derniers doigts, un point d'appui sur le contour de l'orbite.

Sur le vivant, l'opération précédente étant indiquée, en cas de tumeur du sac, la saillie formée par ce dernier est un guide tellement certain, qu'il est difficile de s'égarer, et qu'on peut se borner, dans bon nombre de cas, à ponctionner simplement la tumeur avec une lancette, sans se préoccuper de la direction à donner à la lame de l'instrument.

Lorsqu'il existe une fistule du sac, et qu'elle n'est pas assez grande, on exécute la même opération que celle qui vient d'être décrite, en ayant soin de comprendre, autant que possible, l'ouverture anormale dans l'ouverture artificielle.

Le sac lacrymal une fois ouvert, il convient de procéder à l'introduction, dans le canal nasal, de différents corps propres à en obtenir la dilatation. Celle-ci est le plus souvent exécutée pendant un certain temps seulement, ce qui lui a fait donner le nom de dilatation *temporaire*; d'autres fois elle est maintenue pendant des années, auquel cas on l'appelle *permanente*.

1° Dilatation temporaire. Les procédés sont nombreux, parce qu'ils se rapportent, non-seulement à l'*espèce* de corps dilatant qu'on emploie, mais encore à des modifications le plus souvent insignifiantes dans le manuel opératoire.

(a) **Procédé de J.-L. Petit.** Voici en quels termes il a été exposé par l'auteur[1] lui-même : « Je fais une incision au sac lacrymal, j'y introduis une sonde cannelée ; je la pousse jusque dans la narine, et par ce moyen je débouche le canal. La cannelure ou gouttière de cette sonde me sert à conduire, dans la voie qu'elle vient de retracer, une *bougie* avec laquelle je tiens ce canal ouvert. » Petit change tous les jours cette bougie, et n'en cesse l'usage que lorsqu'il croit la surface interne du canal bien cicatrisée ; après quoi les larmes reprennent leur cours naturel de l'œil dans le nez et la plaie extérieure se réunit en deux ou trois jours. C'est un traitement calqué sur celui des fistules urinaires urétrales, compliquées de rétrécissement de l'urètre.

(*b*) **Procédé de Monro**[2]. Le chirurgien d'Edimbourg porte, par le conduit lacrymal inférieur, une petite sonde dans le sac, pour faciliter l'ouverture de ce dernier. Lorsqu'il rencontre de la résistance dans le canal nasal, il veut qu'on la force au moyen d'une *alène de cordonnier*. Comme moyen dilatant, il emploie, au lieu de la bougie recommandée par J.-L. Petit, une petite tente de charpie ou une corde à boyau.

(*c*) **Procédé de Pouteau**[3]. Une lancette est plongée dans le sac, *entre la caroncule et la face postérieure de la paupière inférieure*. Une sonde à aiguille est poussée le long de la lancette dans le conduit nasal. On tire la sonde par le nez et on laisse dans le canal le fil qu'elle entraîne. Ce fil sert ensuite à passer un séton de bas en haut.

Nous devons à Louis[4] la connaissance d'un procédé employé par Méjean antérieurement à celui qui a été exposé à la page 296. Les auteurs qui ont décrit les opérations imaginées pour la fistule lacrymale n'y ont pas accordé d'attention.

(*d*) **Procédé de Méjean**. Une sonde droite pourvue à son extrémité d'un petit crochet mousse est placée dans le conduit nasal, par la plaie faite au grand angle de l'œil. Une autre sonde, dont l'extrémité forme deux petites branches courbées et percées d'un petit trou par lequel passe un fil, porte ce dernier au bas du conduit nasal. On accroche le fil avec le premier instrument, et on conduit le fil dans le canal nasal de bas en haut. On attache à l'extrémité inférieure du fil un séton. Ce procédé a été abandonné par Méjean, en faveur de celui que nous avons rapporté précédemment (p. 296).

La modification imaginée par Méjean dénote les difficultés que l'on éprouve à passer un séton de haut en bas dans le canal nasal, alors même que l'on incise le sac. Laforest[5] avait aussi proposé, dans le cas où il existe déjà une fistule au grand angle de l'œil, de passer un séton dans le conduit lacrymo-nasal en agissant de bas en haut, au moyen de sa sonde dite *à aiguille*, sonde ne différant des autres qu'en ce que la première est pourvue à son extrémité d'un chas qui permet d'y passer un fil. Lecat[6], après avoir incisé le sac, comme Petit, engageait des mèches de charpie de

[1] *Mémoires de l'Académie des sciences*, p. 135 ; année 1754. — [2] *On the Diseases of lachrymal Canals.* Edinburgh medic. Ess., t. III ; p. 107. — [3] *Œuvres posthumes*, t. III, p. 150. Paris, 1783. — [4] Mémoire cité ; *Mém. Acad. chirurgie*, t. II, p. 194. — [5] *Loc. cit.* — [6] *Journal de médecine*, mai 1759.

haut en bas, à travers le canal nasal, en se servant, pour les conduire, soit d'une corde à boyau, soit d'une bougie fine. D'autres modifications, propres à surmonter ces difficultés, ont été faites depuis le commencement du dix-neuvième siècle.

(*e*) **Procédé de Desault**[1]. On incise le sac ou l'orifice fistuleux, lorsque ce dernier n'est pas assez grand. On enfonce dans le canal nasal un stylet sur lequel on glisse une canule, après quoi le stylet est retiré. Par la canule, on passe un fil que l'on pousse avec le stylet jusque sur le plancher des fosses nasales. Pour que le fil sorte par la narine, on fait fortement moucher l'opéré; si, malgré cela, le fil ne sort pas, on va le chercher avec une érigne mousse ou un stylet recourbé. Enfin, on attache au fil sorti par la narine un séton formé par l'assemblage d'un certain nombre de brins de charpie. On fait remonter ce séton, dans le canal nasal, en tirant sur le bout de fil qui sort au-dessous du grand angle de l'œil. Le séton est changé tous les jours, en le grossissant insensiblement. On le supprime, quand on le retire couvert de mucus et non de pus; mais on laisse le fil encore quelque temps dans le canal. D'après le rédacteur des Leçons de Desault, la durée du traitement par ce procédé, est quelquefois de deux mois, mais le plus souvent *de six mois ou d'un an*.

Bichat[2] a proposé une petite modification au procédé de son maître. Après avoir introduit la canule dans le sac et le canal nasal, au lieu de faire passer par la canule un fil de lin que l'on retire par la narine, pour conduire le séton, on passe un *fil de plomb* qui sort plus facilement par le nez, et auquel on attache à l'extrémité supérieure un fil de lin qui est entraîné de haut en bas.

(*f*) **Procédé de Pamard**. Quelques-uns l'attribuent également à Giraud; mais Boyer[3] dit que Pamard l'a mis en usage trente ans avant l'époque où Bichat en a attribué la découverte à Giraud. Ce procédé diffère de celui de Desault, en ce qu'on passe le fil, à travers la canule employée par ce dernier, au moyen d'un ressort de montre terminé à une extrémité par un bouton, à l'autre par un œil dans lequel on insinue le fil. La tête du ressort est engagée dans la canule de Desault et accrochée dans la narine, soit avec les doigts, soit avec les pinces à pansement.

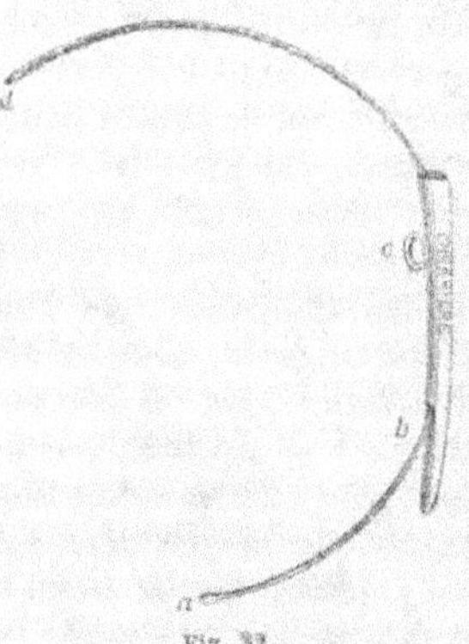

Fig. 32.

(*g*) **Procédé de Boyer**[4]. Il diffère peu des deux précédents. Les instruments nécessaires pour l'exécuter sont : 1° un bistouri de moyenne grandeur, à lame étroite, très-pointue, mais forte; 2° une sonde à panaris ordinaire; 3° une canule d'argent (*bc*, fig. 32), un peu conique, longue de 5 centimètres, légèrement courbée, coupée en biseau comme

[1] *Œuvres chirurgicales*, par Bichat, t. II, p. 150. Paris, 1801. — [2] *Œuvres chirurgicales de Desault*, t. II, p. 150. — [3] *Maladies chirurgicales*, t. IV, p. 485; 5e édit. — [4] Boyer, *loc. cit.*, t. IV, p. 486.

le bec d'une plume à écrire, à son bout le plus mince et vers sa concavité, portant du même côté et à l'autre extrémité un petit anneau (c), dirigé suivant la longueur de la canule : il est bon d'avoir plusieurs canules de différentes grosseurs et longueurs ; 4° un stylet d'argent un peu conique, long d'environ 5 pouces, recourbé en forme d'anneau à son extrémité la plus grosse, et portant à l'autre bout un petit bouton légèrement fendu pour accrocher le fil et l'enfoncer plus facilement dans la canule ; 5° un autre stylet de la même longueur, cylindrique, arrondi à ses extrémités, d'une grosseur telle, qu'il remplisse la canule et puisse cependant y glisser facilement ; 6° un ressort de montre, long d'environ 15 centimètres, de 2/3 de millimètre de largeur, percé à l'une de ses extrémités comme une aiguille, et garni à l'autre d'un petit bouton d'argent (ad, fig. 32).

Après avoir ouvert le sac lacrymal, comme nous l'avons indiqué précédemment (p. 297), on fait glisser sur le dos de la lame du bistouri le stylet cylindrique, pour le conduire dans le canal nasal. Si on rencontre quelque difficulté dans ce temps de l'opération, on retire le stylet cylindrique et l'on introduit, à sa place, la sonde à panaris qui surmonte tout obstacle ; après quoi, on introduit définitivement le stylet cylindrique sur lequel on conduit la canule dans le canal nasal. Le stylet étant retiré et la canule demeurant dans le canal, on enfonce le ressort de montre (ad) jusque dans la fosse nasale correspondante ; dès qu'il se présente à l'ouverture de la narine, on le saisit avec les doigts ou avec des pinces à pansements. On le retire, et à mesure qu'il descend, il entraîne avec lui le fil passé dans son ouverture (d). Ou bien, on noue un fil sur l'extrémité inférieure du ressort (a), après l'avoir fait sortir par la narine ; on tire le ressort de bas en haut, et lorsque son extrémité inférieure est arrivée à la canule, on enlève la canule et le ressort, et on amène en haut le fil, qui prend la place de ces instruments. Quelquefois il arrive que le ressort, en sortant de la canule, au lieu de se porter au-devant du cornet inférieur, reste sous ce cornet, en se repliant sur lui-même ; ou bien l'extrémité inférieure arc-boute contre le plancher des fosses nasales et ne peut se porter en avant. Boyer conseille, dans les cas de ce genre, au lieu d'essayer de tirer le ressort avec une pince ou un crochet, d'abandonner le procédé de Pamard et d'avoir recours à celui de Desault. Pour favoriser la migration du fil à travers la canule, Boyer se sert alors du stylet dont l'extrémité est *échancrée*. On presse le fil entre cette extrémité et les parois de la canule, contre lesquelles on fait glisser le stylet. Dès qu'une portion de fil assez longue a pénétré dans la fosse nasale, on fait moucher le malade ; le plus souvent le fil sort par la narine. Si on échoue par ce moyen, on cherche à favoriser la sortie du fil, en pratiquant des injections de haut en bas par la canule, avec une seringue d'Anel. Si on ne réussit pas encore, on amène le fil au dehors, en le saisissant sous le cornet inférieur avec un crochet mousse. Si enfin ces dernières tentatives restent sans résultat, on abandonne provisoirement le fil sous le cornet inférieur, recommandant au malade de se moucher souvent. Boyer a toujours vu le fil sortir le jour même de l'opération, ou, au plus tard, le lendemain. Une fois le fil passé, on noue les deux bouts ensemble, après avoir retiré la canule. On roule les deux bouts sur une grosse épingle qu'on fixe au bonnet ou aux cheveux du patient. On applique, sur la plaie du grand angle, une mouche de sparadrap de diachylon. Le lendemain, s'il n'y a point d'inflammation, on substitue, au fil de chanvre, un fil de soie de grosseur moyenne, assez long pour servir tout le temps du traitement, et qui est roulé en peloton. Ce changement s'opère, en dénouant le fil placé le premier jour et en attachant l'autre au bout supérieur du précédent, au moyen du *nœud de tisserand*. Le fil de soie est tiré de haut en bas, coupé au niveau de son point de jonction avec le fil de chanvre, dès qu'une longueur suffisante est sortie par la narine. Le fil de soie sert dès lors à conduire de bas en haut, dans le canal nasal, une mèche composée de plusieurs brins de charpie, mèche dont on augmente le calibre progressivement et qu'on renouvelle tous les jours. Pour faire sortir cette mèche par la narine, on a eu soin, au moment de l'introduction de bas en haut, d'attacher, à son extrémité inférieure, un fil qui est fixé sur la joue, à côté du nez, avec une mouche de taffetas d'Angleterre ; ou relevé le long du nez et du front, pour être attaché par un nœud coulant à la soie dont le peloton est caché dans les cheveux. La durée de ce traitement varie, d'après Boyer, de six semaines à quatre mois. « Dans ce dernier cas, dit-il, l'espoir de guérir la maladie est moins grand. » Ceci dénote le peu de confiance que mérite ce mode de traitement.

(*h*) **Procédé de Wenzel**[1]. S'il existe déjà une fistule, on se sert de cette ouverture ; sinon, on en pratique une, mais *petite*, au sac lacrymal. On induit ensuite un stylet mince, mais fort (celui de Méjean, fig. 30, p. 296), à travers l'ouverture, et on fait parcourir à l'instrument le canal lacrymo-nasal. Lorsque le stylet est parvenu au delà de l'orifice inférieur, on substitue à l'instrument une *corde à boyau* de médiocre grosseur, qu'on fait entrer le plus avant possible, en retenant une portion au dehors. Un fil est attaché à l'extrémité de cette portion de la corde à boyau. On fait se moucher ou éternuer le malade, qui rend la corde à boyau par la narine. La corde entraîne le fil auquel on attache tous les jours une mèche qu'on passe dans le canal nasal de bas en haut. Ce procédé, beaucoup plus simple que ceux de Pamard, de Giraud et de Boyer, en diffère, en ce que la canule et le ressort de montre sont supprimés, pour passer le fil conducteur de la mèche à travers le canal lacrymo-nasal.

Signalons, pour mémoire seulement, quelques autres procédés : celui de Jurine, consistant à ouvrir le sac avec un petit trocart en or, dont la canule est percée près de la pointe. Le trocart est enfoncé jusque dans le nez ; on retire le mandrin et on enfonce, dans la canule, le ressort de Pamard. Le procédé de Fournier de Lempde[2] consiste à munir d'une petite boule, ou d'un grain de plomb, le fil que l'on pousse à travers la canule de Desault, afin de faciliter la sortie du fil par la narine. Le procédé de Jourdan se rapproche de celui de Pouteau ; on incise le sac lacrymal, dans toute sa longueur, derrière la commissure interne des paupières, en dedans de la

---

[1] *Manuel de l'oculiste*, t. I, p. 502. Paris, 1808. — [2] *Thèses de Montpellier*, 1812.

caroncule. Manec a proposé d'introduire une sonde à dard, par le nez, de bas en haut, dans le canal nasal, jusqu'à l'angle palpébral ; de pousser le dard à travers la paroi antérieure du sac lacrymal et de s'en servir pour entraîner le fil par la narine. Ce procédé semble avoir été calqué sur celui de Laforest.

(*i*) **Procédé de Scarpa** [1]. Après avoir incisé le sac, le chirurgien de Pavie introduit une sonde dans le canal nasal, puis il remplace cette sonde par un *stylet* en forme de *clou* (fig. 33). On retire le stylet tous les jours d'abord, puis tous les deux jours, pour le nettoyer et pour injecter de l'eau dans le sac et dans le canal nasal. Le malade doit porter le stylet *pendant au moins une année*. Lorsque l'affection est à une période plus avancée, c'est-à-dire qu'il y a distension, atonie du sac, ulcération, fongosités de la membrane interne, une ou plusieurs fistules, Scarpa incise le sac dans toute la longueur, *et porte sur la face interne les médicaments propres à cicatriser les ulcères fongueux dont elle est le siége*. Ensuite, il introduit, dans

Fig. 33.

le canal nasal, un stylet qu'il remplace immédiatement par une *bougie* ou *une tente de gomme élastique*, qu'on enfonce dans le canal nasal et qu'on retien au dehors par un fil, de façon à laisser le sac libre. Si les fongosités du sac ne s'affaissent pas, *on se sert de légers caustiques*. Dès que le sac est revenu à ses dimensions normales, on substitue, à la bougie ou à la tente en gomme, le stylet en forme de clou (fig. 33) ; et, ajoute Scarpa, *on le fait porter plus longtemps encore que lorsque la maladie est à une période moins avancée*. Ajoutons, pour compléter tout ce qui est relatif au traitement proposé par Scarpa, qu'en cas de fistule avec carie, si l'unguis est perforé, ce chirurgien incise le sac, en déterge la face interne avec des escarrotiques, sans s'occuper du rétablissement du canal nasal, parce que, d'après lui, après la cicatrisation, les larmes trouvent un passage dans le nez. Si l'unguis n'est pas perforé, on ouvre aux larmes une route nouvelle, en perforant l'unguis avec un *cautère rougi*, et en maintenant la nouvelle ouverture, pendant longtemps, avec une bougie d'abord, puis avec un stylet. Les principes posés par Scarpa ont été adoptés par Rognetta [2].

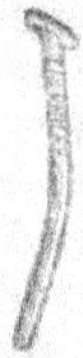

Ware [3] employait, dans le traitement de l'obstruction du canal nasal, un stylet d'argent, long d'environ un pouce et trois huitièmes, avec une tête aplatie comme celle d'un clou. Le chirurgien anglais veut, comme Scarpa, qu'on enlève ce stylet une fois par jour, pendant la première semaine, et ensuite tous les deux ou trois jours. Quelques malades *ont porté ce stylet pendant des années*.

(*j*) **Procédé de Beer** [4]. L'ophthalmologiste allemand commençait par introduire, tous les jours, dans le canal nasal, une sonde de baleine, à travers une incision faite au sac. Dès que la sonde pénétrait facilement, il plaçait à demeure, dans le canal, une corde à boyau d'un volume progres-

---

[1] *Loc. cit.*, t. I, p. 24. — [2] *Traité d'ophthalmologie*, p. 715. — [3] *On the Epiphora and Fistula lachrymalis*, in-8. London, 1792-95. — [4] *Lehre von den Augenkr.*, b. II, p. 168 ; in-8. Wien, 1813-1817.

sivement croissant ; en même temps, il faisait des injections dans le canal nasal. Ce mode de traitement a été adopté par Weller[1]. Ce dernier introduit d'abord dans le canal un stylet mince en baleine ou le stylet d'argent de Méjean ; il arrive de prime abord, ou progressivement, jusqu'à l'orifice inférieur du canal ; après quoi on commence à employer une *chanterelle de violon* enduite d'huile d'amandes douces, qu'on a eu la précaution de ramollir à son extrémité, en la mâchant. On la fait pénétrer de quinze centimètres, pour qu'un bout puisse sortir par la narine. L'autre bout de la corde reste enroulé, et est fixé sur le front du malade. On panse tous les jours, c'est-à-dire qu'une partie de la corde enroulée est tirée en bas par le malade. En même temps, on fait des injections astringentes dans le canal. On augmente peu à peu le volume de la *corde de violon*, en passant graduellement de la chanterelle à la corde du *la* et enfin à celle du *ré*.

Weller ajoute : « Il arrive quelquefois qu'après avoir fait usage des cordes à boyau pendant plusieurs mois, les rétrécissements se forment de nouveau, *en sorte que ce long traitement a été suivi en pure perte.* » Il conseille de compléter la cure, en introduisant dans le canal une *bougie de plomb*, du volume d'une corde de *ré*, qu'on laisse « jusqu'à ce qu'on soit autorisé à penser qu'il n'y aura plus de récidive de l'inflammation et par conséquent du rétrécissement du canal. » On voit que Weller ne compte pas beaucoup plus sur la bougie de plomb que sur la corde à violon.

Dubois, de Bordeaux, [2] a proposé une modification au procédé de Beer. Il a conseillé d'imprégner de nitrate d'argent les cordes à boyau dont on se sert pour dilater le canal nasal.

Le traitement adopté par Sichel[3] se rapproche beaucoup de celui de Weller. Il consiste à inciser le sac, à pratiquer le cathétérisme du canal nasal avec un stylet en baleine, flexible et boutonné ; à dilater le rétrécissement du canal nasal avec des cordes à boyau de plus en plus grosses. Dès qu'on est arrivé à un degré suffisant de dilatation, on cautérise la muqueuse de la portion rétrécie du canal avec un porte-caustique armé de nitrate d'argent. Plus tard, on substitue à la corde à boyau le clou de Scarpa (fig. 33, p. 303).

Deval[4] préfère, au clou d'argent, un clou de plomb, parce que, d'après lui, ce dernier métal modifie la vitalité de la tunique interne du canal par ses propriétés pharmaceutiques ; des combinaisons astringentes résultant du contact des molécules saturnines avec les fluides qu'elles rencontrent dans le conduit des larmes. Tout récemment on a fabriqué des clous en *gutta-percha*, doués d'une grande flexibilité.

Rosas a proposé l'usage d'un clou canaliculé à l'intérieur, ce qui permet aux mucosités et aux larmes de couler dans la cavité du tube, pendant que ce dernier agit sur les parois du canal nasal, pour les refouler du centre vers la périphérie.

2° **Dilatation permanente.** Elle s'opère avec des instruments particu-

[1] *Traité théorique et pratique des maladies des yeux*, t. II, p. 199 ; trad. de l'allemand par F.-J. Riester. Paris, 1832. — [2] *Annales d'oculistique*, t. XXIX, p. 156. — [3] *Iconographie ophthalmologique*, p. 676 et suiv. Paris, 1852-1859. — [4] *Loc. cit.*, p. 977.

liers, sortes de tubes en métal que l'on appelle *canules*. L'invention de cette méthode est généralement attribuée à Foubert ; cette assertion est loin d'être prouvée. Louis[1] a tout simplement dit que Foubert s'est servi de ce moyen avec succès ; on lit, dans les annotations de de La Faye[2] à la 4ᵉ édition du Cours d'opérations de Dionis, qui a paru treize ans avant le mémoire de Louis, que « quelques praticiens, au lieu de se servir de séton ou de bougie, mettent dans le canal une petite canule d'or, d'argent ou de plomb, qu'ils y laissent lors même que la plaie se ferme, et qui tombe par la suite dans le nez. » On ne trouve mentionné aucun nom de chirurgien par de La Faye. A Paris cette méthode ne trouva aucune faveur, les esprits étaient trop sous l'influence des idées de J.-L. Petit qui employait la dilatation par les bougies (p. 299); un peu plus tard les bougies firent place au séton adopté dans la pratique de Desault (p. 300). Dans le midi de la France, Pellier père et Pellier fils[3] employaient la canule à double bourrelet introduite dans le canal nasal. Delpech[4] faisait aussi usage de la canule à demeure. Cette méthode était également suivie à Strasbourg. En Allemagne, elle comptait pour partisans Himly et Reisenger[5]. Reprise par Dupuytren, cette méthode fut adoptée par ses élèves, qui l'abandonnèrent peu à peu, si bien qu'elle ne compte plus aujourd'hui que quelques rares représentants.

A en juger par ce qu'en ont dit les rédacteurs des *Leçons orales*[6], cette méthode compte un grand nombre de succès ; sur trois mille opérations faites en vingt années, Dupuytren obtenait neuf guérisons sur dix. Comment cette statistique a-t-elle été établie ? Quand on le saura, on aura moins de confiance dans les résultats annoncés. Ne croyez pas en effet qu'on a pris, pendant vingt ans, les observations de tous les opérés. On a calculé le chiffre d'opérations « *d'après le nombre de mandrins restés entre les mains de Dupuytren après des opérations faites chez lui ; d'après le relevé des registres de l'Hôtel-Dieu ; et d'après les renseignements donnés par les couteliers qui ont fourni les instruments !* » Ne croyez pas non plus qu'on se soit préoccupé de savoir ce que devenaient les opérés, on se contentait de placer la canule, *bien ou mal*, dans le canal nasal ou ailleurs[7], et dès que la plaie du sac était cicatrisée, le malade était considéré comme guéri. Tel était l'enthousiasme inspiré par ce mode de traitement aux rédacteurs des *Leçons orales*, qu'ils ont rapporté (t. III , p. 394) l'histoire d'une tumeur lacrymale existant depuis deux ans et demi, inutilement traitée par diverses applications, par les fumigations, les injections, les vésicatoires, et gué-

---

[1] *Mém. Acad. de chirurgie*, t. II, p. 205. — [2] Dionis, *Op. cit.*, p. 566. — [3] Pellier de Quengsy, *Précis ou Cours d'opérations sur la chirurgie des yeux*, t. II, p. 182. Paris et Montpellier, 1790. — [4] *Précis élémentaire des maladies chirurgicales*, t. I, p. 509. — [5] Velpeau, *Dictionnaire en 30 volumes*, t. XVII, p. 400. — [6] *Leçons orales de clinique chirurgicale de Dupuytren*, t. III, p. 405 ; 2ᵉ édit. — [7] Je ne me serais pas permis d'émettre une telle assertion sur le compte de Dupuytren, si je ne l'avais trouvée formulée par un de ses élèves, le professeur Denonvilliers (*Compendium de chirurgie*, t. III, p. 206 ; colonne de droite, ligne 36), qui dit : « Dupuytren faisait cette petite opération avec une prestesse merveilleuse, mais il lui arrivait quelquefois de *placer la canule ailleurs que dans le canal*. »

rie *en douze heures* (sic) par l'introduction d'une canule en or dans le canal nasal.

Les canules dont on s'est servi, et dont quelques chirurgiens se servent encore, sont en or, en argent, ou en platine. Le point important est que le métal s'altère le moins possible. On a beaucoup plus varié sous le point de vue de la forme, de la longueur, du calibre de l'instrument.

Les canules usitées, dans les premiers temps de leur emploi, étaient rectilignes et sans renflement, ce qui explique l'assertion de Lafaye que ces canules finissent par tomber dans le nez. Pour prévenir cet inconvénient, Pellier le père avait imaginé de pourvoir les canules d'un double bourrelet, dont l'un occupe la partie supérieure, l'autre la partie moyenne de l'instrument. Dupuytren se servait d'une canule conique, légèrement recourbée suivant la longueur pour s'accommoder à la forme du canal nasal, pourvue à l'extrémité supérieure d'un bourrelet circulaire peu épais, pour prévenir la chute de l'instrument dans la narine, et taillée à l'autre extrémité en forme de biseau. Taddei et Brachet adoptèrent la canule à double bourrelet de Pellier, en modifiant la situation du bourrelet inférieur. Pour s'opposer au déplacement de l'instrument que la présence de ces bourrelets ne prévenait pas toujours, on imagina d'autres mécanismes. Grenier proposa l'emploi d'un tube élastique, qui se rétrécissait par la compression au moment de l'introduction et s'élargissait dès qu'on l'abandonnait à lui-même. Van Onsenoort faisait percer les parois de l'instrument d'un grand nombre de petits trous, pour que la muqueuse, s'engageant dans les ouvertures, retînt la canule en place. Lenoir espérait arriver à ce résultat avec une canule composée, à l'extrémité inférieure, de trois lames ou valves qui, réunies au moment de l'opération et circonscrivant alors un tube étroit, se séparent dès que l'instrument est en place, ce qui a pour résultat de lui donner un plus fort calibre. Au moyen d'un mandrin spécial, on rapproche les valves ; dès que le mandrin est retiré, les valves s'écartent.

La longueur du canal nasal est en moyenne, d'après Malgaigne[1] de treize millimètres, résultat qui s'accorde avec les recherches de Béraud (V. p. 243). Les canules de Dupuytren avaient de dix-huit à trente millimètres de long ; elles devaient dépasser l'orifice inférieur du canal nasal, d'où la possibilité de toucher ou même de perforer la cloison naso-buccale. La canule proposée par Bourjot Saint-Hilaire a de neuf à treize millimètres de long, mais comme il n'en pénètre que sept millimètres dans le canal, elle est trop courte. Malgaigne adresse le même reproche aux canules de Marchal et de Lombard, de Strasbourg, et propose en conséquence une canule de dix-huit millimètres de long, pourvue d'un bourrelet supérieur et d'un bourrelet moyen, sans bec de flûte inférieurement, de trois millimètres de diamètre[2]. Les dimensions en largeur du canal nasal sont variables suivant les sujets ; la moyenne trouvée par Malgaigne et Béraud étant de trois millimètres, on comprend qu'il doive être difficile d'y introduire une canule de

---

[1] *Anatomie chirurgicale*, t. I, p. 715 ; 2e édit. — [2] *Manuel de médecine opératoire*, p. 347 ; 6 edit.

même calibre, d'autant plus qu'en général la muqueuse est boursouflée. Pour obvier à ces inconvéniants, A. Bérard [1] veut qu'on commence par dilater le canal nasal pendant quinze jours, puis qu'on se serve du corps dilatant employé en dernier lieu pour faire construire une canule de dimensions exactement semblables à celles du canal. Malgaigne a proposé de commencer par élargir le canal avec des sondes graduées et de ne placer la canule qu'au bout de ce temps. Ce traitement préparatoire a une utilité incontestable; les expériences de Béraud [2] ayant démontré que, sur le cadavre, lorsqu'on cherche à introduire la canule de Dupuytren en suivant toutes les règles opératoires, on s'expose à déchirer la muqueuse, à passer entre elle et l'os, et même à fracturer les parois du canal nasal.

Procédé opératoire. Les instruments nécessaires sont : 1° une canule en or ou en platine construite d'après les données précédemment établies (fig. 34); 2° un mandrin formé par deux tiges d'acier réunies à angle droit; une d'entre elles entre dans la canule et la dépasse un peu en bas; l'autre sert de manche, est plus longue et se termine par un pas de vis qui s'adapte à un autre pas de vis creusé à l'intérieur de la canule, près du bourrelet. Il résulte de cette disposition que la canule peut être saisie solidement, ce qui permet de se servir du mandrin aussi bien pour introduire la canule que pour la retirer. Au lieu de se servir de l'instrument que nous venons d'indiquer, on peut employer une pince à pression continue (fig. 35); 3° un bistouri droit et à lame étroite.

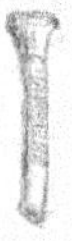

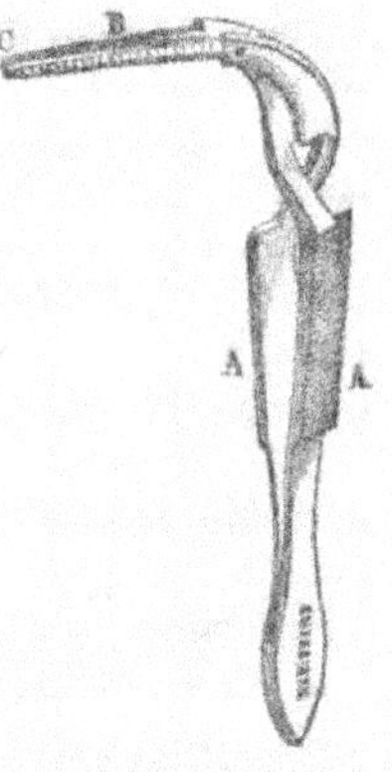

Fig. 34.

Fig. 35.

On commence par ouvrir le sac, comme nous l'avons décrit à la page 298. Dès que le bistouri a pénétré dans le canal, le chirurgien le saisit de la main gauche, retire un peu la lame en arrière, de manière à faire bâiller la plaie extérieure dans laquelle on introduit le mandrin et la canule, en conduisant ces deux derniers le long du bistouri. Dès que la canule est arrivée dans le canal nasal, le bistouri est retiré. On enlève ensuite le mandrin, en pressant sur l'extrémité supérieure de la canule, pour l'empêcher d'obéir à la traction. Pour être convaincu que la canule est bien placée dans le canal nasal, et qu'elle ne s'est pas égarée, on fait souffler le malade, en lui fermant la bouche et le nez; si on voit sortir des bulles d'air par la plaie du grand angle, on conclut à la réussite de l'opération.

Lorsqu'on juge convenable d'extraire la canule, on peut avoir recours au mandrin dont il a été question, ou bien, ce qui vaut mieux, à la pince à pression continue (fig. 35). Dans le dernier cas, on introduit les deux branches verticales réunies (CB), qui ne forment qu'une tige et présentent des crêtes transversales; dès que l'extrémité de cette tige a dépassé la canule,

[1] *Compendium de chirurgie,* t. III, p. 206. — [2] *Archives de médecine,* t. V, p. 188.

on presse sur les branches horizontales (AA) et l'on écarte les branches verticales (CB), ce qui a pour conséquence d'empêcher la canule de s'échapper pendant les tractions exercées sur elle de bas en haut.

Les effets produits par la canule ne sont pas toujours inoffensifs; on a signalé, comme conséquences primitives, la céphalalgie, la douleur contusive du nez et de la face, la douleur dentaire, des inflammations érysipélateuses, des phlegmons, des abcès, des ulcérations au grand angle de l'orbite; comme conséquences éloignées, l'ascension de la canule, la nécrose ou la carie des parois du canal nasal, la perforation de la voûte palatine. Ces accidents ne seraient pas de nature à faire rejeter la méthode, si celle-ci procurait des guérisons. Si on entend par guérison la disparition de la tumeur du sac, ou la cicatrisation de la fistule sans larmoiement consécutif, ou avec un larmoiement insignifiant, il faut bien convenir qu'il est rare d'obtenir un résultat favorable. C'est parce qu'on est parti d'un principe contestable, la prétendue obstruction du canal nasal, considérée comme cause de la formation de la tumeur et de la fistule du sac, qu'on a été porté à substituer au canal naturel un conduit artificiel destiné à conduire les larmes dans la narine. En supposant un instant que la théorie de Petit fût vraie, qui ne voit que la présence de la canule aura précisément pour effet de donner lieu à cette obstruction ou de l'augmenter? La canule joue le rôle d'un corps étranger, irrite la muqueuse, d'où la tuméfaction de cette dernière. A la vérité, la canule, qui était primitivement serrée par les parois du canal, devient mobile à une période plus avancée, ce qui dénote une rétraction des parois. Il faut tenir compte de la compression, qui a pour effet, dans le canal nasal, comme dans d'autres régions, de favoriser l'absorption des produits plastiques infiltrés dans l'épaisseur de la muqueuse. Avec un pareil résultat, c'est-à-dire le retour du canal à son calibre ordinaire, la guérison n'est pas mieux assurée, puisqu'on voit souvent la tumeur se reproduire. C'est qu'en effet la canule n'agit que sur le canal et ne modifie pas la vitalité du sac qui est l'organe réellement affecté. Si les partisans de la canule avaient réfléchi à ce fait, que, dans la variété de tumeur désignée sous le nom de *hernie*, de *relâchement du sac* (p. 285), le canal nasal est très-perméable, bien que la tumeur persiste, ils auraient renoncé à leur méthode de traitement.

3° **Cautérisation.** Dominé toujours par l'idée que les tumeurs et les fistules du sac sont dues à des rétrécissements du canal nasal, on a voulu en détruire les coarctations, comme Ducamp détruisait celles de l'urètre. Tantôt la cautérisation était pratiquée de haut en bas; tantôt on la faisait de bas en haut.

A. **Cautérisation de haut en bas. Procédé de Harveng** [1]. Ce chirurgien emploie tantôt le cautère actuel, tantôt des caustiques.

Pour agir avec le cautère actuel, il est nécessaire d'avoir les instruments suivants : 1° un bistouri droit ordinaire; 2° une canule cylindrique de deux centimètres de long, pourvue à l'extrémité supérieure d'un rebord saillant

----

[1] *Archives générales de médecine*, t. XVIII, p. 48; 1re série.

auquel on fixe un fil ; 3° un conducteur de la canule ; 4° un cautère actuel, composé d'une partie cautérisante de longueur double de celle de la canule et d'une épaisseur proportionnée à son diamètre. La tige du cautère forme un angle droit avec l'extrémité qui doit agir sur les parties malades.

Une compresse mouillée étant placée sur l'œil du côté à opérer, une autre compresse mouillée étant mise dans la narine correspondante, on pratique , avec le bistouri, une ponction au sac lacrymal. De la main gauche le chirurgien saisit le bistouri ; de la droite, il prend le conducteur armé de la canule, pour l'introduire dans le canal nasal, le long de la lame du bistouri, en ayant la précaution de laisser le rebord de la canule hors de la plaie, pour préserver la peau et le sac lacrymal. L'opérateur saisit le cautère chauffé à blanc, en glisse la portion cautérisante dans l'intérieur de la canule, de façon que la moitié de sa longueur s'y trouve renfermée, et que l'autre moitié reste au dehors. Il prend le fil qui est attaché au rebord de la canule, et, en tirant sur lui, il ramène celle-ci sur la partie du cautère actuel qui est restée à l'extérieur de la plaie. La portion profonde du cautère, se trouvant alors en rapport avec les parois du canal nasal, les cautérise et produit une perte de substance après la chute des escarres. La canule est de nouveau poussée dans le canal nasal et retirée définitivement, alors que la perte de substance résultant de la production des escarres est cicatrisée.

Si on préfère se servir de caustiques, on introduit dans le canal nasal un stylet, à l'extrémité duquel on a fixé du nitrate d'argent ; ou bien encore, on recouvre de nitrate d'argent fondu une bougie qu'on insinue dans le canal nasal, en la glissant dans l'intérieur d'une canule introduite auparavant, et qu'on retire ensuite en laissant la bougie dans le canal. Des injections d'eau sont faites dans le canal pour entraîner ce qui reste de caustique, après quoi on place une canule à demeure pendant quelque temps.

L'avant-dernier procédé a été repris récemment et modifié par Desmarres[1]. Ce chirurgien se sert d'une sonde creuse pourvue d'un manche en forme de spatule, formant un angle droit avec la tige de l'instrument. C'est par le canal de cette tige, insinuée au préalable dans le canal nasal, qu'on introduit un porte-caustique chargé de nitrate d'argent jusqu'à la portion du conduit où l'arrêt de la tige indique une coarctation. On conçoit, du reste, qu'il serait facile d'appliquer aux rétrécissements du canal nasal les différents porte-caustiques imaginés pour le traitement des rétrécissements de l'urètre. C'est ainsi que Deslandes, après avoir désobstrué le canal nasal, à l'aide d'un mandrin ordinaire, glisse à la place de ce dernier un instrument de la même forme, portant deux rainures verticales remplies de nitrate d'argent fondu ; en tournant l'instrument sur son axe, on cautérise toute la circonférence du canal.

B. Cautérisation de bas en haut. Procédé de Bermond. On commence par introduire un fil par les voies lacrymales, d'après la méthode de Méjean

<hr>

[1] *Traité des maladies des yeux*, t. I, p. 576 ; 2ᵉ édit.

(p. 296), qu'il existe ou non une fistule du sac. Dès que le fil a été attiré par la narine, on attache à l'extrémité une bougie de cire que l'on porte dans le canal nasal de bas en haut, pour prendre l'empreinte du rétrécissement. La bougie molle ayant été retirée, on lui substitue une mèche que l'on enduit d'une pâte solide rendue caustique dans le point correspondant au rétrécissement. Il est inutile de commenter les difficultés et l'infidélité de ce procédé. Il est sans doute préférable de se servir d'une sonde porte-caustique que l'on introduit dans le canal nasal de bas en haut, comme l'a proposé Gensoul. Mais on retombe alors dans les embarras du cathétérisme par le procédé de Laforest (p. 294).

La cautérisation est une méthode qui nous semble devoir être conservée dans la pratique, non pas la cautérisation avec le fer rouge qui produit des pertes de substance, mais la cautérisation avec des caustiques, notamment avec le nitrate d'argent. Elle mérite une place dans la thérapeutique de la tumeur et de la fistule du sac; non point dans le but de combattre des rétrécissements imaginaires, mais pour modifier la vitalité de la muqueuse du canal lacrymo-nasal, pour tarir une sécrétion catarrhale ou purulente, qui est le véritable point de départ de la maladie.

4° Etablissement d'un nouveau canal. Cette méthode remonte à une époque fort éloignée. On trouve dans Paul d'Egine [1] la phrase suivante : «Il y en a qui, après l'excision des chairs, se servent d'un trépan pour diriger l'eau ou le pus dans la narine. » On ne saurait voir cependant, dans cette mention, l'idée qui a présidé, dans le cours du dix-huitième siècle, à la création de la méthode. Il est probable qu'on se proposait simplement de fournir au pus une voie d'écoulement dans le nez ; c'est ce qui ressort nettement du passage suivant de Guy de Chauliac [2] : « Quant à la manière de curer, en perçant d'une alène aux tuyaux des narilles, elle n'est point louée d'Hében Mesue, et je n'y ai point trouvé d'effect. Car assez tost après, le pertuis de l'os se remplist, et il n'y a rien qui puisse courir ou defluer aux narines. » Il ne nous semble pas bien démontré, non plus, que Woolhouse, auquel on attribue d'avoir remis en honneur cette méthode, se soit proposé réellement, en agissant ainsi, d'ouvrir aux larmes une route nouvelle, parce que, d'une part, à l'époque où vivait le chirurgien anglais (fin du dix-septième et commencement du dix-huitième siècle), la théorie de l'obstruction du canal nasal n'était pas encore généralement adoptée ; que, d'après Guérin [3], la perforation de l'os unguis était employée, dans les cas de fistule lacrymale avec *carie* de l'unguis, par Boudou, Woolhouse, Lamorier ; le même oculiste professe cependant qu'il convient de perforer l'unguis, lorsqu'on ne peut dilater le canal nasal, *afin de frayer aux larmes une nouvelle route.* En 1707, Dionis se contentait encore d'appliquer un cautère sur l'unguis pour en obtenir simplement l'exfoliation, tandis qu'en 1740 de La Faye [4], l'annotateur de Dionis, disait que non-seulement

---

1 *Chirurgie de Paul d'Egine*, p. 139 ; traduction de Briau. — 2 *La grande Chirurgie, etc.*, t. I, p. 553. — 3 *Maladies des yeux*, p. 145. Lyon, 1769. — 4 Dionis, *Cours d'opérations*, p. 570 ; 4e édit. par de La Faye.

on doit pénétrer jusqu'à l'os, mais le briser avec le cautère et percer la membrane interne qui le touche, *pour faire une nouvelle route aux larmes.* Quoi qu'il en soit, au rapport de Louis [1], Woolhouse, après avoir brisé l'unguis, laissait à demeure, dans le trou de l'os, une canule de plomb ou d'or. Bondou enfonçait l'unguis et les cornets supérieurs du nez avec un poinçon de trois-quarts, et il le tournait en rond, pour agrandir l'ouverture. Lamorier [2] pratiquait une incision au sac, au-dessus de la fistule. Il introduisait dans la plaie des pinces pointues et recourbées vers la pointe, pour enfoncer l'unguis avec cet instrument, après quoi il faisait pénétrer dans l'ouverture osseuse une petite bougie pour la maintenir dilatée. Saint-Yves [3] se servait, pour détruire l'unguis, du cautère actuel, mais il était encore dominé par l'idée que la fistule était entretenue par la carie de l'os. Bavaton [4] perforait l'unguis avec un trois-quarts ; Pott [5] se servait, dans ce but, d'un trois-quarts courbe. Pellier [6] plaçait à travers l'unguis sa canule à double bourrelet. J. Hunter voulait qu'on emportât à la fois un disque de l'os unguis et des deux membranes entre lesquelles il est placé. Pour cela, il employait deux instruments : une canule tranchante à son extrémité, semblable à l'emporte-pièce des bourreliers ; une plaque de corne ou d'ébène destinée à être portée dans le méat moyen des fosses nasales, pour servir de point d'appui à l'emporte-pièce. Scarpa [7] perforait l'unguis avec une tige métallique chauffée à blanc, à travers une canule. Dupuytren [8], dans un cas d'absence du canal nasal, pratiqua, au moyen d'un trocart, un canal artificiel, dans la direction de celui qui devait exister. Briot, de Besançon, et Laugier [9] ont exécuté la perforation de la paroi externe du canal nasal, pour ouvrir aux larmes une voie nouvelle dans le sinus maxillaire.

Tous les chirurgiens qui ont proposé de créer aux larmes une route nouvelle, pour guérir la tumeur et la fistule du sac, sont partis d'un principe erroné, à savoir : que ces affections sont entretenues par un obstacle au cours naturel des larmes. Si quelques-unes de ces tentatives ont été heureuses, c'est qu'en offrant au pus et aux *mucosités du sac* une voie d'écoulement facile du côté des narines ou des cavités voisines, ces produits morbides ont cessé de s'accumuler dans le sac, ou bien qu'on a converti simplement une fistule borgne externe du sac en fistule borgne interne.

5° **Interruption entre l'appareil sécréteur et le sac lacrymal.** Cette méthode est rapportée à Bosche [10] qui, en 1783, a proposé de traiter la fistule lacrymale, alors même qu'elle est accompagnée de carie, par la *cautérisation des points lacrymaux.* Le but de cette pratique était d'oblitérer les points lacrymaux et d'empêcher les larmes d'arriver dans le sac, ce passage étant considéré par l'auteur comme la cause de la fistule. En 1838, Velpeau [11] a conseillé de substituer à toutes les méthodes de traitement, imaginées contre la fistule du sac, l'excision des points lacrymaux, mais c'est Ta-

[1] *Mémoires de l'Acad. de chirurgie,* t. II, p. 201 ; édit. in-4. — [2] *Mémoires de l'Acad. des sciences de Paris,* p. 590. Année 1729. — [3] *Maladies des yeux,* p. 45 et suiv. — [4] *Pratique moderne de la chirurgie,* t. I, p. 467. — [5] *Œuvres chirurgicales,* t. I, p. 260. — [6] *Loc. cit.,* t. II, p. 182 et suiv. — [7] *Loc. cit.,* t. I, p. 45 — [8] *Leçons orales,* t. III, p. 582. — [9] *Archives générales de médecine,* t. V, p. 48 ; 2e série — [10] *Thèses de Montpellier,* janvier 1785. — [11] *Dictionnaire de médecine en 30 volumes,* t. XVII, p. 415.

vignot[1] qui a le plus propagé cette méthode. Il a cherché à obtenir l'occlusion des conduits lacrymaux, soit en les excisant, soit en les cautérisant par la méthode galvano-caustique.

1er Procédé de Tavignot. Excision des conduits lacrymaux. On commence par la paupière inférieure. On saisit, avec une pince à quatre crochets tenue de la main gauche, l'extrémité interne du bord palpébral donnant passage au conduit lacrymal. Avec un blépharotome à extrémité mousse, on coupe de dehors en dedans, et on enlève avec la partie antérieure de chaque conduit lacrymal, une suffisante quantité du bord libre palpébral. Le pansement consiste à appliquer sur la région palpébrale une compresse imbibée d'eau glacée; du cinquième au huitième jour, la cicatrisation est opérée. Le procédé ne s'arrête pas là; après avoir fait l'excision des conduits lacrymaux, on pratique soit immédiatement, soit deux jours après, l'ouverture du sac; on maintient cette ouverture pendant cinq ou six jours avec quelques brins de charpie, afin de donner issue au muco-pus sécrété par la face interne du sac. S'il existe déjà une fistule, l'incision du sac n'est pas nécessaire; quelquefois, cependant, Tavignot agrandit l'orifice anormal; quelquefois aussi il pratique une *dilatation temporaire du canal nasal au moyen d'une corde de violon.*

2e Procédé de Tavignot. Méthode galvano-caustique. En 1860, Tavignot a substitué la cautérisation galvanique à l'excision palpébrale; voici comment il obtient alors l'occlusion des conduits lacrymaux:

Il introduit d'abord un stylet de Méjean dans le conduit lacrymal supérieur, puis dans l'inférieur. Ensuite une tige galvano-caustique, non émaillée et chauffée à blanc, parcourt le trajet de l'un et l'autre conduits, depuis les points lacrymaux jusqu'à peu de distance du sac. On constate, avec le stylet explorateur, si le trajet a été exactement suivi et si les parois des conduits sont tout à fait désorganisées. L'opération achevée, Tavignot prescrit de traiter la dacryocystite.

On voit que l'auteur a eu soin de faire ressortir lui-même le peu de valeur de sa méthode. L'occlusion simple des conduits lacrymaux est insuffisante de son propre aveu, puisqu'il y ajoute l'incision du sac et même la dilatation du canal nasal. Sans le vouloir, il retombe dans les errements du passé, il traite la maladie propre au sac. Il n'y a donc rien d'étonnant que cette méthode procure des succès. Mais il faut se donner garde d'attribuer ces résultats favorables à l'excision ou à la cautérisation des conduits lacrymaux. Cette opération nous semble devoir être complétement rejetée, parce qu'elle procure une légère difformité des paupières et qu'elle est suivie, en cas de réussite, d'un larmoiement incurable. Pareille réflexion est applicable au procédé de Serra, de Bologne, qui cautérisait les points lacrymaux avec un stylet rougi à blanc.

6° Occlusion du sac lacrymal. Cette méthode est rapportée à Angelo

---

[1] *Mémoires pratiques sur les maladies des yeux*, 1re et 2e livraison, p. 9. Paris, 1857. Nouvelle opération destinée à guérir radicalement la tumeur et la fistule lacrymales. — Même recueil, 6e livraison, p. 171. Paris, 1860. Méthode galvano-caustique appliquée à la cure radicale de la tumeur et de la fistule lacrymales.

Nannoni. Elle est décrite dans le *traité de chirurgie* de Lorenzo Nannoni [1], fils du précédent, de la manière suivante : on commence par ouvrir le sac, on remplit ce dernier de charpie, que l'on ne renouvelle qu'au bout de quelques jours. Puis, la douleur passée, on détruit les parties malades avec un escarrotique composé d'alumine et de précipité. Quelquefois le sac lacrymal ne s'oblitère pas, même après un temps très-long, c'est le cas de recourir à l'application du cautère actuel.

On voit, d'après cette citation, que les deux Nannoni se servaient des *caustiques* et du *cautère actuel*. Cette idée a été reprise, de nos jours, par quelques oculistes qui ont employé les deux modes de destruction.

Procédé de Magne [2]. Ce qui caractérise ce procédé, c'est qu'on se sert, pour oblitérer le sac, de *beurre d'antimoine* (chlorure d'antimoine). Les instruments nécessaires pour pratiquer l'opération, sont : un couteau à fistule du sac, couteau droit, pourvu d'une lame à double tranchant ; un spéculum ou dilatateur du sac ; une petite pince à pansement ; un porte-caustique formé d'une petite tige en argent ou en acier, offrant des sillons circulaires à son extrémité pour y fixer un petit fragment d'éponge imbibée de beurre d'antimoine.

Si le sac est rendu saillant, par la présence, dans sa cavité, d'une certaine quantité de muco-pus, on le ponctionne ; sinon, une injection d'eau tiède distend le réservoir pour en favoriser l'ouverture. La ponction du sac est convertie en une incision verticale de 7 à 8 millimètres de long. Après avoir nettoyé la plaie, on introduit, entre les lèvres, le spéculum ou dilatateur du sac, au fond duquel on fait pénétrer le porte-caustique chargé de beurre d'antimoine, en le dirigeant de façon à attaquer plus directement l'embouchure des conduits lacrymaux. On retire, au bout de quelques secondes, le porte-caustique, en le promenant dans l'intérieur du sac, et en le ramenant ensuite rapidement en dehors. Le pansement consécutif se compose d'une compresse fenestrée enduite de cérat, d'un plumasseau de charpie et d'une compresse carrée, le tout maintenu par le bandage monocle.

Procédé de Deval [3]. C'est la *pâte de Canquoin* qui est employée pour cautériser et détruire le sac lacrymal ; la pâte est formée d'une partie de chlorure de zinc pour deux parties de farine. Après avoir incisé le sac, en respectant le tendon de l'orbiculaire, et tout écoulement sanguin ayant cessé, on introduit, dans la cavité du sac, un morceau de cylindre de pâte de Canquoin, long de 8 à 10 millimètres ; on recouvre la plaie de charpie qu'on maintient par du taffetas d'Angleterre. Au bout de vingt-quatre heures, on enlève ce dernier, ainsi que la charpie ; on entraîne au dehors les détritus de la pâte avec une curette, et on panse de nouveau avec de la charpie. Au bout de douze à quinze jours, l'escarre se détache ; la plaie elle-même est cicatrisée du dix-huitième au vingt et unième jour. D'après

---

[1] Nannoni (Lorenzo), *Trattato delle materie chirurgiche e delle operazioni loro respettive*, t. I, p. 268 ; 2ᵉ édit. Pisa, 1793. — [2] *De la cure radicale de la tumeur et de la fistule du sac lacrymal* ; 2ᵉ édit. Paris, 1857. — [3] *Traité des maladies des yeux*, p. 969. Paris, 1862.

Deval, le larmoiement consécutif à l'opération est le plus souvent faible et quelquefois disparaît.

Desmarres [1] a modifié ce procédé ; au lieu de se servir de la pâte de Canquoin, il emploie le chlorure de zinc. On en dépose gros comme deux ou trois grains de chènevis dans le tube d'une plume d'oie et par-dessus un petit morceau d'éponge. On introduit le tube aussi profondément que possible dans la cavité du sac. Avec un stylet introduit par l'ouverture extérieure du tube de la plume, on pousse à la fois l'éponge et le caustique dans le sac. On retire l'éponge le lendemain.

Occlusion par le fer rouge. Procédé de Desmarres [2]. Le malade et le chirurgien étant placés comme dans le procédé de J.-L. Petit (page 298), on plonge un bistouri, à lame assez forte, et un peu effilée à la pointe, à 1 centimètre *au-dessus* du tendon de l'orbiculaire; on l'enfonce avec force jusqu'à ce que l'on sente la résistance formée par les os ; puis, sans s'arrêter, on continue l'incision de la peau, en suivant exactement le contour de l'orbite, jusqu'à ce que l'incision ait une longueur de 3 centimètres. L'incision comprend à la fois la peau, le sac et le tendon de l'orbiculaire qui doit toujours être divisé en travers. Dans le cas où la peau serait devenue adhérente, à la suite d'autres traitements antérieurs, ou d'inflammations aiguës spontanées du sac, on dissèque les lèvres de la plaie, de manière à avoir un écartement suffisant. L'application du cautère actuel est remise au lendemain. Pour cela, on écarte les lèvres de la plaie avec deux érignes simples et dont la pointe est émoussée. Si l'écartement n'est pas suffisant, on substitue aux érignes précédentes des érignes en forme de râteau. La cautérisation se pratique avec un cautère à tête de moineau. On introduit rapidement ce cautère dans la plaie, et on cautérise avec soin au-dessus du tendon, en descendant ensuite jusqu'à l'entrée du canal nasal. Un linge mouillé, placé au préalable entre l'érigne externe et la paupière, garantit cette dernière de la chaleur. L'auteur de ce procédé annonce qu'on obtient des guérisons en quinze ou vingt jours, quelquefois en un mois ou en cinq semaines.

La méthode de Nannoni, appliquée au traitement de la tumeur et de la fistule du sac, ne mérite ni tout le bien, ni tout le mal qu'on en a dit. Il serait nécessaire, avant tout, de préciser les effets qui en résultent. Est-il bien vrai, comme quelques-uns le pensent, qu'elle a pour conséquence *d'oblitérer la cavité du sac lacrymal ?* Et d'abord, c'est une erreur d'admettre que, toutes les fois qu'à la suite d'une dacryocystite aiguë une tumeur du sac disparaît, il y a eu occlusion des parois de l'organe. Pour ma part, j'ai eu occasion, plusieurs fois, de vérifier la perméabilité persistante du canal lacrymo-nasal dans cette circonstance. En second lieu, j'ai pu me convaincre, sur plusieurs malades opérés par la prétendue méthode d'oblitération du sac, qu'en poussant une injection d'eau, avec mon appareil à pompe (fig. 25, p. 264), par le point lacrymal inférieur, le liquide sort par le supérieur, parfois même par la narine. Il est donc certain que, dans ces cas, le sac

---

[1] *Loc. cit.*, t. I, p. 414. — [2] *Loc. cit.*, t. I, p. 400.

n'est pas oblitéré. Scarpa [1] avait déjà émis l'opinion que, dans les cas heureux obtenus par Nannoni, le caustique ne fait que détruire une portion de la surface interne du sac, sans en effacer la cavité. Nélaton [2] croit, comme Delpech, que les cas de guérison sont ceux dans lesquels l'action des caustiques s'est bornée à faire disparaître l'inflammation des voies lacrymales, sans en amener l'oblitération, tandis que les revers dépendent précisément de ce que cette oblitération est devenue complète. Le même chirurgien ajoute : « En tout état de cause, et quelle que soit l'opinion que l'on se fasse de la méthode de Nannoni, nul doute que celle-ci ne doive rester à titre de méthode exceptionnelle, c'est-à-dire applicable seulement aux cas rebelles aux méthodes ordinaires de traitement. » C'est également l'opinion de Stœber [3], de Sichel [4] et de Magne [5]. Sichel s'exprime ainsi : « Oblitérer le sac lacrymal, dans tous les cas, même par les caustiques, qui n'offrent pas de danger, me paraît aussi irrationnel que nuisible. » Tavignot [6] envisage la destruction du sac lacrymal, par la cautérisation, comme grave, parce qu'elle expose à l'inflammation du tissu cellulaire environnant, à l'érysipèle de la face, à l'exfoliation des os sous-jacents. Malgaigne [7] considère l'occlusion du sac comme une ressource désespérée. « L'amputation, dit-il, est une ressource aussi ; seulement, en amputant, nous savons que nous ne guérissons le mal qu'en sacrifiant l'organe malade ; la destruction du sac lacrymal est un procédé du même genre. »

Ceux qui préconisent le plus aujourd'hui la méthode de Nannoni semblent désespérer complétement des autres méthodes de traitement, et en cela ils sont tombés dans l'exagération. Nous croyons avoir suffisamment démontré (p. 269 et suiv.), qu'en portant dans le canal lacrymo-nasal certains topiques, on modifie la vitalité de la muqueuse du sac, on tarit la sécrétion morbide dont elle est le siége, et qu'on fait ainsi disparaître la tumeur ou la fistule du sac. Si ces moyens échouent, il y a tout avantage, selon nous, à chercher à modifier la vitalité de la muqueuse par des topiques plus énergiques. A ce point de vue, la cautérisation de la face interne du sac, soit avec le beurre d'antimoine, comme le veut Magne ; soit avec la pâte de Canquoin, comme le préconise Deval, méritent de rester dans la pratique, mais non point avec l'idée d'oblitérer le sac, c'est-à-dire de supprimer un organe dont on ne saurait nier l'utilité. L'application de caustiques étant moins effrayante, pour le patient, que l'application du cautère actuel, ce dernier sera réservé pour les cas tout à fait exceptionnels. Rappelons encore que Biangini [8] a cherché à obtenir l'oblitération du sac, en le remplissant de charpie enduite d'un corps gras et recouverte d'une couche de *poudre de nitrate d'argent*, en continuant l'usage du caustique jusqu'à ce que le gonflement ait disparu, et en faisant marcher la cicatrisation du fond vers la surface.

[1] *Loc. cit.*, t. I, p. 40. — [2] *Pathologie chirurgicale*, t. III, p. 312. Paris, 1854. — [3] *Manuel pratique d'ophthalmologie*, p. 63. Paris, 1854. — [4] *Iconographie*, p. 681. — [5] *Loc. cit.*, p. 16. — [6] *Mémoires pratiques sur les maladies des yeux*, 1re et 2e livraison, p. 9. Paris, 1857. — [7] *Anatomie chirurgicale*, t. I, p. 721 ; 2e édit. — [8] *Annales d'oculistique*, 1er vol. suppl., p. 6.

7° Extirpation de la glande lacrymale. D.-J. Larrey [1] est, je crois, le premier qui ait proposé d'extirper la glande lacrymale pour guérir certaines fistules du sac. Paul Bernard [2], ayant eu à combattre un larmoiement qui avait résisté à la canule à demeure et au clou de Scarpa appliqués par d'autres chirurgiens, n'ayant, d'ailleurs, trouvé aucune altération du canal nasal, eut l'idée de pratiquer l'ablation de la glande lacrymale, en suivant le procédé d'Acrel (p. 219). Cette tentative fut couronnée d'un succès complet. Le malade guérit de son larmoiement, sans qu'il en résultât une sécheresse de la conjonctive. P. Bernard en inféra que cette méthode devenait applicable non-seulement pour la guérison de certains larmoiements chroniques, mais encore pour faire cesser le larmoiement qui succède à l'oblitération du sac, quand on applique le procédé de Nannoni. C'est donc à titre de traitement complémentaire que P. Bernard a proposé l'ablation de la glande lacrymale, dans le traitement des tumeurs et des fistules du sac, et nullement à titre de traitement essentiel. Ce qui prouve, du reste, que cette extirpation ne saurait être, à elle seule, d'aucune utilité pour remédier à une fistule du sac, c'est que Ch. Textor père [3] a pratiqué cette opération chez un sujet atteint d'une fistule capillaire du sac, et que, dix mois après, la petite fistule persistait, bien que le larmoiement eût disparu.

Le tableau suivant résume et présente l'ensemble des diverses méthodes et des nombreux procédés imaginés pour le traitement des tumeurs et fistules du sac lacrymal :

1° CATHÉTÉRISME ET INJECTIONS...

- De haut en bas, c'est-à-dire par points lacrymaux..............
  - Anel (stylet très-fin et injections).
  - Travers. Hays. (sondes spéciales et injections).
  - Fano (injections iodées dans le sac).
- De bas en haut, c'est-à-dire par l'orifice inférieur du canal nasal..
  - Laforest
  - Cabanis
  - Gensoul
  - S. Pirondi
  } (sondes moulées sur la forme du canal nasal).

2° DILATATION....

- Par voies naturelles, c'est-à-dire par points lacrymaux.........
  - Méjean
  - Cabanis
  - Palucci
  - Guérin
  } (modifications de peu d'importance).
- Par ouverture accidentelle ou artificielle...
  - Dilatation temporaire.
    - J.-L. Petit (bougies).
    - Monro, Pouteau, Jourdan, Méjean, Lecat, Desault, Bichat, Pamard, Boyer, Wenzel, Jurine, Manec, Fournier de Lempde, } (séton).
    - Scarpa, Ware, Deval (clou).
    - Beer, Weller, Sichel, Dubois (cordes à boyau).
  - Dilatation permanente. { Foubert, Pellier, Dupuytren (canule).

3° CAUTÉRISATION.

- De haut en bas........
  - Harveng (cautère actuel ou nitrate d'argent).
  - Desmarres, Deslandes (nitrate d'argent).
- De bas en haut....... { Bermond, Gensoul.

[1] *Clinique des camps et hôpitaux militaires*, t. I. — [2] *Annales d'oculistique*, t. X, p. 193, — [3] *Annales d'oculistique*, t. XVIII, p. 218.

4° Établissement d'un nouveau canal..... { Woolhouse, Pellier, Boudou, Lamorier, St-Yves, Scarpa (à travers l'unguis), Ravaton, Pott, J. Hunter } Dupuytren (dans la direction du canal naturel). Briot, Laugier (à travers le sinus maxillaire).

5° Interruption entre l'appareil sécré-teur et le sac lacrymal........... { Bosche (cautérisation des points lacrym.). Velpeau (excision des points lacrym.). Tavignot, Serra (destruction par cautère).

6° Occlusion du sac lacrymal.......... { Magne (beurre d'antimoine). Deval (pâte de Canquoin). Desmarres (fer rouge). Biaugini (nitrate d'argent).

7° Extirpation de la glande lacrymale.

Traitement de la tumeur ou de la fistule du sac, en cas d'oblitération des points et des conduits lacrymaux. Nous avons supposé jusqu'ici qu'on avait affaire à une tumeur ou à une fistule du sac avec perméabilité des conduits lacrymaux. Les conditions opposées se présentent quelquefois, c'est-à-dire qu'il peut arriver que la tumeur ou la fistule du sac soit accompagnée d'une atrésie des points et des conduits lacrymaux. Les chirurgiens ne sont pas d'accord sur la conduite à tenir en pareille circonstance. Beer[1], Weller[2], Deval veulent qu'on détermine, de prime abord, l'oblitération complète du sac avec les caustiques; Velpeau[3] propose la compression, les résolutifs et les astringents, plus tard l'incision du kyste et l'emploi de mèches ou d'injections détersives, ce qui aura aussi le plus souvent pour effet d'oblitérer le sac. Mackenzie[4] préfère ouvrir le sac, en évacuer le contenu, pour combattre ensuite le rétrécissement du canal nasal et des conduits lacrymaux. Ici encore, nous croyons que l'oblitération du sac doit être considérée comme une ressource extrême. Il est préférable d'ouvrir le sac et d'y pratiquer des injections iodées, pour modifier la vitalité de la muqueuse. Quelquefois le sac s'enflamme spontanément; on combat cette phlegmasie par un traitement approprié; on ouvre le sac pour donner passage au pus, s'il s'en est formé, et on se contente d'appliquer sur la tumeur quelques topiques résolutifs, en même temps qu'on fait quelques injections d'eau simple ou d'eau iodée à travers la fistule pour obtenir la cicatrisation de cette dernière.

Traitement de la fistule du sac lacrymal accompagnée de perte de substance du tégument externe. Dans le plus grand nombre des cas, l'ouverture de la fistule est assez étroite pour qu'elle se resserre de façon à se cicatriser. Lorsque le tégument du grand angle de l'orbite a subi une grande perte de substance, le tissu cicatriciel a bientôt épuisé son action sur les parties voisines, qui cessent d'obéir à la traction exercée par lui. Il reste alors à combler une brèche par un des procédés autoplastiques suivants :

Procédé de Dieffenbach. On excise la surface de l'ulcère, de façon à donner à la plaie la forme d'un losange allongé de haut en bas. On pratique, du côté du nez, une incision parallèle à la lèvre interne de la plaie, et on

---

[1] *Lehre von den Augenk.*, b. II, p. 181. — [2] *Loc. cit.*, t. I, p. 206. — [3] *Dictionnaire de médecine*, t. XVII, p. 418. — [4] *Loc. cit.*, t. I, p. 412.

dissèque ce lambeau en forme de pont, c'est-à-dire en ménageant les adhérences, d'une part, en haut, avec le sourcil : d'une autre part, en bas, avec les téguments du nez. Le lambeau est attiré de dedans en dehors, de manière à affronter son bord externe avec celui de la plaie; on le réunit par une suture. L'ouverture du sac est ainsi obturée. Pour favoriser la cicatrisation de la face cruente du lambeau avec la face cruente de la région du sac, Dieffenbach introduit par le côté interne du lambeau, dans l'ouverture du sac et jusque dans le canal nasal, un fil de plomb délié, qu'il enlève après quelques jours, lorsque les adhérences paraissent solides. Ce fil sert à conduire dans le canal nasal les liquides sécrétés par les parois du sac ou versés dans sa cavité, liquides qui auraient de la tendance à s'écouler le long du lambeau et à le détacher.

Ce procédé est une autoplastie par *glissement*, et il a beaucoup de ressemblance avec l'un des procédés d'urétroplastie imaginés par le chirurgien de Berlin, pour les fistules urétro-péniennes accompagnées de perte de substance des parois de l'urètre.

Procédé de Chassaignac[1]. On excise la surface de l'ulcère, de manière à avoir une plaie à grand diamètre transversal. Au niveau de l'extrémité interne de la plaie, on pratique, dans une direction perpendiculaire à cette plaie, une incision profonde qui la dépasse, en haut et en bas, de plus d'un centimètre, et qui, de cette façon, intéresse en haut la tête du sourcil, en bas la peau du nez. Glissant alors la pointe d'un bistouri sous la lèvre externe de la plaie, on dissèque les téguments, en les détachant du périoste sous-jacent; on forme deux lambeaux triangulaires à base tournée en dehors, on les fait glisser à la rencontre l'un de l'autre pour recouvrir les surfaces avivées; et on les assujettit par quelques points de suture.

CHAPITRE V.

TUMEURS DU SAC LACRYMAL ET DU CANAL NASAL.

ARTICLE I.

Polypes du sac lacrymal et du canal nasal.

Le canal lacrymo-nasal peut être considéré comme une dépendance des fosses nasales, les deux muqueuses se continuant l'une avec l'autre et présentant la même structure. Il n'est donc pas étonnant que des polypes puissent prendre naissance dans le sac ou dans le canal nasal aussi bien que dans les cavités olfactives. Jusqu'ici on n'a signalé qu'une seule variété

[1] *Mémoires de la Société de chirurgie*, t. III, p. 26.

de ces tumeurs, les polypes *mous* ou *muqueux*, formés, comme on le sait, par une hypertrophie des follicules muqueux. Le plus souvent ces polypes restent bornés au sac lacrymal ; ils donnent lieu alors à la production d'une tumeur que l'on sent à travers le sac, distendu lui-même par l'inflammation concomitante de la muqueuse. Ouvrir le sac, saisir le polype avec des pinces, pour l'attirer au dehors, et en diviser le pédicule avec des ciseaux, telle est la conduite à tenir en pareille circonstance. C'est ainsi que Walther[1] a agi dans la circonstance suivante :

Obs. CLXX. Une femme âgée de trente-deux ans, sujette aux catarrhes, fut prise d'une dacryocystite à la suite de laquelle il se forma une tumeur du sac qui ne suppura point. La pression sur la tumeur faisait refluer un mucus puriforme par la narine et les points lacrymaux. Plus tard, le sac ne se vidait plus par la pression ; la patiente y constatait, avec le doigt, une tumeur ronde, dure, distincte, du gonflement général. Walther constata l'existence d'une tumeur du volume d'une noisette, ronde, mobile, dure, sans changement par la pression. Il ouvrit le sac, ce qui donna issue à du mucus puriforme mélangé de larmes. Il saisit le polype avec des pinces, l'attira au dehors et en divisa le pédicule avec des ciseaux. Le canal nasal paraissait oblitéré ; sous l'influence de mèches, introduites dans ce conduit, la guérison eut lieu au bout de trois mois.

D'autres fois, ces polypes deviennent plus volumineux, occupent le canal lacrymo-nasal tout entier et peuvent même se frayer une issue par la narine correspondante. Tel était le cas de cette jeune fille de vingt-cinq ans, dont Janin[2] a rapporté l'histoire ; chez elle, le polype occupait le sac lacrymal dans toute la hauteur, le conduit nasal, la plus grande partie de la fosse nasale et proéminait en dehors de la narine droite. Il y avait une tumeur du sac d'un très-grand volume. Janin ouvrit le sac dans toute sa longueur, écarta les lèvres de la plaie, coupa la base du polype et précipita ce dernier, avec une sonde, dans la fosse nasale. Il enleva ensuite, avec des pinces et par fragments, le polype nasal à travers la narine.

ARTICLE II.

Kystes du sac lacrymal et du grand angle de l'orbite.

1° Kystes du sac lacrymal. Ces kystes paraissent être dus à l'hypertrophie d'un des follicules si abondamment répandus dans la muqueuse du sac (p. 241, fig. 23 et 24). Ils donnent lieu à la formation de tumeurs qui n'occupent qu'une portion limitée du sac. Béraud[3] en rapporte deux exemples : dans le premier cas, il s'agit d'une jeune demoiselle affectée d'une tumeur très-volumineuse située au-dessus du grand angle de l'œil droit et du tendon de l'orbiculaire ; on croyait à un kyste. On l'ouvrit avec le bistouri ; il

---

[1] Radius, *Scriptores ophthalmologi minores*, vol. II, p. 139. Lipsiæ, 1828. — [2] *Mém. et observ. anat., physiol. et phys. sur l'œil*, p. 299. Paris, 1772. — [3] *Loc. cit.*, t. III, p. 316.

s'en écoula du mucus très-épais, et plus tard, on reconnut qu'on avait ouvert une tumeur lacrymale. Dans le second cas, il existait, à gauche, dans le grand angle, une fistule lacrymale, avec un gonflement mal circonscrit, dû à l'inflammation chronique des tissus ; le tendon de l'orbiculaire était repoussé en bas. Avec la pulpe du doigt, on sentait très-bien que la tumeur était située au-dessus de ce tendon. La pression exercée à ce niveau faisait sortir du pus par la fistule, tandis que lorsqu'elle était pratiquée au-dessous, elle ne faisait rien couler.

Ces kystes sont caractérisés par la présence d'une tumeur arrondie, globuleuse, presque surajoutée au sac et n'occupant qu'une portion de l'étendue de cette cavité. La tumeur est tendue, lisse, peu douloureuse; elle peut occuper un point limité d'une des parois de la cavité du sac, le plus souvent en avant, quelquefois sur le côté.

Inciser largement le sac au niveau du kyste, ouvrir ce dernier, pour en modifier la face interne par des topiques irritants et au besoin même par la cautérisation avec un crayon de nitrate d'argent taillé en pointe, en respectant le reste de la cavité du sac, nous semble le meilleur mode de traitement.

2° **Kystes du grand angle de l'orbite**. Il se développe quelquefois, dans la région du grand angle de l'orbite, des tumeurs enkystées que l'on peut confondre avec un kyste du sac lacrymal, ou même avec cette variété de tumeur du sac que nous avons appelée *mucocèle* (p. 285). On y a rencontré des kystes dermoïdes. Sur le cadavre d'une femme de soixante ans, Béraud [1] a constaté, au grand-angle de l'œil, une tumeur ovoïde, d'une longueur de quatre millimètres, d'une largeur de trois millimètres, d'une consistance assez forte, et sans changement de volume lorsqu'on la comprimait avec le doigt. En pratiquant une injection par les points lacrymaux, le liquide arrivait facilement dans la narine. A la dissection, on reconnut que la tumeur était située dans l'épaisseur de la peau, qu'elle était séparée du tendon de l'orbiculaire et de la paroi antérieure du sac par un tissu cellulaire filamenteux ; qu'elle était formée par une petite poche remplie de matière blanche, caséeuse, d'un aspect gras et onctueux, s'écrasant facilement.

Il sera toujours facile de distinguer ce genre de tumeur d'un kyste du sac lacrymal, parce que, dans la première, la peau fait partie intégrante de la production morbide, tandis qu'elle en est indépendante dans le second. Ces kystes dermoïdes réclament du reste le même traitement que les kystes cutanés des paupières (voir l'article *Kystes des paupières*).

On a aussi rencontré dans la même région des *kystes sous-musculaires*. Rodrigues [2] en a rapporté un exemple. Un homme, âgé de soixante-dix ans, était affecté, depuis longues années, d'une tumeur située à la racine du nez, au grand angle de l'orbite. Il mourut des suites d'une fracture du col du

[1] *Archiv. génér. de médecine*, t. III, p. 528; 5ᵉ série. — [2] *Annales d'oculistique*, t. XIV, p. 25.

fémur. On disséqua la tumeur ; on rencontra un sac, de la forme d'une olive, dont la grosse extrémité était située au dessous du tendon de l'orbiculaire, dont la petite extrémité soulevait ce tendon, et qui renfermait un liquide analogue à de la sérosité trouble. Le sac lacrymal placé en arrière de la tumeur était intact. J'ai vu tout récemment un jeune homme de vingt deux ans, chez lequel un kyste sébacé sous-musculaire de la tête du sourcil descendait au devant du sac et simulait au premier abord une tumeur de ce réservoir. Je lui proposai de l'en débarrasser, parce que cette tumeur était volumineuse et qu'elle était une véritable difformité. Il ne voulut pas y consentir, parce que cette maladie l'avait fait exempter du service militaire.

Ces kystes peuvent être confondus avec les tumeurs du sac lacrymal. Si les points et les conduits lacrymaux sont perméables, l'erreur n'est pas possible, attendu qu'alors, si le sac est malade, on fait refluer par les points lacrymaux du muco-pus ou du pus. Mais si ces points et conduits sont eux-mêmes oblitérés, qu'il existe un mucocèle, le diagnostic offre plus de difficultés. Toutefois, même dans ce cas, on arrive à reconnaître la nature de la tumeur, en ayant égard aux circonstances suivantes : le mucocèle s'établit rarement d'emblée ; il est le plus souvent précédé de catarrhe du sac lacrymal, c'est-à-dire que le patient se plaint d'avoir été affecté antérieurement de larmoiement ; qu'à une certaine époque, la pression sur le sac faisait sortir une matière blanche par les points lacrymaux. En cas de doute, il reste à tenter une dernière épreuve, la ponction de la tumeur ; une fois le produit évacué, on fait par l'ouverture une injection d'eau ; il est extrêmement rare alors, s'il s'agit d'un mucocèle, qu'en soutenant l'injection pendant quelques minutes, il ne passe pas une faible quantité d'eau par la narine correspondante.

L'extirpation est le seul traitement rationnel à opposer à ces sortes de kystes, dont l'histoire rentre dans celle des kystes sébacés sous-musculaires des paupières (voir l'article *Kystes des paupières*).

Je me demande s'il ne serait pas possible d'expliquer le mode de formation de certains kystes du grand angle de l'œil, en admettant qu'un des follicules muqueux du sac s'étant hypertrophié, et l'ouverture s'en étant oblitérée, la petite tumeur, au lieu de se développer vers la cavité du sac, se porte au contraire en dehors de ce réservoir, c'est-à-dire en avant, du côté de la peau. Telle me paraît avoir été la nature de la production morbide dont Janin[1] a parlé, puisque le kyste renfermait une *humeur limpide et glaireuse*, c'est-à-dire un liquide analogue à celui qu'on rencontre dans certains catarrhes du sac.

Obs. CLXXI. Le sieur Boucharlat, de la Grande-Fabrique, portait une tumeur dans le grand angle de l'œil droit, sur laquelle on lui avait fait appliquer un emplâtre de diabotanum, dans l'intention de la résoudre ; néanmoins elle devint plus considérable, gêna les fonctions de la pompe lacrymale, et détermina enfin un flux

____
[1] *Loc. cit.*, p. 325.

de larmes continuel. Ce fut dans cet état que le malade se confia à mes soins. Quoique cette tumeur fût très-volumineuse, eu égard à la partie sur laquelle elle était située, néanmoins elle était sans inflammation, de même que le globe de l'œil et les paupières; les conduits excréteurs des larmes et les points et mamelons lacrymaux étaient sans altération. Je comprimai, à différentes fois et en tous sens, cette tumeur, que je crus d'abord lacrymale; mais comme elle présenta toujours une égale résistance, j'augurai de là qu'elle n'était causée que par une infiltration d'humeur séreuse, *qui avait décollé les téguments d'avec le sac lacrymal.*

Je proposai à cet homme d'ouvrir cette tumeur; il déféra à mon sentiment. La tumeur ne fut pas plus tôt ouverte, qu'il s'en écoula une humeur *limpide et glaireuse;* je remplis ensuite le vide avec de la charpie sèche que j'humectai, dans la suite des pansements avec de l'eau détersive dessicative. A mesure que la détersion se faisait, les parois désunies se recollaient l'une à l'autre, de manière que la guérison fut terminée le vingt-troisième jour après l'opération. Dès que la plaie fut cicatrisée, le flux de larmes cessa entièrement.

ARTICLE III.

Tumeur hypertrophique des glandules du sac lacrymal.

Cette affection est rare; Richet [1] en a rapporté un exemple:

OBS. CLXXII. *Tumeur hypertropique des glandules du sac lacrymal. Extirpation de la tumeur.* Un jeune homme de dix-neuf ans entre à l'hôpital Saint-Louis, pour être opéré d'une tumeur située au grand angle de l'orbite gauche. Cette tumeur, du volume d'une grosse noix, occupe tout l'espace compris entre le tendon réfléchi de l'orbiculaire et l'arcade supérieure de l'orbite. La paupière supérieure est déplissée; l'œil, repoussé en bas et en dehors, fait saillie en dehors de l'orbite. La peau qui recouvre la tumeur est adhérente, rougeâtre, parcourue par des veines variqueuses. La tumeur offre de la mollesse et une fausse fluctuation; elle est mobile, excepté dans le point qui correspond au sommet du sac lacrymal, où elle paraît adhérente; elle offre quelques petites bosselures.

L'affection a commencé, dix-huit mois auparavant, sous forme d'un gros pois, situé immédiatement au-dessus de l'insertion de la commissure interne des paupières; à cette époque, la tumeur était mobile. On constate que la narine correspondante est libre; que le patient n'éprouve aucune douleur de tête, aucun écoulement par les fosses nasales. Il n'existe d'autres douleurs qu'une sensation de gêne et de pression sur le globe oculaire.

Une incision longitudinale, longue de 3 centimètres, est faite selon les plis longitudinaux de la paupière supérieure; la tumeur est ainsi mise à découvert. La dissection en est difficile, à cause des adhérences aux tissus environnants. Du côté de la voûte orbitaire, on est obligé de raser le périoste et de détacher la poulie de réflexion du grand oblique. La tumeur peut alors être abaissée, et on constate qu'elle s'introduit, par un pédicule allongé, dans une rainure formée par la gouttière lacrymale. La dissection ayant été poursuivie, jusqu'en arrière du tendon réfléchi de l'orbiculaire, la tumeur est excisée d'un coup de ciseaux un peu au-dessous de ce tendon.

La coupe de la tumeur offre un aspect jaunâtre ressemblant à celui des adénoïdes

[1] *Gazette des hôpitaux;* année 1859, p. 155.

du sein, ou des tumeurs hypertrophiques glandulaires du voile du palais. Par la pression, il en sort une bouillie assez épaisse. L'examen microscopique, fait par Ch. Robin, démontre, dans la tumeur, des tubes glandulaires volumineux pleins d'épithélium, très-mous, se rompant facilement, difficiles à isoler dans une grande étendue ; de l'épithélium miliaire à noyaux libres semblables à ceux qu'on trouve dans les glandes de la pituitaire. Il s'agissait donc, dans ce cas, d'une hypertrophie glandulaire ayant pour point de départ les glandules de la muqueuse du sac.

ARTICLE IV.

Exostoses du sac lacrymal et du canal nasal.

Ces exostoses ont pour effet d'exercer une compression sur le canal excréteur des larmes, et par conséquent d'empêcher celles-ci de s'écouler par les voies naturelles, d'où il résulte un larmoiement incessant. Le fait suivant emprunté à Janin [1] en est un exemple :

OBS. CLXXIII. *Larmoiement causé par une exostose syphilitique de l'apophyse angulaire du coronal.* Mme *** eut, à la suite d'une maladie vénérienne, une exostose à l'apophyse angulaire du coronal, d'où résulta un flux de larmes habituel. La tumeur osseuse comprimait si fort le sac lacrymal, que les points lacrymaux ne pouvaient plus transmettre dans leur réservoir le fluide qu'ils pompaient. Quoique la malade eût été traitée et guérie d'une gonorrhée compliquée de chancres, il y avait encore lieu de présumer que cette exostose avait pour principe un virus vérolique, surtout d'après les douleurs lancinantes et momentanées, qu'elle avait dans cette partie pendant la nuit, au point de lui causer souvent des insomnies. Je lui conseillai de faire usage de pilules mercurielles et d'un purgatif, de laver en même temps la tumeur du grand angle, plusieurs fois par jour, avec de l'eau mercurielle. Ce traitement fut suivi du plus prompt succès ; car cette exostose, qui avait résisté à plusieurs remèdes, disparut dans l'espace de quarante-six jours, de même que le larmoiement. La malade a joui, depuis ce temps, de la meilleure santé.

Ces exostoses prennent quelquefois un développement tellement considérable qu'elles envahissent complétement les canaux osseux et les cavités de la face. Le fait le plus curieux de ce genre est celui qui a été rapporté par Béraud [2] : Sur un homme, d'environ quarante ans, apporté dans les pavillons de l'École Pratique, la face était couverte d'ulcérations et de trajets fistuleux. Il y avait, au niveau du grand angle de l'orbite, des deux côtés, une tumeur avec ulcérations et pertuis fistuleux. Il existait une exostose qui avait envahi tout le sinus et comblé le méat inférieur du côté droit : les cornets étaient épaissis. A gauche, existait la même lésion, mais à un degré moins avancé. Du côté droit, *la gouttière destinée à loger le sac lacrymal était remplacée par une tumeur osseuse remplissant tellement la cavité du sac, qu'on croirait y avoir coulé du plâtre. Le canal nasal était complétement oblitéré, au point qu'on n'en voyait plus de traces.* A la partie inférieure de la tumeur osseuse qui occupe la gouttière lacrymale, existe un pertuis

1 *Loc. cit.*, p. 322. — 2 *Archiv. de médecine*, t. I, p. 317 ; 5e série.

irrégulier qui s'ouvre vers le méat moyen. Du côté gauche, la gouttière lacrymale existe encore, quoiqu'elle soit déjà notablement comblée par la tumeur osseuse ; mais il n'y a plus de canal nasal, et, comme à droite, il y a un pertuis qui fait communiquer cette gouttière avec le méat moyen.

ARTICLE V.

Tumeur gazeuse du sac lacrymal.

Une observation de ce genre a été rapportée par Richet[1] : Une femme était atteinte, depuis plusieurs années déjà, d'engorgement du sac lacrymal et du canal nasal. Le cathétérisme avait été souvent pratiqué par la méthode de Laforest. La maladie des voies lacrymales avait été parfaitement guérie ; mais depuis les manœuvres répétées du cathétérisme, à chaque effort exécuté par la patiente, l'orifice du nez étant fermé, lorsqu'elle se mouche par exemple, l'air remonte par le canal nasal et gagne le sac lacrymal où ce gaz forme aussitôt une tumeur assez volumineuse. En pressant cette tumeur, on sent parfaitement qu'elle est de nature gazeuse, et on fait sortir l'air par les points lacrymaux. Ce phénomène se reproduit toutes les fois que la malade se mouche, ou lorsque, lui pinçant le nez, elle fait un effort d'expiration. L'auteur attribue ces singuliers phénomènes à ce que les manœuvres réitérées du cathétérisme ont détruit la valvule inférieure du canal nasal, ce qui permettait le passage de l'air, de bas en haut, à travers ce canal, jusque dans le sac.

[1] *Annales d'oculistique*, t. XVI, p. 232.

SECTION VI.

MALADIES DES PAUPIÈRES ET DU SOURCIL.

CONSIDÉRATIONS ANATOMIQUES.

Les paupières sont les deux voiles membraneux placés au-devant du globe qu'ils sont destinés à abriter. La supérieure offre une hauteur double de la seconde ; elle est aussi plus large que la dernière. Chacune d'elles offre à considérer une face *cutanée*, une face *muqueuse* ou *conjonctivale*, un bord adhérent et un bord libre.

La *face cutanée* de la paupière supérieure présente, pendant l'état d'occlusion, plusieurs sillons parallèles entre eux et au bord libre, formés par le plissement de la peau. Lorsque l'œil est à découvert, il se produit un sillon beaucoup plus profond, également parallèle au bord ciliaire et correspondant au bord adhérent du tarse ; la peau de la portion supérieure de la paupière tombe au-devant de celle qui en revêt la partie inférieure. Cette disposition est facile à utiliser pour dissimuler une cicatrice résultant d'opérations. La face cutanée de la paupière inférieure offre également quelques sillons, mais moins profonds que ceux de la paupière supérieure.

La *face muqueuse* est remarquable par la présence d'une série de lignes parallèles, de couleur blanche jaunâtre, répondant aux glandes de Meïbomius (fig. 36). On y aperçoit aussi, notammant à la paupière supérieure, de nombreuses petites saillies ; ce sont les *papilles* de la conjonctive. Elles sont surtout apparentes au niveau du cartilage tarse, et plus nombreuses à la partie externe qu'à la partie interne. Elles sont très-vasculaires, et lorsque, à la suite de certaines phlegmasies, elles s'hypertrophient, elles forment les *granulations* palpébrales.

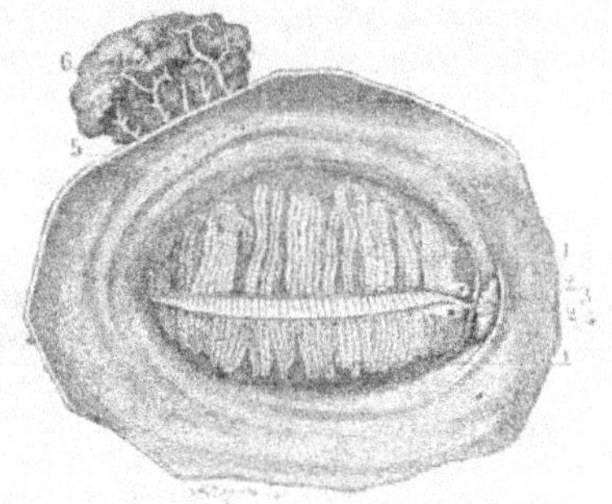

Fig. 36.

Le *bord adhérent* est limité par la base de l'orbite ; à l'extérieur, on n'aperçoit aucune ligne de démarcation tranchée avec la peau du sourcil, pour la paupière supérieure ; tandis que pour l'inférieure, il existe un sillon plus ou moins profond, à concavité tournée en haut, répondant au bord correspondant de l'orbite. Ce sillon, appelé *orbito-palpébral inférieur*, est surtout apparent, à mesure qu'on se rapproche du grand angle, et comme on le déplace facilement en haut, en tirant la commissure externe en dehors, on peut l'utiliser pour dissimuler la cicatrice dans les opérations faites sur le sac lacrymal.

Le *bord libre* est d'autant plus concave que les paupières sont plus largement écartées ; d'autant plus rectiligne que ces voiles sont plus rapprochés. Cette disposition s'applique surtout à la paupière supérieure. Le bord libre de la paupière inférieure, alors que l'œil est à découvert, comme dans l'état normal, correspond généralement à la circonférence de la cornée ; chez quelques sujets, il en est même un peu distant. Le bord libre de la paupière supérieure anticipe toujours sur la cornée et arrive à peu près au niveau de la demi-circonférence supérieure de la pupille. Il faut un certain effort pour relever la paupière, de façon à découvrir la partie supérieure de la cornée, et cette circonstance est certainement de nature à influer sur le choix de la place à donner à une pupille artificielle. On ne l'établira à la partie supérieure de l'iris qu'autant qu'il sera impossible d'agir sur tout autre point du diaphragme oculaire.

Le bord libre offre deux portions distinctes : l'une, la plus étendue, est garnie de cils, *portion ciliaire ;* l'autre, privée de ces productions pileuses, contenant dans son épaisseur les conduits lacrymaux, *portion lacrymale*. Il ne sera question ici que de la première, la seconde ayant été décrite à la page 221 (fig. 19).

La *portion ciliaire* offre deux lèvres, l'une antérieure, l'autre postérieure, et un interstice. La lèvre postérieure est pourvue d'une série d'orifices disposés sur la même ligne ; ce sont les embouchures des glandes de Méibomius. L'antérieure donne implantation à plusieurs rangées de cils disposés moins régulièrement que les orifices de la lèvre postérieure. D'après certains calculs, il y aurait de 100 à 150 cils à chaque paupière. Chacun de ces poils est pourvu d'un bulbe situé entre le cartilage tarse et le muscle orbiculaire, d'une longueur de 2 millimètres environ ; au bulbe lui-même est annexé un petit appareil sécréteur que nous ferons connaître ultérieurement et qui est formé par les *glandes ciliaires*.

Les bords libres des paupières se réunissent, tant en dehors qu'en dedans ; le point de jonction externe est *l'angle externe* ou *petit angle ;* le point de jonction interne, *l'angle interne* ou *grand angle* des paupières. On les appelle quelquefois *angles externe* et *interne de l'œil*.

L'angle interne, ou petit angle, ne correspond pas au cul-de-sac temporal de la conjonctive ; il y a généralement une distance de 7 à 8 millimètres de l'un à l'autre. Chez un sujet que j'ai opéré de la cataracte le 22 août 1861, cette distance, mesurée avec la plus grande précision, était de 2 centimètres. L'ouverture palpébrale qui, dans un écartement moyen des paupières, offre normalement 3 centimètres 1/2 de longueur chez l'adulte, n'avait, chez ce malade, que 2 centimètres 1/2 de long, alors que les paupières étaient closes. Cette étroitessse de l'orifice palpébral est un vice de conformation qui sera étudié sous le nom de *phimosis palpébral*. (V. ch. VI. art. III de cette section).

L'angle interne, ou grand angle, est distant du globe d'environ 5 millimètres ; dans l'intervalle est compris le *lac lacrymal* qui sert de réservoir aux larmes, et au fond duquel se trouvent la *caroncule lacrymale* (3, fig. 36, page 325) et le *repli semi-lunaire* (4, fig. 36).

Les paupières sont formées de couches superposées ; ce sont de dehors en dedans ou d'avant en arrière : la peau, le muscle orbiculaire, le cartilage tarse et l'aponévrose palpébrale, la conjonctive. Entre ces divers plans existent des appareils glandulaires qui seront mentionnés à part.

La *couche cutanée* est remarquable par sa finesse, sa demi-transparence, sa grande mobilité sur les parties subjacentes ; elle est recouverte de poils rudimentaires bien visibles à la loupe. Au-dessous de la peau est une couche très-mince de tissu cellulaire fin et lamelleux, qui se laisse distendre avec la plus grande facilité par des infiltrations de tout genre, de sérosité, de sang, d'air. Ces liquides ou fluides, en s'y accumulant, repoussent la peau et produisent une tuméfaction considérable des paupières qui ne peuvent plus s'écarter, c'est-à-dire qu'il devient impossible de découvrir le globe. C'est ce qui arrive dans les phlegmasies aiguës, les contusions et autres blessures des paupières. La richesse des veines qui rampent dans cette couche rend, d'un autre côté, facile et rapide l'absorption des divers produits qui s'y sont déposés.

La *couche musculeuse* est formée par l'orbiculaire, composé de deux portions, une péri-orbitaire, l'autre palpébrale. Quelques anatomistes en admettent même une troisième constituée de fibres qui passent sur les bulbes des cils, et qu'ils appellent *muscle ciliaire*.

Les *cartilages tarses*, au nombre de deux, forment la charpente des paupières. Ils n'ont pas la même forme; le supérieur est semi-lunaire, l'inférieur représente une bandelette quadrilatère. Le bord adhérent donne attache, d'une part, aux *ligaments larges* des paupières, qui naissent eux-mêmes du pourtour de l'orbite et se continuent avec le périoste de cette cavité et celui du front; d'une autre part, à une expansion de l'aponévrose orbitaire. Le bord adhérent du cartilage tarse supérieur donne, en outre, attache au tendon de terminaison du muscle releveur de la paupière supérieure. C'est dans l'épaisseur des cartilages tarses qu'on découvre les glandes de Meïbomius (fig. 36, n°s 1, 1, page 325).

La conjonctive est unie intimement à la face postérieure du *cartilage tarse*; aussi, lorsqu'une tumeur s'est développée dans l'épaisseur de ce cartilage, est-il impossible d'en faire l'extirpation par la face postérieure des paupières, sans sacrifier la portion de conjonctive qui la recouvre; de même qu'il est impossible de faire cette extirpation par la face cutanée sans trouer la conjonctive. Nous avons déjà mentionné plus haut les papilles qui existent en si grand nombre sur la conjonctive palpébrale, au niveau de la portion limitée par le cartilage tarse lui-même. Chez les sujets atteints de blépharite granuleuse, cette circonscription des papilles alors hypertrophiées est très-apparente.

Appareil glandulaire des paupières. Cet appareil a été étudié avec soin par Sappey [1]; il y a des glandes palpébrales cutanées, les glandes de Meïbomius, les glandes ciliaires, les glandes sous-conjonctivales.

1° LES GLANDES PALPÉBRALES CUTANÉES sont de deux espèces : les *glandes sudorifères* et les *glandes sébacées*. Les premières ne présentent rien de particulier dans cette région. Les secondes sont peu nombreuses et rudimentaires; elles s'ouvrent dans les follicules qui produisent ces poils follets, disséminés sur la face cutanée de la paupière. Il ne faut pas les confondre avec les glandes annexées aux follicules des cils. Admettez que l'ouverture d'une de ces petites glandes sébacées s'oblitère; la matière sécrétée dans la poche s'y accumule, et il se forme une petite tumeur du volume d'une tête d'épingle; si les parois n'en sont recouvertes que par l'épiderme, cette tumeur est, le plus souvent, transparente. Si, au contraire, le kyste se développe dans l'épaisseur du derme, comme cela se voit au sourcil, la surface présente une couleur mate. Si, dans cette dernière région, l'ouverture extérieure du follicule pileux se ferme en laissant libres les orifices de communication entre les glandes sébacées et le follicule lui-même, la tumeur prend un plus grand accroissement; le poil sécrété par le bulbe ne pouvant plus s'accroître ni tomber à l'extérieur, reste dans la petite poche. Des poils de nouvelle formation s'y accumulent, et, après un certain temps, il se forme, dans l'épaisseur de la peau des paupières, ou dans le tissu cellulaire sous-cutané, un *kyste pileux*.

[1] *Mémoires de la Société de Biologie*, p. 13. Paris, 1855.

2° Les **GLANDES DE MEÏBOMIUS** (fig. 36, n°ˢ 1, 1), au nombre de vingt-cinq à trente pour la paupière supérieure, de vingt à vingt-cinq pour l'inférieure, sont situées dans l'épaisseur même du cartilage tarse ; elles s'ouvrent sur la lèvre postérieure du bord libre de la paupière par autant d'orifices. Elles renferment une matière blanche jaunâtre, analogue à celle qui est produite par les follicules sébacés. D'après Kölliker[1], la substance sécrétée par les vésicules glandulaires se modifie à mesure qu'elle chemine dans le conduit excréteur et donne naissance à une humeur blanchâtre formée de gouttelettes graisseuses et appelée *chassie*.

On a considéré les glandes de Méïbomius comme des *follicules agrégés ;* Sappey a fait observer qu'elles rentrent dans la classe des *glandes en grappe*, puisqu'on trouve sur les côtés du canal excréteur, qui les parcourt dans toute leur longueur, des groupes de follicules s'ouvrant dans le conduit principal par autant de conduits secondaires. Quelquefois même ces derniers conduits en reçoivent de troisième ordre. Que, par une circonstance quelconque, l'embouchure d'un de ces conduits accessoires dans le conduit principal s'oblitère ; ou bien encore que le canal excréteur lui-même cesse d'être perméable dans un point de son trajet ou à l'orifice externe, la matière sébacée s'accumule au-dessus de l'obstacle, distend progressivement les parois du conduit, et c'est ainsi que se forment des kystes développés aux dépens des follicules de Méïbomius. Ces kystes sont logés dans l'épaisseur même du cartilage tarse; si la paroi antérieure cède de préférence, la tumeur proémine en avant, du côté de la peau ; si c'est la paroi postérieure, c'est du côté de la conjonctive. Toutefois les mouvements incessants des paupières, leur frottement sur le globe, ont pour conséquence de repousser de préférence la tumeur en dehors ; aussi la plupart de ces kystes font une certaine saillie en avant et donnent lieu bientôt à une petite difformité qui éveille la sollicitude des malades.

La plupart des physiologistes pensent que les glandes de Méïbomius sont destinées à sécréter un fluide propre à empêcher l'agglutination des paupières entre elles. Telle n'est pas l'opinion de Bowman[2] et de W. Krause[2]; d'après ces derniers, cette sécrétion n'a d'autre but que de maintenir un état onctueux de la peau du bord des paupières, pour prévenir l'écoulement des larmes sur la joue.

3° Les **GLANDES CILIAIRES** sont annexées aux follicules des cils ; elles sont situées au-dessous du muscle orbiculaire et au-devant de la partie inférieure du cartilage tarse. Chaque follicule est pourvu de deux glandes; celles-ci s'ouvrent sur un point rapproché de l'extrémité libre du follicule du cil; elles sont situées à environ un demi-millimètre du bord libre de la paupière. De configuration variable, chacune d'elles est constituée par un certain nombre d'*acini* groupés autour d'une cavité centrale. Le produit sécrété par ces glandes est une matière sébacée. Si l'on veut bien se rappeler qu'il existe à chaque paupière de 100 à 150 cils, on arrive à ce résultat que chaque paupière est pourvue, près du bord libre, de 200 à 300 glandes ciliaires. Lorsqu'une phlegmasie se développe dans cet appareil, le produit de sécrétion change de nature ; au lieu de disparaître insensiblement à mesure qu'il est versé à l'extérieur, il s'accumule à la base des cils et forme des croûtes plus ou moins épaisses. Si cette phlegmasie se propage au follicule ciliaire, le bulbe finit lui-même par être altéré dans sa vitalité, d'où la chute du cil et l'impossibilité de la reproduction du poil. Si, par le fait d'autres conditions, il se produit une oblitération de l'ouverture d'abouchement de la glande ciliaire dans le

---

[1] *Eléments d'histologie humaine*, p. 695 ; traduct. par J. Béclard et M. Sée. Paris, 1856. — [2] *Revue médico-chirurgicale de Paris*, t. XIII, p. 94. — [3] Wecker, *Études ophthalmologiques*, t. I, p. 4. Paris, 1863.

follicule ciliaire, la matière sébacée s'accumule dans la première, et c'est par ce mécanisme que se développent certains kystes rapprochés du bord libre de la paupière, différant des kystes sébacés formés aux dépens des glandes sébacées de la peau, par leur siége plus profond. Si le canal du follicule ciliaire s'oblitère sur un point, il peut se former, par un mécanisme déjà indiqué précédemment, un kyste pileux situé entre le cartilage tarse et le muscle orbiculaire.

4° Les **GLANDES SOUS-CONJONCTIVALES** seront décrites dans la section suivante. (V. *Anatomie de la conjonctive.*)

Éléments communs des paupières. 1° Les **ARTÈRES** sont désignées sous le nom de *palpébrales*, et, d'après leur situation, en *internes, externes, supérieures postérieures* et *inférieures*. Les *internes* (1, 1, fig. 37) au nombre de deux, proviennent de la terminaison de l'ophthalmique et se placent, dans l'épaisseur de la paupière, entre le cartilage tarse et le muscle orbiculaire, immédiatement au-dessous de la racine des cils. Elles marchent parallèlement au bord libre de la paupière, dont elles sont distantes de 3 millimètres. Elles fournissent de nombreux ramuscules destinés aux bulbes des cils et aux glandes ciliaires. Les palpébrales *externes* (5, 5), émanées des artères temporale superficielle et lacrymale, longent le bord adhérent des cartilages tarses, au-dessous du muscle orbiculaire, et fournissent principalement à la couche mus-

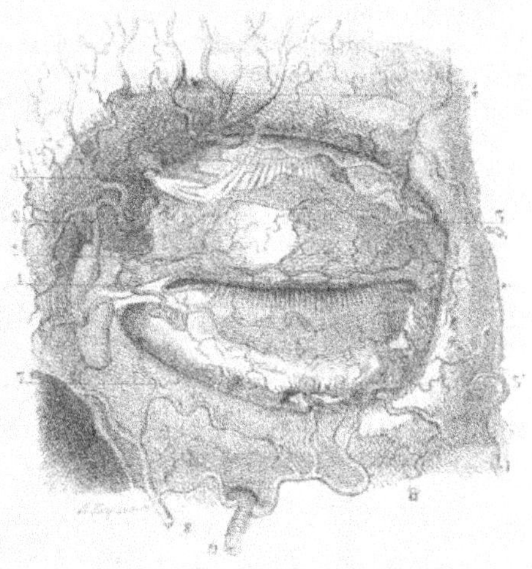

Fig. 37.

culaire et à la peau. Les palpébrales *supérieures*, provenant de l'artère sus-orbitaire (4), sont destinées aux mêmes parties. Les palpébrales *postérieures*, fournies par les artères ciliaires antérieures et par la lacrymale, se distribuent à la conjonctive palpébrale et fournissent des divisions aux glandes de Méïbomius. Les palpébrales *inférieures* proviennent des divisions de l'artère faciale (8) et de la sous-orbitaire (9).

2° Les **VEINES** forment un plan *sous-cutané* et un plan *sous-conjonctival*. Le premier constitue un plexus à mailles serrées pour la paupière supérieure, à mailles larges pour l'inférieure. Les ramifications se jettent dans la veine ophthalmique, la temporale et la faciale. Le plan veineux sous-conjonctival se réunit aux veines ciliaires antérieures qui vont se jeter dans le tronc de la veine ophthalmique.

3° Les **LYMPHATIQUES** se divisent en internes et en externes; les premiers se portent le long de la veine faciale, pour se rendre dans les ganglions sous-maxillaires; les seconds se jettent dans les ganglions parotidiens.

4° Les **NERFS**, divisés en sensitifs et moteurs, sont fournis : les premiers, par la branche sensitive du trijumeau; les seconds, par le facial.

Le **SOURCIL** est une saillie musculo-cutanée, surmontée de poils, placée aux limites du front et de la paupière supérieure. La direction en est courbe, à concavité légère tournée en bas. L'extrémité interne est désignée sous le nom de *tête;* l'extrémité externe, sous le nom de *queue.* Un intervalle de 15 à 20 millimètres existe entre les têtes des deux sourcils, et cet intervalle est rarement glabre ; le plus souvent on y rencontre des poils clair-semés dirigés, soit directement en avant, soit un peu obliquement en haut.

Les poils des sourcils n'ont pas une direction uniforme dans toute la longueur de ces organes. Les plus internes se portent presque verticalement en haut ; les moyens ont une inclinaison oblique de bas en haut et de dedans en dehors ; les plus externes se dirigent directement en dehors. Le tiers interne du sourcil est plus riche en poils que le reste. Le nombre total de ces appendices, leur couleur, varient suivant les races et suivant les sujets. D'après Sappey, chaque poil est pourvu de deux glandes sébacées, en général très-développées, s'ouvrant dans le bulbe, près de l'embouchure de celui-ci.

Le sourcil est formé de plusieurs couches superposées : la peau, très-dense et très-épaisse, participant, sous ce rapport, des caractères du cuir chevelu ; un plan musculaire, constitué par une portion du frontal et de l'orbiculaire et par le sourcilier. Les fibres appartenant à ces trois muscles se fixent à la peau par de courtes expansions aponévrotiques, disposition qui explique la possibilité d'imprimer au sourcil des mouvements en divers sens. On rencontre encore, dans l'épaisseur du sourcil ou immédiatement au-dessous de lui, le nerf frontal, branche de division de l'ophthalmique de Willis, et l'artère sus-orbitaire.

Les vaisseaux qui se distribuent à cet organe proviennent des divisions terminales extra-orbitaires de l'artère ophthalmique et de l'artère temporale antérieure. Les veines se jettent dans divers troncs : la veine temporale, la préparate, la faciale, la veine ophthalmique. Les nerfs, divisés en sensitifs et moteurs, sont fournis par la branche ophthalmique de Willis et par le facial.

Le sourcil est un des organes protecteurs de l'œil ; il arrête la sueur du front et absorbe une partie des rayons lumineux qui, en trop grand nombre, impressionneraient défavorablement la rétine.

CHAPITRE I.

ANOMALIES DES PAUPIÈRES ET DES SOURCILS.

L'absence totale des paupières ou ABLÉPHARON est un vice de conformation qui coïncide souvent avec l'absence des yeux, ou la fusion de ces organes en un seul. J'indiquerai plus loin (voir *Anomalies de la conjonctive*), l'existence d'une paupière surnuméraire formée aux dépens d'un repli de la conjonctive. Chez certains monstres, ayant des yeux soudés ensemble, les voiles membraneux, destinés à abriter ces organes, se sont réunis eux-mêmes plus ou moins complétement, d'où la présence de PAUPIÈRES MULTIPLES. A ce vice de conformation s'en rattache un autre connu sous le nom d'ÉPICHANTUS ; la peau des côtés de la racine du nez se prolonge sur l'angle correspondant de l'œil, et dans quelques cas, ce dernier organe est recouvert dans un tiers de son étendue. La difformité est plus souvent bilatérale qu'unilatérale.

C'est à peine s'il est nécessaire de mentionner les cas dans lesquels les paupières sont *trop rapprochées* ou *trop éloignées* de la ligne médiane de la face ; *trop longues* ou *trop hautes*, parce qu'il n'en résulte que quelques inconvénients au point de vue de l'harmonie des traits. Il n'en est plus de même lorsque les paupières sont *trop courtes*, parce qu'alors le globe n'est pas suffisamment abrité et qu'il reste en partie à découvert ; ce vice de conformation est connu sous le nom de LAGOPHTHALMOS. Il sera question plus loin des moyens à mettre en usage pour remédier à cette difformité qui est parfois acquise. Contentons-nous, pour le moment, de rappeler que le raccourcissement porte tantôt sur la totalité, tantôt sur une portion de la paupière.

Par opposition à la malformation précédente, il faut mentionner celle dans laquelle l'ouverture palpébrale est trop étroite ou BLÉPHAROPHIMOSIS. Ici, le globe, dans le plus grand degré d'écartement des paupières, est beaucoup moins à découvert que dans l'état normal. D'après Cornaz, cette disposition est naturelle chez les sujets de la race mongole. Il ne faut pas confondre le BLÉPHAROPHIMOSIS ou PHIMOSIS des paupières avec le PSEUDOPHIMOSIS, nom donné par Stœber [1] et d'Ammon [2] à un rétrécissement passager de l'ouverture palpébrale occasionné, chez les enfants trop gras, par une accumulation de tissu graisseux dans les parties voisines, ce qui a pour conséquence de les refouler du côté de cette ouverture.

On observe parfois, et bien plus souvent à la paupière supérieure qu'à l'inférieure, une division perpendiculaire ou oblique au bord libre, c'est le BLÉPHAROCOLOBOMA. Tantôt la fissure a la forme d'un V dont l'ouverture répond au bord ciliaire ; tantôt les bords restent parallèles. Il est rare que la fente s'étende jusqu'au bord orbitaire de la paupière ; les lèvres en sont quelquefois garnies de cils rangés irrégulièrement. La division peut comprendre le cartilage tarse, ou laisser ce dernier intact. Les deux paupières n'en sont jamais affectées simultanément.

La soudure du bord ciliaire des deux paupières, ou ANKYLOBLÉPHARON, ATRÉSIE des paupières, est très-rare à l'état congénital. D'Ammon, Botin, Seiler, Saint-Yves [3], l'ont observée à l'état de soudure *partielle ;* Sprengel [4] a décrit un ankyloblépharon *total* chez un enfant auquel il manquait nonseulement les yeux, mais les orbites. Cette rareté s'applique également à la soudure des paupières et du globe, autre vice de conformation appelé SYMBLÉPHARON, et dont Rognetta, Riberi, d'Ammon ont observé des exemples.

L'entropion congénital ou EMBLÉPHARON est rare aussi ; il a été signalé par d'Ammon et Otto [5]. L'ECTROPION congénital l'est moins ; Loschge [6], d'Ammon, Riberi, Schütte [7], Seiler, en ont rapporté des cas.

Lorsque la paupière supérieure pend au-devant du globe et couvre ce dernier en partie ou en totalité, sans pouvoir être relevée par la volonté

---

[1] *Manuel d'ophthalmologie*, p. 126. 1834. — [2] *Ammon's Zeitschrift*, t. II, p. 140. — [3] *Nouveau traité des maladies des yeux*, p. 97. 1767. — [4] Cornaz, *loc. cit.*, p. 59. — [5] *Monstror. 600 Descrip. anat., accedunt 150 imag. 50 tab. inscript., seu museum anatomico-pathol.*; n° 137. Vratislaviense, 1842. — [6] *Isenflamm u. Rosenmuller beitr., zur Zergliederungsk,* t. I, p. 318. — [7] *Journal de chirurgie et d'ophthalmologie*, de Gräfe et Walther, t. IX, p. 147.

seule de l'enfant nouveau-né, il y a une BLÉPHAROPTOSE congéniale. Ce vice de conformation, que l'on dit héréditaire dans quelques familles, affecte tantôt une seule paupière, tantôt les deux à la fois.

Les NÆVI ou taches de naissance des paupières sont de diverses sortes : il en est de vasculaires, et tantôt elles sont de couleur rouge ou carmin, tantôt de couleur violette, suivant que c'est l'élément artériel ou le veineux qui prédomine. D'autres, de couleur brune, renferment du pigment et sont parfois recouvertes de poils plus ou moins longs. A cette dernière variété se rattachent les taches *mélaniques* que Carron du Villards a observées ; les taches de couleur jaune safran, de forme lozangique, formées de pigment jaune, que d'Ammon a appelées BLÉPHARODYSCHRŒA CONGENITA OU DYSCHRŒA PALPEBRARUM CONGENITA. Lorsque les paupières sont complétement privées de pigment ou ne renferment que de très-petites quantités de ce tissu, il y a LEUCOPATHIE OU ALBINISME de ces voiles membraneux.

Aux anomalies présentées par le cartilage tarse se rattachent les faits suivants dus à Blasius et à Fleischmann [1] : le cartilage tarse et la conjonctive palpébrale étaient séparés du reste de la paupière, de façon à former entre celle-ci et le globe une sorte de duplicature.

Certaines tumeurs des paupières remontent aussi à la vie intra-utérine. Himly [2] a observé des VERRUES ; d'autres ont constaté, au moment de la naissance, des TUMEURS ENKYSTÉES. Beer a décrit un SARCOME CONGÉNITAL ; d'Ammon et Himly un LIPOME CONGÉNITAL de la conjonctive palpébrale.

Les cils, au lieu d'être dirigés en dehors, sont quelquefois tournés vers le globe oculaire. Ce mode vicieux d'implantation porte, dans certains cas, sur plusieurs rangées : PHALANGOSIS. L'absence totale des cils est appelée MADAROSE, PTILOSE, ALOPÉCIE des cils. Par contre, on trouve parfois ces productions pileuses très-épaisses et très-longues. Les cils sont encore, chez certains sujets, décolorés ; ou bien, ils présentent une coloration différente aux deux paupières ou à la même paupière.

Les SOURCILS offrent, comme les cils, de nombreuses anomalies. Lorsque, au lieu d'être séparés l'un de l'autre par un espace correspondant à la racine du nez, où il n'existe que quelques poils clair-semés, les extrémités internes se continuent sans interruption, il y a SYNOPHRYS OU MESOPHRYON. Une disposition inverse de la précédente est celle dans laquelle les sourcils sont peu épais en dedans et s'étendent davantage en dehors. F. Dubois, de Bordeaux [3], a observé une petite fille venue au monde avec une tache, de couleur jaune sale, comprenant presque toute la périphérie de la région orbitaire droite, à l'exception d'une petite portion de la paupière inférieure ; la peau était manifestement hypertrophiée dans tous les points correspondant à la coloration anormale. Sur la portion nasale et sur la paupière inférieure, la tache était recouverte d'une couche de poils courts, fins et soyeux, pendant que la partie correspondante au sourcil était garnie de

[1] Blasius, *In von Ammon Zeitschrift für die Ophthalmologie*, t. IV, p. 160-162. Fleischmann, *In Journal der Chirurgie u. Augenheilk. von Walther u. von Ammon*, vol. I, p. 415. — [2] *Die Krankh. u. Missbild. des menschl. Auges*, etc., t. I, p. 218. Berlin, 1843. — [3] *Annales d'oculistique*, t. XXXIV, p. 266.

poils durs et gros, d'une longueur bien plus considérable que dans l'état normal, d'un noir de jais et brillants. Ce sourcil offrait des dimensions, en tous sens, plus étendues que le sourcil du côté opposé. Il y avait aussi, sur toute la surface de la tache, de nombreuses petites excroissances verruqueuses, de grosseur variable.

On a vu, chez des monstres, tels que les cyclopes, des sourcils *doubles* ou *triples*. L'absence totale de ces productions pileuses, MADAROSE, PTILOSE, OU ALOPÉCIE des sourcils ; leur décoloration soit partielle, soit totale, appelée DYSCHROIA ; la coloration différente des poils des deux sourcils, ou des poils d'un même sourcil, HÉTÉROTRICHOSIS, méritent aussi une mention.

Tous les vices de conformation que nous venons de passer en revue n'ont été envisagés jusqu'ici qu'au point de vue anatomique. La plupart d'entre eux pouvant se montrer à titre de lésion morbide acquise postérieurement à la naissance, nous en tracerons ultérieurement les caractères physiologiques, c'est-à-dire les inconvénients qui en résultent, et les indications thérapeutiques qu'elles réclament (voir *le chapitre* VII *de cette section*).

CHAPITRE II.

BLESSURES DES PAUPIÈRES ET DU SOURCIL.

Elles diffèrent d'après l'espèce d'instrument vulnérant.

1° Les plaies par INSTRUMENTS PIQUANTS sont simples ou compliquées ; dans le premier cas, l'instrument ne divise que les tissus de la paupière ou du sourcil ; dans le second, les organes en rapport avec le contour de l'orbite, ou l'œil lui-même, sont endommagés en même temps. (V. *Blessures de l'orbite*, p. 94 et suiv.) C'est ainsi qu'on a observé la lésion du nerf frontal à laquelle on a attribué à tort, comme nous l'avons vu (p. 95), les troubles ou la perte complète de la vision qui existent parfois dans ces cas. Une autre complication dont il importe de tenir compte est la présence d'un corps étranger dans la plaie, ce qui arrive lorsqu'on est piqué par certains insectes. Carron du Villards [1] a publié à ce sujet des observations qu'il a faites dans certains pays chauds, notamment à la Havane. Il existe, sur les côtes sud de l'île, une espèce de cousin, le *culex rodeador*, dont les piqûres aux paupières occasionnent des furoncles. D'autres insectes, l'*œstrus hominis*, l'*ichneumon*, l'*acare*, non-seulement piquent les paupières, mais encore déposent dans la plaie des œufs, en plus ou moins grand nombre, qui, au bout de quelque temps, éclosent et donnent naissance à des larves. De là des accidents inflammatoires intenses, un phlegmon suppuré. Nous n'avons pas besoin de rappeler que la pustule maligne s'inocule parfois, dans notre climat, par des piqûres aux paupières faites par des mouches domes-

---

[1] *Annales d'oculistique*, t. XXXIII, p. 241, et t. XXXIV, p. 65.

tiques. Les abeilles, les guêpes, les cousins, déposent aussi dans la blessure, qu'elles produisent, un principe vénéneux. Dans tous ces cas, l'inflammation qui se développe ultérieurement varie d'intensité, en raison du nombre de piqûres, de la nature du corps étranger ou du venin inoculé. Un postillon ayant imprudemment renversé d'un coup de fouet une ruche qui se trouvait sur son passage, fut assailli par les paisibles habitants de ce palais ; il reçut un nombre si considérable de piqûres aux paupières et sur le reste de la figure, que la tête se gonfla prodigieusement ; la fièvre s'alluma, le délire survint et le blessé mourut en peu de jours [1].

Pour prévenir de pareils accidents, on pratique l'extraction du corps étranger ; on fait, sur la partie atteinte, des lotions avec une solution de chlorhydrate d'ammoniaque. En cas de piqûres nombreuses, on administre à l'intérieur quelques gouttes d'ammoniaque étendues dans une infusion diaphorétique. Il sera question plus tard du traitement applicable à la pustule maligne des paupières.

2° Les INSTRUMENTS TRANCHANTS divisent la paupière dans le sens transversal, vertical ou oblique. Tantôt la lésion n'occupe que les téguments ; d'autres fois, elle comprend toute l'épaisseur de la paupière. Les solutions de continuité transversales sont suivies d'un écartement peu sensible des lèvres de la plaie. Intéressent-elles la paupière supérieure, le muscle releveur peut être coupé en totalité ou en partie, ce qui a pour conséquence l'impossibilité de relever le voile. Les plaies verticales qui comprennent toute l'épaisseur de la paupière donnent lieu à un écartement des bords ; il en résulte une fente permanente, un *coloboma*, si on n'affronte pas les bords pendant que ceux-ci sont encore sanglants. Lorsque la blessure est verticale et rapprochée du grand angle, les conduits lacrymaux sont divisés ; si les bouts de la solution de continuité se cicatrisent isolément, les larmes cessent d'être conduites dans le sac lacrymal, ce qui occasionne du larmoiement. La blessure est-elle plus rapprochée du contour de l'orbite, le nerf frontal, le sous-orbitaire, les artères du même nom sont parfois coupés ; des douleurs plus ou moins vives, la perte consécutive de la sensibilité des téguments correspondants, des hémorrhagies en général faciles à arrêter par la compression directe, en sont la conséquence. On a pensé que, lorsqu'une blessure atteint la partie externe de la paupière supérieure, il peut en résulter une *fistule lacrymale vraie*, par suite de la lésion des canaux excréteurs de la glande lacrymale. Cette supposition, dit Rognetta [2], n'a jamais été vérifiée jusqu'à ce jour.

Ces plaies sont suivies d'une inflammation modérée. La grande vascularité des paupières permet d'obtenir le plus souvent une réunion par première intention. Il n'en est plus de même dans les plaies déchirées, qui s'accompagnent toujours d'un certain degré de contusion ; de là résultent une phlegmasie intense, une suppuration prolongée, parfois une perte de substance et la production d'un tissu cicatriciel qui donne lieu à un ectropion ou tout au moins à un raccourcissement de la paupière.

<hr>

[1] Rognetta, *loc. cit.*, p. 135. — [2] *Loc. cit.*, p. 121.

Quelle que soit la direction de la plaie, il faut, après l'avoir abstergée, avec une éponge fine imbibée d'eau froide, et avoir enlevé avec soin les corps étrangers, s'il y en a, en réunir les lèvres. La blessure occupe-t-elle le sourcil, on rase au préalable les poils. On emploie la suture simple ou l'entortillée; dans le dernier cas, on se sert de préférence d'épingles très-fines. On comprend difficilement que Dupuytren[1] ait donné le conseil, dans les plaies verticales de la paupière, de préférer à la suture le rapprochement des lèvres par l'intermédiaire des cils que l'on noue ensemble par une ligature. La réunion nous paraît indiquée, même dans les plaies déchirées; en admettant que les bords ne s'agglutinent pas dans toute l'étendue, une portion se cicatrise par première intention, le reste suppure. Si une portion considérable de la peau de la paupière est enlevée, comme cela se voit dans les cas de plaies à lambeau, on rapproche néanmoins les lèvres, et on cherche à prévenir la formation d'un ectropion, en pratiquant une incision à la base de la paupière, parallèlement à la plaie. La suture a encore un autre avantage, dans les cas où la blessure de la paupière est compliquée de lésion du globe, c'est de prévenir la formation d'un symblépharon. On panse de préférence, pendant les huit premiers jours qui suivent la blessure, avec une compresse pliée en plusieurs doubles que l'on humecte d'eau froide et que l'on applique sur la région palpébrale, en prenant la précaution de l'imbiber de temps en temps. Les aiguilles à suture peuvent être retirées après quarante-huit heures. S'il se manifeste une phlegmasie intense, on la combat par un traitement antiphlogistique, et on remplace l'eau froide par des émollients.

La lésion des conduits lacrymaux comporte des indications spéciales, nous les avons exposées antérieurement. (V. p. 232.)

3° Les CONTUSIONS des paupières sont fréquentes. Elles sont produites par des chutes sur cette région, ou par des coups de toute espèce. Elles donnent lieu à des ecchymoses plus ou moins étendues, ou à des épanchements sanguins. Alors les paupières, considérablement tuméfiées, de couleur noirâtre, ne peuvent s'écarter l'une de l'autre : le blessé est privé, pour le moment, de l'exercice de la vue. Au sourcil, il se produit plutôt des bosses sanguines que des épanchements sanguins. Dans tous les cas, le sang se résorbe peu à peu, et pendant ce travail, la peau qui recouvre les portions contuses offre des colorations variées.

Il importe de distinguer les ecchymoses des paupières, qui sont le résultat d'une contusion de ces voiles, des ecchymoses symptomatiques d'une fracture de l'orbite. Les premières apparaissent immédiatement après l'action de la violence extérieure; les secondes ont une manifestation tardive. (V. p. 118).

Pour faciliter la résorption du sang infiltré ou épanché dans les tissus, on applique sur les parties blessées des compresses trempées dans des solutions résolutives, telle que l'eau végéto-minérale, l'eau-de-vie camphrée, la solution d'hydrochlorate d'ammoniaque. Mackenzie préconise un cataplasme fait avec les racines du sceau de Salomon (*convallaria multiflora*),

---

[1] *Leçons orales*, t. VI, p. 266.

qu'on écrase jusqu'à formation d'une masse pultacée ; ou bien encore des onctions sur les paupières avec une infusion dans l'huile fine des fleurs de l'*hypericum perforatum*. Il est tout-à-fait inutile, et même nuisible, de donner issue au sang par une incision des parties molles pénétrant jusqu'au foyer. Une telle manœuvre ne serait justifiée que chez ceux qui sont forcés de conserver l'exercice du sens de la vue, alors qu'un épanchement considérable dans le tissu cellulaire des paupières empêche complétement ces voiles de s'écarter l'un de l'autre. C'est ce qui arrive chez les boxeurs. Aussi a-t-on l'habitude dans certains pays, notamment en Angleterre, d'inciser la peau de la paupière avec une lancette, pour évacuer le sang et permettre aux champions de continuer la lutte.

4° Les PLAIES PAR ARMES A FEU bornent rarement leur action aux paupières. Dans ce dernier cas, il existe une perte de substance plus ou moins considérable, d'où il résulte une difformité consécutive. Aussi convient-il de profiter du moindre lambeau pour combler la brèche. De cette façon, la cicatrice est moins large et moins difforme ; le renversement soit en dehors, soit en dedans de l'une ou l'autre paupière, est moins prononcé. Les parties molles voisines attirées par le tissu cicatriciel vont à la rencontre les unes des autres et protégent le globe oculaire. S'il n'en est pas ainsi, on reconstitue plus tard les paupières par un des procédés que nous ferons connaître à l'article *blépharoplastie*.

CHAPITRE III.

BRULURES DES PAUPIÈRES.

Les brûlures des paupières sont produites par la déflagration de la poudre à canon, l'eau bouillante, les acides, des corps en ignition, tels qu'un morceau de fer porté à une température très-élevée, du phosphore, du mercure fulminant, etc. Tantôt la brûlure n'atteint que la peau, tantôt elle intéresse en même temps la conjonctive. Dans l'un et l'autre cas, les lésions varient de profondeur, suivant la nature du corps comburant.

Les effets produits par la *déflagration de la poudre* sont subordonnés aux conditions dans lesquelles ce corps prend feu. Si c'est à l'air libre, les grains n'en sont pas lancés au loin ; la brûlure est généralement peu profonde ; l'extrémité des poils des sourcils et des cils est détruite. Bientôt survient du gonflement et de la rougeur de la paupière ; cette inflammation se termine par résolution, et il reste une tache noire indélébile au niveau de chacun des points du tégument dans lesquels les grains ont pénétré. Lorsque la poudre prend feu dans un espace limité, les grains sont lancés avec plus de force et pénètrent plus avant dans les tissus, parfois dans la conjonctive et jusque dans la cornée. Dans ce cas, la phlegmasie consécutive est plus intense ; les paupières peuvent être détruites dans une partie de leur épaisseur, tomber même en gangrène, d'où résulte une difformité grave.

Les brûlures par l'*eau bouillante* produisent une vésication de la peau. Peu graves, lorsque la lésion est limitée à ces voiles, elles peuvent être suivies d'accidents sérieux, lorsque le globe est atteint en même temps. Les acides occasionnent de bien plus grands dégâts ; la brûlure est plus profonde, suivie par conséquent d'une perte de substance, de suppuration et de difformités des paupières. Le plus souvent ces agents étendent leurs effets destructeurs sur la conjonctive (V. *Brûlures de la conjonctive*).

Les désordres ne sont pas moins étendus, lorsque la brûlure est produite par des corps portés à une température excessive ou en *ignition*. Les lésions occupent alors, non-seulement les paupières, mais une partie de la face. C'est ce qui arrive aux enfants qu'on laisse tomber dans le feu, ou sur un poêle en fonte ; aux épileptiques qui font des chutes semblables. La brûlure est alors au troisième ou au quatrième degré, c'est-à-dire qu'elle donne lieu à une escarre plus ou moins profonde et plus ou moins large. De là des lésions consécutives graves. Si la brûlure est au troisième degré, après l'élimination de la partie la plus superficielle du derme escarrifié, il y a une suppuration suivie de rétraction de la surface qui se cicatrise, et plus tard raccourcissement et renversement des paupières. Ces derniers effets s'observent plus souvent à la paupière inférieure qu'à la supérieure. Si la brûlure est plus profonde encore, que la peau soit complétement détruite, et qu'il ne reste plus que le cartilage tarse et la conjonctive, il se forme un ectropion étendu ; l'œil mis à découvert s'enflamme, suppure et finit par être détruit. Dans des cas moins graves, les paupières se soudent par leur bord libre, ou bien encore, le feuillet palpébral de la conjonctive contracte des adhérences avec le feuillet oculaire, c'est-à-dire qu'il se forme un *ankyloblépharon* ou un *symblépharon*.

Traitement. Il comprend deux indications : combattre les accidents inflammatoires et prévenir les difformités consécutives à la rétraction du tissu inodulaire.

Dans les brûlures au premier et au second degré, les affusions froides produisent un soulagement manifeste ; elles suffisent pour tout pansement. Dans les brûlures au troisième degré, s'il se manifeste une réaction vive, une phlegmasie des parties avoisinantes, on a recours aux émissions sanguines générales et locales ; on soumet le malade à un régime sévère ; on applique sur les parties atteintes des topiques émollients, et on administre à l'intérieur quelques préparations hypnotiques. Pour hâter la chute des escarres et produire une cicatrisation uniforme, Lisfranc[1] employait avec succès le chlorure d'oxyde de sodium.

Le chirurgien surveillera, avec le plus grand soin, la cicatrisation de la plaie qui succède à l'élimination des escarres. La brûlure a-t-elle porté sur le bord libre des paupières, on cherche à prévenir l'*ankyloblépharon*, en faisant ouvrir fréquemment ces voiles, en étendant le long des bords un

---

[1] Carron du Villards, *loc. cit.*, p. 256.

onguent adoucissant, ou en interposant entre eux un fragment suffisamment long de baudruche. Les mêmes précautions sont prises pour prévenir le *symblépharon*. Toutefois, il convient de ne pas oublier que, malgré la surveillance la plus attentive, les soins les mieux entendus, les paupières finissent le plus souvent par adhérer ensemble ou avec le globe.

Les difficultés ne sont pas moins grandes pour prévenir une rétraction du tissu des paupières du côté de leur bord orbitaire, c'est-à-dire un *ectropion*. Les pansements les mieux soignés, les bandages de toutes sortes propres à maintenir les paupières aussi allongées que possible pendant la cicatrisation ; la précaution de tenir ces voiles constamment fermés et de ne les faire ouvrir qu'au moment du pansement ; l'application de plumasseaux de cérat maintenus par une bande roulée autour de la tête, de manière à refouler les paupières l'une contre l'autre, sont autant de précautions qu'il ne faut pas négliger ; qui réussissent à conserver aux paupières leur position normale, dans les brûlures au troisième degré, mais qui échouent le plus souvent dans les brûlures plus profondes. Carron du Villards recommande, quand la perte de substance est peu considérable, de s'opposer au renversement de la paupière, en la maintenant allongée avec quelques bandelettes agglutinatives ; la perte de substance est-elle plus étendue ? de traverser le cartilage tarse, au niveau du bord de la paupière supérieure, par trois fils de soie, placés à 8 millimètres de distance l'un de l'autre, et fixés sur la joue au moyen de quelques bandelettes de taffetas gommé. Vidal (de Cassis)[1] fait remarquer, avec raison, que le tissu inodulaire, suite de brûlure, a une puissance de rétraction telle, que les os eux-mêmes sont obligés de lui céder ; les bandelettes sont insuffisantes pour contre-balancer cet effet, et les fils coupent les cartilages tarses plutôt que de maintenir la paupière en place.

Lorsqu'à la suite de brûlures profondes, le tissu cicatriciel a produit le renversement de la paupière, il est préférable d'enlever complétement le tissu inodulaire, et de combler ensuite la perte de substance, au moyen d'un lambeau autoplastique emprunté aux parties voisines. (Voir *blépharoplastie*.)

Les grains de poudre enfoncés dans la peau de la paupière seront extraits, chacun séparément, à l'aide d'une aiguille à cataracte.

CHAPITRE IV.

CORPS ÉTRANGERS DES PAUPIÈRES.

Les corps étrangers des paupières sont vivants ou inanimés. Des insectes, notamment des *morpions*, peuvent se développer et rester logés dans les

---

[1] *Traité de pathologie externe et de médecine opératoire*, t. III, p. 582 ; édit. Fano. Paris, 1861.

poils des sourcils ou à la base des cils. Il en résulte des démangeaisons vives et une irritation permanente de la peau subjacente. Il suffit, pour les détruire, de pratiquer des onctions, avec la pommade mercurielle, sur le sourcil et le bord libre de la paupière, ou de pratiquer des lotions avec une solution légère de sublimé. Une fois les insectes tués, on les enlève avec une pince ou avec une petite brosse à dents.

Il a été question, à la page 336, de grains de poudre qui, après l'explosion de ce mélange inflammable, se logent sous l'épiderme des paupières. Si on ne les extrait pas avec une épingle à cataracte, ils s'entourent d'un petit kyste, à la surface du derme, demeurent toute la vie à la place qu'ils occupent, et donnent lieu à une difformité.

Les corps étrangers inanimés pénètrent le plus souvent dans l'épaisseur de la paupière, par la face externe du voile. Des grains de petit plomb peuvent rester nichés dans le tissu cellulaire sous-cutané et y conserver même une certaine mobilité qui devient un obstacle à leur extraction. J'ai été consulté par un jeune homme qui avait reçu, à la chasse, la charge d'un fusil, sur la face. Plusieurs grains de poudre avaient pénétré dans l'épaisseur de la peau de la paupière supérieure et du sourcil et s'y montraient sous l'aspect de points noirs. On sentait vers la tête du sourcil un grain de petit plomb ; un autre grain de cette substance était logé sous la peau de la paupière supérieure. Le patient voulait être débarrassé des grains de plomb. Je pratiquai une petite incision dans les points correspondants au siége de ces derniers, et je cherchai à les saisir avec une pince. Chaque fois que je faisais une tentative de ce genre, le grain m'échappait, il roulait sous la peau. Je conseillai de maintenir l'ouverture béante, avec quelques brins de charpie, persuadé que le corps étranger se frayerait spontanément un passage à l'extérieur. L'opéré, pressé de partir en voyage, ne voulut pas se soumettre à cet avis ; les petites plaies se cicatrisèrent promptement, et les grains de plomb demeurèrent à la même place, conservant toujours cette mobilité excessive qui avait été un obstacle à l'extraction.

Les corps étrangers pénètrent parfois dans l'épaisseur de la paupière de dedans en dehors, c'est-à-dire par la face conjonctivale. Magne[1] a extrait un fragment de cuivre incrusté dans la partie postérieure du cartilage tarse. Ces faits rentrent dans l'histoire des corps étrangers de la conjonctive. (Voir *Corps étrangers de la conjonctive.*)

Comme exemple de corps étranger ayant séjourné de longues années dans la paupière, où il s'était enkysté, on peut citer le fait suivant observé par Lenoir :

OBS. CLXXIV. Un homme fait, dans son bas âge, une chute sur l'angle externe de l'orbite. A trente ans, on reconnaît qu'il existe, dans l'épaisseur de la paupière supérieure gauche, au niveau du petit angle de l'œil, au-dessus de la commissure externe, une tumeur de la grosseur d'une noisette, un peu bosselée à la surface. La peau qui la recouvre et la portion de la conjonctive qui revêt le cartilage tarse

---

[1] *Annales d'oculistique*, t. XXVIII, p. 128.

correspondant, présentent une coloration noirâtre. La production morbide paraît envoyer un prolongement du côté de la cavité de l'orbite. On enlève la tumeur, en incisant la peau et en disséquant les tissus qui l'entourent. C'était un *morceau de fer, long de 2 centimètres environ, paraissant formé par la pointe d'un gros clou,* qui s'était enkysté dans le tissu cellulaire de la paupière et de l'orbite. Les parois du kyste étaient infiltrées d'oxyde ou de sels ferreux.

Calculs des glandes de Méïbomius.

Il se développe, dans les conduits des follicules de Méïbomius, deux espèces de concrétions : les unes sont demi-transparentes, semblables à un grain de riz et de consistance molle ; les autres sont blanches, opaques et calcaires. Ces dernières seules méritent, à proprement parler, le nom de *calculs*. Elles se forment par le mécanisme suivant : sous l'influence de l'inflammation, ou de toute autre cause, l'orifice des conduits excréteurs des glandes de Méïbomius s'oblitère ; la matière sécrétée par les parois du follicule, s'accumule et dilate le conduit ; puis, par le fait du séjour prolongé, la partie la plus fluide se résorbe, pendant que les éléments solides subsistent et se transforment en concrétion de nature calcaire.

Ces calculs produisent des phénomènes variables : dans quelques cas, les sujets ne ressentent, pendant longtemps, aucune incommodité, alors même qu'il existe des concrétions de couleur jaunâtre dans presque toutes les glandes de Méïbomius. Au bout d'une certaine période, il se développe généralement une hyperhémie de la conjonctive, qu'on essaye en vain de guérir par les moyens ordinaires. D'autres fois, la concrétion devenue plus solide se fait jour du côté de l'œil, elle traverse la paroi du conduit méïbomien, et repoussant au devant d'elle la conjonctive, finit par perforer cette dernière et s'engage en partie par l'ouverture. Alors les malades éprouvent tous les phénomènes qui résultent de la présence d'un corps étranger dans la cavité conjonctivale. (Voir dans la section suivante *Corps étrangers de la conjonctive.*) Si la pointe du corps étranger est en rapport avec la cornée, celle-ci s'ulcère et il en résulte des accidents plus graves encore.

C'est en vain qu'on essaye d'obtenir la dissolution des concrétions des glandes de Méïbomius, par l'emploi de pommades, ou de collyres de tout genre. Il faut en opérer l'extraction. Pour cela, après avoir fait fixer convenablement la tête du malade, on renverse la paupière : avec une aiguille à cataracte, ou avec la pointe d'un bistouri à lame étroite, on incise la paroi conjonctivale du conduit méïbomien, puis on détache chaque concrétion séparément, avec l'extrémité pointue d'un stylet, ou avec le bord d'une petite spatule. Quelquefois la concrétion adhère si fortement aux parois du conduit, qu'on a beaucoup de peine à l'en séparer.

CHAPITRE V.

INFLAMMATION DES PAUPIÈRES.

Les divers éléments anatomiques contenus dans les paupières peuvent s'enflammer, soit isolément, soit en plus ou moins grand nombre à la fois. Tantôt la peau est seule affectée, tantôt c'est le tissu cellulaire ; l'appareil glandulaire des paupières se prend, dans quelques cas, sans que les autres tissus participent à la phlegmasie. De là une foule de formes morbides dont la connaissance exacte est subordonnée à celle de la structure des paupières. Si, jusque dans ces dernières années, on en a confondu un certain nombre sous des noms génériques, c'est qu'on n'était pas suffisamment éclairé sur le siége de la portion des paupières atteinte par la phlegmasie, ou sur la nature de celle-ci. Nous passerons en revue toutes ces affections, à l'exception de l'inflammation de la conjonctive des paupières, dont la description sera mieux placée à côté de la conjonctivite. (Voir plus loin, *Maladies de la conjonctive*.)

ARTICLE I.

Érysipèle des paupières.

L'érysipèle des paupières est très-rarement borné à ces voiles ; le plus souvent il résulte de la propagation d'un érysipèle de la face. Si la plupart des auteurs ont émis une assertion opposée, c'est qu'ils ont confondu, avec l'érysipèle proprement dit, d'autres états qui ont des symptômes communs avec cette maladie, notamment le phlegmon simple, le phlegmon diffus la dacryocystite aiguë, la conjonctivite blennorrhoïque, et même la simple blépharo-conjonctivite aiguë.

Aux paupières, comme sur d'autres régions du corps, l'érysipèle survient tantôt à la suite d'une lésion traumatique, tantôt spontanément. Dans le premier cas, il se développe après des blessures de tout genre, notamment de piqûres de guêpe, de morsures de sangsues, de simples excoriations. D'après Carron du Villards [1], les Européens qui voyagent sur les bords de la Gambie et du Sénégal en sont atteints, à la suite de piqûres de maringouins et de moustiques. L'affection est fréquente chez les sujets exposés à des vapeurs délétères ou à des agents excitants : les fondeurs, les chauffeurs, les ouvriers qui réduisent en poudre des substances irritantes, telles que cantharides, euphorbe, verdet, sublimé corrosif. L'impression d'un air froid, succédant à une chaleur élevée, suffit, au dire de quelques auteurs, pour la développer ; lorsqu'elle survient spontanément, elle se rattache, en général, à un état saburral.

[1] *Loc. cit.*, t. I, p. 236.

Symptômes. Presque toujours, les deux paupières sont envahies simultanément ; quelquefois une seule est prise d'abord, et l'autre ne tarde pas à être affectée. Les deux voiles, notamment le supérieur, sont considérablement tuméfiés, en raison de l'infiltration qui se fait dans le tissu cellulaire : les plis normaux de la peau disparaissent ; les paupières, rapprochées l'une de l'autre, la supérieure couvrant même parfois en partie l'inférieure, ne peuvent être écartées, ni par la volonté du malade, ni par les efforts du chirurgien. La peau présente une coloration rouge pâle, quelquefois même une teinte écarlate ou violacée, disparaissant sous la pression du doigt pour se montrer aussitôt que la pression cesse. Les malades accusent une douleur gravative, une sensation de chaleur et de cuisson. Dans certains cas, la peau se recouvre de bulles (*érysipèle phlycténoïde*), ou bien de petites vésicules semblables à celles de l'eczéma (*érysipèle miliaire*). Une fois les bulles ou les vésicules rompues, le liquide qu'elles renferment se condense sous forme de croûtes qui tombent après quelques jours, et la peau subjacente conserve encore, pendant quelque temps, une coloration rosée.

A ces phénomènes locaux, se joignent le plus souvent des troubles fonctionnels ; quand l'érysipèle est occasionné par un état général de l'économie, on observe, au début, de la constipation, l'amertume de la bouche, la langue sale, des nausées, des lassitudes, un malaise général, des frissons passagers. La fièvre dure généralement pendant quelques jours, à partir du moment de l'apparition de la maladie.

Mackenzie[1] admet que, dans cette affection, il se fait une légère accumulation de mucus dans le sac lacrymal ; que le larmoiement persiste quelquefois après la disparition de tous les autres symptômes ; qu'enfin, dans les cas graves terminés par suppuration diffuse, le pus peut pénétrer dans le sac déjà distendu par un excès de mucus. Il nous semble qu'ici le chirurgien de Glascow a confondu la cause et l'effet ; lorsque les choses se passent comme cela vient d'être indiqué, la maladie primitive siége dans le sac lacrymal ; il s'est développé une dacryocystite aiguë, laquelle est accompagnée toujours d'un état de tuméfaction et de rougeur des paupières (voyez p. 251) ; l'érysipèle est alors un phénomène accessoire.

Marche. Terminaisons. L'érysipèle des paupières se termine, en général, par résolution ; quelquefois, après la cessation de tous les phénomènes aigus, il reste, pendant quelque temps, un œdème, mettant obstacle au soulèvement du voile supérieur, qui demeure épaissi, pendant au-devant de l'œil. Lorsque le globe a été masqué pendant longtemps, il se dévie légèrement, mais ne tarde pas à reprendre sa situation primitive, dès que la paupière a recouvré ses fonctions ; dans d'autres cas, il se forme un ou plusieurs petits abcès. Le plus souvent, la phlegmasie se propage à la conjonctive qui est un peu injectée ; ou bien encore il survient, pendant le cours de l'érysipèle, un œdème du tissu cellulaire sous-conjonctival ; la muqueuse oculaire est alors soulevée tout autour de la cornée, et forme un chémosis

____

[1] *Loc. cit.*, t. I, p. 167.

séreux : c'est cette irritation légère de la conjonctive qu'on a appelée *oph-thalmie érysipélateuse*. Bien plus rarement, l'inflammation se propage au tissu cellulaire de l'orbite, tandis que ce mode de terminaison se remarque quelquefois dans le phlegmon diffus des paupières.

Traitement. Au début, on parvient quelquefois à arrêter cette affection par l'application de compresses imbibées d'eau froide ou d'un liquide astringent. Rasori et Carron du Villards se sont bien trouvés de l'application de linges trempés dans une solution froide et concentrée de tartre stibié dans l'eau. Lorsqu'il existe de la réaction, que la langue est sèche, le pouls fréquent et dur, une saignée générale est indiquée ; on peut aussi faire appliquer des sangsues derrière les oreilles. Les malades se plaignent-ils d'une sensation de chaleur vive dans les parties phlogosées? on étend sur elles de l'axonge fraîche. L'œdème est-il très-prononcé? on pratique, au moyen d'une lancette, de petites scarifications, pour dégorger le tissu cellulaire sous-cutané. Dès que les paupières peuvent être écartées l'une de l'autre, si on découvre un chémosis séreux avec injection légère ou forte de la conjonctive, on fait instiller, plusieurs fois par jour, un collyre astringent.

Quand, après la disparition des phénomènes aigus, la paupière supérieure reste volumineuse et pendante au-devant de l'œil, on fait pratiquer des onctions avec la pommade à l'iodure de potassium ou à l'iodure de plomb ; appliquer des compresses imbibées d'un liquide stimulant, d'alcoolat de menthe, de romarin, par exemple. Un vésicatoire volant, placé sur la peau de la paupière, suffit quelquefois pour obtenir une résolution complète et le retour de l'organe à ses conditions normales.

ARTICLE II.

Phlegmon simple.

Le phlegmon simple atteint plus souvent les enfants que les sujets adultes ; il paraît plus fréquent à la paupière supérieure qu'à l'inférieure. Il se montre après les érysipèles, dans la convalescence de la variole, à la suite d'excoriations ou d'autres lésions traumatiques de la paupière. Je l'ai observé également pendant le cours de kératites.

Il est caractérisé par une tuméfaction assez bien circonscrite, depuis le bord libre des voiles jusqu'au contour de l'orbite. La peau offre une coloration rouge foncé; elle est chaude, douloureuse au toucher. Il est impossible d'écarter les paupières, encore plus de faire soulever la supérieure par la volonté du malade.

Il est rare que le phlegmon se termine par résolution; la suppuration est la terminaison commune. Alors la douleur devient pulsative, la peau est d'un rouge livide, la tumeur s'élève en pointe vers le milieu, se ramollit et ne tarde pas à offrir de la fluctuation. L'abcès une fois formé a plus de tendance à s'ouvrir du côté de la peau que de la conjonctive. Lorsque le pus a été évacué, les parois du foyer ne tardent pas à se recoller, à moins que la peau n'ait été considérablement amincie, ce qui arrive quelquefois lorsque l'ouverture du foyer a été abandonnée à la nature. Ce n'est que dans des cas exceptionnels de ce dernier genre, que la cicatrisation donne lieu à la formation de brides qui entraînent une déviation de la paupière, c'est-à-dire un ectropion.

On distingue le phlegmon simple de l'érysipèle, en ce que dans le premier, la tuméfaction est moins diffuse, la douleur plus tensive et plus violente.

Le traitement est antiphlogistique; des sangsues à la tempe, plutôt que sur la paupière elle-même, des fomentations astringentes sur celle-ci, au début. Plus tard, si la maladie marche vers la suppuration, on applique des cataplasmes émollients. L'abcès sera ouvert de bonne heure, et pour éviter une cicatrice apparente, on pratique l'incision parallèlement aux plis naturels de la peau de la paupière.

ARTICLE III.

Abcès des paupières.

Il en est de deux sortes : des abcès chauds ou phlegmoneux; des abcès froids. Les premiers viennent d'être décrits; les autres ont été mentionnés précédemment à l'histoire de la carie et de la nécrose du pourtour de l'orbite (p. 133). Il est rare, en effet, qu'ils soient idiopathiques, et cette circonstance explique les difficultés qu'on éprouve à en obtenir la guérison, après l'ouverture, qui, le plus souvent, se convertit en fistule.

ARTICLE IV.

Phlegmon diffus.

Ce que les auteurs ont décrit de grave dans l'histoire de l'érysipèle des paupières, se rapporte presque exclusivement au phlegmon diffus de ces organes. Dans cette affection, la rougeur de la peau est plus foncée, la tuméfaction plus prononcée et plus consistante. Les malades accusent une douleur aiguë et pulsative. Un fluide séro-purulent, de couleur laiteuse, et plus tard de couleur jaune, c'est-à-dire du véritable pus, est infiltré dans les aréoles du tissu cellulaire sous-cutané. Si la marche de la phlegmasie n'est pas entravée par un traitement rationnel, les téguments sont décollés, le tissu cellulaire désorganisé tombe par lambeaux, à travers les ouvertures ou les ulcérations de la peau. Quelquefois le pus se forme sur les deux faces du muscle orbiculaire et détruit la couche aponévrotique des paupières. La peau peut être gangrénée dans une étendue plus ou moins considérable, d'où une perte de substance et un ectropion. Dans des cas moins malheureux, le tissu cellulaire reste induré, et les diverses couches des paupières, ayant perdu leur souplesse, cessent de glisser l'une sur l'autre.

La phlegmasie se propage quelquefois au tissu cellulaire de l'orbite. Tantôt il s'y forme un abcès, d'autres fois le tissu cellulaire de cette cavité s'indure, et alors le globe peut demeurer immobile, proéminent; ou bien la vision est abolie, ce qui tient probablement à la compression subie par le nerf optique. Quelques malades succombent par l'extension de la phlegmasie, sans qu'on trouve de lésion dans la cavité crânienne.

Traitement. Si les antiphlogistiques, les onctions mercurielles, n'arrêtent pas la marche du phlegmon diffus, il faut se hâter de pratiquer une incision transversale, s'étendant d'un côté à l'autre de la paupière, et divisant la peau et le tissu cellulaire sous-cutané. Si la phlegmasie se propage vers l'orbite, on administre à l'intérieur le calomel et l'opium. On peut chercher à obtenir une dérivation, par l'application de vésicatoires derrière l'oreille et à la tempe. Si du pus s'est formé dans la cavité orbitaire, il faut l'évacuer. Dans ce but, on commence par inciser la conjonctive au devant de l'espace compris entre le muscle droit interne et le droit inférieur ; après quoi, on enfonce un bistouri, à lame étroite, d'avant en arrière, le long du globe. A supposer que cette ponction ne soit pas suivie de l'issue du pus, elle agit favorablement, en raison de l'écoulement sanguin qu'elle détermine, et du débridement qu'elle opère.

ARTICLE V.

Inflammation et abcès des follicules de Méïbomius.

L'inflammation des follicules de Méïbomius est bornée le plus souvent à un seul de ces organes. Je l'ai observée, maintes fois, chez des sujets atteints d'affections cutanées des paupières.

Elle débute par une sensation de prurit, de picotement, sur la paupière affectée. Bientôt celle-ci se gonfle et rougit un peu. La tuméfaction présente tous les caractères d'un œdème. Si à ce moment on renverse la paupière, de façon à mettre à découvert la face muqueuse du voile, on reconnaît que la conjonctive est légèrement injectée dans toute son étendue. Cette injection est plus prononcée, et la muqueuse un peu boursouflée, dans une petite portion correspondant précisément au follicule malade. Les paupières sont collées, le matin au réveil, par une matière visqueuse sécrétée par les glandes de Méïbomius. Sur le bord libre existent quelques croûtes minces, grisâtres, résultant du desséchement à l'air de la matière précédente.

La phlegmasie se termine généralement par résolution, dans l'espace de deux à cinq jours. Des lotions avec un liquide astringent, tel que de l'eau de Goulard ; l'application d'un petit cataplasme de pomme de reinette, favorisent cette terminaison. Dans d'autres cas, il se forme un petit abcès.

Si c'est la portion du follicule avoisinant le bord libre de la paupière qui s'enflamme, on peut être embarrassé, au premier abord, de localiser le siége exact de la petite tumeur. On y arrive, en établissant ses rapports avec les cils. On sait que les orifices des follicules de Méïbomius répondent à l'interstice du bord libre de la paupière. Si la tumeur est en arrière de la ligne cilifère, il n'y a pas de doute possible sur son point de départ.

Obs. CLXXV. *Abcès dans un follicule de Méïbomius.* La dame Petit, âgée de trente-deux ans, blanchisseuse, se présente à ma clinique, le 26 février 1862.

Il existe, à la partie moyenne du bord libre de la paupière inférieure droite, une tumeur, du volume d'une tête de grosse épingle, *limitée en bas par la ligne des cils*. Le sommet en offre une petite tache jaune et correspond à *l'interstice du bord libre de la paupière*. La conjonctive qui la tapisse en arrière est légèrement tuméfiée, injectée et comme lobulée. La tumeur elle-même est d'une consistance moyenne. En la ponctionnant, j'en fais sortir une goutte de pus. Le lendemain, la petite tumeur a diminué; le boursouflement de la conjonctive persiste.

Lorsqu'une portion plus étendue d'un follicule de Méïbomius s'enflamme, il se développe, dans l'épaisseur de la paupière, une tumeur qui a tous les caractères du phlegmon aigu; c'est-à-dire qu'elle est assez bien circonscrite, que la peau qui la recouvre est rouge, luisante, et que le malade y accuse de vives douleurs. Lorsque le pus s'y est formé, le liquide se fraye une issue au dehors, par l'orifice normal du follicule, ou bien par une ulcération qui s'établit en arrière, du côté de la conjonctive. Le pus une fois évacué, la tumeur s'affaisse et tout rentre dans l'ordre; ou bien l'ouverture anormale persiste, et il s'établit une veritable *fistule borgne interne* du follicule.

Obs. CLXXVI. *Abcès d'un follicule de Méïbomius. Issue artificielle du pus. Guérison rapide.* M. A***, âgé de trente-quatre ans, comptable, est atteint depuis plusieurs mois d'une hypérhémie conjonctivale. Il me consulte au commencement de juin 1863. Il existe une tumeur qui occupe une grande portion de l'étendue en largeur de la paupière supérieure gauche; elle est assez bien circonscrite; la peau qui la recouvre est d'un rouge luisant. Le patient accuse des douleurs dans la paupière, le front, le nez et jusque dans les dents. En soulevant le voile, on constate sur le bord libre, en arrière de la rangée ciliaire, un pertuis répondant à un des orifices des follicules de Méïbomius, par lequel sort une gouttelette de pus. En pressant la paupière, on donne issue à une nouvelle quantité de pus mélangé de mucosités. En renversant le voile, on ne constate aucune saillie, aucun gonflement du côté de la face conjonctivale. Au moyen d'une lancette, je ponctionne la tumeur, en enfonçant l'instrument dans l'interstice du bord libre de la paupière et dans la direction du follicule malade. Il sort par l'incision une certaine quantité de pus, et la plaie saigne abondamment. Je prescris l'application d'un cataplasme émollient. Au bout de quelques jours, la tumeur est complètement affaissée, et le follicule ne fournit plus aucune sécrétion anormale.

Obs. CLXXVII. *Abcès d'un follicule de Méïbomius. Fistule borgne interne.* La dame Thom***, âgée de soixante-neuf ans, couturière, venue à ma clinique, le 27 août 1862, est affectée, depuis sept mois, d'une petite tumeur de la paupière inférieure droite. Actuellement cette grosseur a le volume d'un gros pois. Elle est située tout près de la commissure externe, et s'étend depuis la ligne ciliaire jusque vers la base de la paupière. La peau qui la recouvre est mobile, un peu rouge. *Sur la conjonctive correspondante, et tout près du bord libre, se trouve une petite saillie de la grosseur d'un pépin de raisin, de couleur blanche jaunâtre,* débordant un peu le bord libre de la paupière, sans anticiper sur la peau. La petite saillie étant retranchée avec des ciseaux, il sort une ou deux gouttes de pus par l'ouverture. Un stylet, introduit par celle-ci, pénètre dans une cavité contenue dans l'épaisseur du cartilage tarse, suivant la direction du follicule méïbomien. Cette malade ne reparut pas, ce qui me fait supposer qu'elle a été promptement guérie.

Lorsque l'inflammation se termine par la formation d'un abcès, on évacue le pus, en pratiquant, à l'aide de la pointe d'une lancette, une ponction dans l'épaisseur du bord libre de la paupière et dans la direction du follicule malade. On recommande l'application de cataplasmes émollients sur la paupière, et on fait étendre sur le bord libre une pommade adoucissante. S'agit-il d'une *fistule borgne interne*, ayant succédé à un abcès de ce genre? après avoir renversé la paupière pour mettre le globe en dehors de l'atteinte du caustique, on porte dans le trajet fistuleux la pointe d'un crayon de pierre infernale. Si l'ouverture est tellement petite qu'elle ne peut admettre la pointe du crayon, on y enfonce un stylet d'Anel chauffé à blanc.

ARTICLE VI.

Inflammation des follicules ciliaires.

Cette phlegmasie se montre fréquemment chez les sujets atteints d'hyperhémie conjectivale ou de blépharite ciliaire. On en attribue aussi le développement à l'usage d'une alimentation excitante et de liqueurs fortes. Il n'est pas démontré que le tempérament strumeux exerce une influence marquée. L'apparition du mal coïncide parfois avec un embarras gastrique. Deval [1] l'a observé fréquemment chez les phthisiques, à la période de fonte des tubercules pulmonaires. Plusieurs auteurs ont noté le retour périodique de cette affection à l'époque des règles. Demours [2] cite une jeune personne de dix-sept ans, sujette, depuis trois ans, à une affection pédiculaire ; les insectes se multipliaient, sur le cuir chevelu, par des espèces de crises qui surmontaient tous les obstacles qu'on leur opposait. Chaque crise était précédée d'un *orgeolet* à la paupière supérieure, tantôt d'un l'œil, tantôt des deux yeux.

Symptômes. Il existe une douleur tensive, lancinante, accompagnée de tuméfaction diffuse du bord palpébral. Au toucher, ce bord est réluitent et sensible dans un point, tandis que les autres portions demeurent souples et indolentes. Bientôt il se développe une tumeur d'un rouge foncé, dure, de la grosseur d'un *grain d'orge* ou d'un pois. Cette tumeur siège sur la *lèvre antérieure* du bord libre de la paupière ; *elle se porte plutôt du côté de la face cutanée du voile, sur laquelle elle anticipe toujours, que du côté de l'interstice des deux arêtes de ce bord* ; et, à plus forte raison, elle n'anticipe pas sur la conjonctive. Limitée par des cils, elle est le plus souvent traversée par quelques-uns de ces poils. L'irritation se propage aux parties voisines : de là une injection plus ou moins marquée de la conjonctive, une augmentation de la sécrétion de cette membrane, parfois un chémosis séreux et de l'œdème palpébral. Le plus souvent les cils sont agglutinés au réveil, les mouvements de la paupière gênés. Quelques malades ont un léger mouvement fébrile et de l'insomnie.

Il est rare que cette affection se termine par résolution. Au bout de quel-

[1] *Loc. cit.*, p. 838. — [2] *Loc. cit.*, t. I, p. 118.

ques jours, la tumeur s'élève en pointe ; au niveau de celle-ci, on aperçoit une petite tache de couleur blanche jaunâtre : la peau très-amincie s'ulcère, et il s'échappe une petite quantité de pus mêlé de stries sanguinolentes. Le même liquide s'écoule, lorsqu'on plonge dans la tumeur la pointe d'une lancette. Dans quelques cas, il sort de la tumeur, indépendamment des produits précédents, une substance blanche grisâtre, consistante, considérée, par la plupart des auteurs, comme du tissu cellulaire désorganisé, c'est-à-dire comme un véritable *bourbillon*. Zeis[1] pense, et nous partageons cette opinion, que cette portion de substance désorganisée est la capsule des cils. Après l'ouverture spontanée ou artificielle de la tumeur, celle-ci s'affaisse et la plaie se cicatrise. Les cils de la partie malade tombent ; ils peuvent se reproduire, ou ne plus repousser.

Dans d'autres cas, la phlegmasie a une marche subaiguë ou chronique. La tumeur ne suppure qu'au bout de plusieurs semaines ; quelquefois même elle se termine par induration. J'ai observé encore un autre mode de terminaison : la tumeur suppure longtemps ; tandis que l'ouverture extérieure correspondant au bord palpébral se cicatrise, les parois de la poche ne se rapprochent pas ; il reste alors une tuméfaction mal limitée du bord de la paupière, et si on incise la tumeur, on pénètre dans une petite cavité, espèce de kyste purulent qui s'enflamme de nouveau à la première occasion.

Traitement. Au début, il faut chercher à obtenir la résolution par l'application de topiques réfrigérants: Boyer préconise l'eau froide et la glace, ce qui est bien préférable à un corps métallique recommandé par Scarpa. Ces tentatives favorisent-elles l'induration de la tumeur, comme quelques auteurs le prétendent ? Dans tous les cas, dès que l'inflammation montre de la tendance à se terminer par suppuration, il convient de hâter cette dernière par l'application, sur les paupières, de cataplasmes de farine de graine de lin, de riz cuit dans de l'eau de guimauve, de pulpe de pomme de reinette, de mie de pain et de lait avec addition ou non d'une petite quantité de safran. Dès que le pus est formé, on lui donne issue par une incision faite avec une lancette. Si, après cette ouverture, la plaie ne se cicatrise pas, et qu'elle soit entretenue par la présence, au fond de la petite poche, de cette substance grise blanchâtre appelée *bourbillon*, on peut, avec les mors d'une petite pince, saisir celui-ci pour l'attirer au dehors. La tumeur a-t-elle de la tendance à se terminer par induration ? après l'avoir fendue avec une lancette, on porte dans la cavité la pointe d'un crayon de pierre infernale ; on applique ensuite un cataplasme émollient. Le même traitement est applicable aux cas dont nous avons parlé précédemment, dans lesquels il subsiste une espèce de kyste purulent à la place du follicule.

L'inflammation des follicules ciliaires qui se manifeste périodiquement chez certaines femmes, aux époques menstruelles, réclame quelques indications spéciales. On arrive à la prévenir, en administrant, tous les deux jours, une petite dose d'aloès, pendant une dizaine de jours avant les règles, et en faisant frictionner les bords des paupières avec une pommade fortement

[1] *Ammon's Zeitschrift für die Ophthalmologie*, vol. V, p. 220. Heidelberg, 1836.

chargée d'alun. Si la menstruation elle-même est mauvaise, on cherche à la régulariser par un traitement approprié à l'état général.

ARTICLE VII.

De l'orgeolet.

L'orgeolet est l'affection décrite dans l'article précédent, sous la dénomination d'*inflammation des follicules ciliaires*. L'anatomie de l'appareil glandulaire des paupières n'ayant été bien connue que de notre époque, on comprendra que, dans l'impossibilité de préciser le siége de certaines affections de ces voiles, on se soit contenté de leur donner un nom qui en rappelle la ressemblance avec les objets usuels. C'est précisément ce qui est arrivé pour les tumeurs qui résultent d'une inflammation des follicules des cils. Ignorant la nature de cette maladie, on l'a appelée *orgeolet*, *crithe*, *grain d'orge*, *hordeolum*, parce qu'elle ressemble à un grain d'orge. L'*hordeolum*, dit Ambroise Paré [1], est un tubercule ou éminence des paupières qui ressemble à un grain d'orge ; la substance de cette tumeur est renfermée dans une *tunique*. Même appréciation de la part de Dionis [2], Saint-Yves [3], Guérin [4]. On trouve dans B. Bell [5] une opinion plus précise sur la nature du mal ; mais en même temps une erreur flagrante sur le siége : l'orgeolet est une petite tumeur enkystée et *inflammatoire*, survenant dans l'angle interne de l'œil, communément sur la paupière inférieure, près du point lacrymal ; quand la tumeur suppure, il en sort un peu de matière purulente épaisse. *Le pus se forme entre le tarse et la membrane interne de la paupière*.

Scarpa [6] est le premier qui ait professé que l'orgeolet est un petit *furoncle* se développant sur le bord libre de la paupière. L'inflammation furonculeuse, dit-il, se limite très-promptement et forme une tumeur circonscrite, dure, douloureuse, saillante, qui contient, au lieu d'une lymphe coagulable, un bourbillon celluleux. Cette opinion a généralement prévalu depuis ; elle est professée par Demours [7], Carron du Villards [8] ; ce dernier considère l'orgeolet comme une maladie qui a son point de départ dans le tissu cellulaire renfermé dans les cloisons fibro-celluleuses de la face postérieure du derme. Pour Rognetta [9], l'orgeolet est un véritable *anthrax* ou *furoncle*, se terminant presque toujours par la mortification du tissu cellulaire expulsé sous forme de *bourbillon*. Telle était aussi l'appréciation de Boyer [10] ; mais dans un article supplémentaire, Ph. Boyer [11] avait émis cette opinion, que la maladie a son point de départ dans les follicules de Méïbomius. Pareil jugement a été porté par Stœber [12], qui pense néanmoins que, dans quelques cas, c'est un furoncle développé dans le tissu cellulaire du bord des paupières ; opinion mixte empruntée à Weller [13], qui cependant ne parle nulle

---

[1] *Œuvres*, 11e édit. Lyon, 1652. — [2] *Cours d'opérations*, p. 556 ; 4e édit. Paris, 1740. — [3] *Maladies des yeux*, p. 62. Amsterdam et Leipsick, 1767. — [4] *Maladies des yeux*, p. 79. Lyon, 1749. — [5] *Cours complet de chirurgie*, t. III, p. 146 ; traduit de l'anglais par Bosquillon sur la 4e et dernière édition. Paris, 1796. — [6] *Loc. cit.*, t. I, p. 69. — [7] *Loc. cit.*, t. I, p. 117. — [8] *Loc. cit.*, t. I, p. 273. — [9] *Loc. cit.*, p. 697. — [10] *Maladies chirurgicales*, t. IV, p. 436. — [11] *Ibid.*, p. 452. — [12] *Loc. cit.*, p. 91. — [13] *Loc. cit.*, t. I, p. 92.

part du bourbillon, et ne compare pas non plus l'orgeolet au furoncle.

De nos jours, mêmes incertitudes sur le siége précis du mal. Pour Denonvilliers et Gosselin [1], l'orgeolet est un *furoncle*; lorsqu'il proémine sur la peau, il est moins douloureux que s'il fait saillie sur le bord libre ou sur la muqueuse. Il est évident, d'après cette citation, que les auteurs ont confondu l'inflammation des follicules ciliaires avec celle des follicules de Méïbomius. Ce qui confirme cette confusion, c'est qu'ils ajoutent : « Au 4°, 5° ou 6° jour, le petit abcès s'ouvre et laisse échapper du pus, un peu de sang et un flocon de matière plastique ou bourbillon. Cette ouverture s'établit habituellement au niveau du *bord libre* ou de la *surface cutanée*. Dans quelques cas exceptionnels, nous l'avons vue se former sur la *face conjonctivale* de la paupière. » D'après Desmarres [2], l'orgeolet est une petite tumeur furonculaire du bord libre de la paupière, paraissant se développer, *tantôt dans un follicule, tantôt dans les glandes de Méïbomius*, et envahissant quelquefois les flocons du tissu cellulaire contenus dans les mailles du derme. L'appréciation de Deval [3] est toute différente : l'orgeolet est un petit *furoncle* du bord libre de la paupière, *ayant son siége dans le tissu cellulaire qui enveloppe les bulbes et les glandes ciliaires.* Mackenzie [4] se contente d'énoncer ce fait, que l'orgeolet est un petit *furoncle* faisant saillie au bord libre de la paupière.

Il faut d'abord éliminer des opinions précédentes, celle qui localise l'orgeolet dans un des follicules de Méïbomius, attendu que l'inflammation de ces organes a des caractères particuliers que nous avons précédemment décrits (page 345). Il faut aussi se rappeler que la peau du bord libre de la paupière n'offre pas la structure des autres portions du tégument où l'on observe le véritable *furoncle*. En effet, dans les points du corps où se développe ce dernier, le derme est percé par des aréoles dans lesquelles se trouvent de petits pelotons de tissu cellulaire graisseux. Rien de semblable au niveau du bord libre de la paupière, où la peau est intimement unie au cartilage tarse, où il y a en quelque sorte fusion de ces organes, sans interposition du *tissu cellulaire*. Ce dernier manquant, il ne saurait s'y former un véritable furoncle. Il convient donc de chercher le point de départ de la phlegmasie dans un autre organe, c'est-à-dire dans le *follicule ciliaire*. Cette opinion est celle de Zeis [5], à laquelle nous adhérons : c'est *dans la capsule des cils et dans les glandes de la racine des cils*, que l'orgeolet a son point de départ. C'est également le sentiment de Wharthon Jones [6]. Il n'est pas douteux, dit l'ophthalmologue anglais, que les racines des cils ne soient comprises dans l'orgeolet, parce que les cils de la partie malade tombent; et lorsqu'on les arrache, on voit la matière s'écouler par l'orifice.

---

[1] *Compendium de chirurgie*, t. III, p. 156. — [2] *Loc. cit.*, t. I, p. 574. — [3] *Loc. cit.*, p. 837. — [4] *Loc. cit.*, t. I, p. 206. — [5] *Ammon's Zeitschrift für die Ophthalmologie*, vol. V, p. 220. Heidelberg, 1836. — [6] *Traité pratique des maladies des yeux*, p. 610; trad. de l'anglais sur la 3e édition, avec ad. et notes, par Foucher. Paris, 1862.

ARTICLE VIII.

Du grélon.

C'est encore là une vieille dénomination empruntée à la prétendue ressemblance d'un genre de tumeur des paupières avec un *grain de grêle*. Pour A. Paré, *chalazion* et *gresle* sont synonymes; il en est de même de Dionis. Malheureusement, comme nous le verrons ultérieurement (voir *Kystes des paupières*), ni l'un ni l'autre de ces deux chirurgiens n'a défini ce qu'il entend par *chalazion*. Saint-Yves n'a pas été plus explicite à l'égard des *grêles*. Guérin fait consister la différence entre la *grêle* et l'*orgeolet*, en ce que la première forme une tumeur transparente et dure. La description donnée par Wenzel [1], de la grêle des paupières, dénote que cet oculiste considérait ce genre de tumeur comme un kyste, sans rien préciser relativement au siége de l'affection. D'après Weller [2], le grêlon est un *orgeolet endurci*, non suppuré ; la substance dont il est formé est du pus endurci, ou une masse ressemblant au cartilage ; la dénomination de *grêlon* est synonyme de *chalazion*, *grando*, *lapis palpebrarum*, *lithiasis*, *tophus*, *porosis*. Deval [3] adopte l'opinion de l'ophthalmologue allemand sur la nature du grêlon : c'est une tumeur du bord palpébral, irrégulièrement arrondie, de la grosseur d'un grain d'orge à celle d'un petit pois, le plus souvent sans changement de couleur de la peau.

Concluons des citations précédentes que, sous le nom de *grêlon*, on a compris des tumeurs de diverse nature ; que toutes ces tumeurs ont pour caractère commun d'être placées sur le bord libre de la paupière ; d'avoir une ressemblance grossière avec un *grain de grêle*; et qu'elles sont constituées, soit par une *phlegmasie chronique d'un follicule ciliaire*, soit par un *petit kyste développé à l'extrémité d'un des follicules de Méïbomius*.

ARTICLE IX.

Blépharite ciliaire.

Peu de maladies ont reçu autant de dénominations diverses que celle qui fait l'objet de la description suivante. On l'a appelée : *inflammation glandulo-ciliaire des paupières*, *blépharite scrofuleuse*, *blépharite glanduleuse*, *psorophthalmie*, *teigne*, *gale*, *gratelle des paupières*, *ophthalmie du tarse*, *xérophthalmie*, *lippitudo arida* ou *lippitude*, *ophthalmie sèche*, *sycosis*, *tylosis*, *madarosis*. Elle consiste en une inflammation chronique des bulbes et des glandes ciliaires, inflammation à laquelle prend part la peau du bord de la paupière, et qui reste quelquefois circonscrite à cette portion du tégument.

La définition précédente exclut à peu près complétement les glandes de Méïbomius du processus morbide qui constitue la blépharite ciliaire. Telle

---

[1] *Manuel de l'oculiste*, t. I, p. 341. Paris, 1808. — [2] *Traité théorique et pratique des maladies des yeux*, t. I, p. 112. — [3] *Loc. cit.*, p. 587.

n'est pas cependant l'opinion de tous les auteurs. Mackenzie[1] localise cette affection dans les follicules de Méïbomius, les ouvertures de ces follicules le long du bord libre des paupières, la portion voisine de la conjonctive, les glandes de la racine des cils et la peau environnante, enfin le cartilage tarse lui-même. Il y a là une confusion regrettable. La blépharite ciliaire proprement dite reste circonscrite dans les follicules ciliaires et la peau du bord libre de la paupière ; lorsque les follicules méïbomiens, et à plus forte raison le cartilage tarse, se prennent, il existe des complications. C'est une véritable erreur au contraire, d'admettre, avec Laugier[2], que cette maladie est une inflammation des follicules de Méïbomius. J'ai vérifié maintes fois l'état de ces follicules dans la blépharite ciliaire, et je les ai presque toujours trouvés indemnes de toute altération. Dans un petit nombre de cas, j'ai constaté une légère hypersécrétion du fluide qu'ils fournissent à l'état normal.

Il importe d'examiner une autre opinion relative au rôle de ces follicules dans certaines phlegmasies palpébrales. Velpeau[3] admet trois espèces de blépharites, la *muqueuse*, la *glanduleuse* et la *ciliaire*, suivant que la phlegmasie atteint la conjonctive, les follicules méïbomiens ou les follicules des cils. Il divise la blépharite glanduleuse en deux variétés : la blépharite glanduleuse simple et la blépharite diphthéritique. La première est caractérisée par une rougeur de la conjonctive d'autant plus marquée qu'on se rapproche des cils ; il existe un ruban transversal, plus large au milieu qu'aux extrémités, moulé sur la forme du cartilage tarse, de la forme d'une demi-lune très-allongée, à bord convexe tourné en arrière, à bord droit tourné en avant. On aperçoit des vaisseaux légèrement tortueux, à peu près parallèles, fins, nombreux, rapprochés, rarement anastomosés, se perdant insensiblement dans la conjonctive du côté de la rainure oculo-palpébrale ; le tissu qui les renferme n'a aucune mobilité sur les autres couches de la paupière. Le tout semble constitué par une plaque homogène, légèrement épaissie dans toute son étendue, mais surtout en avant. *Les malades accusent une sensation de sable ou de poussière, une démangeaison qui les porte à se frotter les yeux. Une sécrétion visqueuse s'épanche en avant du côté de la racine des cils, et s'y concrète sous forme de croûtes jaunâtres très-adhérentes, d'où il résulte que les paupières sont collées le matin au réveil.* Cette description, irréprochable au point de vue de l'exactitude, se rapporte mot pour mot à l'*hyperhémie* de la conjonctive, avec tendance à la formation de granulations, qu'on observe souvent chez les sujets affectés de blépharite ciliaire. Elle n'indique nullement une maladie siégeant dans les follicules de Méïbomius.

On n'est pas plus en droit de considérer, comme une phlegmasie de ces follicules, la variété de blépharite que Velpeau a nommée *diphthéritique*. Elle est caractérisée, d'après ce chirurgien, par un liséré, blanc ou gris et pointillé, *sur la crête postérieure ou glanduleuse du bord libre de la paupière.* Ce liséré, continu ou frangé, est très-adhérent chez quelques sujets, facile

---

[1] *Loc. cit.*, t. I, p. 194. — [2] *Dictionnaire de médecine en 30 vol.*, t. V, p. 397. Paris, 1833. — [3] *Dictionnaire de médecine en 30 vol.*, t. XXII, p. 113 et 114. Paris, 1840.

à détacher chez d'autres ; il ressemble à une concrétion plastique, membraniforme, dépolie ; il est appliqué sur les orifices des follicules méïbomiens, et formé de petites paillettes d'un blanc argentin. Le reste du bord libre de la paupière est d'un rouge très-vif ; les follicules de Méïbomius sont boursouflés. L'état croûteux des cils et la sécrétion visqueuse des paupières sont moins marqués que dans la variété précédente.

Rien ne ressemble moins à une fausse membrane diphthéritique que cette concrétion membraniforme, dépolie, formée de petites paillettes d'un blanc argentin. Il est probable que ces pellicules résultent de la solidification du produit de sécrétion de la conjonctive, et nullement des follicules de Méïbomius. La blépharite *diphthéritique* n'est donc aussi qu'une variété d'hyperhémie conjonctivale.

Causes. La blépharite ciliaire est plus fréquente dans l'enfance et la jeunesse qu'aux autres périodes de l'existence. Les femmes en sont plus souvent atteintes que les hommes. Elle débute quelquefois après les fièvres éruptives, la rougeole, la variole, la scarlatine. Le tempérament lymphatique y prédispose. Rien ne prouve que l'usage habituel de vin ou de liqueurs spiritueuses, que des irritations gastriques de toutes sortes, en sont le point de départ. La fatigue des yeux, en congestionnant les paupières, joue un certain rôle dans le développement de la maladie. Il en est de même de l'impression d'un air froid, impur, chargé de fluides ammoniacaux.

Symptômes. Ils varient d'après le siége du mal, c'est-à-dire d'après l'espèce de tissu atteint. Le tégument du bord libre est-il seul affecté ? il existe un léger liséré rose jaunâtre, pointillé, entre la racine des cils, particulièrement du côté cutané de la paupière. Ce liséré est couvert de petites écailles furfuracées. Les sujets se plaignent d'une sensation de prurit, de démangeaison, de sécheresse. Cette espèce a été désignée par Velpeau sous le nom de blépharite *furfuracée ;* on peut aussi l'appeler *psorophthalmie.*

A une période plus avancée, on trouve sur le bord libre des paupières des croûtes d'un jaune verdâtre, parfois superposées les unes aux autres, en nombre variable, toujours traversées par un ou plusieurs cils qu'elles agglutinent ensemble. Lorsqu'on enlève ces croûtes avec précaution, au moyen d'une pince, et qu'on essuie avec une petite éponge fine la place même qu'elles occupaient sur la lèvre cutanée du bord libre de la paupière, on remarque au-dessous d'elles une petite surface excoriée, parfois légèrement saignante. Quand les croûtes sont épaisses et dures, on emporte quelquefois avec elles les cils qui les traversent.

Sur d'autres points du bord libre, il existe, à la base des cils, une substance de consistance visqueuse, et au-dessous de cette matière, des surfaces d'un rouge un peu moins vif qu'au niveau des croûtes. Alors les malades accusent une sensation de brûlure et de cuisson et moins de prurit. Les paupières sont collées le matin au réveil, et pour les écarter, le patient est obligé d'humecter les croûtes, sans quoi il est exposé à arracher les cils. Cette variété est désignée sous le nom de blépharite *exulcéreuse.*

Dans d'autres cas, il se forme, au début, de petites pustules, plus ou moins nombreuses, du volume d'un grain de millet ou d'une tête d'épingle, plus ou moins dures, un peu rouges. Le sommet présente bientôt un point blanc ou jaunâtre. Une matière gluante ou purulente, fournie par les pustules, se concrète et forme des croûtes qui se collent sur place, entourent les cils et contractent avec eux des adhérences. Détache-t-on les croûtes? on trouve de petits points ulcéreux, d'un rouge violacé ou jaunâtre, différant des ulcérations que nous avons mentionnées précédemment, parce qu'elles sont plus profondes, moins larges, mieux circonscrites et en général arrondies. Dans cette troisième forme, que l'on peut appeler blépharite *folliculeuse*, les follicules ciliaires sont enflammés à une profondeur plus considérable.

Au début, la face interne des paupières est légèrement rouge; les vaisseaux injectés se dirigent vers le bord palpébral. Plus tard, l'hyperhémie atteint la conjonctive scléroticale, la peau de la joue est irritée et excoriée par les mucosités et les larmes qui s'écoulent sur cette partie. Les malades accusent une sensation de prurit, de cuisson, d'élancements dans les tissus phlogosés. Quelquefois il existe une ulcération au niveau de la commissure externe des paupières.

Marche. Terminaisons. La première forme de blépharite, la *furfuracée*, donne rarement lieu à des conséquences fâcheuses; il n'en est pas de même des deux autres. Si on abandonne l'affection à elle-même, les ulcérations du bord palpébral se multiplient et deviennent plus profondes. Elles attaquent tôt ou tard les bulbes des cils. Ceux-ci tombent spontanément ou avec les croûtes qu'on enlève; quand ils repoussent, ils sont plus minces, plus pâles; si la maladie n'est pas arrêtée dans sa marche, les bulbes ciliaires sont détruits, et le bord palpébral correspondant reste définitivement privé de cils. Tantôt quelques-uns de ces appendices manquent, d'autres fois toute la rangée est tombée. Dans quelques cas, les cils de nouvelle formation repoussent dans une mauvaise direction, notamment en dedans, et sont une cause permanente d'irritation pour l'œil.

La phlegmasie, dont le bord palpébral est le siége, ne reste pas toujours circonscrite dans ce point; elle se propage le plus souvent à la conjonctive, d'où une injection plus ou moins prononcée de cette membrane, un écoulement muqueux plus ou moins abondant; elle se transmet aussi au cartilage tarse, ce qui a pour résultat de le roidir, de le recoquiller, de tourner le bord libre de ce corps un peu en dedans, d'où la formation d'un *entropion*. La peau des paupières ne reste pas étrangère au processus morbide; elle s'enflamme légèrement, se recouvre parfois d'une légère desquamation furfuracée: ceci est surtout applicable à la paupière inférieure. En tous cas, l'effet de cette phlegmasie est de produire une rétraction du tégument; celui-ci entraîne le bord libre de la paupière qui se renverse un peu en dehors, d'où la formation d'un léger *ectropion*. La muqueuse elle-même étant généralement alors injectée et boursouflée, il en résulte que l'orifice palpébral est encadré dans un bourrelet rougeâtre, ce qui donne à l'œil un cachet particulier rappelé par cette expression vulgaire *d'œil d'anchois*. D'autres fois, les ulcérations du bord palpébral, les bouffées inflammatoires dont il a été le siége, en produisent l'épaississement, l'induration et la déformation. Il en résulte la production d'un bourrelet épais, dur, noueux, tantôt couvert de plaques rouges et d'excoriations garnies de croûtes, tantôt calleux, blanc, insensible, appelé *tylosis*.

Arrivée à cette période, la blépharite ciliaire entraîne le plus souvent des troubles sérieux du côté de l'œil. Celui-ci ne tarde pas à s'enflammer : de là des kératites graves et parfois très-persistantes, d'autant plus difficiles à guérir qu'elles sont entretenues le plus souvent par des rugosités de la face interne de la paupière supérieure, ayant succédé à des granulations conjonctivales qui se montrent si souvent chez les sujets atteints de blépharite ciliaire.

On rencontre souvent d'autres lésions des organes avoisinants, considérées à tort, par quelques auteurs, comme faisant partie intégrante de la maladie : de là une confusion dans les descriptions, les symptômes appartenant aux complications ayant été rapportés à l'affection primitive. Rien de plus fréquent que l'existence d'une hyperhémie conjonctivale, avec tendance à la formation de *granulations*. D'autres fois, la phlegmasie se propage aux follicules méïbomiens qui sécrètent un liquide puriforme ; l'orifice de ces glandes peut s'ulcérer, et par suite s'oblitérer. La muqueuse du sac lacrymal s'enflamme aussi, et sécrète un liquide muqueux ou puriforme, parfois même du pus. Cette coïncidence entre la blépharite ciliaire, l'hyperhémie conjonctivale et le catharre du sac, a donné lieu à la théorie de Scarpa sur le *flux palpébral puriforme* que nous avons examinée précédemment. (Voir p. 259.)

Pronostic. Il est bénin pour la forme *furfuracée*, plus grave quand il se produit des ulcérations. Le moindre inconvénient qui puisse résulter, lorsque l'affection n'est pas arrêtée dans sa marche, est la perte des cils, ce qui a pour conséquence d'enlever au globe une partie des organes protecteurs, et d'exposer le malade à une irritation permanente de la conjonctive. Quelquefois la maladie reste au même degré pendant longtemps, d'autres fois elle a une marche progressive. La durée en est toujours longue.

Traitement. Il est général et local. Les sujets lymphatiques, strumeux, sont soumis à une médication reconstituante : l'huile de foie de morue, le vin de quinquina, le sirop antiscorbutique, les préparations ferrugineuses, une alimentation analeptique. Une précaution importante à prendre, dans tous les cas, est de ne pas laisser séjourner les croûtes sur la rangée ciliaire. Ces croûtes jouent le rôle de corps étrangers, et irritent les tissus malades ; elles masquent les parties phlogosées, et s'opposent à ce que les topiques de diverses sortes, appliqués sur le bord des paupières, agissent convenablement. Le matin, au réveil, elles agglutinent les cils des deux paupières, et si on ouvre celles-ci sans les avoir au préalable ramollies, on s'expose à arracher les cils. Il faut les humecter avec de l'eau tiède, ou mieux encore plonger, pendant quelques minutes, les paupières malades dans un petit bain d'eau tiède, en se servant de ces vases que l'on désigne vulgairement sous le nom d'*œillère*. On arrive aussi à ramollir les croûtes et à les détacher, en faisant, au préalable, l'application sur les paupières de cataplasmes bien humides de farine de graine de lin, de riz bien cuit dans l'eau, ou de simples compresses trempées dans une décoction de racine de guimauve. S'il existe des symptômes inflammatoires intenses, on peut commencer le traitement par une application de sangsues derrière les oreilles, quelques révulsifs sur le canal intestinal.

C'est surtout la médication locale, c'est-à-dire les topiques appliqués sur le siége du mal, qui agissent favorablement. Les pommades au *précipité rouge* ont, de tout temps, été vantées pour arriver à ce résultat ; elles sont employées le soir, au moment du coucher. On commence par ramollir les croûtes, soit avec de l'eau tiède, soit au moyen d'un cataplasme émollient. On étend ensuite la pommade le long du bord palpébral, avec la pulpe de l'index que l'on promène d'une des extrémités de la paupière à l'autre, en ayant soin que le médicament pénètre profondément jusque dans l'intervalle de la base des cils. Faute de prendre cette dernière précaution, la pommade n'agit pas sur les tissus affectés. Dans la journée, il est préférable d'appliquer des topiques adoucissants, tels que l'axonge, la glycérine, sur le bord libre enflammé et sur toute la surface cutanée des paupières, pour combattre la rougeur morbide. On se sert aussi avantageusement de fomentations, une ou deux fois par jour, sur le bord des paupières, avec une solution de sublimé (12 à 25 milligrammes de ce sel pour 30 grammes d'eau distillée).

Les pommades au *précipité rouge*, simples ou additionnées de quelque autre agent, sont connues sous les noms de *pommades de Lyon*, de *Desault*, du *Régent*, de *Cunier*, de *Deval*, d'*Arlt*, etc.

La *pommade de Lyon* se compose d'onguent rosat, 16 grammes ; précipité rouge, 1 gramme. Celle de *Desault* est formée d'oxyde rouge de mercure, de tuthie préparée, d'alun calciné et d'acétate de plomb, 4 grammes de chaque ; de deuto-chlorure de mercure, 30 centigrammes ; et de graisse à la rose, 60 grammes. Celle du *Régent* se formule ainsi : oxyde rouge de mercure et acétate de plomb cristallisé, 10 grammes de chaque ; camphre, 1 gramme ; beurre frais lavé à l'eau de rose, 150 grammes. Celle de *Cunier* se compose d'axonge et d'huile d'olives, 6 grammes de chaque ; oxyde rouge de mercure, 10 à 40 centigrammes. Deval a proposé les deux préparations suivantes : 1° R axonge, 4 grammes ; précipité rouge, 15 centigrammes ; camphre, 5 centigrammes ; 2° R axonge, 4 grammes ; précipité rouge, 50 centigrammes ; oxyde de zinc, 10 centigrammes ; camphre, 10 centigrammes ; huile de rose, 1 à 2 gouttes. Arlt associe le précipité blanc au précipité rouge, à la dose de 5 à 10 centigrammes de chacune de ces substances pour 4 grammes d'axonge.

On emploie aussi les *pommades au précipité blanc*. Celle de *Janin*[1] se compose de précipité blanc, 4 grammes ; tuthie préparée et bol d'Arménie pulvérisé, 8 grammes de chaque ; axonge, 15 grammes.

Il n'est pas indifférent d'appliquer l'une ou l'autre de ces préparations,

[1] *Mémoires et observations anatomiques sur l'œil*, p. 456. Lyon et Paris, 1772.

Lorsque les malades accusent des démangeaisons fortes, on commence par les pommades au camphre et au blanc de zinc ; quand la démangeaison est calmée, on les remplace par les préparations au précipité rouge. Dans les blépharites ciliaires à un degré moyen, je me suis très-bien trouvé du badigeonnage du bord libre des paupières avec la *teinture d'iode* additionnée de parties égales d'eau distillée.

Lorsque la maladie est plus avancée, qu'il existe des ulcérations des follicules ciliaires, le traitement précédent est parfois insuffisant. Il faut alors modifier la vitalité des tissus atteints par une médication plus énergique. On applique sur le bord palpébral une *pommade très-concentrée au nitrate d'argent*, ou bien encore on étend sur la partie, avec un pinceau à miniature, une *solution de parties égales d'azotate d'argent et d'eau distillée*, en prenant toutes les précautions nécessaires pour que le sel lunaire ne pénètre pas sur la conjonctive.

Dans les blépharites invétérées, il convient parfois d'arracher les cils avec une pince épilatoire, parce que ces poils jouent le rôle de corps étrangers. Après avoir pratiqué cette avulsion, on *cautérise* les ulcérations avec une *solution concentrée de nitrate d'argent*, ou plutôt avec la pointe d'un *crayon de pierre infernale*. Il arrive souvent, qu'après l'emploi bien entendu des cathérétiques, les ulcérations interciliaires se cicatrisent ; que les noyaux d'induration disparaissent, et que les cils repoussent longs, touffus et dans une direction normale. L'application de l'*huile de Cade* peut aussi rendre service dans ces cas.

Lorsque la maladie se termine par un épaississement avec induration du bord de la paupière, c'est-à-dire par *tylosis*, qu'il existe des ulcérations et des irrégularités du bord palpébral, on cherche d'abord à obtenir la résorption de la lymphe plastique concrétée dans les tissus malades, par l'application de *cataplasmes chauds de ciguë et de saponaire*, avec addition d'une petite quantité de *camphre*, par des onctions avec de l'*onguent hydrargyrique*. Rosas préconise, dans ces cas, les *scarifications* de la région calleuse, avec l'extrémité d'une lancette ou d'un bistouri, tous les quatre ou cinq jours. Pour exécuter cette petite opération, on tend, au préalable, la paupière sur l'index, afin d'éviter la blessure du globe.

Il reste souvent, dans les cas de ce genre, quelques cils incomplétement développés, tournés du côté de l'œil qu'ils irritent. On les recherche avec soin pour les arracher, ce qui débarrasse les malades d'une cause permanente de kératite.

Les soins à donner aux sujets atteints de blépharite ciliaire ne se bornent pas toujours à l'organe qui semble surtout affecté. Le plus souvent, il existe une hyperhémie conjonctivale, avec ou sans granulations, un catarrhe du sac lacrymal, une kératite, qui fournissent au praticien autant d'indications particulières. L'ectropion et l'entropion, l'alopécie ciliaire sont des conséquences éloignées de la maladie, qui exigent un traitement spécial. Il en sera question dans les articles suivants.

ARTICLE X.

Furoncle et anthrax des paupières.

L'ANTHRAX est une inflammation circonscrite du tissu cellulaire. Il diffère du FURONCLE par l'étendue des parties atteintes, plus considérable dans le premier que dans le second. La phlegmasie, dans les deux cas, n'est pas gangréneuse dans le principe. Si elle est suivie d'une mortification limitée du tissu cellulaire, éliminé, à une certaine période du mal, sous forme de bourbillon, c'est que ce tissu est étranglé et cesse de vivre.

1° Le FURONCLE se montre sur tous les points des paupières ; son apparition coïncide le plus souvent avec un embarras gastrique. Il se présente sous la forme d'une tumeur inflammatoire dure, tendue, très-douloureuse, qui se couvre d'une petite escarre grisâtre. Au bout de quelques jours, celle-ci se détache, entraînée par la suppuration. La plaie se convertit en membrane de bourgeons charnus et se cicatrise promptement. Il est rare que la maladie se termine par résolution. On peut néanmoins chercher à obtenir ce résultat, ou tenter de faire avorter la tumeur, en la touchant avec un petit fragment de potasse caustique, d'après le conseil donné par Carron du Villards père. On réussit aussi parfois, en pratiquant au début des frictions avec l'alcool camphré ou l'eau sédative de Raspail.

Si ces moyens échouent, ou si l'on a été appelé trop tard pour les mettre en usage, on recouvre la paupière de cataplasmes émollients et on incise de bonne heure la tumeur avec une lancette. Dès que les symptômes inflammatoires sont tombés, on fait un pansement simple. L'administration de purgatifs et de dépuratifs, un régime peu animalisé, préviennent l'apparition de nouveaux furoncles, soit sur la région primitivement atteinte, soit sur d'autres parties du corps.

2° L'ANTHRAX, que l'on appelle *bénin*, par opposition au charbon, désigné sous le nom *d'anthrax malin*, atteint de préférence les individus de la classe pauvre qui ne nettoient jamais la peau des paupières et habitent des lieux insalubres ; les vieillards, chez lesquels de la matière sébacée s'accumule sur les paupières. D'après Carron[1], il a le plus souvent son point de départ au centre d'un follicule pileux ou sébacé. Il est caractérisé par une tumeur d'un rouge foncé, dure, accompagnée d'une douleur pongitive et brûlante. Au centre se forme rapidement un petit point noirâtre entouré d'un cercle inflammatoire, de couleur vineuse, plus ou moins étendu. Si on incise la partie malade, la surface de la section paraît lardacée ; en pressant légèrement, on fait sortir des mailles fibreuses, qui enveloppent le tissu cellulaire mortifié, une matière épaisse qui laisse, après son issue au dehors, de petites cavités semblables aux cellules d'un guêpier.

Les sangsues, les onctions d'onguent hydrargyrique, les cataplasmes émollients, les dérivatifs sur le canal intestinal, n'arrêtent pas la marche

---

[1] *Loc. cit.*, t. I, p. 277.

de l'anthrax. Il est préférable de pratiquer de bonne heure une incision transversale ou cruciale sur la tumeur, suivant le volume de cette dernière. Pour favoriser l'élimination de l'escarre, on panse la partie avec un plumasseau de charpie et d'onguent digestif, recouvert d'un cataplasme émollient. Dès que la plaie est transformée en membrane granuleuse, on panse simplement.

ARTICLE XI.

Pustule maligne des paupières.

La pustule maligne a son siége de prédilection sur les parties du corps habituellement à découvert. Il n'est donc pas surprenant qu'on l'ait observée, un grand nombre de fois, aux paupières. Ce serait dépasser les limites de ce traité que de tracer une description dogmatique de la maladie; on la trouve dans tous les ouvrages de pathologie externe.

Lorsque la pustule maligne débute par les paupières ou les parties voisines, on voit apparaître, sur ces points, de nombreuses vésicules d'un assez fort volume. Les vésicules laissent suinter un ichor jaunâtre, melliforme, se concrétant assez facilement, d'une odeur fade et nauséeuse. Les paupières sont d'abord molles, d'une teinte bleuâtre, demi-transparente, très-rarement rosée; livides en d'autres points. Il se développe de larges escarres irrégulières, ardoisées. La tuméfaction des voiles peut acquérir le volume de la moitié d'un œuf de poule, et même davantage. Elle est très-dure, interrompue à son milieu par une fente, que les plus grands efforts des malades ne peuvent agrandir. En écartant avec force les paupières, on reconnaît qu'elles se touchent par une surface large et plate, au fond de laquelle l'œil paraît quelquefois ecchymosé. Les escarres n'occupent que l'épaisseur des téguments ; Bourgeois, d'Étampes [1], ne les a jamais vues envahir les cartilages tarses, et encore moins l'œil. Ce praticien a observé une forme spéciale de la maladie, qu'il appelle *œdème malin ou charbonneux des paupières*. Elle est caractérisée par un gonflement pâle d'abord, mou, bleuâtre, demi-transparent et rarement rosé des paupières. Il n'y a pas de douleur locale; les malades accusent une légère démangeaison. Au bout de deux ou trois jours apparaissent d'abord des vésicules, puis des escarres; plus tard, tout l'appareil symptomatique, tant interne qu'externe, de la pustule charbonneuse la plus franche. Cette forme est d'autant plus insidieuse, qu'on peut la confondre *avec l'œdème simple des paupières*. Ce n'est que trente-six à quarante-huit heures après l'apparition du mal, quand se montrent les vésicules et les escarres, qu'on peut être fixé sur la nature de l'affection.

Il est rare que la pustule maligne des paupières ne soit pas suivie de difformités. Alors même que la paupière inférieure a été atteinte légèrement, elle se renverse; il se forme un bourrelet rouge, boursouflé, sanglant, résultant de l'extroversion de la conjonctive et du cartilage tarse

[1] *Archives générales de médecine*, t. I, p. 172 et 334. Année 1845.

correspondant. A la paupière supérieure, la difformité est moins considérable, à moins que la perte de substance ne soit très-étendue. Souvent il se fait une simple cicatrice rougeâtre, peu saillante, à peine désagréable. L'affection gangréneuse attaque-t-elle les commissures? la fente palpébrale est toujours diminuée par la suite.

Le traitement de la pustule maligne est essentiellement local; il consiste à cautériser les parties atteintes, soit avec le cautère actuel, soit avec un caustique. Lisfranc [1] touchait le centre seul de la tumeur avec un cautère rouge-cerise, et promenait dans les alentours, sur le cercle inflammatoire rouge vineux, un cautère à peine rougi, pour modifier la forme inflammatoire, afin d'arrêter le développement ultérieur de la maladie. Bourgeois, d'Étampes, préfère employer la *potasse caustique* préparée à l'alcool. Il commence par ouvrir les vésicules, et promène circulairement sur elles, et sur l'escarre, le caustique. Lorsque l'escarre est trop sèche ou trop épaisse, il en enlève quelques pellicules avec une lancette bien affilée. Au bout de quelques instants, en raison de l'avidité de la potasse pour l'humidité, la portion de caustique en contact avec les parties malades se dissout et pénètre les chairs, qui se délayent et forment un détritus amassé circulairement sur les bords de la petite excavation que l'on creuse. Quelquefois, il y a un afflux assez considérable de sérosité dans la plaie; ce liquide venant à dissoudre trop vite le caustique, celui-ci peut couler et déterminer de larges et profondes escarres. Pour se mettre à l'abri de ce grave inconvénient, on essuie avec un linge les coulées de potasse caustique. Après une ou deux minutes, on en cesse l'application.

L'*œdème charbonneux* des paupières comporte quelques indications spéciales. Au début, on applique une décoction fortement tonique et excitante; par exemple, une décoction de quinquina concentrée, animée d'eau-de-vie camphrée. Dès que les escarres apparaissent, on cautérise avec la plus grande précaution, en surveillant surtout les coulées de caustique, dans la crainte de léser l'œil. Bourgeois, d'Étampes, a réussi une fois, dans un cas où le gonflement ne datait que de la veille, en promenant sur les paupières un crayon de pierre infernale imbibée d'eau. Dès le lendemain, il se manifesta une rougeur de bon augure sur les parties tuméfiées. Les téguments ne se sphacélèrent pas; la guérison fut prompte, sans cicatrice vicieuse.

Pour prévenir les difformités des paupières consécutives à la chute des escarres, Debrou, d'Orléans, veut qu'on avive les bords palpébraux et qu'on les réunisse par la suture, immédiatement après l'élimination des parties mortifiées. On maintient la coaptation, pendant la durée de la formation des cicatrices, jusqu'à ce que le tissu inodulaire ait épuisé toute sa force rétractile. De cette manière, on s'oppose au déplacement des bords de la plaie consécutive à la chute des escarres, et l'on conserve aux paupières leur étendue normale. Il importe, lorsqu'on suit ce procédé, de ne pas faire un *ankyloblépharon* complet. On ménage, près de chacune des commissures, une petite ouverture, pour donner passage aux mucosités et aux

---

[1] Carron du Villards, *loc. cit.*, t. I, p. 279.

larmes. Par cette double ouverture, on introduit plus tard une sonde cannelée pour diviser la ligne interciliaire.

ARTICLE XII.

Affections cutanées des paupières.

La plupart des formes des maladies de la peau se montrent aux paupières. L'ÉRYTHÈME y est fréquent ; il est caractérisé par une rougeur légère, superficielle, irrégulièrement circonscrite de la peau de l'une ou l'autre paupière ; souvent des deux à la fois. Cette coloration anormale disparaît promptement en donnant lieu, ou non, à une desquamation. On le rencontre chez les enfants, à l'époque de la première dentition ; il se produit à la suite de frictions irritantes, de l'insolation. Le voisinage d'une plaie ou d'un ulcère ; l'écoulement de tout liquide irritant sur les paupières, tel que des larmes et des mucosités, dans certaines conjonctivites, produit le même résultat. Parfois la rougeur se montre plus particulièrement au niveau des commissures, auquel cas on la désigne du nom de *canthitis*. C'est, du reste, une affection facile à guérir ; il suffit de recommander des soins de propreté, de faire bassiner les paupières avec une solution adoucissante et astringente, telle que de l'eau de laitue et de cerfeuil additionnée d'une petite quantité de poudre d'amidon. Si l'érythème est le résultat du frottement de surfaces cutanées opposées, on saupoudre celles-ci de lycopode, de riz, ou d'iris.

L'ECZÉMA, l'IMPÉTIGO et l'ECZÉMA IMPÉTIGINODES, appelés encore *croûte de lait, porrigo larvalis*, se montrent fréquemment chez les enfants et accompagnent la blépharite ciliaire, la conjonctivite oculo-palpébrale et les kératites. Si c'est un *eczéma*, la peau des paupières se couvre de vésicules renfermant un liquide séreux ; si ces vésicules se dessèchent, il en résulte une desquamation ; si elles se déchirent, il y a des excoriations et un suintement plus ou moins abondant. L'*impetigo* et l'*eczema impetiginodes* commencent par une sensation de prurit plus ou moins ardent. Les pustules se rompent et laissent échapper une humeur visqueuse qui se dessèche en croûtes jaunâtres. Celles-ci s'épaississent, parce que l'humeur exhalée par les surfaces excoriées se concrète au-dessous d'elles. C'est dans ces ces circonstances que les ganglions parotidiens et sous-maxillaires s'engorgent. L'éruption ne reste pas toujours bornée aux paupières, elle peut s'étendre aux tempes, au cuir chevelu. L'irritation et le gonflement du derme produisent parfois un raccourcissement momentané des paupières, d'où l'extroversion légère de l'inférieure et un larmoiement plus ou moins abondant, conséquence inévitable de tout ectropion. Ces affections cutanées peuvent se propager à la muqueuse oculaire, à la cornée, aux voies lacrymales et donner lieu à des formes morbides variées.

La guérison en est généralement facile. On commence par combattre la phlegmasie par des topiques émollients : des cataplasmes humides de farine de graine de lin appliqués sur les paupières, des lotions très-fréquentes de ces voiles avec une décoction de racine de guimauve ou de l'eau de son.

Quand la rougeur a diminué, que les croûtes sont tombées, on fait étendre sur les surfaces malades une pommade composée d'axonge, à laquelle on incorpore soit du précipité blanc, soit du précipité rouge, soit des fleurs de soufre ; ou bien encore, on lotionne les parties malades avec de l'eau très-chaude, à laquelle on ajoute, par verre de liquide, une à trois cuillerées à bouche d'*eau phagédénique*. A ces moyens locaux, il convient d'ajouter une médication interne : un purgatif léger tous les trois ou quatre jours, l'administration de préparations amères et de toniques. Lorsque les éruptions résistent, qu'elles prennent la forme chronique, on conseille des lotions avec un mélange de 2 à 4 grammes de borax, 50 centigrammes d'essence de Portugal et 250 grammes d'eau distillée ; ou bien encore, une solution de 2 à 6 grammes de sous-carbonate de soude dans 250 grammes d'eau ; une solution de 15 centigrammes de sublimé dans 125 grammes d'eau distillée, avec addition de 3 à 4 grammes d'alcool de citron. Quelques praticiens se louent de la préparation suivante : R : lait d'amandes, 250 grammes ; chlorhydrate d'ammoniaque, 25 centigrammes ; sublimé, 10 centigrammes. Les pommades astringentes, au sulfate de fer, à l'alun, trouveront aussi leur application.

Les affections eczémateuses et impétigineuses des paupières, la blépharite ciliaire, se compliquent parfois d'une inflammation de quelques follicules pileux, à une place plus ou moins éloignée du bord libre. Cette phlegmasie, caractérisée par l'apparition d'une ou de plusieurs petites pustules entourées d'une auréole rouge et traversées par un poil, ne réclame pas d'indication spéciale.

Le VITILIGO des paupières est caractérisé par des rangées de petites taches jaunâtres, ou de couleur d'ocre, irrégulières, légèrement élevées, offrant à peine de l'induration. Elles sont disposées symétriquement des deux côtés de la face et situées dans l'épaisseur de la peau. L'épiderme qui les recouvre est sain. Elles se développent spécialement sur la partie des paupières où la peau est lâche, et s'étendent parfois sur les côtés du nez et sur les joues. La paume des mains, les doigts, les coudes, en sont souvent affectés en même temps. On a recommandé de les traiter par des fomentations avec de l'eau chaude vinaigrée, par l'application répétée du nitrate d'argent.

CHAPITRE VI.

DIFFORMITÉS DES PAUPIÈRES.

Les difformités des paupières sont congénitales ou acquises. Les premières ont été mentionnées précédemment (p. 330 et suiv.) ; les secondes sont la conséquence de blessures ou de phlegmasies. Les indications thérapeutiques ne diffèrent pas dans les deux cas.

ARTICLE I.

Absence des paupières.

Les paupières manquent rarement. Nous avons déjà dit (page 330) que certains fœtus monstrueux en sont privés ; c'est alors un vice de conformation qui n'a qu'une importance secondaire à côté d'autres lésions plus graves qui coïncident avec lui. D'autres fois, les paupières sont détruites, soit par gangrène, soit à la suite d'une brûlure ; ou bien encore cette ablation est nécessitée par l'extirpation de tumeurs malignes. Toutefois, dans le dernier cas, les ressources de la nature sont telles, qu'une perte de substance même considérable est le plus souvent comblée, parce que la peau, attirée de tous les points voisins par le travail cicatriciel, vient combler la brèche. Alors même que toute l'étendue de la paupière est détruite, s'il reste une portion suffisante de la muqueuse, celle-ci se boursoufle, se *cutise* et devient pour l'œil un organe protecteur. En cas contraire, le globe, exposé continuellement à l'air, ne tarde pas à s'enflammer et finit par être détruit en partie, d'où la perte de la vision. Les malheureux prisonniers du temps des croisades, auxquels on infligeait cet affreux supplice, devenaient ainsi complétement aveugles.

On a cherché à prévenir les fâcheuses conséquences de la destruction des paupières, en les remplaçant par des appareils en acier ou en bois. Cet artifice ne réussit jamais. Nous possédons, au contraire, une ressource précieuse dans la *blépharoplastie*, c'est-à-dire dans la restauration de ces voiles, par un emprunt fait aux téguments voisins. (Voir *Blépharoplastie*.)

ARTICLE II.

Brièveté des paupières.

Lorsque les paupières sont diminuées de hauteur, c'est-à-dire raccourcies, la difformité est connue sous le nom de *lagophthalmos* ou de *lagophthalmie* (de λαγος, lièvre et οφθαλμος, œil ; parce que l'on croyait que les lièvres dorment les yeux ouverts). Cette disposition anormale est bien plus rarement un vice de conformation congénital, que la conséquence de lésions traumatiques, d'ulcérations de tout genre, de rétraction des tissus par suite de carie de l'orbite. Mackenzie l'a observée chez un sujet affecté d'infiltration cancéreuse de la paupière. Carron du Villards l'attribue, dans quelques cas, à un état spasmodique de l'orbiculaire. Ce chirurgien a rencontré souvent le lagophthalmos chez les lépreux de Surinam et de Cayenne. On l'observe parfois à la suite de granulations de la conjonctive traitées pendant longtemps par la cautérisation.

Le lagophthalmos peut exister seul, ou bien il est accompagné d'un renversement en dehors de la paupière, c'est-à-dire d'un *ectropion*. Ces deux variétés diffèrent l'une de l'autre, en ce que, dans la seconde, le raccourcissement est plus prononcé du côté de la peau que de la muqueuse ; tandis que, dans la première, les paupières ne changent pas de direction ; elles restent seulement éloignées l'une de l'autre, l'œil ne pouvant être entièrement recouvert.

Dans les deux cas, il en résulte des conséquences fâcheuses : l'œil, n'étant pas suffisamment abrité, ne tarde pas à s'enflammer ; la cornée se vascularise, s'infiltre, s'ulcère, et la vision peut être gravement compromise, se perdre même. Chez quelques malades, les accidents sont moins graves, parce que l'une des paupières, notamment la supérieure, supplée celle qui est raccourcie. Lorsque le muscle orbiculaire a été détruit en même temps que les téguments, la portion restante de la paupière n'exécute plus de mouvement, et si, par une opération autoplastique, on l'allonge, on n'arrive pas à lui restituer de la mobilité.

Le traitement est préventif ou curatif. Il a été question (p. 335 et 360) des précautions à prendre, en cas de lésions traumatiques, de gangrène des paupières, pour empêcher une rétraction trop prononcée des tissus. Il importe de rappeler de nouveau, à cette occasion, que le plus souvent tous les efforts échouent, et que le tissu inodulaire se joue de tous les obstacles qu'on lui oppose.

Lorsque le raccourcissement est peu prononcé, quelques auteurs conseillent de s'abstenir de toute tentative opératoire. Cette conduite laisse le malade dans les conditions défavorables que nous avons signalées, c'est-à-dire qu'il est exposé à des inflammations oculo-palpébrales incessantes. J'ai tenté, dans un cas de ce genre, et avec succès, de corriger le lagophthalmos, en rétrécissant l'orifice interpalpébral par une opération d'*ankyloblèpharon partiel*.

Obs. CLXXVIII. *Atrophie de l'œil droit. Lagophthalmos du côté gauche. Opération d'ankyloblépharon partiel.* La nommée Siebenheer, âgée de dix-huit ans, est atteinte d'une atrophie de l'œil droit, à la suite d'une opération faite sur cet œil, il y a deux ans (probablement un staphylome). Pendant dix-huit mois, on lui a pratiqué, tous les jours, ou tous les deux jours, des cautérisations de la face interne des deux paupières gauches, avec un crayon de sulfate de cuivre. Depuis cette époque, l'œil gauche est resté larmoyant.

Le 1er septembre 1861, je constate que les deux paupières gauches n'arrivent pas au contact, lorsque la malade essaye de les rapprocher ; l'œil demeure en partie découvert. Lorsqu'on ordonne à la patiente de fermer les paupières, la supérieure s'abaisse comme à l'ordinaire ; l'inférieure, au contraire, n'accomplit qu'un mouvement d'ascension à peine appréciable ; le bord adhérent s'enfonce un peu dans l'orbite, de façon qu'il existe là une petite dépression ; il n'y a pas cependant d'ectropion. La muqueuse palpébrale supérieure et inférieure est boursoufflée, rouge, sans granulations. La cornée est un peu vascularisée à la partie inférieure. Il existe un larmoiement continuel, et très-souvent des récrudescences de la kératite.

Le 26 septembre, je pratique l'opération suivante : la patiente est assise sur une chaise basse, la tête convenablement maintenue. J'incise, avec des ciseaux, la commissure externe des paupières gauches, puis saisissant successivement, avec des pinces à griffes, le bord libre de chaque paupière, au voisinage de cette commissure, j'en excise un lambeau d'environ 4 millimètres de long, sur 1 ou 2 d'épaisseur. Deux points de suture entortillée réunissent les lèvres de ces plaies (*compresses d'eau froide sur la région palpébrale*).

Le 28, je retire les deux épingles. Les paupières n'arrivent que difficilement encore au contact parfait. Le 6 octobre, la plaie de l'angle externe des paupières est complétement cicatrisée ; l'orifice interpalpébral est manifestement rétréci. Lorsque la malade contracte fortement l'orbiculaire, les bords libres des paupières arrivent au contact. Toute vascularisation de la cornée a disparu. Le 17, l'état est toujours aussi favorable, et il faut une contraction moins énergique de l'orbiculaire pour que les bords des paupières se touchent.

Dans les cas où la perte de substance est plus étendue, il faut recourir à une opération autoplastique. Le raccourcissement de la paupière par des brides cicatricielles comporte aussi des indications spéciales qui trouveront mieux leur place à l'histoire de l'*ectropion*.

ARTICLE III.

Étroitesse de l'ouverture des paupières.

On l'a appelée *phimosis* palpébral, *blépharophimosis*, *blépharosténose*. Nous l'avons signalée à l'état congénital (p. 334). Elle est quelquefois la conséquence d'une lésion traumatique. Magne [1] a rapporté l'histoire d'un malade qui fut atteint, sur la région orbitaire gauche, par la chute d'une trappe de cave, au moment où il descendait dans celle-ci. Il existait une double plaie, formant un angle aigu, dont le sommet occupait la commissure externe des paupières, et dont les deux côtés suivaient, sur chaque paupière, la ligne des cartilages tarses, qui, d'ailleurs, avaient été respectés. Après la cicatrisation de ces solutions de continuité, l'ouverture palpébrale était diminuée. Rognetta [2] a observé le phimosis palpébral chez un sujet auquel on avait pratiqué l'excision du bord libre des paupières, pour remédier à un trichiasis. D'après ce chirurgien, l'affection est fréquente, dans la vieillesse, par suite de l'atrophie des tissus et du resserrement naturel des ouvertures muqueuses.

Quel que soit le point de départ du blépharophimosis, il en résulte des conséquences fâcheuses. Lorsque la difformité est très-prononcée, la vision est plus ou moins gênée. Deux malades, cités par Desmarres [3], la mère et la fille, éprouvaient une difficulté extrême à regarder les objets placés à la hauteur de l'œil ; elles étaient forcées d'incliner la tête à droite, à gauche ou en arrière, à chaque instant. Placées l'une près de l'autre, si elles se parlent, l'une porte la tête obliquement à droite, l'autre en sens inverse, ce qui leur donne une physionomie tout à fait singulière, presque comique. Il se développe fréquemment des inflammations oculo-palpébrales ; parfois il y a strabisme, spasme des paupières, entropion et amblyopie plus ou moins prononcée. La diminution de l'ouverture palpébrale apporte de

[1] *Annal. d'oculis.*, t. XXVIII, p. 231. — [2] *Loc. cit.*, p. 694. — [3] *Loc. cit.*, t. I, p. 471.

grands obstacles à la plupart des opérations que l'on pratique sur le globe.

Traitement. On a proposé d'agrandir la fente des paupières, en excisant un lambeau transversal aux dépens de la peau de la paupière supérieure, comme dans la méthode de Celse, pour l'entropion. Ce procédé est le plus souvent infidèle. D'Ammon croit que l'on peut retirer de bons résultats de la *division sous-cutanée* du muscle orbiculaire à l'angle externe de l'œil. Si cette tentative échoue, le chirurgien de Dresde préfère employer le procédé suivant qu'il appelle *canthoplastie*, et qui consiste à fendre l'angle externe des paupières, pour y transplanter un lambeau de la conjonctive oculaire, qu'on attache sur le bord de la plaie.

Procédé d'Ammon : canthoplastie. On l'exécute en plusieurs temps :

Premier temps. Un bistouri à lame étroite est insinué sous l'angle externe des paupières ; on en fait sortir la pointe à l'extérieur, et on agrandit la fente palpébrale jusqu'au bord externe de l'orbite.

Deuxième temps. Au moyen d'une anse de fil, engagée à travers les plis de la conjonctive, on attire celle-ci, aussi fortement que possible, entre les lèvres de la plaie. On fixe le fil à la peau, près de l'angle externe de la solution de continuité, en passant le point de suture de dedans en dehors, et en le fixant par un nœud ordinaire.

Troisième temps. On coud, avec des aiguilles et de la soie très-fine, la conjonctive et les bords de la plaie dans laquelle on l'a engagée.

Procédé d'Amussat. On en trouvera la description plus loin, à l'article *Symblépharon.*

ARTICLE IV.

Ampleur de l'ouverture des paupières.

Ce vice de conformation, décrit par Desmarres[1], sous le nom d'*euryblépharon* (de εὐρύς, grand, large, et βλέφαρον, paupière) est toujours congénital. Il consiste dans une disposition des paupières telle, que ces voiles sont trop grands pour l'œil qu'ils abritent.

Chez les sujets qui en sont affectés, on remarque qu'il existe une saillie plus grande que de coutume au côté externe de l'orbite ; les paupières, attachées un peu trop en avant, ne touchent pas exactement l'œil. A la partie externe de l'orbite se trouve un espace triangulaire, dont le sommet correspond à l'angle de cette cavité osseuse dont les côtés sont formés par les bords des paupières, et dont la base est limitée par le globe, qui est lui-même éloigné du petit angle de l'orbite de 2 à 5 millimètres. Cet espace triangulaire est partagé en deux par la saillie que forme le ligament palpébral externe. Au niveau du grand angle de l'orbite existe un espace triangulaire constitué de la même façon qu'en dehors, mais moins profond, en raison de la présence de la caroncule. Les paupières, au lieu d'offrir une courbure exactement semblable à celle de la partie antérieure du globe, paraissent taillées sur une sphère plus grande, et ne touchent l'œil que par leur centre.

[1] *Mal. des yeux,* t. I, p. 468.

Il résulte de la conformation précédente, que les tubercules lacrymaux ne sont pas en rapport exact avec le lac lacrymal, d'où une première cause de larmoiement. La présence du cul-de-sac conjonctival, plus ample que de coutume à la partie externe de l'orbite, favorise l'accumulation des larmes dans ce point, seconde cause de larmoiement. Enfin, l'existence des deux cavités conjonctivales à la partie externe et à la partie interne de l'orbite favorise la stagnation à la surface de la muqueuse de corps étrangers flottants dans l'atmosphère, et qui pénètrent derrière les paupières ; de là une irritation permanente de la conjonctive qui entraîne un afflux de larmes et de liquide conjonctival, troisième cause de larmoiement.

Garantir l'œil contre la pénétration des corps étrangers du dehors, en faisant porter au malade des lunettes appropriées ; combattre l'hyperhémie conjonctivale par de légers astringents, telles sont les seules indications à remplir.

ARTICLE V.

Coloboma.

Le coloboma est une fente verticale de la paupière. On l'a assimilé au *bec-de-lièvre*. Tandis que ce dernier est plus fréquent à titre de division congénitale que de solution de continuité accidentelle, le premier est bien plus souvent le résultat d'une blessure. Cruveilhier[1] pense même que l'existence d'une *fissure congéniale* de la paupière n'est pas suffisamment démontrée, ce qui est en contradiction avec les faits observés par Von Ammon, Beer, Cunier, Heyfelder, Mess, Saint-Yves, etc.

Si l'existence du coloboma congénital est un fait incontestable, il est plus difficile d'en déterminer le mode de production ; quelques-uns, l'assimilant au bec-de-lièvre, croient qu'il résulte d'un *arrêt de développement*, c'est-à-dire d'un défaut de réunion des deux segments qui forment la paupière chez le fœtus. D'Ammon[2] a donné la figure, et le grossissement à la loupe, des yeux d'un fœtus de trois mois, chez lequel la paupière supérieure fendue formait un triangle par sa réunion avec l'inférieure. Rien ne prouve qu'il n'y ait pas eu, dans ce cas, un *vice primitif de conformation* plutôt qu'un *arrêt de développement*, et cette seconde hypothèse a rallié un certain nombre de partisans.

Les plaies par instruments tranchants et contondants, les opérations pratiquées sur les paupières, sont suivies parfois d'une fente définitive de l'organe.

Le coloboma a été observé sur l'une et l'autre paupière ; les observations de coloboma congénital ne sont pas assez nombreuses pour qu'on puisse affirmer que le voile inférieur est plus souvent atteint que le supérieur. Le coloboma acquis semble, au contraire, plus fréquent en haut qu'en bas.

Quelle que soit la cause de cette solution de continuité, celle-ci présente

---

[1] *Traité d'anatomie pathologique générale*, t. I, p. 194. Paris, 1849. — [2] *Annal. d'ocul.*, t. III, supp., p. 26.

une hauteur variable ; parfois elle s'étend du bord libre jusqu'au bord adhérent du cartilage tarse ; dans d'autres cas, elle est plus grande et se rapproche plus ou moins du contour de l'orbite. Plus la fente est longue, plus les bords en sont écartés. Si elle n'entame pas toute la hauteur du cartilage tarse, la portion demeurée entière de celle-ci limite l'éloignement des lèvres, de façon que la solution de continuité a la figure d'une encoche. Si, au contraire, la fissure se prolonge jusque vers le rebord orbitaire, la tonicité des fibres de l'orbiculaire écarte les lèvres de la fente qui représente un V ou un triangle, à base tournée du côté du bord libre, à sommet dirigé vers le bord adhérent de la paupière.

La structure des deux lèvres de la fente varie, suivant que cette dernière est accidentelle ou congénitale. Dans le premier cas, la peau et la muqueuse palpébrale sont réunies par un *tissu cicatriciel* intermédiaire. Dans le second, le bord de chaque lèvre présente la même conformation que le bord libre de la paupière ; il est formé par la *muqueuse* qui change insensiblement de structure, des parties profondes vers les parties superficielles, pour se convertir en membrane cutanée. Les lèvres du coloboma congénital sont quelquefois garnies de cils ; des faits de ce genre ont été rapportés par Seiler, d'Ammon et Cunier.

Le coloboma est une difformité plus ou moins choquante, d'après l'étendue de la division de la paupière. S'il est très-prononcé, il laisse l'œil en partie à découvert, ce qui expose cet organe à être atteint de phlegmasies plus ou moins graves. Lorsqu'il occupe la paupière inférieure, les larmes s'écoulent incessamment sur la joue par cette ouverture. Il est parfois compliqué de prolapsus de la paupière, de symblépharon, de strabisme, etc.

Traitement. Il diffère d'après l'espèce de coloboma, d'après l'époque à laquelle en remonte la formation.

Le coloboma congénital, l'accidentel qui date déjà d'un certain temps, exigent une opération basée sur les mêmes principes que l'opération du bec-de-lièvre, c'est-à-dire qu'il faut aviver les lèvres de la solution de continuité, et les réunir ensuite par une suture appropriée. Le coloboma accidentel, de production récente, celui dont les bords sont encore saignants, n'exige que le second temps de l'opération que nous venons d'indiquer.

On a soulevé pour le coloboma de la paupière une question analogue à celle qui a été longuement débattue pour le bec-de-lièvre. A quelle époque de la vie faut-il opérer ? La plupart des chirurgiens conviennent, que si l'œil ne souffre pas de la difformité, il est préférable d'attendre l'âge de raison. Si la division est profonde, que le globe risque d'être compromis, il faut opérer immédiatement après la naissance.

Blépharoraphie. L'avivement des lèvres de la solution de continuité peut être exécuté, soit avec des ciseaux, soit avec le bistouri. Les premiers nous semblent préférables ; si on a recours au second, on garantit l'œil en interposant une plaque d'ivoire.

Dans les deux cas, il faut tendre au préalable la paupière, en saisissant d'une part, l'angle de la division avec une pince ou la pointe d'un ténaculum ; de l'autre, chacune des lèvres de la solution de continuité avec une pince. On taille de chaque côté un lambeau d'une épaisseur suffisante, pour que toute l'épaisseur de chacun des bords soit cruente. S'il existe des cils sur ces bords, on emporte du même coup la portion de peau qui contient ces follicules pileux. On n'oubliera pas d'aviver le point de jonction des deux lèvres du coloboma, faute de quoi il reste une fenêtre à ce niveau, après la cicatrisation. On affronte exactement les bords saignants, et on les maintient réunis par deux ou trois points de suture entortillée. Une précaution, importante à prendre, consiste à placer le premier point de suture, au niveau du bord libre de la paupière, pour que ce bord ait une forme bien régulière. Il faut que les épingles dont on se sert soient minces, et qu'elles embrassent une épaisseur suffisante de tissus, sans quoi les parties superficielles pourraient se réunir seules, les parties profondes échappant à cette agglutination. Ch. Sédillot[1] recommande, dans les cas où la perte de substance ou l'écartement des bords, font craindre la déchirure des points de suture, de *diviser l'angle externe des paupières*, pour donner plus de laxité aux parties.

Pour tout pansement, on applique sur les paupières une compresse humectée constamment d'eau fraîche. On ne retire les épingles que le quatrième jour, et on laisse les fils de la suture entortillée tomber spontanément. L'enlèvement des épingles est une opération délicate; si on n'agit pas avec beaucoup de lenteur et de circonspection, on risque de déchirer la cicatrice. Après cette ablation, on continue encore quelques jours l'application de l'eau froide, et on recommande la plus grande immobilité des paupières, pour éviter les tiraillements occasionnés par la contraction de l'orbiculaire.

ARTICLE VI.

Ankyloblépharon.

L'ankyloblépharon est l'union anormale des bords libres des paupières. Il est congénital ou accidentel.

Variétés. Il a déjà été question (p. 331) de l'ankyloblépharon *congénital*. Quoique rare, relativement à l'autre variété, il en existe un certain nombre d'exemples rapportés par Botin, Wenzel, Saint-Yves, Schon, C.-F. Kaltschmidt, D'Ammon, Benedict, Klinskosch, etc. Il est tantôt *partiel*, tantôt *total*. Tous les cas vus par Saint-Yves[2] étaient *incomplets* ; la soudure s'étendait depuis le petit angle jusqu'au milieu des paupières, ou un peu plus loin. Dans le cas de Botin[3], observé chez un enfant de six semaines, il n'y avait pas de globe, les paupières agglutinées offraient à leur centre une petite ouverture, derrière laquelle on trouva une membrane mince, rouge et peu sensible, paraissant être un rudiment de conjonctive, et fermant la cavité orbitaire. Dans les deux faits rapportés par Wenzel[4], la réunion des pau-

---

[1] *Traité de médecine opératoire*, t. II, p. 94 ; 2ᵉ édit. Paris, 1855. — [2] *Nouveau traité des maladies des yeux*, p. 97 ; édit. cit. — [3] *Mémoires Acad. sciences*, 1721. — [4] *Manuel de l'oculiste*, t. II, p. 155.

pières était *complète*. Rognetta [1] cite un enfant, chez lequel les deux muqueuses palpébrales étaient unies, de manière à former, au-devant de la cornée, une sorte de voile muqueux très-mobile. Les deux bords palpébraux restaient éloignés entre eux de 4 à 6 millimètres, et tenaient ensemble par cette espèce de bande muqueuse. Un petit pertuis existait à l'angle externe, et donnait passage aux larmes.

L'ankyloblépharon *accidentel* est plus rarement complet. Celui qui n'occupe qu'une portion de l'étendue des bords palpébraux se trouve le plus souvent au niveau du petit angle de l'orbite. Demours [2] l'a observé à la partie moyenne, chez un élève en pharmacie dont les paupières avaient été brûlées par une liqueur corrosive. Chez une femme d'un certain âge, vue par Rau [3], de Berne, il existait, entre les deux bords palpébraux, dans le voisinage de l'angle interne, un pont ligamenteux de la largeur de deux millimètres, tellement placé que les deux points lacrymaux se trouvaient en dehors de lui. L'angle interne était ainsi transformé en une ouverture arrondie dans laquelle on voyait la caroncule lacrymale; il y avait un épiphora depuis plusieurs années. Le pont anormal n'était constitué que par une fine membrane blanchâtre, sans vaisseaux apparents. Rau l'excisa jusqu'à sa base, avec des ciseaux, et cautérisa les lèvres à peine saignantes avec le sulfate de cuivre. La cicatrisation eut lieu, sans qu'il se formât de nouvelles adhérences et l'épiphora guérit.

Anatomie pathologique. Le tissu qui réunit les bords palpébraux varie de nature; le plus souvent, il est très-dense, très-court, et il affronte immédiatement les bords palpébraux. Dans d'autres cas, comme dans le fait de Rognetta, cité plus haut, il est lâche, et forme une espèce de membrane intermédiaire bien distincte.

L'ankyloblépharon n'est pas toujours simple. Il est parfois compliqué de symblépharon, de cicatrices des paupières, de recoquillement des tarses, de l'oblitération des conduits lacrymaux, d'atrophie du globe.

Causes. Lorsque les paupières sont soudées par leur bord libre, à la naissance de l'enfant, ce vice de conformation est le résultat d'un *arrêt de développement*. En effet, au commencement de la vie intra-utérine, les téguments couvrent la surface de l'œil, en s'amincissant, et en prenant peu à peu les caractères de la conjonctive. Pendant la dixième semaine, on voit se développer, en haut et en bas, les replis cutanés qui formeront les paupières. Au commencement du quatrième mois, ces replis deviennent adhérents par leurs bords libres, du moins chez les animaux. Plus tard, cette adhésion se détruit, et c'est de cette façon que les paupières peuvent s'ouvrir chez l'homme au moment de la naissance [4].

L'ankyloblépharon accidentel se forme parfois après la variole, quand les bords palpébraux ont été ulcérés. Il survient également à la suite de plaies de tout genre, de brûlures, d'ulcérations du bord libre. Le blépharospasme qui accompagne certaines inflammations oculo-palpébrales, en favorise la

---

[1] *Loc. cit.*, p. 693. — [2] *Loc. cit.*, t. I, p. 113. — [3] *Archiv. für Ophthalm.*, t. I, p. 173. — [4] Longet, *Traité de physiologie*, t. I, p. 197; GÉNÉRATION.

production, lorsque, comme cela arrive souvent, les marges palpébrales sont en même temps excoriées. L'ankyloblépharon partiel, qui siége vers l'angle externe, est commun chez les vieillards affectés d'excoriations du bord libre des paupières. Quelques-unes des opérations exécutées en vue de guérir le *trichiasis* (voir plus loin), sont suivies du même résultat. Faisons remarquer enfin que, dans certains cas, la soudure des paupières entre elles est exécutée par le chirurgien lui-même, en vue d'une indication thérapeutique ; l'ankyloblépharon est alors appelé *artificiel*.

Symptômes. Il y a impossibilité, pour les sujets affectés, d'écarter les paupières. Le chirurgien n'arrive pas non plus à ce résultat, malgré des efforts de traction. La vision est notablement diminuée, ou même abolie, suivant l'étendue de l'ankyloblépharon. Si celui-ci est congénital, et que les bords ciliaires puissent se séparer légèrement et laisser à découvert la membrane muqueuse étendue de l'un à l'autre, les malades ont la faculté de distinguer la lumière des ténèbres, et même, quoique vaguement, certains objets. Si l'ankyloblépharon est accidentel et complet, c'est-à-dire si les bords palpébraux sont soudés, dans toute leur épaisseur et toute la longueur, par un tissu inodulaire, le patient est réduit à ne voir que la lueur de la lumière.

Traitement. Diviser l'adhérence morbide et empêcher la réunion des parties divisées, par un des artifices que nous ferons connaître tout à l'heure, telles sont les indications à remplir. Ces préceptes remontent à une époque reculée. Ils ont été formulés par Celse[1], qui s'exprime ainsi à ce sujet : « On introduit entre les paupières une sonde que l'on tient à contre-sens, et par le moyen de laquelle on les sépare. On place ensuite entre elles de petits plumasseaux, jusqu'à ce que l'ulcération soit guérie. »

Quelques chirurgiens prescrivent de s'abstenir d'opérer, lorsque l'ankyloblépharon est partiel et placé de manière à ne pas gêner la vision ; ou bien, lorsqu'étant, soit partiel, soit général, l'œil est perdu. Nous croyons, au contraire, qu'il y a avantage, dans le premier cas, à rendre à l'ouverture des paupières des dimensions normales. Chélius professe, qu'alors même que les fonctions du bulbe sont détruites, on peut faire l'opération, si le malade désire porter un œil artificiel.

Il n'y a vraiment pas lieu à discuter l'opinion beaucoup trop absolue, émise par Malgaigne[2], qu'on ne connaît pas jusqu'à présent un seul cas de succès obtenu contre l'ankyloblépharon, par quelque moyen que ce soit. Parmi les faits consignés dans les annales de l'art, il nous suffit de citer ceux de Weller[3], Barovero, de Turin[4], Wenzel[5], Serres[6].

Procédé opératoire. Il diffère, suivant que l'ankyloblépharon est incomplet ou complet. Dans le premier cas, on divise l'adhérence avec des ciseaux mousses aux extrémités, ou avec un bistouri conduit sur une sonde cannelée, introduits derrière les paupières, en agissant toujours dans la

---

[1] Celse, *De re medicina*, lib. VII, sect. vii, n° 6. — [2] *Manuel de médecine opér.*, p. 368 ; 6ᵉ édit. Paris, 1855. — [3] *Loc. cit.*, t. I, p. 148. — [4] Carron du Villards, *Mal. des yeux*, t. I, p. 260. — [5] *Manuel de l'oculiste*, t. II, p. 155 et 156. — [6] *Traité de l'art de restaurer les difformités de la face*, p. 375.

direction du bord interciliaire. Jüngken se servait d'un bistouri convexe et mousse sur le dos, concave et tranchant à l'autre bord, pourvu vers l'extrémité libre d'un bouton.

Lorsque l'ankyloblépharon est *complet*, il faut d'abord se frayer une voie à travers les paupières, pour conduire une sonde cannelée derrière ces voiles; on soulève les paupières, au-devant du globe, près du petit angle, de manière à faire un pli vertical; l'une des extrémités du pli est confiée à un aide pendant que l'autre est tenue par le chirurgien. Ce dernier incise le pli dans la direction de la fente palpébrale, de façon à faire une petite boutonnière, à travers laquelle il insinue une sonde cannelée et l'une des branches de ciseaux destinée à être conduite sur la cannelure de la sonde. Une simple incision suffit dans les cas de cicatrice solide unissant les deux paupières. Si la membrane d'union est large, on la détache, en premier lieu, du bord de l'une des paupières; on la saisit ensuite avec des pinces, et on l'excise, le long de la paupière opposée, avec des ciseaux.

C'est une grande difficulté que d'empêcher la formation de nouvelles adhérences entre les bords sanglants. On a usé d'une foule d'artifices, les uns impraticables, les autres rationnels; quelques-uns de ces derniers d'une efficacité douteuse. Celse prescrit de tenir les paupières écartées aussi longtemps que possible; ce qui, en supposant la chose faisable, n'empêche pas la formation de la cicatrice à l'angle externe. Le conseil, donné par quelques-uns, d'opérer le matin, pour éloigner le moment du sommeil, après l'opération, est puéril, attendu que ce n'est pas dans les premières heures que la cicatrisation se fait. Empêcher l'opéré de dormir est un précepte inexécutable, ou plutôt un véritable supplice qui porterait une fâcheuse atteinte à tout l'organisme. Paul d'Egine[1] se contente de maintenir les paupières séparées l'une de l'autre avec de la charpie. Saint-Yves[2] donne le conseil d'introduire, entre l'œil et la paupière, une plaque de plomb, en forme d'œil postiche, au milieu de laquelle il y a une petite languette propre à empêcher le contact des paupières. Enduire les bords palpébraux avec un corps gras ou un onguent dessiccatif, est un moyen insuffisant. Carron du Villards[3] veut, qu'après avoir essuyé le sang, on passe sur la paupière inférieure un crayon d'azotate d'argent, afin de produire une escarre qui, persistant plusieurs jours, empêche l'adhérence. Mais on ne voit pas ce qui empêchera ces adhérences de s'établir, une fois que l'escarre sera éliminée. Monteggia est d'avis qu'on *dore* les bords divisés avec une feuille d'or, pratique qui ne réussirait pas, attendu que la feuille d'or n'adhèrerait pas. Maintenir les paupières distantes l'une de l'autre, avec des anses de fil, des bandelettes agglutinatives ou enduites de collodion, n'empêche pas la cicatrisation de marcher lentement du petit angle vers le milieu des paupières. Il faut donc avoir recours à un autre expédient.

Procédé d'Ammon. Autoplastie par inflexion. Ce procédé est fondé sur

---

[1] *Chirurgie*, p. 125; trad. de Briau. Paris, 1855. — [2] *Loc. cit.*, p. 98. — [3] *Loc. cit.*, t. I, p. 261.

le fait suivant : Si on interpose aux bords palpébraux un lambeau conjonctival, les surfaces avivées n'adhèrent pas. C'est, du reste, l'extension aux paupières du procédé ingénieux proposé par Dieffenbach pour la restauration des lèvres. Pour l'exécuter, on dissèque et on décolle la muqueuse, au niveau de l'angle externe des paupières seulement ; on la renverse en dehors et on l'affronte à la peau par un point de suture.

Au lieu de n'agir que sur le petit angle, Serre, de Montpellier [1], affronte la conjonctive palpébrale avec la peau, dans une étendue plus considérable, par la suture entrecoupée.

Opération de l'ankyloblépharon artificiel. Lorsque l'on veut obtenir une soudure des paupières, on arrache d'abord les cils dans l'étendue à donner aux adhérences ; puis, on avive le bord libre de chaque paupière, en ménageant, autant que possible, les bulbes des cils, et l'on pratique la réunion par une suture entortillée. Les épingles sont enlevées au bout de deux jours ; pour éviter la déchirure de la cicatrice, on maintient les paupières agglutinées par des bandelettes de taffetas, que l'on laisse encore pendant une huitaine de jours.

ARTICLE VII.

Symblépharon.

On désigne sous ce nom les adhérences anormales des paupières au globe oculaire, c'est-à-dire les adhérences entre le feuillet palpébral et le feuillet sclérotical de la conjonctive. La dénomination de *synommoblépharie* conviendrait mieux que celle de symblépharon, qui rappelle à l'esprit une réunion des paupières entre elles, plutôt qu'une réunion des paupières et du globe.

Causes. Que ce vice de conformation soit rare à l'état *congénital,* où on le désigne sous le nom de *symblépharose,* personne ne le conteste ; mais on ne peut nier qu'il en existe des exemples, rapportés par Rognetta, Riberi, d'Ammon [2], etc. Le symblépharon est donc le plus souvent *accidentel ;* à la suite de brûlures de la conjonctive ; de plaies qui intéressent à la fois les deux feuillets de cette membrane, soit par instrument piquant, soit par instrument tranchant ; après l'ablation de tumeurs diverses de la muqueuse, lorsque les deux feuillets de la conjonctive sont emportés simultanément dans une portion de leur étendue, ce qui arrive, par exemple, dans les opérations de certains ptérygions, de certains cancers. Cette difformité est souvent la conséquence d'ophthalmies granuleuses, traitées par la cautérisation avec la pierre infernale. Sur dix cas de ce genre, reçus en traitement à l'Institut ophthalmique de Louvain, dans le service de Hairion [3], tous reconnaissaient pour cause une cautérisation trop hardie, ou mal dirigée des conjonctives palpébrales.

---

[1] *Traité de l'art de restaurer les difformités de la face,* p. 375. — [2] Cornaz, *loc. cit.,* p. 40. — [3] *Annales d'ocul.,* t. IV, p. 113.

Variétés. Le symblépharon se présente sous deux formes : tantôt les paupières adhèrent au globe dans toute leur étendue, et la cavité conjonctivale est entièrement effacée : c'est le symblépharon *complet* ou *total*. Dans ce cas, il peut y avoir ankyloblépharon et symblépharon en même temps : les paupières adhèrent à la fois à la sclérotique et à la cornée, ou bien les bords palpébraux ne sont pas soudés ensemble, et une partie, ou même la totalité de la cornée, reste à découvert. Tantôt l'adhérence entre la conjonctive palpébrale et l'oculaire n'a lieu que par places, et la cavité conjonctivale est conservée dans les autres points : c'est le symblépharon *incomplet* ou *partiel*.

Lorsque le symblépharon est incomplet, il peut avoir son siége sur tous les points du contour de la cavité oculo-palpébrale. Le plus souvent, les brides s'étendent de l'une des paupières à la conjonctive scléroticale : d'autres fois, de la paupière à la cornée ; dans des cas plus graves, à la sclérotique et à la cornée à la fois, le miroir oculaire présentant alors une opacité plus ou moins prononcée au niveau et autour de l'adhérence. Celle-ci peut, d'ailleurs, être plus ou moins *serrée*, c'est-à-dire formée d'un tissu très-court et inextensible, auquel cas la paupière correspondante entraînée vers le globe présente un certain degré d'entropion, et a perdu la faculté de se mouvoir sur l'œil ; ou bien l'adhérence est *lâche* et quelquefois assez longue pour permettre à la paupière d'exécuter encore quelques mouvements. Dans le dernier cas, il existe une ou plusieurs *brides*, de longueur et de forme variables. Il est de la plus grande importance, pour l'application des moyens thérapeutiques, de bien se rendre compte des connexions de ces brides. Tantôt la bride adhère tout à la fois, par ses extrémités, à la paupière et à l'œil ; par un de ses bords, au cul-de-sac oculo-palpébral, l'autre bord demeurant libre ; tantôt la bride adhère seulement par les deux extrémités, elle est libre par toute la circonférence, si bien qu'il est possible de la contourner avec un stylet ou une sonde cannelée.

Le nombre de brides est, d'ailleurs, variable ; l'étendue présente aussi des différences suivant les cas. Il en est qui ont à peine quelques millimètres de long ; d'autres présentent une longueur de 1 à 2 centimètres.

Il existe une espèce de symblépharon partiel, appelée, par d'Ammon, *symblépharon postérieur*. Il résulte d'un raccourcissement de la muqueuse au niveau du cul-de-sac oculo-palpébral, et se forme après certaines ophthalmies purulentes traitées par des cautérisations énergiques. Il y a alors à la fois symblépharon et ectropion léger avec larmoiement, diminution de profondeur des replis conjonctivaux, et diminution relative des mouvements de la paupière supérieure ordinairement épaissie.

Symptômes. Dans le symblépharon *complet*, les mouvements des paupières et de l'œil sont perdus : complétement, lorsqu'il existe des adhérences serrées ; incomplétement, lorsque ces adhérences sont lâches. Dans ce dernier cas, il est parfois possible de plisser les paupières avec les doigts, et de les éloigner de l'œil. L'état de la vision est subordonné à celui de la cornée ; si le globe est intact, les paupières non soudées par le bord libre, la vision est possible, mais toujours très-limitée, parce que, d'une part, la cornée ne peut pas être mise suffisamment à découvert, et que, de l'autre, elle ne peut pas se porter en diverses directions. Dans le symblépharon *incomplet*, la vision est généralement meilleure ; il existe néanmoins toujours une gêne dans les mouvements du globe, à moins que les brides ne soient lâches et extensibles. Pour cette variété de symblépharon, il est important de reconnaître si les brides sont adhérentes au cul-de-sac oculopalpébral. On s'en assure, en écartant le bord libre de la paupière autant que possible, de façon à mettre le cul-de-sac à découvert, ou bien en cherchant à contourner la bride avec un stylet dans toute sa circonférence.

A quelque variété qu'il appartienne, le symblépharon est toujours une lésion sérieuse ; il entrave, à un degré variable, l'exercice de la vision ; il s'oppose à un écartement suffisant des paupières, et par cela seul il est déjà une difformité. La guérison en est difficile, parce que les adhérences, une fois divisées, se reproduisent avec une ténacité qui défie souvent les soins les plus attentifs. Ajoutez, enfin, qu'alors même qu'on fait disparaître les liens anormaux des paupières et du globe, il reste le plus souvent une opacité de la cornée, qui rend l'œil impropre à l'exercice de ses fonctions.

Traitement. Il varie, suivant que le symblépharon est complet ou incomplet.

A. SYMBLÉPHARON COMPLET. Dans ce cas, il ne faut tenter une opération qu'autant que l'œil a conservé la faculté de voir ; ou bien encore, lorsque la vision étant perdue, le sujet désire corriger la difformité dont il est atteint, en portant un œil artificiel. Qu'on s'attende à rencontrer de grandes difficultés pour diriger le traitement consécutif à la section des brides ; le tissu inodulaire se reproduit malgré les soins les mieux entendus, les artifices de toutes sortes employés pour prévenir cette cicatrisation.

Procédé opératoire. 1er *temps : section des adhérences*. S'il existe un ankyloblépharon, on commence par séparer les bords libres des paupières. Un aide écarte le plus possible l'une des paupières du globe, au moyen d'une pince qui en saisit le bord ciliaire ; le chirurgien coupe les adhérences avec un bistouri à lame étroite et pointue, ou avec des ciseaux fins, en ayant soin de tourner la portion tranchante de l'instrument plutôt du côté des paupières que de l'œil, afin d'éviter la lésion de ce dernier. Pour faciliter la manœuvre, on fait projeter un courant continu d'eau froide sur les surfaces divisées, pendant toute la durée de la section. Au moyen de cet artifice, le sang ne masque pas les tissus.

2e *temps. Obtenir la cicatrisation isolée des deux surfaces saignantes*. Pour arriver à ce but, on a préconisé les injections fréquentes dans la cavité conjonctivale, les onguents dessiccatifs interposés aux surfaces avivées ; la déchirure de la cicatrice, à mesure qu'elle se forme ; la cautérisation des surfaces avec le crayon de nitrate d'argent ; l'interposition aux surfaces cruentes de corps étrangers de nature variable : de la charpie, un œil artificiel, une plaque d'ivoire ramollie, une feuille de cuir ou de métal. Ces moyens sont infidèles ; presque toujours les adhérences se reproduisent. Il est donc préférable d'avoir recours à l'une des méthodes préconisées pour le traitement du symblépharon partiel, en l'appliquant à plusieurs reprises, et à divers intervalles, au symblépharon complet, que l'on peut toujours considérer par la pensée comme formé d'un nombre plus ou moins considérable de symblépharons incomplets.

B. SYMBLÉPHARON PARTIEL. S'il s'agit d'une bride libre par toute la circonférence et non continue avec le cul-de-sac oculo-palpébral, ou se contente de la diviser ; on empêche la cicatrisation des deux lèvres de la plaie, en recommandant à l'opéré d'exécuter de fréquents mouvements du globe ; en rompant tous les jours les adhérences avec l'extrémité d'un stylet, ou en faisant porter, pendant le temps nécessaire à la cicatrisation isolée des lèvres de la solution de continuité, un œil artificiel. Ces moyens ne suffisent plus lorsque le symblépharon se continue avec les sinus de la conjonctive. Force est alors d'avoir recours à l'un des procédés suivants :

Procédé d'Amussat. On divise la bride dans une étendue aussi grande que possible. On porte tous les jours, dans le sommet de la division, une pointe d'épingle, ou l'extrémité aiguë d'un instrument tranchant, pour déchirer la membrane pyogénique. On continue cette pratique, jusqu'à ce que les lèvres *cutisées* de la solution de continuité ne puissent plus adhérer ensemble.

Procédé de Flugge[1]. Dans un cas où les adhérences s'étendaient jusqu'à la cornée, ce chirurgien les divisa ; après avoir soigneusement essuyé les bords de la plaie, il les recouvrit de *collodion* et maintint la paupière fixe jusqu'à ce que l'éther se fût évaporé. La plaie fut pansée, par ce procédé, toutes les douze heures, pendant un certain temps. On obtint, de cette façon, un tissu cicatriciel lisse à la place de la conjonctive.

Procédé de Langier[2]. Ce procédé est fondé sur le principe qu'il faut mettre le globe oculaire, séparé des brides cicatricielles, en contact avec la *face muqueuse* et *non saignante* des lambeaux formés de ces mêmes brides, qui adhèrent par la base aux paupières. Pour atteindre ce résultat, on les renverse en dedans vers les sinus de la conjonctive, où elles sont maintenues par des anses de fil, dont les chefs traversent les paupières de dedans en dehors et sont noués, en dehors, sur un petit rouleau de diachylon gommé. Pour que cette manœuvre réussisse, il importe de détacher les brides le plus près possible de leur insertion au globe, afin que les lambeaux renversés aient plus de hauteur. Ce procédé est attribué à Arlt, de Vienne, par Pilz[3].

Procédé de Arlt. On commence par passer un fil (*a b*), muni d'une aiguille à chacune des extrémités, à travers la bride (*c d e*, fig. 38), tout près de l'insertion de cette dernière à la cornée. La bride, étant tendue par le fil, est détachée par un couteau à cataracte glissé sous lui (fig. 38). On renverse la bride sur elle-même (*k*, fig. 39), de façon à en appliquer la face sanglante contre elle-même, on passe les aiguilles et par conséquent les deux fils à travers le cul-de-sac conjonctival, pour les faire sortir par la peau de la paupière sur laquelle on les noue par l'intermédiaire d'un petit

[1] Hannov, *Med. Corresp.*, Blatt II, 13. 1851. — [2] *Gazette médicale de Paris*, 1855, n° 51. — [3] *Lehrbuch der Augenheilk.*, p. 962. Prag., 1859.

cylindre de diachylon (*l*, fig. 39). Les bords de la perte de substance de la

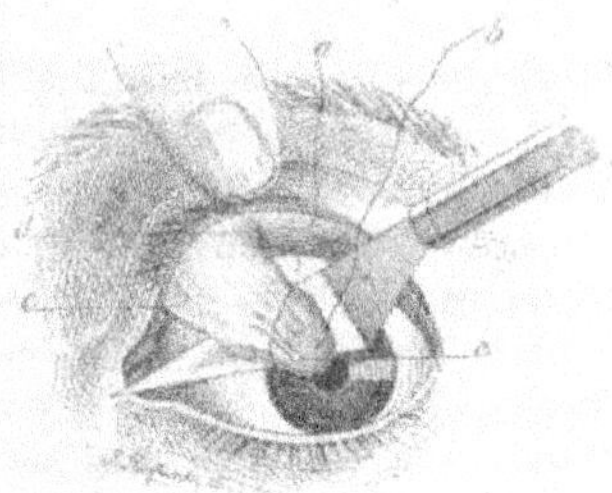

Fig. 38.   Fig. 39.

conjonctive oculaire sont réunis par quelques points de suture (*g h*, fig. 39).

Procédé de Brulet, de Dijon[1]. C'est l'application au symblépharon du procédé de Rudtorfer pour le traitement des brides des doigts : on traverse les adhérences oculo-palpébrales aussi profondément que faire se peut, c'est-à-dire le plus près possible du cul-de-sac, avec une aiguille-lance qui entraîne un fil d'argent d'un millimètre et demi de diamètre, et dont on réunit les extrémités. On laisse cet anneau à demeure pendant quinze jours à trois semaines. Alors le trajet est cicatrisé, et l'adhérence est convertie en une bride libre par toute la circonférence. A cette époque, on coupe le pont inodulaire, après avoir préalablement appliqué une ligature qui reste pendant quelques jours attachée au moignon palpébral.

Rapprochons de ce procédé celui de Hunt, de Manchester, qui, au lieu d'enlever l'adhérence par la dissection, la perfore, et, en introduisant chaque jour une sonde à travers l'ouverture, l'empêche de se fermer. On continue cette manœuvre jusqu'à ce que les bords de la plaie, devenus calleux, ne fournissent plus de suppuration. On introduit alors un bistouri par l'ouverture et l'on coupe ce qui reste de l'adhérence.

Procédé de Fabrice de Hilden[2]. **Ligature de la bride.** Ce procédé est surtout applicable aux cas où la bride est libre par toute la circonférence. Au moyen d'un stylet on conduit un fil autour de la bride ; les deux extrémités, pendantes sur la joue, en sont liées et serrées. Fabrice ajoutait au fil un poids, pour exercer une traction constante sur la cicatrice. Si on exécute la même opération pour les brides qui se prolongent jusqu'au cul-de-sac conjonctival, la récidive est plus à craindre.

Procédé de Pétrequin[3]. **Ligature double.** On passe un fil double autour de l'adhérence. On dédouble le fil et l'on pratique deux ligatures ; l'une, *serrée fortement*, du côté de l'œil ; l'autre, *peu serrée*, du côté de la paupière. En raison de la constriction inégale exercée par les fils, les ligatures ne

---

[1] *Annal. d'oculist.*, t. XIX, p. 57. — [2] *Observations chirurgiques* de G.-F. de Hilden, tirées de ses *Centuries*, traduites du latin en français, etc., p. 399. Genève, 1669. — [3] *Bulletin général de Thérapeutique*, 1842.

tombent pas en même temps ; celle qui est du côté de l'œil, et qui est très-serrée, se détache la première, et la plaie correspondante se cicatrise avant la chute de la seconde ligature.

Lorsque le symblépharon est étendu, c'est-à-dire que les adhérences occupent une grande hauteur, l'opération est exécutée en deux temps. Dans le premier, les fils sont placés autour des parties superficielles. Après la chute de ceux-ci et la cicatrisation consécutive, on embrasse les parties profondes avec deux autres ligatures. On verra plus loin que j'ai essayé, mais sans succès, d'appliquer ce procédé à la cure radicale du ptérygion (voir *Ptérygion*).

Autoplastie. Elle comprend deux méthodes générales, l'autoplastie par *glissement*, à laquelle se rattachent les procédés de Hays et d'Ammon, et l'autoplastie par *inflexion*, qui comprend le procédé de Dieffenbach.

Procédé de Hays[1]. Un malade était affecté d'une adhérence de la partie interne de la paupière inférieure droite à l'œil, consécutivement à l'ablation d'un ptérygion. Le chirurgien américain souleva l'adhérence avec une sonde cannelée et la coupa avec des ciseaux. Il en résulta une large plaie triangulaire, s'étendant de la paupière à l'œil. Il saisit les deux lèvres de la conjonctive, sur la *portion oculaire* de la plaie, les fit glisser l'une vers l'autre, et les affronta par trois points de suture. Cette plaie se réunit immédiatement, de façon que la *plaie palpébrale* n'eut pas ses bourgeons en contact avec ceux de la plaie oculaire et qu'elle se cicatrisa à son tour. Il n'y eut pas de récidive.

Procédé d'Ammon[2]. On pratique, aux dépens de toute l'épaisseur de la paupière, une perte de substance, circonscrivant toute la portion du voile adhérente au globe. Pour exécuter ce premier temps, il suffit de deux incisions qui, partant du bord libre de la paupière, se réunissent en V à une distance variable, d'après l'étendue même des adhérences. Celles-ci sont respectées et laissées en rapport avec l'œil. On rapproche ensuite au-devant du lambeau palpébral, resté adhérent au globe, les deux lèvres de la plaie en forme de V. Si la perte de substance avait été trop grande, on faciliterait le rapprochement des lèvres, en pratiquant des incisions et même des décollements des parties voisines. En tous cas, comme la plaie de la paupière est au contact de la face *cutanée* du lambeau palpébral resté adhérent, elle se cicatrise sans qu'il se forme là de nouvelles adhérences. A une période plus ou moins éloignée de cette cicatrisation, on enlève le lambeau palpébral resté adhérent à l'œil ; on produit de la sorte une plaie *oculaire* qui, cette fois, est mise en contact avec la face *conjonctivale cicatrisée* de la paupière ; elle se cicatrise donc à son tour, sans contracter de nouvelles adhérences avec la paupière. Ce procédé est ingénieux ; mais si les adhésions étaient étendues, il nécessiterait des pertes de substance de la paupière qui ne pourraient être comblées que par une blépharoplastie.

Procédé de Dieffenbach[3]. **Autoplastie par inflexion**. Ce procédé a

[1] *Annales d'ocul.*, t. XVIII, p. 178. — [2] *Zeitschrift für Ophthalmologie*, Bd. III, S. 235. — [3] *Operative Chirurgie*, vol. I, p. 482. Leipzig, 1845.

été appliqué par le chirurgien de Berlin au symblépharon qui occupe la totalité d'une paupière. On commence par inciser les adhérences dans toute leur étendue. On rase les cils; on détache la paupière à ses deux extrémités par deux incisions verticales qui limitent un lambeau quadrilatère. Ce lambeau est disséqué dans une assez grande étendue, pour qu'on puisse le REPLIER EN DEDANS, *de façon à ce que la peau de la paupière soit en contact avec l'œil.* On assujettit cette espèce d'entropion par deux ou trois points de suture. La plaie du globe, étant ainsi en contact avec de la peau, se cicatrise isolément. Une fois cette cicatrisation obtenue, on *dédouble* la paupière, et on rend aux parties leur disposition normale, sans craindre de nouvelles adhérences.

On peut objecter à ce procédé, que si les adhérences s'étendent jusqu'au cul-de-sac oculo-palpébral, le renversement de la paupière en dedans ne les empêchera pas de se reproduire ; qu'en admettant même qu'on arrive à en prévenir le retour, il reste de grandes difficultés à surmonter pour rendre à la paupière, renversée en dedans, la longueur et la forme normales.

Il ne faut donc pas s'attendre à des succès constants par l'un ou l'autre des procédés que nous venons de passer en revue. Dans quelques cas, le chirurgien prendra en considération l'état du globe pour modifier la manœuvre opératoire. Si l'œil est sain, que la cornée ne soit restée transparente qu'en partie, il peut exécuter des opérations complexes, qui tout en respectant le symblépharon, amélioreront notablement la vision. C'est ainsi que s'est conduit Borelli[1]. Un homme, âgé de trente-sept ans, avait perdu l'œil gauche par accident. L'œil droit présentait un symblépharon tel, qu'il ne restait de transparent que le cinquième supérieur de la cornée. Borelli fit d'abord une pupille artificielle, par décollement de la circonférence de l'iris. Plus tard, il exécuta un ectropion artificiel de la paupière inférieure, au moyen d'une perte de substance à la base de cette paupière, dans le but d'abaisser la nouvelle pupille. De cette façon, le sujet pouvait voir les objets placés au-devant de lui. Si l'œil, au contraire, est perdu, il y a tout avantage, pour l'harmonie des traits, à enlever le globe en partie, pour le remplacer par un œil artificiel, après avoir au préalable divisé toutes les adhérences oculo-palpébrales. La présence de la pièce d'émail met obstacle au retour du symblépharon. C'est ainsi que Carrou du Villards[2] a procédé dans deux cas qui ont été suivis de succès.

ARTICLE VIII.

Épicanthus.

C'est un vice de conformation consistant, dans la présence, au grand angle de l'œil, d'un pli cutané anormal qui s'avance au-devant de la caroncule et peut masquer une partie du globe. Schön[3] l'a décrit le premier ;

---

[1] *Gazz. med. italiana Stat Sardi,* 14 nov. 1855. — [2] *Loc. cit.,* t. I, p. 265. — [3] *Handb. der patholog. Anatomie des menschl. Auges,* p. 60. 1828.

d'Ammon[1] lui a consacré des détails plus étendus. Plus récemment, Sichel[2] en a tracé une histoire complète. L'étymologie du mot épicanthus (de ἐπι, sur, κανθός angle) n'apprend rien sur la nature du mal.

Variétés. Suivant que le pli anormal se trouve au grand ou au petit angle, on l'appelle épicanthus proprement dit, ou épicanthus externe. Il ne sera question pour le moment que du premier. Celui-ci est formé par un repli de la peau dont les faces regardent, l'une en avant, l'autre en arrière; dont le bord adhérent se continue avec la racine du nez, dont le bord libre est tourné en dehors et représente un croissant, les extrémités de ce dernier se continuant avec la peau des paupières. Il y a des degrés variables, qui ont fait admettre l'existence d'un épicanthus complet ou incomplet.

L'épicanthus *complet* présente les caractères suivants : 1° tantôt le pli commence à peu de distance au-dessous du sourcil, parallèlement à son extrémité nasale, en se dirigeant le long du tiers interne du rebord orbitaire supérieur, pour descendre, en se recourbant, jusqu'à la jonction du tiers interne avec le tiers moyen du rebord orbitaire inférieur. Dans ce cas, le repli recouvre le grand angle, jusqu'au niveau des points lacrymaux, de manière à cacher la caroncule lacrymale et une portion de la sclérotique, sans jamais atteindre cependant la cornée, lorsque le sujet regarde devant lui; masquant, au contraire, une portion du miroir oculaire, s'il existe un strabisme convergent; 2° tantôt la valvule commence plus bas, à une plus grande distance du sourcil, finit plus haut, à une moins grande distance au-dessous de la commissure palpébrale interne, et s'avance beaucoup moins au-devant de l'œil.

Dans l'épicanthus *incomplet*, le pli est peu élevé et à peine visible. Au lieu de former un demi-cercle entier, il ne décrit environ qu'un quart de cercle, terminé à peu près à la hauteur de la commissure palpébrale, après avoir pris son origine à quelque distance au-dessous ou au-dessus de cette commissure. D'autres fois, il existe un demi-cercle ou un demi-ellipsoïde entier, d'une étendue verticale minime; la plicature est peu épaisse, peu élevée d'arrière en avant, de manière à ne point entraver les mouvements des paupières. En tirant la peau du grand angle dans une direction opposée à l'origine du pli, on détermine la formation d'un épicanthus complet. En pinçant les téguments du dos du nez entre deux doigts, et en les attirant un peu en avant, on efface le pli. Cette variété ne donne lieu, ni à une gêne notable, ni à une difformité choquante; elle disparaît avec l'âge et n'exige aucun traitement.

Causes. Le plus souvent, l'épicanthus est un vice de conformation originelle. Dans ce cas, il est presque toujours bi-latéral, c'est-à-dire qu'il existe des deux côtés à la fois. On cite comme exception à cette règle le fait rapporté et figuré par d'Ammon[3] et celui qui est mentionné par Cornaz[4]. On a cherché à expliquer la présence du pli anormal au grand angle de

<hr>

[1] *Zeitschrift für die Ophthalmologie*, t. I, p. 533-539. — [2] *Annales d'oculistique*, t. XXVI, p. 29. — [3] *Klinische Darstellungen der Krankheiten u. Bildungsfehler des menschlichen Auges*, 3e Theil, pl. I, üg. 6. 1841. — [4] *Annales d'oculist.*, t. XXIII, p. 27.

l'orbite. D'Ammon en rendait compte par l'exubérance de la peau de la face qui recouvre la région de la racine du nez. Sichel[1] a trouvé constamment, avec l'épicanthus congénital double, une configuration primitive particulière des os propres du nez, qui sont aplatis, pour ainsi dire, rejetés sur les côtés et élargis, de manière à perdre beaucoup plus en élévation qu'ils ne gagnent en largeur. De là résulte, suivant lui, que les téguments de la région, sans présenter nécessairement un excès absolu de quantité, deviennent flasques et relativement exubérants ; n'étant pas soutenus et tendus en avant par le dos du nez, ils se rétractent sur le côté, de façon à former un pli. Le même ophthalmologue a rencontré une fois l'épicanthus simultanément chez plusieurs membres d'une même famille, le père, cinq fils, une fille, et une des petites-filles du père, ce qui dénote que ce vice de conformation peut être *héréditaire*.

D'autres fois, l'épicanthus se développe à une époque éloignée de la naissance, il est *acquis*, au lieu d'être congénital. Il survient alors de diverses manières. Carron[2] l'a vu se développer spontanément, à la suite d'ophthalmies dites scrofuleuses ; d'accidents inflammatoires du sac lacrymal, avec suppuration et engorgement ; d'un simple blépharospasme nerveux ; de la variole. Rognetta[3], Desmarres[4], P. Bernard[5], ont assisté à la formation du repli, pendant le cours d'ophthalmies simples ou purulentes. Les deux derniers observateurs ont vu le pli anormal disparaître au déclin de l'inflammation conjonctivale ; de là le nom d'épicanthus *temporaire*. On voit qu'il n'y a là qu'une forme particulière de gonflement inflammatoire accompagnant la phlegmasie oculaire.

Les lésions traumatiques des environs du grand angle de l'orbite sont parfois suivies d'une cicatrice qui, tiraillant la peau de cette région, détermine la formation d'un pli anormal analogue à l'épicanthus. Deval[6] cite une de ses malades affectée, à l'œil gauche, d'un ectropion inférieur et d'un épicanthus, par suite d'une affection charbonneuse qui, dans l'enfance, avait envahi la joue de ce côté et nécessité des cautérisations énergiques. Le sac anormal se remplissait continuellement de mucosités et de larmes. Blasius[7] l'a vu se former après une plaie contuse à la joue, par coup de pied de cheval, et suivie de suppuration.

Complications. Celles qui ont été vues jusqu'ici sont : le ptosis atonique simple ; le ptosis atonique graisseux ; le strabisme convergent ; l'érosion du pli de l'épicanthus, produite par l'abondance et une certaine âcreté de la sécrétion lacrymale et muqueuse, sous l'influence d'une conjonctivite coexistante. Cette érosion peut se transformer en une ulcération ou en une fissure douloureuse. L'entropion est une complication plus rare encore.

Marche. Terminaison. Pronostic. On a remarqué que l'épicanthus a de la tendance à diminuer par les progrès du développement de la face ; qu'il peut même disparaître entièrement avec l'âge, quand il est peu marqué.

---

[1] *Loc. cit.*, p. 33. — [2] *Loc. cit.*, t. I, p. 389. — [3] *Loc. cit.*, p. 692. — [4] *Ann. d'ocul.*, t. VI, p. 236. — [5] *Ibid.*, t. IX, p. 36. — [6] *Mal. des yeux*, p. 956. — [7] *Annal. d'ocul.*, t. XXI, p. 227.

L'épicanthus complet reste stationnaire ; constituant une véritable difformité, il apporte, de plus, des obstacles à l'exercice de la vision et aux mouvements des paupières.

Traitement. Il n'est pas nécessaire d'opérer de très-bonne heure l'épicanthus, même le complet, attendu qu'on en obtient quelquefois la disparition par des moyens simples. On recommande aux sujets affectés, dès que leur âge et leur intelligence le permettent, de faire des efforts fréquents pour relever le plus possible la paupière supérieure et agrandir insensiblement l'étendue verticale de la fente palpébrale. On fait pincer, de temps en temps, entre les doigts, et tirailler en avant la peau de la racine du nez, en même temps que l'on tend en bas et en dedans les téguments entre les ailes du nez et la paupière inférieure, en haut et en dedans, les téguments qui recouvrent la région comprise entre la queue du sourcil et la ligne médiane. On prescrit encore l'exercice méthodique de l'œil le plus malade, le congénère étant bandé ; il est nécessaire que l'axe visuel de l'œil, atteint du plus haut degré de la maladie, soit toujours dirigé le plus possible en face des objets.

Lorsque ces moyens sont insuffisants, ou qu'on est appelé auprès d'un sujet, déjà d'un certain âge, et chez lequel ils n'ont pas été mis en usage, il faut recourir à une opération sanglante. Cette règle de conduite est admise par tous les chirurgiens, et c'est avec étonnement qu'on trouve un opposant dans Wharton-Jones [1] qui rejette toute opération d'une façon absolue.

Le ptosis atonique, qui complique parfois l'épicanthus, comporte, en outre, l'excision d'une portion transversale de la peau de la paupière et même du tissu graisseux subjacent, quand le ptosis est adipeux en même temps. Le strabisme convergent guérit le plus souvent par le simple exercice de l'œil dévié, après l'opération de l'épicanthus.

Opération de l'épicanthus. Elle comporte deux procédés, celui d'Ammon et celui de Græfe.

Procédé d'Ammon. Rhinorraphie. Le chirurgien, placé en face du malade, soulève, entre le pouce et l'index de la main gauche, un pli vertical de la peau de la racine du nez, exactement au milieu de l'espace compris entre les angles internes des deux yeux. Il agrandit peu à peu ce pli, en l'attirant en avant et vers lui, jusqu'à ce que les épicanthus soient complétement effacés. Dès qu'on a ainsi fait disparaître la difformité, on marque avec de l'encre la base du pli qu'on a formé, puis on lâche prise. La ligne tracée à l'encre circonscrit un espace ovalaire ou terminé un peu en pointe à ses deux bouts, d'environ 2 centimètres de long dans le sens vertical. Toute cette portion de la peau est excisée avec un bistouri à lame pointue ; les lèvres de la perte de substance sont réunies par trois ou quatre épingles en suture entortillée. Le pansement consiste en fomentations froides.

Procédé de Sichel [2]. Après avoir formé un pli d'une étendue convenoble, sans le marquer à l'encre ni le lâcher, on passe de suite, à travers

---

[1] *Loc. cit.*, p. 638. — [2] *Annal. d'oculist.*, t. XXVI, p. 41.

sa base, deux fils de soie doublés, au-devant desquels on excise le pli, à l'aide de ciseaux courbés sur le plat. Chaque fil est noué, et les interstices des sutures sont réunis par des bandelettes agglutinatives.

Les procédés d'Ammon et de Sichel conviennent particulièrement aux cas d'épicanthus double et prononcé également des deux côtés.

Procédé de Græfe. Il est applicable à l'épicanthus unilatéral, attendu que, dans ce cas, la *rhinorraphie* produit parfois une tension des paupières de l'œil sain, vers le grand angle et la racine du nez. Il convient également, d'après Blasius[1], à l'épicanthus accidentel. On soulève un peu l'épicanthus, à l'aide d'une pince à dents, dont l'une des branches est introduite sous la valvule anormale. La portion de peau saisie est complètement excisée avec des ciseaux ; ensuite, avec ce dernier instrument, on pratique une incision droite, longue d'environ 2 millimètres, dans la peau de l'angle oculaire interne, vers la racine du nez. La plaie est recouverte d'un petit plumasseau de cérat.

Sichel a proposé de modifier ce procédé de la manière suivante : après avoir excisé le pli du grand angle, si la peau de cette région et de la racine du nez ont trop de laxité, on en excise une portion plus ou moins grande avec des ciseaux courbes. On pratique ensuite la réunion immédiate de la solution de continuité par un ou deux points de suture et des bandelettes agglutinatives.

ÉPICANTHUS EXTERNE. Cette espèce est très-rare. Il en existe deux observations, l'une due à Sichel[2], l'autre rapportée par Chevillon[3]. Dans le premier cas, il s'agit d'un ecclésiastique, âgé de trente-neuf ans. Du côté gauche surtout, la commissure externe était entièrement recouverte par un pli valvulaire semi-lunaire vertical, ayant un peu plus de 1 centimètre de haut, s'avançant de dehors en dedans, et absolument analogue, mais en sens inverse, à celui qui, dans l'épicanthus congénial ordinaire, recouvre le grand angle de l'œil et la caroncule lacrymale. La valvule était tellement prononcée, qu'elle faisait dévier, en dedans et un peu en haut, les cils placés dans le voisinage. Les plis des paupières et de leur voisinage, près des commissures externes, étaient très-marqués, profonds et nombreux ; pendant les contractions des muscles des paupières et de la face, ces plis s'allongeaient davantage dans la direction de la valvule verticale formée par l'épicanthus, et l'extension de la valvule augmentait en haut, et surtout en bas. Lorsqu'on tendait, vers les tempes, les téguments des paupières et de leur voisinage, on effaçait l'épicanthus. En soulevant seulement le repli valvulaire de l'angle externe, on pouvait reconnaître que la peau, en passant de l'extrémité externe de la paupière inférieure à l'extrémité correspondante de la paupière supérieure, formait une petite bride, comme une espèce de pont, d'un millimètre de hauteur et d'autant de largeur, tendu par-dessus la commissure.

Pour corriger cette difformité, Sichel conseille de pratiquer, sur la ligne

[1] *Handbuch der Chirurgie*, vol. II, p. 51 ; 2e édit. — [2] *Annal. d'ocul.*, t. XXIX, p. 211. — [3] *Ibid.*, t. XXIX, p. 285.

de prolongation de la commissure, à la partie la plus reculée de la tempe, si près de la naissance des cheveux que ces derniers cachent la cicatrice, l'excision d'une portion verticale et ellipsoïde de la peau, ayant un peu plus de hauteur et de largeur que le pli épicanthique. Si le malade se refuse à une opération sanglante, on lui conseille de tirailler fréquemment, et avec une certaine force, les téguments cutanés dans la direction de la fente palpébrale, de la commissure externe vers la tempe, et d'éviter autant que possible les contractions des muscles de la face.

ARTICLE IX.

Entropion.

L'entropion est le renversement en dedans du bord libre de la paupière, et comme les cils font partie intégrante de ce bord, ces appendices sont alors eux-mêmes dirigés vers l'œil. Dans le *trichiasis*, il y a une déviation analogue des cils, mais le bord libre de la paupière conserve sa situation normale.

Caractères et variétés. L'entropion affecte une seule ou plusieurs paupières ; dans le premier cas, il peut occuper une portion seulement, ou la totalité du bord libre. Il y a donc un entropion *partiel* et un entropion *total*. La déviation est bien plus fréquente à la paupière supérieure qu'à l'inférieure. Elle existe à un degré variable : chez quelques sujets, le bord libre de la paupière, au lieu d'être dirigé, en bas pour la paupière supérieure, en haut pour l'inférieure, est un peu tourné en arrière, et l'on constate manifestement que la partie avoisinante du cartilage tarse a subi une espèce de torsion, qui rend bien compte de la déviation. Chez d'autres, le cartilage tarse tout entier est ramené en arrière ; il peut même être complétement culbuté, de façon que le bord libre a pris une direction opposée à la normale ; un tel déplacement est rare, et ne s'observe que lorsqu'il existe des brides cicatricielles très-fortes à la partie interne de la paupière.

Lorsqu'on examine attentivement les individus affectés d'entropion, on trouve des altérations variables de la paupière. Presque toujours, les cils manquent en partie, ou sont remplacés par quelques poils follets ; les uns sont déviés, les autres conservent leur direction primitive ; assez souvent il existe, à la face interne de la paupière, de petites brides cicatricielles qui se portent en tous sens, interceptent des espaces losangiques, et ôtent à la conjonctive palpébrale son poli et sa couleur rosée. Chez quelques sujets, la peau de la paupière supérieure forme un véritable bourrelet qui tombe au-devant du voile, et s'insinue même, pendant la contraction spasmodique de l'orbiculaire, à travers l'ouverture palpébrale, de façon à s'interposer à l'œil et au bord libre de la paupière. Le repli cutané préserve alors le globe du frottement des cils qui y sont cachés, et c'est là probablement ce qui a fait dire à quelques auteurs que, dans l'entropion au degré le plus avancé, la paupière est enroulée plusieurs fois sur elle-même. Assez souvent, on trouve le bord libre de la paupière épaissi, irrégulier, échancré, raccourci d'une commissure à l'autre.

Causes. L'entropion se développe le plus souvent après des blépharites *glandulo-ciliaires* qui ont duré des mois et des années ; dans ce cas, le cartilage tarse a subi, sous l'influence de la phlegmasie prolongée, un véritable racornissement qui a pour effet d'en dévier le bord libre en arrière. D'autres fois, l'inversion palpébrale est la conséquence d'une conjonctivite *granuleuse* qui a été combattue par des cautérisations répétées. Le tissu inodulaire qui se forme aux dépens de la conjonctive palpébrale rétracte le bord libre de la paupière. Les tumeurs développées dans l'épaisseur de la paupière, notamment dans le corps même du tarse, et que j'ai appelées *kystes méïbomiens* (voir kystes des paupières), ne donnent lieu à cette déviation qu'autant qu'elles ont pris un grand accroissement ; tel était le cas d'un sujet opéré à ma clinique le 26 décembre 1861. Chez lui il existait, dans la paupière supérieure droite, deux kystes : l'un du volume d'une noisette, l'autre du volume d'un gros pois. Le bord libre de la paupière était légèrement renversé en dedans.

Des opérations diverses exécutées sur la paupière, en produisant des brides cicatricielles étendues et résistantes, peuvent aussi occasionner l'entropion. Je dois dire cependant qu'il m'est arrivé plusieurs fois d'extirper des tumeurs et d'emporter une portion du cartilage tarse, sans qu'il en résultât de difformité. Les brûlures accidentelles de la conjonctive, le symblépharon sont des causes avérées d'entropion.

Il est d'autres états morbides de la paupière qui ont été considérés comme des entropions, et qui doivent en être séparés. Ainsi, on a admis des entropions *aigus* par contraction du muscle orbiculaire des paupières, dans les ophthalmies accompagnées de phothophobie, dans celles qui se développent après l'opération de la cataracte. Cette opinion est soutenue par Sanson[1], Mackenzie[2], Desmarres[3], Deval[4].

Pour peu qu'on y regarde de près, on ne tarde pas à reconnaître qu'il ne s'agit pas, dans ce cas, de véritable entropion. Ce qui en a imposé, c'est que les malades contractent fortement le muscle orbiculaire, pour soustraire l'œil à l'impression de la lumière ; la peau des paupières forme des plis parallèles au milieu desquels les cils se cachent, sans que ceux-ci cessent de conserver leur direction ordinaire. Les bords libres des deux paupières sont fortement rapprochés l'un de l'autre, sans être portés en arrière. D'un autre côté, rien ne simule autant l'entropion de la paupière inférieure que l'état de la région orbitaire, chez les opérés de cataracte par extraction, alors qu'il survient consécutivement un phlegmon de l'œil. Dès le début de cette terrible complication, la paupière supérieure se tuméfie, et le bord libre du voile supérieur dépasse en avant, c'est-à-dire recouvre le bord libre de la paupière inférieure. L'œil lui-même ne tarde pas à augmenter de volume, et si c'est la kératotomie inférieure qui a été faite, la plaie

---

[1] *Dictionnaire de médecine en 15 vol.*, art. ENTROPION. — [2] *Loc. cit.*, t. 1, p. 597. — [3] *Loc. cit.*, t. 1, p. 482. — [4] *Maladies des yeux*, p. 879.

kératique marche à la rencontre du bord libre de la paupière inférieure, qui, tout en conservant sa situation primitive, s'insinue au-dessous du lambeau. Un examen superficiel peut faire croire que la paupière inférieure est déviée en arrière ; tandis qu'en réalité elle a conservé sa situation normale, comme il est facile de s'en assurer, en relevant avec précaution la paupière supérieure.

Que doit-on entendre par entropion *spasmodique?* Pour résoudre cette question, il importe, avant tout, de se rendre compte de la disposition du muscle orbiculaire des paupières, et des effets produits par la contraction de ce muscle.

Dans l'état normal, le muscle orbiculaire des paupières est formé, comme on le sait, par une portion périphérique, *orbitaire*, ou extra-palpébrale, plus volumineuse, composée de fibres circulaires, d'une rougeur assez prononcée ; et d'une portion centrale ou *palpébrale*, très-mince, très-pâle, formée de fibres arciformes ; toutes ces fibres prennent leur point d'insertion sur la portion du squelette de la face avoisinant le grand angle de l'œil, et entourent concentriquement l'orifice interpalpébral. La théorie indique que, au moment de la contraction, c'est-à-dire du raccourcissement des fibres, celles-ci se rapprochent de la direction rectiligne. Comme elles sont très-intimement unies avec la peau et le cartilage tarse, au niveau du bord libre de la paupière, et que, d'après les recherches de Deroubaix, il y a une véritable fusion de ces organes, à partir d'un millimètre et demi du bord, on comprend que, lors de la contraction, les bords libres des paupières arrivent au contact. On peut s'assurer du fait sur une personne qui contracte l'orbiculaire des paupières ; on voit effectivement alors les deux voiles marcher à la rencontre l'un de l'autre, c'est-à-dire le supérieur s'abaisser, l'inférieur s'élever légèrement, sans que chacun d'eux cesse de conserver la *position verticale*. Quelle que soit la *force de la contraction de l'orbiculaire, cette position verticale se maintient, et le bord libre n'est pas porté en arrière.*

Les fibres qui constituent la portion palpébrale de l'orbiculaire représentent un faisceau très-mince, offrant à la paupière inférieure : d'une part, une courbure à concavité tournée en haut ; de l'autre, une courbure à concavité tournée en arrière, puisque le cartilage sur lequel elles se moulent est lui-même convexe en avant. La théorie indique donc que cette portion de l'orbiculaire produit, en se contractant, deux effets : 1° les fibres, en se redressant de bas en haut, portent le bord libre dans le même sens, c'est-à-dire à la rencontre du voile supérieur ; 2° en se redressant d'avant en arrière, elles appliquent fortement le cartilage tarse contre le globe. Mais il importe, encore une fois, de remarquer que ces fibres sont si faibles, que ces deux actions n'ont qu'un effet médiocre.

Jusqu'ici, on ne trouve donc pas, ni dans la disposition des fibres de l'orbiculaire, ni dans le mode de contraction du muscle, l'explication de l'entropion de la paupière inférieure. Pour que cet entropion se produise, il faut, de toute nécessité, d'autres conditions, et c'est peut-être pour les avoir méconnues, que les ophthalmologues ne sont pas d'accord sur l'existence de l'entropion spasmodique. En effet, tandis que Sanson[1], Mackenzie[2], Deval[3], Chélius, Cunier[4], admettent l'existence d'entropions occasionnés par une contraction longtemps soutenue du muscle orbiculaire ; Scarpa[5] et Carron du Villards[6] s'élèvent contre cette opinion.

C'est dans la fréquence de la contraction de l'orbiculaire, et dans l'*hypertrophie* du faisceau palpébral du muscle, qui en est la conséquence, que nous pensons trouver l'explication du mode de production de l'entropion dit *spasmodique*. Tout muscle qui se contracte souvent, et surtout d'une manière continue, s'hypertrophie. Or, ce sont précisément là les conditions dans lesquelles se trouvent les sujets atteints d'ophthalmies photophobiques. Pour se soustraire à l'impression de la lumière, ils contractent très-fortement l'orbiculaire des paupières. Pendant que, dans l'état normal, cette contraction ne porte que sur la portion *orbitaire* du muscle ; en cas de spasme, la contraction s'étend à la portion *palpébrale*. Que cette contraction se répète ainsi, d'une manière continue, pendant des semaines et des mois, ainsi que cela arrive chez certains sujets, et la portion palpébrale de l'orbiculaire, composée, dans l'état normal, de quelques fibres musculaires pâles, sans énergie, deviendra un faisceau plus ou moins volumineux représentant un véritable muscle en *sautoir*. Ce muscle, en se contractant, aura alors pour effet, non-seulement de porter le cartilage en haut, mais encore *de renverser le bord libre de ce cartilage en arrière*, c'est-à-dire de donner lieu à la formation d'un entropion.

Telle nous semble la véritable explication du mode de production de l'entropion dit *spasmodique*. Cet entropion est l'effet de la contraction spasmodique de l'orbiculaire ; mais cette contraction n'en est que la cause éloignée ; la véritable cause, celle qui se lie intimement à la précédente, est l'*hypertrophie* de la portion palpébrale de l'orbiculaire. En d'autres termes, c'est à la prédominance d'action de cette portion palpébrale de l'orbiculaire que nous semble due la formation de l'entropion.

On s'explique ainsi comment on obtient la guérison de certains entropions qui ont résisté à toute autre médication, en pratiquant la section des fibres de l'orbiculaire qui avoisinent le bord libre de la paupière. Cette opération a pour résultat d'amoindrir la force du faisceau palpébral ; elle met cette portion de l'orbiculaire dans les mêmes conditions que dans l'état physiologique. (Voir plus loin.)

Que penser du relâchement de la peau de la paupière considéré comme cause d'entropion par Mackenzie, Rognetta[7], Desmarres et d'autres? que c'est un effet et non une cause de la maladie. Toutes les fois que les cils sont déviés en arrière, il y a une irritation permanente de l'œil, qui porte les malades à contracter souvent l'orbiculaire. Or, cette contraction plisse la peau, et si le tissu cellulaire sous-cutané est devenu lâche, les plis de la

---

[1] *Dictionnaire de médecine en 15 vol.*, art. ENTROPION. — [2] *Traité des malad. de l'œil*, t. I, p. 307 ; trad. cit. — [3] *Loc. cit.*, p. 879. — [4] *Annal. d'ocul.*, t. V, p. 264. — [5] *Traité des maladies des yeux*, t. I, p. 91 ; trad. citée. — [6] *Maladies des yeux*, t. I, p. 310. — [7] *Traité d'ophthalmologie*, p. 674.

peau deviennent permanents et finissent par former un véritable bourrelet, qui tombe au devant de la rainure interpalpébrale.

Il nous semble aussi qu'on ne peut pas donner le nom d'*entropion* à la déviation légère subie par toute la paupière, alors qu'il survient un amaigrissement du tissu cellulaire de l'orbite, comme on l'observe chez certains vieillards, ce qui a motivé la dénomination d'entropion *sénile*. Le globe est le soutien naturel de la paupière, l'organe sur lequel cette dernière se moule; et lorsque l'œil se retire profondément dans l'orbite, ou qu'il s'atrophie, comme cela se voit après certaines phlegmasies, la paupière s'enfonce dans l'orbite, dans toute son étendue en hauteur, et non pas seulement par le bord libre. Ce dernier n'est pas dévié en arrière, et conséquemment il n'y a pas, à proprement parler, un entropion.

Symptômes. Ils sont faciles à apprécier. Que l'entropion soit *partiel* ou *total*, le bord libre de la paupière, s'il s'agit de la supérieure, par exemple, au lieu d'être tourné directement en bas et un peu en avant, offre, dans une portion, ou dans la totalité de son étendue, une incurvation plus ou moins marquée en arrière, et les cils qui garnissent la lèvre extérieure de ce bord sont dirigés contre la cornée. C'est le déplacement, l'incurvation du cartilage, qui caractérisent l'entropion et différencient ce dernier du trichiasis, dans lequel les cils seuls sont déviés de leur direction normale, sans que le bord de la paupière cesse de conserver sa situation primitive.

A moins que l'inversion de la paupière ne soit portée à un degré extrême, les deux voiles membraneux arrivent facilement au contact et l'œil ne cesse pas d'être couvert. La déviation des cils, conséquence nécessaire de la déviation du bord libre, a pour effet de soumettre la cornée et la conjonctive bulbaire à un frottement incessant par le contact de ces productions pileuses. De là un afflux de sang permanent sur la muqueuse oculaire, un peu plus tard une vascularisation de la cornée, la formation d'épanchements plastiques dans l'épaisseur de cette membrane, l'ulcération, et même la perforation de cette dernière. Si on écarte les paupières, il s'échappe de leur intervalle un flot de larmes et de mucosités; les malades ne peuvent supporter la lumière du jour. Il en est beaucoup qui maintiennent les paupières convulsivement rapprochées pour éviter le frottement des cils contre la surface de l'œil.

Il est très-rare que tous ces phénomènes ne se présentent pas à un degré plus ou moins intense. Velpeau [1] cite l'exemple exceptionnel d'un jeune homme de quinze ans, affecté d'un entropion complet, avec renversement de tous les cils aux paupières inférieures, sans que le malade en eût jamais souffert, sans qu'il y eût la moindre inflammation des yeux. Il est aussi un cas dans lequel les accidents produits par l'entropion sont beaucoup moins graves : c'est lorsque la déviation est assez prononcée pour que les cils soient cachés dans un repli de la peau palpébrale, qui s'est introduite entre la face postérieure de la paupière et le globe.

Marche. Terminaison. Abandonné à lui-même, l'entropion se comporte

---

[1] *Dictionnaire de médecine en* 30 *vol.,* t. XXIII, p. 393.

différemment, suivant l'état des cils. Lorsque ceux-ci persistent avec leur direction vicieuse, qu'ils conservent leur longueur et leur résistance, les accidents s'accroissent, et le sujet est exposé à avoir la vue compromise. Chez d'autres malades, atteints antérieurement de blépharites glandulo-ciliaires, les cils sont petits, atrophiés, et ressemblent à des poils follets. L'irritation à laquelle l'œil est soumis, est moins prononcée, et les accidents n'ont qu'une intensité médiocre. Quelques-uns arrachent ces cils atrophiés à mesure qu'ils repoussent, et finissent par ne plus être incommodés par la déviation de la paupière.

Traitement. L'indication à remplir est de ramener le bord libre dévié de la paupière à la situation primitive. On arrive à ce résultat, soit par l'application de topiques, soit par des moyens mécaniques, soit enfin par des opérations.

1° Topiques. Qu'on ne perde pas de vue ce fait qui domine toute l'histoire de l'entropion : le bord libre du cartilage tarse est dévié en dedans. La lèvre antérieure de ce bord se continue avec la peau de la paupière, et en exerçant sur le tégument externe une traction en sens opposé de la déviation, on corrige cette dernière. De là l'idée de guérir l'entropion, en appliquant sur la peau des substances qui produisent une constriction du derme, des topiques astringents et toniques. C'est là un moyen tout à fait insuffisant. Velpeau rapporte cependant avoir réussi, en faisant appliquer matin et soir, en onctions, sur la portion ciliaire de la paupière, une pommade composée de 4 grammes d'axonge et de 5 centigrammes de nitrate d'argent. Le vésicatoire placé sur la paupière, avec le soin d'entretenir la suppuration pendant quelque temps, a donné un succès à Carron[1], qui vante cette méthode.

2° Moyens mécaniques. Ils conviennent à la fois à l'entropion et au trichiasis simple. Demours[2] recommande des bandelettes agglutinatives appliquées de façon à attirer le bord libre de la paupière en dehors, ou bien un petit bandage d'acier placé autour de la tête et garni d'une pelote qu'une vis appuie sur la joue, à la naissance de la paupière. Le même effet est produit, suivant lui, par une compresse de la longueur de la paupière, pourvue d'une certaine épaisseur, placée sur la base du voile membraneux, et maintenue au moyen d'une bande de linge passée autour de la tête, de façon à faire basculer la paupière. Pellier de Quengsy[3] propose la *suture sèche*, qu'il exécute de la façon suivante : on prend de petits morceaux de taffetas noir coupés à queue d'aronde ; on y étend un mélange fait, à parties égales, de colle forte et de teinture de benjoin. On mouille l'emplâtre et on l'attache d'une part à l'extrémité de la paupière, de l'autre au front ou sur la pommette. Janin[4] a guéri une malade atteinte d'entropion, en pinçant fortement la peau de la paupière et en soulevant le tégument, comme on le fait quand on veut en pratiquer l'excision partielle. Chez une autre,

---

[1] *Guide pratique*, etc., t. I, p. 317. — [2] *Mal. des yeux*, t. I, p. 105. — [3] *Précis ou Cours d'opér. sur la chir. des yeux*, t. II, p. 138. — [4] *Mém. et obs. anatom., physiol. et physiq. sur l'œil*, p. 373 et 374. Lyon et Paris, 1772.

affectée d'entropion de la paupière inférieure, le même chirurgien a commencé par redresser la paupière, en tendant la peau, après quoi il a assujetti le voile dans cette position au moyen d'un emplâtre d'André de la Croix placé à demeure pendant vingt-neuf jours. Rognetta[1] pense qu'on pourrait maintenir la paupière redressée au moyen du bléphareirgon. Goyrand[2] a employé avec succès les serre-fines avec lesquelles il pince la peau de la paupière. D'autres ont proposé d'obtenir le redressement de la paupière, en traversant la peau avec un fil que l'on fixe sur un point plus ou moins éloigné de la face ou de la tête, ce qui conduit aux moyens suivants :

3° MOYENS CHIRURGICAUX. La possibilité, dans la grande majorité des cas, de corriger et de faire disparaître l'entropion, en exerçant sur la peau une traction, a dû donner de bonne heure, aux chirurgiens, l'idée de remédier à la difformité en faisant une perte de substance aux téguments. Cette opération, décrite par Celse[3], est restée dans la pratique moderne ; on l'a modifiée d'une foule de façons, soit au point de vue de la forme à donner à la perte de substance, soit pour le pansement consécutif.

A. Excision transversale de la peau. Procédé de Celse. L'opération comprend plusieurs temps : la formation du pli cutané à enlever ; l'excision de ce pli ; la réunion des lèvres de la plaie.

1° *Formation du pli cutané à enlever.* Plus la déviation est prononcée, plus la peau est lâche, plus il convient de donner de hauteur à la portion de tégument à emporter. L'essentiel, comme le fait remarquer Celse, est de n'en emporter ni trop, ni trop peu. Dans le premier cas, on convertit l'entropion en ectropion ; dans le second, on ne remédie qu'imparfaitement au vice de conformation que l'on veut corriger. On peut se contenter de faire saisir chacune des extrémités du pli cutané avec des pinces ordinaires à larges mors ; en agissant ainsi, la partie moyenne du pli n'est pas suffisamment tendue, et la section irrégulière. Mieux vaut embrasser toute la base

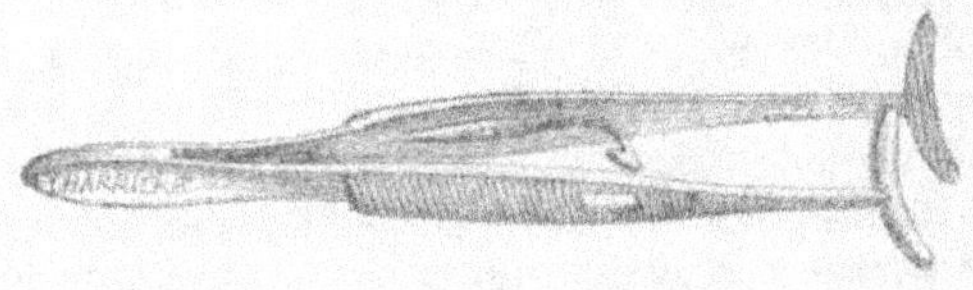

Fig. 40.

du pli entre les branches des pinces à traverses de Beer ou d'Adams (fig. 40), avec les pinces fenestrées de Himly, ou encore avec celles de Græfe, dont les extrémités sont recourbées sur elles-mêmes et se modèlent sur la forme de la paupière. Demours[4] se servait, dans le même but, d'un morceau de fil d'archal plié en deux ; après avoir saisi une portion de peau dans cette sorte de pince posée en long sur la paupière, il enroulait les extrémités du

<hr>

[1] *Traité d'ophthalmologie*, p. 674. — [2] Malgaigne, *Manuel de médecine opératoire*, p. 361 ; 6° édit. — [3] A.-C. Celsi, *De medicina*, lib. VII, cap. VII, n° 8. — [4] *Maladies des yeux*, t. I, p. 105.

fil de manière à les serrer. Il importe de pincer la peau, à partir de deux à trois millimètres du bord ciliaire; de cette façon, le tissu cicatriciel qui succède à la perte de substance agit plus près de ce bord pour en déterminer le redressement.

2° *Excision du pli cutané.* On l'exécute, soit avec un bistouri à lame bien acérée, soit avec des ciseaux droits ou à bec de grue. Après cette ablation (*f*, *g*, fig. 41), il y a un écoulement de sang assez abondant, qu'on arrête par des aspersions d'eau froide, une compression modérée de la plaie, et surtout par le rapprochement des lèvres de la solution de continuité, ce qui milite, selon nous, en faveur de la réunion immédiate.

3° *Réunion de la plaie.* Celse employait la suture simple. Les chirurgiens modernes s'en servent également, ou bien encore de la suture entortillée. Scarpa rejette ce mode de réunion; il préfère obtenir le rapprochement des lèvres de la plaie par le bandage appelé *monoculus*, après avoir placé une compresse sur le sourcil et une autre sur la région malaire. Une variante au procédé que nous venons de décrire, consiste à faire les points de suture avant d'opérer l'excision de la peau. Cette modification, préconisée par Velpeau[1], facilite le placement des fils ou des épingles, qui nécessite, dans le procédé ordinaire, des manœuvres prolongées et douloureuses.

4° *Pansement.* Un plumasseau enduit de cérat et une compresse de toile soutenus par un bandeau suffisent. Je préfère maintenir sur la paupière une pièce de linge imbibée d'eau froide pendant quelques jours. De cette façon, j'ai toujours évité des phlegmasies qui, au rapport de quelques auteurs, sont parfois la conséquence de l'opération. Les points de suture sont enlevés après vingt-quatre ou quarante-huit heures. Il n'est pas rare qu'une portion de la plaie suppure et ne se réunisse que par seconde intention.

B. **Excision verticale de la peau.** Ce procédé est attribué, par les uns, à Janson, par les autres à Gensoul. On comprend cette incertitude, en ayant égard à ce qu'en dit Carron du Villards[2]. « Ce procédé est resté bien des années une tradition parmi les élèves de l'hôpital de Lyon. C'est à cette source que l'a pris Lisfranc. Après l'avoir décrit avec soin pendant longtemps dans ses cours, ce ne fut qu'en 1832 que Boyer le publia. » On saisit avec des pinces (*p*, fig. 41), analogues à celles que nous avons mentionnées précédemment (fig. 40), la peau qui couvre la face antérieure de la paupière, de manière à lui faire former un pli vertical dont l'extrémité supérieure corresponde au bord libre de la paupière (on suppose qu'il s'agit d'un entropion de la paupière infé-

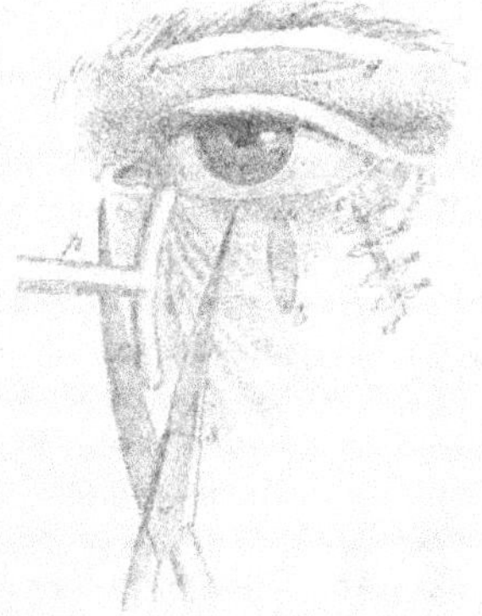

Fig. 41.

[1] *Nouveaux élém. de méd. opératoire*, t. III, p 560; 2° édit — [2] *Loc. cit.*, t. I, p. 526.

rieure), et dont la longueur égale la hauteur de la paupière. On excise le lambeau avec des ciseaux (s, fig. 41), de façon à produire la perte de substance *a b*. On réunit ensuite les bords par la suture entortillée (*cd*). Au lieu d'enlever les épingles au bout de quelques jours, Lisfranc préfère les laisser tomber d'elles-mêmes par déchirure des tissus ; de cette façon, on a, suivant le nombre de points de suture que l'on a pratiqués, trois ou quatre petites plaies transversales, qui, en se cicatrisant, contribuent, en même temps que la section verticale, à porter le bord libre de la paupière en dehors.

On ne s'est pas contenté d'une seule incision verticale ; quelques chirurgiens en ont pratiqué plusieurs sur la même paupière. Carron du Villards [1] a proposé de donner à ces excisions une forme étoilée, imitant en cela le procédé de Dupuytren pour la cure radicale de la procidence du rectum.

C. Excision cruciale de la peau. Ce procédé a été imaginé par Segond [2], de Cayenne. C'est une combinaison du procédé de Celse et de celui de Gensoul ou de Janson. Après avoir enlevé un pli vertical de la peau, on excise un pli transversal ; on a ainsi une perte de substance cruciale. De là à dénuder presque entièrement la paupière, en enlevant toute la peau de ce voile, comme l'a fait Lisfranc [3], dans un cas de renversement avec relâchement extrême de la paupière, il n'y a qu'un pas. On ne comprend pas la nécessité d'opérer un pareil délabrement.

D. Procédé de Brach [4]. On fait une incision transversale à la peau, au niveau du bord adhérent de la paupière. Deux autres incisions, partant des extrémités de la précédente, convergent ensemble pour aller se terminer à une petite distance de la ligne des cils. L'ensemble de ces trois incisions représente un triangle à sommet tronqué, ayant 12 millimètres à la base et 6 millimètres au sommet. Après avoir détaché le lambeau jusqu'au pédicule avoisinant le bord ciliaire, on retranche, avec des ciseaux, à la base du lambeau, autant de peau qu'il en faut pour redresser le bord libre de la paupière, et l'on réunit par la suture la base nouvelle à la lèvre qui lui correspond. On peut également réunir par la suture les bords latéraux du lambeau aux bords voisins de droite et de gauche. Brach considère ce procédé comme supérieur à l'excision simple d'un pli transversal, à cause des adhérences modulaires établies entre la face profonde du lambeau et les parties subjacentes. Cette remarque nous semble juste ; mais cet avantage ne compense pas la longueur de la manœuvre, la douleur inhérente à une dissection minutieuse.

E. Mortification de la peau de la paupière. On l'obtient de plusieurs manières : soit en comprenant un repli du tégument entre les mors d'un instrument qui exerce une compression très-forte, soit en produisant une escarre plus ou moins profonde avec le cautère actuel ou potentiel.

(*a*). **Compression d'un repli de la peau.** Bartich s'est servi d'une sorte

[1] *Loc. cit.*, t. I, p. 555. — [2] *Clinique des hôpitaux de Cayenne, Revue médicale*, 1836. — [3] Carron, *Loc. cit.*, t. I, p. 331. — [4] E. Zeis, *Handbuch der plastischen Chirurgie*, p. 392, Berlin, 1838.

de presse, qu'on trouve représentée dans les planches de l'ouvrage de Wenzel[1], et qui est composée de deux branches de bois, recourbées de façon à pouvoir s'accommoder à la convexité de l'œil. Ces branches s'éloignent ou se rapprochent à volonté, au moyen d'une vis. Cet appareil a été perfectionné plus tard par Verduc et Rau, qui ont imaginé de faire percer les branches de trous à travers lesquels on passe des fils servant à la suture des lèvres de la plaie, après qu'on a excisé une portion de peau, ce qui rentre dans une des méthodes précédemment décrites. On voit, d'après cela, que le procédé, décrit récemment par Bonnafont[2] pour la cure radicale de l'entropion, existe depuis longtemps dans l'art. Ce procédé consiste à faire un pli horizontal à la peau de la paupière, et à embrasser la base de ce pli au moyen d'une serre-fine dont les pinces sont formées par deux branches horizontales légèrement courbées sur le plat, longues de 1 centimètre et demi, et se juxtaposant parfaitement dans tout leur parcours. La pression continue de l'instrument détermine une *mortification* de la base du repli cutané, dont les bords se réunissent par première intention.

(*b*). **Cautérisation au fer rouge.** Elle a été appliquée au traitement du trichiasis plutôt qu'à l'entropion. Si on veut l'employer dans cette dernière affection, on se sert d'un petit cautère cultellaire, avec lequel on trace une ligne de feu, à 2 millimètres du bord ciliaire de la paupière, après avoir placé, entre celle-ci et le globe, une plaque de corne. En prenant même les plus grandes précautions pour préserver l'œil de l'action de la chaleur, on n'est pas toujours sûr d'obtenir ce résultat. D'ailleurs, ce procédé est de nature à effrayer vivement les malades, et, sous ce rapport, si on a affaire à des sujets pusillanimes, redoutant l'action de l'instrument tranchant, il est préférable d'employer les caustiques.

(*c*). **Cautérisation avec l'acide sulfurique. Méthode d'Helling**[3]. Le malade est assis, la tête appuyée contre la poitrine d'un aide qui soulève la paupière supérieure, si l'entropion affecte le voile inférieur. Ce dernier est assujetti et tiré un peu en bas par le chirurgien lui-même. La peau étant bien essuyée avec un linge sec, pour éviter la diffusion de l'acide, si le visage était en transpiration, on promène sur les téguments, à 2 millimètres du bord libre, et d'un angle à l'autre de la paupière, un pinceau d'amiante que l'on a plongé dans l'acide sulfurique concentré. Il faut réitérer cette application plusieurs fois, à une ou deux minutes d'intervalle. Au lieu de pinceau, on peut se servir d'une petite baguette de verre, d'un brin de bouleau dont l'extrémité est fendue en quatre, d'un fragment de paille. Dans tous les cas, la cautérisation est achevée, dès que la portion de peau touchée est devenue blanche. On enlève ce qui reste d'acide avec une boulette de coton; on pratique des lotions d'eau froide. Si, après la chute de l'escarre, le raccourcissement de la peau de la paupière paraît insuffisant, on fait une nouvelle application de caustique. Deval[4] rapporte avoir pratiqué jusqu'à six cautérisations.

---

[1] *Manuel de l'oculiste*, t. II, p. 59 ; pl. XXII. — [2] *Union médicale*, t. X, p. 187. 1861. — [3] *Hufeland's Journal*, t. IV, § 115. 1815. — [4] *Traité théorique et pratiq. des mal. des yeux*, p. 882.

Que cette méthode ait donné des succès à Helling, à Quadri [1], à Rognetta [2] et à d'autres, c'est ce que personne ne conteste. Mais tout le monde sera frappé des graves inconvénients qu'elle présente. En agissant avec la plus grande prudence, une goutte de caustique peut tomber dans le cul-de-sac conjonctival ou sur la cornée. Ce danger est surtout à redouter, lorsqu'on opère sur la paupière supérieure. Un autre inconvénient, c'est que l'agent caustique n'entame que les couches superficielles du derme, et c'est là ce qui explique pourquoi on est dans la nécessité de revenir plusieurs fois à l'application de l'acide. Ajoutez encore que, la plaie consécutive devant suppurer quelque temps, la cicatrice reste bien plus apparente, tandis qu'elle est à peine visible dans le procédé de l'excision transversale (p. 390, fig. 41). Si on veut absolument détruire une portion de tégument palpébral avec un caustique, on peut se servir de pinces à béquilles construites sur le modèle des pinces à hémorrhoïdes d'Amussat, et embrasser un repli de la peau dans les cuvettes que l'on remplit de caustique Filhos. On mortifie ainsi la base de ce lambeau, dont la chute produit une perte de substance proportionnelle à la quantité de peau soulevée par l'instrument.

Jusqu'ici, nous avons supposé qu'il s'agissait d'un entropion à un degré moyen. Il est des cas dans lesquels l'incurvation en arrière du cartilage tarse, est trop prononcée, pour qu'on en obtienne le redressement, en faisant seulement une perte de substance à la peau ; de là une nouvelle série de méthodes et de procédés qui motivent une description spéciale.

F. **Tarsotomie longitudinale ou horizontale. Procédé d'Ammon** [3]. Au moyen d'un couteau à cataracte à double tranchant, on pratique de dedans en dehors, c'est-à-dire de la face conjonctivale vers la face cutanée, une incision qui intéresse le cartilage tarse dans toute son épaisseur, parallèlement et à 3 millimètres du bord libre, depuis le voisinage des conduits lacrymaux jusqu'à 1 centimètre de la commissure externe des paupières. On fait ensuite l'ablation d'une portion de la peau de la paupière, après quoi on réunit par la suture les lèvres de la plaie. Ce procédé favorise le redressement du cartilage tarse ; mais il ne faut pas oublier que le rôle principal est dévolu à la perte de substance du tégument palpébral.

G. **Tarsotomie verticale.** Elle a été proposée par Guérin [4], puis exécutée par Physick, Bouchet, Ware. On fait une incision verticale de toute l'épaisseur de la paupière, une sorte de colobome artificiel, et on laisse guérir la plaie par granulation. Qui ne voit que ce procédé ne procure qu'un soulagement temporaire, et qu'après la formation de la cicatrice les parties reprennent leur disposition primitive ? Le procédé de Tyrrell [5] donnerait un résultat plus favorable. Après avoir fait une incision perpendiculaire dans toute l'épaisseur de la paupière, près du centre, on pratique l'excision transversale d'une partie des téguments. La brèche palpébrale se remplit consécutivement de bourgeons charnus, et s'oblitère sans cicatrice difforme.

---

[1] *Annotazioni pratiche sulle Malattie degli occhi*, vol. I, p. 69. Naples, 1818. — [2] *Traité d'opthalmologie*, p. 677. — [3] *Ammon's Zeitschrift*, t., III p. 247. 1833. Voir aussi, Stœber, *Manuel d'ophthalmologie*, art. ENTROPION. — [4] *Journal de Montpellier*, t. II. p. 281. — [5] Rognetta, *loc. cit.*, p. 681.

La modification imaginée par Wharton Jones [1] mérite une mention : quand l'entropion affecte la paupière inférieure, le chirurgien anglais propose, après avoir fait une incision verticale dans toute l'épaisseur du voile, près de l'*angle externe*, d'enlever une portion de peau, puis de fixer la paupière dans un état de renversement en dehors avec le fil qui a servi à faire la suture.

Il est arrivé parfois qu'une seule incision verticale a été insuffisante pour redresser le cartilage tarse ; on a multiplié les incisions ; de là les procédés suivants :

H. **Procédé de Crampton** [2]. On divise perpendiculairement la paupière aux deux extrémités, en ménageant les conduits lacrymaux ; on réunit ces deux plaies par une incision transversale de la conjonctive, et on maintient le cartilage quelque temps relevé pour obtenir une cicatrisation lente des plaies verticales. Guthrie [3] a ajouté, aux incisions verticales de la paupière, l'ablation d'un repli horizontal de la peau avec réunion des lèvres de la plaie. Il se sert des fils de la suture pour maintenir la paupière elle-même relevée quelque temps.

On a aussi combiné la tarsotomie horizontale avec la verticale :

I. **Procédé de Jæger père** [4]. On fait d'abord deux incisions verticales, comprenant toute l'épaisseur de la paupière, longues de 4 à 6 millimètres, situées l'une à une petite distance de la commissure temporale, l'autre en dehors du point lacrymal supérieur. On saisit le lambeau entre les traverses de la pince d'Adams (fig. 40), de façon à retourner la paupière tout entière. On réunit les extrémités supérieures des deux incisions verticales par une section transversale, qui intéresse la conjonctive et toute l'épaisseur du cartilage tarse. On fait la résection d'un repli cutané transversal avec les pinces d'Adams et des ciseaux, et on réunit les deux lèvres de la plaie ovalaire faite à la peau par deux points de suture.

Dans quelques cas, la courbure du cartilage tarse a paru tellement prononcée, qu'on s'est décidé à en faire l'ablation partielle et même totale.

K. **Ablation partielle ou totale du tarse. Procédé de Saunders** [5]. Une plaque mince de plomb ou d'argent, courbée comme la paupière, ayant été insinuée entre cette dernière et l'œil, on fait tendre les parties. Le chirurgien divise la peau et le muscle orbiculaire au-dessus du bord libre de la paupière, dissèque le lambeau et extirpe ensuite le cartilage. Cette opération mérite à peine d'être mentionnée, tant elle est mauvaise au point de vue des résultats ; il suffit de se rappeler les usages du cartilage tarse, pour comprendre qu'après cette ablation, la peau de la paupière a de la tendance à s'enrouler sur elle-même. Il serait plus rationnel de se borner à faire l'excision du bord libre seulement de la paupière avec les cils (procédé de D. Gerdy); ou bien, comme l'ont proposé Schreger et Desmarres [6], d'enlever

[1] Mackenzie, *loc. cit.*, t. I, p. 316. — [2] *Essay on the Entropion or Inversion of the Eyelids.* London, 1806. — [3] *Lectures on the operative Surgery of the Eye*, p. 51. London, 1823. — [4] Ch. Deval, *Chirurgie oculaire*, p. 429. Paris, 1844. — [5] *Treatise on some practical points of the Diseases of the Eye*, p. 41. London, 1811. — [6] *Traité des maladies des yeux*, t. I, p. 501.

une portion triangulaire de toute l'épaisseur de la paupière, en y comprenant toute la partie altérée du cartilage. C'est un procédé analogue à celui d'Adams pour l'ectropion. La base du triangle enlevé correspond au bord ciliaire. On complète l'opération par l'excision transversale de la peau de la paupière, vers le bord adhérent de celle-ci.

K *bis*. **Procédé de Streatfield** [1]. **Évidement du fibro-cartilage de la paupière**. On commence par saisir la paupière avec la pince à anneau de Desmarres, qui sert à opérer les tumeurs des paupières, la branche plate de l'instrument étant placée au-dessous de la face interne de la paupière, et la branche à anneau *a*, *b* (fig. 43), étant placée sur la peau. On incise la peau, à la distance de 2 millimètres du bord libre, en mettant à nu les bulbes des cils sans les intéresser ; on pratique ensuite une incision parallèle à la première,

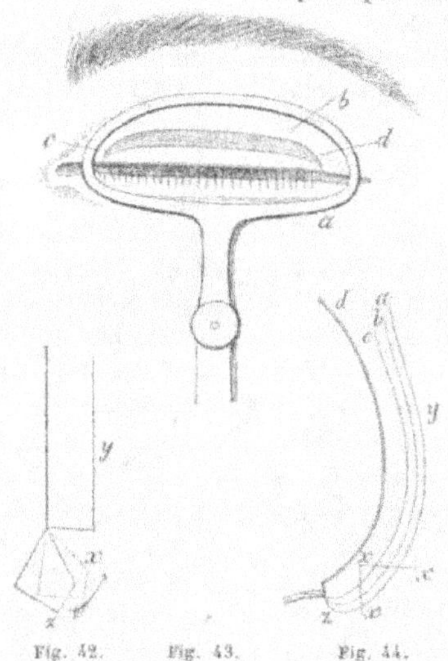

pénétrant d'un seul coup jusqu'au cartilage, située plus loin du bord palpébral que la première, suivant la même direction, et venant se confondre avec elle à chacune des extrémités (*c*, *d*, fig. 43). On fait alors *pénétrer profondément dans l'épaisseur du cartilage ces deux incisions, dans une direction oblique l'une vers l'autre* (*xxx*, fig. 44) ; on saisit, avec des pinces, le lambeau du cartilage, et on le détache avec le scalpel. *Ce lambeau* (*xxx*, fig. 44) *représente un triangle dont le sommet est dirigé vers la conjonctive* (*d* fig. 44), *et dont la base, comprenant toutes les parties de la paupière qui recouvrent le cartilage, répond à la peau* (*ayz*). Après cette ablation, il reste une perte de substance triangulaire (*x*, fig. 42) qui se

Fig. 42.   Fig. 43.   Fig. 44.

comble à mesure que le fragment *z* se rapproche de la portion *y* du cartilage ; ce qui a pour effet de redresser le bord libre du voile.

Snellen [2], d'Utrecht, est aussi d'avis, en cas d'entropion avec fort épaississement du tarse, d'exciser une portion cunéiforme de ce cartilage, parallèlement au bord ciliaire.

L. **Adhérences solides établies entre la peau, le muscle orbiculaire et le cartilage tarse.** (*a*) **Procédé de Gaillard, de Poitiers, et de Rau** [3]. La paupière est traversée, aux deux extrémités et au voisinage du bord ciliaire, par deux points de suture simple. Il faut que les fils traversent, non-seulement la peau, mais toute l'épaisseur du muscle orbiculaire. On en noue les extrémités, de façon à en rapprocher le point d'entrée et de sortie. On les laisse tomber spontanément. A mesure que les tissus sont coupés, il se

[1] *Annal. d'oculist*., t. XL, p. 212. — [2] *Compte rendu du Congrès opth. de* 1862, p. 236. — [3] *Archiv. fur Ophthalmol.*, t. II, p. 176.

forme des circatrices qui maintiennent fortement réunis la peau et le muscle.

Au lieu de deux points de suture simple, on peut se servir de plusieurs épingles passées verticalement à travers la peau de la paupière et le muscle orbiculaire. Chaque épingle est maintenue par un fil roulé en 8 de chiffre. On attend la chute spontanée de l'une et de l'autre, par l'ulcération des tissus. Pour avoir des cicatrices plus étendues et plus nombreuses, on peut, à l'exemple de Cunier, exciser les saillies cutanées intermédiaires aux épingles.

(*b*) **Procédé de Williams** [1]. Il se rapproche du précédent. On se sert de ligatures larges, composées de plusieurs fils, et on les passe au moyen d'une aiguille courbe montée sur un porte-aiguille.

La pointe de l'aiguille est introduite par la face cutanée de la paupière, très-près du bord libre. Elle pénètre, en passant derrière l'orbiculaire, à une distance variable suivant le degré de l'affection. Le fil est placé verticalement, c'est-à-dire perpendiculairement au grand diamètre de la paupière. On le serre assez fort, pour étrangler complétement les tissus compris dans l'anse. Le nombre de ligatures est subordonné à la gravité et à l'étendue de l'affection. Il en faut parfois jusqu'à huit. Ce procédé exige des manœuvres prolongées, est très-douloureux et occasionne des cicatrices multiples.

(*c*) **Procédé de Pagenstecher** [2], **de Wiesbaden**. C'est une combinaison du procédé de Gaillard avec celui que l'on applique au blépharophimosis. La commissure externe des paupières est fendue dans toute son épaisseur, dans la direction du ligament palpébral externe. *En faisant subir aux lèvres de cette plaie horizontale une traction modérée, on parvient à la transformer en une plaie verticale, et il est alors facile de mettre la muqueuse en rapport direct avec la peau et de rendre ainsi impossible, par l'interposition de la conjonctive, une réunion des lèvres de la plaie cutanée.* De cette manière, on parvient à allonger la fente palpébrale de quelques millimètres, à produire un ectropion modéré occupant un espace de 2 à 4 millimètres. Par l'interposition de la muqueuse entre les fibres de l'orbiculaire, on diminue l'énergie de ce dernier, ce qui a pour effet d'atténuer les effets de la contraction musculaire sur la production de l'entropion.

La paupière étant ainsi légèrement renversée en dehors, on y place un certain nombre de ligatures, en ayant soin de les introduire en regard des points où la direction des cils est la plus vicieuse. Pour cela, on soulève, avec la pince à entropion (fig. 40, p. 390), la peau de la paupière, de façon à comprendre dans un pli parallèle au bord palpébral un grand nombre de fibres du muscle orbiculaire. Une aiguille munie d'un fil bien ciré est enfoncée à la base de ce pli. Introduite par le bord orbiculaire, on la fait glisser tout près du tarse et sortir en dehors des orifices des glandes de Méïbomius. Le fil est fortement serré, et on le laisse s'éliminer par suppuration, ce qui a lieu au bout de six à dix jours. Le plus souvent, deux ou trois ligatures suffisent.

---

[1] *Annales d'oculistique*, t. XLIII, p. 436. — [2] *Compte rendu du Congrès ophthalmol.* de 1862, p. 241.

(*d*) **Procédé de Snellen** [1]. **Ligature sous-cutanée.** On se sert d'un fil muni de deux aiguilles que l'on passe de l'intérieur à l'extérieur, à travers toute l'épaisseur de la paupière, de manière que l'une d'elles traverse le tarse vers son bord supérieur et l'autre un peu au-dessus de ce bord. Ensuite les mêmes aiguilles sont conduites, en repassant par leur ouverture de sortie, le long de la face externe du tarse, entre celui-ci et la couche musculaire, pour venir sortir dans l'épaisseur du bord ciliaire, l'une à côté de l'autre, à une distance de 2 millimètres.

Le bord supérieur du tarse se trouve ainsi entouré d'une anse, et en liant alors extérieurement le fil au niveau du bord ciliaire, ce dernier est attiré vers le haut. Le fil est enlevé au bout de trois jours ; il est important de veiller à ce qu'il soit retiré entièrement, pour éviter une suppuration prolongée.

(*e*) **Procédé d'Anagnostakis** [2]. Supposons un entropion de la paupière supérieure. Le voile est tendu sur une plaque d'ivoire. On fait une incision parallèle au bord libre, à une distance de 3 millimètres environ de ce bord, en ayant soin de n'intéresser que la peau. Si celle-ci est exubérante, on en excise un pli transversal.

La lèvre supérieure de la plaie est tirée en haut, par un aide, de façon à mettre le muscle orbiculaire à découvert. *On excise, au moyen de ciseaux, quelques-uns des faisceaux du muscle qui recouvrent le segment supérieur du cartilage tarse, après les avoir soigneusement disséqués.* Le tarse n'est plus alors recouvert, à la hauteur de cette seconde plaie, que par du tissu cellulaire et par une couche fibreuse provenant à la fois de l'expansion aponévrotique du releveur de la paupière et du ligament large. On fait passer trois ou quatre fils à suture d'abord par la lèvre inférieure de la plaie cutanée, ensuite à travers la couche fibro-celluleuse qui recouvre la portion dénudée du cartilage. Les fils sont abandonnés à eux-mêmes jusqu'à ce qu'ils soient éliminés spontanément.

Sur la portion du tarse mise à nu se forme une cicatrice solide qui réunit le cartilage au bord inférieur de la plaie cutanée. La portion supérieure de la peau, qui ne tarde pas à se réunir avec la plaie, reste abondante et forme encore des plis pendant le clignement, tandis que la bandelette inférieure, attachée en haut au cartilage et soulevée par les faisceaux épargnés de l'orbiculaire, qui font ici l'office d'une poulie, est tendue fortement et renverse d'une manière permanente le bord palpébral.

Dans les cas moins graves, Anagnostakis se contente d'exciser un pli cutané transversal, immédiatement au-dessus du bord palpébral. Il excise également quelques-uns des faisceaux musculaires sous-jacents, et laisse la plaie se cicatriser par suppuration.

M. Section de l'orbiculaire. L'idée de pratiquer la section du faisceau palpébral de l'orbiculaire, dans l'entropion, appartient à Key [3]. Ce chirurgien, dans un cas où les diverses méthodes opératoires avaient été em-

---

[1] *Congrès ophth. de* 1862, p. 237. — [2] *Annales d'oculistique*, t. XXXVIII, p. 10. — [3] *The Lancet*, 5 nov. 1825.

ployées sans succès, reconnut que l'inversion dépendait d'une contraction de l'orbiculaire. Il pratiqua une incision à la peau, près des cils de la paupière inférieure, et fit écarter les lèvres de la plaie ; le muscle ayant été mis à nu, il en *excisa* quelques fibres et réunit la plaie avec quelques bandelettes. Le malade guérit. Cunier[1] semble avoir eu le premier l'idée de pratiquer la section *sous-cutanée* de l'orbiculaire des paupières. Il a été imité par Phillips[2], Pétrequin[3], Neumann[4], Blackmann[5], Rothamel[6], Heidenreich[7].

La section de l'orbiculaire des paupières, dans l'entropion spasmodique, est une des bonnes innovations de la chirurgie contemporaine, et c'est avec un sentiment d'étonnement qu'on lit l'appréciation qui en a été faite par deux auteurs d'un *Traité classique de pathologie externe*. « Quant à la section du muscle orbiculaire, disent-ils, les observations ne sont pas *assez précises pour qu'on puisse savoir si des guérisons définitives ont eu lieu*. Dans les cas où on a obtenu une amélioration momentanée, il n'est pas démontré que celle-ci ait été due à la section du muscle plutôt qu'à l'inflammation et à l'induration consécutive du tissu cellulaire. Pour ces raisons, en même temps qu'à cause *de la difficulté et de l'incertitude que présente l'exécution de l'opération*, il est douteux que cette méthode soit appelée à prendre un rang définitif dans la thérapeutique oculaire[8]. »

L'observation suivante est un exemple d'entropion spasmodique qui a guéri par la section sous-cutanée du faisceau palpébral de l'orbiculaire :

OBS. CLXXIX. *Entropion spasmodique de la paupière inférieure droite ; section sous-cutanée du faisceau palpébral inférieur de l'orbiculaire. Guérison de l'entropion.* Le nommé Wulfar, âgé de trente-cinq ans, raffineur, d'une constitution robuste, se présente à ma clinique, le 21 février 1863. Il raconte qu'il y a environ huit mois, les deux yeux sont devenus rouges ; en même temps l'impression de la lumière était tellement douloureuse, que, pendant les deux premiers mois de la maladie, il tenait les paupières, du côté droit, fermées convulsivement. Au bout de cette période, il entra à l'Hôtel-Dieu, où on lui pratiqua l'excision d'un lambeau tégumentaire transversal, à la paupière inférieure. Le malade ne retira aucun bénéfice, aucun soulagement, de cette opération.

Nous constatons que l'œil *gauche* et les paupières du même côté n'offrent aucune altération. A *droite*, il existe une photophobie excessive. Il est impossible au patient de tenir l'œil de ce côté ouvert au grand jour. Dès qu'on écarte les paupières, il s'échappe de leur intervalle un flot de larmes. On reconnaît, par la vue et par le toucher, que le muscle orbiculaire se *contracte* continuellement, et que les cils de la paupière inférieure sont renversés contre le globe. La cornée est un peu rugueuse et légèrement vascularisée. Pendant la contraction de l'orbiculaire, le faisceau palpébral inférieur se dessine à travers la peau, sous la forme d'une saillie manifeste.

Sous l'influence d'un collyre laudanisé, d'onctions sur l'orbite avec une pommade bellado-opiacée, et, plus tard, d'un collyre argentique, la photophobie diminua,

[1] *Annal. d'ocul.*, t. V, p. 264. — [2] *Sur la ténotomie sous-cutanée*, p. 204. — [3] *Gaz. méd. de Paris*, p. 587. 1841. — [4] *Casper's Woechenschrift*, 1842, n° 9. — [5] *New-York Lancet*, 1842, n° du 25 juin. — [6] *Annales d'oculist.*, t. XII, p. 211. — [7] *Ibidem*, t. XIX, p. 163. — [8] Denonvilliers et Gosselin, *Compendium de chirurgie*, t. III, p. 160.

le larmoiement devint moins abondant. Toutefois, le patient ne pouvait arriver à ouvrir les paupières, en face du grand jour, et dès qu'on le plaçait dans cette situation, l'orbiculaire se contractant violemment, les cils de la paupière inférieure se renversaient du côté du globe.

Le 19 février, je pratique la *section sous-cutanée* du faisceau palpébral inférieur de l'orbiculaire. Le patient étant assis sur un tabouret peu élevé, la tête convenablement fixée par un aide, la peau de la paupière inférieure bien tendue, je fais une ponction oblique, avec la pointe d'une lancette, vers le grand angle de l'œil, de manière à pénétrer sous le tégument seulement. Une plaque d'ivoire est engagée entre la face postérieure de la paupière inférieure et le globe, de façon à protéger ce dernier de toute atteinte. J'engage alors, à travers la plaie faite par la lancette, un ténotome à extrémité mousse, et, par des mouvements de pression douce, j'insinue l'instrument tenu à plat, le tranchant tourné en haut, sous la peau de la paupière inférieure, jusqu'à ce que l'extrémité mousse soit arrivée à une petite distance du petit angle de l'orbite. Je fais exécuter au ténotome un quart de mouvement de rotation sur l'axe, de manière à tourner le tranchant en arrière, vers le muscle, et le dos en avant, c'est-à-dire du côté de la peau ; imprimant alors à l'instrument un mouvement d'archet, en le tenant à une petite distance du bord libre de la paupière, je pratique la section du faisceau palpébral inférieur de l'orbiculaire des paupières. Le ténotome est de nouveau ramené dans la position horizontale et retiré par la plaie du grand angle de l'orbite.

Immédiatement après l'opération, le malade peut ouvrir l'œil au grand jour, sans que la contraction de l'orbiculaire ait pour effet de renverser les cils contre le globe. Il s'écoule, par la plaie du grand angle, une petite quantité de sang veineux, et bientôt il se manifeste un thrombus assez volumineux de la paupière inférieure. Je recommande simplement l'application de compresses d'eau froide sur la région palpébrale.

Le surlendemain, la peau de la paupière inférieure présente une coloration livide. Le patient ouvre les paupières à un degré moyen. L'orbiculaire est encore le siége de quelques contractions spasmodiques ; mais au moment de la plus forte contraction, les cils ne se renversent plus contre le globe. Le 23, le patient ouvre bien l'œil à un demi-jour, et même à une lumière vive. L'ecchymose palpébrale est dans le même état.

Le 26, cette ecchymose est en voie de résorption. Lorsqu'on commande au malade de contracter fortement le muscle orbiculaire, on voit se dessiner, sous la peau de la paupière inférieure, un bourrelet qui est formé par le muscle. Mais pendant les plus grands efforts de contraction, les cils ne se renversent plus vers le globe. Le patient supporte, de mieux en mieux, la lumière du grand jour.

Le 27 mars, le malade revient me trouver. La guérison s'est maintenue, et Wuilfar a pu reprendre ses travaux, depuis un mois. Actuellement, il ouvre les paupières largement au grand jour, et soutient l'impression d'une lumière vive, aussi longtemps qu'on le désire. Lui commande-t-on de contracter fortement l'orbiculaire des paupières ? celles-ci se rapprochent serrées l'une contre l'autre. Si, pendant qu'il continue à soutenir cette contraction, on relève doucement la peau de la paupière supérieure, de manière à découvrir les cils, on reconnait que le bord libre de la paupière inférieure tend, pendant la plus forte contraction du muscle, à se renverser légèrement en dedans, sans pouvoir cependant y arriver, et que les cils conservent leur direction en avant et en bas.

Procédé opératoire de la section sous-cutanée de l'orbiculaire. Pétrequin commence par tendre la paupière inférieure avec une pince placée à l'angle externe ; il implante un ténotome effilé à la partie moyenne du rebord osseux inférieur de l'orbite, puis imprime à l'instrument un mouvement de bascule qui en fait filer la pointe jusqu'au bord libre de la paupière, en passant derrière l'orbiculaire. La section du muscle s'opère par le dégagement de la lame ; à l'aide du doigt appliqué sur la peau, on suit tous les mouvements de celle-ci. Cunier a exécuté l'opération de la même manière, si ce n'est qu'au lieu d'appliquer une pince à l'angle externe, il en place une à doubles branches, au bord libre de la paupière, sur laquelle on exerce une traction, pendant que l'indicateur et le médius de la main gauche, appliqués sur le rebord orbitaire, tendent la peau.

Ces deux procédés ont l'avantage de faire la section du muscle *perpendiculairement* aux fibres charnues. Le procédé que j'ai employé (p. 400) ne divise peut-être pas toutes les fibres, mais il a pour résultat de diviser les mêmes fibres en plusieurs points, c'est-à-dire de multiplier les cicatrices du tissu musculaire divisé, ce qui contribue assurément à affaiblir la puissance motrice de l'organe.

Pour préserver le globe de l'action de la pointe du ténotome, Dieffenbach a recommandé, avec raison, de placer une palette sous la face conjonctivale de la paupière. Pour prévenir une extravasation sanguine dans l'épaisseur du tissu cellulaire lâche de la paupière, après l'opération, le même chirurgien exerce une constriction méthodique sur le voile, avec des bandelettes agglutinatives.

Appréciation. La multiplicité des méthodes et des procédés imaginés pour la guérison radicale de l'entropion, montre les difficultés que l'on rencontre dans un certain nombre de cas. Nous ne reviendrons pas sur le peu d'efficacité des moyens mécaniques. La méthode à laquelle nous donnons la préférence, d'une manière générale, est la destruction de la peau de la paupière, et comme l'excision donne des résultats plus prompts que la cautérisation, nous choisissons la première. Parmi les nombreuses modifications auxquelles la méthode générale de l'excision se prête, l'*excision transversale* (fig. 41, page 391) mérite la première place. Toutefois, si la déformation est très-prononcée, s'il existe des brides cicatricielles très-fortes à la face interne de la paupière, cette méthode est insuffisante, et c'est pour les cas de ce genre qu'on est en droit d'appliquer les procédés d'Ammon, de Crampton modifié par Guthrie, de Jæger père, de Streatfield, de Gaillard, etc. La section de l'orbiculaire sera réservée aux cas d'entropion spasmodique. Le tableau suivant donne une idée de l'ensemble des méthodes et des procédés imaginés contre l'entropion :

1 . Perte de substance de la peau de la paupière . .	Excision transversale de la peau de la paupière.	Celse.
	— verticale..........................	Janson.
	— cruciale............................	Segond.
	— de toute la peau de la paupière........	Lisfranc.
	— d'un lambeau trapézoïdal.............	Brach.
2 . Mortification de la peau de la paupière........	Par compression	Bartich. Verdue. Bonnafont.
	Cautérisation fer rouge.................	
	— acide sulfurique...............	Helling.

Tarsotomie	Incision horizontale du cartilage.	D'Ammon.
	— verticale du cartilage.	Guérin.
	Double incision verticale	Crampton.
	Double incision verticale et incision horizontale.	Jæger père.
Excision du cartilage	Extirpation complète.	Saunders.
	Excision du bord libre.	Gerdy.
	Excision d'un lambeau triangulaire.	Schreger.
	Évidement du cartilage.	Streatfield.
Adhérences entre la peau, le muscle orbiculaire et le cartilage tarse.	Paupière traversée dans son épaisseur par points de suture simple ou entortillée.	Gaillard, Rau.
	Paupière traversée dans son épaisseur par ligatures.	Williams.
	Ligature sous-cutanée.	Snellen.
	Excision partielle de l'orbiculaire.	Anagnostakis.
	Ligatures et agrandissement de la fente palpébrale, au niveau de la commissure externe.	Pagenstecher.
Section de l'orbiculaire.		Rey.

ARTICLE X.

Trichiasis.

Le trichiasis est une affection caractérisée par la déviation des cils qui, au lieu d'être tournés en avant, se dirigent en arrière contre l'œil. Il diffère de l'entropion, en ce que, dans ce dernier, tout le bord libre de la paupière, et par conséquent le cartilage tarse lui-même, est porté en arrière, tandis que dans le trichiasis, les poils seuls sont déviés, le tarse conservant sa direction normale.

Cette distinction, acceptée par tous les chirurgiens modernes, n'a pas été établie par des auteurs antérieurs ; et, dans la plupart de leurs traités, on trouve décrit sous le nom générique de trichiasis ou de *trichiase*, les deux affections. Scarpa[1] lui-même croit que la déviation des cils en arrière est toujours la conséquence d'une inversion du tarse, et rapporte n'avoir vu qu'une seule fois la première, en l'absence de la seconde.

Variétés. Les cils sont semés sans ordre sur la lèvre antérieure du bord libre de la paupière, et étagés sur une surface d'un millimètre de hauteur. Bien qu'ils ne forment pas, à proprement parler, deux ou trois rangées, il peut arriver que les poils les plus rapprochés des orifices des follicules de Méibomius se dévient en arrière, pendant que les autres conservent leur situation primitive. Cette disposition a été appelée *distichiasis* (δὶς deux, στίξ ordre), parce qu'il existe alors deux rangées de cils, l'une ayant une direction naturelle, l'autre tournée vers l'œil. Quelques auteurs ont admis un *tristichiasis*, et même un *tetrastichiasis*, selon que les cils déviés sont disposés sur trois ou quatre rangées. Le nom de *phalangosis*, donné à un degré avancé du trichiasis, vient de φάλαγξ, rangée de soldats, parce que, dit Dionis[2], les cils sont hérissés contre l'œil, comme les armes d'une compagnie de soldats pointées contre l'ennemi.

A part le degré de la déviation, celle-ci peut porter sur l'une ou l'autre

<hr>

[1] *Loc. cit.*, t. I, p. 91. — [2] *Cours d'opérations*, p. 540 ; 4ᵉ édit.

paupière, ou sur les deux à la fois ; tantôt tous les cils d'une seule paupière sont déviés, tantôt quelques-uns seulement. De là une distinction du trichiasis en *total* et en *partiel*. Les poils déviés naissent presque toujours de la ligne ordinaire; ainsi, dans le *distichiasis*, la rangée déviée est le plus souvent constituée par des cils implantés normalement dans le principe, l'extrémité seule des poils ayant subi un changement de direction. Demours[1] a vu, plusieurs fois, la rangée déviée percer régulièrement le *bord interne* de la marge palpébrale ; cette déviation coïncide quelquefois avec le développement de poils sur la conjonctive, sur la caroncule lacrymale, sur la sclérotique et même sur la cornée, ainsi que de Gazelles[2], Albinus[3], Wardrop, Himly, Monteath[4] en ont rapporté des exemples. De là une nouvelle distinction du trichiasis, celui qui est constitué par une *direction vicieuse simple* des cils, et celui qui résulte d'une *implantation vicieuse* de ces mêmes poils.

Causes. S'il est facile de comprendre le mode de production du trichiasis qui accompagne l'entropion, il l'est moins de se rendre compte de la déviation des cils, alors que le bord libre de la paupière n'est pas lui-même dévié. Il est possible que des blépharites glandulo-ciliaires arrivées à la période d'ulcération, soient suivies de la formation de cicatrices qui empêchent les cils de prendre la direction accoutumée, au moment où ces poils se montrent au dehors. Il ne répugne pas non plus d'admettre, avec Vidal[5], que le trichiasis soit parfois le résultat de la production de poils nouveaux qui naissent en arrière de la ligne ordinaire, sur la muqueuse ou tout près. Quelque satisfaisantes que paraissent ces deux interprétations, elles ne sauraient s'appliquer à la majorité des cas que l'on rencontre dans la pratique. On voit, en effet, très-souvent des sujets atteints de trichiasis, sans qu'il y ait la moindre déformation, la moindre cicatrice du bord palpébral, sans que les cils cessent de sortir par un autre point que par la lèvre antérieure du bord libre de la paupière. Pourquoi donc, dans de pareilles conditions, les poils, au lieu de se porter en avant, s'inclinent-ils en arrière ? Weller[6] l'attribue à ce que les cils sont collés et réunis ensemble, et que les malades se tiennent constamment couchés sur le visage. Guthrie[7], sans invoquer cette dernière cause, pense qu'il suffit d'un manque de propreté habituelle, alors qu'il existe une sécrétion abondante des follicules muqueux et des glandes de Méïbomius; l'imprégnation des poils par une matière pesante, épaisse et gluante, suffit pour les entraîner du côté de l'œil. Il est très-vrai que chez un certain nombre de sujets atteints de trichiasis commençant, on observe cette sécrétion visqueuse qui imprègne les cils ; mais cette condition morbide n'explique pas la déviation. S'il en était autrement, on remédierait facilement au trichiasis, par des soins de propreté ; on arriverait à redresser les cils par des moyens purement mécaniques. Dans cette circonstance, on a

---

[1] *Loc. cit.*, t. I, p. 110 — [2] *Journal de médecine*, t. XXIV. — [3] *Acad. annot.*, lib. III, cap. VIII. — [4] Mackenzie, *loc. cit.*, t. I, p. 307. — [5] *Traité de patholog. externe*, édit. Fano, t. III, p. 349. — [6] *Loc. cit.*, t. I, p. 158. — [7] Carron du Villards, *loc. cit.*, t. I, p. 305.

pris l'effet pour la cause ; la sécrétion morbide, que l'on trouve sur le bord de la paupière, a pour point de départ une maladie des bulbes ciliaires, et si le cil, en sortant de la lèvre antérieure de ce bord, s'incline en arrière, c'est que les bulbes malades eux-mêmes ont été déviés. Ce fait a été confirmé par les recherches de Testelin et Warlomont[1], qui ont constaté, sur des paupières affectées de trichiasis, que les bulbes des cils, au lieu d'être, comme dans l'état normal, régulièrement étagés, à égale distance les uns au-dessous des autres, avec une direction uniforme et des orifices tournés du même côté, que ces bulbes, disons-nous, sont portés dans diverses directions, et que les orifices en sont dirigés en divers sens; les fibres de l'orbiculaire, qui se fixent sur les bulbes des cils, ont subi une transformation graisseuse; elles présentent une teinte jaunâtre, et sont dépourvues de stries transversales. C'est donc dans une maladie des follicules ciliaires qu'il faut rechercher la véritable cause du trichiasis; ceci explique les résultats peu favorables produits par certains moyens de traitement, et le succès fourni par d'autres méthodes.

Symptômes. Les troubles fonctionnels ne diffèrent pas de ceux qui ont été indiqués précédemment à l'article *Entropion* (p. 388). Les malades accusent une sensation de corps étranger derrière les paupières; pour éviter le frottement des cils contre le globe, les paupières restent dans un état d'occlusion permanente. La conjonctive et la cornée, sans cesse irritées, par le contact des poils déviés, s'enflamment; la vision est gravement compromise. Saunders a fait remarquer que les souffrances ne cessent que lorsque l'œil a perdu toute sensibilité, lorsque la cornée est devenue épaisse, dure, de couleur gris-perle.

Les signes physiques ont la plus grande ressemblance avec ceux de l'entropion. En faisant ouvrir largement les paupières, on s'assure si la déviation porte sur les cils seulement, auquel cas il s'agit d'un trichiasis simple ; ou bien, si ces poils ne sont dirigés en arrière, que parce que le bord libre de la paupière est lui-même tourné vers l'œil.

Diagnostic. Il est généralement facile. Cependant, il arrive quelquefois que la déviation ne porte que sur quelques cils seulement ; lorsque ces poils sont très-minces, lorsqu'ils sont surtout décolorés, ils échappent à un examen superficiel. La méprise est d'autant plus fâcheuse, qu'on est porté à attribuer à une autre affection les phénomènes d'irritation déterminés par les cils déviés. Deval[2] a vu un cil, implanté dans le conduit lacrymal supérieur et tourné vers l'œil, donner lieu à un état permanent de phlogose. Sanson[3] dit que lorqu'on aperçoit, dans un point quelconque de son étendue, le bord de la paupière collé sur le globe, par une espèce de strie de mucosité qui s'en élève verticalement, on peut être à peu près certain de trouver un cil dévié au centre de cette strie. Un moyen très-simple pour reconnaître la déviation, est de se servir de l'éclairage latéral des paupières, soit à la lumière naturelle, soit à la lumière artificielle, en concentrant

---

[1] *Addition au Traité des maladies de l'œil de Mackenzie*, t. I, p. 299. — [2] *Loc. cit.*, p. 388. — [3] *Dictionn. de médecine en 15 vol.*, art. TRICHIASIS.

les rayons lumineux sur le point que l'on suppose malade (V. page 10).

Traitement. Il est préventif ou curatif. On combat la blépharite ciliaire par les moyens précédemment exposés (p. 356). Si on s'aperçoit que les cils ont une tendance à s'incliner vers le globe, on a recours à l'un des moyens suivants qu'on a également préconisés dans le trichiasis invétéré :

1° **Redressement forcé des cils**. Pour l'obtenir, on a employé divers artifices. Celse veut que l'on passe dans la peau de la paupière une anse, formée par un cheveu de femme, dans laquelle on prend le cil dévié, pour le ramener au dehors. Rhazès frisait les cils avec un fer chaud, de façon à en renverser la pointe en dehors, moyen repris avec succès, tout récemment, par Anagnostakis [1]. Sanson propose d'attacher les cils déviés par un fil collé sur la joue, ou noué aux cils voisins qui ont conservé leur direction normale. On a essayé de maintenir les cils renversés en dehors, en les agglutinant contre la peau de la paupière avec du collodion. Ces moyens sont utiles au début du trichiasis; ils échouent quand la maladie a eu une certaine durée. C'est le cas de rappeler l'appréciation de Maître-Jan [2] : « Quelques auteurs, dit-il, enseignent de prendre les cils qui piquent l'œil, de les renverser sur la face extérieure de la paupière, et de les y coller pour leur faire prendre un autre pli; mais il n'y a ni colle, ni glu, ni emplâtre qui les y puisse faire tenir, à cause des larmes abondantes qui humectent trop la paupière, et d'ailleurs ils sont trop courts pour les pouvoir manier si dextrement. »

2° **Arrachement des cils.** Il se pratique avec une pince à épiler (fig. 45). On saisit le cil dévié, entre les mors de la pince, le plus près possible du lieu

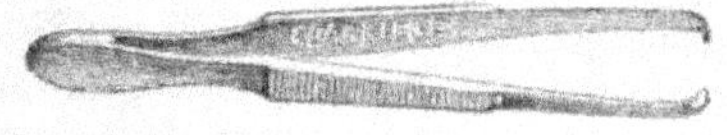

Fig. 45.

de sortie et, par un mouvement de traction brusque on fait sortir le poil du follicule. Ce moyen, très-douloureux du reste, ne procure qu'un soulagement momentané. Le cil ne tarde pas à repousser, en reprenant la même direction vicieuse. Il faut donc recommencer l'arrachement. Quelques-uns pensent, qu'à force de répéter cette petite opération, on finit par atrophier les bulbes et que le poil cesse de se reproduire. Dans tous les cas, cette méthode serait un véritable supplice, si on l'appliquait au trichiasis affectant toute l'étendue du bord d'une ou des deux paupières.

On a jugé que le meilleur moyen d'empêcher la reproduction des cils après l'arrachement, était d'en détruire les bulbes; de là les procédés suivants :

3° **Arrachement des cils et cautérisation des bulbes.** A. Paré [3] a formulé les éléments de ce procédé, en proposant, après avoir arraché les cils déviés, d'en cautériser la racine avec un cautère en bec de moineau, dont

[1] *Annal. ocul.*, t. XXXVIII. p. 7. — [2] *Traité des maladies de l'œil*, p. 542 ; Troyes, 1707. — [3] *Œuvres*, p. 385 ; 11ᵉ édit. Lyon, 1652.

on trouve le dessin dans les œuvres de l'auteur. Environ deux siècles plus tard, ce procédé a été décrit et appliqué par Champesme[1].

(*a*) **Procédé de Champesme.** On arrache d'abord les cils déviés avec des pinces. Renversant ensuite en dehors la paupière affectée, de manière à préserver le globe de l'action du feu, on cautérise chaque bulbe en particulier, en se servant d'un cautère actuel terminé par une pointe longue de quelques millimètres et offrant, à une petite distance de son extrémité, un renflement sphérique assez volumineux pour conserver quelque temps du calorique.

(*b*) Au lieu de pratiquer la cautérisation individuelle des bulbes, Delpech[2] préfère cautériser tout le bord libre de la paupière par le cautère actuel, après avoir fait un arrachement très-soigneux des cils. Suivant le chirurgien de Montpellier, c'est le seul procédé qui réussisse. Pour l'effectuer, il se sert d'un cautère en fer de lance, chauffé à blanc, qu'il promène d'un angle à l'autre sur la peau palpébrale, près de la ligne cilifère. Le globe est protégé par une plaque.

L'arrachement des cils, préalablement à la destruction des bulbes, est superflu ; on a pensé avec raison que la seconde opération dispense de la première.

4° **Cautérisation simple des bulbes.** On emploie les caustiques ou le cautère actuel ; de là deux procédés.

(*a*) **Procédé de Solera**[3]. Le chirurgien italien se sert de petits crayons de potasse caustique enduits d'une couche de gomme laque ou de cire d'Espagne. Il découvre la potasse dans l'étendue d'un millimètre au plus, et l'applique sur la peau, à 2 millimètres environ du bord palpébral et parallèlement à sa direction, vis-à-vis des cils déviés. A mesure que le caustique agit, un aide essuie la peau, pour empêcher la potasse de fuser vers l'œil. On arrive bientôt aux bulbes, qui paraissent sous la forme de filets noirâtres ; alors on cesse l'application du caustique et on se contente, après avoir essuyé la paupière, de recouvrir cette dernière avec une compresse trempée dans de l'eau vinaigrée. La possibilité du contact de la potasse avec l'œil, malgré les précautions les plus minutieuses, doit faire rejeter ce procédé.

(*b*) **Procédé de Carron du Villards**[4]. On enfonce dans chaque bulbe, en suivant la direction du cil, une épingle d'entomologiste, à 3 millimètres de profondeur. Lorsque toutes les épingles sont implantées, on les réunit ensemble par un petit nœud de fil d'argent bien recuit, et on saisit tout le groupe avec un fer à papillotes rougi à blanc. Immédiatement, les épingles blanchissent ; les bulbes et leurs produits sont détruits. On préserve d'ailleurs l'œil de l'action du feu par l'interposition de plusieurs doubles de papier gris trempé dans l'eau.

Le procédé de Carron nous paraît devoir être réservé surtout pour cer-

[1] *Revue médicale*, 1826.— [2] *Précis élém. des maladies rép. chirurg.*, t. I, p. 655. Paris, 1816, et *Chirurgie clinique de Montpellier*, t. II, p. 295. Paris, 1828. — [3] *Annali universali di Med.*, août 1829, et *Archiv. génér. de médecine*, t. XXI, p. 418 ; 1re série. Paris, 1829. — [4] *Loc. cit.*, t. I, p. 307.

tains cas de trichiasis *partiel*; l'arrachement des poils déviés étant presque toujours insuffisant, parce que les cils repoussent continuellement. J'ai cru devoir faire une modification dans la manière de pratiquer la cautérisation. Le fer à friser avec lequel Carron saisissait toutes les épingles, réunies au préalable en un seul faisceau, est d'un maniement incommode. Sur ma demande, et d'après mes indications, Charrière a fabriqué *une pince à cautère*. Elle se compose de deux tiges de 10 centimètres de long, terminées chacune par un renflement très-aplati qui représente la moitié d'une olive; tandis que la face externe du renflement est unie, la face interne présente une série de sillons parallèles qui la rendent rugueuse, ce qui permet de saisir solidement entre les deux portions renflées les épingles les plus minces, sans qu'elles risquent de glisser. Chacune des tiges s'adapte aux branches de la pince à pansement des nouvelles trousses de Charrière. Lorsque l'instrument est monté, on en soumet l'extrémité à l'action de la flamme d'une lampe à alcool jusqu'à ce qu'elle soit rouge.

On passe le pouce et l'annulaire dans les anneaux de la pince; puis, écartant les deux doigts l'un de l'autre, on éloigne de la même façon les deux demi-olives terminales. On saisit avec ces dernières chacune des épingles à insectes implantées dans l'épaisseur de la paupière, suivant la direction des bulbes des cils déviés. La chaleur se communique, avec la plus grande rapidité, aux épingles. Dès que le patient annonce que la sensation de chaleur éprouvée par lui devient insupportable, on retire l'épingle chauffée avec l'instrument qui n'a cessé de la saisir solidement. On n'a pas à craindre de brûler la peau de la paupière lorsque, se servant d'épingles très-minces et très-longues, on saisit avec la pince-cautère l'extrémité de l'épingle distante de la paupière de 4 ou 5 centimètres. Une compresse trempée dans l'eau froide est appliquée, immédiatement après, sur la région orbitaire.

5° **Autres procédés propres à détruire les bulbes**. James Hunter[1] a cherché à obtenir cet effet par l'inoculation du tartre stibié jusque sur les bulbes des cils. Duval[2], d'Argentan, a préconisé l'application du *sulfure sulfuré de calcium* sur toute la portion du bord libre de la paupière comprenant les cils déviés. Ce composé est laissé en place, pendant quatre à six minutes, après quoi on l'enlève avec légèreté au moyen d'un linge mouillé, puis on lave, à grande eau, les parties enduites qui sont alors *dépilées*. Ce moyen a échoué entre les mains de Quadri[3].

6° **Extirpation des bulbes des cils. Procédé de Vacca Berlinghieri**[4]. Un trait d'encre (*ab*, fig. 46, p. 408) est tracé parallèlement et à 1 millimètre du bord de la paupière, sous laquelle on glisse une plaque de Beer (p), que l'on fait maintenir par un aide, de telle façon que le bord libre du voile soit logé dans la rainure de la plaque. On pratique deux petites incisions perpendiculaires (*ad*, *bc*, fig. 46), comprenant la peau et l'orbiculaire, aux extrémités

[1] *Edinburgh Monthly Journal of Medical Science*, vol. I, p. 259. — [2] *Annales d'oculistique*, t. XXXI, p. 155. — [3] *Ibidem*, t. XL, p. 193. — [4] *Nuovo metodo di curare la trichiasis*, Annali universali di medicina d'Omodei, Pisa, 1823.

du trait d'encre ; une troisième incision, faite le long du trait (*ab*), rejoint
les deux premières. On dissèque le lambeau cutanéo-musculaire de haut en
bas. On met ainsi à découvert toute la zone des bulbes ; chacun de ces organes, répondant à un cil dévié, est saisi avec des pinces (*l*, fig. 47) et

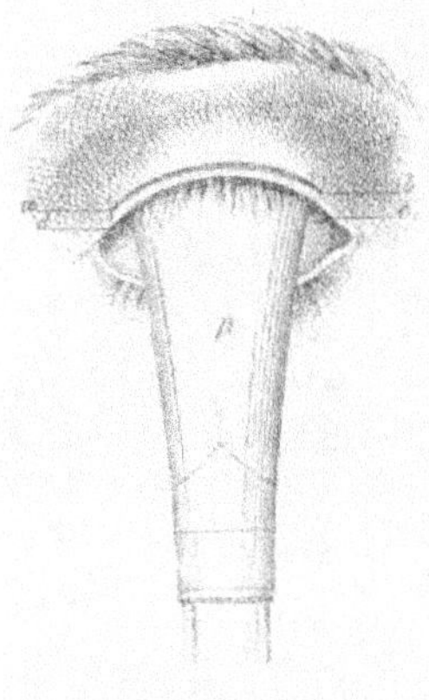

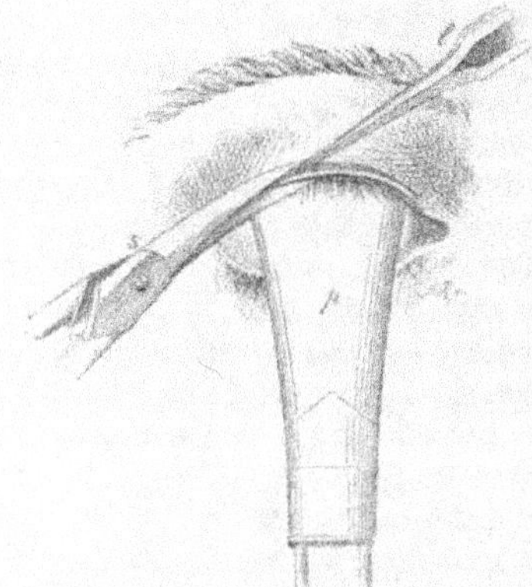

Fig. 46.   Fig. 47.

excisé, soit avec des ciseaux (*s*, fig. 47), soit avec le bistouri. On réap-
plique le lambeau, et on le maintient en place avec une bandelette de taffetas agglutinatif. Si on n'était par sûr d'avoir excisé tous les bulbes malades, on pratiquerait la cautérisation du fond de la plaie avec un crayon
de pierre infernale.

Le procédé de Vacca a l'avantage de ménager la peau du bord libre de la
paupière, et par cette raison il est préférable au suivant, attribué à Jæger :

7° **Extirpation d'une partie de l'épaisseur du bord palpébral.** La
paupière est tendue sur une plaque de corne. On pratique une incision
comprenant la peau et l'orbiculaire, parallèlement et à 3 millimètres du
bord libre ; on détache, à petits coups de bistouri, le lambeau cutané et les
bulbes ciliaires, de façon à mettre le tarse exactement à nu. S'il reste quelques bulbes adhérents au cartilage, on en fait la résection avec des ciseaux.

8° **Procédé de Flarer** [1]. Au lieu d'enlever la moitié antérieure de l'é-
paisseur du bord libre de la paupière, en procédant d'avant en arrière, le
professeur de Pavie pratique cette excision des parties profondes vers les
parties superficielles. La paupière malade est tendue sur une palette convexe (*p*, fig. 48), on engage, dans l'épaisseur du voile palpébral, la pointe
effilée d'un bistouri (*i*) ; dirigeant obliquement en haut et en avant la
pointe, on fait sortir celle-ci à travers la peau de la paupière, en arrière
de la ligne d'implantation des bulbes des cils (fig. 49), et on continue l'incision parallèlement au cartilage tarse, suivant la ligne *a b c*, en divisant la
paupière d'un angle à l'autre en deux parties, l'une antérieure, l'autre

[1] Carron du Villards, *loc. cit.*, t. 1, p. 308.

postérieure. On détache ensuite le lambeau antérieur *a b c*, qui renferme les bulbes des cils, en le saisissant successivement à chacune des extrémités *a c* avec des pinces, pour couper à ce niveau les adhérences. Ce procédé a été perfectionné récemment par Deroubaix [1], qui ménage la peau du bord libre.

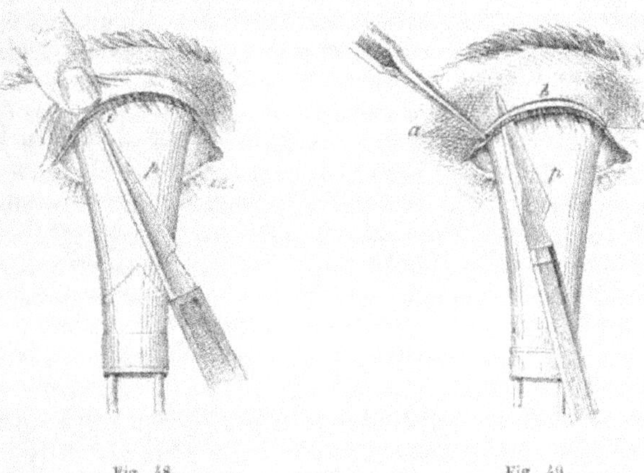

Fig. 48.   Fig. 49.

9° Procédé de Deroubaix. Une plaque de Beer ayant été introduite sous la paupière et confiée à un aide, le voile est tendu transversalement sur cette plaque par le pouce et l'index du chirurgien. Un petit ténotome acéré et solide est enfoncé dans le bord libre de la paupière, vers l'angle externe, juste au-devant des orifices des glandes de Méïbomius (fig. 48). Arrivé à une profondeur de 3 millimètres dans l'épaisseur du tarse, le ténotome traverse le cartilage, dont on continue à faire le *dédoublement* en portant la lame de dehors en dedans, jusqu'au point lacrymal. Plongeant ensuite le ténotome à plat sous le milieu du lambeau, on en fait sortir la pointe à travers la peau, et on le tire à soi pour achever la division des parties : on a ainsi deux lambeaux qu'on renverse de bas en haut, en saisissant le bord libre avec une pince à dents. Alors, avec des ciseaux courbes, on excise toute la couche profonde des deux lambeaux, comprenant *la lamelle cartilagineuse avec les bulbes, le muscle ciliaire et une partie du corps des cils*. On laisse le bord libre dans toute son intégrité. Il reste à réunir les deux lambeaux au cartilage tarse, en les affrontant, par leur bord correspondant, au moyen d'une suture simple.

10° Extirpation totale ou partielle de la marge de la paupière, dans toute son épaisseur. Heister [2] dit que, lorsque tous les poils de la paupière sont tournés vers l'œil, et que le malade ne veut ni les faire arracher, ni les laisser brûler, il faut emporter avec des ciseaux le bord de la paupière avec tous les poils ; c'est donc à tort que ce procédé a été rapporté à Saun-

[1] *Presse médicale belge* et *Abeille médicale*, n°ˢ 2 et 3. Paris, 1862 — [2] *Institutions de chirurgie*, t. II, p. 501 ; trad. de Paul. Avignon, 1770.

ders et à Jæger [1]. Le manuel opératoire est tellement simple, qu'il nous semble inutile d'y insister. Si le trichiasis n'occupait qu'une petite portion du bord libre de la paupière, le procédé attribué à Shreger serait préférable. Il consiste à pratiquer une incision en V de la portion du tarse d'où naissent les cils déviés, en se servant de préférence de ciseaux. On réunit, immédiatement après, les lèvres de la solution de continuité par la suture.

11° Quelques autres procédés applicables au trichiasis. Schauenburg[2], de Bonn, a essayé d'obtenir le redressement des cils par une méthode qu'il a appelée par *cicatrisation sous-cutanée ;* elle consiste à pratiquer des ponctions à la racine des cils, avec une aiguille large, qu'on enfonce à 2 millimètres environ de profondeur. L'inventeur espère que le tissu cicatriciel, succédant aux ponctions, amènera le redressement des cils en vertu de sa rétractilité. On arrive plus sûrement à ce résultat, en excisant un lambeau transversal de la peau palpébrale, d'après le procédé de Celse, que nous avons indiqué pour la cure de l'entropion (p. 390), lambeau dont on proportionne la longueur à l'étendue du trichiasis.

Dans le cas de trichiasis partiel, Anagnostakis[3] a indiqué une modification à la méthode de Celse : il comprend les cils à détruire entre deux longues incisions verticales qui divergent un peu en haut ; puis, après avoir réséqué une partie du lambeau cutané compris entre ces deux incisions, on attire en bas le bord libre de la portion restante du lambeau, de manière à le faire excéder de 2 millimètres environ le bord libre de la paupière ; on l'y attache par deux points de suture.

Le tableau suivant donne une idée générale de l'ensemble des divers procédés imaginés pour guérir le trichiasis :

Redressement des cils. {	Moyens mécaniques............................	Celse.
Arrachement des cils. {	Par cicatrisation sous-cutanée................	Schauenburg.
Arrachement et cautéri- {	Cautérisation de chaque bulbe...............	Champesme.
sation des bulbes.... {	Cautérisation de tout le bord palpébral........	Delpech.
Destruction des bulbes { par cautérisation simple.......... {	Avec crayons de potasse caustique.....	Solera.
	Avec épingles chauffées à blanc.........	Carron, Fano.
{ par d'autres agents {	Inoculation du tartre stibié............	James Hunter,
	Application du sulfure sulfuré de calcium.	Duval.
Excision d'un lambeau transversal cutané de la paupière............... {		Celse, Anagnostakis.
Extirpation des bulbes. { En ménageant la peau du bord libre........... {		Vacca, Deroubaix.
{ Extirpation d'une partie de l'épaisseur du bord palpébral.............................		Flarer.
Extirpation de toute l'épaisseur de la marge palpébrale..............		Heister, Jæger.

Appréciation. Lorsque le trichiasis est borné à quelques cils seulement, l'arrachement, répété à intervalles, des poils déviés est la méthode la plus simple. La déviation porte-t-elle sur une plus grande étendue ? l'excision d'un lambeau cutané transversal, par la méthode de Celse, mérite la pré-

[1] Sédillot, *Traité de médecine opér.*, t. II, p. 104. Paris, 1855. — [2] *Annales d'oculistique*, t. XXXV, p. 152. — [3] *Annal. d'oculistique*, t. XXXVIII, p. 15.

férence. On réservera pour les cas rebelles, soit la cautérisation du bord libre de la paupière, d'après le procédé de Delpech, soit l'excision partielle ou même totale de ce bord. L'extirpation des bulbes, en ménageant la peau qui les recouvre, est une opération laborieuse et longue.

ARTICLE XI.

Ectropion.

On donne le nom d'ECTROPION au renversement des paupières en dehors ; on appelle encore cette espèce de difformité *éraillement* des paupières. On ne la confondra pas avec la *lagophthalmie* ou le raccourcissement simple de ces voiles (voir p. 363).

Variétés. L'ectropion atteint le plus souvent la paupière inférieure ; plus rarement la supérieure, ou les deux voiles à la fois. Tantôt le renversement occupe toute l'étendue transversale de la paupière ; tantôt il n'en affecte qu'une portion. Dans le premier cas, l'ectropion est *général ;* dans le second, il est *partiel.* Le voile est plus ou moins renversé en dehors : si le cartilage tarse est seulement déjeté en avant, que le bord libre soit un peu écarté du globe, au point de laisser à découvert une partie de la conjonctive palpébrale, on dit que l'ectropion est au *premier degré.* Le cartilage tarse est-il devenu horizontal, de vertical qu'il est dans l'état normal ; la face postérieure de ce cartilage est-elle tournée en haut, s'il s'agit de la paupière inférieure, et en bas, si c'est la paupière supérieure ? l'ectropion existe au *second degré.* Quelquefois le cartilage tarse est entièrement basculé, c'est-à-dire que la face postérieure ou conjonctivale est tournée directement en avant, tandis que le bord libre est tourné en haut, pour la paupière supérieure, en bas, pour la paupière inférieure : l'ectropion est alors au *troisième degré.* On conçoit que les trois degrés peuvent se rencontrer simultanément sur la même paupière.

Toutes les fois qu'il existe un ectropion, on trouve certaines modifications, dans la structure de la paupière affectée, subordonnées à la cause qui a donné lieu à la production de la difformité. Si celle-ci a été occasionnée par une lésion du tégument externe, la peau est plus courte, ou présente des brides de tissu inodulaire circonscrites à l'épaisseur de cette membrane, ou adhérentes aux parties subjacentes, aux os du voisinage. La peau peut être saine, pendant que la conjonctive au contraire est considérablement tuméfiée, épaissie, inégale, rouge et même fongueuse. Parfois le cartilage tarse s'est allongé, est devenu plus mou et a perdu son élasticité. Le bord ciliaire a conservé ses caractères normaux ou est lui-même déformé, irrégulier, dépourvu de cils.

Causes. Elles agissent sur les diverses couches organiques qui entrent dans la structure des paupières.

1° L'ectropion peut être la conséquence d'une inflammation de la conjonctive oculo-palpébrale, soit à l'état aigu, soit à l'état chronique. Dans le premier cas, le mécanisme du renversement de la paupière est le suivant, d'après Vetch : à une certaine période de la conjonctivite, l'œdème inflammatoire des paupières se dissipe ; la conjonctive, restée tuméfiée et granuleuse, perd le contre-poids que lui fait le gonflement extérieur, et est attirée au dehors par la contraction de l'orbiculaire. Si la hernie n'est pas immédiatement réduite, la partie supérieure de la paupière et le cartilage tarse renversé agissent comme une ligature sur la partie déplacée. A mesure que le gonflement augmente, le renversement est plus prononcé, parce que l'orbiculaire fait de nouveaux efforts pour ramener le cartilage tarse dans sa situation primitive. La tumeur saillante de la conjonctive est analogue à la tuméfaction du gland dans le paraphimosis. Bien plus souvent l'ectropion est le résultat de phlegmasies répétées de la conjonctive. Celle-ci, tuméfiée, repousse la paupière en dehors, à la manière d'un coin. Si la conjonctive revient à son volume primitif, la paupière reprend sa place, après avoir été distendue ; mais si les accès se répètent, si surtout la conjonctive demeure boursouflée, la paupière cesse de se trouver en contact avec l'œil ; son bord libre reste plus ou moins éloigné de cet organe. Cette dernière variété a été appelée ectropion *sarcomateux*, en raison de l'hypertrophie, de l'épaississement de la conjonctive qui l'accompagnent. On l'observe aussi à la suite de granulations palpébrales volumineuses. Dans ce cas, l'ectropion est plus fréquent à la paupière supérieure, ce que Sichel [1] explique par les considérations suivantes : à la paupière inférieure, le cartilage tarse est moins facilement renversé, parce que la pression de granulations même volumineuses est supportée par la portion du voile qui, du tarse, s'étend jusqu'au rebord de l'orbite. A la paupière supérieure, les granulations ne sont pas soutenues ; elles agissent de tout leur poids sur le tarse qu'elles entraînent en bas, en portant surtout leur action sur le bord supérieur du cartilage et la partie voisine. Ces dernières parties, d'abord renversées en arrière, finissent par occuper le point le plus déclive, de sorte que la face conjonctivale, de postérieure qu'elle était, devient antérieure. Une fois le tarse de la paupière supérieure renversé, les fibres de l'orbiculaire, en se contractant, augmentent la déviation. On a vu parfois l'ectropion de la paupière supérieure se développer dans le cours d'une blépharo-conjonctivite granuleuse, les granulations ayant acquis tout à coup un volume considérable, à la suite de la marche ; Cunier [2] a relaté un fait de ce genre.

2° Les changements dans la conformation du cartilage tarse, c'est-à-dire l'allongement et l'épaississement de ce cartilage, signalés par Rosas et Reil [3], occasionnent plus fréquemment l'entropion que l'ectropion. Dans le dernier cas, les modifications de forme et de texture du cartilage sont, comme nous l'avons vu, la conséquence d'une hypertrophie de la muqueuse.

3° Nous avons insisté précédemment sur le rôle de l'orbiculaire des paupières dans la production de l'entropion (p. 387). On a également attribué à

[1] *Ann. d'oculist.*, t. XXVI, p. 170. — [2] *Annal. d'ocul.*, t. I, p. 237. — [3] J.-T. Dreyer, *Nova blepharoplastices methodus*, p. 17 et 18. Vienne, 1831.

ce muscle la faculté de donner lieu à un ectropion, à la condition toutefois que les fibres soient disposées, par rapport au tarse, de façon que les plus nombreuses et les plus courtes sont placées vers le bord adhérent du cartilage. Phillips a observé l'ectropion spasmodique, à la suite de convulsions. Il y a tout lieu de supposer que, dans ces cas, le faisceau *orbitaire* du muscle s'est hypertrophié, à l'inverse de ce qui se passe dans l'entropion spasmodique, où l'hypertrophie porte sur le faisceau *palpébral* (V. p. 387).

La *paralysie* de l'orbiculaire produit à son tour un ectropion peu marqué, et caractérisé surtout par le renversement des points lacrymaux en dehors et le larmoiement qui en est la conséquence. L'ectropion des sujets avancés en âge, ou ectropion *sénile*, est principalement attribué à cette cause ; Deval [1] y ajoute le relâchement et le boursouflement de la muqueuse, et une distension des ligaments interpalpébraux. Desmarres [2] pense que le relâchement de la peau de la paupière contribue à sa formation, parce que les replis cutanés entraînent les faisceaux les plus nombreux du muscle orbiculaire vers le bord adhérent du tarse, et font basculer celui-ci d'avant en arrière, et de haut en bas, pendant leurs contractions ; des dissections lui ont permis de constater la réalité de cette disposition anatomique. Mackenzie [3] admet que l'ectropion sénile est la conséquence d'ophthalmies chroniques, à la suite desquelles le muscle tenseur du cartilage tarse, affaibli, laisse tomber le point lacrymal en avant.

4° Les lésions, de toute espèce, de la peau des paupières sont une cause fréquente d'ectropion. Une phlegmasie chronique de cette membrane, consécutive à une simple conjonctivite, à une blépharite ciliaire, suffit pour entraîner en bas et en avant le bord libre de la paupière inférieure, pour dévier le point lacrymal correspondant et déterminer du larmoiement (p. 229). Chez les enfants, les phlegmasies oculo-palpébrales peuvent occasionner des ulcérations de la paupière inférieure et de la joue ; après la cicatrisation de la plaie, la paupière inférieure demeure parfois raccourcie et attirée en bas. Ce sont surtout les solutions de continuité avec perte de substance de la région palpébrale et des régions voisines qui donnent lieu à l'ectropion. On l'observe notamment à la suite de brûlures à divers degrés (p. 337); de la pustule maligne (p. 259); des ulcères syphilitiques ; de la variole confluente, alors que les pustules suppurent longtemps; du lupus scrofuleux; du cancer; de plaies accidentelles (p. 335); de fistules symptomatiques de carie de l'orbite (p. 439), etc. L'ectropion *cicatriciel* est moins fréquent à la paupière supérieure qu'à l'inférieure, parce que, dans la première, la couche cutanée est plus ample et peut par conséquent subir une perte de substance plus considérable, sans que le bord libre soit entraîné vers le bord adhérent au point de se renverser en dehors.

Symptômes. L'ectropion est facile à reconnaître, en tenant compte des rapports que présente le bord libre de la paupière par rapport au globe. Dans ce cas, en effet, ce bord libre, au lieu d'être appliqué à la surface du bulbe, s'en éloigne plus ou moins ; la muqueuse palpébrale, cachée dans

---

[1] *Chirurgie oculaire*, p. 450. — [2] *Loc. cit.*, t. I, p. 506. — [3] *Loc. cit.*, t. I, p. 273.

l'état normal, apparaît dans une plus ou moins grande étendue de sa surface, d'après le degré de la maladie. Dans l'ectropion *sarcomateux*, tantôt la muqueuse palpébrale offre un aspect granulé ; tantôt un bourrelet fongueux, pourvu de végétations de dimensions variables, confluentes ou discrètes. Lorsque l'ectropion occupe à la fois les deux paupières, la conjonctive se présente sous la forme d'un anneau, au centre duquel le bulbe est enchâssé. Dans l'ectropion de la paupière supérieure, le gonflement de la conjonctive atteint quelquefois des proportions telles, que la muqueuse forme une tumeur du volume d'un œuf de pigeon, s'étendant jusque sur la joue et repoussant la paupière en dehors. Tel était le cas d'une jeune fille observée par Van Weesemael, de Gand [1]. Dans l'ectropion par ampleur trop grande du tarse, on reconnaît qu'il existe entre le globe et la face postérieure de la paupière un espace en forme de nid de pigeon ; on peut pincer entre les doigts une portion plus ou moins large de toute l'épaisseur de la paupière, et en diminuant ainsi l'étendue transversale de cette dernière, on rétablit les rapports de contiguïté entre la paupière et l'œil. L'ectropion qui résulte d'une paralysie de l'orbiculaire est caractérisé par l'impossibilité qu'éprouve le patient de rapprocher les paupières l'une de l'autre. L'ectropion *cicatriciel* se reconnaît à la présence de brides, de tissu inodulaire, dans l'épaisseur de la peau.

Toute espèce d'ectropion donne lieu, indépendamment de la difformité qui accompagne le déplacement de la paupière, à des troubles fonctionnels. Les larmes s'écoulent sur la joue ; la muqueuse oculaire, cessant d'être suffisamment abritée, s'enflamme, sécrète un liquide âcre et irritant, qui excorie la peau avoisinante et produit des ulcérations. Celles-ci sont remplacées par de petites cicatrices, qui en raccourcissant le tégument externe, augmentent encore l'extroversion de la paupière.

Abandonné à lui-même, l'ectropion reste stationnaire ou augmente même, suivant la cause qui a donné lieu à sa production. Ainsi, la paupière a-t-elle été renversée légèrement par suite de la formation d'une bride cicatricielle ; la conjonctive, exposée au contact de l'air, ne tarde pas à s'injecter ; puis elle se boursoufle, et ne trouvant plus assez de place pour se loger entre le globe et la paupière, elle augmente le degré de renversement de cette dernière. Il en est le plus souvent de même de l'ectropion produit dans le principe par la tuméfaction de la conjonctive ; la phlegmasie, se propageant à la peau de la paupière, fait rétracter le tégument externe et attire le bord libre du voile plus en dehors.

Pronostic. L'ectropion est une difformité d'autant plus choquante que le renversement de la paupière est plus marqué. Lorsqu'il est arrivé à un certain degré, l'œil n'est plus suffisamment abrité ; la conjonctive bulbaire, la cornée s'enflamment, et la vision est plus ou moins gravement compromise.

Traitement. Il varie d'après l'espèce d'ectropion, c'est-à-dire d'après la cause qui a donné lieu au renversement de la paupière.

[1] *Annal. d'ocul.*, t. XXXV, p. 85.

1° Ectropion par inflammation aiguë de la conjonctive. La première indication à remplir est de combattre l'état phlegmasique de la muqueuse, par l'application de sangsues sur cette dernière, ou à la région temporale ; les collyres astringents, les dérivatifs sur le canal intestinal. Quelques-uns conseillent aussi, et avec raison, des scarifications sur la conjonctive. Après que le gonflement a diminué, on procède à la réduction de l'ectropion, de la manière suivante : on saisit la paupière entre le pouce et l'index de chaque main, pour exprimer le liquide infiltré dans l'épaisseur du voile ; on abaisse brusquement le bord libre vers le globe, et on refoule en même temps en arrière la conjonctive herniée. Si ces moyens échouent, on extirpe une portion de la conjonctive malade, comme dans l'ectropion sarcomateux. Si on parvient, au contraire, à ramener la paupière à sa situation normale, on l'assujettit par un bandage contentif approprié, afin de prévenir un nouveau déplacement.

2° Ectropion sarcomateux. On a proposé divers moyens ; le plus simple consiste à scarifier la muqueuse pour en diminuer le boursouflement. Pour arriver à ce but, Hippocrate employait des feuilles du grand chardon ; Paul d'Égine, la pierre ponce et les feuilles de figuier ; Lanfranc veut qu'on frotte la muqueuse avec des feuilles de staphisaigre ; Woolhouse employait un pinceau formé de huit à dix barbes d'épi de seigle. En cas d'insuffisance des saignées locales, la cautérisation réussit quelquefois. On la pratique de diverses manières. Les chirurgiens arabes, Guy de Chauliac, Guillaume de Salicet, Percy, donnent la préférence au cautère actuel. Guthrie emploie l'acide sulfurique ; d'autres ont préconisé le nitrate acide de mercure. Les chirurgiens contemporains emploient la pierre infernale, suivant la pratique de Saint-Yves, Scarpa, Chélius, Jüngken, Rosas, Vetch, etc.

La cautérisation avec le crayon de nitrate d'argent s'exécute de la manière suivante : on renverse la paupière de façon à mettre la muqueuse complétement à découvert et à l'éloigner du globe, que l'on commande au malade de porter dans une direction opposée à celle de la paupière affectée d'ectropion. On promène lentement la pierre infernale sur la conjonctive palpébrale, de dedans en dehors ou de dehors en dedans, de manière à faire une escarre superficielle. Dès que celle-ci est produite, ce qui est annoncé par la teinte blanche de la muqueuse, on pratique une injection d'eau salée, pour neutraliser le reste du caustique et empêcher sa diffusion sur le bulbe. Pour calmer la douleur consécutive, on fait plonger l'œil pendant quelques minutes dans de l'eau froide.

La cautérisation est insuffisante quand la paupière est fortement déviée, qu'il existe un bourrelet muqueux très-proéminent, dur, et avec des végétations volumineuses. Il faut alors pratiquer l'excision d'une portion de la muqueuse.

Excision de la tunique fongueuse. Ce procédé est ancien. Antylus[1] réséquait, aux dépens de la muqueuse, un lambeau en V, à sommet tourné

[1] Aetii *Contractæ ex veteribus medicinæ tetrabiblos*, tetr. II, serm. III, cap. LXXII, p. 559.

vers le grand pli de la conjonctive, à base accolée au bord palpébral. Paul d'Egine traversait, d'un angle à l'autre, la conjonctive boursouflée, avec une longue aiguille, soulevait le tissu et le retranchait. De nos jours, le manuel opératoire a varié entre les mains de divers chirurgiens. Les uns saisissent la conjonctive entre les branches des pinces de Græfe ou de Himly ; d'autres, avec une simple pince à disséquer, en faisant soulever simultanément la muqueuse, sur d'autres points, avec une ou deux autres pinces ; d'autres encore harponnent la partie médiane de la tumeur avec une érigne simple. Le mode d'excision a varié également ; il en est qui emploient des ciseaux courbes sur le plat ; d'autres préfèrent un bistouri recourbé sur le tranchant.

Le procédé auquel je donne la préférence, et que j'ai employé plusieurs fois, est le suivant : s'il s'agit de la paupière inférieure, le malade est assis sur une chaise basse, la tête appuyée sur la poitrine d'un aide ; celui-ci abaisse fortement la paupière. Je soulève avec une pince à griffes la partie moyenne du bourrelet conjonctival et je l'excise d'un coup de ciseaux, en proportionnant la perte de substance au degré de boursouflement de la muqueuse. Il n'y a pas à se préoccuper de l'hémorrhagie qui succède à cette opération, parce que l'écoulement sanguin s'arrête de lui-même. Le pansement est des plus simples ; il suffit de faire appliquer sur la région palpébrale des compresses imbibées d'eau fraîche, pendant deux ou trois jours, en même temps qu'on recommande au patient de plonger l'œil, plusieurs fois par jour, dans une solution astringente. La pratique d'Antylus, qui réunissait, par la suture, les lèvres de la perte de substance, doit être rejetée, parce que les fils irritent la conjonctive. Il serait préférable, comme l'a conseillé Pétrequin [1], après l'excision de la muqueuse, de relever la paupière et de la maintenir en bonne position avec un grillage de bandelettes agglutinatives, par-dessus lequel on applique une compresse imbibée d'eau blanche laudanisée.

Ni la cautérisation de la conjonctive, ni l'excision de cette membrane, ne suffisent quand l'ectropion sarcomateux est de date ancienne, et que, par suite de cet état de choses, la paupière a été allongée transversalement. Il faut alors raccourcir le voile dans ce sens ; ce que l'on obtient par l'un des procédés suivants :

Procédé de W. Adams [2]. Il consiste à faire une perte de substance, en forme de V, à base correspondant au bord libre de la paupière, à sommet tourné vers le cul-de-sac conjonctival, en comprenant dans l'ablation du lambeau toute l'épaisseur des parties molles du voile. On arrive à ce résultat, soit en se servant du bistouri et des pinces seulement, ce qui nécessite une dissection longue ; soit en employant des pinces et des ciseaux droits ou à bec de grue, ce qui est plus expéditif.

(a) *Manœuvres avec les pinces et le bistouri.* Le malade est assis sur une chaise basse ; le chirurgien se place, en face de lui, sur un siége de hauteur ordinaire. Avec un petit bistouri convexe sur le tranchant, il commence

<hr>

1 *Gazette médicale*, 1842, nº 12 — 2 *Practical Observations on Ectropion.* London, 1814.

par pratiquer sur les téguments, au-dessous des cils, deux incisions *a b*, *c b* (fig. 50), longues chacune de 12 à 15 millimètres. Le sommet du V, (*b*) qui résulte du point de réunion des deux incisions, correspond

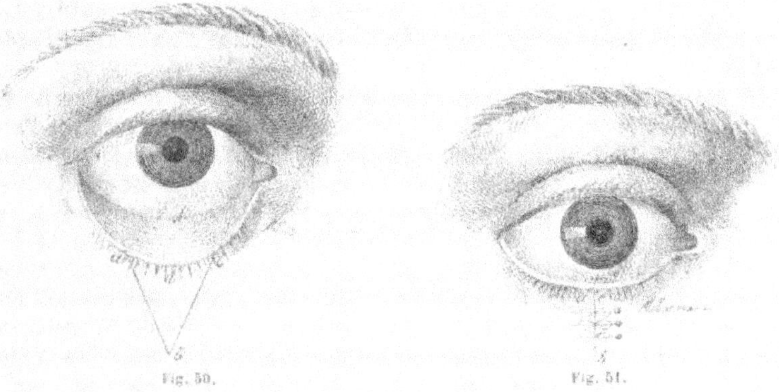

Fig. 50.   Fig. 51.

à la joue; la base *a c* correspond à la partie moyenne du bord libre de la paupière et a une longueur de 8 à 10 millimètres; l'étendue en est, du reste, proportionnée à l'excès d'amplitude du bord libre, ce qu'il est facile d'apprécier, en mesurant comparativement le bord libre de la paupière extroversée et de la paupière du côté opposé, saine. Pour faciliter ce premier temps de l'opération, on peut, au préalable, tracer à l'encre le trajet des deux incisions *a b*, *c b*.

On saisit ensuite le bord de la paupière, au point *d*, avec des pinces à dissection, dont une branche est mise en rapport avec la face cutanée, et l'autre avec la face muqueuse du voile. On exerce une traction modérée sur ce dernier, pour éloigner légèrement de l'œil la partie médiane. Le chirurgien donne alors de petits coups de bistouri, alternativement dans la direction *a b* et dans la direction *c b*, jusqu'à ce que le lambeau triangulaire soit complétement extirpé; ce lambeau contient toutes les parties constituantes de la paupière, depuis le tégument externe jusqu'à la conjonctive inclusivement. Effectivement, les tractions exercées au point *d* ont redressé l'organe, si bien que la portion moyenne du tarse qui était déviée, s'est placée derrière le triangle cutané *a c b*; les lignes *a e* et *c f* de la surface conjonctivale sont devenues parallèles, la première à *a b*, la seconde à *c b*; les coups de bistouri donnés dans la direction *a b* ont donc divisé *a e*; ceux portés suivant *c b* ont divisé la conjonctive en *c f*.

Après avoir ainsi enlevé le lambeau *e a b c f*, on réunit les lèvres de la solution de continuité par deux ou trois points de suture entortillée; on se sert de préférence de petites épingles appelées *camions*. La première est placée très-près du bord libre pour éviter le coloboma; la seconde près de l'extrémité inférieure de la perte de substance. Il faut que les épingles traversent toute l'épaisseur de la paupière, à part la conjonctive. On peut favoriser la coaptation par l'application de quelques bandelettes agglutinatives.

Après la cicatrisation, il reste une cicatrice linéaire verticale $a\,c\,b$ (fig. 51) provenant de la réunion de la lèvre cutanée $a\,b$ à la lèvre $c\,b$; et de la lèvre conjonctivale $a\,e$ à la lèvre conjonctivale $c\,f$. La paroi muqueuse a repris sa situation normale. Le bord libre est devenu plus court, plus tendu, intimement appliqué au globe, dont il était plus ou moins éloigné avant l'opération.

(*b*) *Manœuvres avec les pinces et les ciseaux.* Avec les pinces tenues de la main gauche, le chirurgien saisit le bord de la paupière renversée, et l'attire en avant. De la main droite, il prend les ciseaux, en engage une lame entre le voile et l'œil jusqu'au cul-de-sac conjonctival, pendant que l'autre lame est mise en rapport avec la peau; il exécute alors, de haut en bas, et de droite à gauche, la section suivant la ligne $c\,b$ (fig. 50) qui comprend du même coup toute l'épaisseur de la paupière, en tombant sur la conjonctive d'après la ligne $c\,f$. Une autre section est faite de la même manière soit de haut en bas, soit de bas en haut, suivant la ligne $b\,a$ et $e\,a$. L'essentiel est que les deux incisions se rencontrent toujours, de façon à former un angle aigu à base correspondante au bord libre de la paupière, à sommet tourné vers le cul-de-sac conjonctival. Les lèvres de la perte de substance sont réunies par la suture entortillée (fig. 51).

Le procédé de W. Adams est également applicable à la paupière supérieure; dans ce cas, il peut être exécuté par l'une des deux manœuvres qui viennent d'être indiquées.

Procédé de Dieffenbach[1]. Redressement de la paupière au moyen d'une perte de substance triangulaire en dehors de la commissure. On peut l'appliquer à l'ectropion de l'une ou l'autre paupière. Supposons qu'il s'agisse de la paupière inférieure. On pratique, en dehors de l'angle externe, et près de cet angle, trois incisions $a\,b$, $a\,d$, $b\,d$ (fig. 52, B), ayant la forme d'un triangle isocèle, dont la base $a\,b$, longue d'environ 6 ou 8 millimètres, est au niveau de la commissure externe des paupières. On dissèque le lambeau $a\,b\,d$ et on l'extirpe. Ceci fait, on divise avec le bistouri la com-

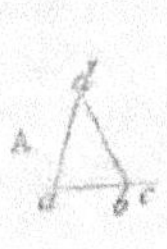

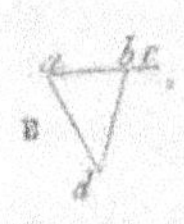

Fig. 52.

missure temporale, par une incision $b\,c$, dirigée transversalement, faisant suite à la base du triangle $a\,b\,d$. La paupière extroversée ayant été détachée en dehors, on en resèque le bord ciliaire, près de l'angle externe, dans une longueur équivalente à celle de la base $a\,b$ du triangle. Par un mouvement de traction, on conduit l'extrémité externe *cruente* de la paupière dans la plaie laissée par l'excision du lambeau triangulaire $a\,b\,d$. La lèvre saignante du bord libre de la paupière est mise en rapport et fixée par la suture en $a\,b$; l'autre lèvre saignante du voile est mise en rapport et fixée également par le même genre de suture en $b\,d$.

A la paupière supérieure, le procédé est analogue au précédent, si ce n'est qu'au lieu de faire une perte de substance triangulaire, à base tournée en

[1] Deval, *Chirurgie oculaire*, p. 467.

haut, cette perte de substance a la base tournée en bas (*d a b*, A, fig. 52).

Le procédé de Dieffenbach a, sur celui de W. Adams, l'avantage, dit-on, d'éviter la formation d'une petite échancrure au niveau du bord libre de la paupière, ce qui est peu de chose, et ce qu'on peut, du reste, éviter. Le manuel opératoire est plus long, la cicatrice plus apparente ; rien ne prouve donc à nos yeux la supériorité de ce procédé.

Procédé de Weller[1]. Après avoir saisi les végétations dures et sarcomateuses de la conjonctive avec une petite érigne double, on les enlève avec un petit bistouri ; on fait ensuite, au milieu de la paupière, *la résection d'une portion du cartilage tarse*, de la longueur d'environ 4 millimètres, en ayant soin de ne pas intéresser l'arête externe du bord de la paupière. On réduit l'ectropion, et on maintient la paupière dans sa situation naturelle, au moyen de bandelettes agglutinatives qu'on renouvelle tous les jours avec soin, jusqu'à l'entière cicatrisation. Après la guérison, il reste un petit sillon du bord palpébral, dans le point où le tarse a été excisé.

3° **Ectropion par maladies de l'orbiculaire**. Si l'orbiculaire est paralysé, on fait pratiquer sur la peau de la paupière des onctions avec des substances stimulantes, spiritueuses et huileuses, telles que l'huile animale de Dippel, l'huile de fenouil, de cajeput ; une solution d'ammoniaque, l'éther sulfurique, l'huile essentielle d'angélique composée, la teinture de cantharides, etc. On peut aussi essayer l'électrisation. Lorsque ces moyens échouent, la maladie est incurable, et il faut se borner à un traitement palliatif, consistant à préserver l'œil du contact des particules en suspension dans l'atmosphère, en faisant porter constamment des lunettes appropriées, et à combattre l'hyperhémie conjonctivale par des topiques astringents. J.-F. France[2] a pratiqué, dans ces cas, une opération qui lui a fourni deux succès, et qui consiste à rafraîchir le bord libre des deux paupières, dans le sixième externe de leur étendue, pour réunir ensuite les plaies. De cette manière, on transmet les mouvements du muscle élévateur de la paupière supérieure au voile inférieur. Si l'ectropion est la conséquence d'un spasme de l'orbiculaire, on administre à l'intérieur des préparations antispasmodiques, en même temps qu'on fait sur la paupière des applications locales de morphine. Si ce traitement est insuffisant, on a conseillé de pratiquer la *section sous-cutanée* des fibres de l'orbiculaire placées au delà du bord adhérent du tarse. Cette opération paraît avoir été exécutée, pour la première fois, par Cunier[3], en 1840.

Nous avons vu précédemment (p. 413) que l'ectropion sénile est parfois la conséquence d'un déplacement des fibres de l'orbiculaire, entraînées vers le bord adhérent du tarse par le relâchement de la peau. On reconnaît cette disposition à un plissement transversal de la peau et au renversement brusque de la paupière, lorsque, après la réduction de l'ectropion, on recommande au malade de fermer l'œil avec force. Dans ces cas, Desmarres[4] con-

---

[1] *Traité des maladies des yeux*, t. I, p. 146. — [2] *Annales d'oculist.*, t. XXIV, p. 46. — [3] *Ibidem*, t. VII, p. 15. — [4] *Loc. cit.*, t. I, p. 554.

seille, lorsque la maladie est récente, d'appliquer une traînée de caustique sur la peau de la paupière. En cas contraire, on excise une petite portion de peau dans un endroit rapproché du bord libre, pour ramener les fibres de l'orbiculaire plus près du bord ciliaire.

4° Ectropion par raccourcissement de la paroi externe de la paupière. Le traitement est subordonné à la cause du raccourcissement, et en cas de cicatrices, aux conditions dans lesquelles se trouvent ces dernières.

Si l'ectropion est occasionné par une inflammation chronique de la peau de la paupière, on combat celle-ci par des topiques émollients, en même temps qu'on institue une médication appropriée aux lésions concomitantes de la conjonctive ou des glandes palpébrales.

Lorsque l'éversion de la paupière est le résultat d'une cicatrice de la peau, et que la déviation est légère, on arrive parfois à la faire disparaître, en pratiquant l'excision d'une portion de la conjonctive palpébrale, qui, dans ce cas, est généralement boursouflée. Marc-Aurèle Séverin[1] avait déjà conseillé et exécuté cette opération qui a donné de si beaux résultats à Bordenave[2].

Procédé de Celse[3]. Incision transversale de la bride cicatricielle. Si on veut redresser la paupière inférieure, on incise transversalement la cicatrice, en suivant la direction d'une ligne courbe à convexité tournée en haut, à extrémités dirigées en bas. Les lèvres de la plaie s'écartent et permettent au bord libre de remonter à sa place. Si l'incision de la peau est insuffisante pour obtenir ce résultat, on coupe le tissu cellulaire sous-cutané, et on dissèque dans une étendue suffisante les lèvres de la plaie.

Ce procédé est infidèle. On comprend, en effet, qu'à mesure que la cicatrice se fait, la paupière est de nouveau attirée en bas. On a plus de chance de réussir, en maintenant écartées les lèvres de la plaie, soit avec de la charpie, soit avec un petit cylindre de plomb, ou tout autre corps étranger, en même temps que l'on tend les paupières avec des bandelettes agglutinatives appliquées sur le front ou sur la joue, selon que l'on veut agir sur la paupière inférieure ou sur la supérieure. Sédillot[4] compte des succès par cette méthode ; pour obtenir une cicatrice large, ce chirurgien recommande de chercher à provoquer la formation de bourgeons charnus, nombreux et épais, par des cautérisations répétées avec le nitrate d'argent, le nitrate acide de mercure, et particulièrement la teinture de cantharides.

Lorsque l'ectropion est plus prononcé, que la paupière est devenue plus large, on peut appliquer le procédé de W. Adams que nous avons décrit à la page 416, ou bien encore ajouter à l'excision d'un fragment en V de la paupière, la division de la peau de la joue ; dans l'étendue de 4 centimètres, par une incision concentrique au bord de l'orbite. Si on agit sur la paupière inférieure, après avoir réuni les bords de la perte de substance en V par la suture entortillée, on attire en haut le fil de cette suture, et on le fixe sur le front par des bandelettes agglutinatives. Les bords de la plaie

---

[1] *De medic. effic.*, part. II, cap. XXXIII. De vernono. — [2] *Mémoires de l'Acad. de chirurgie*, t. V, p. 107. — [3] *De medicina*, lib. VII, sect. VII, nᵒˢ 9 et 10. — [4] *Traité de médecine opératoire*, t. II, p. 107.

de la joue sont maintenus écartés par une lame de plomb. Ce procédé appartient à Græfe. On conçoit également qu'on peut combiner la méthode de Celse avec celle de Bordenave.

Procédé de Warthon Jones. Autoplastie par glissement. Ce procédé a été inventé, en 1836, par Jones, qui l'a pratiqué dans un cas d'ectropion de la paupière supérieure. Ph.-J. Roux[1] l'attribue à Riberi, et Ph. Rigaud[2] dit qu'il a été imaginé en 1834, par Velpeau. Plus tard, Sanson et A. Bérard en ont fait l'application à l'ectropion de la paupière inférieure.

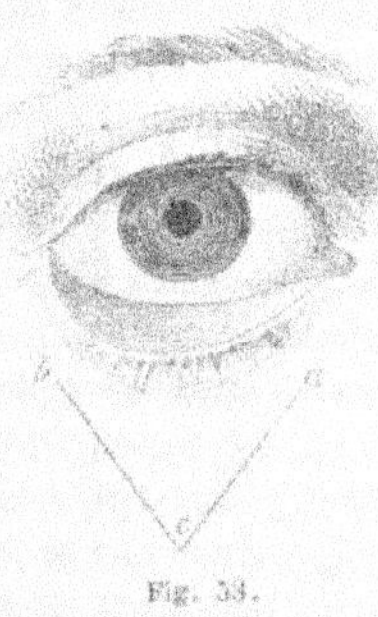

Fig. 53.

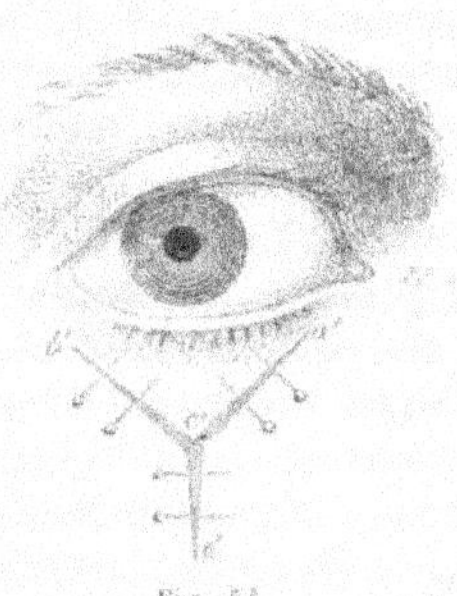

Fig. 54.

On fait partir de chacune des commissures une incision ($a\,c$, $b\,c$, fig. 53); les deux se réunissent en V, à 1 centimètre environ au-dessous ou au-dessus du bord libre de la paupière, suivant qu'on opère un ectropion de la paupière inférieure (fig. 53) ou de la supérieure. L'incision ne comprend que la peau et le tissu cellulaire subjacent. On dissèque le lambeau triangulaire $a\,c\,b$, à un degré suffisant pour obtenir le retour de la paupière à sa situation normale. Lorsque le voile a repris sa place (fig. 54), il existe à la place même qu'occupait le lambeau, une perte de substance en forme d'Y. On réunit par la suture la branche verticale $c'\,d$ et les deux branches obliques $b'\,c'$, $a'\,c'$ (fig. 54) de cette plaie.

Procédé de Walther[3], de Munich. Tarsoraphie. Ce procédé est applicable à l'ectropion simultané des deux paupières, occupant la commissure externe seulement.

On circonscrit une partie de la cicatrice entre deux incisions en V, dont le sommet regarde en dehors, et qui toutes deux commencent sur le bord libre des paupières. Il faut que la perte de substance avive tout à la fois ce bord, dans le quart de son étendue, et une petite portion des téguments voisins. On réunit les lèvres de la plaie par deux ou trois points de suture.

Dans un cas d'ectropion double, correspondant à la commissure interne seulement, Ledran[4] pratiqua l'avivement, en dedans du point lacrymal inférieur, du bord de la paupière correspondante, jusque sur le côté du

[1] *Quarante années de pratique chirurgicale*, t. I, p. 77. Paris, 1854 — [2] *De l'anaplastie des lèvres, des joues et des paupières*, p. 154. Paris, 1841. — [3] Græfe et Walther. *Journal de chirurgie*, t. IX, p. 86. 1820. — [4] *Mémoires de l'Académie de chirurgie*, t. I, p. 140

nez. Le bord de la paupière supérieure fut ensuite avivé, par une incision qui vint rencontrer la précédente. Tout le tissu de cicatrice compris entre les deux incisions fut enlevé, et la plaie saignante réunie par deux points de suture auxquels on ajouta, pour mieux obtenir la coaptation, de petits tampons et des bandelettes agglutinatives.

Procédés de Gensoul, de Bouchacourt et de Bonnet. Les deux premiers de ces chirurgiens ont proposé de circonscrire, par quatre incisions, un lambeau losangique, à grand diamètre vertical; de l'exciser, et de réunir d'un côté à l'autre, par la suture verticale; de façon à remonter ainsi le bord libre de la paupière. Ce procédé a l'inconvénient de donner lieu à une trop grande perte de substance. Bonnet, de Lyon, commence par inciser en travers la cicatrice; on obtient ainsi un écartement d'environ 1 centimètre. Il réunit ensuite *verticalement* les deux côtés de la plaie, de façon à allonger la paupière. Le bord libre du voile est alors trop étendu, et forme une espèce de pli avec une saillie angulaire en avant. On avive la partie interne du pli, et on place un ou deux nouveaux points de suture.

Procédé de Dieffenbach[1]. **Suture du cartilage tarse avec la peau.** Ce procédé est applicable à l'ectropion de l'une ou l'autre paupière. Nous indiquerons la manœuvre opératoire pour la paupière inférieure seulement.

Au moyen d'un petit bistouri à lame étroite, on pratique sur la peau, un peu au-dessus de l'arc inférieur de l'orbite, et parallèlement à cet arc, une incision qui occupe les deux tiers à peu près de la paupière, à son milieu. On dissèque, dans une faible étendue, le lambeau semi-lunaire qui en résulte. On continue à faire pénétrer l'instrument le long de la première incision, en divisant successivement toutes les couches de la paupière, jusqu'à ce que la pointe ait traversé la conjonctive et apparu au-devant du globe. On agrandit l'incision, à gauche et à droite, de manière à lui donner la même longueur que la plaie cutanée. Par cette ouverture, on introduit une petite érigne ou des pinces à branches fines; on accroche à l'aide de l'un ou l'autre de ces deux instruments, le bord inférieur du tarse, qui est attiré dans la plaie extérieure, par un mouvement de bascule. De cette manière, la paupière est redressée. Une épingle fine à insecte est enfoncée à travers la portion médiane des deux lèvres de la solution de continuité; elle comprend dans son trajet, non-seulement le tégument externe, mais encore le *bord inférieur du tarse et la conjonctive* correspondante. Toutes ces parties sont rapprochées par la suture entortillée. On place, de la même manière, deux autres épingles, avec la suture entortillée, aux angles de la plaie. Le pansement consiste en fomentations d'eau froide. La première aiguille est enlevée le troisième jour; les autres, le cinquième ou le sixième.

Jæger[2] et Velpeau[3] sont peu partisans de ce procédé. Il y a, en effet, tout lieu de supposer, que dans les ectropions par tissu cicatriciel du tégument externe, le redressement du cartilage tarse ne sera que temporaire, et que le tissu inodulaire, se rétractant de nouveau, entraînera bientôt en

[1] *Rust's Magazin für die gesammte Heilkunde*, Bd. XXX, S. 438. Jahr. 1830. — [2] Deval *Chirurgie oculaire*, p. 466. — [3] *Médecine opér.*, t. III, p. 550.

bas le bord libre de la paupière. C'est ce qui arriva précisément, chez une jeune fille opérée par Serre[1], pour un ectropion de la paupière supérieure, d'après le procédé de Dieffenbach. Le résultat immédiat fut satisfaisant; mais six mois après, la difformité était en grande partie reproduite.

Procédé de Jæger[2]. Décollement des portions adhérentes de la paupière et perte de substance en V. Ce procédé est applicable à l'ectropion par cicatrice, ayant succédé à une perte de substance tellement considérable que le bord libre est bridé contre le rebord osseux de l'orbite. Dans ce cas, il faut allonger le diamètre vertical de la paupière devenu trop court et diminuer l'étendue du bord ciliaire devenu trop long. On remplit la première indication en décollant les parties molles des surfaces osseuses subjacentes; la seconde, en excisant un lambeau de la paupière en forme de V.

1° *Paupière supérieure.* Après avoir suffisamment tendu le voile avec une pince qui en saisit le bord libre, on pratique, le long de l'arcade orbitaire (le sourcil ayant été au préalable rasé), une incision courbe, à concavité inférieure, qui intéresse la paupière, depuis la cicatrice jusqu'à la conjonctive inclusivement. Si on craint de blesser le globe, on le garantit au moyen de la plaque de Beer. De cette incision résulte une ouverture de forme elliptique, à travers laquelle on voit le bulbe. On fait alors une perte de substance en forme de V, comprenant toute l'épaisseur des parties molles de la paupière, et s'étendant en hauteur depuis le bord libre du voile jusqu'au niveau de la première incision.

On passe ensuite au décollement des tissus qui doivent rétablir la hauteur de la paupière. On soulève la lèvre supérieure de la plaie; on glisse à plat un bistouri entre l'os frontal et les parties molles, et l'on détache celles-ci, en imprimant à l'instrument des mouvements de scie, en prenant garde, toutefois, de léser le périoste. Il faut que le décollement soit assez étendu, tant en longueur qu'en largeur, pour que la masse musculo-cutanée puisse rendre au voile une ampleur suffisante, en s'avançant vers lui.

On réunit ensuite par la suture entrecoupée, d'un côté les deux lèvres de la perte de substance en V, de l'autre les lèvres de la plaie transversale, en attirant en bas les parties molles orbito-palpébrales, que l'on a décollées. Lorsque ces parties forment, en s'abaissant, une sorte de sac, dont les replis s'opposent à une coaptation parfaite, on excise, avec des ciseaux et des pinces, un lambeau de ces tissus, de forme triangulaire, à base tournée vers l'œil et vis-à-vis de l'endroit où l'on a déjà excisé le lambeau palpébral en V. La plaie de toute la paupière, au lieu d'avoir, comme dans le premier cas, la forme d'un T, présente la configuration d'une croix +, dont les branches horizontales correspondent à la division primitive horizontale de la paupière; la branche supérieure à la perte de substance résultant de la résection des tissus frontaux; la branche inférieure à la solution de continuité en forme de V.

2° *Paupière inférieure.* On commence par réséquer un lambeau en V,

---

[1] *Traité sur l'art de restaurer les difformités de la face*, p. 585. Montpellier et Paris, 1842. — [2] Deval, *chirurgie oculaire*, p. 479.

comme dans le procédé d'Adams (fig. 50, page 417). On détache ensuite,
au-dessous des limites inférieures de l'orbite, une masse musculo-cutanée
assez considérable pour que la face muqueuse de la paupière vienne au
contact de la face antérieure du bulbe, et que les deux lèvres de la plaie
triangulaire se touchent parfaitement, en se continuant sur la même ligne
verticale. On réunit la solution de continuité, le long de cette ligne, par
deux ou trois points de suture entortillée.

Modifications au procédé précédent par Jüngken. Ce dernier ne
troue pas la paupière supérieure de part en part. Il commence par inciser
le cul-de-sac supérieur de la conjonctive, d'une commissure à l'autre, avec
un scalpel à tranchant convexe. Par cette incision, on introduit le couteau
de Leber (couteau à lame droite, arrondie et mousse à son extrémité) ; on
le fait pénétrer à environ 3 centimètres de profondeur, au-dessous des
tissus sus-orbitaires, qu'on sépare de l'os frontal d'un angle à l'autre. On
arrive ainsi à abaisser suffisamment la paupière, après quoi on retranche le
lambeau en V, comme dans le procédé d'Adams (p. 417). La plaie verticale qui résulte de cette excision est réunie par la suture entortillée.

Pour la paupière inférieure, le manuel opératoire de Jüngken est conforme au précédent, c'est-à-dire qu'il commence par inciser le cul-de-sac
conjonctival inférieur ; qu'il décolle les parties molles de la joue, en introduisant le couteau par cette ouverture, et qu'il excise ensuite un lambeau
en forme de V (fig. 50, page 417).

Il importe de remarquer que les procédés de Jæger et de Jüngken exposent à la blessure ou à l'incision des nerfs sus et sous-orbitaires. Cette
considération est de peu d'importance, d'après le second chirurgien.

Pour favoriser la consolidation de la plaie et obtenir une réunion par première intention, il est indispensable de repousser vers la paupière la masse
décollée. On y arrive, en disposant sur la région de la plaie, des bandelettes
de taffetas, en appliquant sur le front une pyramide de compresses graduées,
qu'on fixe solidement en place par des lanières étroites de sparadrap, et
assez longues pour faire le tour de la tête. Les fils des sutures sont retirés
peu à peu ; les moyens contentifs, qui doivent fixer les tissus décollés dans
la position que nous avons indiquée, seront maintenus longtemps.

La difficulté de s'opposer, dans les cas de cicatrices étendues, à la rétraction du tissu inodulaire, après les diverses opérations que nous venons d'exposer, a suggéré l'idée de combattre cette tendance incessante à la rétraction, en réunissant entre elles, par leur bord libre, pendant un certain
temps, les deux paupières. Quand la force de rétraction du tissu cicatriciel
est épuisée, ce qui n'arrive guère avant un an, on désunit les paupières.
Cette méthode appartient à Mirault[1], d'Angers.

Fusion temporaire des paupières. Méthode de Mirault. L'opération
est exécutée en deux temps : dans le premier, on fait une incision transversale à la paupière extroversée ; on dissèque les lèvres de la solution de
continuité dans une étendue suffisante pour faire reprendre au bord libre

---

[1] *Annales d'oculistique*, t. XXV, p. 121.

sa place. On avive alors le bord libre de l'une et l'autre paupières, d'après le procédé que nous avons décrit page 373 pour l'*ankyloblépharon artificiel*, et on les réunit par quelques points de suture séparée ou enchevillée. L'ankyloblépharon est maintenu pendant un an au moins, après quoi on sépare les paupières l'une de l'autre.

Une observation empruntée à l'auteur de cette méthode en fera bien comprendre le mécanisme[1] : Une fille de vingt et un ans était tombée la face dans le feu, à l'âge de neuf mois. Le visage avait été profondément brûlé, et il en était résulté une grande difformité de la bouche, du nez, et particulièrement de la paupière inférieure gauche, qui *était littéralement confondue avec la joue dans une cicatrice dure, racornie et immobile.* La conjonctive correspondante était peu épaissie.

Le 4 juillet 1847, Mirault pratique sur la joue, de l'angle externe à l'angle interne de l'œil, une incision curviligne, concentrique au bord ciliaire renversé, et à 1 centimètre 1/2 au-dessous de lui. Il dissèque la peau, de bas en haut, jusqu'auprès des cils, ce qui permet de rétablir la paupière en sa forme et sa situation naturelles. Dans un second temps, il soulève, à l'aide de petites pinces, dans trois endroits différents, la peau de la paupière supérieure, à 2 ou 3 millimètres au-dessus des cils, et il excise chacun de ces plis avec des ciseaux courbes sur le plat. De cette façon il y a trois petites plaies, en forme de losange ; l'une au milieu, deux autres en dedans et en dehors, près des commissures. Après ces divers avivements, le lambeau de peau de la paupière inférieure est renversé de bas en haut et d'avant en arrière ; sa surface saignante est appliquée aux trois petites plaies de la paupière supérieure et fixée à chacune d'elles par autant de points de suture entortillée. Les bords ciliaires sont ainsi maintenus en contact par le *lambeau relevé au devant d'eux, en manière de rideau.* La réunion est obtenue au niveau des trois sutures. La plaie de la paupière inférieure se cicatrise au bout de vingt jours ; alors les adhérences commencent à être tiraillées par le tissu inodulaire. Le cinquantième jour, la bride externe se rompt ; les deux autres résistent et ne sont coupées que treize mois après l'opération. On constate que la paupière inférieure, un peu plus courte, est légèrement écartée du globe. On prescrit à la patiente de manipuler la paupière inférieure de façon à en remonter constamment le bord libre, qui tend à se déprimer. Trois ans et demi après l'opération primitive, Mirault revoit la patiente. L'ectropion s'était reproduit en partie ; mais *c'était une légère difformité, comparativement à celle qui existait avant l'opération.*

La méthode précédente s'applique avec plus de succès encore à l'ectropion des deux paupières. Mirault[2] a obtenu un beau succès dans le cas suivant : Une fille, âgée de vingt-huit ans, avait été brûlée à l'âge de six mois. Les deux paupières du côté droit étaient renversées ; le bord libre de la supérieure était confondu avec le sourcil ; le bord de l'inférieure confondu avec la joue. Il était impossible d'effacer la difformité par des efforts de traction. Après avoir excisé les deux bourrelets conjonctivaux, on prati-

[1] *Annales d'oculistique*, t. XXV, p. 122. — [2] *Ibid*, t. XXV, p. 122

qua une incision courbe, à quelques millimètres de chaque paupière, et on détruisit les adhérences jusqu'à ce qu'on pût mettre les bords en contact. Ces bords ayant été avivés, furent réunis par deux points de suture entortillée. Le cinquième jour, les paupières étaient soudées dans toute leur étendue, excepté à la partie interne. Les plaies de la paupière supérieure et de l'inférieure se cicatrisèrent. Ce ne fut qu'au bout d'un an que l'on incisa les adhérences des bords palpébraux, c'est-à-dire qu'on détruisit l'ankyloblépharon artificiel. Huit ans après, le renversement ne s'était pas reproduit; les paupières pouvaient se rapprocher et exécuter quelques mouvements. L'œil avait repris ses fonctions.

Lorsque l'ectropion est accompagné de cicatrices adhérentes aux os du contour de l'orbite, on a recours à d'autres artifices pour rétablir la paupière dans sa situation normale.

Procédé de Von Ammon [1]. On fait tendre la peau, à la distance de 2 centimètres et demi du lieu de l'adhérence, pour mieux faire ressortir celle-ci. On pratique parallèlement au contour de l'orbite, et à la distance d'environ 12 millimètres de ce point, une incision un peu plus étendue que l'adhérence. Des deux extrémités de cette incision, on en fait partir deux autres dirigées vers le bord de l'orbite. On dissèque le lambeau, en évitant de perforer la paupière dure et amincie dans le point où elle adhère à l'orbite. On ferme l'œil, et on applique des sutures pour maintenir la paupière replacée, et dans l'état d'allongement procuré par l'opération.

Lorsque la cicatrice n'est pas très-étendue, on peut avoir recours au procédé suivant du même auteur : on circonscrit, par une incision, la cicatrice profondément enfoncée; on la laisse adhérente à l'os, et on détache les téguments tout autour, afin de mettre la paupière en liberté, et de permettre au malade de fermer l'œil. On réunit la plaie par-dessus l'ancienne cicatrice. De cette façon, on allonge la paupière. Il ne reste qu'une cicatrice à peine apparente, et la dépression désagréable du contour de l'orbite est cachée.

Procédé de Wilde [2]. Dans un cas d'ectropion de la paupière inférieure, avec adhérence, le chirurgien de Dublin fit tendre le plus possible les parties au-dessus et au-dessous de la cicatrice. Il introduisit un petit bistouri à lame étroite, tranchante des deux côtés, à la distance de 2 centimètres et demi environ du côté externe de la cicatrice, et le fit parvenir obliquement jusqu'à l'os, au-dessous de la cicatrice; puis, le faisant mouvoir de haut en bas, et en avant, il détacha toute l'adhérence morbide de l'os et des parties voisines, dans l'étendue de 2 centimètres et demi, de chaque côté. Il donna ainsi à la paupière sa situation normale. La petite plaie fut fermée avec un emplâtre agglutinatif. Le sang qui s'échappa, pendant la section des adhérences, se logea sous la cicatrice, et détermina la formation d'une tumeur, dans l'endroit correspondant à la dépression.

<hr>

[1] *Zeitschrift für die Ophthalmologie*, vol. I, p. 47. Dresden, 1830. — [2] *Dublin Quarterly Journal of medical Science*, p. 473. 1848.

On le retint à cette place. Une ligature fut passée à travers la paupière inférieure, près de son bord libre, et fixée au front. Cette opération réussit.

Le tableau suivant donne une idée générale des diverses méthodes imaginées contre l'ectropion :

Ectropion sarcomateux.	Scarifications.	
	Cautérisation de la muqueuse.	
	Excision de la conjonctive.	
	Perte de substance triangulaire de la paupière.	W. Adams.
	Perte de substance triangulaire en dehors de la commissure	Dieffenbach.
	Excision d'une portion de l'épaisseur du cartilage.	Weller.
Ectropion par maladies de l'orbiculaire	Ankyloblépharon partiel	France.
	Section sous-cutanée de l'orbiculaire	Cunier.
	Excision d'un segment de peau de la paupière.	Desmarres.
Ectropion par raccourcissement de la paroi externe de la paupière.	Incision transversale de la bride cutanée	Celse.
	Procédé d'Adams (voir plus haut).	
	Procédé d'Adams et incision de la peau au bord de l'orbite.	Græfe.
	Autoplastie par glissement.	Warthon Jones
	Tarsoraphie partielle.	Walther, Ledran.
	Perte de substance losangique de la peau de la paupière	Gensoul.
	Suture du cartilage tarse avec la peau.	Dieffenbach.
	Décollement de la portion adhérente de la paupière et perte de substance en V.	Jæger.
	Fusion temporaire des paupières.	Mirault
	Décollement de la portion de peau de la paupière adhérente au pourtour de l'orbite.	Von Ammon. Wilde.

Nous avons supposé jusqu'ici, que l'ectropion de l'une ou l'autre paupière n'est pas accompagné d'une perte de substance de la peau assez étendue, pour qu'on ne puisse réformer le voile renversé aux dépens de ses propres tissus. Dans quelques cas, la paupière est détruite dans une hauteur et dans une largeur telle, qu'on ne la reconstitue qu'aux dépens des tissus avoisinants. Les manœuvres opératoires qu'il convient d'exécuter alors vont être exposés dans l'article suivant.

ARTICLE XII.

Blépharoplastie.

La blépharoplastie est l'art de restaurer les paupières, c'est-à-dire de remédier aux pertes de substance plus ou moins étendues que présentent ces voiles. Ce n'est guère que depuis une quarantaine d'années qu'il en est question. Les premières opérations de ce genre ont été pratiquées, en 1817 et 1818, par Græfe et Dzondi. Un peu plus tard, en 1829, Fricke, de Hambourg, et Jüngken, inventèrent des procédés particuliers. Langenbeck, Rust, Blasius, Dreyer, Staub, Peters, Dieffenbach et d'Ammon, en Allemagne ; Blandin, Jobert, Carron du Villards, Serre, Ph.-J. Roux, en France ; Riberi, Rizzoli, Regnoli, Alessi, en Italie ; Hysern, en Espagne ; ont varié et perfectionné les méthodes et les procédés.

Indications de l'opération. La blépharoplastie est applicable toutes les fois que les paupières ont été détruites en partie ou en totalité, à la suite de lésions de diverse nature. Elle convient, dans beaucoup de cas, dans le traitement de l'ectropion, et un certain nombre de procédés qui s'y rattachent ont trouvé leur place de description dans l'article précédent. On peut dire, d'une manière générale, que le succès est d'autant plus certain, que les difformités à réparer sont plus superficielles, c'est-à-dire que la destruction a ménagé une plus grande quantité de tissus profonds de la paupière. Lorsque le bord ciliaire existe, que le muscle orbiculaire, le cartilage tarse et la conjonctive sont restés intacts, on a de grandes chances pour rendre au voile sa forme et ses fonctions. Dans des conditions opposées, la blépharoplastie n'a plus d'autre résultat que de fournir à l'œil des moyens de protection, en même temps qu'elle remédie encore en partie à la difformité ; double avantage qui a fait de cette opération une ressource précieuse, dans des cas de mutilation où la perte de l'organe de la vision surviendrait infailliblement.

Les divers procédés de blépharoplastie se rattachent à deux méthodes principales : la méthode *française*, ou par *glissement* du lambeau, sans torsion ni rotation du pédicule, et la méthode *indienne* qui est au contraire caractérisée par *la torsion du pédicule*.

Méthode française. Glissement sans torsion ni rotation du pédicule. A cette méthode se rattachent les procédés de Jones (p. 421) et d'Ammon (p. 426). D'autres procédés méritent d'être rapportés ici :

Procédé de Dieffenbach. 1° *Paupière inférieure*. On commence par prati-

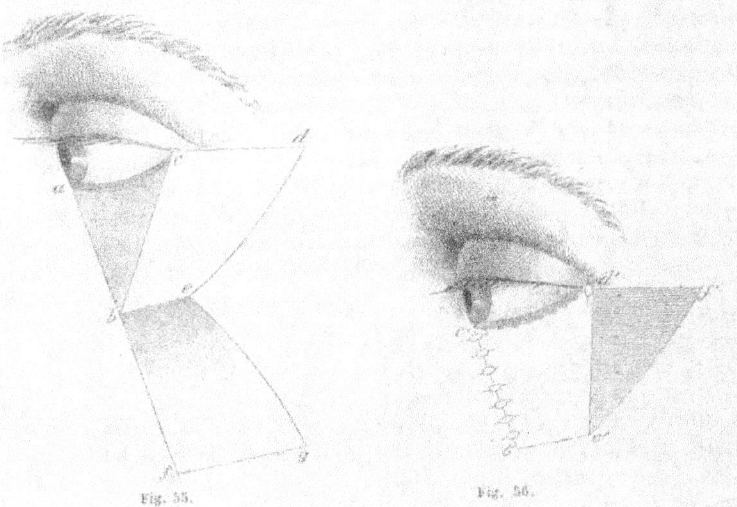

Fig. 55.   Fig. 56.

quer, sur la peau de la paupière, deux incisions *a b*, *c b* (fig. 55), commençant l'une vers l'angle interne *a*, l'autre vers l'angle externe *b* de l'orbite, et se rencontrant, par l'extrémité opposée, sur la joue, en *b*. On dissèque toute cette portion triangulaire de peau, puis on l'excise, de façon à substituer une plaie saignante *abc* et régulière aux cicatrices. On procède ensuite à la confection du lambeau tégumentaire destiné à combler la perte de substance. On fait une incision horizontale *cd*, dirigée de l'angle externe de l'orbite vers l'oreille, de façon à prolonger la commissure palpébrale du côté de la tempe. Il faut que cette incision soit un peu plus longue que n'est large la portion manquante de la paupière dans le point adjacent. Si, par exemple, le voile a été complétement détruit, *cd*, destiné à former le bord libre de la paupière nouvelle, devra avoir une longueur plus grande que celle de la fente interpalpébrale. On fait ensuite, à partir de l'extrémité externe *d* de l'incision transversale *cd*, une autre incision *de*, qui se dirige obliquement vers la joue, dans la direction des limites externes de la perte de substance, dont on la rapproche un peu, à mesure qu'on s'avance vers le sommet de cette dernière. De cette façon on a un lambeau trapézoïde *cdeb*, dont le bord interne *cb* est formé par la lèvre externe de la solution de continuité triangulaire ; on dissèque, de haut en bas, jusqu'au côté *be*, qui peut être considéré comme le pédicule, et qui doit rester adhérent. Le lambeau *cdeb* est représenté en *begf* renversé sur la joue. On en voit la face profonde ou sanglante. On transporte ce même lambeau sur la perte de substance *acb*, par un simple mouvement de déplacement latéral, sans imprimer au pédicule la moindre torsion. Ce transport effectué, la lèvre *ab* de la perte de substance faite à la paupière est mise en rapport avec le bord interne *cb* du lambeau ; tandis que le bord externe, *de*, de celui-ci reste libre, limitant en dedans la partie saignante que son transport laisse à découvert ; et qu'enfin le bord *cd* ou *fg* vient constituer le bord libre de la nouvelle paupière. Il reste à fixer le lambeau, par quelques points de suture simple, au niveau des extrémités du bord *cd* uni à *ac* et le long du bord *cb* uni à *ab*.

Le résultat de l'opération est représenté fig. 56 ; *d' e' b' e'* représente le lambeau rapporté, *d' e' f'* la perte de substance.

Dieffenbach a insisté sur les avantages qu'il y a de respecter, autant que faire se peut, la conjonctive de la paupière mutilée, afin de faire servir cette portion de la muqueuse pour doubler la face interne de la nouvelle paupière. Dans ce but, on commence par détacher, avec un bistouri fin et pointu conduit le long du bord inférieur de l'orbite, depuis un angle de l'œil jusqu'à l'autre, la conjonctive restée ordinairement adhérente ; on saisit le bord de cette membrane avec une pince, et on la décolle jusque près du globe. Après avoir taillé le lambeau, comme nous l'avons précédemment indiqué, et l'avoir fait glisser en dedans pour combler la perte de substance de la paupière, on ajuste la conjonctive au bord supérieur du lambeau, à l'aide de quelques points de suture fins et entrecoupés.

2° *Paupière supérieure*. On circonscrit par les incisions *ab*, *ac* (fig. 57, p. 430), toute la portion cicatricielle, et on en fait l'extirpation. On taille ensuite sur la tempe le lambeau *acde*, au moyen de deux incisions *ed*, *ac*. On dissèque ce lambeau de bas en haut, jusqu'au pédicule *ae*, et on le fait glisser en dedans, pour combler la perte de substance *abc*. On applique des points de suture identiques à ceux dont il a été question pour la paupière inférieure; *a'c'd'e'* (fig. 58) représente le lambeau rapporté, *e'g'd'* la perte de substance. On prend les mêmes précautions pour la conservation de la conjonctive et la réunion de cette membrane au bord libre de la nouvelle paupière.

La plaie qui reste à la place même de la portion de peau taillée, soit sur

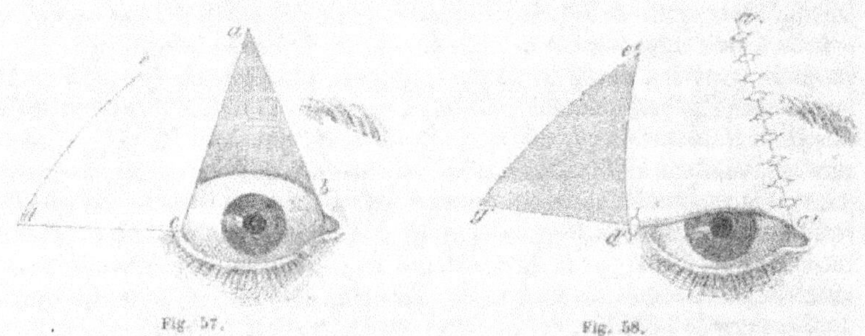

Fig. 57.   Fig. 58.

a joue *f'd'e'* (fig. 56), soit sur la tempe (*e'g'd'*, fig. 58), pour former le lambeau autoplastique, est abandonnée à elle-même, c'est-à-dire qu'on la laisse suppurer; les bourgeons charnus, dont elle se recouvre, sont réprimés avec la pierre infernale, afin de rétrécir la cicatrice. Chélius conseille au contraire d'en réunir immédiatement les bords.

Procédé de A. Guérin[1]. Dans un cas *d'ectropion de la paupière inférieure*, ce chirurgien se conduisit de la manière suivante : il pratiqua deux incisions en forme de V renversé, partant un peu au-dessous du milieu du bord libre de la paupière, et s'éloignant l'une de l'autre à mesure qu'elles s'approchent de la joue. Il fit ensuite une incision qui, partant de l'extrémité de la branche externe du V, se continuait en dehors, parallèlement au bord libre de la paupière, dans une étendue proportionnée au déplacement à faire subir au lambeau résultant de ces incisions. Une autre incision, semblable à la précédente, fut faite en dedans. Après avoir disséqué les deux lambeaux circonscrits en dedans et en dehors du V, il fut facile de reporter la paupière aussi haut que possible. Pour maintenir les lambeaux dans la position qu'ils doivent garder, on unit leurs bords correspondants, de manière que leur point le plus inférieur soit au-dessus du sommet du triangle ou V renversé, qui demeure à la place qu'il occupait avant l'opération. On peut favoriser la consolidation de la nouvelle paupière et prévenir une nouvelle rétraction, par la fusion temporaire des deux voiles, d'après le procédé de Mirault (p. 424).

Procédé de Houston[2]. Une jeune fille de quinze ans avait eu, à l'âge de six ans, la joue droite brûlée par un morceau de charbon enflammé. Il en était résulté une cicatrice étendue verticalement du bord ciliaire de la paupière jusqu'au niveau de la partie inférieure du nez, comprenant à son

[1] *Bulletin de Thérapeutique*, p. 118. 1862. — [2] *Annales d'oculistique*, t. XIII, p. 214.

sommet les deux tiers internes de la paupière inférieure. Celle-ci était renversée et entraînée en bas, immobile, en forme de cuiller, de façon qu'une grande partie de sa surface muqueuse était exposée à l'air. Houston fit deux incisions verticales dans la peau, une de chaque côté de la cicatrice, commençant en haut près du bord du cartilage et se terminant en bas, par un angle aigu, sur la joue, en face des ailes du nez. Ce lambeau, de forme triangulaire, fut disséqué jusqu'à ses points d'attache au bord ciliaire du cartilage ; on en prolongea même la dissection sous le cartilage, pour détacher ce dernier de ses adhérences avec la joue. Le lambeau ayant été remonté à la place occupée normalement par la paupière, il restait à découvert une surface sanglante au niveau de la joue ; pour combler cet espace, Houston disséqua les lèvres de la plaie, de manière à pouvoir les rapprocher verticalement et à les réunir dans le même sens par quelques points de suture.

Ce qui caractérise ce procédé, c'est qu'on n'enlève aucune partie ; que la peau de la cicatrice est transplantée de manière à former le tégument externe de la paupière, pendant que la peau de la joue, empruntée aux côtés, est appliquée de telle sorte que non-seulement elle couvre la partie dénudée par la dissection du lambeau, mais encore qu'elle empêche celui-ci de descendre, ce qui prévient le retour de l'ectropion.

Procédé de Guillon [1], **de Cozes.** Il s'applique aux cas de perte de substance de la partie moyenne de la paupière. On agrandit la commissure externe par une incision horizontale prolongée sur la tempe. Une autre incision est dirigée obliquement en arrière, vers la joue, de manière à circonscrire un lambeau triangulaire ou trapézoïdal. On détache de l'orbite la portion externe de la paupière, pour pouvoir la rapprocher du centre et la mettre en contact avec la partie interne. De cette façon, la partie moyenne enlevée de la paupière est remplacée par la partie externe, et celle-ci par des parties nouvelles empruntées à la tempe.

Ph.-J. Roux [2] commence par diviser la paupière par une incision verticale, au niveau de la commissure externe. Après avoir avivé les bords de la solution de continuité de la partie moyenne de la paupière, on les rapproche et on les réunit par une suture appropriée. On répare ensuite la perte de substance nouvelle, au niveau de la commissure, en empruntant un lambeau à la région temporale ou à la région malaire.

Procédé de Serre [3]. Chez une femme affectée d'un ulcère cancéreux occupant une partie de la joue et de la paupière inférieure gauches, le professeur de Montpellier commença par enlever le mal, en circonscrivant ce dernier par quatre incisions en forme de carré ; le bord libre de la paupière et la portion attenante étaient intacts. Pour combler la brèche, on prolongea dans l'épaisseur de la joue, jusqu'à une ligne répondant au milieu de la hauteur de la lèvre supérieure, les deux incisions verticales qui avaient servi à circonscrire le mal. De cette façon on détacha, aux dépens des par-

---

[1] *Annales d'oculistique*, t. III, supp , p. 90. — [2] *Quarante années de pratique chirurgicale*, t. I, p. 72. — [3] *Traité sur l'art de restaurer les difformités de la face*, p. 404. Montpellier et Paris, 1842.

ties molles de la joue, un lambeau carré, auquel on fit subir un mouvement d'ascension qui en ramena le bord libre au niveau de la lèvre supérieure de la perte de substance de la paupière. La contention fut faite au moyen de quelques points de suture entrecoupée.

Méthode indienne. On commence par prendre, avec un morceau de papier, le modèle exact ou le patron de la perte de substance à combler. On trace ensuite, à l'encre, le modèle du lambeau sur la *région frontale*, si c'est pour la paupière *supérieure;* sur la *joue,* si c'est pour *l'inférieure.* On a soin, pour prévenir les effets de la rétraction, de donner au lambeau des dimensions plus grandes que la perte de substance à remplacer. Le lambeau est taillé avec le bistouri, et on laisse près de la plaie de la paupière le pont cutané qui en forme le pédicule, en conservant à ce dernier une couche aussi épaisse que possible de tissu cellulaire. Le lambeau est alors transporté vers l'œil, en lui faisant exécuter un mouvement de rotation sur son pédicule; on le fixe par une suture appropriée. Le pédicule est coupé, à l'époque où on pense que les connexions nouvelles du lambeau lui fourniront assez de sang pour qu'il puisse vivre. La surface saignante, d'où le lambeau a été extrait, est réunie elle-même par première intention.

Telle est la méthode d'une manière générale. Les procédés diffèrent, sous le rapport du lieu où on prend le lambeau, de la disposition et du degré de torsion du pédicule, des moyens de réunion du lambeau avec les bords de la perte de substance.

Ainsi, Jüngken et Jobert ont taillé un lambeau vertical, ou oblique, sur la joue, en lui donnant assez de longueur pour que le pédicule retourné pût passer comme un pont, au-dessus des téguments restés intacts au côté externe de la plaie d'avivement. Blandin taille un lambeau dans la région temporale à pédicule tourné en bas, pour restaurer la paupière inférieure; un lambeau dans la région frontale, temporale ou malaire, pour la paupière supérieure.

Procédé de Fricke [1], **de Hambourg.** On commence par inciser, ou

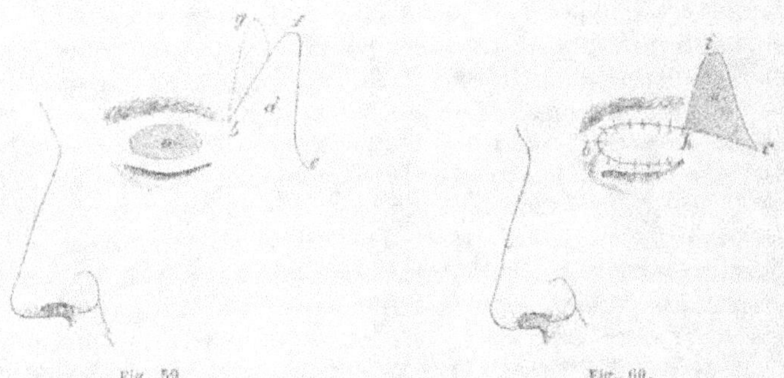

Fig. 59.   Fig. 60.

même par exciser, les brides inodulaires qui maintiennent la paupière ex-

---

[1] *Die Bildung neuer Augenlieder, Blepharoplastik, von Fricke.* Hambourg, 1829.

troversée. Si le muscle orbiculaire est intimement soudé à la cicatrice, il faut l'inciser également : on évite autant que possible de léser la conjonctive, dont il importe de conserver le plus de parties. Ce premier temps de l'opération a pour conséquence d'allonger la paupière : il reste à combler le perte de substance au moyen d'un lambeau emprunté à la peau voisine.

S'il s'agit de la paupière supérieure, après avoir pris la mesure de la perte de substance du voile, on dessine sur la tempe le lambeau *c f b* (fig. 59) destiné à remplacer la brèche. Ce lambeau est pourvu d'un large pédicule, et présente des dimensions plus étendues que la plaie palpébrale (*a*). Il est taillé de telle façon, que son bord interne (*b f*) tombe à peu près sur la queue du sourcil correspondant, pendant que le bord externe se prolonge un peu en bas et en dehors (*f c*, fig. 59) ; en donnant au pédicule (*b c*) du lambeau cette légère inclinaison oblique de haut en bas, et d'avant en arrière, on en rend le virement facile, et on peut effectuer la coaptation sans le froncer. Avant de le transporter au niveau de la perte de substance (*a*, fig. 59), on coupe le pont tégumentaire qui existe en *b*, et l'on retranche autant de peau qu'il est nécessaire pour qu'on puisse imprimer au lambeau un libre mouvement de rotation sur son axe, vers *g*. Quand le lambeau est mis à sa place nouvelle (fig. 60), son bord interne ou antérieur (*b f*) est au contact de la lèvre inférieure de la plaie palpébrale, tandis que la lèvre supérieure de celle-ci est en rapport avec le bord externe ou postérieur du lambeau (*c f*). A la place même où le lambeau a été taillé, il reste une perte de substance (*a*, fig. 60), de forme triangulaire, à base (*c h*) comprise entre l'extrémité externe du sourcil (*h*) et la partie correspondante du pavillon de l'oreille (*c*), la lèvre antérieure (*i h*) en est plus courte que la lèvre postérieure (*i c*) : la première a une direction verticale, la seconde est dirigée obliquement de haut en bas et de dedans en dehors. Après avoir appliqué le lambeau autoplastique sur la brèche palpébrale (*h b*, fig. 60), Fricke l'assujettit par un nombre suffisant de points de suture entrecoupés : le résultat de l'opération est représenté figure 60. La paupière est recouverte de charpie, que l'on soutient par des bandelettes agglutinatives ; la plaie *a* qui résulte de l'extraction du lambeau est pansée simplement. On commence à retirer les fils au bout de quarante-huit heures, après quoi on continue encore la réunion avec des bandelettes.

Le procédé de Fricke s'exécute, à la paupière inférieure, suivant les mêmes données : on emprunte le lambeau à la région malaire correspondante.

On voit que, dans le procédé primitif de Fricke, il reste entre la perte de substance de la paupière et la base du lambeau *un pont cutané* (*b*, fig. 59), qu'on est obligé de couper avant d'effectuer la migration du lambeau. Il est facile d'obvier à cet inconvénient par l'artifice suivant, dû à d'Ammon.

Procédé d'Ammon. On taille le lambeau autoplastique de telle façon, que l'extrémité interne du pédicule *c b* (fig. 59) vient tomber sur l'extrémité externe de la plaie d'avivement de la paupière *a* (fig. 59). Cette dernière plaie représente la branche horizontale d'un T, dont la branche verticale est formée par le bord antérieur du lambeau.

Méthodes d'Hysern, de Madrid [1]. **Méthodes temporo-faciale et naso-faciale.** Ces méthodes se rapprochent du procédé de Fricke ; elles en diffèrent en ce que ce dernier ne forme le lambeau qu'avec le tégument externe, tandis qu'Hysern comprend, dans l'épaisseur du lambeau, un certain nombre de fibres du muscle orbiculaire. Le chirurgien espagnol réunit aussi, par première intention, les lèvres de la perte de substance. Ainsi que l'indiquent les noms de *temporo-faciale* et de *naso-faciale*, dans la première méthode, le lambeau est emprunté à la région temporale ; dans la seconde, au côté interne de la joue et à la face externe du nez. L'auteur ne se dissimule pas que les fibres qui doivent servir à doubler ce dernier lambeau, et qui proviennent surtout du pyramidal et du transversal du nez, n'ont pas la direction qu'elles devraient avoir pour mettre en jeu les paupières.

Procédé à double lambeau, de Sédillot [2]. Ce procédé a été appliqué dans un cas d'ectropion cicatriciel de la paupière inférieure, opéré sans succès par le procédé de Jones (p. 421). On commence par tailler, de bas en haut, une languette tégumentaire, le long de la portion saine de la tempe, jusqu'à la racine du front. L'incision supérieure et interne du lambeau se continuait avec la première incision externe pratiquée lors du procédé de Jones ; l'incision inférieure se perdait dans la joue. Ce premier lambeau embrassait presque tout le contour du grand lambeau triangulaire palpébral de la première tentative de blépharoplastie. L'extrémité de la languette tégumentaire se mortifia un peu ; le lambeau lui-même subit une rétraction : de là nécessité de recourir à la formation d'un second lambeau *fronto-nasal* pris sur la région médiane, en remontant de la commissure palpébrale interne sur le côté interne et supérieur du nez. Ce lambeau, continué, comme le premier, avec le bord supérieur de la plaie palpébrale, fut incliné de haut en bas et de dedans en dehors, de manière à rejoindre le précédent, auquel il fut assujetti. La réunion se fit bien ; les plaies, résultant de la formation des lambeaux, se cicatrisèrent spontanément ; la paupière se rétablit, en conservant de la mobilité.

Que l'on mette en usage, pour la blépharoplastie, la méthode française ou la méthode indienne, les chirurgiens varient d'opinion sur la manière de fixer le lambeau. La plupart se servent de points de suture entrecoupée ; Blandin employait des bandelettes agglutinatives seulement ; A. Bérard se contentait de le soutenir avec de la charpie et un appareil contentif ordinaire : les serre-fines pourraient aussi trouver leur emploi. Gaillard [3], de Poitiers, a imaginé une suture spéciale qu'il désigne du nom de *suture en pont*, et qui mérite une description particulière.

Procédé de Gaillard. Suture en pont. Après avoir incisé la cicatrice de la paupière inférieure, ou en avoir fait l'excision, on traverse, de bas en haut, la peau de la joue, à 5 millimètres de la lèvre inférieure de la plaie, au moyen d'une aiguille qui entraîne un fil ; on passe par-dessus ou au-de-

---

[1] *Tratado de la blefaroplastia temporo-facial, o del metodo de restaurar las destrucciones de los parpados*, p. 105. Madrid, 1854. — Voir Serre, *loc. cit.*, p. 409. — [2] *Traité de médecine opératoire*, t. II, p. 244. — [3] *Annales d'oculistique*, t. XVIII, p. 241.

vant de la perte de substance, puis on traverse de bas en haut le bourrelet muqueux qui existe à la place de la paupière. On dispose de la même façon trois fils, à distance égale l'un de l'autre, et l'on engage le lambeau sous ces trois fils. Une petite compresse est appliquée entre le lambeau et chaque anse de fil : les extrémités de chaque fil bien tendu, sont fixées, d'une part, en haut sur le front ; d'autre part, en bas sur la joue, au moyen de bandelettes. Ce procédé a, selon l'auteur, l'avantage de ne pas opérer la section prématurée ou la déchirure du lambeau.

A quelque procédé qu'on ait recours, à moins que ce ne soit le précédent, il faut ôter avec précaution les points de suture, le troisième ou le quatrième jour, continuer le pansement extérieur, pour soutenir le lambeau et en prévenir la rétraction. Si on met en usage la méthode indienne, on évite d'exercer une pression trop considérable, pour prévenir la gangrène du lambeau. Les règles à observer, sous ce rapport, en cas de blépharoplastie, ne diffèrent pas de celles qui ont été tracées pour l'autoplastie en général. Nous n'avons rien à ajouter non plus, sur ce qui concerne les accidents que l'on observe après la restauration des paupières, tels que l'érysipèle, la gangrène, la rétraction du lambeau, la longueur exagérée de ce dernier et la difformité qui en résulte, etc.

Appréciation. Rien de plus difficile que de préciser le procédé de blépharoplastie à préférer. C'est au chirurgien à en subordonner le choix, d'après l'étendue et la nature de la mutilation. Nous croyons cependant, d'une manière générale, que la *méthode française*, ou par *glissement du lambeau*, l'emporte sur la *méthode indienne*, ou par *torsion du lambeau*. Les procédés de Jones (p. 421), de Dieffenbach (p. 428), de A. Guérin (p. 430), etc., donnent de beaux résultats, quand la perte de substance à combler n'est pas trop étendue, parce que la nouvelle paupière est formée de portions tégumentaires qui ressemblent à celles de l'ancienne. Le voile est-il, au contraire, détruit dans la plus grande partie, ou dans la totalité de son étendue ? la *méthode indienne*, qui permet de tailler de plus grands lambeaux, est préférable. Dans ce cas, on choisit de préférence, pour la confection du lambeau, une des régions avoisinantes où il n'existe pas de tissu cicatriciel. Toutes choses égales d'ailleurs, la région temporale est préférable alors, parce que la difformité peut être, en partie au moins, cachée par les cheveux. Le procédé à double lambeau de Sédillot est une modification heureuse qui trouvera des applications.

De quelque manière qu'on ait agi, la paupière nouvelle ne présente pas des conditions anatomiques et physiologiques identiques à celles d'une paupière saine. On peut bien obtenir que le voile de nouvelle formation ne se renverse plus au dehors, qu'il protège le globe ; mais le plus souvent il reste, entre les deux, un espace où les larmes s'accumulent. Les mouvements de la paupière sont nuls ou considérablement diminués, parce que le muscle orbiculaire a été détruit en partie ou en totalité. C'est en vain qu'on cherche à rétablir ces mouvements, en empruntant des lambeaux doublés de fibres musculaires. Ces fibres n'arrivent jamais à reconstituer un muscle analogue à l'orbiculaire. La peau de la nouvelle paupière ne présente pas les plis transversaux, la finesse et la couleur de l'état normal. Enfin, dans les cas où la destruction de la paupière comprend le bord libre, le voile de nouvelle formation est dépourvu de cils. On a cherché à obvier à ce dernier inconvénient. D'après Haynes Walton[1], l'expérience démontre que des poils robustes, jeunes et fraîchement arrachés, prennent racine, lorsqu'on les introduit dans de petites piqûres obliques, et qu'on les y maintient avec de petites bandelettes agglutinatives. Dzondi a le premier implanté une nouvelle rangée de cils sur une paupière artificielle. Dieffenbach a conseillé, dans un cas de blépharoplastie suivie de succès, d'arracher de l'autre paupière, avec des pinces, la quantité de cils nécessaires, et de les insérer dans de petites piqûres obliques d'un millimètre de profondeur, pratiquées le long du bord de la paupière, en maintenant le tout avec des bandelettes agglutinatives.

On voit que nous n'avons dissimulé aucun des reproches adressés à la blépharoplastie. Ces inconvénients ne sauraient être de nature à faire repousser une opération qui a le double but de corriger une difformité parfois repoussante, et de fournir à l'œil des moyens de protection.

CHAPITRE VII.

TUMEURS DES PAUPIÈRES.

ARTICLE I.

Verrues des paupières.

On comprend généralement sous le nom de verrues des excroissances de peau, pleines, dures, d'un aspect calleux, à surface lisse ou granulée, dépassant le niveau de cette membrane de quelques millimètres, et insensibles par elles-mêmes. On les divise en *poireaux* et en *verrues* proprement dites; ces dernières offrent un pédicule, tandis que les premiers sont pourvus d'une base large.

Ces excroissances présentent de nombreuses différences, sous le point de vue du siége, du nombre, de la couleur, de la forme. Les unes occupent la face antérieure de la paupière, d'autres se rapprochent du bord libre qu'elles envahissent quelquefois. Chez certains sujets, elles sont peu nombreuses; chez d'autres, elles se multiplient, non-seulement sur les voiles, mais sur les autres parties de la face. Il en est de couleur grise, à surface rugueuse, inégale; d'autres ont un aspect blanc jaunâtre et une surface

---

[1] *Operative Ophthalmic Surgery*, p. 156.

unie. Les verrues proprement dites sont aplaties, parfois coniques, ordinairement allongées. Les poireaux sont plus larges, moins saillants, souvent fendillés à la surface, et causent parfois des démangeaisons et des fourmillements. Dans tous les cas, il est rare que ces productions morbides dépassent le volume d'un pois. La forme des verrues, les sensations auxquelles elles donnent lieu, les ont fait désigner sous les noms d'*acrochordon*, *pensilis*, *thymus*, *ficus*, *sycosis*, *sessilis*, *myrmicia*, *formica*.

On rencontre parfois sur les paupières, notamment sur le bord libre de ces voiles, de petites tumeurs, du volume d'une tête d'épingle à base large, un peu rugueuses à la surface, ce qui les fait ressembler à des verrues, mais différant de celles-ci par la nature de leur tissu qui est plus mollasse. Ces productions semblent formées aux dépens des follicules sébacés. C'est probablement une affection de ce genre que Sichel[1] a décrite sous le nom d'*affection verruqueuse des paupières et du voisinage, liée à une diathèse lymphatique*. Elle se présente avec les caractères suivants : saillies plus petites que les verrues ordinaires ; ayant rarement plus de trois millimètres de diamètre, arrondies, lisses, d'une teinte rosée un peu plus pâle que celle de la peau ; à sommet plus blanc, souvent un peu luisant, muni au centre d'un ombilic ; absence de pédicule ; disparition de ces petites tumeurs sous l'influence d'un traitement antilymphatique. De l'aveu même de Sichel, les verrues ordinaires se composent de tissu cellulaire, d'épithélium et de vaisseaux sanguins ; tandis que les excroissances verruqueuses, qu'il a mentionnées, résultent d'une altération des follicules sébacés. Des productions du même genre ont été probablement décrites par Desmarres[2], sous le nom de *tumeurs cartilagineuses* des paupières : ce sont des tumeurs petites, rondes, de couleur à peu près semblable à celle de la peau, souvent marquées d'un petit point au centre. Quand on les ouvre, il en sort une matière d'*apparence sébacée*, assez dense, comme caséeuse, graissant le doigt et de couleur très-blanche. Ces caractères sont ceux des affections désignées sous le nom de *tannes*. Mais voici que A. de Græfe ayant fait l'examen microscopique du produit contenu dans ces tumeurs, y a reconnu les éléments du *tissu cartilagineux* ; d'où l'on a inféré que ces tumeurs sont formées purement et simplement de *tissu cartilagineux déposé dans la peau même*. Étrange interprétation, qui montre les abus auxquels conduisent parfois des études microscopiques !

On a employé contre les verrues différents topiques : les sucs âcres et corrosifs de la joubarbe, de la grande chélidoine ; le lait de figuier ; la poudre de sabine mêlée au miel ; la solution concentrée de sublimé, de carbonate de soude, la décoction de racine de tormentille ; le savon noir ; une pommade composée de quatre grammes d'axonge pour dix centigrammes de bichromate de potasse. On a aussi essayé la *cautérisation* avec l'acide sulfurique, le beurre d'antimoine. Carron implantait une longue épingle dans la verrue, et approchait de la tête de l'épingle la flamme d'une bougie, de façon à *détruire* la tumeur. D'autres ont préconisé la *ligature* de la base

---

[1] *Annales d'oculistique*, t. XX, p. 45 — [2] *Maladies des yeux*, t. 1, p. 592.

de la verrue, lorsque celle-ci offre un pédicule. Il est plus expéditif, dans le dernier cas, de faire la *section du pédicule* d'un coup de ciseaux, et de *cautériser* ensuite la plaie avec la pierre infernale. Les verrues à large base, c'est-à-dire les poireaux, seront circonscrites, à leur implantation, par deux incisions semi-elliptiques se regardant par la concavité, disséquées et enlevées avec la racine; la plaie résultant de la perte de substance est réunie par première intention.

Nous rapprocherons des verrues des paupières, une tumeur d'un genre particulier que je n'ai observée qu'une seule fois. Elle occupait le bord libre de la paupière inférieure droite, et était formée d'un tissu semblable à celui du derme. Elle paraissait s'être développée par une simple hypertrophie de cette membrane.

Obs. CLXXX. Bognier, âgé de quarante-cinq ans, garçon limonadier, se présente à ma clinique, le 21 septembre 1860. Il s'est aperçu, pour la première fois, il y a douze ans, de l'existence d'une petite tumeur, au niveau de l'angle externe de la paupière inférieure droite; à cette époque, elle avait la grosseur d'une tête d'épingle; elle n'a pas augmenté depuis. Actuellement, ou découvre, sur le bord libre de la paupière inférieure droite, une tumeur grosse comme un pois ordinaire, *rénitente*, *élastique*, sans changement de couleur de la peau; ne mettant aucun obstacle aux mouvements de la paupière. La conjonctive palpébrale correspondante est un peu injectée.

Le 30 septembre, après avoir saisi la tumeur avec des pinces, j'en pratique l'excision à la base. Les bords de la perte de substance sont réunis par un point de suture entortillée. La tumeur enlevée est dure, grisâtre et ressemble au tissu fibreux du derme; elle a tous les caractères d'une hypertrophie de ce dernier.

Le 1er octobre, l'épingle de la suture est retirée; le fil est détaché le lendemain. Le 12, la petite plaie est complètement cicatrisée, la conjonctive palpébrale correspondante reste un peu injectée.

ARTICLE II.

Productions cornées.

Il arrive parfois que les follicules sébacés des paupières sécrètent une substance de nature épidermique; les plaques d'épithélium, de nouvelle formation, repoussent, au-devant d'elles, celles dont la sécrétion est antérieure, et il en résulte, au bout d'un certain temps, une production qui a une certaine ressemblance avec une corne.

Oliv. Jacobæus[1] rapporte, dans les Actes de Copenhague, qu'une femme de cinquante ans, s'aperçut d'abord qu'il se formait, dans la paupière gauche, un petit tubercule; celui-ci continuait chaque jour de croître et de durcir, et finit par devenir une corne tournée en spirale, dirigée en bas. Ph. Boyer[2] a observé une femme, âgée de soixante-cinq ans, qui portait depuis plusieurs années, sur la paupière inférieure de l'œil gauche, une

---

[1] Guérin, *Maladies des yeux*, p. 52. — [2] Boyer, *Maladies chirurgicales*, t. II, p. 146; 5e édit.

corne recourbée, d'un centimètre de long sur deux millimètres de diamètre à la base. Ce chirurgien saisit la production morbide avec des pinces à dissection, et coupa la peau au-dessous d'elle avec des ciseaux courbes ; il cautérisa la surface d'implantation avec le crayon de nitrate d'argent. Chez une malade, citée par d'Ammon[1], une corne, de la paupière supérieure, s'était contournée en bas, et avait six millimètres de diamètre. La tumeur fut extirpée. On reconnut, à la loupe, qu'elle était formée d'une masse homogène, composée de lamelles juxtaposées. Le point où elle adhérait à la peau était occupé par une substance intermédiaire ressemblant à une glande sébacée épaissie.

Le seul traitement applicable à ces sortes de tumeurs est l'extirpation, en y comprenant la base, c'est-à-dire la portion de peau sur laquelle elles s'implantent. On réunit, par première intention, les lèvres de la perte de substance.

ARTICLE III.

Névrômes.

Sous le nom de *tumeur douloureuse sous-cutanée*, Middlemore[2] a signalé une affection dont les caractères sont semblables à ceux des tumeurs *squirrheuses enkystées* décrites par Dupuytren, et que Velpeau[3] considère comme des névrômes. Ce sont des productions morbides qui siègent dans le tissu cellulaire sous-cutané de la paupière ; elles ont un petit volume, une forme arrondie, une consistance dure ; elles sont mobiles sur le cartilage tarse, sans adhérence avec la peau qui les recouvre. Elles sont formées d'une substance dure, grisâtre, parsemée de lignes bleues ; le tissu cellulaire ambiant est un peu condensé, et ne forme pas de kyste. Middlemore n'a pas trouvé de connexion entre ces tumeurs et les filets nerveux du voisinage. Ainsi que l'indique le nom qui leur a été donné, ces tumeurs sont extrêmement douloureuses ; toute sensation morbide disparaît après l'extirpation, qui est le seul traitement à mettre en usage.

ARTICLE IV.

Tumeurs graisseuses.

Elles ont généralement leur siége, à une certaine distance du bord libre de la paupière, dans le tissu cellulaire lâche qui se trouve en abondance derrière le bord orbitaire du cartilage tarse. D'après Middlemore[4] la tumeur se développe toujours sur la face cutanée du cartilage, ce qui en indique l'extirpation par cette voie, c'est-à-dire en incisant la peau de la paupière parallèlement à un des plis du voile.

[1] Deval, *loc. cit.*, p. 856. — [2] *Treatise on the Diseases of the Eye*, t. II, p. 758. London, 1835. — [3] *Dictionnaire de médecine en 30 volumes*, t. XXIII, p. 293. — [4] *Loc. cit.*, t. II, p. 761.

ARTICLE V.

Enchondrôme.

Ce genre de tumeur est très-rare. Nous croyons cependant que la production morbide à laquelle Mackenzie[1] donne le nom de tumeur *fibro-plastique* ou *sarcomateuse*, et dont il emprunte un exemple à Baudens[2], est plutôt un enchondrôme. La tumeur, développée dans la paupière supérieure, présentait un volume énorme : six pouces de diamètre vertical ; cinq pouces de diamètre transversal. Elle pendait si bas, que les cils étaient presque de niveau avec le menton. Sa portion supérieure pénétrait dans l'orbite et adhérait au globe ainsi qu'à la cornée, qui était devenue opaque. Les *lobules* de la tumeur étaient épars au milieu des fibres de l'orbiculaire. L'extirpation de cette masse morbide, exécutée par Baudens, offrit de grandes difficultés. La tumeur était comme enfouie dans une enveloppe fibreuse de plusieurs millimètres d'épaisseur. Elle pesait quinze onces, et ressemblait, à tous égards, *à une masse de fibrine pâle, telle qu'on l'obtient du sang sorti des vaisseaux. Il y avait à son centre un grand nombre de kystes séreux.*

ARTICLE VI.

Tumeurs osseuses.

L'observation suivante est rapportée par Anderson[3] :

Obs. CLXXXI. *Tumeur ostéo-calcaire sous-cutanée de la paupière inférieure.* Ch. Torbes, âgé de vingt-six ans, se présente le 5 juillet 1844. Dix-huit mois auparavant, il avait remarqué, pour la première fois, sous la paupière inférieure gauche, vers l'angle interne, une tumeur dure, de la grosseur d'une forte tête d'épingle. A cette époque, la tumeur n'était visible que lorsque le malade fermait les yeux ; mais son volume augmenta rapidement. Elle acquit, dans l'espace d'un mois, la grosseur d'un haricot, et devint visible d'une manière permanente. Anderson trouva la tumeur logée dans le tissu cellulaire de la paupière, au voisinage du conduit lacrymal inférieur. Elle était indolente ; la pression qu'elle exerçait sur l'œil produisait un obscurcissement de la vision, comparé par le malade à un brouillard qui se serait répandu sur les objets qu'il regardait. L'extraction de la production morbide eut lieu, à travers une petite ouverture faite à la peau ; *elle était composée d'un tissu ostéo-calcaire entouré d'un kyste fibreux.*

A. de Græfe[4] a enlevé une tumeur, située dans le tissu sous-muqueux de la paupière supérieure, composée de véritable tissu osseux.

Obs. CLXXXII. Dans l'été de 1861, dit l'auteur, une jeune fille me consulta pour une tumeur située dans le sac conjonctival, et qu'on voyait déjà saillir à tra-

---

[1] *Loc. cit.*, t. I, p. 216. — [2] *Clinique des plaies d'armes à feu*, p. 168. Paris, 1856. — [3] *Annales d'oculistique*, t. XIX, p. 247. — [4] *Klinische Monatsblätter für Augenheilkunde*, n° 1. Janvier 1865.

vers la paupière. En renversant cette dernière, je fis sortir du cul-de-sac supérieur, près de l'angle externe, une tumeur circonscrite et ovale, du volume d'une noisette ; cette tumeur avait la consistance cartilagineuse, et la conjonctive qui la couvrait était lisse. Son pédicule s'implantait dans le tissu cellulaire sous-muqueux. La malade n'avait éprouvé une sensation de pression pénible que dans les dernières années, quoiqu'elle eût, depuis longtemps, pu constater l'existence d'une élevure anormale de la paupière.

La tumeur excisée, et examinée par Schwigger, montra une enveloppe composée de la conjonctive normale et de tissu cellulaire épaissi. Elle contenait un noyau en forme de dent incisive, d'une longueur de 6 millimètres, et *composé de véritable tissu osseux.*

ARTICLE VII.

Eléphantiasis.

On a donné ce nom à une tumeur résultant d'une hypertrophie de la peau de la paupière et des parties voisines. C'est une affection rare.

On a noté, comme point de départ de la maladie, une chute sur la tête ou une violente contusion sur ces parties. Dans les trois observations publiées par Carron du Villards [1] et de Græfe [2], l'éléphantiasis occupait la paupière supérieure. Celle-ci était convertie en une tumeur qui avait atteint le volume d'une orange. Les tissus avoisinants, notamment ceux de la région frontale et de la tempe participaient à l'hypertrophie. La tumeur enlevée par Carron, sur une jeune fille, âgée de dix-sept ans, pesait 270 grammes ; elle avait quarante à cinquante centimètres d'étendue dans ses divers diamètres. Elle était formée d'un tissu flasque, à peine adipeux, constitué uniquement par l'hypertrophie de la peau. Celle qui a été examinée au microscope par de Græfe, était due à une hypertrophie du tissu cellulaire et des éléments constituants de la peau ; elle renfermait une quantité abondante de graisse et de vaisseaux dilatés.

Ces tumeurs ressemblent à l'éléphantiasis du scrotum et de la grande lèvre. En raison de leur volume énorme, de leur situation et de leur poids, elles donnent lieu à une horrible difformité et empêchent l'exercice de la vision du côté affecté, parce que la paupière est attirée en bas, sur la joue, et ne peut être relevée par le patient. Le muscle élévateur propre conserve cependant sa contractilité.

Le seul moyen de guérir cette affection est de faire l'ablation de la tumeur, en ne comprenant dans l'excision que la peau seule. La dissection des lèvres de la plaie, dans une étendue suffisante, permet ensuite de refaire la paupière, à la condition d'avoir conservé la quantité nécessaire de peau. L'observation suivante, empruntée à Carron du Villards, en est un exemple :

OBS. CLXXXIII. Une jeune fille, âgée de dix sept ans, née sans aucune difformité, forte, jouissant de la meilleure santé, fit, à l'âge de dix ans, une chute sur la tête, et reçut une violente contusion, suivie d'une bosse sanguine qui n'accom-

[1] *Annales d'oculistique,* t. XXXII, p. 255 ; et t. XXXV, p. 129. — [2] *Ibid.,* t. XLIX, p. 147.

plit pas les phases de résolution propres à ce genre de tumeurs. Peu à peu les tissus prirent de l'accroissement et acquirent le volume d'une belle orange. Lorsque l'on soulevait avec la main cette volumineuse tumeur indolente, sans aucune bosselure, on entraînait la paupière supérieure, qui laissait apercevoir un œil parfaitement sain. La vision n'était empêchée que par l'obstacle mécanique apporté par cette énorme masse charnue.

L'opération fut pratiquée au mois de janvier 1844. Avec un bistouri convexe très-affilé, je traçai sur la tumeur une étoile à quatre branches, dont la première commençait à la racine des cheveux pour se rendre au centre de la tumeur, où elle devait se rencontrer avec la base des autres branches, dont la deuxième partait du grand angle de l'œil ; la troisième du bord du cartilage tarse et la quatrième du petit angle. Ce lambeau à quatre branches fut enlevé en entier. Disséquant ensuite, sur toutes les faces, les tissus correspondant aux incisions, je parvins à les réunir par première intention, au moyen de la suture entortillée, qui formait une croix. Pendant l'opération, plusieurs artères furent tordues. De cette vaste tumeur flottante, qui rendait cette fille si repoussante, il n'est resté qu'une cicatrice linéaire cruciale très-peu appréciable, car le sourcil bien fourni masque complétement la partie qui correspond au diamètre naso-temporal.

Chez une demoiselle de dix-sept ans qui a été confiée à mes soins, après avoir subi d'autres traitements, il existait une hypertrophie considérable de la peau et du tissu cellulaire sous-cutané de la paupière supérieure gauche et des granulations conjonctivales volumineuses, dont le début remontait à cinq ans. La tumeur de la paupière formait une difformité choquante. J'excisai un large lambeau de peau de la paupière supérieure de la forme de ce voile, en respectant la portion attenante au bord ciliaire, et je réunis les lèvres de la solution de continuité par quelques points de suture. La paupière reprit sa conformation normale, et aujourd'hui la physionomie de la jeune malade, mariée et mère, n'a plus rien de disgracieux.

ARTICLE VIII.

Kystes des paupières.

Les kystes des paupières ont reçu des anciens chirurgiens, et de la plupart des modernes, les dénominations les plus diverses : *chalazion*, *chalazeon*, *chalaze*, *hordeolum*, *gresle*, *grain de grêle*, *grêlon*, *crithe*, *grain d'orge*, *orgueil*, *orgeolet*, *périosis*, *grando*, *porosis*, *vésicules sébacées*, *phlycténules*, *millet* des paupières. Ne connaissant pas la nature de ces tumeurs, ils les désignaient par un nom propre à en rappeler la ressemblance avec des objets usuels. Ainsi, le chalazion (χαλαζα, grêlon), le *grêlon*, la *grêle*, *grando*, étaient comparés à un grain de grêle ; le *crithe* (χριθη), le *grain d'orge*, *hordeolum*, l'*orgeolet*, à un grain d'orge. On les nommait encore *orgueil* et *orgueilleux*, parce que, dit Dionis[1], ces tumeurs sont toujours fixes et arrêtées, pendant que le chalazion est doué de mobilité. Une division fondée sur des caractères extérieurs aussi vagues devait entraîner de la confusion, quand il s'agissait de préciser la nature de chaque espèce. Qu'on en juge par quelques exemples. A. Paré[2] définit le *chalazion* une petite éminence

[1] *Cours d'opérations*, p. 557 ; 4ᵉ édit. Paris, 1740. — [2] *Œuvres*, 11ᵉ édit. Lyon, 1652.

ronde, *transparente*, mobile, de la paupière supérieure, ressemblant à un grain de grêle. Pour Maître-Jan [1], c'est une petite tumeur ronde, mobile, dure, blanche et *en quelque façon* transparente. Pour Dionis [2], le chalazion est un petit tubercule *dur comme de petites pierres*. Guérin [3], qui décrit ensemble le chalazeon et la grêle, les présente comme des tumeurs rondes, *transparentes et blanches*, situées le plus souvent près du bord des paupières. Pellier de Quengsy [4] adopte la même opinion, et Demours [5] dit positivement que le chalazion est formé de *matière sébacée amassée sous l'épiderme de la marge des paupières*. Dix ans auparavant, Wenzel [6] écrivait que le chalazion est une tumeur du bord des paupières formée par une *lymphe concrète*. Weller [7] le considère comme formé d'une substance variable : de *pus endurci*, d'une masse ressemblant au *cartilage*. Pour Stœber [8], la chalaze est un orgeolet terminé par *suppuration* ; et quant à l'orgeolet, c'est un petit furoncle développé dans une glande de Mëïbomius, ou dans le tissu cellulaire du bord des paupières. Carron du Villards [9] émet une opinion tout opposée ; le chalazion est une petite tumeur du bord des paupières, qui est un follicule induré ou un petit orgeolet chronique *non suppuré*. Mackenzie [10] appelle le chalazion tumeur *fibrineuse*, et dit, en termes formels, qu'il ne siége pas sur le bord libre de la paupière ; qu'il est placé à une certaine distance de ce bord. Velpeau [11] donne aux tumeurs appelées chalazion, grêle, grando, porosis, une acception plus large, puisqu'il comprend, sous ce nom, de petites verrues et même des *squirrhes* commençants. Deval [12], reprenant l'idée de Carron, énonce que le chalazion est un orgeolet terminé par *induration* ; il appelle orgeolet un petit furoncle du bord libre de la paupière, prenant naissance dans le tissu cellulaire qui enveloppe les bulbes et les glandes ciliaires. Les auteurs du *Compendium de chirurgie* [13] rattachent le chalazion et le grêlon à la classe des kystes dermoïdes des paupières, ce qui est vrai seulement pour le petit nombre de ces tumeurs.

Si, au lieu de dénommer ces tumeurs d'après des caractères physiques variables, on s'était attaché à en rechercher la véritable nature, en se fondant sur les connaissances tirées de l'anatomie normale et de l'anatomie pathologique, on aurait évité cette déplorable confusion. Aujourd'hui que les recherches de Sappey nous ont fait connaître les nombreux appareils glandulaires contenus dans les paupières (voir p. 327), il est facile de rattacher toutes ces productions appelées *chalaze*, *grêle*, *grêlon*, *crithe*, *grain d'orge*, *orgueil*, *grando*, etc., à des kystes *préexistants*. Quand on songe aux nombreux follicules de tout genre contenus dans l'épaisseur de ces voiles,

[1] *Maladies de l'œil*, p. 492 ; édit. in-4. Troyes, 1707. — [2] *Loc. cit*. — [3] *Maladies des yeux*, p. 79, Lyon, 1749. — [4] *Cours d'opérations sur la chirurgie des yeux*, t. I, p. 125. Paris et Montpellier, 1790. — [5] *Traité des maladies des yeux*, t. I, p. 119. Paris, 1818.— [6] *Manuel de l'oculiste*, t. I, p. 541. — [7] *Traité théorique et pratique des maladies des yeux*, t. I, p. 112 ; traduit de l'allemand par F. J. Riester, Paris, 1832. — [8] *Manuel pratique d'ophthalmologie*, t. I, p. 95. — [9] *Guide pratique pour l'étude et le traitement des maladies des yeux*, t. I, p. 270. — [10] *Traité pratique des maladies de l'œil*, t. I, p. 269 ; 4e édit., trad. par Warlomont et Testelin.— [11] *Dictionnaire de médecine en 30 volumes*, t. XXXIII, p. 287. — [12] *Traité des maladies des yeux*, p. 857. Paris, 1862. — [13] T. III, p. 458.

on comprend que les produits sécrétés par ces glandes peuvent s'y accumuler, et que la membrane qui les renferme subit une distension progressive : d'où la formation d'une poche plus ou moins volumineuse. On comprend encore que le séjour prolongé de la substance sécrétée par la membrane folliculaire, en modifie la composition ; que, par le fait de l'absorption des portions solubles, les particules solides augmentent de densité, au point de prendre, dans quelques cas, une consistance très-dure et comme pierreuse.

Ce n'est pas que nous pensions que tous les kystes des paupières, sans exception, soient des kystes préexistants. Aux paupières, comme dans d'autres régions du corps, il peut se développer des kystes consécutifs ou adventifs ; hématiques, purulents, tuberculeux ou autres. Mais ces kystes sont rares, ce qui tient probablement à l'extrême laxité du tissu cellulaire et à la diffusion des produits dans un grand espace. Les corps étrangers venus du dehors conservent dans les paupières une grande mobilité (p. 339) : la sérosité, le sang, le pus s'y répandent au loin. Il est donc probable que certains kystes qu'on a crus être adventifs ne sont que des kystes préexistants. Ainsi, Sichel [1] a décrit des kystes *séreux* palpébraux, les uns simples, les autres séreux sanguins. Les premiers, appelés par l'auteur *hydatides*, *phlyctènes* des paupières, se présentent sous la forme de vésicules lisses, presque transparentes, remplies d'un liquide limpide, de volume variable, depuis un grain de millet jusqu'à une petite fève, ayant leur siége surtout dans le voisinage du bord libre et des cils. Ne sont-ce pas là des kystes développés dans des follicules sébacés qui existent en si grand nombre au niveau des cils ?

Les kystes des paupières se divisent donc, comme ceux des autres régions du corps, en *préexistants* et *consécutifs*, selon que l'enveloppe préexiste au contenu, ou bien au contraire se forme après ce dernier. En raison même de la structure de ces voiles, les kystes préexistants y sont infiniment plus fréquents que les kystes consécutifs. Les recherches des anatomistes modernes ont en effet démontré qu'il existe dans l'épaisseur des paupières un appareil glandulaire d'une grande richesse (voir p. 327). Tous les follicules simples ou agrégés sont autant de sacs dans lesquels la substance sécrétée peut s'accumuler, distendre les parois de la poche, et donner lieu à la formation d'une tumeur plus ou moins volumineuse qui rentre dans la classe des kystes. Admettez que l'ouverture d'une des glandes sébacées s'oblitère, la matière sécrétée dans la poche s'y accumule, il se forme une petite tumeur du volume d'une tête d'épingle ou d'un pois, et si les parois n'en sont recouvertes que par l'épiderme, la tumeur est le plus souvent transparente (*millet* des paupières). Si, au contraire, le kyste se développe dans l'épaisseur du derme, la surface présente une couleur mate. Si, dans la région du sourcil, l'occlusion porte sur l'ouverture extérieure du follicule pileux, en laissant libres les orifices de communication entre les glandes sébacées et le follicule lui-même, la tumeur prend un plus

---

[1] *Archives générales de médecine,* t. XI, p. 445 ; 4ᵉ série. 1846.

grand accroissement. Le poil sécrété par le bulbe, ne pouvant plus s'accroître ni tomber à l'extérieur, reste dans la petite poche. Des poils de nouvelle formation s'y accumulent, et, après un certain temps, il se forme, dans l'épaisseur de la peau des paupières, ou dans le tissu cellulaire sous-cutané, un *kyste pileux*. Un mode de formation analogue s'applique aux kystes des follicules méïbomiens ; que, par une circonstance quelconque, l'embouchure d'un des conduits accessoires dans le conduit principal s'oblitère ; ou bien encore, que le canal excréteur lui-même cesse d'être perméable dans un point de son trajet ou à l'orifice externe, la matière sébacée s'accumule au-dessus de l'obstacle, distend progressivement les parois du conduit. Ici, le kyste est logé dans l'épaisseur même du cartilage tarse ; si la paroi antérieure cède de préférence, la tumeur proémine en avant du côté de la peau ; si c'est la paroi postérieure, c'est du côté de la conjonctive. Toutefois, les mouvements incessants des paupières, leur frottement sur le globe ont pour conséquence de repousser de préférence la tumeur en dehors ; aussi la plupart de ces kystes font une certaine saillie en avant, et donnent lieu bientôt à une petite difformité qui éveille la sollicitude des malades. Les follicules et les glandes ciliaires peuvent être également le point de départ de la formation de kystes, par un mécanisme analogue.

De toutes les variétés précédentes, les plus fréquentes sont les kystes qui naissent aux dépens des follicules méïbomiens, et, pour mon compte personnel, je n'en ai pas rencontré qui fussent développés dans les follicules ciliaires. Rien de plus commun cependant que l'inflammation de ces derniers organes à l'état aigu, et surtout à l'état chronique. Comment se fait-il que les produits sécrétés par ces follicules ne tendent pas à s'y accumuler ? Cela tient-il à leur siége entre le cartilage tarse et le muscle orbiculaire, ce dernier les comprimant pendant les mouvements des paupières contre le cartilage, et chassant sans cesse de cette façon le fluide sécrété ? Sans vouloir nier la possibilité de la formation de kystes de ce genre, j'en ferai abstraction pour le moment et n'envisagerai que les trois espèces suivantes : les kystes sébacés cutanés, les kystes sébacés sous-musculaires, et les kystes développés aux dépens des follicules de Méïbomius, que nous appellerons désormais kystes *méïbomiens*.

1° KYSTES SÉBACÉS CUTANÉS DES PAUPIÈRES.

On les rencontre sur tous les points de la surface des paupières. Le volume varie depuis une tête d'épingle jusqu'à un gros pois. Ceux qui siégent près du bord libre sont recouverts par une couche tégumentaire tellement fine qu'il est possible d'en constater la transparence à travers l'enveloppe ; aussi les a-t-on désignés sous les noms de *vésicules sébacées*, *phlycténules*. Quelquefois ces petites tumeurs, au lieu de renfermer un liquide transparent, contiennent une substance grasse, véritable matière sébacée qui, par son séjour prolongé dans la poche, s'épaissit et prend même une consistance pierreuse ; on les appelle alors *millet*, à cause de leur ressemblance avec des grains de millet.

Ceux qui se montrent sur les faces des paupières se présentent sous la forme d'une tumeur bien circonscrite, de forme généralement sphérique, mobile en tous sens, avec adhérence de la peau qui offre le plus souvent un petit pertuis, à travers lequel on peut, par la pression, faire sortir une matière blanche ressemblant à du suif. Cette substance une fois évacuée ne tarde pas à se reproduire, et le kyste reprend son volume primitif.

Abandonnées à elles-mêmes, ces tumeurs restent longtemps stationnaires. Lorsqu'elles siègent au bord libre, où elles offrent, comme nous l'avons dit, l'apparence de *vésicules*, elles ne tendent pas non plus à s'accroître; et si elles augmentaient de volume, elles ne tarderaient pas à se rompre, parce que l'enveloppe en est ténue. Les kystes qui se développent sur les autres points des paupières acquièrent un volume plus considérable, celui d'un gros pois et même d'une petite noisette : il en résulte une difformité notable et une gêne plus ou moins prononcée dans les mouvements des voiles.

Les *vésicules* ne sauraient être confondues avec d'autres espèces de kystes: les premières occupent constamment la portion du bord libre de la paupière qui est située au devant de la rangée ciliaire, et les cils qui sont placés en arrière, les orifices des follicules de Méibomius qui occupent un plan plus reculé encore, sont complètement indépendants de ces petites tumeurs.

Les kystes sébacés qui se forment plus ou moins loin du bord libre des paupières, se distinguent des kystes sébacés sous-musculaires et des kystes méibomiens, en ce que, dans les premiers, la peau fait corps avec la tumeur, tandis que dans les deux autres espèces, la peau, n'étant nullement adhérente à la paroi superficielle du kyste, se déplace facilement sans entraîner la poche.

Traitement. S'il s'agit d'une simple vésicule, on la saisit avec une petite pince à griffes et on pratique l'excision de la paroi superficielle de la poche, après quoi on cautérise le fond, avec l'extrémité d'un crayon de nitrate d'argent taillé en pointe. Pour les autres kystes, l'incision simple est également insuffisante; il faut de toute nécessité la faire suivre d'une cautérisation de la face interne de la poche, après en avoir évacué le contenu. Une méthode plus expéditive consiste, après avoir ouvert largement la petite tumeur, à saisir avec une pince la membrane muqueuse qui la revêt et à l'attirer au dehors, par une traction douce et soutenue : si on n'a pas enlevé tout le sac, on cautérise le fond avec un crayon de pierre infernale.

2° KYSTES SÉBACÉS SOUS-MUSCULAIRES DE LA PAUPIÈRE.

Ces kystes se rencontrent surtout vers la partie supérieure de la paupière, au niveau du sourcil. Ils sont très-mobiles et peuvent être déplacés en tous sens; la peau qui les recouvre est libre d'adhérence, sans changement de couleur. Ils se développent entre le muscle orbiculaire et le ligament large de la paupière. La présence de ce ligament met obstacle à l'extension de la tumeur du côté de l'orbite et la refoule en avant.

Il n'est pas facile de se rendre compte de leur mode de formation. Qu'ils reconnaissent pour point de départ l'hypertrophie d'un follicule sébacé, ou même d'un follicule pileux, puisqu'on y a rencontré parfois des poils, cela est incontestable ; mais ces follicules sont annexés à la peau du sourcil, et les poils qui forment cette éminence ne pénètrent pas plus profondément que le derme. C'est cependant au-dessous des fibres musculaires, comme nous l'avons dit, que ces kystes prennent naissance. Il y a donc là une anomalie ; et si on réfléchit qu'au rapport des malades, ces tumeurs remontent à la plus tendre enfance et sont même *congénitales*, on en reportera le développement à une aberration de la force formatrice qui a produit des follicules sébacés ou pileux dans une région où ils n'existent pas habituellement.

Symptômes. Ces kystes se présentent sous la forme d'une tumeur d'un volume qui atteint le plus souvent celui d'une noisette ou d'un œuf de pigeon, occupant la partie externe de la région du sourcil, généralement globuleuse, mobile en tous sens, si bien qu'on peut la ramener facilement toute entière sur l'arcade orbitaire, résistante, élastique, fluctuante, sans adhérence ni changement de couleur de la peau qui la recouvre. En raison même de la situation qu'il occupe, le kyste est plus ou moins apparent, suivant que les paupières sont closes ou largement ouvertes. Lorsque le patient abaisse la paupière inférieure, la tumeur, refoulée en arrière par la contraction du muscle orbiculaire, proémine à peine, tandis qu'elle devient saillante lorsque, le malade relevant la paupière supérieure, l'élévateur propre refoule la tumeur en avant.

On distingue facilement ces espèces de kystes des kystes sébacés *cutanés*, parce que, dans les premiers, la peau qui recouvre la tumeur est indépendante, tandis que, dans les seconds, la peau adhère intimement à la poche. Il est plus difficile de différencier les kystes sébacés sous-musculaires d'un kyste séreux qui aurait pris son point de départ dans la même région. Les kystes séreux sont très-rares ; d'ailleurs, s'il reste le moindre doute sur la nature du produit renfermé dans l'intérieur de la poche, on a recours à une ponction, soit avec un trois-quarts explorateur, soit avec une aiguille à cataracte, après avoir refoulé la tumeur au-dessus de l'arcade orbitaire pour ne pas s'exposer à blesser l'œil.

Le pronostic n'a rien de sérieux ; ces sortes de tumeurs restent généralement stationnaires pendant des années, et elles sont plutôt un objet de difformité qu'un véritable inconvénient pour ceux qui en sont affectés.

Traitement. On tenterait en vain d'en obtenir la disparition par des *pommades résolutives* de tout genre. Les *caustiques* n'en produisent la guérison, qu'autant qu'ils détruisent au préalable la peau et le muscle orbiculaire qui les recouvrent ; ce qui nécessite des applications réitérées, entraîne de grands délabrements et par conséquent une cicatrice difforme. Les *injections irritantes* portées dans le kyste, notamment les injections iodées, sont tout à fait insuffisantes, parce que le kyste est revêtu à l'intérieur d'une membrane de nature muqueuse. A la sollicitation d'un de nos confrères, j'ai employé une fois cette méthode de traitement, qui m'a donné un résultat négatif.

On obtiendrait sûrement l'inflammation de la face interne du kyste par la simple *incision* de toutes les parties molles qui le recouvrent, à la condition de maintenir dans la poche un corps étranger, de la charpie par exemple, jusqu'à ce que la membrane granuleuse développée dans la poche se transformât en cicatrice. La présence permanente de ce corps étranger, dans des tissus profonds, peut occasionner une phlegmasie intense, des infiltrations purulentes. L'*extirpation* de la tumeur est donc la méthode à préférer.

Procédé opératoire. On commence par raser les poils du sourcil, à l'endroit correspondant à la tumeur, afin que la cicatrice soit dissimulée. On pratique une incision horizontale, suivant le grand diamètre du kyste et on divise successivement la peau, le tissu cellulaire sous-cutané, puis l'interstice des fibres de l'orbiculaire. Nous disons l'interstice, car l'incision est précisément parallèle à la direction des fibres musculaires. On arrive alors sur la face antérieure du kyste. Pour mettre celui-ci complétement à découvert, il est souvent nécessaire de disséquer minutieusement les tissus qui le recouvrent, c'est-à-dire les fibres de l'orbiculaire. On les ménage, en pratiquant cette dissection parallèlement et non perpendiculairement à la plaie extérieure. Si des vaisseaux d'un calibre tant soit peu inquiétant ont été intéressés, on les lie immédiatement. Une précaution importante est de faire éponger le sang, à mesure que le bistouri divise les tissus ; de cette façon, les parties plus profondes ne sont pas masquées, et l'on évite l'ouverture du kyste, ce qui en rend l'extirpation plus difficile, la poche ne tardant pas à s'affaisser. Une fois la tumeur isolée en avant, on la sépare des parties profondes, en faisant écarter largement les lèvres de la plaie extérieure. De nouvelles artères ont-elles été ouvertes, on en pratique la ligature ; lorsque, par le fait de la rétraction que ces vaisseaux subissent, il est impossible de les saisir, il est facile d'exercer une compression sur le fond de la plaie, en prenant un point d'appui sur l'arcade orbitaire.

Pansement. Il ne faut pas tenter une réunion par première intention. Les couches superficielles, c'est-à-dire la peau, seraient cicatrisées, alors que les parties profondes seraient en pleine suppuration. On introduit dans le fond de la plaie quelques brins de charpie, et par-dessus on place un plumasseau, le tout soutenu par un bandage contentif approprié. Ce pansement est renouvelé tous les jours, avec la précaution de diminuer la quantité de charpie introduite jusqu'au fond de la plaie, à mesure que celle-ci se comble.

C'est en me conformant aux préceptes qui viennent d'être exposés, que j'ai obtenu le résultat le plus satisfaisant dans le fait suivant :

Obs. CLXXXIV. *Kyste sébacé sous-musculaire de la région sourcilière droite. Extirpation de la tumeur. Guérison.* M. T***, âgé de cinquante ans, bijoutier, me consulte, le 5 novembre 1861, pour une tumeur de la région orbitaire, dont le développement remonte à la plus tendre enfance, et même, dit le patient, à la naissance. Depuis quelques jours, la grosseur a augmenté, et la peau qui la recouvre a rougi un peu.

Il existe, dans la région orbitaire droite, une tumeur du volume et de la forme d'un œuf de pigeon, commençant sous la queue du sourcil, se portant transversalement en dedans, et reposant en partie sur le rebord de l'orbite, pendant que la partie inférieure dépasse ce rebord. On imprime à la production morbide des mouvements en tous sens ; la peau qui la recouvre ne lui adhère nullement. La tumeur est demi-molle, presque fluctuante, point douloureuse à la pression. L'extrémité interne paraît se continuer avec une sorte de petit prolongement qui se perd insensiblement sous la peau du sourcil. La tumeur occasionne, en raison du soulèvement qu'elle produit dans la région qu'elle occupe, une difformité manifeste ; elle refoule un peu toute la paupière supérieure en bas et diminue par cela même, comme le malade le fait remarquer, l'étendue du champ visuel.

Le 7 novembre, je procède, en présence et avec l'assistance du docteur Rigaud, à l'extirpation de la tumeur. Les poils du sourcil ayant été au préalable rasés, une incision horizontale, longue de 3 centimètres environ, divise la peau, puis les couches du muscle orbiculaire des paupières, muscle qu'il faut traverser dans toute l'épaisseur, pour mettre à découvert la production morbide. Celle-ci est isolée de toutes parts, ce qui nécessite une dissection minutieuse du muscle, dont nous tenons à conserver le plus de fibres possible. La tumeur, ayant été mise à découvert en avant et sur les côtés, n'a plus d'adhérences qu'avec le périoste de la portion du frontal subjacente au sourcil ; ces adhérences sont également détachées avec le bistouri, et le kyste complétement enlevé. — Ce kyste a le volume d'une noisette ; les parois, assez épaisses et résistantes, sont de couleur gris jaunâtre ; la substance renfermée dans la poche est de la matière méliccrique. — Il n'y a pas d'hémorragie ; nous pansons à plat, après avoir introduit dans le fond de la plaie quelques petites boulettes de charpie sèche pour arrêter un suintement sanguin.

Le surlendemain, légère tuméfaction des paupières ; chémosis séreux du même côté. Le 12 novembre, la plaie est en pleine suppuration, le chémosis a disparu. Le 18, elle marche vers la cicatrisation, et le 30, il ne reste plus qu'une solution de continuité insignifiante. Enfin, le 8 décembre, la guérison est complète.

<h3 style="text-align:center">3° KYSTES MÉÏBOMIENS.</h3>

Ce sont les plus fréquents de tous ; ce sont eux surtout qui ont été désignés sous le nom de *chalazion*, *grêlon*, *grain d'orge*, etc. ; c'est à cette classe qu'il faut rapporter la grande majorité des tumeurs des paupières, appelées par Demours[1], *loupes* ; par Scarpa[2], *tumeurs cystiques* ; par Dupuytren[3], *tumeurs enkystées* ; par Deval[4], *tumeurs tarsiennes des paupières*. C'est pour n'avoir pas reconnu la véritable nature de ces tumeurs, qu'on a proposé un si grand nombre de procédés opératoires pour en obtenir la guérison. Commençons donc par déterminer le véritable point de départ de ces productions morbides ; il sera facile ensuite de rechercher le mode de traitement le plus rationnel. Le fait suivant est propre à élucider la question :

OBS. CLXXXV. *Tumeur enkystée de la paupière supérieure droite, développée dans un des follicules de Méïbomius. Extirpation de la tumeur. Anatomie pathologique de cette dernière. Réunion de la plaie par première intention. Guérison.* La dame Laurent, âgée de soixante et un ans, sans profession, demeurant à Montmartre, est envoyée à ma clinique, par le docteur Dehaut, le 15 mars 1861,

---

[1] *Loc. cit.*, t. I, p. 121. — [2] *Traité des maladies des yeux*, t. I, p. 74 ; trad. sur la 5e édit., par Bousquet et Bellanger. Paris et Montpellier, 1821. — [3] *Leçons orales*, t. III, p. 377, 2e édit. — [4] *Loc. cit.*, p. 859.

pour une tumeur de la paupière supérieure droite, de l'existence de laquelle elle s'est aperçue il y a huit mois. Cette tumeur offre le volume d'une amande de petite noisette ; elle est bien circonscrite, mobile en tous sens, dure à la pression, sans adhérence, ni altération de la peau qui la recouvre. En renversant la paupière supérieure de bas en haut, la tumeur proémine sous la conjonctive palpébrale qui ne glisse pas sur elle, et présente une couleur rouge uniforme. La tumeur, située à environ 3 millimètres au-dessus du bord ciliaire, s'étend plus sur la moitié interne que sur la moitié externe de la paupière.

Je procède, séance tenante, à l'ablation de la tumeur. La patiente reste assise, la tête appuyée sur la poitrine d'un aide qui tire l'angle externe des paupières en dehors. Avec un bistouri, je pratique une incision parallèle aux fibres de l'orbiculaire, sur la partie moyenne de la tumeur, et je divise, couche par couche, les parties molles qui la recouvrent ; dès qu'elle est suffisamment mise à nu, je la saisis avec une pince à griffe, et, d'un coup de ciseaux, je la retranche à sa base. Malgré le soin le plus minutieux, la conjonctive est intéressée, et présente une fente de 5 millimètres de longueur environ. Les bords de la plaie palpébrale sont rapprochés par deux points de suture entortillée. Je prescris l'application continue d'une compresse d'eau froide sur la paupière. J'oubliais de faire remarquer que, pendant le cours de l'opération, la tumeur fut légèrement entamée par le bistouri, et qu'il s'en échappa une petite quantité d'une substance gélatiniforme semblable à celle que nous avons trouvée dans la cavité du kyste.

Le 16 mars, j'enlève les épingles, en laissant les fils ; la paupière supérieure offre une petite ecchymose (continuer les applications d'eau froide). Le 18, j'enlève les fils. La plaie est en voie de cicatrisation. Pour éviter une désunion par les mouvements de la paupière, j'applique, sur les deux voiles à la fois, une large bandelette de taffetas d'Angleterre. Cette dernière est retirée le 21. La plaie est réunie profondément, en voie de guérison du côté de la peau. La conjonctive oculo-palpébrale est injectée. Le 28, la solution de continuité est complétement guérie ; la conjonctive palpébrale subjacente, bien cicatrisée, demeure légèrement injectée.

Examen de la tumeur. Celle-ci a le volume d'un très-gros pois. Elle est constituée par un kyste, dont la face interne est lisse, dont les parois sont résistantes. En arrière, la petite poche adhère intimement à un tissu consistant, de couleur jaunâtre, qui, examiné au microscope, montre un réseau de fibres très-fines. On ne saurait méconnaître une portion du cartilage tarse. Ce tissu est recouvert en arrière d'une membrane lisse, glissant sur lui, ne pouvant en être séparée qu'avec difficulté : c'est une portion de la conjonctive. La substance renfermée dans le kyste a l'aspect et la consistance d'un mucilage épais. Elle se laisse saisir en masse avec les mors d'une pince. On l'écrase difficilement et elle ne se dissocie même pas par la pression. Examinée au microscope, à un grossissement de 350 diamètres, elle est formée d'un nombre immense de cellules sphériques renfermant plusieurs granulations.

On voit que, dans le cas précédent, le kyste faisait partie intégrante du cartilage tarse, dont une petite portion a été enlevée avec la tumeur. La nature même de la substance renfermée dans la poche dénotait qu'il s'agissait bien d'un kyste muqueux. Qu'on n'aille pas objecter que ce kyste primitivement développé au-devant du cartilage n'avait contracté des adhérences avec ce dernier que postérieurement à sa formation. Un kyste muqueux ne se développe jamais de toutes pièces, c'est un kyste préexistant dans toute l'acception du mot. La peau n'adhérait pas à la tumeur, ce n'était donc pas un kyste sébacé dépendant du tégument externe ; la situation de la tumeur à la partie moyenne de la hauteur de la paupière ne permettait pas non plus de supposer qu'elle eût pris son point de départ dans un des follicules ciliaires. Or, nous avons vu précédemment qu'il n'existe pas, dans la région, d'autres éléments folliculaires. Ici donc, les caractères extérieurs et l'anatomie pathologique s'accordent pour faire admettre que le kyste a pris son point de départ dans un des follicules méïbomiens.

Symptômes. Les kystes méïbomiens se présentent sous la forme d'une tumeur le plus souvent unique, quelquefois multiple : ainsi il en existe parfois deux et même trois à la même paupière. Dans tous les cas, la tumeur se montre sur une des portions de la paupière correspondant au cartilage tarse. Elle peut être plus ou moins rapprochée du bord libre du voile, de la commissure externe ou interne ; elle varie de volume depuis une tête d'épingle jusqu'à une petite noisette. Elle est généralement globuleuse, parfois étranglée dans un point de son étendue, bien circonscrite, tout à fait immobile, ou du moins, ne se meut qu'avec le cartilage tarse tout entier, dont elle fait partie intégrante ; tantôt elle proémine à peine en avant, du côté de la peau ; tantôt, elle forme de ce côté un relief plus apparent. Lorsqu'on renverse la paupière, de façon à avoir sous les yeux la face conjonctivale du voile, on la voit faire, de ce côté, une petite saillie. La conjonctive, à l'endroit correspondant, présente généralement une injection prononcée, apparaissant sous la forme d'une petite tache d'un rouge sombre. En saisissant alors la production morbide entre le pouce appliqué sur la face conjonctivale et l'index appliqué sur la portion correspondante de la peau, il est facile de reconnaître que la tumeur est résistante, élastique et parfois fluctuante, qu'elle fait partie intégrante du cartilage tarse. La peau qui la recouvre ne lui est nullement adhérente et ne change pas de couleur, à moins qu'on ne l'irrite par l'application de topiques de tout genre. Chez quelques sujets, on reconnaît que les orifices des follicules de Méïbomius sont oblitérés, au niveau de la portion du cartilage tarse qui renferme le kyste.

Tant que la tumeur est petite, elle gêne à peine les malades ; lorsqu'elle prend un certain accroissement et qu'elle proémine du côté de la conjonctive, elle donne lieu, pendant les mouvements des paupières, à une sensation de gêne. Elle peut encore, lorsqu'elle devient plus volumineuse, renverser légèrement le bord libre de la paupière en dehors ou en dedans, suivant le sens dans lequel elle proémine. Dans tous les cas, elle ne donne lieu à aucune sensation de douleur.

Le diagnostic en est facile, pourvu que l'on tienne compte de la situation de la tumeur par rapport au cartilage tarse, de l'intégrité de la peau qui la recouvre, de la facilité de la faire saillir sous la conjonctive, après avoir renversé la paupière.

Traitement. Les opinions les plus diverses existent relativement au traitement de ces kystes. Il est incontestable que, chez quelques sujets, ils disparaissent *spontanément*. On peut aussi essayer d'en obtenir la guérison par l'emploi de certains topiques. Il est probable que ceux-ci agissent en suscitant dans la poche un travail subinflammatoire, qui tantôt a pour résultat de donner lieu à la résorption des fluides qui y sont accumulés, tantôt de développer une suppuration. Au rapport de Bousquet et N. Bellanger[1], Boyer a plusieurs fois guéri des tumeurs cystiques des paupières, même assez volumineuses, en lavant fréquemment les parties affectées avec une solution d'ammoniaque, et en les couvrant d'un emplâtre de savon et de diachylon gommé. Weller[2] propose une pommade formulée ainsi : Pr. onguent mercuriel double, 4 grammes ; camphre broyé et extrait de ciguë, 60 centigrammes de chaque ; après avoir frictionné la tumeur avec la pommade précédente, on la recouvre d'un emplâtre de diachylon et de ciguë. Stœber[3] préconise des frictions avec un liniment volatil, de l'éther, de la teinture de cantharides. Carron du Villards[4] est partisan des mêmes topiques, et fait remarquer que ces frictions font le plus souvent passer le *chalazion* à un état aigu, qui se termine par suppuration. S. Furnari[5] se loue beaucoup de la pommade suivante : Pr. moelle de bœuf et beurre de cacao fondu, 8 grammes de chaque ; protoiodure de mercure, 2 grammes; hydrochlorate de morphine, 5 centigrammes. Chez les femmes à peau très-irritable, on ajoute un tiers de pommade de concombre. Tous ces moyens peuvent être essayés chez des malades pusillanimes, qui redoutent l'action chirurgicale. En admettant, ce qui est rare, qu'ils réussissent, ce n'est qu'au bout d'un temps très-long.

La *ponction* simple est tout à fait insuffisante ; le contenu de la tumeur, une fois évacué, ne tarde pas à se reproduire. Pour obtenir un résultat satisfaisant, il faut que la plaie faite par le chirurgien s'enflamme, et que cette inflammation se communique aux parois du kyste ; ce qu'on a cherché par la méthode des *ponctions multiples*. Carron du Villards[6] a combiné la *ponction* avec la *cautérisation*. Il remplit de poudre de Vienne humectée la cannelure d'une forte aiguille à inoculation, enfonce l'instrument au centre de la tumeur et lui imprime un mouvement de rotation. Le procédé est ingénieux ; mais il est à craindre que le caustique reste dans la cannelure de l'aiguille, et qu'une grande portion de la face interne de la poche échappe à l'agent destructeur.

Nous ne signalons que pour mémoire le *séton*, moyen long, douloureux, et qui donne lieu à une infiltration œdémateuse de la paupière, qui peut être suivie d'une phlegmasie érysipélateuse et même d'un phlegmon diffus. Il n'y a pas non plus à accorder grande importance à l'*écrasement* que préconise Desmarres[7], pour les kystes du bord libre de la paupière. En agissant ainsi, ce praticien se propose d'éviter une déformation du bord libre et de ménager les cils correspondants, ce qui arrive si on pratique l'extirpation de la tumeur. On se met très-bien à l'abri de ce double inconvénient, par la méthode à laquelle je donne la préférence, et qui consiste,

---

[1] Trad. du *Traité pratique des maladies des yeux*, de Scarpa, t. I, p. 76. Annotation. — [2] *Loc. cit.*, t. I, p. 112. — [3] *Loc. cit.*, t. I, p. 95. — [4] *Guide pratique*, etc., t. I, p. 270. — [5] *Traité pratique des mal. des yeux*, p. 319. Paris, 1841. — [6] *Guide pratique*, t. I, p. 270. — [7] *Traité théorique et pratique des maladies des yeux*, t. I, p. 610 ; 2e édit.

après avoir incisé la tumeur par la face conjonctivale, à cautériser le fond du kyste avec un crayon de nitrate d'argent. En agissant ainsi, on respecte les bulbes des cils, et il n'y a pas à en craindre l'atrophie consécutive.

L'*incision simple* de la tumeur, soit par la face conjonctivale, soit par la face cutanée, avec énucléation de la substance contenue dans le kyste, compte des partisans : Maître-Jan, Demours, Mackenzie. Qui ne voit que cette méthode est insuffisante, qu'elle expose à la récidive de l'affection ?

L'*extirpation*, soit par la surface cutanée, comme le veulent Dionis, Pellier de Quengsy, Stœber, Furnari ; soit par la face conjonctivale, comme le préconisent Demours, Scarpa et aussi Stœber, est une méthode infaillible, en ce sens qu'on emporte la production morbide, qu'on ne laisse aucune portion du kyste dans l'épaisseur de la paupière, ce qui exposerait à la récidive. D'un autre côté, c'est une opération longue, douloureuse, donnant lieu à une hémorragie abondante. Mais ce ne sont là que des inconvénients médiocres à côté du suivant : nous avons fait remarquer que ces kystes se développent dans l'épaisseur même du cartilage tarse, dont ils font partie intégrante. On n'en fait l'ablation complète, qu'en pratiquant une brèche au cartilage tarse lui-même. J'admets volontiers que cet accident n'a pas une grande importance. Dupuytren[1] rapporte avoir constaté, à la suite de l'ablation d'une tumeur de ce genre, une perforation de la paupière, de façon que la malade pouvait voir par cette ouverture. Ceci accuse une négligence impardonnable de la part de l'opérateur ; car il est facile de réunir par la suture les lèvres de la plaie, et d'obtenir une adhésion prompte. Cependant, lorsque le kyste est volumineux, ou qu'il en existe plusieurs dans la même paupière, il faut craindre une difformité consécutive, et pour le moins un entropion ou un lagophthalmos.

L'*incision* du kyste, soit par la *face cutanée*, soit par la *face conjonctivale*, suivie de la *cautérisation*, avec un crayon de nitrate d'argent, comme le proposent Demours, Wenzel, Dupuytren, Velpeau[2], est une méthode préférable aux précédentes. En agissant par la *face conjonctivale*, la douleur est moins vive que par la peau, l'hémorragie incomparablement moins abondante, l'opération plus courte, parce qu'on est plus rapproché des parois du kyste ; on évite enfin toute cicatrice apparente. On a reproché à ce procédé, en ce qui touche la cautérisation de la face interne du kyste avec le crayon de nitrate d'argent, d'exposer la cornée à être entamée par l'agent destructeur. Rien de plus facile que de se mettre à l'abri d'un pareil accident, en pratiquant, immédiatement après la cautérisation, une injection d'eau salée sur la plaie. Avec cette précaution, que je n'omets jamais, je n'ai pas eu jusqu'ici à observer la plus petite vulnération de la cornée ; c'est à peine si la conjonctive elle-même s'injecte, dans les quelques jours qui suivent l'opération.

Cette méthode est rationnelle et basée sur la nature même des kystes méïbomiens. Ces kystes appartiennent à la classe des kystes *muqueux*. Pour

---

[1] *Leçons orales*, t. III, p. 277 ; 2e édit — [2] *Journal des connaiss. médicales prat. et de pharmac.*, 30 mars 1854.

obtenir la guérison de ces derniers, il faut transformer la membrane de nature *muqueuse* qui les tapisse, en membrane granuleuse, ou des bourgeons charnus. On arrive à ce résultat, en modifiant la vitalité de la membrane, en l'enflammant, et c'est précisément ce résultat que donne la cautérisation de la face interne de la poche.

Si on suit, jour par jour, les sujets opérés par ce procédé, on reconnaît que les choses se passent précisément de cette façon. La paupière se tuméfie légèrement ; à l'endroit même où l'incision a été faite sur la conjonctive, existe une exsudation blanchâtre qui diminue peu à peu d'étendue, et finit par disparaître ; la conjonctive palpébrale correspondante s'injecte fortement, mais cette injection diminue de jour en jour. Après avoir subi un certain accroissement, la tumeur s'amoindrit ; et, au bout de quelques semaines, elle est réduite à un noyau d'un volume insignifiant, qu'on ne peut découvrir, qu'en embrassant la paupière avec deux doigts appliqués l'un sur la face cutanée, l'autre sur la face muqueuse.

Procédé opératoire. Le malade est assis sur une chaise basse, la tête appuyée sur la poitrine d'un aide ; s'il est pusillanime, il est préférable de le mettre dans une position horizontale, pour prévenir une syncope. La paupière est renversée de bas en haut, si c'est la supérieure (fig. 61), de haut en bas, si c'est l'inférieure, après avoir au préalable embrassé la tumeur dans la pince-anneau de Desmarres (fig. 62), dont la plaque est appliquée sur la face cutanée et l'anneau sur la face conjonctivale du voile (fig. 61).

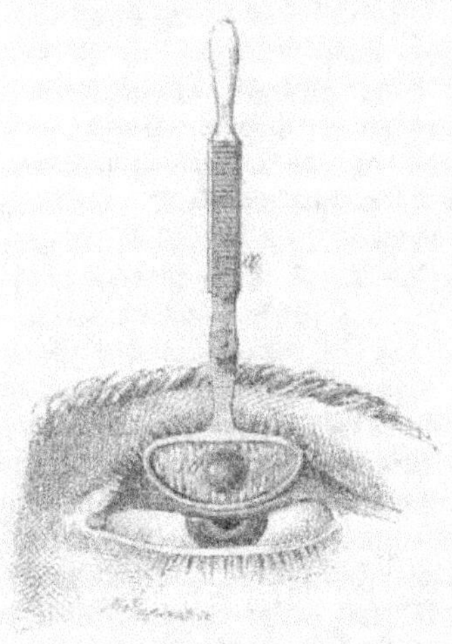

Au moyen d'un bistouri pourvu d'une petite lame, on incise transversalement la paroi conjonctivale du kyste (*b*, fig. 61). On introduit une curette dans l'intérieur de la poche, pour en évacuer tout le contenu, dont la consistance est généralement assez visqueuse, pour que cette matière ne s'échappe spontanément qu'en partie. Un crayon de nitrate d'argent taillé en pointe est promené sur toute la face interne du kyste ; dès qu'on a retiré l'agent caustique, un

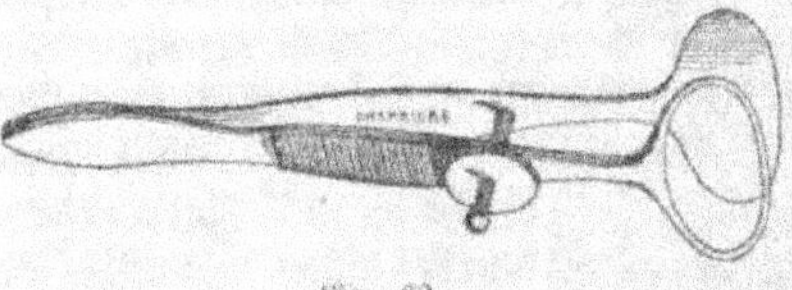

Fig. 61.   Fig. 62.

aide pratique avec une seringue une injection d'eau salée sur la plaie, puis le chirurgien lui-même exprime une éponge imbibée d'eau, plusieurs fois, sur la face interne de la paupière. Alors seulement la pince-anneau (*a*, fig. 61) est desserrée, et la paupière rendue à sa situation normale. Le *pansement* consiste à appliquer, pendant les deux premiers jours, une compresse imbibée d'eau froide sur les paupières ; et, les jours suivants, à pratiquer des lotions avec de l'eau blanche.

Je ne rapporterai que quelques exemples de kystes méïbomiens traités par cette méthode, un plus grand nombre d'observations ayant été publiées par moi, sur ce sujet, dans le *Bulletin de Thérapeutique* (année 1862).

Obs. CLXXXVI. *Kyste méïbomien de la paupière inférieure droite. Incision de la face conjonctivale de la tumeur, puis cautérisation. Guérison.* La demoiselle N***, âgée de trente-huit ans, s'est aperçue, il y a seize mois, de l'existence d'une grosseur, du volume d'une tête d'épingle, à la paupière inférieure droite. La tumeur a augmenté peu à peu. Un an après, il s'en forme une nouvelle, un peu en dehors de la première. Il y a six semaines, développement d'une autre petite tumeur à la paupière supérieure droite.

Le 30 septembre 1861, je constate, à la paupière inférieure droite, sur la moitié externe, l'existence d'une tumeur qui semble formée de deux portions, séparées par une partie étranglée, bien circonscrites, sans adhérence ni altération de la peau. A la paupière supérieure droite, vers le milieu, se voit une petite saillie, rendue plus apparente lorsqu'on renverse la paupière en dehors.

Avec l'assistance du docteur Lesaunier, médecin de la patiente, je pratique l'opération suivante : la tumeur ayant été embrassée par la pince-anneau (fig. 62), je renverse la paupière inférieure en dehors. La tumeur soulève la conjonctive palpébrale, qui est fendue dans ce point, dans le sens du grand diamètre de la paupière ; il en sort un liquide glaireux et des mucosités épaisses. Je cautérise fortement la cavité du kyste avec un crayon de nitrate d'argent taillé en pointe ; après quoi, on dirige immédiatement, sur la partie cautérisée, un courant d'eau salée, au moyen d'une seringue (*compresse d'eau froide sur la paupière*).

Le lendemain, il existe un peu de tuméfaction de la paupière inférieure droite : une injection modérée de la conjonctive scléroticale ; une exsudation blanche grisâtre à la face interne de la paupière inférieure, au niveau de la partie cautérisée.

Le 4 octobre, la tuméfaction de la paupière est notablement amoindrie ; l'exsudation blanche grisâtre a diminué d'étendue. Le 8, la plaie de la face interne de la paupière est cicatrisée ; la conjonctive palpébrale demeure fortement injectée ; la scléroticale ne l'est nullement. Le 29, toute tuméfaction a disparu ; il reste, à la place occupée primitivement par la tumeur, un épaississement des tissus ; mais il est facile de s'assurer, en saisissant la paupière entre deux doigts, qu'il n'existe plus aucun produit de nouvelle formation.

Le fait suivant a la plus grande ressemblance avec le précédent.

Obs. CLXXXVII. *Kyste méïbomien de la paupière inférieure droite. Incision par la face conjonctivale avec cautérisation du kyste. Guérison.* La demoiselle A***, trente-deux ans, lingère, est affectée à la paupière inférieure droite, près de la commissure externe, d'une tumeur du volume d'une petite amande de noisette, proéminant en avant, proéminant à peine du côté de la conjonctive, alors même que la paupière a été renversée de haut en bas, mais facile alors à sentir et à délimiter avec le doigt.

Le 9 décembre 1861, après avoir renversé la paupière et avoir fixé la tumeur dans la pince-anneau (fig. 62), j'incise la paroi conjonctivale du kyste ; j'en évacue le contenu, et j'en cautérise la face interne avec la pointe d'un crayon de nitrate d'argent. Une injection d'eau salée est faite, immédiatement après, sur la plaie.

Le 12, la paupière inférieure est tuméfiée, dans la moitié externe de son étendue ; à l'endroit correspondant à l'incision se voit une exsudation blanchâtre. Il n'y a pas d'injection de la conjonctive oculaire. Le 16, la tuméfaction est circonscrite à la partie externe de la paupière inférieure ; l'exsudation blanchâtre s'est amoindrie ; l'injection palpébrale a diminué. Le 26, il reste encore de la tuméfaction sur la portion de paupière occupée primitivement par la tumeur. Le 9 janvier, cette tuméfaction est moins prononcée. Enfin le 30, il reste à la place occupée par le kyste un engorgement insignifiant ; la muqueuse correspondante est un peu injectée.

Ainsi que je l'ai déjà fait remarquer précédemment, le procédé opératoire, auquel je donne la préférence, ne fournit pas un résultat immédiat. Il est bon de prévenir les malades de cette circonstance, car ils s'inquiètent beaucoup de sentir, pendant plusieurs semaines, un noyau d'engorgement. La plupart d'entre eux se désolent de ce que la tumeur ne disparaît pas plus promptement ; ils se représentent souvent au chirurgien, pendant quelque temps, pour manifester leurs craintes. Au bout de six semaines à deux mois, on ne les revoit plus ; ils sont guéris ; et, lorsqu'on les retrouve plus ou moins longtemps après, on constate les résultats heureux donnés par l'opération. Tel est le cas suivant :

Obs. CLXXXVIII. Le 5 août 1861, j'ai opéré à ma clinique, par le procédé de l'incision conjonctivale combinée avec la cautérisation de la poche, la dame J***, âgée de vingt-huit ans, giletière. Elle était affectée d'une tumeur du volume d'un pois, située à l'extrémité interne de la paupière supérieure gauche. J'ai revu la malade, le 23 janvier 1862, près de six mois après l'opération. Il reste, à la place occupée par la tumeur, un petit noyau dur, du volume d'une petite tête d'épingle. A l'endroit correspondant, la conjonctive palpébrale est légèrement injectée. Il est impossible d'apercevoir, à l'extérieur de la paupière, la moindre petite saillie ; ce n'est qu'en tirant la peau fortement en dehors, et en la tendant, qu'on sent ce petit noyau.

Obs. CLXXXIX. Le 1er février 1862, la même opération a été faite pour un kyste méibomien de la paupière supérieure gauche, chez une jeune personne de vingt-deux ans, de la clientèle du docteur Lhuillier. La tumeur présentait le volume d'un pois. On avait essayé inutilement les topiques fondants. « Aujourd'hui, m'écrit Lhuillier, à la date du 27 février, lorsqu'on examine les paupières des deux côtés, il serait difficile de reconnaître celle qui a été opérée ; toute bosselure a disparu ; le doigt lui-même ne perçoit rien dans l'épaisseur des tissus. »

Conclusions. 1° Les tumeurs des paupières désignées par les noms de *chalazion, chalazeon, chalaze, hordeolum, grele, grain de grêle, grêlon, crithe, grain d'orge, orgueil, orgeolet, periosis, loupes, tumeurs cystiques, vésicules, millet,* sont des kystes développés aux dépens des éléments folliculaires des paupières.

2° Tous ces kystes, eu égard à leur point d'origine, peuvent être divisés en trois classes : les kystes sébacés cutanés ; les kystes sébacés sous-musculaires et les kystes méibomiens ; ces derniers développés aux dépens des follicules de Méïbomius, situés par conséquent dans l'épaisseur du cartilage tarse.

3° Le meilleur traitement applicable aux kystes sébacés cutanés est l'incision, suivie de l'arrachement du kyste ou de la cautérisation de la face interne de la poche. Pour les kystes sébacés sous-musculaires, l'extirpation est préférable. Pour les kystes méïbomiens, c'est l'incision de la tumeur par la face conjonctivale, suivie d'une cautérisation de la face interne avec un crayon de nitrate d'argent.

ARTICLE IX.

Tumeurs vasculaires.

Il en est de divers ordres : les unes sont des anévrysmes ou des varices artérielles ; d'autres appartiennent à la classe des tumeurs érectiles ; il en est qui sont de véritables tumeurs variqueuses.

§ 1. Anévrysmes et varices artérielles.

Les anévrysmes proprement dits sont rares à la paupière, probablement parce que les vaisseaux, qui se distribuent dans ces organes, ont un trop faible calibre. Il est possible, néanmoins, que des tumeurs de ce genre se forment à l'angle interne, à l'endroit où l'artère ophthalmique sort de l'orbite, et s'anastomose avec l'artère faciale (fig. 37, p. 329). Nous en avons cité précédemment un exemple, emprunté à Warren (p. 171). Dans ce cas, l'anévrysme de la branche de terminaison de l'ophthalmique était compliqué d'une dilatation des branches artérielles voisines, c'est-à-dire de varices artérielles commençantes. Nous avons reproduit aussi (voir p. 173 et 175) des exemples de varices artérielles de l'orbite compliquées de dilatation des artères palpébrales, dus à Dalrymple et à Bourguet. Il n'est pas très-rare d'observer cette dilatation des artères au voisinage des tumeurs érectiles des paupières. Le fait suivant, rapporté par Bell[1], en est la preuve : un homme, âgé de vingt-cinq ans, était affecté d'une tumeur érectile, placée contre le sourcil, du volume d'un œuf, pulsatile, et paraissant alimentée par deux artères, une branche de la temporale, *augmentée de volume et tortueuse*, une autre venant de l'intérieur de l'orbite. La ligature successive de chacune de ces artères ne produisit aucun changement. La tumeur ayant été incisée, il y eut une hémorragie abondante, mais aucune modification de la masse morbide. Bell se décida à l'extirper ; il fit une incision ovale comprenant un quart environ de la surface de la tumeur, en dehors de celle-ci ; il disséqua la peau de chaque côté et détacha de l'os subjacent la racine de la production morbide. Une nouvelle hémorragie copieuse nécessita la ligature des deux artères. Le malade guérit. La tumeur enlevée *ressembloit exactement à une masse celluleuse, ou à un morceau d'éponge imbibé de sang*.

---

[1] *Principles of Surgery*, t. I, p. 461.

§ 2. Tumeurs érectiles.

Elles débutent par ces taches que l'on désigne communément sous le nom de *nævi* (p. 332). Ceux-ci offrent le plus souvent une couleur rouge vineux : tantôt ils forment un certain relief ; d'autres fois, ils ne dépassent pas le niveau du reste de la peau. Ils sont presque toujours isolés, quelquefois groupés en chapelet ou en grappes. En raison de leur structure et de leur siége, les nævi ont été divisés en veineux ou passifs ; en artériels ou actifs ; en cutanés, sous-cutanés, etc. On les rencontre aux paupières, aux sourcils et à la racine du nez. Sur vingt-cinq cas réunis par Cornaz [1], sept fois la tache occupait la paupière supérieure ; quatre fois l'inférieure ; cinq fois, les deux paupières en même temps ; une fois, les deux paupières et la racine du nez ; deux fois, le grand angle des paupières ; deux fois, le petit angle ; deux fois, les sourcils. Au moment de la naissance, elles sont parfois tellement petites, qu'on les aperçoit à peine ; ainsi, elles peuvent avoir le volume d'une lentille et moins encore.

Ces taches restent stationnaires pendant quelque temps ; c'est surtout à l'époque de la dentition, quelquefois plus tard encore, qu'elles prennent de l'accroissement. Carron [2] cite l'exemple d'une jeune fille affectée, à la naissance, de trois nævi de la paupière droite, de la grosseur de grains de de café. Elles demeurèrent dans cet état jusqu'à l'âge de dix-huit ans. Alors il se déclara une bronchite ; les efforts de toux déterminèrent une congestion des tumeurs, qui se réunirent pour n'en former qu'une seule. Par opposition au fait précédent, il convient de citer celui qui a été rapporté par Pauli [3] : une angiectasie, du volume d'une lentille à la naissance, située au niveau de l'angle externe de la paupière supérieure, s'étendait, à la dix-huitième année, de la bouche à l'oreille, et du sommet de la tête jusqu'en deçà de la mâchoire inférieure.

J'ai rencontré parfois, aux paupières, de petites saillies érectiles produites par la dilatation de vaisseaux capillaires sous-épidermiques.

OBS. CXC. Prosper Dentrou, âgé de cinq ans, a été présenté à ma clinique, le 10 janvier 1862. Il y a trois mois, il est survenu, à la paupière inférieure gauche, une simple tache rouge, ressemblant à une piqûre de puce. Il existe, à 7 millimètres du bord libre de cette paupière, à 5 millimètres du grand angle, une petite saillie, du volume d'un pépin de raisin, d'un rose vif, pâlissant quand on la comprime, recevant par son côté interne deux *capillaires sous-épidermiques*. Les autres vaisseaux capillaires sous-épidermiques de la paupière inférieure sont assez développés. Une vascularisation semblable existe à la paupière droite.

Le diagnostic des tumeurs érectiles des paupières, et de leur pourtour, est généralement facile. Il faut considérer, comme exceptionnelle, l'erreur commise dans le cas suivant, erreur qui a déterminé la mort de l'enfant.

[1] *Abnormités congéniales des yeux*, p. 48. — [2] *Maladies des yeux*, t. I, p. 350. — [3] *Heidelb. Med. Annal.*, t. III, p. 256.

Obs. CXCI. *Encéphalocèle prise pour une tumeur érectile* [1]. Une petite fille, âgée de deux ans, avait, depuis la naissance, une tumeur de la grosseur d'une noisette, tumeur qui, au moment de l'admission de l'enfant à l'hôpital, présentait 4 centimètres de large, sur 2 de haut. Elle était oblongue transversalement, placée à cheval sur la racine du nez, étendue d'un angle de l'œil à l'autre ; lisse, rosée, sans battements, sans chaleur anormale ; adhérente aux parties profondes, augmentant de volume pendant les cris ; molle, lobulée, sans fluctuation, quand on la comprimait ; mode d'exploration qui ne donnait lieu, du reste, à aucun trouble nerveux. Les paupières étaient œdémateuses, la droite semblait devoir être envahie par la tumeur. Il existait une tumeur *manifestement érectile*, à la lèvre inférieure. Le crâne de l'enfant offrait une conformation anormale, en ce sens que la région frontale était le siége d'une dépression latérale. P. Guersant passa quatre fils à travers la tumeur de la racine du nez, que *tous les membres de la Société de chirurgie de Paris* avaient considérée comme de nature érectile. L'enfant succomba, trois jours après cette opération, avec tous les phénomènes d'une méningite. À l'autopsie, on trouva, dans le centre de la tumeur, un double noyau, communiquant, de chaque côté de l'apophyse *crista-galli* par un pédicule, avec la substance cérébrale, dont il offre tous les caractères. La tumeur elle-même est en grande partie constituée par un tissu fibro-celluleux injecté de points rouges ou purulents.

Traitement. Presque toutes les méthodes imaginées dans le traitement des tumeurs érectiles, en général, ont été préconisées contre celles des paupières : quelques-unes d'elles méritent une mention spéciale.

La *compression* est d'autant plus efficace, dans quelques-unes de ces tumeurs, qu'elles sont appuyées sur une partie osseuse, c'est-à-dire sur le pourtour de l'orbite. Boyer [2] en rapporte un exemple, dont le sujet est une de ses petites-filles. « Elle vint au monde, dit-il, avec une petite tache rouge, vermeille, semblable en quelque sorte à la piqûre d'une puce, un peu au-dessus de l'angle externe des paupières. En très-peu de temps, cette tache fit des progrès qui ne laissaient aucun doute sur le développement d'une tumeur spongieuse sanguine. L'enfant avait à peine deux mois, que la tache était déjà presque aussi large que l'ongle du pouce d'un adulte, et qu'elle commençait à devenir saillante. Un bandage mécanique, ayant une pelote un peu plus large que la tache, fut appliqué pendant trois ans, durant le jour seulement. La tache a disparu, de manière à ne laisser aucune crainte pour l'avenir. Il n'en reste plus d'autre trace qu'une ligne presque circulaire, très-étroite et légèrement violacée : cette ligne, qui est absolument la même depuis quatre ans, correspond à la circonférence de la tache congénitale : dans l'espace qu'elle circonscrit, les téguments ont leur couleur naturelle. »

Plus récemment, on a essayé de substituer à un appareil compresseur l'emploi du *collodion*, qui, en se séchant, comprime la production morbide. Il n'y a pas à compter beaucoup sur ce moyen, pas plus que sur les réfrigérants et les astringents qu'Abernethy et Dieffenbach ont beaucoup préconisés. Il n'en est pas de même de la *vaccination*, c'est-à-dire de l'inoculation

---

[1] Tiby, *Thèses de Paris*, 1846, n° 84. — [2] *Maladies chirurgicales*, t. II, p. 485 ; 5° édit.

du virus vaccin, dont Carron du Villards [1] a retiré de bons résultats. Ce procédé n'est applicable qu'aux cas où l'enfant n'a pas encore été vacciné. Il agit, en provoquant dans la tache, ou la petite tumeur, un travail inflammatoire qui doit être suivi de l'oblitération des cellules du tissu spongieux. C'est par un mécanisme semblable qu'on obtient la guérison, en couvrant la surface de la tumeur de topiques irritants, tels que la *pommade stibiée*, l'*huile de croton*, ou bien encore, comme le préconise Carron, en traversant la tumeur avec des épingles d'entomologiste, dont on réunit les extrémités avec un fil d'argent bien recuit, après quoi on approche une bougie des épingles pour chauffer celles-ci.

Un procédé préférable à ce dernier, et qui nous a donné de beaux résultats, dans les tumeurs érectiles de diverses parties de la face, consiste à toucher la surface de la tumeur avec la pointe d'un cautère en *bec de moineau*; on produit ainsi une escarre très-superficielle qui détermine autour et au-dessous d'elle un travail inflammatoire, suivi, après un nombre variable de cautérisations, de l'oblitération des vacuoles de la tumeur.

Obs. CXCII. *Petite tumeur érectile artérielle de la paupière inférieure droite. Attouchement avec un cautère chauffé à blanc. Guérison.* Augustine Jourdan, âgée de six mois, est présentée à ma clinique, le 25 novembre 1863. C'est une enfant bien constituée, douée d'embonpoint. La mère raconte qu'à la naissance, cette petite fille présentait, à la partie externe de la paupière droite, une tache de la couleur et de la dimension d'une piqûre de puce. Depuis cette époque, la tache a grossi. Actuellement, il existe, à l'endroit que nous venons d'indiquer, une saillie de couleur de la framboise, du volume d'une lentille, s'effaçant presque complétement par la pression, pour reparaître peu de temps après.

Le 21 décembre, je la touche avec la *pointe* d'un cautère en *bec de moineau*, chauffé à blanc. Immédiatement après cette brûlure, une compresse d'eau froide est appliquée sur la partie; le même pansement est continué pendant deux jours. Le 24, il existe une croûte jaunâtre entourée d'une auréole, à l'endroit de la cautérisation. L'enfant n'a pas cessé de prendre le sein, ni d'avoir son sommeil habituel. Le 28, la petite escarre est tombée; à la place existe une petite plaie bordée d'une auréole rouge. Le 4 janvier, il s'est reformé une petite croûte; la rougeur qui existait au pourtour a diminué. Enfin, le 11, on voit, à la place occupée antérieurement par la tumeur érectile, une petite cicatrice légèrement blanchâtre qui se perd dans le sillon du bord adhérent de la paupière inférieure.

On a préconisé les injections de diverses substances dans le parenchyme de la production morbide. Lloyd se servait d'un mélange d'éther nitrique et d'acide nitrique; Carron, d'un mélange d'acide sulfurique et d'alcool; d'autres ont proposé la solution de perchlorure de fer : il en est qui ont employé l'ammoniaque liquide dilué. Dans un cas de ce genre, où l'injection fut pratiquée sur un enfant âgé de deux ans, la mort arriva subitement, ce que Mackenzie attribue, avec raison, à la pénétration du liquide injecté dans les veines et de là dans le cœur. Marshall Hall a pratiqué l'incision sous-cutanée des aréoles de la tumeur, avec une aiguille à cataracte. Ce

[1] *Annales d'oculistique*, t. XI, p. 83.

procédé mérite d'être conservé. B. Brodie [1] a combiné l'incision sous-cutanée avec la cautérisation ; il faisait d'abord une incision à l'intérieur du nævus avec un bistouri, puis il introduisait dans les incisions une sonde en argent recouverte de nitrate d'argent : le *séton* remplit le même but. Lorsque la tumeur érectile a un grand volume, on a proposé d'en pratiquer la ligature ; on peut employer les diverses méthodes de *ligature en masse*, ou de *ligature sous-cutanée*, exposées dans tous les traités de médecine opératoire. L'*extirpation* expose à de graves dangers ; on a à redouter une hémorragie abondante ; on produit de plus une perte de substance qu'on est forcé de combler. Un enfant, âgé de six mois, était atteint d'une tumeur érectile de la paupière inférieure droite, d'un volume tellement considérable, qu'elle descendait jusque sur la joue ; elle était animée de battements isochrones au pouls. Baumgarten [2] extirpa la tumeur : il en résulta une perte de substance considérable de la paupière ; l'hémorragie fut peu abondante. L'opérateur tailla, dans la région temporale, un lambeau qu'il fit glisser dans la plaie, et l'y maintint par quatre points de suture avec le bord tarsal, et par six autres points de suture avec le bord libre de la plaie descendant le long du nez. La *ligature des vaisseaux* qui alimentent la tumeur convient plutôt aux cas où la tumeur érectile est compliquée de *varices artérielles*. La ligature du tronc artériel principal, c'est-à-dire de la carotide primitive, est applicable surtout aux tumeurs érectiles qui envoient un prolongement dans l'orbite. Nous avons déjà précédemment mentionné cette méthode, en décrivant les tumeurs vasculaires de l'orbite (p. 179). Ajoutons, aux exemples rapportés antérieurement, le fait suivant dû à Wardrop [3] :

Obs. CXCIII. *Tumeur érectile veineuse ou mixte du sourcil et de la paupière supérieure.* Un enfant, âgé de cinq mois, était affecté d'un nævus volumineux sous-cutané, au côté gauche de la face, recouvrant la moitié de la racine du nez, le sourcil et la paupière supérieure. La tumeur envoyait un prolongement dans l'orbite. Elle était de couleur bleu pâle ; la peau qui la recouvre était parcourue par des veines tortueuses. Il n'existait pas de pulsations. La tumeur présentait une mollesse pâteuse ; elle diminuait de volume par la compression, pour revenir au volume primitif dès qu'on cessait cette dernière. Wardrop pratiqua la ligature de la carotide primitive. Immédiatement après, la tumeur, qui était écarlate, devint bleu foncé ; puis elle diminua graduellement de volume.

§ 3. Tumeurs variqueuses.

Ces tumeurs présentent les caractères propres aux varices ; elles sont molles, compressibles, réductibles, soit par la pression, soit par certaines situations imprimées à la tête du sujet ; elles reviennent lentement à leur volume primitif, quand le malade reprend sa position antérieure, et se distendent considérablement lorsque les paupières occupent un plan déclive.

---

[1] *Médical Gazette*, vol. XXVII, p. 605. London, 1841. — [2] *Annales d'oculistique*, t. III S^e, p. 100. — [3] *Lancet*, vol. XII, p. 267. London, 1827.

Tantôt la peau qui recouvre la tumeur présente une coloration violacée, tantôt une teinte pourpre foncé ; contrairement aux anévrysmes et aux varices artérielles, les tumeurs variqueuses ne donnent jamais de pulsations. Le volume de la paupière peut être augmenté, au point que le voile, pendant au-devant de l'œil, empêche l'exercice de la vision. L'observation suivante résume la plupart des caractères que nous venons d'indiquer ; elle appartient aux docteurs A. Mazel et A. Boniface[1] :

Obs. CXCIV. *Tumeur variqueuse de la paupière inférieure droite*. Un enfant, âgé de onze ans, reçoit un coup à la partie inférieure et externe de l'œil droit. Il n'en résulte ni ecchymose, ni inflammation de l'œil. Trois mois après cet accident, on s'aperçoit que la paupière inférieure se gonfle, quand l'enfant se baisse. Trois ans plus tard, il se trouve dans l'état suivant : quand il est debout, la région circumorbitaire droite est normale, le globe sain, non saillant, la vision bonne ; la peau de la paupière présente la coloration ordinaire. Lorsque l'enfant courbe la tête une minute, dès qu'il se redresse, on voit une tumeur grosse comme une amande, située aux deux tiers externes de la paupière inférieure droite, la peau prend alors, dans ce point, une coloration violacée ; l'ouverture palpébrale est diminuée, le globe un peu repoussé en dedans. La tumeur est molle, sans aucun battement ni expansion, réductible immédiatement par la pression, ou lentement quand le sujet reste dans la position verticale. Pendant le décubitus dorsal, la tumeur est moins volumineuse. Dans le décubitus latéral droit, la tumeur devient rapidement aussi volumineuse qu'une amande. Elle décroît dans le décubitus latéral gauche.

On a pratiqué l'extirpation de ces tumeurs ; il y a là un double danger : une hémorragie grave et une inflammation qui peut être suivie d'infection purulente. Peu de chirurgiens seront tentés d'imiter la conduite d'Allan Burns[2] qui procéda ainsi, et qui eut cependant le bonheur de guérir le malade :

Obs. CXCV. *Tumeur variqueuse des paupières droites ; extirpation ; guérison*. Un homme, d'âge moyen, était affecté, depuis sa naissance, d'une tumeur volumineuse, livide, compressible à certains moments, plus distendue à d'autres, pendant un exercice actif, par exemple ; n'ayant jamais été le siège de pulsations, se vidant par la pression, pour se remplir de nouveau, après que la pression a cessé ; de couleur pourpre foncé, avec teinte bleue dans les points recouverts par la peau, et rouge dans les points recouverts par la conjonctive. En dedans, la tumeur comprend un tiers environ de l'extrémité temporale de la paupière supérieure, toute l'étendue de la paupière inférieure, dont les couches sont dissociées, au point que la tumeur tombe sur la joue. Vers l'angle interne de l'œil, la tumeur s'interpose à la conjonctive et à la sclérotique, et touche la cornée. En dehors, elle s'étend jusqu'au point de jonction des os temporal et malaire ; en bas, elle arrive jusque près de 12 millimètres au dessous du conduit parotidien. Elle est enlevée par Burns ; la dissection en est longue et donne lieu à une hémorragie abondante. On reconnaît, pendant le cours de l'opération, qu'elle envoie un prolongement sous l'aponévrose du temporal et derrière l'apophyse zygomatique. Le malade guérit.

[1] *Union médicale*, p. 163. 1861. — [2] *Observations on the Surgical Anatomy of the Head and Neck*, p. 331. Glascow, 1824.

Pelletan [1] a essayé de traiter une tumeur de ce genre par la ligature ; il en résulta une gangrène de la paupière, et, à la chute des escarres, un ulcère qui se cicatrisa lentement. Après la formation de la cicatrice, la paupière était réduite au volume naturel ; la conjonctive palpébrale offrait des vaisseaux variqueux. Decondé [2], dans un cas de tumeur variqueuse de la paupière supérieure droite, injecta, dans la production morbide, une *solution concentrée de perchlorure de fer* : il y eut gangrène de toute la paupière, la muqueuse seule fut respectée dans ce délabrement ; la plaie se cicatrisa, mais il se forma un ectropion.

ARTICLE X.

Emphysème des paupières.

L'emphysème des paupières est le résultat du passage de l'air dans le tissu cellulaire de ces voiles. Borné quelquefois à cette portion de l'appareil de la vision, l'emphysème se propage, dans d'autres circonstances, dans le tissu cellulaire sous-conjonctival et jusque dans l'orbite. En tous cas, la condition nécessaire à la production de cette lésion est la communication du tissu cellulaire palpébral avec les voies aériennes. Cette communication peut s'établir de diverses manières :

Causes. Nous avons rapporté antérieurement (page 116) les observations de Menière, Dupuytren, Paillard et Marx, d'emphysème des paupières, en cas de fracture de l'orbite communiquant avec les fosses nasales. Le mode de production de cet accident est facile à comprendre ; pendant les efforts d'expiration, l'air se fraye un passage, non-seulement par l'orifice antérieur des fosses nasales, pour être expulsé au dehors : mais encore par l'ouverture accidentelle qui fait communiquer les fosses nasales avec le tissu cellulaire de l'orbite et des paupières. J'ai observé un cas d'emphysème des paupières par un autre mécanisme ; il existait une *blessure de la région naso-labiale, avec décollement des téguments sur le côté droit du nez.* Pendant l'expiration, l'air passait des fosses nasales dans le tissu cellulaire sous-cutané du côté droit du nez, pour s'infiltrer sous la peau des paupières. Une circonstance remarquable est la facilité avec laquelle on pouvait, par la pression, faire cheminer l'air de la paupière inférieure dans la supérieure, et *vice versâ.*

Obs. CXCVI. *Emphysème des paupières droites, suite de blessure de la région naso-labiale. Guérison rapide.* Colombel, âgé de vingt-quatre ans, charpentier, fait une chute de la hauteur d'un second étage, dans la journée du 16 octobre 1861. Il ne perd pas connaissance. Je le vois quelques heures après l'accident. La lèvre supérieure présente, sur la ligne médiane, deux solutions de continuité qui n'ont atteint qu'une portion de l'épaisseur de l'organe. Le bord adhérent de celui-ci est décollé, ce qui établit une communication entre la narine droite et la bouche ; ce décollement remonte un peu sur la région latérale droite du nez.

Les paupières du côté droit présentent une couleur livide et ne peuvent être écar-

[1] *Clinique chirurgicale*, t. II, p. 70. — [2] *Archiv. belges de méd. militaire*, t. XXVII, p. 250.

tées par la volonté du malade. En pressant légèrement sur elles, on sent la crépitation caractéristique de l'emphysème, qu'on retrouve sur la partie latérale droite
et supérieure du nez, un peu aussi vers la tempe droite. Lorsqu'on comprime un
peu fortement la paupière inférieure, à l'instant même on voit la peau fine de la
paupière supérieure soulevée, à certains endroits, par des bulles de gaz, dont on
suit le déplacement. En comprimant la peau de la paupière supérieure, on refoule les mêmes bulles de gaz sous la peau de l'inférieure. Je réunis les plaies de la
lèvre par quelques points de suture entortillée, et fais appliquer des compresses
trempées dans un liquide résolutif sur la région orbitaire, ainsi que sur la région
naso-labiale.

Le lendemain, les paupières sont moins tuméfiées ; le blessé les écarte un peu ;
la couleur en est rouge sombre ; l'emphysème a diminué. On peut encore, en comprimant la paupière inférieure, faire voyager les gaz sous la peau de la supérieure.
La conjonctive scléroticale présente une ecchymose en dedans de la cornée. Le 19,
tout emphysème a disparu. Les épingles sont retirées de la lèvre, dont les blessures sont cicatrisées. Le malade ouvre grandement l'œil.

L'emphysème des paupières se développe quelquefois, sans que le malade ait reçu de coup, pendant un violent éternument ou l'action de se
moucher. Weller[1] Carré et Middlemore ont mentionné des faits semblables. Mackenzie[2] rapporte qu'une petite fille scrofuleuse s'étant mouchée
avec force, sentit ses paupières droites attirées l'une contre l'autre ; le
lendemain, elles étaient gonflées, mais sans crépitation. Le second jour, la
tuméfaction était moindre ; en pressant les paupières, on sentait une crépitation emphysémateuse distincte. Un homme, observé par le même chirurgien, avait la narine droite presque obstruée par une distorsion de la
cloison ; il essaye de déboucher la narine en soufflant par le nez. Tout à
coup, les paupières droites se gonflent par l'introduction de l'air dans
leur épaisseur, et le globe devient un peu saillant.

Quelques auteurs ont attribué la production de l'emphysème, dans ces
derniers cas, à la rupture d'un des conduits lacrymaux pendant un violent
effort d'expiration. Il est possible que les choses se passent ainsi chez
quelques malades ; dans d'autres cas, il est probable qu'il se fait une rupture de la membrane de Schneider, au niveau de la portion de la paroi
externe des fosses nasales correspondant à la paroi interne de l'orbite, et
que la paroi osseuse elle-même, très-faible en cet endroit, et peut-être
préalablement altérée, cède du même coup. Qu'une communication plus ou
moins large s'établisse *spontanément* entre l'un des points de l'orbite et les
fosses nasales, ou les dépendances de ces cavités, il se produira un emphysème des paupières et de l'orbite, sans même que le malade soit forcé
d'exécuter un effort pour que la migration de l'air s'effectue.

Obs. CXCVII. *Perforation de la paroi antérieure des sinus frontaux ; emphysème
ou pneumatocèle du crâne et de l'orbite droit.* Un homme, âgé de vingt-cinq ans,
avait éprouvé, à l'âge de neuf ans, des douleurs sourdes dans la région frontale.
A dix-huit ans, il fit une chute, à la suite de laquelle il perdit connaissance,

[1] *Loc. cit.*, t. I, p. 122. — [2] *Loc. cit.*, t. I, p. 244.

et du sang sortit par la bouche. L'odorat fut aboli. A l'âge de vingt-quatre ans, il se développa une tumeur molle au niveau de l'apophyse orbitaire externe; quelques mois après, l'œil droit était proéminent; une tumeur se forma vers la partie supérieure de la tête. Lorsque le patient entre à l'hôpital des Cliniques, le professeur Jarjavay [1] constate l'existence d'une tumeur oblongue, étendue depuis la queue du sourcil droit jusque vers l'angle supérieur de l'occipital, rénitente, résonnante, de 23 centimètres de long, sur 21 de large. A la base, on trouve, sous la peau, des pointes osseuses; une plaque osseuse, détachée des os du crâne, existe à la partie antérieure et inférieure. L'œil droit est repoussé au-dessous du niveau de celui du côté opposé. Lorsqu'on comprime la tumeur, le malade sent comme un courant qui se dirige dans l'apophyse orbitaire externe, puis profondément dans la face, au niveau de l'os malaire droit, et, enfin, dans la partie antérieure du cou; alors il est pris de suffocation, de toux violente, de rougeur de la face et de larmoiement. Une ponction, faite avec un trois-quart explorateur, donne issue à des gaz par la canule de l'instrument. La tumeur elle-même s'affaisse, pour reparaître bientôt. Une nouvelle ponction donne lieu à un affaissement plus durable, le malade évitant de se moucher avec force. La tumeur reparaît cependant, et il est nécessaire de revenir à une troisième ponction. Enfin, on incise la tumeur; la poche s'enflamme, il se forme un abcès. La guérison survient, avec persistance toutefois d'une fistule du sinus frontal, ne donnant issue ni à de l'air, ni à aucun gaz.

Obs. CXCVIII. *Emphysème spontané des paupières et de l'orbite par perforation de la paroi interne de l'orbite.* Un homme, âgé de cinquante-huit ans, est affecté d'un emphysème des paupières gauches. Quand il se mouche, en pressant le nez entre les doigts, l'œil est chassé en avant de 1 centimètre 1/2, par l'air qui s'introduit en arrière du globe. Dès que la pression sur les narines cesse, l'œil reprend sa place, et les paupières diminuent de volume. Le patient comprime-t-il les paupières de dehors en dedans, pour pousser l'air vers le grand angle, l'air s'échappe dans cette direction, avec un bruit particulier semblable à du gargouillement. En examinant les choses avec attention, il est facile de reconnaître que l'air ne sort ni par les conduits lacrymaux, ni par une déchirure du sac ou de la conjonctive. En comprimant toute la région du grand angle de l'orbite sous les doigts, la tumeur cesse de se former, quel que soit l'effort exercé par le malade pour se moucher. De l'eau, injectée par le point lacrymal supérieur avec une seringue d'Anel, passe à la fois par la narine, la gorge, le tissu cellulaire des paupières et le tissu cellulaire intra-orbitaire; tandis que l'injection par le point lacrymal inférieur ne fait passer le liquide que par les voies naturelles. L'auteur de l'observation conclut de cet examen que l'air s'échappe par une déchirure assez large placée très-haut en arrière, dans le sac lacrymal, et peut-être en face d'une perte de substance correspondante de l'unguis [2].

L'emphysème des paupières se rencontre encore dans les cas d'emphysème général, à la suite d'une lésion des organes de la respiration. Un sujet, cité par Jahn [3], était atteint d'un emphysème général. Les paupières supérieures avaient la grosseur d'une pomme; les yeux étaient saillants hors de l'orbite.

---

[1] *Compendium de chirurgie,* t. III, p 100. — [2] Desmarres, *loc. cit.,* t. II, p. 229 — [3] *Journal l'Expérience,* 1842, p. 106.

Symptômes. L'emphysème des paupières est facile à reconnaître. Les paupières offrent une tuméfaction plus ou moins considérable, assez mal circonscrite, sans changement de couleur de la peau; la pression sur ces voiles donne au doigt cette sensation bien caractéristique de crépitation produite par la migration de gaz dans le tissu cellulaire. Une autre circonstance propre à la maladie, c'est que les efforts pour se moucher augmentent la tuméfaction des paupières, parce qu'ils ont pour résultat de faire passer une nouvelle quantité d'air des fosses nasales dans l'épaisseur de ces voiles. Quelquefois l'air gagne de proche en proche le tissu cellulaire sous-conjonctival; la muqueuse oculaire est soulevée autour de la cornée, et il se forme une espèce de *chémosis gazeux.* Dans d'autres cas, comme nous en avons rapporté quelques exemples, l'air s'infiltre dans le tissu cellulaire de l'orbite et l'œil est repoussé en avant.

Marche. Terminaisons. L'emphysème des paupières se comporte différemment, suivant les causes qui l'ont produit. Celui qui est le résultat d'une fracture des parois de l'orbite disparaît en général promptement, parce que la lésion osseuse ne tarde pas à se consolider. Celui qui est la conséquence d'une lésion organique ayant déterminé une perte de substance de la cloison osseuse qui sépare l'orbite des fosses nasales, est plus difficile à guérir. Celui qui se rattache à un emphysème général est grave, surtout en raison de la lésion des organes respiratoires, qui en a été le point de départ.

Traitement. L'application, sur les paupières, de compresses trempées dans un liquide résolutif; l'abstention, pendant quelques jours, de tout effort d'expiration forcée, notamment de l'action de se moucher, suffisent pour dissiper l'emphysème, quand ce dernier est le résultat d'une lésion traumatique. Il n'est pas nécessaire de ponctionner les parties tuméfiées, pour donner issue au gaz infiltré. Cette conduite ne serait motivée, que dans les cas où l'emphysème persiste longtemps, malgré l'emploi des moyens qui viennent d'être indiqués. Lorsque l'affection est le résultat d'une lésion organique des fosses nasales ou des dépendances de ces cavités, tels que les sinus frontaux, on n'obtient la guérison qu'après celle de la lésion osseuse; et comme celle-ci est quelquefois au-dessus des ressources de l'art, on peut être contraint de mettre en usage un traitement palliatif, consistant à recommander au patient d'éviter tout effort d'expiration forcée, notamment l'action de se moucher fortement, et de presser de temps en temps la tumeur des paupières, pour en faire passer le contenu dans les fosses nasales.

ARTICLE XI.

Œdème des paupières.

La laxité du tissu cellulaire sous-cutané des paupières en rend l'infiltration facile par du liquide séreux. L'œdème s'y développe dans la plupart des affections inflammatoires de la région orbito-palpébrale, ou de l'œil lui-même. Ainsi, on l'observe toujours, à un certain degré, dans les inflammations des follicules de Méïbomius, beaucoup plus rarement dans celles des follicules ciliaires. Certaines conjonctivites oculo-palpébrales en sont toujours accompagnées (voir l'article *Conjonctivite*). Dans les phlegmasies de la chambre antérieure, dans le phlegmon de l'œil, après l'opération de la cataracte par extraction, l'œdème de la paupière supérieure, qui se manifeste généralement du deuxième au quatrième jour, est le premier indice de ces fâcheuses complications. Les tumeurs de tout genre, qui se développent dans l'orbite et compriment le système veineux de cette cavité, donnent lieu à un œdème des paupières. On voit encore se développer cette affection à la suite de blessures, soit des paupières elles-mêmes, soit des parties environnantes.

Obs. CXCIX. *OEdème des quatre paupières symptomatique d'une phlegmasie traumatique de la région frontale.* Gabriel Forgues, âgé de onze ans, fait une chute, le 20 décembre 1862. Il en résulte une plaie contuse de la région frontale droite. On se contente d'appliquer sur la blessure des compresses d'eau blanche. Quatre jours après, il se manifeste un gonflement de la région frontale et de la racine du nez. Dans la soirée, les paupières se tuméfient. Le 26 décembre, l'enfant est conduit à ma clinique, et je constate qu'il existe un œdème des quatre paupières, beaucoup plus marqué à droite qu'à gauche, un léger œdème de la région frontale et de la racine du nez. Aucune lésion des globes. A la région frontale droite se trouve une plaie contuse. A la région parotidienne droite existe une adénite légère. Je prescris l'application, sur les paupières et le front, de compresses d'eau de sureau. Vingt-quatre heures après, l'œdème des paupières est dissipé. Quelques jours après, la plaie se recouvre de bourgeons charnus, et l'adénite parotidienne se dissipe spontanément.

Dans d'autres cas, l'œdème des paupières accompagne l'anasarque ; c'est ce qu'on observe, notamment chez les sujets arrivés à la période de convalescence de la scarlatine ; chez ceux qui sont atteints d'albuminurie. Quelquefois, enfin, cet œdème se montre, sans cause apparente, chez des sujets lymphatiques ; il est alors plus prononcé le matin, au réveil.

Cet état morbide est facile à reconnaître. Les paupières sont plus ou moins tuméfiées ; les plis et les sillons naturels en sont effacés ; la peau offre, tantôt un aspect blanc et luisant, tantôt une couleur d'un rose peu prononcé. Le tissu des paupières conserve l'impression du doigt qui les déprime, s'y enfonce et laisse pour quelque temps les traces de son passage. L'œil ne peut être découvert qu'en partie, et la vision est plus ou moins notablement gênée.

La marche et les terminaisons de cette affection sont subordonnées à la cause qui l'a produite. L'œdème inflammatoire n'a qu'une durée de quelques jours et cesse avec la phlegmasie elle-même ; celui qui est symptomatique d'un état général de l'organisme persiste plus longtemps. Il en est de même de l'œdème qui se développe parfois, sans cause appréciable, chez les enfants strumeux.

Le traitement varie également d'après la cause. L'œdème inflammatoire se dissipe sous l'influence de topiques légèrement astringents, tels que de l'eau blanche, de l'eau de roses. Lorsqu'il dure plus longtemps et qu'il prend une marche chronique, on fait appliquer sur les paupières des sachets contenant des herbes aromatiques sèches, telles que des fleurs de camomille, de sauge, de romarin. L'œdème qui se montre chez les sujets lymphatiques est combattu par la même médication locale, en même temps qu'on administre à l'intérieur des préparations toniques et ferrugineuses. Celui qui apparaît dans le cours de l'anasarque consécutif à la scarlatine, ou avec l'albuminurie, comporte des indications spéciales propres à ces affections. Lorsque, dans ces derniers cas, les paupières sont tellement tuméfiées que l'exercice de la vision est entravé, on peut, pour dégorger les tissus infiltrés, pratiquer quelques mouchetures avec une lancette.

ARTICLE XII.

Tumeurs malignes.

Il règne une grande confusion, dans les auteurs, sur la nature des affections cancéreuses des paupières. Maître Jan [1] considère comme *squirrheux* tous les endurcissements prononcés de ces voiles; pour lui, il y a *cancer*, toutes les fois qu'une tumeur présente de la dureté, des inégalités, la couleur livide et plombée, des vaisseaux volumineux et durs rampant à la base de la production morbide. Ce qui prouve que cet oculiste a compris sous le nom de cancer, des affections qui en diffèrent, c'est qu'il professe, que souvent le cancer des paupières ne s'ulcère pas, et demeure stationnaire. Guérin [2] englobe sous le titre de tumeurs squirrheuses, toutes les espèces de verrues des paupières. Pellier [3] décrit sous un même chef, les *tumeurs enkystées* et *squirrheuses*. Dire, avec Wenzel [4], que le cancer des paupières est une tumeur ronde, douloureuse, inégale, livide ou plombée, accompagnée de varices semblables aux pattes d'écrevisse, ce n'est pas déterminer les caractères des tumeurs malignes de ces organes. Le même vague existe dans les descriptions d'auteurs plus récents. Weller [5] a certainement compris, dans la classe des tumeurs squirrheuses et cancéreuses des paupières, de simples tumeurs enkystées; ce qui le dénote, c'est qu'il rapporte avoir pu, dans plusieurs cas, séparer ces tumeurs des parties subjacentes avec le manche du bistouri. Pour lui, comme pour Desmarres [6], ces productions morbides reconnaissent pour causes des chalazions, le tylosis. Vidal de Cassis [7], Carron du Villards [8], ont aussi confondu les indurations des paupières, suites de phlegmasies chroniques avec le cancer. Le dernier cite l'exemple d'un homme qui, depuis quinze ans, porte un *squirrhe* de la paupière, n'ayant pas changé de forme. Boyer [9] professait que le squirrhe des paupières commence par une petite tumeur dure et douloureuse, augmen-

<hr>

[1] *Traité des maladies de l'œil*, p. 485 et 510. Troyes, 1707. — [2] *Traité sur les maladies des yeux*, p. 55 Lyon, 1760. — [3] *Précis ou Cours d'opérations sur la chirurgie des yeux*, t. II, p. 120 Paris et Montpellier, 1790. — [4] *Manuel de l'oculiste*, t. I, p. 87. — [5] *Loc. cit.*, t. I, p. 115. — [6] *Loc. cit.*, t. I, p. 611. — [7] *Traité de pathologie externe*, t. III, p. 588; édit. Fano. — [8] *Guide pratique*, etc., t. I, p. 538. — [9] *Traité des maladies chirurgicales*, t. IV, p. 419. 5e édit.

tant par degrés, prenant quelquefois un volume considérable sans s'ulcérer ; d'autres fois, au contraire, s'ulcérant, alors même qu'elle est fort petite.

Les caractères propres aux tumeurs cancéreuses des paupières sont précisément, de présenter une tendance fatale à l'ulcération, au bout d'un certain temps, d'envahir progressivement les parties voisines, de récidiver quand on les a extirpées.

Causes. On les rencontre de préférence chez des sujets adultes. La paupière inférieure est plus souvent atteinte que la supérieure. Rien ne prouve qu'elles soient produites par des phlegmasies chroniques terminées par induration ; si plusieurs chirurgiens en ont jugé autrement, c'est qu'ils ont confondu les indurations simples avec le cancer. C'est aussi gratuitement qu'on a accordé un certain rôle, dans le développement de la maladie, à des causes externes, des contusions, des froissements des paupières, l'emploi de topiques irritants.

Variétés. Celle qu'on rencontre le plus fréquemment est le cancer *épithélial* ; la forme *squirrheuse* est rare ; l'*encéphaloïde* plus rare encore. Quand le mal commence par la conjonctive, c'est, en général, le cancer *mélanique*. L'affection débute par le bord libre de la paupière, ou à une certaine distance de ce dernier ; on la rencontre aussi au niveau des commissures.

Symptômes. Le cancer *épithélial* se manifeste, en général, par une ou plusieurs élevures, ou petites plaques, dont la couleur ne diffère pas de celle des parties saines, et qui ressemblent à des verrues. Ces tubercules grossissent peu à peu, perdent leur mobilité, en s'étendant, par leurs racines, aux parties plus profondes, et, au bout d'un certain temps, se couvrent de quelques veinules dilatées et de varicosités bleuâtres. Plus tard, arrive la période d'ulcération. Les progrès de l'ulcère sont lents ; quelquefois, celui-ci demeure stationnaire pendant des années ; chez quelques sujets, il diminue d'étendue, se cicatrise même, pour se rouvrir plus tard, faire de nouveaux progrès et se cicatriser de nouveau. Chez quelques sujets, l'ulcération a une marche plus rapide ; les paupières peuvent être complétement détruites, le globe participe au mal, il est dénudé, enflammé et se rompt. Les os n'échappent pas eux-mêmes à ce travail de destruction ; ce qui met tôt ou tard la cavité de l'orbite en communication avec les fosses nasales ou même avec l'intérieur du crâne. D'autres fois, l'ulcère envahit la face ; les joues sont détruites. Ou bien encore, la plaie ne fait pas de progrès en largeur, et s'étend, au contraire, profondément. La peau qui environne l'ulcère conserve, en général, ses caractères normaux ; les bords de la perte de substance sont parfois garnis d'élevures ou de tubercules d'un rouge pâle. Dans cette forme de cancer, il y a rarement des hémorragies ; les malades n'éprouvent pas de souffrances vives, à moins que le travail d'ulcération ne se propage aux filets nerveux d'une certaine importance, tels que les nerfs sus ou sous-orbitaires.

La forme *squirrheuse* est rare. Dans un cas observé par Mackenzie, il y avait un endurcissement de la paupière inférieure qui était rétractée et fixée au globe, au point de ne plus pouvoir être déplacée. Un autre malade était affecté d'une tumeur de près de 2 centimètres et demi de long sur 5 millimètres de large, recouverte d'une croûte à la partie moyenne, siégeant sur la paupière inférieure. L'extirpation du produit morbide fit reconnaître qu'il était formé d'un mélange de substance molle et de substance cartilagineuse ayant l'apparence du squirrhe.

La forme *mélanique* du cancer palpébral sera décrite plus tard avec les maladies de la conjonctive.

Diagnostic. Dans la période d'induration, le cancer des paupières peut être confondu avec d'autres tumeurs. Le premier diffère des autres par la circonscription, la dureté plus prononcée, les inégalités, l'existence de vaisseaux variqueux. A la période d'ulcération, la confusion est possible avec le lupus et avec les ulcères syphilitiques des paupières. Nous reviendrons sur ce sujet dans le chapitre suivant (voy. *Syphilis des paupières*).

Lorsque le cancer épithélial ulcéré siége au grand angle et que le travail de destruction s'est propagé à une certaine profondeur, on peut croire, au premier abord, qu'il existe une fistule du sac lacrymal. On évite de commettre une pareille erreur, en pratiquant une injection d'eau par les points lacrymaux. En cas d'ulcère cancroïdal, avec intégrité du sac, aucune goutte de liquide ne reflue par l'ulcération.

Pronostic. Il est grave, en raison de la mutilation plus ou moins étendue qu'on est obligé de faire subir aux paupières, pour guérir le mal, et de la fréquence des récidives. A l'appui de la dernière assertion, nous citerons le fait de Rahn[1] : Un homme avait joui d'une bonne santé jusqu'à l'âge de onze ans. A cette époque, il se développa une tumeur à la paupière supérieure gauche, au voisinage du grand angle. On l'opéra avec succès. Un an plus tard, il s'était formé à la paupière supérieure une nouvelle tumeur qui s'étendit au voile inférieur. On extirpa la production morbide, neuf ans après la première opération. La tumeur était composée de plusieurs noyaux durs, de couleur blanche. Deux ans après, il y eut une nouvelle récidive. A l'âge de quarante ans, la tumeur s'étendait de l'arc-sourcilier gauche jusqu'à la lèvre supérieure, intéressant les deux paupières de ce côté, ayant 10 centimètres de haut. L'œil était atrophié, repoussé vers le petit angle. On extirpa la masse morbide, qui était composée d'une substance molle, d'un brun rougeâtre et de parties de consistance cartilagineuse. Une nouvelle tumeur se montra à la partie supérieure et interne de l'orbite; on fit une quatrième opération; le malade succomba. A l'autopsie, on trouva une encéphalite suppurée; la partie antérieure de l'hémisphère gauche du cerveau était intimement unie aux masses fongueuses faisant saillie hors de l'orbite; la portion orbitaire du frontal gauche était complétement détruite.

Traitement. Les médications internes de nature diverse, les topiques de tout genre, ne réussissent pas mieux à guérir le véritable cancer des paupières que celui des autres régions du corps. Le seul moyen rationnel à opposer à cette affection est de détruire le mal, ou d'enlever la portion dégénérée.

---

[1] *Annales d'oculistique*, t. XXXII, p. 153.

A. **Caustiques**. Ils ne sont applicables qu'aux tumeurs cancéreuses ulcérées, plus étendues en surface qu'en profondeur. Ceux qu'on a employés sont : la poudre du frère Côme, la poudre de Rousselot, la pâte de Canquoin, la pâte de Vienne, la pierre infernale, la pâte de sulfate de zinc préparée avec le sel pulvérisé et la glycérine. On connaît le danger inhérent aux préparations arsénicales, dont l'absorption peut produire des phénomènes d'empoisonnement. Le nitrate acide de mercure préconisé par Velpeau[1] a l'inconvénient de pouvoir atteindre le globe. Les autres caustiques sont passibles de la même objection, et le soin de disposer la plaque de l'élévateur, derrière la paupière, pendant l'application de l'agent destructeur, ne met pas toujours à l'abri de la blessure de l'œil. Ajoutons encore que les caustiques ont une action lente.

B. **Extirpation**. On la pratique de diverses manières, d'après le siége et l'étendue du mal. Si le tubercule cancéreux ne comprend pas toute l'épaisseur de la paupière, on l'extirpe, en dédolant, de façon à ne pas traverser l'organe entier. Si la tumeur est petite et rapprochée du bord libre, ou la circonscrit par deux incisions en forme de V, à base tournée vers le bord libre, et on emporte ainsi tout le mal. Cette opération s'exécute, soit avec un bistouri, ce qui est plus long, soit avec des ciseaux. On réunit les lèvres de la perte de substance, si faire se peut, par quelques points de suture entortillée. La tumeur occupe-t-elle une grande étendue du bord libre ? on l'excise avec des ciseaux courbes, que l'on conduit parallèlement à ce bord : ou bien encore, on pratique, au delà des limites du mal, une incision semi-lunaire, à concavité parallèle au bord libre. Si la dégénérescence est superficielle, et comprend une grande étendue en hauteur de la paupière, on fait l'ablation de toute la partie malade avec le bistouri, en respectant la conjonctive. On abandonne la plaie à elle-même, en pansant à plat. L'expérience démontre que, dans ces cas, les téguments voisins attirés par le tissu cicatriciel viennent remplacer la perte de substance. Si on n'obtient pas ce résultat, on pratique plus tard une blépharoplastie. Si le cancer s'étend à la fois à toute la hauteur et à toute l'épaisseur de la paupière, la manière d'agir est la même que dans le cas précédent.

Lorsque le mal siége au petit angle, on pratique une perte de substance en V, à base située au niveau de la commissure. On réunit les lèvres de la plaie par la suture entortillée. Si c'est au grand angle, c'est-à-dire si le cancer siége au côté interne de l'une ou l'autre paupière, ou bien encore à la partie interne des deux paupières à la fois, on enlève les portions malades, en se servant du bistouri ou des ciseaux. Si, après la cicatrisation, la brèche n'est pas réparée, on peut emprunter un lambeau autoplastique au nez. Dans des cas plus avancés, on est contraint d'enlever, non seulement les portions altérées de la paupière, mais encore l'œil lui-même. Si le cancer adhère aux parois de l'orbite, si les os qui limitent cette cavité sont eux-mêmes dégénérés, on se comporte comme nous l'avons dit précédemment. p. 187).

---

[1] *Dictionnaire de médecine en 50 volumes*, t. XXIII, p. 294.

CHAPITRE VIII.

AFFECTIONS DIVERSES DES PAUPIÈRES.

ARTICLE I.

Syphilis des paupières.

On rencontre, aux paupières, une syphilis primitive et une syphilis secondaire.

1. Syphilis primitive. Les ulcérations se présentent sous forme de chancre induré ou infectant et de chancre non induré, non infectant. On les trouve, sur le bord libre de la paupière, sur la face cutanée, sur la caroncule, au devant du sac lacrymal, dans l'espace compris entre le sourcil et la paupière supérieure ; d'autres fois, c'est sur la conjonctive palpébrale, où l'ulcération peut être d'une grande étendue. Deval a observé un malade âgé de vingt-quatre ans, chez lequel un ulcère, occupant presque toute la longueur et la moitié environ de la hauteur de la paupière supérieure droite, formait une plaque tellement dure, qu'au premier abord, on aurait cru voir le cartilage tarse et la paupière retournée. Il a constaté, chez un autre sujet, sur la région du sac lacrymal, un chancre à fond comme fibro-cartilagineux.

Le mode de transport du virus syphilitique sur la paupière est variable : c'est un baiser donné sur cette partie par une personne atteinte d'une ulcération primitive des lèvres ; c'est probablement aussi le contact, pendant des rapports contre nature, de certaines parties de la face avec les organes génitaux infectés. Les doigts peuvent servir de moyens de transport, lorsqu'après avoir touché les organes génitaux malades, on se frotte les paupières. Dans un cas, le chancre se développa consécutivement à la projection accidentelle sur la face, de salive provenant d'un sujet atteint d'ulcères syphilitiques de la gorge.

Le chancre des paupières se présente sous la forme d'un ulcère creux, à bords ronds et taillés à pic, à fond grisâtre, accompagné d'un gonflement assez considérable des parties avoisinantes, et d'un engorgement ganglionnaire, soit à l'angle de la mâchoire, soit au devant de l'oreille. Abandonné à lui-même, il peut s'étendre à la fois en largeur et en profondeur, et produire des désordres graves. On l'a vu, marchant des parties superficielles de la paupière vers les parties profondes, détruire successivement toutes les couches du voile ; lorsqu'il débute par la conjonctive, il s'étend parfois au-dessous de la peau, en laissant celle-ci intacte, et en produisant des ravages d'autant plus grands, qu'ils sont inaperçus ; sur la région du sac lacrymal, l'ulcère peut détruire la paroi antérieure de ce réservoir.

Le diagnostic des ulcérations syphilitiques primitives des paupières est parfois un sujet d'embarras. C'est surtout avec le cancer que la méprise est facile, dans quelques cas. L'âge du malade est déjà une présomption en faveur de l'une ou l'autre affection; le chancre est plutôt l'apanage des sujets jeunes; le cancer se montre rarement avant quarante ans. Mais, comme il y a des exceptions à cette règle, le diagnostic ne saurait être basé sur de telles données. La coexistence de chancres des organes génitaux n'a pas une grande valeur, attendu que le chancre des paupières peut exister seul. Les caractères physiques de l'ulcération ne sont pas non plus toujours assez nettement tranchés, pour qu'on soit sûr d'éviter la confusion. Il n'en est plus de même, lorsqu'on rencontre, en même temps, les indices d'une syphilis constitutionnelle, tels qu'une roséole ou une affection papuleuse. Dans les cas douteux, on peut recourir à l'inoculation du pus pris à la surface de l'ulcère; si celui-ci est de nature spécifique, on reproduira une ulcération semblable. On ne confondra pas des ulcérations syphilitiques du bord libre de la paupière avec une blépharite ciliaire. Celle-ci est une affection qui reste longtemps superficielle et qui ne se propage profondément, aux follicules ciliaires, qu'à une époque avancée; tandis que les ulcérations syphilitiques ont une marche envahissante rapide, et s'accompagnent bientôt d'autres manifestations spécifiques bien reconnaissables. Les caractères de la dacryocystite chronique, ou du catarrhe du sac lacrymal; ceux d'une fistule simple du sac, s'éloignent trop de ceux du chancre du grand angle pour donner lieu à une méprise.

Le *traitement* est général et local. Lorsque l'ulcération a une marche indolente, on la cautérise avec la pierre infernale; on prescrit des pansements avec de l'eau phagédénique affaiblie ou pure, avec de la teinture d'iode, du vin aromatique. Si le chancre occupe le bord libre ou la face postérieure de la paupière, les collyres au sublimé sont utiles. En même temps, on soumet le malade à une médication interne, soit par la liqueur de Van Swieten, soit par le protoiodure de mercure.

II. SYPHILIS CONSTITUTIONNELLE. ULCÉRATIONS SECONDAIRES ET TERTIAIRES. Chez les sujets atteints de vérole constitutionnelle, on rencontre, aux paupières, des syphilides à formes simples ou combinées : la roséole, l'herpès miliaire circiné et en groupe; la syphilide tuberculo-crustacée en groupe; la tuberculeuse; la crustacée, la pustulo-crustacée. Ces éruptions se montrent, en même temps, sur d'autres points de la face [1]. Cette coïncidence rend en général le diagnostic facile. Ces syphilides s'ulcèrent communément, et si elles ne sont pas arrêtées dans leur marche envahissante, le travail de destruction peut gagner en profondeur, et produire de graves désordres, non-seulement des paupières, mais encore de l'œil. Chez une jeune femme, qui s'est présentée à ma clinique, le 7 janvier 1865, il y avait, à la partie interne de la paupière supérieure droite, une exulcération du volume d'une lentille, à circonférence irrégulière, d'aspect grisâtre, à bords

[1] Ricord, *Clinique iconographique de l'hôpital des vénériens*, pl. XV *bis*, XXIII *bis*, XIV, XLII, XLV.

indurés, ayant tous les caractères *d'une plaque muqueuse*. Deux ou trois
ulcérations, en forme de gerçures, recouvertes de petites croûtes, se voient
au niveau de la commissure buccale droite. A la face interne de la joue
gauche existent plusieurs ulcérations en forme de rhagades. La région
ano-périnéale est couverte de *tubercules muqueux*. Des croûtes occupent la
partie antérieure du crâne; les cheveux tombent depuis le début de la maladie qui, d'après le dire de la patiente, remonte à six mois et a commencé
par les parties génitales. On ne constate aucune éruption sur le reste du
corps. Cette femme est enceinte de quatre mois. Je lui prescrivis un traitement antisyphilitique et des lotions avec la liqueur de Labarraque sur les
parties malades. J'ai revu la patiente, en septembre, complétement guérie;
elle est accouchée à terme, et son enfant, qu'elle m'a présenté, est bien
développé et paraît, au moins actuellement, indemne de toute manifestation syphilitique.

Les syphilides des paupières se rencontrent souvent chez les enfants
nouveau-nés atteints de syphilis congénitale. Mackenzie[1] considère aussi
comme de nature syphilitique l'état suivant des yeux chez quelques enfants infectés : paupières enflammées et collées le matin; sécrétion de mucus puriforme par la conjonctive; sécrétion de pus par les follicules de
Méïbomius et les glandes ciliaires; cornée quelquefois infiltrée de pus et
rompue; atrophie consécutive du globe. Il ne s'agit là, croyons-nous, que
d'une blépharophthalmie purulente coïncidant avec une syphilis congéniale, et rien ne prouve que l'affection des paupières et de l'œil soit réellement syphilitique.

D'autres ulcérations syphilitiques des paupières méritent le nom d'ulcérations *tertiaires*. Elles succèdent à la fonte de tumeurs gommeuses sous-
cutanées. Elles coïncident généralement avec d'autres gommes, ou avec
des exostoses. Lorsqu'une périostose gommeuse de l'orbite se termine par
suppuration, il en résulte parfois aussi une suppuration qui, après la guérison, peut laisser une cicatrice adhérente au rebord de l'orbite, d'où une
certaine fixité de la paupière.

Le traitement des syphilides et des ulcérations syphilitiques des paupières est conforme au traitement de la vérole constitutionnelle.

ARTICLE II.

Blépharospasme.

Cette affection est caractérisée par une contraction spasmodique d'une
portion ou de la totalité des fibres de l'orbiculaire. On l'appelle encore
clignotement morbide, tressaillement ou *tremblement des paupières, souris*.

Elle se présente sous deux formes : ou bien les convulsions n'ont chacune qu'une très-courte durée, et se succèdent très-promptement les unes
aux autres, c'est-à-dire que le muscle se contracte et se relâche alternative-

---

[1] *Loc. cit.*, t. 1, p. 181.

ment ; ou bien, les contractions sont plus prolongées, sans période de rémission. Dans le premier cas, ce sont des spasmes *cloniques* ; dans le second, des spasmes *toniques*.

Causes. Les spasmes *cloniques* se rencontrent plus souvent chez les femmes, surtout chez les hystériques ; on les observe, chez les sujets des deux sexes, à la suite de chagrins, de vives contrariétés. Mackenzie[1] en attribue le point de départ à un dérangement de l'estomac : l'irritation, partant de cet organe, se propage au centre nerveux par l'intermédiaire du nerf pneumo-gastrique, et se réfléchit sur un ou plusieurs rameaux du nerf facial. Rien ne prouve que les choses se passent ainsi, et il y a tout lieu de croire que les personnes, affectées de tressaillement des paupières, éprouvent en même temps de la dyspepsie, maladie si commune chez ceux qui ont un tempérament nerveux. C'est une coïncidence, ou plutôt ce sont deux états morbides se rattachant à la même cause.

Chez d'autres sujets, le clignotement morbide est la conséquence d'une cause mécanique, c'est-à-dire de l'irritation de la conjonctive, par la déviation d'un ou de plusieurs cils, par la présence d'un corps étranger. On l'a encore observé chez les enfants tourmentés de vers intestinaux, et alors l'expulsion de ces derniers suffit souvent pour faire cesser le spasme palpébral. D'autres fois, la maladie se développe après un simple refroidissement de la face. Elle peut être aussi congénitale, et coïncider alors le plus souvent avec l'oscillation du globe, c'est-à-dire avec le *nystagmus*.

La forme *tonique* se montre plutôt chez les sujets qui sont atteints d'une hyperesthésie de la rétine, chez ceux qui appliquent les yeux à de petits objets, ou à des objets placés à de courtes distances, qui fatiguent l'organe de la vision ; à la suite de blessures de cette partie ou pendant le cours de phlegmasies diverses de l'œil.

Quelques auteurs ont signalé l'existence de blépharospasme, à la suite de lésions de la cinquième paire, notamment après des névralgies faciales se rattachant à la carie dentaire, ou à des abcès formés à la racine des dents.

Symptômes. Ils varient d'après la forme de la maladie, c'est-à-dire suivant que les convulsions sont *cloniques* ou *toniques*. Dans le premier cas, les manifestations morbides sont elles-mêmes subordonnées au degré et à l'étendue de la contraction. Chez quelques sujets, cela se borne, de temps en temps, et quelquefois à des intervalles éloignés, à quelques frémissements, quelques battements dans les paupières. Le mouvement qui se passe sous la peau de ces parties a quelque ressemblance avec celui qu'exciterait une souris cachée sous un drap de lit ; de là le nom de *souris* donné à cette forme. Si on observe le malade au moment où les contractions se manifestent, on voit manifestement un faisceau de l'orbiculaire se contracter et se relâcher, c'est-à-dire exécuter une série d'oscillations, pour retomber au repos après quelques instants. D'autres fois, les contractions sont plus fortes et plus prolongées. Tout d'un coup les paupières se ferment

---

[1] *Loc. cit.*, t. I, p. 247.

brusquement, se rouvrent pour se fermer de nouveau, et l'on voit ainsi une série non interrompue de mouvements de clignement se succéder dans un espace de temps fort court. Dans certains cas, les contractions de l'orbiculaire se prolongent plus longtemps ; les yeux se ferment, et le malade est contraint, pour les ouvrir, d'écarter les paupières avec les doigts. A ce degré, l'affection devient tellement gênante, que les sujets n'osent plus s'aventurer dans les rues. Presque toujours alors, il existe en même temps des contractions spasmodiques des autres muscles sous-cutanés de la face et d'autres troubles nerveux, tels qu'un sentiment de constriction qui part du haut de la poitrine et s'étend progressivement au cou, puis à la tête, jusqu'au haut du front. Les émotions morales, les contrariétés exaspèrent cet état morbide.

Plusieurs observateurs ont noté, et j'ai remarqué aussi, sur quelques femmes atteintes de cette affection, qu'au moment même où les contractions de l'orbiculaire sont les plus fortes, on les fait cesser immédiatement, par une compression énergique pratiquée au niveau de l'angle externe des paupières. Dès qu'on cesse la compression, les contractions se montrent de nouveau. Une jeune femme, citée par Ch. Bell [1], avait des attaques périodiques de blépharospasme, suite d'excès d'application des yeux sur de petits objets. Chez elle, la compression avec le doigt, au-devant de l'oreille, au-dessous de l'apophyse zygomatique, suffisait pour que les yeux s'ouvrissent instantanément, et restassent ouverts, tant que durait la compression. Le blépharospasme cessait aussi, lorsqu'on comprimait la carotide contre les vertèbres, au-dessous de l'angle de la mâchoire. Une circonstance plus remarquable encore, c'est qu'on arrivait au même résultat, en comprimant les cartilages costaux au niveau de l'hypochondre gauche, de façon à agir sur la portion cardiaque de l'estomac.

Le blépharospasme *tonique* se distingue du précédent par la durée de la contraction de l'orbiculaire et par la force de cette contraction, qui est parfois telle, que les plus grands efforts exécutés par le chirurgien sont impuissants pour écarter les paupières l'une de l'autre.

Diagnostic. Il est facile. Le spasme ou les convulsions d'un des côtés de la face pourraient au premier abord en imposer pour une hémiplégie faciale du côté opposé, parce que les contractions morbides dévient parfois la bouche. C'est une erreur facile à éviter, en inspectant d'une part la contractilité du côté que l'on suppose paralysé, et en observant les mouvements spasmodiques des muscles sous-cutanés de la face du côté réellement malade.

Pronostic. Le tressaillement des paupières est une affection de peu d'importance. Il n'en est pas de même du véritable blépharospasme, de celui qui donne lieu à une fermeture convulsive des paupières. Celui-ci est très-difficile à guérir ; la forme *clonique* résiste plus aux efforts de l'art que la forme tonique, et c'est de la première qu'on peut dire avec Demours [2] :

---

[1] *Nervous System of the Human Body*, Appendix, p. 46. London, 1830. — [2] *Loc. cit*, t. I, p. 476.

« J'ai reconnu par l'extrême attention que j'ai apportée à l'observation de ces mouvements convulsifs, que les remèdes n'ont aucune influence sur leur durée et leur intensité. J'en ai vu cesser, chez des gens qui n'avaient employé contre eux aucun moyen ; j'en ai vu qui subsistent encore au moment où j'écris, et qui cependant ont été combattus par tous les remèdes indiqués. Je me suis borné depuis, à conseiller l'usage des lunettes vertes et beaucoup d'exercice. »

Traitement. Les médications les plus diverses ont été opposées à cette affection : émissions sanguines locales, sangsues derrière les oreilles ; purgatifs, toniques ; antispasmodiques de toutes sortes ; inhalation de chloroforme ; révulsifs sur le front, la tempe, derrière l'oreille ; topiques divers appliqués sur les paupières, notamment des cataplasmes d'opium, de jusquiame, de ciguë ; bain de poussière d'eau froide sur les paupières ; jet continu d'eau froide ou saturée d'acide carbonique sur l'œil ; vapeurs d'opium ou de belladone dirigées sur cet organe. J'ai essayé sans succès l'administration à l'intérieur de la valériane, des pilules de Méglin, les onctions sur l'orbite avec une pommade à l'acétate de morphine, les vésicatoires au-dessus du sourcil pansés avec ce médicament, l'électrisation, répétée tous les jours, des paupières. Deval [1] préconise la pommade à la vératrine en frictions sur la région affectée, à la dose de 25 centigrammes à 1 gramme pour 15 grammes d'axonge, en usant de doses graduées. Mautner [2], de Vienne, se loue, chez les enfants atteints de spasme non inflammatoire, d'onctions sur les paupières, deux ou trois fois par jour, avec une solution de 2 centigrammes et demi de conéine dans 4 grammes d'huile d'amandes douces. Carron [3] a traité avec succès un clignotement de paupières, rebelle à divers moyens, par l'usage à l'intérieur de l'eau distillée de laurier cerise, à la dose de 15 grammes matin et soir, et par des bains d'œil dans le même liquide. Le malade a été guéri au bout d'un mois.

Des médications empiriques ont parfois réussi à faire cesser le blépharospasme ; chez un homme, cité par Deval, les antispasmodiques de toutes sortes avaient échoué ; l'usage d'un collyre à *l'eau de l'épicier*, qui a pour base le sulfate de zinc, suffit pour enrayer la maladie. Une femme, atteinte d'une conjonctivite granuleuse, était affectée d'un blépharospasme, tous les jours, depuis sept heures du soir jusqu'à quatre heures du matin ; des topiques de tout genre, les antipériodiques, n'avaient apporté aucune amélioration ; les scarifications des paupières et un collyre astringent suffirent pour obtenir la guérison. Un autre sujet a été guéri, en cautérisant, avec le sulfate de cuivre, la conjonctive palpébrale, d'ailleurs saine. Un malade, cité par A. Græfe [4], était atteint de blépharospasme et de convulsions générales ; il fut débarrassé de la première de ces affections par la section du nerf *sus-orbitaire*. Déjà, bien antérieurement, Moreau, chirurgien en chef de l'Hôtel-Dieu de Paris, au rapport de Guérin [5], avait guéri une contraction spasmodique des paupières au moyen d'une incision pratiquée sur le bord

[1] *Loc. cit*, p. 709. — [2] *Annales d'oculistique*, t. XXXVI, p. 88. — [3] *Loc. cit.*, t. I, p. 247. — [4] *Archiv. für Ophthalmologie*, t. I, p. 440. — [5] *Maladies des yeux*, p. 60.

de l'orbite, au-dessous des sourcils, depuis le grand jusqu'au petit angle de l'œil. Il est probable que, dans ce cas, la section avait porté sur l'orbiculaire, et la réussite obtenue par de Græfe n'a pas d'autre interprétation. Plus récemment, Cunier et Dieffenbach ont pratiqué avec succès, en pareil cas, la section sous-cutanée du muscle orbiculaire des paupières, qui a fourni à Desmarres [1] des résultats moins heureux.

Nous avons mentionné précédemment ce fait, qu'au moment où les contractions de l'orbiculaire sont le plus fortes, on les fait cesser immédiatement par une compression énergique pratiquée au niveau de l'angle externe des paupières. J'ai pensé que l'on obtient ce résultat parce que, dans le point que nous venons d'indiquer, la compression porte sur le plus grand nombre des filets nerveux que le facial envoie à l'orbiculaire. De là l'idée, qui s'est présentée récemment à nous, de pratiquer la section sous-cutanée de ces filets nerveux, en même temps que l'on coupe la portion correspondante du muscle. Cette modification au procédé opératoire nous a donné un beau succès dans la circonstance suivante, déjà rapportée ailleurs [2] :

OBS. CC. *Blépharospasme clonique des quatre paupières. Section sous-cutanée des filets nerveux du facial et de la portion correspondante du muscle orbiculaire, à gauche seulement. Guérison.* La dame L***, âgée de quarante-huit ans, marchande, a été affectée, au mois d'octobre 1862, d'un rhumatisme articulaire. Au mois de février 1863, elle a eu la jaunisse. Vers la même époque, elle a été prise, dit-elle, de spasmes de la face et du cou. On a cherché à guérir cette dernière maladie par des médications diverses. Venue à ma clinique, une première fois, dans le cours du mois de mars, j'ai tenté, sans le moindre succès, l'électrisation journalière du muscle orbiculaire des paupières, l'administration à l'intérieur de divers antispasmodiques.

Le 27 juillet 1863, nous constatons que lorsque la patiente se tient dans un demi-jour, il n'y a pas de contraction spasmodique des paupières. Dès qu'elle s'expose à une lumière un peu vive, elle est prise de contractions : d'abord tous les muscles de la face sont au repos; au bout de quelques instants, surviennent de petits tressaillements dans les muscles élévateurs de l'aile du nez et de la lèvre supérieure et dans le muscle orbiculaire; bientôt ces tressaillements sont assez forts pour que les paupières se ferment quelques instants; elles se rouvrent promptement. Au grand jour, l'occlusion des paupières est, au contraire, plus prolongée; la contraction de l'orbiculaire est alors tellement forte, que la malade est obligée d'écarter avec ses doigts les paupières. Il en résulte qu'elle n'ose plus s'aventurer seule dans les rues, parce qu'au moment où elle traverse une place, un carrefour, elle est prise subitement de cette fermeture des paupières, et qu'il lui est arrivé plusieurs fois de se trouver sous les chevaux des voitures, ou de se jeter sur les passants, qui la bousculent. Il lui est impossible de se livrer à aucun travail; elle ne peut ni lire, ni écrire, ni coudre, parce que ses yeux se ferment à chaque instant. Elle éprouve, de temps en temps, un sentiment de constriction qui part de la poitrine, monte à la gorge, puis sur les parties latérales de la face, aux paupières et au front. Une forte compression, exercée avec les pouces sur l'angle externe des paupières, arrête subitement, et pour quelque temps, les contractions de l'orbiculaire. Le blépharospasme est bien plus prononcé à gauche qu'à droite.

[1] *Loc. cit.*, t. III, p. 609. — [2] *L'Association médicale*, p. 277 ; 1re année, 1863.

Le 30 juillet, l'opération suivante est exécutée, du côté *gauche* seulement : avec une lancette, je fais une ponction à la peau qui recouvre la partie inférieure du petit angle de l'orbite. Par cette ouverture, j'insinue la lame d'un ténotome, à extrémité mousse, que je dirige à plat, de bas en haut. Dès que l'instrument a parcouru un trajet d'environ 1 centimètre, je tourne le tranchant directement en arrière, et, par des mouvements en scie, je coupe les tissus en rapport avec la lame, qui est ensuite retournée à plat, et qui sort en suivant le même trajet. Immédiatement après, le clignotement s'arrête, non-seulement du côté opéré, mais encore du côté opposé. Il se produit un thrombus d'un volume peu considérable, mais dur à la pression.

Le lendemain, il y a encore des clignements, mais beaucoup moins fréquents et moins forts. Le 2 août, la patiente a pu aller et revenir seule, et en plein midi, de la rue Saint-Martin à la place de la Bourse. Le spasme des paupières a considérablement diminué. Le 5 et le 7, elle vient seule à ma clinique. Elle nous dit que, depuis le jour de l'opération, les yeux ne se sont pas une seule fois fermés *complétement*, au moment où il se manifeste une contraction de l'orbiculaire. Dans la journée du 6, il y a quelques mouvements spasmodiques qui maintiennent les paupières closes pendant un temps d'une durée extrêmement courte. Le 10, la dame L*** peut circuler dans les rues, seule, sans craindre les voitures. Il y a encore quelques mouvements de clignement, mais les mouvements de fermeture forcée des paupières ont disparu. Le 13, l'amélioration n'a pas cessé ; le 17, elle se maintient. La dame L*** se plaint d'une sensation de pesanteur dans les paupières, sensation qui la porte parfois à les fermer et à dormir. Le 20, même état. Dans la rue, lorsqu'il règne un grand vent, les paupières se ferment quelquefois, mais pendant un temps très-court. La grande lumière ne produit pas le même effet.

Le 26, la patiente nous dit avoir pu sortir seule tous les jours. Il reste encore une sensation de pesanteur dans les paupières. L'examen ophthalmoscopique démontre que les deux yeux sont à l'état normal. Pendant cet examen, fait par sept personnes, la patiente ne se plaint nullement, et n'a pas eu la moindre tendance à fermer les paupières.

Dans un cas relaté par Gérold [1], un homme de soixante ans était atteint d'un spasme des paupières, tellement violent qu'il ne pouvait ouvrir les yeux. Le mal ayant résisté à un grand nombre de médications, même à la section de l'orbiculaire, ce chirurgien imagina, pour rendre la vue au patient, de pratiquer à la paupière supérieure, dans un point situé vis-à-vis de la pupille, une fenêtre, au moyen d'une incision cruciale faite au voile dans toute son épaisseur, en disséquant et en réséquant la peau des quatre lambeaux, et en attirant la muqueuse au dehors, pour la fixer aux bords de la plaie.

ARTICLE III.

Blépharoptose.

Sous le nom de *blépharoptose*, on comprend un état de la paupière supérieure tel, que le voile, pendant au devant du globe, ne peut être relevé

---

[1] *Annales d'oculistique*, t. X, p. 280.

par la volonté du malade, c'est-à-dire par le fait seul de la contraction du muscle élévateur propre; il faut, de toute nécessité, pour obtenir cet effet, que le mouvement d'ascension soit communiqué, soit par les doigts du malade lui-même, soit par ceux du chirurgien. La blépharoptose est plutôt un symptôme de maladies diverses qu'un état morbide particulier, et on pourrait se dispenser d'en faire une description spéciale, renvoyant aux articles *paralysie de la troisième paire, œdème, tumeurs des paupières*, etc. On la désigne également sous les noms de *ptosis, blépharoptosis, prolapsus de la paupière, atoniatoblépharon*, et plus particulièrement sous celui de *blépharoplégie*, quand elle est de nature paralytique.

Division. La blépharoptose est *complète* ou *incomplète* : dans le premier cas, le voile est abaissé à un point tel que la vision est empêchée; dans le second, l'abaissement n'est pas assez prononcé pour que la portion inférieure de la pupille cesse de rester à découvert; le malade conserve encore un certain degré de vision. Rognetta [1] admet une blépharoptose *mécanique* et une autre *paralytique* : celle-ci due à un affaiblissement du muscle releveur, celle-là due à une sorte de relâchement et d'hypertrophie de la peau de la paupière et du tissu cellulaire subjacent. Mackenzie [2] en reconnaît cinq espèces : le ptosis par *hypertrophie* ou par excès de longueur des téguments, le *congénital*, le *traumatique*, l'*atonique* et le *paralytique*; les deux dernières espèces sont deux degrés d'une seule et même forme morbide. Sichel [3] établit une autre classification : le ptosis *paralytique*, l'*atonique* et le *lipomateux*. La seconde variété, c'est-à-dire le ptosis *atonique*, est caractérisée par les phénomènes suivants : la peau de la paupière est flasque, ridée, parfois plissée transversalement, ou pendante même au devant du tarse, en forme de pli transversal qui descend au-dessous du bord ciliaire. Lorsqu'on pince le tégument entre les doigts pour y former un pli, celui-ci ne s'efface que lentement, souvent même seulement après que la paupière a été entr'ouverte et refermée à plusieurs reprises; tant qu'on serre l'excédant de peau entre les doigts ou des pinces en forme de serre-fines, la paupière conserve la faculté de se relever. Nous verrons plus loin ce qu'il faut penser de cette expérience. Le ptosis *lipomateux*, décrit, antérieurement à Sichel, par les chirurgiens arabes, tels que Rhazès, Avicenne, Abulcasis, et plus récemment par Dupuytren, est la conséquence d'une *infiltration graisseuse* entre la peau et le muscle orbiculaire. Cette graisse se continue avec le tissu cellulo-adipeux orbitaire qui écarte les fibres du dernier muscle et forme une couche au-dessous de lui. Dans cette variété, la paupière, au lieu d'être flasque et ridée, est lisse et gonflée; la tuméfaction donne quelquefois au doigt une sensation d'élasticité.

Causes. La blépharoptose peut être *congénitale*; il est probable que dans ce cas le muscle releveur propre de la paupière supérieure est incomplétement développé, ou le nerf de la troisième paire en partie paralysé. On rencontre parfois cette espèce de ptosis, chez plusieurs membres d'une même famille, d'où l'opinion, émise par quelques auteurs, qu'elle est hé-

---

[1] *Loc. cit.*, p. 690. — [2] *Loc. cit.*, t. I, p. 259. — [3] *Annales d'oculistique*, t. XII, p. 187.

réditaire. Alessi cite une famille sicilienne, dans laquelle les hommes seuls sont affectés d'un ptosis incomplet unilatéral, plus développé vers l'angle externe que vers l'angle interne de la paupière ; le vice de conformation change de côté à chaque génération. Certaines lésions traumatiques produisent une chute de la paupière supérieure. Tantôt le muscle élévateur, ou le filet nerveux qui l'anime, est coupé en travers par un instrument tranchant ; tantôt la lésion est plus profonde, elle intéresse, soit dans l'intérieur de l'orbite, soit dans l'intérieur du crâne, le nerf de la troisième paire : c'est le ptosis *traumatique*. Dans le plus grand nombre de cas, la blépharoptose est la conséquence d'une *paralysie* du nerf moteur oculaire commun. En général, la chute de la paupière supérieure est accompagnée d'un strabisme divergent et d'une dilatation de la pupille, dus à la paralysie simultanée des autres muscles animés par ce nerf. Dans d'autres circonstances, le releveur seul est frappé d'impuissance ; c'est ce qui ressort des faits observés par Janin, Boyer, A. Bérard, Mackenzie, Deval et nous-même. Le ptosis *paralytique* se développe parfois sous l'influence de l'action du froid ; le plus souvent, il reconnaît pour point de départ quelque lésion cérébrale, une congestion, un épanchement sanguin ou séreux, une tumeur située à l'intérieur du crâne, comprimant la troisième paire. Hirigoyen [1] a constaté, dans un cas, à l'autopsie, un anévrysme de l'artère communicante gauche, du volume d'un pois. Le nerf oculo-moteur commun était comprimé par cette tumeur anévrysmale. On ne saurait se refuser non plus à admettre l'existence d'un ptosis de nature *hystérique*. Canton [2] a observé un cas de ce genre, chez une jeune fille de dix-neuf ans mal réglée. La blépharoptose se produisait soudain, avec des douleurs lancinantes dans l'œil et la tempe. Il n'y avait ni mydriase, ni strabisme. L'affection disparut subitement, après l'emploi de l'aloès, du fer et de la cantharide. Cooke [3] a vu une jeune personne, affectée d'aménorrhée et d'un double ptosis ; ce dernier cessait, dès qu'on ramenait le flux menstruel. Une jeune femme qui m'a été adressée par le docteur Fiaux, était atteinte d'un ptosis peu marqué de la paupière supérieure droite. Ni aucun des muscles de l'œil, ni l'iris, ne présentaient une diminution de contractilité. L'affaissement du voile était bien plus marqué, lorsque la patiente avait des émotions morales tristes. La *syphilis* est une cause avérée de blépharoptose ; nous y reviendrons en faisant l'histoire de la paralysie de la troisième paire.

Il suffit de réfléchir au mécanisme suivant lequel s'exécute, dans l'état normal, le mouvement d'élévation de la paupière supérieure, pour comprendre comment certaines altérations des couches organiques de ce voile s'opposent à cette fonction. On peut considérer la paupière supérieure comme divisée en deux portions transversales superposées, l'une inférieure ou palpébrale proprement dite, l'autre supérieure ou orbitaire. Le muscle élévateur, s'insérant au bord supérieur du cartilage tarse, tire ce bord à la fois en haut et en arrière, de façon qu'au moment de la contraction, la

---

[1] *Annal. d'oculistique*, t. XXVI, p. 197. — [2] *The Lancet*, 19 janvier 1850. — [3] *London Medical Society*, 1855.

moitié transversale inférieure tend à s'enfoncer derrière la moitié transversale supérieure. Lorsque l'élévation est parvenue au plus haut degré, cette moitié supérieure forme un bourrelet au devant de la moitié inférieure, qui glisse en arrière de la précédente. Que le tissu cellulaire sous-cutané de la paupière s'infiltre de sérosité, de sang, de graisse, de lymphe plastique, ce mouvement de glissement ne peut plus s'accomplir, et la paupière demeure pendante. Il y a donc des ptosis qui sont liés à des *ecchymoses* des paupières, à l'*œdème* de ces voiles, à leur *infiltration graisseuse* (ptosis *lipomateux* de Sichel); d'autres qui sont la conséquence de phlegmasies subaiguës et chroniques ayant laissé à leur suite une *induration* du tissu cellulaire.

Lorsque la peau de la paupière est devenue trop longue, et qu'elle pend sous forme de bourrelet au devant de la fente palpébrale, le mouvement d'élévation du voile peut bien s'accomplir, mais l'œil reste en partie masqué par le bourrelet cutané; il y a ptosis par *hypertrophie* (ptosis *atonique* de Sichel). Quelques auteurs admettent que cette variété est fréquente chez les vieillards, d'où le nom de blépharoptose *senile*. Mais rien ne prouve, que, dans ce dernier cas, la chute de la paupière supérieure ne soit pas plutôt la conséquence d'un affaiblissement du muscle élévateur propre. Mackenzie [1] pense que l'élévateur ne suffit plus pour soulever la paupière, à cause de l'augmentation de poids de la dernière. J'ai expérimenté, sur moi-même, et sur plusieurs sujets, qu'en comprimant un repli de la paupière entre les branches d'une pince (fig. 63) du poids de *quinze grammes*, en augmentant par conséquent de cette quantité le poids du voile, celui-ci s'élève tout aussi bien qu'auparavant. Or, il paraît difficile que la peau et les autres éléments de la paupière aient subi une hypertrophie assez considérable pour rendre la paupière plus lourde de quinze grammes.

Symptômes. Le ptosis est facile à reconnaître : la paupière supérieure est habituellement pendante, et conséquemment le globe plus ou moins caché, ce qui contraste avec le côté sain, où l'œil est en partie à découvert. Si on commande au malade d'ouvrir les paupières, il écarte facilement celles qui sont saines, pendant qu'il se livre à des efforts impuissants pour relever celle qui est pendante. Le plus souvent, il parvient cependant à l'éloigner un peu de l'inférieure. S'il veut distinguer les objets, du côté malade, il relève lui-même la paupière supérieure avec les doigts ; ou bien après avoir accompli un grand effort musculaire, pour arriver à un degré d'élévation insignifiant, il penche la tête fortement en arrière, afin de mettre la petite portion de cornée découverte en rapport avec les objets.

Il convient ensuite de déterminer la *cause* du ptosis. Celui qui se rattache à une infiltration sanguine ou séreuse des paupières, se reconnaît à l'existence d'une ecchymose ou d'un œdème de ces voiles. Celui qui est lié à l'infiltration plastique du tissu cellulaire sous-cutané, est accompagné d'une tuméfaction et d'une induration générale de l'organe. Le ptosis *lipomateux* donne lieu à la formation de bourrelets ovoïdes transversaux, pro-

---

[1] *Loc. cit.*, t. I, p. 259.

duits par des pelotons de substance adipeuse exubérante, accumulés entre la peau et le muscle orbiculaire. Le ptosis *paralytique* est facile à reconnaître : il coïncide très-souvent avec le strabisme externe et la dilatation de la pupille. Lorsqu'il existe seul, il diffère, dit-on, du ptosis par allongement des téguments, en ce que, dans la première espèce, le pincement d'un repli

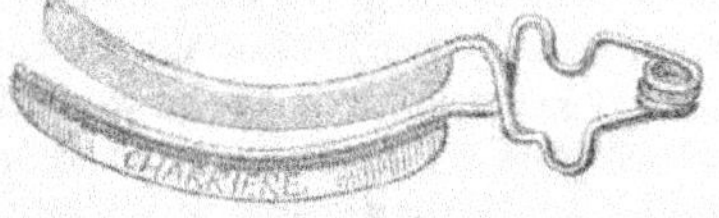

Fig. 63.

transversal de la peau des paupières, au moyen d'une pince ordinaire, ou d'une pince spéciale en forme de serre-fine, imaginée par Sichel (fig. 63) pour cette expérience, ne modifie pas sensiblement l'étendue du mouvement d'élévation du voile ; tandis que, dans la seconde espèce, le ptosis par hypertrophie et allongement de la peau, on observe un résultat inverse, c'est-à-dire que la paupière se relève. Il y a là une erreur manifeste. J'ai noté, nombre de fois, dans le ptosis dû à une paralysie de la troisième paire, qu'en pinçant la peau de la paupière, celle-ci s'élève beaucoup plus. Je crois pouvoir l'expliquer par cette circonstance, que le raccourcissement de la peau de la paupière, produit ainsi artificiellement, donne au muscle occipito-frontal la faculté de transmettre un certain degré de mouvement au voile ; la pince jouant ici le rôle de la perte de substance de la peau de la paupière imaginée par Hunt, pour remédier au ptosis paralytique (voir p. 485). Chez quelques sujets atteints de ptosis paralytique, on a noté que le sourcil du côté affecté est entraîné plus ou moins haut ; qu'au lieu de se trouver au niveau à peu près de l'arc supérieur de l'orbite, il dépasse la hauteur ordinaire de ce dernier, d'un centimètre à un centimètre et demi, ce qu'on explique par les efforts énergiques exécutés par le muscle occipito-frontal pour suppléer l'action du releveur.

Pronostic. Il est subordonné à la cause du ptosis : le paralytique est le plus difficile à guérir ; celui qui est le résultat d'une hypertrophie et d'un allongement réels de la peau de la paupière, cède le plus souvent à une opération chirurgicale de peu de gravité.

Traitement. Éloigner la cause qui a produit la blépharoptose, telle est l'indication générale à remplir. C'est dire que les moyens thérapeutiques sont subordonnés à l'espèce de la maladie. On combat l'*œdème* des paupières, les *ecchymoses* de ces voiles, les *indurations* inflammatoires, par les médications appropriées et déjà exposées (p. 467, 335, 343). Dans la blépharoptose par *allongement des téguments*, on peut essayer de rendre à la paupière sa longueur normale, par des topiques astringents. Si on ne réussit pas, on enlève une portion de peau exubérante. On a proposé de faire cette perte de substance, soit avec l'acide sulfurique, soit avec la potasse caustique, soit avec un instrument compresseur, tel que la presse de Bartisch. Il est préférable d'*exciser* un lambeau transversal de peau, d'après le procédé que nous avons donné pour le traitement de l'entropion (p. 390). La même opération est applicable au ptosis graisseux, en faisant suivre l'ablation du lambeau cutané de l'excision des amas graisseux.

C'est contre le ptosis *paralytique* qu'on a préconisé le plus grand nombre de moyens thérapeutiques. Reconnaît-il pour cause une affection cérébrale, on prescrit les saignées générales et locales, les révulsifs sur l'intestin. Suppose-t-on qu'il a été produit par l'action du froid, c'est-à-dire qu'il est de nature rhumatismale, on recommande des fomentations chaudes sur les paupières, les sudorifiques à l'intérieur. Il y a indication de soumettre le malade à un traitement antisyphilitique, si on soupçonne que la vérole a été le point de départ de l'affection, et surtout s'il existe d'autres manifestations de syphilis constitutionnelle. La médication locale rend de grands services dans les cas de ce genre. On fait des frictions sur les paupières et l'orbite avec des liniments excitants, tels que ceux dans lesquels on incorpore le camphre, l'huile essentielle de térébenthine, la solution alcoolique de strychnine. Cantwel [1] a obtenu la guérison, dans un cas désespéré, au moyen de douches d'eau de Balaruc. Wenzel [2] recommande d'appliquer sur la paupière malade des compresses trempées dans un mélange, à parties égales, d'esprit volatil, de sel ammoniac et d'eau de chaux. Il raconte que son père a guéri, de cette manière, l'impératrice Marie-Thérèse, atteinte d'une chute de l'une et l'autre paupières supérieures ; l'affection avait résisté au traitement de Van Swieten et de Haen. Le docteur Saint-Martin a obtenu des succès de l'inoculation du sulfate de strychnine sous la paupière. Je suis parvenu à guérir ou à améliorer un certain nombre d'affections de ce genre, par des onctions sur les voiles et le pourtour de l'orbite avec une pommade au sulfate de strychnine, à la dose de dix centigrammes pour dix grammes d'axonge. Boyer et Roux préconisent les fumigations avec de la vapeur d'acide sulfureux ; on projette de la fleur de soufre sur quelques charbons embrasés, et, au moyen d'un entonnoir, on dirige sur la région orbitaire la vapeur qui s'en élève, en garantissant le nez et la bouche. Campanella dit avoir retiré de bons effets d'un liniment d'huile de croton et d'huile d'olives appliqué sur la paupière. Jüngken commence par raser le sourcil ; il applique ensuite, sur la région correspondant à l'arc supérieur de l'orbite, un emplâtre long de sept centimètres et large de trois, emplâtre que l'on compose en faisant couler une couche épaisse d'un mélange exact de parties égales d'emplâtre de diachylon simple et de tartre stibié, sur un morceau de toile ou de peau fine ; on laisse le topique en place, jusqu'à ce que la peau soit fortement attaquée. Deval a retiré de bons résultats de l'emploi de la pommade ammoniacale sur le sourcil et la paupière. L'électricité a été vantée par quelques praticiens ; pour mon compte personnel je n'en ai retiré aucun avantage dans les paralysies de la troisième paire, tandis qu'il m'a donné de bons résultats dans la paralysie de l'orbiculaire des paupières.

---

[1] *Transactions philosophiques*, 1758 ; n° 449, art. 4 ; et Guérin, *Mal. des yeux*, p. 64. —
[2] *Manuel de l'oculiste*, t. II, p. 6.

Lorsque les moyens médicaux échouent, on a proposé d'avoir recours à des opérations sanglantes, soit à titre de moyen curatif, soit comme moyen palliatif.

Procédé de Hunt[1], de Manchester. Au rapport de Carron du Villards[2], Morand et Acrel avaient déjà proposé de tirer parti de la simultanéité d'action du muscle releveur de la paupière et de l'occipito-frontal. Cette idée a été réalisée par Hunt, qui a conseillé l'opération suivante : On excise un lambeau de peau de la paupière. L'incision supérieure qui limite la perte de substance est faite immédiatement au-dessous du sourcil, et s'étend de chaque côté jusqu'au delà des commissures. L'incision inférieure se rapproche du bord libre de la paupière. La perte de substance a la forme d'une feuille d'olivier. On réunit les bords de la plaie par la suture entre-coupée. En agissant de la sorte, la paupière, après la cicatrisation, s'insère à la portion de peau du sourcil sur laquelle agit le muscle occipito-frontal.

Signalons, simplement pour mémoire, le procédé recommandé par Ware, qui met à découvert le muscle élévateur et le touche avec un bouton de feu ; celui de Denonvilliers et Gosselin, consistant à créer un coloboma artificiel de la forme d'un V, à base tournée en bas, à sommet dirigé en haut et correspondant au tiers supérieur de la paupière. Par cette dernière opération, on produit une difformité, et on ne parvient à découvrir l'œil qu'incomplétement ; tandis que le procédé de Hunt, que j'ai mis plusieurs fois en pratique, permet au contraire une ascension suffisante de la paupière.

Si le malade refuse une opération sanglante, il peut faire usage d'un petit appareil qui a pour but de maintenir la paupière supérieure raccourcie, et par conséquent de laisser l'œil à découvert. Plusieurs mécanismes plus ou moins ingénieux ont été proposés par Rognetta, Chapponnier, A. Bérard, Mackness et Sichel. L'appareil de Mackness se compose d'une mince pièce d'ivoire, formant un segment de cercle que l'on attache à un morceau de ressort de montre d'environ vingt centimètres de long. L'extrémité libre du ressort passe à travers les cheveux par-dessus le sommet de la tête, jusqu'à l'occiput. Le morceau d'ivoire s'applique sur la paupière et est destiné à la maintenir relevée ; il doit être assez étroit, pour pouvoir être caché dans un pli de la paupière ; on peut dissimuler le ressort, en le peignant couleur de chair. Il serait plus simple de faire porter au malade une *pince-paupières* analogue au pince-nez, en appliquant à cette pince le système de ressort des serre-fines ; on le dissimulerait, en l'adaptant à la monture d'une paire de lunettes.

ARTICLE IV.

Paralysie de l'orbiculaire des paupières.

La paralysie de l'orbiculaire des paupières accompagne celle de tous les autres muscles sous-cutanés de la face, animés par la portion dure de la

---

[1] *North of England Med. and Surg. Journal*, vol. I, p. 166. Manchester, 1850. — [2] *Loc. cit.*, t. I, p. 254.

septième paire, c'est-à-dire par le nerf facial. Ce n'est pas ici le lieu de décrire l'histoire de la paralysie faciale ; nous devons nous borner à signaler quelques-uns des phénomènes qui se passent du côté des paupières, et les troubles fonctionnels de l'organe visuel qui en dérivent.

La paralysie de l'orbiculaire a pour résultat constant d'empêcher les paupières de se fermer ; quelques efforts que fasse le malade, il ne parvient pas à rapprocher les bords libres de ces voiles, et une portion de l'œil reste habituellement à découvert; c'est là ce qui fait paraître l'œil plus grand et plus saillant. Le clignement s'exécute incomplétement ; le sourcil ne peut-être, ni élevé, ni froncé, parce que le muscle frontal et le sourcilier sont paralysés. Si on abaisse la paupière supérieure avec le doigt, la peau forme des plis lâches ; dès qu'on cesse d'exercer une traction sur le voile, celui-ci remonte sous l'influence de la tonicité du muscle élévateur. La paupière inférieure est un peu abaissée, légèrement écartée du globe, et les points lacrymaux, au lieu d'être tournés en arrière, du côté du lac lacrymal, sont dirigés en dehors. Il y a dans la paralysie de l'orbiculaire trois sources de larmoiement : le changement de situation des points lacrymaux, l'écartement et l'abaissement de la paupière inférieure par rapport au globe, et enfin le défaut de clignement. On a noté parfois un phénomène singulier, à savoir la possibilité de faire sortir l'air par les points lacrymaux, en faisant une forte expiration, après avoir au préalable fermé le nez et la bouche.

C'est une opinion généralement reçue, que la paralysie de l'orbiculaire, laissant l'œil en partie à découvert, c'est-à-dire insuffisamment abrité contre la pénétration des corpuscules voltigeant dans l'atmosphère, la conjonctive s'enflamme ; puis plus tard la cornée, qui devient ensuite opaque ; la vision serait ainsi gravement compromise au bout d'un certain temps. D'aucuns vont même jusqu'à admettre que la cornée s'ulcère et se perfore. Il y a là manifestement une exagération. J'ai vu nombre de malades atteints d'hémiplégie faciale, depuis des années, sans qu'il en résultât d'autre trouble de la vision que du larmoiement et un peu d'hyperhémie de la conjonctive. Pendant le sommeil, l'œil est garanti ; la cornée se cache derrière la paupière supérieure qui tombe dans le relâchement.

Le *traitement* est curatif ou palliatif. Au premier se rattachent tous les moyens préconisés contre la paralysie de la septième paire. Lorsque la maladie est incurable, on recommande des fomentations avec de l'eau froide sur la conjonctive et les paupières, pour empêcher la stagnation des particules de poussière dans le cul-de-sac conjonctival. J'ai indiqué précédemment le moyen que j'ai imaginé, dans le but de diminuer le larmoiement, moyen qui consiste à fendre les conduits lacrymaux en arrière, pour mettre leur cavité en rapport avec le lac lacrymal (voir p. 231). Quelques chirurgiens ont proposé la tarsoraphie, c'est-à-dire la formation d'un ankyloblépharon artificiel, au niveau de la commissure externe, pour diminuer l'ampleur de l'ouverture des paupières. Dieffenbach a pratiqué la section sous-cutanée du muscle élévateur de la paupière supérieure ; méthode à rejeter, parce qu'elle donne lieu à un prolapsus incurable du voile. Pendant le sommeil, on peut maintenir les paupières rapprochées, soit au moyen de bandelettes agglutinatives, soit avec un bandage contentif approprié.

ARTICLE V.

Chromydrose palpébrale.

On a donné ce nom à une affection qui s'est montrée, depuis quelques années, chez plusieurs jeunes femmes de Brest ; elle a été décrite par Leroy de Méricourt [1]. L'existence en a été niée par quelques médecins. Il ne sera donc pas sans intérêt de rapporter le fait observé par Hardy [2] :

Obs. CCI. *Chromydrose des quatre paupières.* Mlle X***, âgée de dix-neuf ans, grande et belle fille, d'un tempérament lymphatique, éprouva, il y a deux ans, une vive contrariété. Le soir, elle s'aperçut de taches noires sur les paupières, et elle se demanda avec crainte si elle n'était pas affectée de la maladie noire qui faisait la terreur des jeunes femmes de Brest. Le lendemain et les jours suivants, les taches persistent et se reproduisent. Le 17 septembre, Hardy trouve la malade dans l'état suivant : les quatre paupières, surtout les inférieures, sont recouvertes d'une couche d'un noir un peu grisâtre, comme si on les avait enduites d'une teinture noire ; de près, la couche noire est un peu grenue et ressemble à de la poussière de charbon qui aurait été déposée sur la peau. La muqueuse palpébrale est un peu injectée, et la malade n'éprouve ni chaleur, ni cuisson, ni aucun autre trouble de la vision. En passant un peu fortement un morceau de toile, sur lequel on a étendu de l'huile d'olives, sur les parties colorées, on enlève l'enduit et on le retrouve sur le linge, sous la forme d'une tache noire, telle que serait celle formée par du noir de fumée. Alors les paupières sont nettes, d'une coloration normale, et la peau se présente à l'œil nu avec son aspect habituel ; examinée à la loupe, la surface cutanée des paupières paraît également nette ; on trouve seulement dans les plis de la peau quelques grains de poussière noire qui sont restés adhérents ; on en voit surtout à l'insertion des cils, où l'action du linge a été moins directe ; les follicules sébacés ne sont nullement développés, ni leurs orifices agrandis. Après l'ablation de la matière colorante, la malade éprouve une légère cuisson dans les yeux, qui sont plus sensibles à la lumière, légèrement injectés et larmoyants ; au bout de deux heures, la coloration est de nouveau complète. La santé générale est parfaite. La maladie a résisté avec opiniâtreté à tous les moyens. La matière colorante des paupières, soumise à l'analyse chimique, examinée au microscope, a paru constituée par de la substance pigmentaire, à cela près qu'il a été impossible d'y reconnaître des cellules.

ARTICLE VI.

Ephidrose palpébrale.

Cette affection a été signalée par A. de Græfe [3]. Les malades paraissent, au premier abord, atteints de conjonctivite accompagnée d'excoriation de la peau des paupières. La face externe de celles-ci est rouge et recouverte

<hr>

[1] *Académie de médecine,* séance du 31 août 1858. — [2] *Union médicale,* 1860 ; n° 28 — [3] *Archiv. für Oph.,* t. IV, 2e partie, p. 211-276.

continuellement d'une couche de liquide qui reparaît aussitôt qu'on l'a
essuyée. Si on examine les parties à la loupe, on reconnaît que le liquide
transsude par une grande quantité d'orifices ponctiformes situés à la surface de la peau. Il y a une véritable hypersécrétion des glandes sudorifères ;
l'hyperhémie conjonctivale n'est qu'une circonstance secondaire, un épi-
phénomène. Chez deux malades, il existait en même temps une éphidrose
générale.

Les causes de cette affection sont obscures. Le traitement le plus efficace
est celui de l'hypersécrétion des glandes sudorifères en général. Une fois,
on a obtenu de bons résultats d'onctions faites sur les paupières avec du
goudron.

ARTICLE VII.

Alopécie des cils et des sourcils.

L'alopécie ciliaire est encore désignée sous les noms de *ptilosis, madarose
ciliaire*. Elle est caractérisée par la perte d'un nombre plus ou moins considérable de ces appendices. Cet état anormal se rencontre quelquefois, dès
la naissance, c'est-à-dire qu'il est congénital (p. 332). Le plus souvent la
perte des cils est le résultat d'une lésion accidentelle ou organique du bord
de la paupière. Ainsi, on l'observe après les blépharites ciliaires prolongées, à la suite de pustules varioliques développées sur les paupières,
après les brûlures et les affections ulcéreuses, de tout genre, de ces organes.
Plusieurs observateurs ont noté la chute des cils, chez des sujets jusque-là
bien portants, à la suite d'une émotion morale vive. Quelquefois la chute
des cils et des sourcils a lieu en même temps que la chute des cheveux et
des poils des autres parties du corps. Carron du Villards[1] mentionne
l'exubérance et l'hypertrophie de la membrane muqueuse, suites d'inflammations anciennes, ou souvent répétées. La muqueuse palpébrale s'avance
lentement, recouvre chaque ouverture bulbaire, et s'oppose à l'accroissement des cils, qui finissent par tomber.

Il suffit de se rappeler les fonctions dévolues aux sourcils et aux cils,
pour prévoir les conséquences qui résultent de la chute de ces poils. L'œil
n'est plus suffisamment abrité contre l'impression d'une lumière trop vive,
ni contre la pénétration des corpuscules qui voltigent dans l'atmosphère ;
de là une certaine photophobie, l'hyperhémie de la conjonctive.

Il est plus facile de prévenir la madarose, au moins dans un certain
nombre de cas, que d'y remédier lorsque la maladie est confirmée. La
blépharite ciliaire est combattue par les moyens que nous avons précédemment indiqués (p. 355). L'hypertrophie de la muqueuse, alors que
celle-ci s'avance sur les ouvertures qui donnent passage aux cils, réclame
des attouchements répétés avec le crayon de pierre infernale. Lorsque la
conjonctive a repris son état normal, et qu'il se reproduit quelques poils

____

[1] *Guide pratique*, etc., t. I, p. 297.

étiolés, maladifs, on les arrache. Il en repousse alors d'autres plus vigou-
reux. Si on soupçonne une infection syphilitique ayant donné lieu à une
maladie des follicules pileux, on soumet le malade à un traitement approprié à l'état spécial. La madarose générale, c'est-à-dire celle qui atteint les
poils de toutes les parties du corps, comporte l'administration de toniques.

Lorsque l'affection n'a pu être arrêtée dans sa marche, ou bien qu'on
est consulté à une époque où les cils sont tombés depuis longtemps, on ne
peut que conseiller un traitement palliatif. On recommande l'usage de
lunettes à verres bleus, l'usage habituel de lotions légèrement astringentes
sur la conjonctive. On a proposé de teindre en noir le bord libre de la
paupière, de faire porter des sourcils artificiels. Rappelons que Dzondi a
implanté une nouvelle rangée de cils sur une paupière de récente formation (p. 436), et que d'autres ont conseillé la même pratique dans les cas
d'alopécie ciliaire.

SECTION VII.

MALADIES DE LA CONJONCTIVE.

CONSIDÉRATIONS ANATOMIQUES.

La conjonctive est une membrane muqueuse s'étendant, d'une part sur les paupières, de l'autre sur l'œil; elle est destinée à faciliter les mouvements de glissement de ces organes. Au niveau du bord libre des paupières, elle se continue, par transition brusque, avec le tégument externe: par les points et les conduits lacrymaux, le sac et le canal nasal, elle fait suite à la muqueuse des fosses nasales.

Elle représente un sac (*a*, *b*, *c*, *f*, *d*, *e*, fig. 64) interrompu en avant, par une ouverture d'autant plus grande que les paupières sont plus écartées l'une de

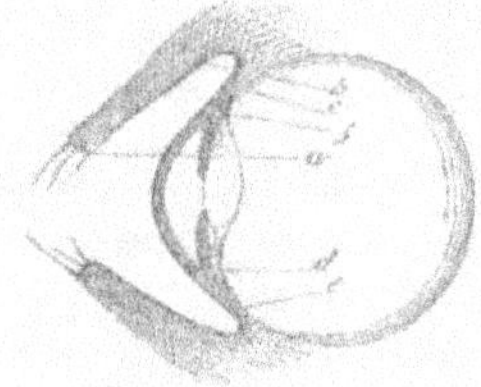

Fig. 64.

l'autre. Commençant au pourtour de l'orifice palpébral (*a*), elle tapisse la face postérieure des paupières (*a b*), en s'étendant d'abord sur la face postérieure des cartilages tarses, puis sur la face postérieure des ligaments larges des paupières. Au niveau de la base de l'orbite, elle se réfléchit d'avant en arrière sur la partie antérieure du globe, en formant, en haut et en bas, une sorte de rigole, que l'on appelle *cul-de-sac conjonctival* (*b c*). En dehors, elle forme également un cul-de-sac, tandis qu'en dedans, elle recouvre la caroncule lacrymale et s'adosse à elle-même, en formant un pli de figure semi-lunaire.

Envisagée dans son ensemble, elle offre à considérer, une *surface externe* ou *adhérente*, et une *surface libre*. La première est en rapport avec la face postérieure des paupières (*a b*), à laquelle elle est unie intimement; avec la face antérieure du globe (*c d*) à laquelle elle est unie par un tissu cellulaire lâche, qui se laisse facilement envahir par les infiltrations séreuses ou sanguines; et dans l'intervalle qui sépare l'œil des paupières, avec le sillon circulaire que forment les prolongements palpébral et sous-conjonctival de l'aponévrose orbitaire, en se séparant à angle aigu. En haut et en dehors, la conjonctive répond directement à la portion palpébrale de la glande lacrymale. La *surface libre* est humectée par le liquide lacrymal, et par le fluide que sécrète la conjonctive elle-même. Elle offre de petites inégalités, visibles surtout à la loupe: ce sont les *papilles*; celles-ci sont nombreuses au niveau des cartilages tarses, et disparaissent au delà des culs-de-sac de la conjonctive. Dans la portion palpébrale, la conjonctive est tapissée d'une couche d'épithélium cylindrique; au niveau du bord postérieur du tarse, se trouve de l'épithélium de transition et enfin, sur la portion scléroticale, de l'épithélium pavimenteux.

Considérée dans ses diverses parties, la conjonctive présente encore d'autres particularités. La portion palpébrale n'est pas seulement plus riche en papilles que le reste de la membrane: le réseau vasculaire y est beaucoup plus abondant;

le derme en est plus épais. La portion oculaire est, au contraire, très-mince et transparente, doublée profondément par un tissu cellulaire qui renferme parfois quelques cellules adipeuses. Au niveau de la circonférence de la cornée, elle forme, chez les vieillards surtout, une légère saillie annulaire qui empiète un peu sur la cornée, particulièrement en haut et en bas, et que l'on appelle ANNEAU DE LA CONJONCTIVE. Chez quelques sujets, même très-jeunes, cette disposition est tellement prononcée que certains ophthalmologues l'ont considérée comme un état pathologique, et décrit sous les noms d'*hypertrophie périkératique de la conjonctive* (Desmarres); *hypertrophie de l'anneau conjonctival d'Ammon* (Deval). Au delà du point de réunion de la sclérotique et de la cornée, la conjonctive se réduit à la couche épithéliale, la seule qui se prolonge sur la cornée. En dedans, la conjonctive revêt le lac lacrymal et adhère intimement à la caroncule.

Le PLI SEMI-LUNAIRE (4, fig. 36, p. 325) est un repli de la muqueuse : il a la forme d'un petit croissant placé verticalement entre la caroncule et le globe. La face antérieure, tournée un peu en dedans, répond au point lacrymal supérieur qui glisse sur elle ; la face postérieure, dirigée un peu en dehors, est en rapport avec le globe. Le bord interne se continue avec la conjonctive caronculaire ; l'externe de forme concave, répond au point lacrymal inférieur. Le pli semi-lunaire est formé de deux lames de la conjonctive, séparées l'une de l'autre par du tissu cellulaire dans lequel rampent des capillaires sanguins.

La conjonctive est constituée par une charpente solide qu'on peut avec W. Krause [1] appeler *corps papillaire*, et par une couche d'épithélium, dont nous avons déjà mentionné les variétés, sur les diverses portions de la muqueuse. Ce corps papillaire s'amincit graduellement sur la sclérotique. Il est formé d'une couche uniforme de tissu cellulaire solide qui se perd peu à peu, profondément, dans le tissu cellulaire sous-conjonctival. Au voisinage des cils (*a*, fig. 64), on voit à peine les papilles ; vers le bord postérieur du tarse, elles deviennent plus saillantes et ont la forme de langues ; au niveau des culs-de-sacs de la conjonctive (*b*, *c*, fig. 64), elles sont moins élevées, mais à base plus large.

Les papilles sont formées d'un tissu cellulaire à noyaux assez solides, et renferment des anses de vaisseaux sanguins. Les figures 65 et 66 (p. 492), empruntées à Quadri [2] représentent les papilles de la portion palpébrale de la conjonctive. Chacun de ces organes est formé par une anse vasculaire (fig. 66), qui soulève une portion du stroma et est enveloppée d'une couche épithéliale (fig. 65). On ignore s'ils contiennent des vaisseaux lymphatiques et des nerfs. Les dimensions de ces saillies varient, non-seulement d'après les divers points de la conjonctive, mais encore d'après l'âge des sujets. W. Krause en a trouvé de 2 millimètres de hauteur. D'après cet anatomiste, les fibres ténues de tissu cellulaire, qui entrent dans leur composition, se terminent à leur surface par des extrémités libres et légèrement saillantes ; dans les points de la conjonctive, où les papilles n'existent pas, les fibrilles de tissu cellulaire se terminent aussi par des extrémités libres.

Les VAISSEAUX SANGUINS sont de trois ordres : les capillaires, les artères et les veines. Les premiers forment un réseau irrégulier, d'où partent des anses vasculaires recourbées, qui se rendent à la surface libre de la membrane et dans les papilles (fig. 66). Les ARTÈRES sont fournies par les rameaux palpébraux, les branches lacrymales, dorsale du nez, frontale et sus-orbitaire. Celles de la conjonctive bulbaire

---

[1] L. Wecker, *Traité théorique et pratique des maladies des yeux*, t. I, p. 1. Paris, 1863. — [2] *De la granulation palpébrale*. Naples, 1863

proviennent des artères ciliaires antérieures. Les **VEINES** se jettent en partie dans les veines palpébrales supérieure et inférieure ; elles donnent généralement naissance à la veine ophthalmique supérieure qui se jette dans le sinus caverneux, et à la veine ophthalmique inférieure qui s'anastomose avec la branche profonde de la veine faciale antérieure et avec d'autres veines de la face.

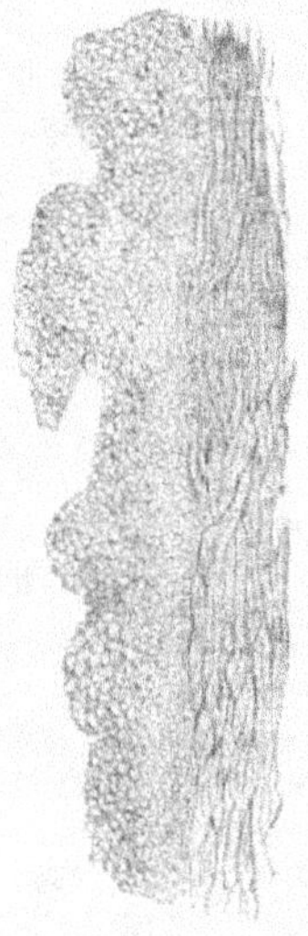
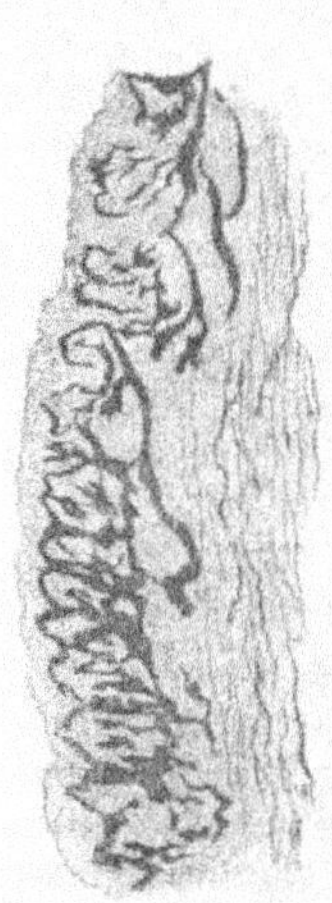

Fig. 65.   Fig. 66.

Les anatomistes ne sont pas d'accord relativement aux **VAISSEAUX LYMPHATIQUES**. Sappey[1] pense que Tiedemann, Breschet, Fohmann et Arnold se sont trompés, en admettant sur la conjonctive oculaire des plexus et des troncs lymphatiques. On aurait injecté les mailles du tissu cellulaire sous-conjonctival et nullement les cavités de vaisseaux ; ce qui le prouve, c'est qu'on n'a jamais obtenu que des troncs très-courts, et qu'on n'a pu faire arriver le métal dans un ganglion. W. Krause[2] professe, au contraire, que les vaisseaux lymphatiques sont en très-grand nombre dans la conjonctive bulbaire, et plus clair-semés sur le reste de la muqueuse ; qu'au bord de la cornée, ces vaisseaux représentent un réseau délicat à mailles serrées, formé de ramifications très-fines de 0^{mm},004 de diamètre, et que ce réseau se termine, dans le point que nous venons d'indiquer, par des arcs très-peu recourbés, pour former le *cercle lymphatique* de Teichmann. A la périphérie de ce cercle existe un vaisseau lymphatique d'un calibre un peu plus fort, qui entoure tout le bord de la cornée, sous la forme d'un cercle assez régulier ; de ce dernier vaisseau partent un grand nombre de lymphatiques qui s'éloignent dans une direction rayonnante. Les branches se portent vers les angles externe et interne de l'orbite, et aboutissent aux ganglions lymphatiques sous-maxillaires superficiels.

Les **NERFS** proviennent des rameaux palpébraux des nerfs nasal externe, frontal

---

[1] *Traité d'anatomie descriptive*, t. I, p. 595. Paris, 1850. — [2] Wecker, *loc. cit.*

et lacrymal. Kölliker [1] les a vus se terminer soit par des anses, soit par des extrémités libres. W. Krause rejette complétement le premier mode de terminaison ; d'après cet anatomiste, les fibrilles nerveuses finissent par un petit renflement qu'il appelle, en raison de sa forme, *corpuscule terminal claviforme*. Chacun de ces corpuscules est formé par une enveloppe fine de tissu cellulaire et par un contenu granulé. Dans chaque corpuscule aboutissent une ou deux fibres de nerfs, qui offrent à leur extrémité un petit renflement en forme de massue.

Glandes de la conjonctive. Il en est de deux espèces : les unes découvertes, en 1842, par C. Krause, et désignées par Sappey sous le nom de glandes *sous-conjonctivales*, occupent l'angle de réflexion de la conjonctive oculo-palpébrale, et se voient surtout dans la moitié interne de cet angle de réflexion. D'après C. Krause, on en trouve de douze à dix-huit, dans le cul-de-sac conjonctival supérieur ; de deux à six, dans le cul-de-sac conjonctival inférieur. Le volume en varie d'un quart à un cinquième de millimètre ; quelquefois il équivaut à celui d'un grain de millet. Suivant Sappey, ces glandes (*a a*, fig. 67) ont une structure semblable à celle des glandules mucipares de la base de la langue ; elles sont pourvues d'un conduit excréteur (*b c*) au moins aussi long que le corps de l'organe. Krause a trouvé que ce conduit se divise, dans l'intérieur de la glande, en branches fines s'unissant aux acini ; ceux-ci sont de petites vésicules (*a a*) formées d'une membrane amorphe tapissée à la face interne de cellules d'épithélium pavimenteux. Le même anatomiste pense

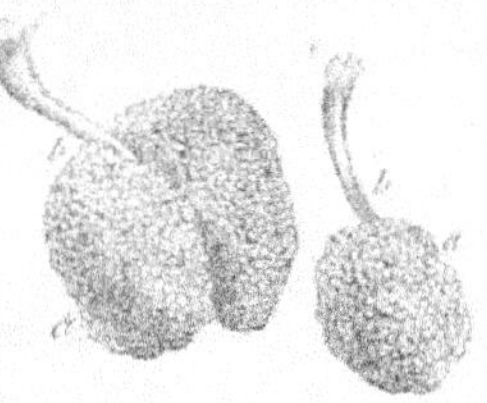

Fig. 67.

que ces glandes fournissent un produit de sécrétion identique à celui de la glande lacrymale.

Les autres glandes de la conjonctive, que Krause désigne, nous ne savons pour quel motif, sous le nom de glandes *lymphatiques*, et qu'il est préférable d'appeler glandes *vésiculeuses*, représentent de très-petits sacs, visibles à la loupe, ou au microscope seulement. Elles sont formées d'une membrane amorphe, très-mince et très-pellucide, à travers laquelle pénètre, dans l'intérieur du follicule, un réseau de capillaires fins. La cavité de la glande contient un liquide rempli de cellules et de granules. Ces follicules sont clos de toutes parts, c'est-à-dire qu'ils ne sont pourvus ni d'aucune ouverture, ni d'un conduit excréteur. On admet que le liquide qu'ils sécrètent arrive à la surface de la conjonctive, soit par une rupture périodique de l'extrémité superficielle du follicule, soit par une transsudation à travers les parois de la petite poche. Les glandes vésiculeuses sont situées au niveau du repli conjonctival ou de la région rétro-tarsienne, au niveau du grand angle et du repli semi-lunaire. Dans la portion rétro-tarsienne, elles sont éparses çà et là, sans ordre, ou bien disposées en séries l'une derrière l'autre, ou enfin rassemblées en groupes. Un de ces groupes, de forme rhomboïdale, se retrouve assez constamment dans la portion externe du repli de la conjonctive, en se portant en dehors et en bas jusqu'à l'angle externe des paupières. On en trouve, en petit nombre, dans le lac lacrymal, à la surface de la caroncule et à la périphérie de la conjonctive bulbaire. Bendz [2] ne croit pas qu'il en existe dans la région tarsienne, entremêlées aux papilles. On en trouve aussi très-rarement sur la conjonctive bulbaire.

Ces glandes sécrètent un fluide, qui, se mêlant intimement aux larmes et à la sécrétion séreuse de la conjonctive, contribue, avec ces dernières, à maintenir le

[1] *Éléments d'histologie humaine*, p. 697 ; trad. de J. Béclard et M. Sée. Paris, 1856. —
[2] *Congrès ophthal. de Bruxelles*, p. 229 et suiv.; année 1857.

poli de la cornée et la souplesse de la muqueuse oculaire. Elles jouent, d'après quelques opthalmologues, un rôle important dans l'ophthalmie dite *militaire*. Elles forment la base des granulations dites *vésiculeuses* ou *primitives*, et sont le siége d'une inflammation latente et spécifique, qui constituerait le point de départ de cette maladie, opinion qui sera examinée plus tard.

La conjonctive fournit constamment un liquide destiné à lubrifier cette membrane, et bien distinct du liquide lacrymal. On peut s'en convaincre par l'expérience suivante : on renverse la paupière inférieure, qu'on choisit de préférence à la supérieure, parce que la première n'est pas en rapport avec les canaux lacrymaux ; on l'essuie avec un linge fin. Au bout de quelques instants, on voit une foule de gouttelettes de liquide suinter à la surface de la conjonctive. Les glandes conjonctivales sont probablement la source principale de la sécrétion de ce liquide, et c'est ainsi qu'on explique comment la muqueuse oculaire ne cesse pas d'être humide, alors que la glande lacrymale a été extirpée. Dans certaines kératites accompagnées d'un larmoiement abondant, qui redouble dès qu'on expose la face interne des paupières à l'action de la lumière, le flot de liquide qui s'échappe semble aussi provenir d'une hypersécrétion de ces glandes.

CHAPITRE I.

ANOMALIES DE LA CONJONCTIVE.

Nous avons dit que, dans l'état normal, la conjonctive forme, au grand angle de l'œil, un repli de forme semi-lunaire, qui représente une sorte de paupière à l'état rudimentaire. Chez certains sujets on a trouvé, au petit angle, une paupière surnuméraire, formée par une membrane mince et triangulaire, remplissant cet angle, et constituée par un repli de la conjonctive. F. Dubois, de Bordeaux [1], a décrit et fait représenter une anomalie de ce genre. Sur un enfant de deux ans, il existait, dans l'angle externe, un repli de la conjonctive s'étendant d'un demi-centimètre au-devant de la conjonctive oculaire, à laquelle il n'était nullement adhérent, sans connexion avec la paupière elle-même, représentant une quatrième paupière. J'ai observé et rapporté un fait du même genre [2]. Une enfant du sexe féminin, âgée de quatre mois, est présentée à ma clinique, le 15 septembre 1862. Tous les organes sont bien conformés et l'appareil de la vision ne présente, de chaque côté, d'autre anomalie que celle que je vais indiquer. A droite, il existe, au-devant de la moitié externe de la sclérotique, un repli semi-lunaire, à concavité tournée en dedans, formé par un tissu blanc grisâtre, parcouru à la surface par quelques vaisseaux. Il devient beaucoup plus saillant lorsqu'on déprime fortement la paupière supérieure. Ses deux extrémités semblent se perdre dans le cul-de-sac supérieur et inférieur de la conjonctive. Il a une consistance moyenne. Lorsque

[1] *Annales d'oculist.*, t. XXXIV, p. 268. — [2] *Annales d'oculist.*, t. XLIX, p. 23.

l'œil se porte en dedans, le repli roule avec le globe. Dans son parcours le plus étendu, il n'arrive jamais jusqu'au niveau de la circonférence de la cornée. Il ne gêne en rien la vision; et pour ce motif, je ne voulus entreprendre aucune opération; je craignais, en outre, qu'en intervenant avec l'instrument tranchant, il ne se formât un symblépharon, qui aurait apporté des entraves aux mouvements de l'œil.

On ne saurait voir un vice de conformation dans l'état de congestion des vaisseaux de la conjonctive, que l'on observe chez certains enfants, au moment de la naissance. C'est là plutôt le résultat d'une maladie développée pendant la vie utérine, qu'une aberration de la force formatrice.

Le *ptérygion* congénital, observé par Beer, se rattache peut-être à une cause analogue. Il n'en est plus de même des *taches* de la conjonctive. Celles-ci sont de deux ordres : les unes, dites *mélaniques*, paraissent dues à une accumulation de pigment. La coloration varie d'après la quantité de ce tissu. Ainsi, Von Ammon a observé, sur un fœtus de six mois, une tache bleue sur la moitié externe du globe. Elle occupait non-seulement la conjonctive, mais encore la sclérotique, et le tissu cellulaire graisseux subjacent de l'orbite. Wilde a signalé, chez certains sujets, la couleur bleue de mer de la conjonctive. Chez un homme du Nord de la Russie, Vanzetti a trouvé la même membrane de couleur noire foncée. Cornaz rapporte avoir vu, sur la sclérotique d'un jeune homme, une tache brune qui remontait à la naissance. D'autres taches, de couleur rouge, bleue ou lilas, sont formées par un élément vasculaire, et constituent de véritables *angiectasies*.

La conjonctive offre parfois, à la naissance, des tumeurs d'un genre spécial, qui ont fait l'objet des recherches de Ryba [1], et que ce dernier a appelées *tumeurs dermoïdes*. Au niveau de leur surface d'implantation, la conjonctive est opaque, plus ou moins épaissie et blanche ou blanchâtre, quelquefois rougeâtre ou même brunâtre. La surface de la tumeur est tantôt unie, tantôt inégale, souvent garnie de poils. Au microscope, on y découvre tous les éléments du tégument externe, à l'exception des glandes sudoripares. Dans un cas, Heyfelder y a rencontré des glandes de cette espèce. Ces tumeurs seront décrites plus tard (voir chap. VI, art. V de cette section).

Wardrop [2] a rapporté un cas de *xéroma congénital*, sur une jeune fille qui avait quatorze ans au moment où l'observation a été recueillie. Toute la conjonctive oculo-palpébrale paraissait convertie en une fine membrane, semblable à une pellicule mince et desséchée, suffisamment transparente pour laisser distinguer la sclérotique de la cornée; mais assez opaque pour abolir la vision, au point que la patiente pouvait à peine distinguer les gros objets. Les paupières adhéraient au globe et ne pouvaient en être séparées, ni les bords se rapprocher suffisamment pour couvrir celui-ci. La jeune fille dormait les paupières ouvertes, et lorsqu'elle cherchait à les rapprocher,

<hr>

[1] *Prager Vierteljahrschrift*, t. XXXIX, 1853. — [2] *An Essay on the morbid Anatomy of the Human Eye*. London, 1819.

le voile supérieur se tournait en dedans. La sensibilité de la conjonctive cornéo-scléroticale était notablement affaiblie, et l'on pouvait promener impunément un corps étranger à sa surface. Les points et les conduits lacrymaux, le sac étaient à l'état normal; les deux yeux affectés de nystagmus. La sécheresse de l'œil remontait à la naissance. Pour remédier à cet état, et dans l'hypothèse que la sécheresse de la conjonctive était le résultat d'une oblitération des canaux excréteurs de la glande lacrymale, Wardrop essaya de pratiquer une ouverture artificielle à la glande lacrymale. A partir de ce moment, les substances stimulantes placées dans la narine, qui, auparavant, étaient bien senties, mais ne produisaient aucun effet sur la conjonctive, déterminèrent une toux convulsive, des douleurs dans la région de la glande lacrymale, dans l'oreille, et d'autres incommodités.

.

CHAPITRE II.

BLESSURES DE LA CONJONCTIVE.

Les blessures bornées à la conjonctive sont bien plus souvent occasionnées par l'art, qu'elles ne sont accidentelles. Elles rentrent dans la catégorie des plaies par instruments *piquants* ou tranchants, dans le premier cas, tandis qu'elles appartiennent plutôt, dans le second, à la classe des plaies *déchirées*, des plaies *contuses* ou des *contusions* simples. Dans l'opération de la cataracte par extraction, si on fixe l'œil avec la pique de Pamard, on traverse la conjonctive avec cet instrument; si on préfère immobiliser l'organe, en saisissant un repli de la muqueuse entre les mors d'une petite pince à griffes, on déchire parfois cette membrane, et il en résulte une petite ecchymose. Les tumeurs implantées sur la conjonctive, ou au-dessous de cette membrane, nécessitent, lorsqu'on les opère, qu'on incise la muqueuse, ou même qu'on en excise une petite portion. Dans tous les cas, que la blessure soit accidentelle ou volontaire, les suites en sont généralement simples; il se produit, aux environs de la solution de continuité, une extravasation sanguine limitée; la conjonctive s'injecte dans la sphère seulement de la partie lésée, et il est très-rare qu'il se développe une phlegmasie réelle. Il faut considérer comme exceptionnel le fait rapporté par Rognetta[1], d'un homme de la campagne dont l'œil est tombé en fonte purulente, huit jours après une légère piqûre conjonctivale par la pointe d'une feuille de vigne. Le pronostic est plus grave, s'il s'agit d'une piqûre occasionnée par certains insectes, qui déposent dans la plaie un principe vénéneux ou un corps étranger.

Dans les premiers jours qui suivent la blessure, on aperçoit, sur la

---

[1] *Loc. cit.*, p. 131.

portion de conjonctive lésée, une exsudation blanchâtre qui, plus tard, se résorbe, et laisse une cicatrice à peine apparente, parce que la muqueuse attirée de tous les points voisins, comble la perte de substance. Une ligne grisâtre est le seul vestige de l'ancienne plaie. Lorsque celle-ci se rapproche des angles de l'orbite, des culs-de-sac conjonctivaux, ou qu'elle intéresse à la fois le feuillet palpébral et oculaire de la muqueuse, il en résulte parfois des brides qui mettent obstacle aux mouvements du globe, c'est-à-dire un *symblépharon*.

Le traitement est simple : il faut se borner, dans les premiers jours qui suivent la blessure, à appliquer, sur la région, une compresse de toile fine imbibée d'eau froide, et à baigner l'œil dans une solution légèrement astringente (20 *centigrammes de sulfate de zinc dissous dans* 150 *grammes d'eau distillée*). Si la conjonctive reste hyperhémiée, on prescrit des collyres plus énergiques (20 *centigrammes d'acétate de plomb cristallisé, ou de sulfate de zinc dissous dans* 30 *grammes d'eau distillée*). Quelques purgatifs salins sont aussi utiles dans ce cas.

Les *plaies déchirées* comportent le même traitement. Le précepte donné par Weller[1], de transformer la déchirure en plaie simple, nous semble devoir être rejeté. S'il y a un lambeau de conjonctive pendant, on en pratique l'excision, ou bien si ce lambeau est trop étendu, on le réunit aux parties voisines par un point de suture.

Les *contusions* de la conjonctive sont suivies d'une infiltration de sang dans le tissu cellulaire sous-conjonctival, et souvent en même temps dans le tissu cellulaire des paupières. La muqueuse offre alors une couleur rouge foncé ou lie de vin. C'est encore aux topiques astringents qu'il faut donner la préférence, pour favoriser la résorption de ce liquide. Un genre de collyre dont j'ai observé les bons effets, est la solution d'arnica, à la dose d'une cuillerée à café pour un verre d'eau froide.

Les blessures de la conjonctive sont quelquefois compliquées de la présence de corps étrangers, soit à la surface de la muqueuse, soit dans le tissu cellulaire sous-conjonctival. L'indication à remplir, dans ces cas, est d'en pratiquer l'extraction. (Voir chap. IV.)

<hr>

CHAPITRE III.

BRULURES ET CAUTÉRISATIONS DE LA CONJONCTIVE.

Ces deux lésions méritent d'être rapprochées l'une de l'autre, parce que les effets produits ont la plus grande ressemblance. La conjonctive est aussi rapidement détruite, par certains agents chimiques, que par des corps ordinaires dont la température est portée à un très-haut degré.

---

[1] *Loc. cit.*, t. I, p. 214.

Les *brûlures* de la conjonctive sont produites, tantôt par la flamme, comme il arrive quand on est penché sur un vase qui renferme soit de l'alcool, soit de l'essence de térébenthine, et que ces liquides s'enflamment; tantôt par des liquides bouillants projetés sur la face, tels que de l'eau à une température élevée, du suif ou de la poix fondue, enfin des métaux en fusion ; tantôt encore par l'explosion de la poudre à canon.

Les *cautérisations* de la conjonctive sont occasionnées par des acides projetés sur la face, tantôt volontairement et par un sentiment de vengeance barbare, tantôt accidentellement. Le plus souvent, c'est l'acide sulfurique, ou bien le vinaigre, des liqueurs spiritueuses, telles que le *whisky*. D'autres fois, ce sont des caustiques proprement dits : le beurre d'antimoine, des particules de potasse, de nitrate d'argent; la chaux, soit à l'état de chaux vive, soit à l'état de chaux éteinte, soit enfin à l'état de mortier. Les ouvriers qui manient cette substance sont fort exposés à avoir les yeux atteints par sa projection sur la face.

Les effets produits par ces divers agents, physiques ou chimiques, varient en raison de la température qui leur est propre, de leur force cautérisante, de la durée de leur séjour à la surface de la conjonctive, de leur état solide ou liquide, etc.

Lorsque c'est de la CHAUX qui est projetée à la surface de l'œil, la conjonctive oculo-palpébrale blanchit, se gonfle et s'exfolie; elle est décomposée par l'action caustique de cette substance. La cornée est toujours atteinte et prend une teinte blanchâtre d'un bleu perlé. Si, comme l'a fait Gosselin[1], on laisse tomber de la chaux éteinte et délayée sur des yeux de chiens et de lapins, on remarque qu'au bout de deux ou trois minutes, la cornée est déjà devenue blanche. Ce chirurgien a cherché à se rendre compte du mode de production de cette coloration ; il a inféré de quelques analyses chimiques, faites sur des cornées d'animaux, qu'elle est due à une combinaison immédiate des éléments de la chaux avec le tissu propre de la cornée. Quelle que soit l'énergie de la propriété endosmotique, ou de la perméabilité de la cornée, on comprend difficilement que cette absorption puisse être assez prompte, pour qu'une combinaison entre la chaux et le tissu propre de la cornée ait lieu au bout d'un temps aussi court. Il nous paraît plus rationnel d'admettre que la chaux agit à la façon des autres caustiques, sur les lames superficielles de la cornée, c'est-à-dire qu'elle détruit ces lamelles d'autant plus profondément que l'application de la substance a été plus prolongée. Les effets consécutifs varient : quelquefois les phénomènes réactionnels sont modérés; il se développe une phlegmasie peu intense de la conjonctive, qui ne laisse à sa suite que quelques nuages de la cornée. D'autres fois, cette membrane fortement désorganisée se rompt, et l'œil se vide en partie ou en totalité. Mackenzie a noté, dans un cas, un amincissement et une désorganisation progressifs de la cornée, qui a éclaté trois semaines après l'accident. Chez d'autres sujets, la cornée demeure opaque, subit la fonte purulente, ou devient le siége d'un staphylôme. Les escarres

---

[1] *Archives générales de médecine*, t. VI, p. 513; 5° série,

de la conjonctive une fois éliminées, les plaies se cicatrisent, en produisant souvent des adhérences entre le feuillet palpébral et le feuillet oculaire, d'où un *symblépharon*. Chez les animaux auxquels on projette de la chaux à la surface de l'œil, si on abandonne la maladie à sa marche naturelle, il se déclare une conjonctivite violente avec suppuration ; souvent il se forme du pus dans la chambre antérieure et la cornée se perfore. Gosselin a noté, chez un malade, la formation de quelques brides cicatricielles, s'étendant du cul-de-sac conjonctival au voisinage de la cornée.

Le traitement des brûlures de la conjonctive par la chaux comporte deux indications : enlever toutes les particules de cette substance qui sont restées dans la cavité conjonctivale, et combattre les accidents inflammatoires consécutifs. Pour remplir la première, on fait écarter les paupières, et on extrait avec une spatule, une pince, ou tout autre instrument, les parcelles de chaux ; on retourne la paupière supérieure, et on commande au malade de regarder en bas, pour enlever les parcelles qui sont logées dans le cul-de-sac conjonctival supérieur. Des manœuvres analogues sont répétées pour la paupière inférieure. On dirige ensuite, à la surface de l'œil, un courant continu d'eau tiède, pour entraîner les parcelles de chaux restantes. Pour prévenir et combattre la phlegmasie consécutive, on a recours aux moyens employés communément dans la conjonctivite. Le patient reste couché dans une chambre peu éclairée ; on badigeonne les paupières avec de l'extrait de belladone ; on maintient à demeure sur ces voiles des compresses trempées dans l'eau froide. On empêche une réaction trop forte sur la conjonctive, par l'administration de purgatifs et l'application réitérée de sinapismes aux membres inférieurs. S'il se déclare une conjonctivite simple, on prescrit un collyre à l'azotate d'argent ; si la phlegmasie est plus forte et qu'il y ait menace d'ophthalmie interne, on a recours à la saignée générale et locale, à la diète, au calomel administré à dose fractionnée. Gosselin, se fondant sur ce principe, que nous croyons contestable, à savoir que l'opacité de la cornée est produite par la pénétration de la chaux dans les lamelles de la cornée, a proposé l'emploi d'un collyre d'eau distillée tenant du sucre en dissolution, parce que le mélange du sucre et de la chaux forme un saccharate de chaux soluble et par conséquent absorbable. Tyrrell donne la préférence aux lotions avec de l'eau vinaigrée.

L'ACIDE SULFURIQUE produit de graves désordres, lorsqu'il est projeté sur l'œil ; la conjonctive blanchit, se ramollit et se gonfle d'abord ; plus tard, elle s'exfolie ; la cornée devient opaque et se recouvre parfois de vésicules ou de phlyctènes ; elle est souvent désorganisée par suppuration, ulcération ou par gangrène immédiate. Les lésions sont parfois plus profondes qu'on ne le croit au premier abord. Ainsi la sclérotique peut être atteinte en même temps, quoique la cornée soit restée transparente, et l'on a la douleur, après avoir porté un pronostic assez favorable, de voir, après quelques jours, une large perforation de l'œil qui entraîne la perte de l'organe. Chez une jeune femme observée par Desmarres[1], l'acide sulfurique jeté, à plein

____

[1] *Loc. cit.*, t. II, p. 194.

verre, à la face, détruisit un œil, et altéra si profondément la conjonctive, que cette membrane convertie en tissu inodulaire, disparut, en laissant un *ankyloblépharon* complet.

On a conseillé, dans les brûlures par l'acide sulfurique, de laver l'œil à grande eau, avec une solution étendue de carbonate de potasse ; on neutralise ainsi la portion d'acide restante, et on limite les effets de cet agent destructeur. On peut, dans le but de prévenir une réaction violente, soumettre l'œil à un courant continu d'eau tiède. La phlegmasie consécutive sera combattue par les moyens que nous avons exposés précédemment. Ces derniers préceptes sont les seuls applicables, dans les cas où la brûlure a été faite par l'EAU BOUILLANTE, le SUIF FONDU.

Les particules de SUBSTANCES CAUSTIQUES, telles que la potasse, l'azotate d'argent, déposées dans la cavité conjonctivale, produisent des désordres d'autant plus profonds, qu'elles ont séjourné plus longtemps. Il faut se hâter de les extraire, et bien se garder de soumettre l'œil à un lavage à l'eau, avant que toutes les molécules soient enlevées. L'eau dissout le caustique et celui-ci fuse au loin, en produisant des lésions plus étendues. Il est préférable de laver l'œil avec une solution qui neutralise le principe du corps caustique, une solution de sel marin, par exemple, s'il s'agit du nitrate d'argent.

Les brûlures de la conjonctive et de la cornée, par suite de l'EXPLOSION DE LA POUDRE, présentent un autre phénomène : l'implantation et le séjour, dans ces deux membranes, de grains du mélange inflammable. Si on n'en fait pas l'extraction immédiate, la conjonctive se cicatrise par-dessus, et il en reste des traces ineffaçables. On enlève ces grains avec la pointe d'une aiguille à cataracte.

Les LIQUEURS SPIRITUEUSES, le WHISKY, projetées sur l'œil, produisent une inflammation violente, que l'on combat par les moyens déjà indiqués.

CHAPITRE IV.

CORPS ÉTRANGERS DE LA CONJONCTIVE.

Les corps étrangers de la conjonctive sont de deux ordres : les uns viennent du dehors, et leur pénétration dans la cavité conjonctivale est le résultat d'un accident ; les autres sont formés aux dépens des éléments solides, renfermés dans les produits de sécrétion de la conjonctive ou des parties voisines.

ARTICLE I.

Corps étrangers proprement dits.

Ils sont de diverse nature : des particules de poussière, des morceaux de paille, des rognures d'ongles ou de plumes, de petits insectes, des particules de fer projetées à l'état d'ignition ou à froid, des germes de graminées, des particules de coke ou de houille, un fragment de la glume d'un grain d'avoine, le périsperme d'une graine de phalaris, une mouche commune, le périsperme d'un grain de chènevis, une portion de pousse de buisson, des œufs et des larves d'insectes, des yeux d'écrevisses, un nœud de mèche de fouet, etc.

Dès qu'un de ces corps étrangers, si petit qu'il soit, a pénétré dans la cavité conjonctivale, il détermine, à l'instant même, une sensation de gêne plus ou moins pénible, d'après la place qu'il occupe. Le blessé cligne constamment, se frotte les paupières, essaye de les ouvrir, sans pouvoir y arriver ; la conjonctive oculo-palpébrale s'injecte, il s'échappe un flot continu de larmes. Quelquefois le corps étranger finit par être entraîné au dehors avec les larmes et les mucosités conjonctivales. D'autres fois, il reste adhérent à la conjonctive ; ou bien encore, il pénètre dans l'épaisseur de la muqueuse, c'est ce qui arrive pour les dards de certains insectes. Il en est qui se fixent dans l'épithélium de la cornée ; d'après les observations de Schindler, les particules de fer projetées à l'état d'ignition tiennent plus ou moins fortement dans le petit creux qu'ils se sont formé dans la substance de la cornée.

Abandonnés à eux-mêmes, les corps étrangers se comportent différemment suivant les cas : quelquefois les vaisseaux se congestionnent fortement, et la portion de conjonctive voisine vient les recouvrir, en présentant une apparence fongueuse. Le corps étranger, enseveli au milieu de cette hypertrophie de la muqueuse, échappe à l'examen, et l'on croit avoir affaire à une tumeur de la conjonctive. Si on enlève la portion de muqueuse hypertrophiée, on soulage le patient ; mais tant que le corps étranger subsiste, il entretient une phlegmasie chronique suivie de nouvelles fongosités. Scarpa[1] rapporte l'observation d'un enfant de dix ans, qui s'était couché dans des draps sur lesquels on avait battu des épis de blé. Le lendemain, les deux paupières gauches étaient gonflées et douloureuses. Un abcès se forma dans la paupière supérieure et s'ouvrit au-dessous du sourcil, en laissant une fistule qu'on ne put guérir. La paupière se renversa peu à peu, et la conjonctive devint le siège d'un boursouflement énorme. Huit mois après le début du mal, l'excroissance fongueuse de la conjonctive recouvrait une grande partie de l'hémisphère supérieur du globe et refoulait la paupière supérieure, au point que le bord libre de ce voile était à peu de distance du sourcil. Après avoir appliqué, pendant vingt-quatre heures, un cataplasme émollient sur la conjonctive, Scarpa excisa, d'un seul coup de ciseaux courbes, toute la portion exubérante de cette membrane. L'opération faite, il trouva, dans les plis de la tumeur, une paille longue de deux centimètres et demi et large d'un millimètre. Les suites furent heureuses ; la paupière supérieure reprit peu à peu sa place. Un homme se présenta à F. Cunier[2] ; cinq ans auparavant, un corps étranger s'était engagé entre les paupières. Il se manifesta à plusieurs reprises une ophthalmie douloureuse. On trouva,

[1] *Loc. cit.*, t. I, p. 143. — [2] *Annales d'oculist.*, t. VII, p. 202.

à l'union de la portion supérieure de la cornée et de la sclérotique, un corps étranger enkysté, entouré d'un réseau vasculaire présentant à son centre une ulcération à bords relevés. On dégagea le corps étranger ; c'était une *aile d'insecte*. Le même oculiste rapporte l'observation d'une fille, dans l'œil de laquelle fut projetée, trois mois auparavant, l'enveloppe d'une *graine de trèfle*. Le petit corps était renfermé dans un kyste opaque entouré et parcouru par quelques vaisseaux. Pendant les quinze premiers jours, il y eut des douleurs qui se calmèrent pour reparaître plus tard. Le corps étranger fut extrait au moyen d'une aiguille à cataracte [1].

D'autres fois les accidents sont plus graves ; on a vu des corps étrangers restés sous la paupière supérieure, produire une ulcération de la cornée. Riberi [2] parle d'un sujet, chez lequel une paillette métallique, engagée au-dessous de la paupière supérieure, à l'endroit du repli de la conjonctive, a produit une réaction tellement intense, que l'œil est tombé en fonte purulente.

Lorsque les corps étrangers, au lieu de rester simplement adhérents à la surface de la conjonctive, s'insinuent au-dessous de cette membrane, ils peuvent demeurer longtemps dans la nouvelle place qu'ils occupent, sans déterminer d'accidents. La conjonctive se cicatrise par-dessus le corps étranger, et celui-ci s'entoure d'un kyste. Wardrop [3] a trouvé un morceau de graine de houx dans un sac clos formé par le tissu cellulaire, au-dessous de la conjonctive. Ce corps étranger avait séjourné pendant dix ans, jusqu'à la mort du sujet, sans occasionner aucune incommodité.

Les corps étrangers sous-conjonctivaux sont soumis, comme ceux des autres régions du corps, à des migrations. Wardrop rapporte qu'un des élytres d'un escarbot ayant pénétré sous la conjonctive, se rapprocha peu à peu de la cornée et finit par se loger dans l'épaisseur de cette membrane, d'où on l'enleva avec la pointe d'un couteau.

Lorsque des *œufs d'insectes* sont déposés sous les paupières, ils éclosent à la surface de la conjonctive ; les petits vers s'accumulent dans les culs-de-sac de cette membrane, et déterminent des accidents inflammatoires qui ne cessent que lorsqu'on a enlevé ces corps étrangers vivants.

Le diagnostic réclame l'inspection attentive de toutes les portions de la muqueuse. Parfois les malades accusent la présence d'un corps étranger, alors qu'il n'existe qu'une conjonctivite simple, donnant la sensation de grains de sable derrière les paupières. D'autres fois, ils n'ont pas eu conscience de la pénétration du corps étranger, et ne viennent réclamer les secours de l'art que lorsqu'il existe une phlegmasie de la conjonctive. Toutes les fois qu'on soupçonne la présence d'un corps étranger, on examine la conjonctive oculo-palpébrale de la manière suivante : on commence par abaisser fortement la paupière inférieure, en commandant au malade de regarder en haut ; de cette manière on explore le cul-de-sac conjonctival inférieur. On retourne la paupière supérieure, de façon à

---

[1] *Annales d'ocul*, t. IV, p. 90. — [2] Rognetta, *loc. cit.*, p. 136. — [3] *Essays on the Morbid Anatomy of the Human Eye*, vol. I. p. 70. London, 1819.

porter en avant la face conjonctivale, sur laquelle le corps étranger est souvent accolé. Pour explorer le cul-de-sac supérieur, on fait renverser fortement en arrière la tête du malade ; on attire la paupière supérieure à la fois en haut et en avant, et on plonge le regard de bas en haut jusqu'au repli de la conjonctive.

Lorsqu'un corps étranger d'un très-petit volume est resté quelque temps adhérent à la surface de la conjonctive cornéale ou scléroticale, on peut le prendre pour un produit d'exsudation ou pour une autre lésion du globe. Plusieurs observateurs ont signalé des erreurs semblables. Le fait le plus curieux de ce genre est celui qui a été rapporté par Mackenzie[1] : un enfant paraissait atteint d'une hernie de l'iris ; *c'était une mouche ordinaire qui s'était logée entre la paupière supérieure et le globe de l'œil, et dont la tête seule faisait saillie.* Ce sont surtout les corps étrangers de la cornée qui simulent les phlyctènes ou les taches de cette membrane.

Le TRAITEMENT comporte deux indications : extraire le corps étranger ; combattre la congestion et la phlegmasie consécutives.

La plupart des corps étrangers adhèrent si peu à la conjonctive que le moindre effort suffit pour les détacher. On se sert communément d'un cure-dent ou d'un morceau de papier roulé sur lui-même. Les gens du peuple ont recours à d'autres manœuvres, qui ne sont pas toujours inoffensives ; il en est qui se servent d'une bague ; d'autres soufflent fortement à la surface de l'œil. Le plus souvent, le petit corps étranger est niché derrière la paupière supérieure. On commence donc par renverser ce voile, puis on *ramasse* le corps avec la grosse extrémité d'un cure-dent. Cette dernière manière de procéder convient également aux corps étrangers *simplement adhérents* à la conjonctive cornéale. Lorsque le corps a traversé la conjonctive scléroticale et qu'il s'est enfoncé au-dessous de cette membrane, on est parfois obligé de soulever avec des pinces à griffes la portion de conjonctive qui le recouvre et d'emporter le tout d'un coup de ciseaux. Les dards de certains insectes fixés dans la conjonctive doivent être enlevés avec des pinces, ou dégagés avec la pointe d'une aiguille à cataracte.

Les corps étrangers qui traversent la conjonctive s'implantent parfois assez profondément dans la sclérotique pour que l'extraction en soit difficile. Le fait suivant en est un exemple :

Obs. CCII. *Corps étranger dans l'épaisseur de la sclérotique ; tentatives infructueuses d'extraction. Trois semaines après, corps étranger plus proéminent et retiré avec facilité.* B***, âgé de vingt-huit ans, ouvrier en instruments de chirurgie, se présente à ma clinique, le 2 juillet 1861 ; il nous dit qu'un petit copeau d'acier lui a sauté dans l'œil droit. Je trouve le corps étranger presque au niveau du point de réunion de la cornée et de la sclérotique, en bas et en dehors ; il est enfoncé dans l'épaisseur de la sclérotique elle-même. Je cherche à le saisir avec de petites pinces à griffes ; efforts inutiles. Avec une aiguille à cataracte, j'enlève avec précaution quelques-unes des couches de la sclérotique qui le recouvrent, pour avoir plus de prise ; je ne suis pas plus heureux. Je recommande au malade

<hr>

[1] *Loc. cit.,* t. I, p. 329.

d'attendre, de s'abstenir de se servir de l'œil droit et de faire des applications froides. Dans les premiers jours qui suivent cet accident, B*** éprouve quelques cuissons derrière les paupières ; puis tous ces phénomènes disparaissent. Trois semaines après l'accident, la cuisson se fait sentir de nouveau, et B*** vient me trouver le 29 juillet. Le corps étranger est devenu plus *superficiel*, c'est-à-dire qu'il proémine plus en dehors. Après avoir fait, avec une aiguille à cataracte, une ponction à la conjonctive qui recouvre la partie saillante du corps étranger, je saisis ce dernier avec les mors d'une pince ordinaire, et cette fois, je le retire avec la plus grande facilité. C'est *un copeau d'acier trempé, long de 1 millimètre 1/2.* Les suites de cette opération sont très-satisfaisantes : le patient reprend ses travaux au bout de deux jours.

Demours[1] a observé un homme qui reçut à la chasse un grain de plomb dans l'œil droit. Le corps étranger se voyait, comme dans le fait que nous venons de rapporter, dans la conjonctive, près du bord externe de la cornée. L'extraction en fut faite, mais avec de grands efforts. On reconnut que le grain de plomb était *double et qu'il avait été embrassé dans son milieu par la sclérotique qu'il avait percée.* Des deux grains qui se tenaient, l'un était dans le globe, l'autre sons la conjonctive.

Il n'est pas toujours facile de pratiquer l'extraction d'un corps étranger de la cavité conjonctivale ; parfois il existe une contraction spasmodique des paupières, qui s'oppose à ce qu'on écarte ou à ce qu'on renverse suffisamment ces voiles. On commence par calmer ces phénomènes, en appliquant des topiques sédatifs sur l'œil, des sangsues sur la région temporale ; en maintenant le malade dans une chambre médiocrement éclairée ; après quoi on procède à l'extraction du corps étranger. Une fois ce dernier enlevé, on se borne à recommander des lotions d'eau froide ou un collyre légèrement astringent. La congestion conjonctivale disparaît promptement. Je l'ai vue quelquefois cependant persister avec opiniâtreté pendant plusieurs jours. Sur un homme qui s'est présenté à ma clinique, cette année, pour un corps étranger de la conjonctive cornéale, cette congestion avait résisté aux divers topiques, quand je prescrivis une ventouse scarifiée à la région préauriculaire correspondante. Les lames du scarificateur ayant été rendues trop saillantes, une des branches de l'artère temporale fut incisée, et il en résulta une hémorrhagie artérielle, qui ne put être arrêtée que par une compression méthodique. L'effet de cette déplétion sanguine fut des plus favorables ; dès le lendemain, toute hyperhémie de la conjonctive avait disparu.

ARTICLE II.

Calculs de la conjonctive.

Les concrétions que l'on a trouvées dans la cavité conjonctivale, ne sont pas formées aux dépens des sécrétions de la muqueuse oculaire ; elles proviennent de la glande lacrymale et sont expulsées par les conduits excré-

[1] *Loc. cit.*, t. II, p. 491.

tenrs de cette glande. Nous en avons rapporté plusieurs cas précédemment (voir p. 200). D'autres fois, des concrétions formées dans les glandes de Méïbomius, aux dépens de la matière sécrétée par ces organes, ont perforé la face postérieure du conduit excréteur de la glande et sont tombées dans la cavité conjonctivale. Tel était le cas d'une femme de cinquante-deux ans, observée par Desmarres[1]. Depuis plusieurs mois, la patiente avait des irritations fréquentes à la surface des yeux, avec des périodes d'exacerbation. Après une des attaques, elle sentit des corps étrangers roulants à la surface des yeux. C'étaient de petites concrétions pierreuses, du volume d'une tête d'épingle, très-résistantes. Il existait, dans l'épaisseur des follicules de Méïbomius, de nombreuses concrétions semblables, qui ne faisaient pas encore saillie du côté de la conjonctive.

CHAPITRE V.

INFLAMMATION DE LA CONJONCTIVE.

Avant de commencer cette étude, nous croyons devoir donner quelques notions sur les ophthalmies en général et examiner une doctrine qui a eu, il y a quelques années, un certain retentissement, et qui, malgré les objections sérieuses qu'on lui a opposées, compte encore aujourd'hui un certain nombre de partisans ; nous voulons parler des ophthalmies *spécifiques*.

Les phlegmasies qui atteignent une ou plusieurs des membranes de l'œil, sont comprises sous le nom générique d'*ophthalmies*. Quelques auteurs, notamment Guy de Chauliac[2], Guillemeau[3], Maitre-Jean[4], Guérin[5], Boyer[6], ont restreint cette dénomination aux inflammations de la conjonctive. D'autres ont distingué des ophthalmies externes et des ophthalmies internes ; tels sont Pitcarn, Louis[7], Wenzel[8], Scarpa[9]. La connaissance des affections inflammatoires de l'œil était si peu avancée, à l'époque où le chirurgien de Pavie publiait la cinquième édition de son traité (1816), que, dans tout le cours du chapitre consacré à la description de l'ophthalmie, il ne tient compte nulle part du siége de la phlegmasie dans telle ou telle membrane. Demours[10] est un des premiers qui ont établi cette importante distinction. A partir de cette époque, Weller, Stœber, Sichel, Velpeau, Furnari[11], Rognetta, Carron du Villards, Desmarres, Vidal de Cassis, Mackenzie, Denonvilliers et Gosselin, Wharton Jones, Deval, ont décrit l'inflammation de chacune des membranes de l'œil.

Cette dernière manière de procéder est essentiellement pratique. Dans le plus grand nombre de cas, la phlegmasie est restreinte à l'une des parties constituantes

---

[1] *Loc. cit.*, t. II, p. 202. — [2] *Loc. cit.*, t. I, p. 149. — [3] *Loc. cit.*, p. 770. — [4] *Loc. cit.*, p. 345. — [5] *Loc. cit.*, p. 9. — [6] *Loc. cit.*, t. IV, p. 520. — [7] *Dictionn. de chirurgie*, t. II, p. 147. — [8] *Loc. cit.*, t. I, p. 477. — [9] *Loc. cit.*, t. I, p. 151. — [10] *Loc. cit.*, t. I, p. 179. — [11] *Traité pratique des maladies des yeux*, Paris, 1841.

de l'organe, et ce n'est qu'exceptionnellement que les autres sont envahies. Le traitement diffère notablement dans les diverses ophthalmies ; et si on ne reconnaît pas le siége exact de la maladie, on perd un temps précieux, pendant lequel les fonctions de l'organe peuvent être à tout jamais profondément altérées. Supposez, par exemple, une iritis : si, faute de savoir bien distinguer cette affection, vous ne tenez compte que de l'injection symptomatique de la conjonctive, et que vous croyiez avoir affaire à une conjonctivite, vous vous bornez à l'emploi de quelque collyre astringent. Pendant ce temps, la pupille se remplit d'une fausse membrane, ou bien le rebord pupillaire contracte des adhérences avec la capsule antérieure du cristallin, et la vision demeure notablement troublée ou abolie. Que si, au contraire, vous avez reconnu la phlegmasie de l'iris, au début, et que vous ayez eu soin de maintenir la pupille dilatée, vous prévenez un pareil mode de terminaison.

Il n'est aucune des membranes de l'œil qui ne puisse être frappée de phlegmasie. Tantôt l'inflammation demeure circonscrite dans un seul tissu, et c'est le cas le plus commun ; d'autres fois le travail morbide envahit, de prime abord, ou successivement, plusieurs membranes. Le degré de fréquence de la phlegmasie est généralement subordonné à la situation plus ou moins superficielle de ces membranes. De toutes les inflammations, les plus communes sont la conjonctivite et la kératite ; vient ensuite l'iritis, puis la choroïdite, enfin l'hyaloïdite.

Les symptômes varient d'après le siége de la phlegmasie. Lorsque celle-ci atteint les membranes superficielles, telles que la conjonctive, la cornée, l'iris, il y a une injection des vaisseaux qui rampent à la surface de l'œil ; frappe-t-elle au contraire les parties profondes, telles que la choroïde, le corps hyaloïde, il peut n'y avoir aucune rougeur apparente, et c'est par l'examen ophthalmoscopique seul qu'on détermine la nature des altérations. Les troubles fonctionnels sont également subordonnés au siége de l'inflammation. La douleur présente des caractères variables dans la conjonctivite et dans l'iritis. La vision est plus ou moins gravement troublée, suivant que les exsudats sécrétés par la conjonctive sont rapidement entraînés avec les larmes, ou que les produits plastiques déposés dans l'épaisseur des lames de la cornée, dans le champ pupillaire, ou à la surface de la choroïde, restreignent une partie plus ou moins grande du champ visuel.

Chaque ophthalmie présente une tendance prononcée à tel ou tel mode de terminaison. La conjonctivite finit le plus souvent par résolution ; la kératite par gangrène moléculaire, c'est-à-dire par ulcération ; l'inflammation de la membrane de Descemet par suppuration ; on observe des adhérences à la suite d'iritis ; l'hypertrophie après certaines blépharo-conjonctivites ; l'atrophie après les choroïdites. Quelques ophthalmies parcourent leur évolution dans l'espace d'un ou de quelques septénaires ; d'autres durent des mois entiers.

Le diagnostic repose sur l'examen des signes physiques et sur l'appréciation des troubles fonctionnels. Il convient d'étudier la vascularisation de l'œil, dans les ophthalmies superficielles ; de rechercher la nature des sécrétions fournies par la muqueuse oculaire. Pour les phlegmasies profondes, on se fonde encore sur les mêmes données, en les appréciant à l'aide de l'ophthalmoscope.

Les causes sont prédisposantes ou occasionnelles. Les ophthalmies sont de tous les âges ; mais on ne rencontre pas les mêmes phlegmasies, avec un degré égal de fréquence, à toutes les périodes de la vie. Dans les premières années, c'est l'inflammation de la conjonctive que l'on observe presque exclusivement ; la kératite s'y ajoute bientôt. Ce n'est guère que vers la fin de la jeunesse qu'apparaissent les iritis. Celles-ci sont plus fréquentes pendant la période de virilité. On ne saurait méconnaître l'influence de certaines professions. Celles qui nécessitent l'application continuelle des yeux, qui exposent ces derniers à l'action d'une lumière vive, à l'impression de certains agents délétères, fournissent le plus grand nombre des ophthalmiques.

Les phlegmasies de l'œil se développent, tantôt sous l'influence d'une cause traumatique, tantôt à la suite de l'impression du froid ; d'autres fois enfin, elles se montrent sans cause occasionnelle appréciable, et l'on en place alors le point de départ, dans un état général de l'économie ; soit un état morbide passager, tel que la variole ou autres fièvres éruptives ; soit un état physiologique résultant de certaines conditions inhérentes à l'organisme du sujet, c'est-à-dire de conditions de tempérament et de constitution. C'est à ces ophthalmies qu'on a donné le nom de SPÉCIFIQUES, de SPÉCIALES, de COMBINÉES.

L'idée de rattacher le développement des ophthalmies à certains états de l'organisme, remonte à une époque plus éloignée que ne le croient les partisans de cette doctrine. Guy de Chauliac et Guillemeau indiquent déjà les différences que présentent les ophthalmies, suivant qu'elles reconnaissent pour cause le sang, la bile, la pituite, la mélancolie. A. Paré place le point de départ de quelques-unes de ces affections, dans la dure-mère, le péricrâne, l'estomac. D'après Maître-Jean, la maladie est occasionnée, comme toutes les autres inflammations, par l'arrêt du sang ; suivant que ce dernier est altéré d'une façon ou d'une autre, l'ophthalmie présente un caractère différent. Pellier de Quengsy parle d'ophthalmies *vénériennes, scrofuleuses, dartreuses, scorbutiques ;* Richerand, d'ophthalmies *bilieuses, vénériennes, scrofuleuses, dartreuses ;* Lassus, d'ophthalmies *gastriques, saburrales, bilieuses.* Au rapport de Furnari, il est aussi question, dans l'ouvrage de Trnka de Karnowitz[1], d'ophthalmies catarrhales, arthritiques, rhumatismales, scrofuleuses. Toutefois, Beer et son école ont donné les plus grands développements à ces idées. On les trouve exposées dans les écrits de Weller[2], de Stœber[3] et de Sichel[4].

Stœber divise les ophthalmies en deux grandes classes : les ophthalmies *idiopathiques* ou *phlegmoneuses ;* ce sont des inflammations franches de l'œil, affectant des individus sains ou exempts de maladies constitutionnelles, produites par des causes ordinaires ; les ophthalmies *spécifiques,* occasionnées par des matières spécifiques appliquées à l'œil, ou par une constitution particulière de l'atmosphère, ou par une maladie constitutionnelle, toutes circonstances qui donnent à l'ophthalmie une marche et un caractère particuliers. Les ophthalmies *spécifiques* se distinguent des idiopathiques par des symptômes locaux et généraux. Ordinairement, ajoute l'auteur, les *symptômes locaux caractérisent suffisamment l'ophthalmie spécifique ;* quelquefois cependant, ces symptômes sont peu prononcés, auquel cas, les signes fournis par l'état général du malade sont d'un grand secours pour le diagnostic. Stœber décrit, à titre d'ophthalmies *idiopathiques* ou phlegmoneuses, l'inflammation de chacune des membranes de l'œil, et range parmi les *spécifiques,* les ophthalmies dites *catarrhale, scrofuleuse, érysipélateuse, varioleuse, morbilleuse et scarlatineuse, dartreuse* ou *herpétique, rhumatismale, arthritique, syphilitique, scorbutique, intermittente.* Il admet enfin des ophthalmies *combinées,* résultant de l'addition de plusieurs ophthalmies spécifiques, c'est-à-dire des ophthalmies *catarrhale-rhumatique, arthritico-syphilitique,* etc.

[1] *Historia ophthalmiæ omnis ævi observata medica continens.* Vindob., 1785. — [2] *Traité théorique et pratique des maladies des yeux,* t. II, p. 118, 120, 138, 143, 183, 198 ; trad. cit. — [3] *Manuel pratique d'ophthalmologie,* p. 133, 176, 179, 200, 212, 221, 223. Paris 1854. — [4] *Traité de l'ophthalmie de la cataracte et de l'amaurose.* Paris, 1837. *Iconographie ophthalmologique,* p. 28. Paris, 1852-1859.

La doctrine de Sichel est conforme à la précédente ; l'auteur a seulement substitué la dénomination *ophthalmies spéciales ou combinées* à celle d'ophthalmies *spécifiques*. Chez un sujet indemne de toute diathèse, de toute maladie générale, il peut se produire une inflammation de chacune des membranes de l'œil ; ce sont des ophthalmies *simples*. Il y a donc des conjonctivites, des sclérotites, des kératites, des irifis, des cristalloïdites, des choroïdites, des rétinites *simples*. Chacune de ces phlegmasies a des caractères particuliers. Si l'inflammation survient sous l'influence d'une cause spéciale, telle que le refroidissement, ou si elle se montre chez un sujet ayant eu d'autres manifestations morbides, telles que la scrofule, la syphilis, la goutte, elle se localise dans certaines parties de l'œil, et se montre avec des caractères particuliers, qui permettront toujours de la reconnaître ; et c'est ainsi que se produisent des ophthalmies *catarrhales, blennorrhagiques, rhumatismales, érysipélateuses, veineuses, arthritiques, abdominales, lymphatiques ou scrofuleuses*. Ce n'est pas tout encore : qu'une phlegmasie de l'œil se développe chez un sujet atteint d'une double manifestation morbide, et on aura une ophthalmie complexe ; de cette façon l'auteur a créé des ophthalmies *rhumatismo-scrofuleuses, rhumatismo-syphilitiques, scrofulo-veineuses*.

La doctrine de l'école allemande fut réfutée, en France, par Velpeau[1]. D'un autre côté, Sanson[2], dès l'année 1834, avait combattu l'opinion de Sichel, relativement aux ophthalmies *rhumatismales* et *scrofuleuses*. Il considérait la première comme une scléro-conjonctivite, et la seconde comme une kérato-conjonctivite. L'école de Paris se mettait ainsi en opposition ouverte avec l'école allemande : la première localisait les phlegmasies de l'œil dans tel ou tel tissu de l'organe ; la seconde classait ces mêmes maladies d'après la cause présumée. L'une décrivait des *conjonctivites*, des *kératites*, des *irifis* ; l'autre des ophthalmies *catarrhales, rhumatismales, scrofuleuses*. De part et d'autre, l'enseignement fit des adeptes. La Belgique adopta pleinement la doctrine des ophthalmies spécifiques ; on peut en juger par les comptes rendus des cliniques de Cunier[3], pendant les années 1840 et 1850 ; de Verriest[4], d'Ansiaux[5]. En Allemagne, la doctrine de la spécificité trouva des défenseurs dans Canstatt[6], Heyfelder[7], etc. En Italie, Quadri[8] comptait encore, en 1858, des ophthalmies *arthritiques* et *herpétiques*. En Ecosse, W. Mackenzie[9] n'a pas cessé d'admettre des ophthalmies *catarrhales, scrofuleuses, érysipélateuses, rhumatismales, catarrho-rhumatismales*. En Angleterre, Wharton-Jones[10] décrit, à notre époque, une conjonctivite *catarrhale*, une ophthalmie *scrofulo-catarrhale*, une ophthalmie *rhumatismale*, une ophthalmie *catarrho-rhumatismale*, des irifis *scrofuleuse, rhumatismale, syphilitique, arthritique*.

En France, ces idées ne rencontrèrent qu'un très-petit nombre d'adeptes ; ceux-là même qui s'en étaient d'abord montrés les partisans, renoncèrent, peu à peu, à la doctrine. Ainsi, Furnari[11] n'admet d'autres ophthalmies spécifiques que les *catarrhales*, les *scrofuleuses* et les *syphilitiques*. Rognetta[12] rejette les spécificités des ophthalmies. D'après Carron du Villards[13], c'est une erreur de croire que la forme anatomique indique sûrement la nature de l'ophthalmie. Stœber, qui, ainsi que

[1] *Répert. gén. des sciences médic.*, t. XXII ; art. OPHTHALMIE. Paris, 1840. — [2] *Dict. de méd. en 15 vol.*, t. XII, p. 206. — [3] *Annales d'oculistique*, t. IV, p. 75 ; t. XXIII, p. 258. — [4] *Ibid.*, t. XX, p. 147. — [5] *Ibid.*, t. XV, p. 147 ; t. XXXI, p. 167. — [6] *Ibid.*, t. III, p. 20. — [7] *Ibid.*, t. X, p. 91 ; t. XI, p. 101. — [8] *Ibid.*, t. XL, p. 190. — [9] *Ibid.*, t. XVIII, p. 58. 1847. *Traité des mal. de l'œil*, 4e édit., trad. par E. Warlomont et A. Testelin. Paris, 1856. — [10] *Traité prat. des mal. des yeux*, trad. de l'anglais sur la 5e édit., par Foucher. Paris, 1862. — [11] *Traité prat. des mal. des yeux*, p. 121. Paris, 1841. — [12] *Traité philos. et clinique d'ophthalm.*, p. 391. Paris, 1844. — [13] *Guide pratique, etc.*, t. II, p. 12.

nous l'avons vu plus haut, était, en 1834, le propagateur de la doctrine des ophthalmies spécifiques, ne comptait plus à sa Clinique, en 1849, que des ophthalmies *rhumatismales*[1]. En 1851, il est question de kératites *scrofuleuses*, de kérato-iritis *rhumatismales*; mais le professeur de Strasbourg[2] ne parle plus d'ophthalmies *catarrhales*, *scrofuleuses*, etc. Rivaud Landrau[3] admettait encore, en 1853, des ophthalmies *scrofuleuses et catarrhales*. Vidal de Cassis[4] adopta entièrement la doctrine de Sichel. Pour Desmarres[5], il n'y a pas de caractères anatomico-pathologiques propres à faire reconnaître les ophthalmies *rhumatismale*, *scrofuleuse*, *arthritique*; il maintient cependant la distinction entre la conjonctivite *franche* et la *catarrhale*. Denonvilliers et Gosselin[6] reconnaissent des ophthalmies *spéciales*, à forme bien accusée : les ophthalmies *blennorrhagique*, *scrofuleuse*, *syphilitique*. Il n'en est plus de même des ophthalmies dites *érysipélateuse*, *catarrhale*, *abdominale*, *arthritique*, *rhumatismale*, etc.

En 1857, le congrès ophthalmologique de Bruxelles[7] soumit à la discussion la question des ophthalmies spécifiques. Il adopta les propositions suivantes :

1. Il est démontré, par la statistique, qu'un grand nombre de cas de maladies des yeux ont leur cause unique, ou du moins prédisposante, dans la constitution du sujet. Les mêmes lésions anatomiques peuvent cependant, à peu d'exceptions près, se développer, quand la diathèse, qui souvent en est la cause, n'existe pas.

2. Il faut, dans chaque cas, étudier les causes générales le plus possible ; si l'examen clinique en démontre positivement l'existence, on pourra, on devra même accepter, dans la dénomination de la maladie, le principe étiologique. Cette manière d'agir exercera certainement une influence avantageuse sur les progrès de la nosologie et de la thérapeutique ; mais il ne peut être permis de généraliser la nomenclature étiologique ; on doit la réserver exclusivement, pour les cas où une relation assez évidente se manifeste entre les diathèses et la forme anatomique de la maladie.

3. Il faut constamment tenir compte de la constitution et des causes qui peuvent en provenir ; il est possible qu'en procédant de cette façon, on parviendra, par une observation plus exacte, à trouver des différences entre les lésions anatomiques de maladies réputées semblables, mais observées dans différentes conditions de la constitution.

On voit que le congrès est resté dans les termes les plus vagues, et l'on se demande s'il a admis ou rejeté l'existence d'ophthalmies spécifiques.

Dans l'état actuel de la science, la question des ophthalmies *spécifiques*, des ophthalmies *spéciales*, et des caractères anatomico-physiologiques propres à ces ophthalmies, si tant est qu'elles existent, est donc loin d'être résolue. Nous pensons qu'il n'est pas inutile de l'aborder de nouveau, en fondant cet examen sur l'observation clinique, la seule base qui puisse servir à établir une doctrine solide.

Il importe d'abord de s'entendre sur l'acception des mots maladies *spécifiques*. Or, sur ce point, les pathologistes qui ont le plus de notoriété, ne sont pas d'accord : les uns en restreignent, les autres en étendent le sens. Il est facile de s'en convaincre, en lisant les traités de pathologie générale de Chomel[8], Hardy et Béhier[9],

[1] *Annales d'oculistique*, t. XXV, p. 168. — [2] *Ibid.*, t. XXVII, p. 181. — [3] *Ibid.*, t. XVIII, p. IV; t. XXIX, p. 287. — [4] *Traité de pathol. externe et de méd. opér.*, t. III; 4e édit.— [5] *Traité théor. et prat. des mal. des yeux*, t. II, p. 5; 2e édit. Paris, 1854. — [6] *Comp. de chir.*, t. III, p. 244. — [7] *Compte rendu du Congrès*, p. 17, 92, 161. Bruxelles, 1857. — [8] *Elém. de pathol. gén.*, p. 624; 4e édit. Paris, 1856. — [9] *Traité élém. de pathol. interne*, t. I, p. 60. Paris, 1844.

E. Bouchut [1], Ed. Monneret [2]. Prenons néanmoins l'expression de maladies *spécifiques* dans le sens le plus large, et envisageons comme ophthalmies *spécifiques* toutes celles qui, *soit par la nature de leur agent producteur, soit en raison des conditions constitutionnelles ou diathésiques où se trouve celui qui en est atteint, donnent lieu à des indications curatives spéciales.*

À ce point de vue, on ne saurait contester qu'il existe réellement des ophthalmies spécifiques. La syphilis, arrivée à une certaine période de son évolution, donne lieu à une phlegmasie de l'iris, que personne n'hésite à appeler iritis syphilitique, et qui cède à un traitement *spécial* ou *spécifique.* Il y a donc une ophthalmie syphilitique, c'est-à-dire une ophthalmie *spécifique* de nature syphilitique.

On ne peut pas nier non plus que, dans le cours de la variole, il se produise des conjonctivites ou des kératites. L'ophthalmie *varioleuse* est donc une ophthalmie *spécifique.* De même encore, les ophthalmies qui se montrent au début de la rougeole et de la scarlatine (*ophthalmies morbilleuse et scarlatineuse*), et qui consistent le plus souvent en de simples conjonctivites, rentrent dans le groupe des ophthalmies *spécifiques.* L'ophthalmie *blennorrhagique*, en raison de la nature de l'agent qui la produit, appartient à la même classe; l'ophthalmie *pseudo-membraneuse* ou *diphthéritique* également. Les autres espèces d'ophthalmies appelées *spécifiques*, exigent un examen plus approfondi.

1° **Ophthalmie catarrhale.** C'est de toutes les ophthalmies spécifiques, celle qui compte encore aujourd'hui le plus grand nombre de partisans. Elle est décrite par Weller, Stœber, Sanson, Sichel, Furnari, Rognetta, Desmarres, Mackenzie, Wharton Jones, L. Wecker. Dans le principe, elle a reçu de Beer [3] le nom de catarrhale, parce qu'elle est *causée par des états particuliers de l'atmosphère, qu'elle est accompagnée d'une affection simultanée de la muqueuse du nez, de la trachée*, etc. Stœber, Sichel, Mackenzie, donnent la même interprétation. D'autres ophthalmologues, Rognetta, Carron du Villards, Furnari, Desmarres, L. Wecker, réservent ce nom aux conjonctivites caractérisées par un écoulement plus ou moins abondant de mucus, de muco-pus, ou d'un liquide puriforme. Ceux-ci prennent le mot catarrhe (de ῥέω je coule, κατά en bas), dans son sens étymologique.

On voit que l'ophthalmie *catarrhale* est une espèce morbide mal définie; que les uns en fondent l'existence sur un principe étiologique, pendant que d'autres la caractérisent par un seul trouble fonctionnel. Il n'existe pas plus d'entente dans les descriptions de cette affection, données par ceux-là même qui l'admettent.

Pour Weller, cette ophthalmie est caractérisée par de la photophobie, du larmoiement, des exacerbations le soir. D'après Sichel, la photophobie et le larmoiement ne se manifestent jamais, tant que la maladie existe dans toute sa pureté. Si on s'en rapporte à Stœber, l'ophthalmie catarrhale affecte la conjonctive et les glandes de Méïbomius; on voit, dans divers endroits de la conjonctive, des vaisseaux sanguins injectés se diriger vers le bord de la cornée, *toujours réunis en plus ou moins grand nombre, surtout dans les angles de l'œil;* si l'ophthalmie n'est pas arrêtée dans sa marche, *des phlyctènes ou des pustules se forment dans la conjonctive, le plus souvent au bord de la cornée.* D'après Sichel, à aucune période de la conjonctivite catarrhale, *on ne découvre, dans la conjonctive scléroticale,* ni *papules,* ni *phlyctènes,* ni *pustules.*

Ceux qui ont décrit séparément la conjonctivite *franche* ou *idiopathique* et la conjonctivite *catarrhale*, ne se sont même pas aperçus qu'ils assignaient à l'une la

---

[1] *Nouv. élém. de pathol. gén. et de séméiologie*, p. 200. Paris, 1857. — [2] *Traité de pathol. génér.*, t. II, p. 524. Paris, 1857. — [3] Samuel Cooper, *Dictionn. de chirurgie,* t. II, p. 206.

plupart des caractères qu'ils attribuaient à l'autre. Ainsi, Furnari, qui en fait deux espèces distinctes, attribue la *conjonctivite idiopathique* à l'exposition au vent frais, et l'*ophthalmie catarrhale* aux brusques variations atmosphériques. Il considère la première, comme se développant chez les militaires qui campent et qui montent la garde sur le glacis des citadelles élevées ; la seconde, comme atteignant les soldats en marche et en faction par un temps froid et nébuleux. N'y a-t-il pas même mode d'action de la cause morbifique dans les deux cas ? D'après Sichel, la *conjonctivite simple* est caractérisée par une injection tantôt discrète, tantôt confluente, de la conjonctive, quelquefois par une sécrétion muqueuse ; il y a absence de larmoiement et de photophobie, peu de douleur ; de la cuisson ; quelquefois une douleur poignante, ou bien une sensation de corps étrangers derrière les paupières, des exacerbations le soir. Dans l'*ophthalmie catarrhale,* il y a aussi une injection plus ou moins confluente de la conjonctive palpébro-oculaire, une sécrétion de mucus, une sensation de graviers derrière les paupières, des exacerbations le soir. Les *granulations* elles-mêmes sont assignées par l'auteur, aux deux formes morbides.

Ceux qui admettent une *ophthalmie catarrhale* et une *conjonctivite franche*, tels que Rognetta, Desmarres et Mackenzie, ne sont pas d'accord sur la nature de la seconde. Ainsi, Rognetta la dit caractérisée par une rougeur variable en intensité, d'après le degré de la phlogose ; par un gonflement de la conjonctive et des paupières, par de l'obscurcissement de la cornée, par *la production d'une matière muco-sébacée qui colle les paupières entre elles*, en se coagulant à la racine des cils ; par de la douleur, de la *phothophobie*, etc. Pour Desmarres, il *n'y a jamais de photophobie ; la sécrétion conjonctivale fait défaut ; les cils ne sont pas collés.* Suivant Mackenzie, la conjonctivite *phlegmoneuse, simple* ou *franche*, est caractérisée par une rougeur et un léger gonflement, qui *n'occupent guère que le côté nasal ou le côté temporal du globe*. La portion de membrane enflammée a généralement une forme triangulaire. D'après les citations précédentes, on se demande à quels caractères précis, soit étiologiques, soit symptomatiques, on distinguera une conjonctivite *franche* d'une conjonctivite *catarrhale.*

Que toutes les conjonctivites ne se produisent pas de la même manière ; qu'elles ne soient pas toutes caractérisées par les mêmes symptômes ; que les unes, par exemple, soient accompagnées d'une sécrétion muqueuse abondante, pendant que, dans les autres, la sécrétion est à peine marquée, cela est incontestable. Ce sont des variétés d'une seule et même maladie, et rien ne prouve qu'il soit nécessaire d'une circonstance spéciale, c'est-à-dire d'une cause *spécifique*, pour donner lieu à la production d'un symptôme particulier. Ajoutez encore, que l'espèce de conjonctivite, caractérisée par une production abondante de mucosités, n'attaque quelquefois qu'un seul œil ; or si elle était réellement la conséquence d'une cause *spéciale* résidant dans l'atmosphère, on comprendrait difficilement l'immunité de l'autre œil. Concluons donc, que l'ophthalmie *catarrhale* n'est pas une *ophthalmie spécifique ou spéciale*, et que, ce qui a été décrit sous ce nom, est une conjonctivite *oculo-palpébrale simple*, qui peut être bornée, à son premier degré, à la face interne des paupières.

2. Ophthalmie rhumatismale. Si cette espèce d'ophthalmie existe réellement, elle doit avoir les caractères du rhumatisme. Or, ce dernier a son siége dans les membranes fibro-séreuses, dans les tissus fibreux et musculaires ; il survient à l'occasion d'un refroidissement, et possède une grande mobilité. Pour démontrer l'analogie du rhumatisme et de l'ophthalmie *rhumatismale*, Sichel localise cette dernière dans la sclérotique, l'expansion aponévrotique des muscles de l'œil, formées de tissu fibreux ; dans la membrane de l'humeur aqueuse et le feuillet séreux qui tapisse la face antérieure de l'iris, formées de tissu séreux.

Au point de vue anatomique, l'ophthalmie *rhumatismale* est donc une *sclérotite* et une *iritis séreuse*. Il est facile de voir que la description même de l'auteur[1] n'est pas conforme à ces données; qu'elle se rapporte surtout à une *kératite*, et qu'elle ne démontre nullement que l'inflammation siége dans la sclérotique. L'injection *zonulaire* ou *rayonnante* ne suffit pas, en effet, pour prouver que la sclérotique est enflammée. Elle se rencontre dans certaines kératites, dans les iritis. Il ne faut pas s'exagérer le degré de vascularisation propre à la sclérotique ; la plupart des vaisseaux qui concourent à former l'injection rayonnante ou *zonulaire*, appartiennent à la conjonctive et au tissu cellulaire sous-conjonctival; il n'en est qu'un très-petit nombre qui sont situés dans la sclérotique. Il est encore une autre considération tout anatomique, à laquelle les partisans de l'ophthalmie *rhumatismale* n'ont guère songé ; c'est que la sclérotique reçoit ses artères, en arrière des ciliaires courtes, et en avant des ciliaires antérieures ; d'après Sappey[2], ces ramifications forment sur la surface externe de l'œil un *réseau à mailles très-déliées*. Or, si dans l'ophthalmie *rhumatismale*, la sclérotique était réellement enflammée, l'injection de cette membrane ne se présenterait pas seulement sous la forme d'une *couronne radiée* autour de la cornée ; tout le réseau vasculaire sclérotidien étant congestionné, on aurait, à la surface du bulbe, une injection en *réseau*.

Si l'ophthalmie *rhumatismale* existait réellement, à titre d'espèce morbide distincte, on la verrait se développer, au moins quelquefois, dans le cours d'un rhumatisme, comme on voit l'ophthalmie varioleuse se développer chez ceux qui ont une variole; l'ophthalmie syphilitique, chez ceux qui ont la syphilis. Il n'en est rien. J'ai consulté à ce sujet nombre de praticiens; aucun d'eux ne se rappelle avoir vu quelque chose de semblable. Au surplus, ceux-là qui ont décrit l'ophthalmie rhumatismale conviennent eux-mêmes que l'ophthalmie peut se montrer, chez des sujets qui n'ont jamais souffert de rhumatisme dans une autre partie du corps. Telle est l'opinion de Wharthon Jones[3] et de Mackenzie[4]. Ce dernier fait remarquer, qu'en cas de métastase du rhumatisme, il n'a jamais vu le transport de l'inflammation rhumatismale à l'œil.

S'il existait une ophthalmie *rhumatismale*, cette espèce d'opthalmie devrait précisément offrir le caractère de la mobilité, qui est propre au rhumatisme. Or aucun auteur n'a signalé ce fait. Enfin, une dernière considération à faire valoir, c'est que le rhumatisme est une maladie propre à l'âge adulte et très-rare dans l'enfance. Or, Sichel considère, comme une des causes prédisposantes de l'ophthalmie rhumatismale, l'âge compris entre la première dentition et la puberté. Il est vrai que Warthon Jones avance tout le contraire, puisque, d'après lui, les personnes atteintes de cette affection sont toujours des adultes.

Concluons des considérations précédentes, qu'il n'existe pas une ophthalmie *rhumatismale*, et que ce qu'on a décrit sous ce nom, est une *kératite* simple ou une *kératite* compliquée d'*iritis*.

3. **Ophthalmie arthritique.** Ainsi que le nom l'indique, cette espèce d'ophthalmie devrait être liée à la *diathèse goutteuse*. D'après Beer[5], elle est toujours le résultat de la suppression subite de la goutte par l'action du froid humide. Stœber[6] est déjà moins absolu ; d'après lui, l'affection se manifeste, tantôt chez des individus sujets à des accès de goutte, tantôt chez des personnes *disposées* seulement à cette maladie, et dont l'ophthalmie constitue alors le premier accès. Sichel[7], qui décrit l'ophthalmie *arthritique* sous le nom d'ophthalmie *veineuse*, lui assigne

---

[1] *Traité de l'ophthalmie*, p. 256 et suiv. — [2] *Loc. cit.*, t. II, p. 634. — [3] *Loc. cit.*, p. 188. — [4] *Loc. cit.*, t. I, p. 822. — [5] Weller, *loc. cit.*, t. II, p. 143. — [6] *Loc. cit.*, p. 223. — [7] *Traité de l'ophthalmie*, etc., p. 316.

comme causes, la diathèse arthritique ou *hémorroïdale*, la suppression du flux hémorroïdal ou menstruel. Il ajoute, *qu'il est des cas, dans lesquels, malgré tous les caractères d'ophthalmie veineuse offerts par l'œil, on ne découvre rien qui indique une affection antérieure ou concomitante de nature goutteuse, hémorroïdale ou ménopausique*. Dans ce cas, l'âge avancé des malades est une circonstance qui, à elle seule, peut imprimer à l'ophthalmie le caractère veineux ; ou bien, la diathèse arthritique ou hémorroïdale, *ne s'étant jamais localisée antérieurement à l'affection oculaire, commence par attaquer cet organe le premier*. Tout le monde sera frappé du cercle vicieux dans lequel tombent inévitablement les partisans déclarés des ophthalmies spéciales. Ils commencent par rapporter une ophthalmie, à forme déterminée, à un état général morbide de l'économie. La phlegmasie oculaire est donc, suivant eux, l'effet d'une cause générale. Or, dans l'ordre naturel des choses, les causes précèdent les effets. Dire que la goutte peut commencer par attaquer l'œil, c'est renverser cet ordre naturel; c'est faire précéder la cause par l'effet. Supposez un sujet, né de parents bien sains, c'est-à-dire indemnes de toute maladie syphilitique, n'ayant lui-même jamais subi aucune infection de ce genre, atteint d'une iritis. Il ne viendra à la pensée de personne de considérer cette phlegmasie comme une ophthalmie syphilitique. Aucun médecin ne dira que la diathèse syphilitique, ne s'étant jamais localisée antérieurement à l'affection oculaire, commence par attaquer cet organe le premier.

Les ophthalmologues ne s'entendent même pas sur les caractères de l'espèce morbide, qu'ils appellent ophthalmie *arthritique*. Suivant Weller, elle se présente sous des formes diverses : inflammation érysipélateuse des paupières; blépharoblennorrhée ; ophthalmo-blennorrhée ; iritis ou sclérotite. Pour Stœber, il en existe trois variétés : l'iritis arthritique; l'inflammation arthritique de la choroïde, de la rétine, du corps vitré et du cristallin, et ce que l'auteur décrit sous ce dernier nom est le glaucôme ; enfin, l'inflammation arthritique de la conjonctive, c'est-à-dire l'inflammation de la conjonctive sous forme d'ophthalmie purulente. D'après Sichel, la maladie peut se montrer dans les diverses membranes de l'œil, mais la choroïde y participe toujours. On voit, dans la sclérotique, une zone de vaisseaux d'un carmin un peu plus foncé que celui de la sclérotite rhumatismale, commençant à 4 ou 6 millimètres de distance de la circonférence de la cornée, et se rendant, en direction parallèle et rectiligne, vers cette circonférence ; avant d'atteindre celle-ci, les vaisseaux se bifurquent et s'anastomosent les uns avec les autres. Ils sont constamment séparés, de la circonférence de la cornée, par un *cercle bleuâtre* ou *blanchâtre* partiel ou total, qu'ils ne dépassent point, et au bord duquel ils disparaissent ou pénètrent dans l'intérieur de l'œil. Ce cercle bleuâtre CARACTÉRISTIQUE, large de 1 millimètre à peu près, existe dans la sclérotique et autour de la cornée ; il a été appelé, par Beer, cercle *arthritique ;* cercle *veineux* par Sichel. Ce dernier décrit une autre injection qu'il appelle *abdominale*, parce qu'elle se montre chez ceux qui ont eu des troubles du côté des organes de l'abdomen, et qui se présente sous forme de rameaux vasculaires isolés, d'un calibre très-considérable, variqueux, pourpre foncé, remplis d'un sang *indubitablement veineux ou carbonisé*, parallèles, venant de divers points de la circonférence de l'hémisphère oculaire antérieur, et rampant avec des flexuosités nombreuses et presque angulaires jusqu'à la cornée, dont ils n'atteignent pas la périphérie. A une petite distance de la circonférence de la cornée, ces rameaux se dichotomisent et fournissent des branches qui se terminent par des ramifications de plus en plus fines, ou par des arcs qui s'anastomosent ensemble.

Chacun reconnaît dans la forme d'injection appelée *arthritique*, l'injection *péri-kératique* qui accompagne l'iritis et la kératite ; si on consulte les figures de

Sichel, on y retrouve ces lésions bien indiquées. Ainsi la figure 1 de la planche II du *Traité de l'ophthalmie*, donnée comme exemple d'ophthalmie *arthritique* sur un sujet de vingt-quatre ans, représente manifestement une *iritis*, avec *synéchie postérieure*. La figure 2 de la planche XI de l'*Iconographie* du même auteur, donnée comme exemple d'ophthalmie *arthritique*, est une *kératite*, compliquée d'*iritis*. La figure 1 de la même planche est une *kératite ponctuée*, compliquée d'*iritis*. Il n'est pas difficile non plus de retrouver, dans la forme *abdominale* de l'injection de la conjonctive, l'existence de vaisseaux variqueux, situés dans le tissu cellulaire sous-conjonctival, circonstance qui annonce tout simplement un ralentissement de la circulation veineuse de l'œil. D'ailleurs, si on consulte, et si on lit la description de la figure 1 de la planche II du *Traité de l'ophthalmie*, on conclut que ce fait, donné par l'auteur comme exemple d'ophthalmie *abdominale* est une *irido-choroïdite* ancienne. Les figures 1, 2, 3 de la planche X de l'*Iconographie*, présentées comme exemples d'ophthalmies *veineuses*, représentent une *iritis* terminée par la formation d'une *fausse membrane pupillaire*.

Ce qui prouve bien que cette prétendue *ophthalmie arthritique* n'est qu'une *irido-choroïdite*, une *iritis*, ou une *kératite*, c'est que Sichel lui-même en décrit de cette façon les altérations anatomiques : iris décoloré, d'une teinte sale, ne présentant plus la structure fibrillaire ; tissu de l'iris souvent aminci, d'aspect marbré, marqueté de plaques de couleur gris ardoisé ou bleuâtre. Pupille dilatée, immobile, transversalement ou perpendiculairement ovale ; quelquefois pupille resserrée et irrégulière, à cause d'adhérences entre son rebord et la capsule cristalline. Fond de l'œil d'abord bleuâtre ; plus tard, opacité concave profonde et verdâtre, quelquefois kératite partielle qui se termine par ulcération.

Il est bien avéré qu'on rencontre, dans les irido-choroïdites anciennes, ce cercle bleuâtre périkératique, que Beer a appelé *arthritique*. Il résulte de la distension du canal de Fontana, véritable sinus veineux, comme on le sait, qui participe probablement à l'état variqueux du reste du système veineux oculaire.

Concluons des considérations précédentes, que rien ne prouve qu'il existe une *ophthalmie arthritique*, et que ce que l'on a décrit sous ce nom se rapporte le plus souvent à une *irido-choroïdite*. Cette interprétation est conforme à celle de Velpeau et de Deval[1]. Mackenzie[2] convient lui-même que, se trouvant dans l'impossibilité de déterminer quelle est la diathèse qui prédispose à l'iritis arthritique, il se sert du mot *arthritique* comme d'un terme de convention, mais sans y attacher strictement le sens que l'on donne à celui de *goutte*.

4. Ophthalmie scrofuleuse. Chez les sujets lymphatiques, ou qui présentent les attributs de la diathèse strumeuse, chez un grand nombre de petits enfants, on rencontre des phlegmasies oculo-palpébrales qui offrent parfois une grande résistance aux moyens thérapeutiques. De là, l'idée d'admettre une ophthalmie spéciale qu'on a appelée *scrofuleuse*, *lymphatique*. B. Bell[3], Wenzel[4], Boyer[5] en parlent. Il faut cependant arriver aux disciples de Beer, pour trouver une description des caractères que l'on croit propres à cette affection. Dans le tableau fait par Weller[6], on reconnaît l'espèce d'ophthalmie qu'on désigne aujourd'hui sous le nom de kératite *phlycténulaire*. On s'aperçut bientôt que ce n'était pas la seule forme de l'ophthalmie chez les scrofuleux. Stœber[7] en décrivit trois variétés : la *blépharadénite scrofuleuse*, qui n'est autre chose que la blépharite ciliaire, l'inflammation *scrofuleuse de la conjonctive*, dont les caractères sont conformes à ceux

---

[1] *Loc. cit.*, p. 307. — [2] *Loc. cit.*, t. II, p. 46. — [3] *Cours complet de chirurgie*, t. III, p. 130 ; trad. citée. Paris, 1796. — [4] *Manuel de l'oculiste*, t. I, p. 487. — [5] *Loc. cit.*, t. IV, p. 520. — [6] *Loc. cit.*, t. II, p. 183. — [7] *Loc. cit.*, p. 200.

de l'ophthalmie phlycténulaire, et l'inflammation *scrofuleuse de la cornée*, qui est la kératite aiguë ordinaire. Il fallait néanmoins trouver un lien entre ces trois formes morbides, pour en faire le cachet d'une ophthalmie *spéciale*, dite *scrofuleuse*. Stœber avança qu'un caractère propre à toutes les ophthalmies scrofuleuses, est une exacerbation le matin et une rémission le soir, ce qui est, dit-il, le contraire des autres ophthalmies. Il y ajoute encore la photophobie, et la disposition des vaisseaux sanguins. Malheureusement il se trouvait, sur ce dernier point, en contradiction avec lui-même, puisqu'il décrivait une forme différente d'injection, dans l'inflammation scrofuleuse de la *conjonctive* et dans l'inflammation scrofuleuse de la *cornée*. Sichel[1] admit, dans l'ophthalmie *lymphatique* ou *scrofuleuse*, les mêmes divisions que Stœber ; mais contrairement à ce dernier, il exclut la photophobie et le larmoiement, de façon que ce qui est le caractère pathognomonique de la maladie pour le premier, ne constitue, pour l'autre, qu'un symptôme accessoire. Rognetta[2] décrivit une *conjonctivite scrofuleuse*, mais en ayant soin de faire remarquer qu'il appelle *ophthalmie scrofuleuse* celle qui se montre chez des sujets délicats ou écrouelleux ; que cette phlegmasie peut atteindre diverses parties de l'organe : la conjonctive, les paupières, les follicules de Méibomius, l'iris, la sclérotique, la rétine. Carron du Villards[3], qui avait protesté contre la prétention de certains oculistes, relativement à la possibilité d'indiquer la nature d'une ophthalmie, d'après la forme de l'injection, assigna néanmoins à l'ophthalmie scrofuleuse, tous les caractères physiques bien connus de l'ophthalmie phlycténulaire, et ajouta, comme autre caractère constant, le larmoiement et la photophobie. Il crut aussi avoir trouvé une différence entre la kératite simple et la kératite scrofuleuse, en ce que cette dernière commence toujours par une *pustule aphthoïde*, dans un point quelconque de la circonférence de la cornée.

Pour Mackenzie[4], l'ophthalmie *phlycténulaire* est synonyme d'ophthalmie *scrofuleuse*. La photophobie excessive en est un symptôme *caractéristique*, et tellement important qu'elle existe souvent dans les cas les plus bénins, alors qu'on ne découvre qu'une rougeur insignifiante, que la cornée est parfaitement transparente, sans lésion, ou qu'elle n'offre qu'un simple point opaque. Il ajoute que, dans beaucoup de cas, la photophobie excessive constitue le seul symptôme. Denonvilliers et Gosselin[5], qui décrivent une *ophthalmie scrofuleuse*, sont moins exclusifs ; tout en admettant que la photophobie est fréquente, ils accordent qu'elle n'est pas constante, et signalent la longue durée de ce symptôme, ainsi que sa résistance à tous les modes de traitement.

Que l'ophthalmie *phlycténulaire* se rencontre chez les sujets qui présentent les attributs de la diathèse scrofuleuse, c'est ce que personne ne nie. Mais ce n'est pas une raison pour considérer cette forme comme s'étant développée sous l'influence de la diathèse strumeuse. On observe, chez les individus qui sont atteints de la maladie scrofuleuse, des ophthalmies qui ont de tout autres caractères ; et d'un autre côté, il n'est pas rare d'observer l'ophthalmie phlycténulaire chez des sujets robustes, bien constitués, qui n'ont jamais offert aucune lésion strumeuse. C'est là un fait sur lequel Velpeau, Anagnostakis[6], Crocq[7] sont d'accord. Dire, avec Van Roosbroeck[8], que c'est la photophobie qui forme le symptôme caractéristique de l'ophthalmie scrofuleuse, c'est avancer une proposition qui est en désaccord avec l'observation journalière. Il importe de remarquer que la photophobie est un état

---

[1] *Traité de l'ophthalmie*, p. 336. — [2] *Loc. cit.*, p. 333. — [3] *Loc. cit.*, t. II, p. 12, 90, 124. — [4] *Loc. cit.*, t. I, p. 787. — [5] *Compendium de chirurgie*, t. III, p. 296. — [6] *Compte rendu du Congrès ophthalmologique de Bruxelles*, p. 161. 1857. — [7] *Ibid.* — [8] *Ibid.*

normal chez certains enfants; qu'elle existe alors même qu'il n'y a aucune congestion des membranes oculaires. Je citerai l'exemple suivant :

Obs. CCIII. Le 9 mai 1862, on m'a présenté une petite fille, âgée de huit ans, à cheveux roux, d'une bonne santé habituelle. Cette enfant ne peut voir le grand jour en face; elle tient constamment la tête baissée, les paupières à demi fermées. L'examen de la conjonctive oculo-palpébrale, de la cornée, de la chambre antérieure, ne dénote aucune lésion.

La fréquence de la photophobie, chez les petits enfants atteints de phlegmasies oculaires, a été exagérée. Pour peu qu'on y regarde de près, on ne tarde pas à s'apercevoir qu'ils serrent convulsivement les paupières, par crainte du chirurgien, parce que les efforts pour écarter ces voiles membraneux produisent de la douleur. Si on interroge les parents, ils vous apprennent que l'enfant ouvre bien les yeux. La photophobie est un caractère si peu pathognomonique de l'ophthalmie dite scrofuleuse, qu'elle manque souvent dans une ophthalmie qui en présente les signes physiques, c'est-à-dire dans l'ophthalmie *phlycténulaire*, ou bien encore dans toute autre ophthalmie qui se développe chez un sujet strumeux.

Obs. CCIV. *Ophthalmie phlycténulaire; absence complète de photophobie et de larmoiement.* Charles Février, âgé de neuf ans, est conduit à ma clinique, le 1er décembre 1862. C'est un enfant grand et fort pour son âge, d'une bonne santé habituelle; il n'a jamais eu d'adénite suppurée, ni mal aux yeux. Actuellement, il présente, dans chaque région sous-maxillaire, une *adénite* simple; il a de l'*impétigo* à l'orifice des narines, mais pas de croûtes dans la tête. Il y a huit jours que l'œil gauche s'est pris.

État actuel. L'œil droit est sain. *OEil gauche* : il n'existe pas *la moindre photophobie, en face du grand jour; pas le moindre larmoiement.* La vision est bonne. La conjonctive palpébrale est légèrement injectée. Toute la moitié interne de la conjonctive scléroticale présente une injection discrète, composée d'un plan de vaisseaux superficiels, formé de quelques artérioles anastomosées entre elles, sous forme de réseau, dont les dernières ramifications ne dépassent pas le limbe de la cornée, et d'un plan profond formé de vaisseaux veineux qui paraissent adhérents à la sclérotique. Sur la demi-circonférence interne de la cornée, on aperçoit *trois phlyctènes* anticipant légèrement sur cette membrane. Ces phlyctènes paraissent déjà affaissées. Sur la demi-circonférence externe de la cornée, on aperçoit une autre phlyctène commençante, mais qui n'anticipe pas sur le miroir oculaire; cette phlyctène reçoit quelques artérioles partant du cul-de-sac conjonctival.

Il suffit d'ajouter, sans entrer dans de plus longs détails, que, sous l'influence d'un collyre laudanisé, l'injection scléroticale diminua, que les phlyctènes s'affaissèrent et que, le 11 décembre, la guérison était complète.

L'observation suivante est un exemple d'ophthalmie développée chez une fille ayant toutes les allures du tempérament strumeux, et néanmoins cette phlegmasie n'a présenté aucun des caractères assignés à l'ophthalmie scrofuleuse, ni l'injection conjonctivale caractéristique, ni phlyctènes, ni photophobie, ni larmoiement :

Obs. CCV. L***, âgée de onze ans, sans profession, a des *cheveux roux*, des *joues bouffies* et le *teint coloré* : il existe, à gauche, une *adénite* sous-maxillaire. La jeune fille a une bonne santé habituelle. Elle a eu mal aux yeux, pour la première fois, il y a un an, et a été guérie au bout d'un mois. Depuis deux ans, elle est affectée d'une *otorrhée*, à droite. Le 16 novembre 1862, elle est présentée a ma clinique, pour une affection de l'œil droit, qui s'améliore promptement, sous l'influence d'un collyre laudanisé. Huit jours après, l'œil *gauche* se prend, et voici ce que nous constatons : la conjonctive palpébrale, les culs-de-sac, sont injectés à un degré moyen. La conjonctive scléroticale offre une injection modérée, ce qui permet de se rendre compte de la façon dont cette injection est constituée. De la demi-circonférence inférieure de la cornée partent un certain nombre de vaisseaux très-fins, parallèles entre eux, se portant vers le cul-de-sac conjonctival. La disposition de ces vaisseaux rappelle tout à fait la forme *zonulaire*. Tous ces vaisseaux, sans exception, se continuent à une certaine distance de la circonférence de la cornée, soit avec les ramifications artérielles, soit avec les ramifications veineuses de la conjonctive scléroticale. Sur la moitié supérieure de la conjonctive se voit une injection ou *réseau*, et on ne retrouve plus la disposition *zonulaire* autour de la circonférence correspondante de la cornée. Sur la partie inférieure et externe de la circonférence de la cornée existe une exulcération. *Il n'y a pas la moindre photophobie, ni de larmoiement,* ni de sécrétion conjonctivale.

La photophobie, à laquelle on a attaché une si grande importance, pour établir le diagnostic de l'ophthalmie scrofuleuse, s'observe chez les sujets les mieux constitués, qui n'ont aucune lésion de la cornée, alors qu'il existe seulement une *blépharoconjonctivite*. Parmi les faits de ce genre que j'ai observés, je rapporterai le suivant :

Obs. CCVI. *Photophobie et larmoiement prononcés, sans autre affection qu'une blépharo-conjonctivite.* Choublier, âgé de sept ans, est présenté à ma clinique, le 2 novembre 1861. C'est un enfant *fort, robuste, d'une bonne santé, n'ayant jamais eu de gourmes,* et qui a mal aux yeux pour la première fois. Il y a huit jours, en rentrant de l'école, il se plaint d'avoir eu les yeux remplis de larmes pendant qu'il écrivait. Le lendemain, les yeux rougissent. Quelques jours avant, on avait coupé les cheveux au petit malade qui n'a eu, du reste, ni rhume, ni coryza.

Actuellement, l'enfant *ne peut ouvrir les yeux*, ni au grand jour, ni à une lumière artificielle vive ; lorsqu'on écarte les paupières, ce qui ne se fait pas sans résistance, il arrive *un flot de liquide*. La muqueuse palpébrale des deux côtés, est fortement injectée ; la conjonctive oculaire présente une injection réticulée médiocre. Il existe derrière la paupière inférieure quelques filaments d'un mucus épais et blanchâtre. La *cornée est parfaitement saine*. Sous l'influence d'un collyre astringent et de quelques purgations, cette affection guérit promptement.

Concluons des remarques précédentes que, chez les scrofuleux, il peut se développer diverses phlegmasies oculaires ; qu'il n'existe pas un rapport constant entre la diathèse strumeuse et une forme donnée d'ophthalmie ; que les caractères assignés à l'ophthalmie des scrofuleux se rencontrent chez les sujets les plus éloignés de la diathèse strumeuse, et qu'en conséquence il est impossible d'admettre une *ophthalmie scrofuleuse* ou *lymphatique*.

5° **Ophthalmie dartreuse**. On l'a encore appelée ophthalmie *herpétique*. On a considéré comme telles, les ophthalmies qui se rencontrent chez les sujets atteints de diverses affections cutanées, comprises sous le nom générique de *dartres*. Il faut faire remarquer tout d'abord, que les auteurs ne se sont guère entendus sur les caractères de ces ophthalmies. Ainsi Stœber en fait une inflammation de la conjonctive qui ne présente, quelquefois, d'autre caractère particulier que des taches d'un gris jaunâtre. Sichel localise, au contraire, dans les paupières, les inflammations de nature dartreuse ; il n'y a pour lui que des *blépharites dartreuses*. Lorsque la conjonctive se prend, c'est qu'il existe une diathèse scrofuleuse, qui peut produire en même temps des éruptions sur la peau.

Qu'on observe des blépharites glandulo-ciliaires, des conjonctivites et des kératites de toutes sortes, chez des sujets déjà atteints d'affections *cutanées*, personne ne le nie. Mais par contre, combien de fois ne voit-on pas ces diverses phlegmasies, et notamment des blépharites ciliaires, se montrer chez des sujets complétement indemnes de toute diathèse dartreuse ou herpétique? Il en est de même pour l'ophthalmie *psorique* ou *psorophthalmie* de Beer. D'après ce médecin, elle serait déterminée par la brusque suppression de la gale, et caractérisée par une vive démangeaison aux bords palpébraux, avec tuméfaction et rougeur de ces bords, sur lesquels se développent des vésicules qui crèvent et se convertissent en ulcères sanieux. Ces ulcères se garnissent de croûtes qui agglutinent les cils ; plus tard, la maladie peut même se propager à la conjonctive. Deval[1] dit avoir vu bien des galeux, en avoir même soigné un certain nombre, sans avoir jamais rencontré plus d'ophthalmies, chez ces individus, que chez d'autres sujets.

6° **Ophthalmie érysipélateuse.** La meilleure preuve que cette espèce d'ophthalmie n'existe pas, c'est que, ce que l'on a décrit sous ce nom, n'a même pas les caractères d'une ophthalmie. Suivant Stœber, elle est constituée par une rougeur pâle et une flaccidité particulière de la conjonctive, qui présente des bosselures formées comme par des bulles. Sichel en donne une description semblable : la conjonctive est gonflée légèrement, d'une teinte rouge-pâle, jaunâtre, assez uniforme, dans laquelle *il y a rarement des stries formées par des vaisseaux distincts*. Toute la conjonctive lâche, forme des plis plus étendus dans les mouvements du globe, et semble infiltrée. Il se produit un nombre plus ou moins considérable de *vésicules lisses, tendues, ovalaires*, du volume d'un grain de millet à un petit pois, contenant un liquide jaune clair. Mackenzie[2] et Wharton-Jones[3] sont bien plus explicites dans leur description. D'après ce dernier, il existe une *exsudation aqueuse* sous la conjonctive scléroticale, qui est plissée, et ressort comme une vésicule entre les paupières. On ne saurait donc méconnaître dans l'ophthalmie dite *érysipélateuse* un simple *œdème de la conjonctive*.

7° **Ophthalmie scorbutique.** On peut appliquer à cette espèce d'ophthalmie ce que nous venons de dire de l'ophthalmie érysipélateuse, à savoir, que, ce qu'on a décrit sous ce nom, ne présente pas les caractères d'une phlegmasie. Voici, en effet, ce qu'en dit Stœber[4] : elle occupe *tout* le globe de l'œil, et se manifeste par la couleur violette de la sclérotique et de la conjonctive, l'aspect mat de la cornée, le trouble de l'humeur aqueuse, la décoloration et la tuméfaction de l'iris, l'affaiblissement de la vue. Plus tard, les vaisseaux de la conjonctive et de la choroïde deviennent variqueux, occasionnent la difformité du globe, la compression de la rétine et la perte de la vue. Des épanchements de sang se font entre la conjonctive et la sclérotique, ou dans la chambre antérieure. Le larmoiement qui accompagne cette ophthalmie est quelquefois sanguinolent. Les malades se plaignent aussi de photophobie, et ils présentent, en outre, tous les symptômes du scorbut. L'un des partisans les plus tenaces des ophthalmies spécifiques, Sichel[5], pense que le scorbut peut se manifester dans l'œil comme dans d'autres organes, sans que l'ensemble des symptômes auxquels il donne naissance puisse être considéré comme une véritable phlogose. Nous croyons, avec Deval[6], que l'affection décrite sous le nom d'*ophthalmie scorbutique*, est constituée par des hémorragies passives dans

---

[1] *Loc. cit.*, p. 509. — [2] *Loc. cit.*, t. I, p. 820. — [3] *Loc. cit.*, p. 102. — [4] *Loc. cit.*, p. 236. — [5] *Loc. cit.*, p. 471. — [6] *Loc. cit.*, p. 310.

l'organe de la vision, sous forme d'ecchymoses sous-conjonctivales, et de suffusions sanguines dans les chambres et entre les membranes internes, d'où résultent des décollements rétiniens, de la cirsophthalmie, une atrésie pupillaire, et plus tard une atrophie du globe.

Non-seulement quelques ophthalmologues admettent l'existence d'ophthalmies *spéciales*, mais encore, suivant eux, chaque espèce d'ophthalmie spéciale est caractérisée par une forme particulière d'injection conjonctivale. Si cette opinion était fondée, on serait en droit, d'après l'inspection seule d'un œil enflammé, de déterminer la cause ou la *diathèse* qui a donné lieu à la production de la phlegmasie. Cette assertion est insoutenable anatomiquement, en se plaçant même au point de vue de la doctrine de la spécificité. Admettons, en effet, pour un moment, qu'il existe une ophthalmie *catarrhale* ayant son siége dans la conjonctive, une ophthalmie *rhumatismale* affectant la sclérotique, une forme d'ophthalmie *scrofuleuse* attaquant la cornée. Si la phlegmasie est portée à un certain degré, la conjonctive présentera la même forme d'injection, dans les trois cas, parce que ce sont les mêmes vaisseaux, à savoir les divisions des artères ciliaires antérieures, qui sont le siége de l'hyperhémie. Nous rappellerons encore que, chez un sujet scrofuleux, l'injection conjonctivale peut présenter des formes variées, ce qui tient uniquement à la diversité du tissu de l'œil qui est malade, et à l'étendue de la phlegmasie. Celle-ci est-elle bornée à une petite portion de la conjonctive ou de la cornée, on aura l'injection caractéristique de l'ophthalmie dite *phlycténulaire* ; envahit-elle, au contraire, toute la conjonctive et une grande portion de la cornée, l'injection se présentera sous la forme *zonulaire*.

Les partisans de la spécificité des ophthalmies sont allés plus loin encore ; ils ont admis que plusieurs diathèses peuvent se révéler à la fois dans les caractères extérieurs d'une ophthalmie, et ils sont ainsi arrivés à décrire des ophthalmies *scrofulo-catarrhale, catarrho-scrofuleuse, rhumatismo-scrofuleuse, rhumatismo-syphilitique*, etc. Il suffit d'étudier avec soin les dessins donnés par Sichel [1], comme exemples de ces variétés, pour être convaincu que la forme des injections ne varie pas. Ainsi, que l'on compare les figures 2 et 4 de la planche XIII, données comme exemples d'ophthalmie *rhumatismo syphilitique*, avec la figure 6 de la planche II, citée comme type d'ophthalmie *catarrho-rhumatismale*, et on verra que, dans les deux cas, la forme de l'injection conjonctivale est la même. La figure 6 de la planche II est donnée comme exemple d'ophthalmie *catarrho-rhumatismale*. Quand on ne l'examine que superficiellement, on croit, au premier abord, que cette couronne *radiée* de vaisseaux entourant la cornée, est complétement indépendante des vaisseaux de l'injection conjonctivale ; mais, en se servant d'une loupe, on reconnaît qu'un certain nombre des vaisseaux attribués à l'injection *rhumatismale*, se continuent avec ceux de l'injection de la conjonctive, dite *catarrhale*. L'artiste a été ici plus conforme à la nature que l'auteur. Que l'on compare encore l'injection de la figure 1 de la planche VI, donnée comme exemple de *sclérotite rhumatismale*, avec les figures 1 et 2 de la planche XI, données comme exemples d'*ophthalmie arthritique*, et l'on sera frappé de l'analogie, de la ressemblance entre les deux formes d'injection.

Il est facile, du reste, d'interpréter *anatomiquement* les diverses variétés d'ophthalmies combinées, en s'en rapportant aux descriptions données par les auteurs et aux dessins qui les accompagnent. Ainsi, l'ophthalmie *scrofulo-catar-*

---

[1] *Iconographie.*

rhale est manifestement une conjonctivo-kératite ; l'ophthalmie *catarrho-scrofu-leuse*, une conjonctive compliquée de kératite et de pannus ; l'ophthalmie *rhuma-tismo-scrofuleuse*, une kératite, etc.

Conclusions. On ne saurait nier qu'il existe un certain nombre de phlegmasies oculaires, qui se produisent sous l'influence de causes bien déterminées et toujours les mêmes. Celles-ci méritent le nom d'ophthalmies *spécifiques ;* telles sont les ophthalmies *syphilitiques*, *varioleuses*, *blennorrhagiques*, etc. D'autres, et ce sont les plus nombreuses, reconnaissent des causes variées, non uniformes ; ce ne sont plus des ophthalmies *spécifiques.* Un certain nombre de diathèses, telles que la scrofuleuse, la rhumatismale, l'arthritique, la dartreuse, ne semblent pas, comme on l'a cru, exercer une influence *spéciale* sur la production des phlegmasies ocu-laires. Enfin, une ophthalmie étant donnée, il est impossible, d'après la seule inspection de l'injection conjonctivale, d'affirmer qu'elle provient d'une cause dé-terminée.

ARTICLE I.

Hyperhémie de la conjonctive.

L'hyperhémie de la conjonctive n'est que le premier degré de la phleg-masie de cette membrane ; c'est à elle qu'on peut appliquer la dénomi-nation de *taraxis*. C'est de toutes les affections oculaires la plus commune.

Symptômes. En renversant les paupières, on reconnaît que la muqueuse présente, au lieu d'une teinte blanchâtre, une coloration rouge plus ou moins prononcée ; on voit des vaisseaux se porter du cul-de-sac conjonc-tival vers le bord libre de la paupière, parallèlement aux follicules méïbo-miens, en donnant, chemin faisant, un nombre plus ou moins considérable de branches. L'injection peut être tellement serrée, qu'on n'aperçoit plus, par transparence, les stries jaunâtres qui indiquent la place des glandes de Méïbomius. La conjonctive du cul-de-sac est rouge, pourvue d'un grand nombre de vaisseaux sinueux et entre-croisés, dont quelques-uns s'étendent sur la conjonctive scléroticale. La muqueuse palpébrale offre, principa-lement vers les angles de l'orbite, un état velouté qui résulte d'une hypertrophie et d'une forte congestion des papilles. La sécrétion de la conjonctive n'est pas généralement altérée ; quelquefois on découvre une strie blanchâtre de mucus, accolée à la membrane, principalement au niveau du cul-de-sac inférieur. Les malades accusent une sensation de picotements, de corps étrangers, derrière les paupières ; ils se plaignent d'une sensation de lourdeur dans ces voiles. Ces symptômes présentent une certaine aggravation le soir.

Dans la grande majorité des cas, ces phénomènes ont une marche uniforme. Dans un cas, je les ai vus avec un caractère manifestement intermittent. C'était chez une enfant, âgée de cinq ans, bien constituée, d'une bonne santé habituelle. Depuis trois mois, elle éprouvait, tous les jours, depuis midi jusqu'à l'heure du coucher, des attaques caractérisées par des picotements aux paupières et par une rougeur de la muqueuse. Ces attaques revenaient à des intervalles très-rapprochés et ne duraient qu'un instant. Au moment où elles se manifestaient, l'enfant portait les mains aux yeux, se frottait les paupières et s'écriait : *Cela me pique!* la muqueuse s'injectait pendant un temps très-court ; puis tout rentrait dans l'ordre, jusqu'au moment d'un nouvel accès. Les médications nombreuses que j'opposai à cet état morbide : purgatifs, collyres astringents, onctions avec la pommade belladonée, vésicatoires volants aux tempes, sulfate de quinine à l'intérieur, pansement des vésicatoires avec l'acétate de morphine, vésicatoire à la nuque, bains de Baréges, ne purent en triompher. Au bout de plusieurs mois, on me ramena l'enfant, bien guérie cette fois ; la mère attribuait ce résultat à l'usage d'un collyre de sous-acétate de plomb (eau blanche), qu'un médecin avait prescrit.

Causes. L'hyperhémie de la conjonctive se rencontre chez des sujets de tout âge ; ceux qui vivent dans une atmosphère chargée de poussière, qui exposent les yeux à des émanations irritantes, ou qui travaillent longtemps à une lumière artificielle vive, sur de petits objets, en sont surtout affectés. La présence de concrétions solides dans les glandes de Méïbomius (p. 340), est une cause permanente d'irritation pour la conjonctive palpébrale. L'hyperhémie accompagne presque toujours la catarrhe du sac lacrymal et persiste souvent après la guérison de ce dernier. Chez les malades affectés d'ectropion, chez ceux qui ont une alopécie ciliaire, on rencontre constamment une injection avec boursouflement de la conjonctive palpébrale.

Marche. Terminaisons. Abandonnée à elle-même, l'hyperhémie se comporte différemment suivant les cas. Chez les adultes, elle demeure parfois circonscrite, pendant longtemps, à la conjonctive palpébrale. Chez les petits enfants, elle se propage promptement à la muqueuse bulbaire, puis à la cornée. La plupart des kératites qu'on observe à cet âge, commencent par une injection de la conjonctive palpébrale. D'où le précepte de combattre de bonne heure l'hyperhémie de la muqueuse, pour prévenir les altérations consécutives du miroir oculaire. La blépharophthalmie des nouveau-nés passe promptement à l'état purulent ; je l'ai vu, parfois, persister plusieurs semaines, sans qu'il y eût sécrétion de pus.

Traitement. La première indication à remplir est d'éloigner les circonstances qui ont produit l'hyperhémie. Si les malades vivent dans un milieu chargé de poussière ou d'émanations irritantes, on leur conseille l'usage de lunettes à coquilles, pour préserver l'œil du contact des substances délétères ; des ablutions fréquentes des yeux avec de l'eau froide. Les follicules méïbomiens sont-ils distendus par des concrétions solides, on extirpe ces dernières avec la pointe d'une aiguille à cataracte. Si des corps étrangers se sont insinués derrière les paupières, on les enlève. Les sujets qui travaillent le soir à la lueur d'une lumière vive, porteront des lunettes à verres *fumés.* (V. article *Lunettes.*)

Le traitement local consiste dans l'emploi de topiques astringents. Quelquefois il suffit d'avoir recours à des fomentations avec de l'eau fraîche. On se sert avantageusement de solutions de sulfate de zinc, de sulfate de cuivre, d'acétate de plomb cristallisé, de pierre divine, sous forme de fomentations et d'instillations. Le collyre auquel je donne la préférence est une solution de 20 centigrammes de sulfate de zinc dans 30 grammes d'eau distillée. Une révulsion permanente sur l'intestin, par l'administration journalière de purgatifs, est très-utile. J'ai l'habitude de prescrire la préparation suivante : R. : Poudre de rhubarbe et poudre d'aloës, un gramme de chaque ; on en fait dix paquets, dont on ne prend qu'un par jour, dans la première cuillerée de potage.

Lorsque l'hypérhémie existe depuis longtemps, qu'elle résiste aux moyens précédents, on peut employer une médication substitutive. Dans ce but, on passe sur la conjonctive palpébrale un pinceau trempé dans une solution concentrée de nitrate d'argent. Pour éviter que le caustique s'étende sur le bulbe, on en neutralise l'excès, immédiatement après l'application, avec une solution de sel marin. Ces cautérisations légères seront répétées tous les deux ou trois jours. Dans la forme subaiguë ou chronique, lorsqu'il y a tuméfaction considérable de la muqueuse, on fait étendre, tous les jours une fois, sur la partie malade, au moyen d'un pinceau à miniature, quelques gouttes de laudanum de Sydenham ; ou bien, on fait instiller, trois fois par jour, derrière les paupières, un collyre avec parties égales d'eau distillée et de laudanum. L'application de topiques irritants, tels qu'une pommade à l'huile de croton et au tartre stibié, derrière l'oreille, de façon à faire naître une éruption que l'on entretient pendant quelque temps, nous a donné de bons résultats.

<h2 style="text-align:center">ARTICLE II.</h2>

<h3 style="text-align:center">Conjonctivite simple.</h3>

Je donne le nom de conjonctivite simple à celle qui n'est accompagnée que d'une sécrétion muqueuse plus ou moins abondante, par opposition à la conjonctivite *purulente* et à la *diphthéritique*, caractérisées, la première par une sécrétion purulente, la seconde par la production de fausses membranes.

Envisagée de la sorte, la conjonctivite simple se présente sous quatre formes faciles à reconnaître : dans l'une, la muqueuse oculo-palpébrale est tout entière affectée, c'est la *conjonctivite oculo-palpébrale* ; dans l'autre, la muqueuse palpébrale est seule atteinte, c'est la *conjonctivite palpébrale* ou *blépharo-conjonctivite* ; dans l'autre encore, c'est la muqueuse palpébrale qui est phlogosée, mais avec cette particularité que l'hyperhémie envahit le corps papillaire de la conjonctive ; c'est la blépharo-conjonctivite *granuleuse*. Dans le quatrième cas, l'hyperhémie n'occupe qu'une portion de la conjonctive scléroticale et est accompagnée de papules et de phlyctènes : conjonctivite *phlycténulaire*.

<h3 style="text-align:center">§ 1° CONJONCTIVITE OCULO-PALPÉBRALE.</h3>

Elle affecte le plus souvent les deux yeux, qui sont généralement envahis l'un après l'autre, à de courtes distances. Elle commence par la portion palpébrale, et s'étend plus ou moins promptement à la portion oculaire ; alors que celle-ci est revenue à l'état normal, celle-là conserve encore plus ou moins longtemps tous les caractères d'une hyperhémie prononcée.

Symptômes. Le premier phénomène est l'injection du réseau vasculaire de la conjonctive. Au début, la muqueuse palpébrale présente des vaisseaux très-fins, parallèles à la direction des follicules de Méïbomius ; bientôt, il devient impossible de distinguer les contours des vaisseaux, et l'injection est uniforme, d'un rouge vif ; parfois, on voit la face interne de la paupière hérissée d'un nombre considérable de petites saillies, dont le volume ne dépasse pas celui d'une très-petite tête d'épingle. On constate mieux cet état *villeux*, en essuyant avec douceur la muqueuse, avec un linge très-fin ; alors aussi, on reconnaît que souvent ce linge est marqué de taches couleur de rouille, résultant de ce que la muqueuse est imbibée, ou sécrète un liquide légèrement sanguinolent. Lorsque la maladie a duré un certain temps, un ou plusieurs mois, par exemple, la conjonctive palpébrale est d'un rouge pâle, parsemée d'un nombre plus ou moins considérable de saillies, ce qui lui donne parfois un aspect mamelonné. En même temps qu'elle est injectée, la muqueuse palpébrale est tuméfiée, parfois boursouflée, c'est-à-dire infiltrée de sérosité. Cette tuméfaction est surtout appréciable au niveau du cul-de-sac supérieur et inférieur (fig. 64, p. 490 ; *b*, *e*) où la muqueuse forme plusieurs replis parallèles, les uns aux autres, faciles à découvrir, en renversant les paupières et en commandant au malade de porter l'œil en haut ou en bas. Dans la forme aiguë, il n'est pas très-rare de rencontrer une infiltration œdémateuse, non-seulement du tissu cellulaire sous-muqueux, mais encore du tissu sous-cutané ; la paupière est augmentée de volume, pendante, et la peau présente une coloration rougeâtre luisante.

La conjonctive sclérotícale présente une injection dont la forme est subordonnée au degré de l'hyperhémie. Lorsque celle-ci est peu prononcée, on voit les vaisseaux constituer, par leur réunion et leurs anastomoses, des *réseaux* plus ou moins serrés. A un degré plus avancé, l'injection est tellement confluente, que les vaisseaux produisent un *lacis inextricable* composé de mailles de formes diverses. Au premier aperçu, il est difficile de démêler le mode de formation de l'injection ; à la loupe, on reconnaît que la conjonctive sclérotícale offre une couche de vaisseaux situés superficiellement, de couleur *carmin*, par conséquent *artériels*, et une couche de vaisseaux situés profondément, de couleur *lie de vin*, c'est-à-dire *veineux*. Lorsque, comme cela arrive souvent dans la forme aiguë, le tissu cellulaire sous-conjonctival est infiltré de sérosité, le réseau vasculaire n'est formé que par des ramifications de couleur carmin, c'est-à-dire *artérielles*, parce que la conjonctive est légèrement soulevée et que l'œdème sous-conjonctival masque le réseau profond. Il existe donc, à la surface du bulbe, deux plans de vaisseaux : un plan superficiel artériel, rampant dans l'épaisseur même de la conjonctive ; un plan profond ou veineux, situé dans le tissu cellulaire sous-conjonctival et accolé à la surface de la sclérotique. L'étude de l'injection conjonctivale, dans les conjonctivites aiguës, apprend mieux que les préparations anatomiques les plus habiles et les plus heureuses, la véritable disposition des vaisseaux sanguins à la surface du bulbe.

Quelle que soit l'intensité de l'injection, les vaisseaux qui forment cette dernière s'arrêtent à la circonférence de la cornée; lorsque cette limite est franchie, une autre phlegmasie vient compliquer celle de la conjonctive (voir *Kératite*).

Au degré le plus avancé de l'hyperhémie, l'injection est tellement serrée, c'est-à-dire les vaisseaux tellement rapprochés les uns des autres, qu'on n'en aperçoit plus les contours et que la conjonctive se présente sous l'aspect d'une membrane d'un rouge uniforme. Si, comme cela arrive alors, dans la grande majorité des cas, il se produit une infiltration de sérosité dans le tissu cellulaire sous-conjonctival, la muqueuse est soulevée plus ou moins autour de la cornée et forme un bourrelet d'un rouge plus ou moins pâle, que l'on appelle *chémosis*. Ce dernier reste mou, dans la conjonctivite simple, comme il est facile de le constater avec le doigt; bien différent, eu cela, de la consistance *dure* qu'il présente dans l'ophthalmie blennorrhagique. On l'a appelé chémosis *phlegmoneux*, par opposition à une autre forme que l'on rencontre souvent dans les conjonctivites simples, et qui a reçu le nom de chémosis *séreux*. Dans ce dernier cas, la muqueuse oculaire, fort peu injectée, est soulevée de toutes parts, par l'infiltration séreuse sous-conjonctivale; le fluide s'accumule en plus grande quantité, dans la portion de conjonctive qui entoure la cornée, d'où la formation, autour de cette dernière, d'un bourrelet ayant la forme d'une grosse vésicule translucide. Parfois ce chémosis séreux n'entoure qu'une portion de la circonférence de la cornée.

Chez quelques individus, il se fait dans le tissu cellulaire sous-conjonctival une sécrétion de lymphe plastique, qui reste toujours dans des limites restreintes et se présente sous forme de petites plaques blanchâtres, généralement situées au voisinage de la cornée. La caroncule lacrymale et le repli semi-lunaire participent presque toujours à l'injection conjonctivale, et sont plus ou moins tuméfiés. Les follicules de la caroncule sont souvent distendus par le mucus qu'ils sécrètent, ce qui donne à l'organe un aspect pointillé.

L'appareil glandulaire des paupières, c'est-à-dire les follicules de Méïbomius et les follicules ciliaires, participent souvent à la phlegmasie, ce qu'il est facile de comprendre, en raison de la continuité qui existe entre la muqueuse oculo-palpébrale et la membrane qui tapisse l'intérieur des follicules. Chez un certain nombre de sujets, on voit les cils agglutinés, dans certains points, par un liquide blanchâtre, ou visqueux et jaunâtre, provenant des follicules ciliaires; chez d'autres, il y a des croûtes muco-purulentes qui agglutinent également les cils, et résultent d'une dessiccation à l'air du muco-pus sécrété par la conjonctive et ramassé par les cils, pendant les mouvements d'occlusion des paupières. Les orifices des follicules méïbomiens sont parfois distendus par un liquide blanc grisâtre, que l'on fait sourdre par la pression sur la paupière.

La conjonctive enflammée sécrète toujours un certain nombre de produits de nature variable. Chez presque tous les malades, on aperçoit des filaments muqueux, soit derrière les paupières, soit à la surface de la muqueuse oculaire ; chez d'autres, c'est un mucus épais ou jaunâtre, ce qui indique une tendance à la formation du pus. Ces mucosités sont portées, par les mouvements des paupières, vers le grand angle de l'orbite où elles s'accumulent. Chez quelques sujets, il se fait une sécrétion abondante d'un liquide jaune citrin qui s'écoule, par le grand angle, sur la joue, lorsqu'on ouvre largement les paupières. Lorsqu'il existe un œdème sous-conjonctival, il suffit de comprimer les voiles pour augmenter la quantité de ce liquide à la surface de la conjonctive, ce qui prouve qu'il est sécrété par la muqueuse ou le tissu cellulaire sub-jacent, et nullement par la glande lacrymale. Lorsque la phlegmasie a eu une certaine durée, la muqueuse fournit quelquefois une petite quantité de muco-pus ; j'ai vu, dans un cas, ce liquide s'écoulant au dehors, se dessécher au niveau de l'angle externe, sous forme de petites squames jaunâtres.

Les troubles fonctionnels sont à peu près uniformes, dans les cas ordinaires. Les malades accusent des picotements dans les yeux, des élancements derrière les paupières, parfois encore la sensation de corps étrangers dans les mêmes points. Il en est qui se plaignent d'un tiraillement au niveau du grand angle et derrière la paupière supérieure ; d'autres d'une douleur constante à la partie supérieure de la région frontale. J'ai constaté aussi parfois, mais rarement, des accès de névralgie sus-orbitaire.

La photophobie est généralement très-modérée, quelquefois même nulle. Ce n'est guère que dans les conjonctivites qui ont déjà une certaine durée, que ce symptôme offre de l'intensité. Quelquefois je l'ai trouvé tellement prononcé, qu'il était impossible au patient de se prêter à un examen de l'œil à une lumière un peu forte. Une malade était contrainte de rester toute la journée enfermée dans une chambre obscure. Chez un autre, il fut impossible de faire un examen approfondi à l'ophthalmoscope, les premières tentatives de projection de la lumière d'une lampe dans l'œil, avec le miroir réflecteur, ayant occasionné une vive douleur. Dans l'un et l'autre cas, il n'existait aucune lésion, ni de la cornée, ni des chambres antérieure et postérieure. La vue est généralement bonne, mais se fatigue promptement, elle peut être masquée par intervalles, soit par l'arrivée d'un flot de liquide citrin au devant de la cornée, au moment où les paupières s'entr'ouvrent, soit par l'accolement au miroir de l'œil de quelques mucosités sécrétées par la conjonctive. Lorsque la photophobie est excessive, la vision est complétement entravée, les malades ne pouvant tenir les yeux ouverts. Quelques patients se plaignent d'avoir les paupières collées le matin au réveil. Tant que la conjonctivite existe à l'état simple, la cornée demeure transparente, les chambres de l'œil conservent leur intégrité, la pupille n'offre ni trouble, ni déformation aucune. Je l'ai vue, dans un cas, très-petite ; généralement, elle conserve un degré de dilatation moyenne.

Chez une malade atteinte d'une conjonctivite oculo-palpébrale, de chaque côté, avec œdème prononcé du tissu cellulaire sous-muqueux, j'ai constaté l'existence d'une adénite au devant de l'oreille, et derrière l'angle de la mâchoire.

Il est rare que la santé générale ne reste pas bonne, au milieu des troubles dont la muqueuse oculo-palpébrale est le théâtre. S'il existe parfois un léger mal de gorge, un coryza ou une légère bronchite, il est bien plus fréquent de ne voir aucun trouble du côté de la muqueuse des voies aériennes.

Marche. Terminaison. La conjonctivite oculo-palpébrale se termine généralement par résolution, dans l'espace de dix jours à trois semaines ; l'hyperhémie disparaît d'abord sur la conjonctive scléroticale et plus tard sur la palpébrale. D'autres fois, la conjonctive du bulbe revient à peu près à l'état normal, pendant que le reste de la muqueuse demeure injecté et tuméfié ; l'affection passe alors de l'état aigu à l'état chronique. La conjonctive palpébrale est rouge, villeuse, parfois même granuleuse ; elle présente au cul-de-sac supérieur et inférieur, un boursouflement tel qu'elle forme une série de plis, de circonvolutions, parallèles les uns aux autres. Dans le plus petit nombre de cas, la phlegmasie de la conjonctive, à l'état aigu, s'étend à la cornée ; c'est alors qu'on voit se former des ulcérations, arrondies ou en coup d'ongle, en général superficielles. Chez quelques sujets, l'inflammation se propage jusqu'à la chambre antérieure et il se produit un *hypolympha* ; parfois des exsudations se déposent dans l'aire de la pupille, et celle-ci s'oblitère en partie ou en totalité.

Il se développe parfois, dans le cours même de la conjonctivite, une véritable blépharite ciliaire (p. 351). Chez quelques sujets, apparaissent du jour au lendemain, dans l'épaisseur de la conjonctive, quelques ecchymoses qui se produisent pendant les efforts de vomissements, ou sans raison appréciable. J'ai vu, sur un malade, pendant la convalescence d'une conjonctivite aiguë, se développer, sous l'influence de la reprise du travail, un eczéma aigu de la paupière supérieure, en même temps que la conjonctivite récidiva.

Diagnostic. Il est généralement facile ; l'injection et la tuméfaction de la conjonctive, les sécrétions fournies par cette membrane, l'état d'intégrité des autres membranes et des humeurs de l'œil, sont autant de circonstances qui ne permettent pas l'erreur. Il importe de bien se pénétrer de ce fait, que l'injection de la conjonctive ne suffit pas à elle seule pour affirmer que la muqueuse est enflammée. Cette injection se rencontre dans les phlegmasies des diverses membranes de l'œil, qui sont alimentées par les mêmes vaisseaux que la conjonctive elle-même. La cornée et l'iris reçoivent, comme la muqueuse oculaire, des branches provenant des artères ciliaires antérieures. Il est impossible que la cornée ou l'iris s'enflamment, sans que le réseau conjonctival soit fortement hyperhémié. En cas de kératite ou d'iritis, on découvre sur la cornée, à la surface de l'iris, au pourtour de la pupille, des altérations spéciales qui n'existent pas dans la conjonctivite simple. De plus, pour le même degré d'inflammation, celle de la conjonctive est caractérisée par une injection beaucoup plus serrée que la kératite ou l'iritis, parce que, dans le premier cas, l'hyperhémie envahit les capillaires, tandis que, dans le second, elle n'atteint que les troncs et les branches. Dans la conjonctivite simple, l'injection et le boursouflement occupent toute l'étendue de la muqueuse qui forme de nombreux plis parallèles, au niveau des culs-de-sac ; dans la kératite et dans l'iritis, la conjonctive palpébrale, celle qui tapisse la rainure oculo-palpébrale, n'ont qu'un degré d'injection et une tuméfaction médiocres. Enfin, dans la conjonctivite, il se fait, à la surface de la muqueuse, des sécrétions qu'on ne rencontre ni dans la kératite, ni dans l'iritis.

Variétés. Bien que dans la plupart des conjonctivites il existe une certaine infiltration séreuse dans le tissu sous-conjonctival, néanmoins, dans quelques cas, cet œdème prend d'assez fortes proportions pour former un chémosis séreux. On peut donc admettre une conjonctivite *franche*, *phlegmoneuse*, et une conjonctivite *œdémateuse*. Ces diverses dénominations caractérisent suffisamment les formes de la maladie, pour qu'il soit nécessaire d'y insister.

Pronostic. Il n'a généralement rien de grave, surtout lorsque l'affection est traitée d'une manière rationnelle. Toutefois, il convient de se rappeler que, même dans les circonstances les plus heureuses, la phlegmasie reste parfois circonscrite, pendant des semaines et des mois, sur la conjonctive palpébrale, et qu'elle donne lieu alors à la production de *granulations*.

Étiologie. La plupart des sujets atteints de conjonctivite oculo-palpébrale, accusent l'impression d'un courant d'air froid sur les yeux. Il en est d'autres qui ne savent à quelle circonstance rapporter le développement de la phlegmasie. Celle-ci se montre aussi bien sur des individus d'un tempérament sanguin et d'une constitution robuste, que chez ceux qui ont les attributs du lymphatisme et d'une constitution délicate. Chez les enfants, la conjonctivite oculo-palpébrale a une plus grande tendance que chez les adultes à passer à l'état d'ophthalmie *purulente*, c'est-à-dire que la conjonctive, au lieu de sécréter des mucosités plus ou moins épaisses, produit du pus. Tous les auteurs s'accordent à reconnaître que les vicissitudes atmosphériques ont une grande part dans la production de la maladie; et c'est ainsi qu'on s'explique pourquoi, à certaines époques de l'année, alors qu'il existe de grandes fluctuations de température, on observe un grand nombre de ces affections; le printemps et l'automne sont particulièrement favorables sous ce rapport. On comprend, de la même manière, que la conjonctivite se montre quelquefois sous forme *épidémique*, sans qu'il soit nécessaire pour cela d'invoquer l'existence d'un principe spécial dans l'atmosphère; et de même que les brusques variations de température, ou l'action de certains vents, font sentir leur effet sur la muqueuse oculaire, de même aussi, ces causes agissent parfois simultanément sur la muqueuse des voies aériennes; d'où la production d'angines, de bronchites. Ces dernières affections étant communément désignées sous le nom de *catarrhales*, on a cru devoir étendre la même dénomination à certaines conjonctivites. On a créé ainsi des ophthalmies *catarrhales*, caractérisées, disait-on, par des symptômes particuliers, dont nous avons précédemment démontré le peu de fondement (page 510).

Les exemples de conjonctivites *épidémiques* ne sont pas rares. Au rapport d'Assalini[1], quelques bataillons des troupes du duc de Modène se rendirent, en l'année 1792, à Reggio. Ils passèrent la première nuit de leur arrivée sous les grands portiques d'un couvent situé au nord, dans la partie la plus basse de la ville et près des fossés de la citadelle. Il se déclara une violente ophthalmie *catarrhale* chez un grand nombre de soldats. D'après Mackenzie[2], la même affection attaqua tout le voisinage de Newburg, dans le Berkshire, en 1778. Dans le cours de la même année, elle régna dans plusieurs camps anglais. Réveillé-Parise[3] nous apprend que pareille ophthalmie sévit à Paris en 1803, puis en 1806 ; on l'appelait la *cocotte.*

S'il est vrai que les vicissitudes atmosphériques sont la principale cause qui préside au développement de la conjonctivite, on comprend que les sujets qui, par leur profession, sont le plus exposés à ces changements, doivent fournir le plus grand nombre de malades. Aussi en compte-t-on beaucoup parmi les soldats, les matelots, les passagers à bord des bâtiments ; surtout chez ceux qui dorment près de quelque sabord ou écoutille ouverte ; parmi les sujets de toute profession qui couchent près d'une porte ou d'une fenêtre. Tout refroidissement, de quelque nature qu'il soit, peut être considéré comme cause occasionnelle ; et c'est ainsi que la maladie se développe, après une suppression de la transpiration. La cessation brusque d'une hémorragie habituelle, ou de la menstruation, une constipation opiniâtre, l'hypertrophie du cœur, les excès de table, l'abus des liqueurs alcooliques, des efforts immodérés de vision, etc., ne sont que des causes prédisposantes. Quelques personnes sont atteintes, sans cause appréciable, de conjonctivites qui se montrent tous les ans, à des périodes variables, pendant plusieurs années consécutives.

Traitement. A toutes les périodes de la conjonctivite oculo-palpébrale aiguë, le meilleur remède est un collyre à l'*azotate d'argent*, à la dose de 20 centigrammes pour 30 grammes d'eau distillée. Si ce médicament échoue parfois, c'est qu'il est mal employé ; la première condition, pour en assurer la réussite, est de recommander au patient d'introduire le liquide à la surface de l'œil ; précaution indispensable, et qui n'est exécutée qu'autant qu'elle est confiée à des personnes intelligentes. Il faut, en effet, pour arriver à ce but, faire écarter les paupières et projeter le liquide sur la conjonctive. Beaucoup de malades ferment instinctivement les paupières, au moment où le médicament tombe sur l'œil, et celui-ci n'en reçoit pas une goutte. Il est difficile d'exécuter la manœuvre soi-même, alors même qu'on se place devant une glace ; il importe qu'une des personnes qui entourent le malade en soit chargée. Il faut aussi, dans les premiers jours, que l'introduction du liquide soit renouvelée souvent ; un intervalle de trois heures ne doit pas être dépassé. Le médicament sera enfermé dans une fiole bleue ou noire, pour empêcher le nitrate d'argent d'être décomposé par l'action de la lumière. Pour prolonger le contact de la solution avec la

---

[1] *Manuale di chirurgia*, part. II, p. 117. Milano, 1812. — [2] *Loc. cit.*, t. I, p. 659. — [3] *Hygiène oculaire*, p. 19. Paris, 1825.

conjonctive, on fait pencher la tête en arrière, et on la maintient quelques instants dans cette position, en même temps qu'on empêche les paupières de se fermer. Bientôt le liquide est décomposé par les sels, que les larmes tiennent en dissolution, et prend une teinte blanchâtre.

Lorsque la conjonctivite est peu intense, ou qu'elle est arrivée à la période de déclin, on remplace le collyre lunaire par une solution de *sulfate de zinc*, d'*acétate de plomb cristallisé*, à la dose de 20 centigrammes pour 30 grammes d'eau distillée. Dans la période aiguë, cette solution, à dose de sel moins forte, peut être employée pour faire des fomentations sur l'œil, ou pour le baigner dans une *œillère*, en même temps qu'on se sert du collyre à l'azotate d'argent.

Les purgatifs sont utiles aux diverses périodes : le sulfate de soude, à la dose de 30 à 45 grammes ; l'eau de Sedlitz, la limonade au citrate de magnésie, le calomel associé à la résine de jalap et à la gomme gutte, etc. Les émissions sanguines n'ont qu'une importance médiocre, à moins qu'il ne s'agisse d'un sujet très-robuste, ou que la phlegmasie ne présente une intensité inaccoutumée. Une saignée générale, l'application de ventouses scarifiées ou de sangsues à la tempe, rendent alors des services incontestables. Les scarifications de la conjonctive palpébrale doivent être rejetées dans la période aiguë, alors même qu'il existe un chémosis. Si un praticien, aussi consommé que Mackenzie, les a préconisées dans cette circonstance, c'est qu'il a compris, dans la description de la conjonctivite *catarrhale*, la conjonctivite *simple* et la conjonctivite *purulente*.

Les topiques *émollients* sont nuisibles ; s'ils calment la douleur, ils relâchent la conjonctive et prédisposent à la sécrétion de pus par cette membrane.

D'autres moyens peuvent être employés concurremment avec ceux que nous avons indiqués précédemment ; mais ils sont accessoires. On recommande au malade un régime modéré, l'abstention de tout aliment excitant, de toute boisson stimulante ; l'emploi de sinapismes sur les membres inférieurs, de pédiluves chauds, une coiffure légère. Le repos des yeux constitue, au contraire, un point essentiel du traitement. J'ai rencontré souvent des ouvriers qui persistaient à continuer leurs travaux de cordonnier ou de tailleur pendant le cours de la maladie ; chez eux, la phlegmasie de la conjonctive était aggravée, malgré l'emploi d'une médication rationnelle.

La photophobie, qui accompagne, rarement comme nous l'avons dit, certaines conjonctivites, cède difficilement aux divers topiques. Les collyres laudanisés, des onctions sur l'orbite avec une pommade belladonée, l'application, sur la même région, de vésicatoires volants pansés avec l'acétate de morphine, ont été impuissants dans certains cas. C'est alors qu'il convient de faire porter au malade des lunettes à verres bleus, garnis, sur les côtés, de taffetas de même couleur ; de leur recommander impérieusement de renoncer complétement à l'exercice des yeux, et de les faire tenir dans une chambre, non complétement sombre, mais éclairée d'un demijour.

Si la médication précédente triomphe promptement de la forme aiguë, la conjonctivite chronique se montre bien plus rebelle. Cette dernière est caractérisée par une injection d'un rouge pâle de la muqueuse, qui offre, dans la portion palpébrale, un état villeux et une tendance à la production de granulations; une tuméfaction, avec formation de plis parallèles, de la muqueuse des culs-de-sac oculo-palpébraux. Les attouchement légers de la portion de conjonctive malade, avec un crayon de pierre infernale, ne m'ont donné aucun résultat satisfaisant; les collyres astringents au sulfate de cuivre, au sulfate de zinc, à la pierre divine, ne sont pas plus efficaces. Le collyre au tannin exerce une action déjà plus favorable. Ce sont surtout les attouchements de la muqueuse avec un pinceau imbibé de laudanum de Sydenham, ou de teinture d'iode mitigée, qui sont favorables. Les pommades au nitrate d'argent, au précipité rouge, n'ont pas non plus, dans ces cas, une efficacité en rapport avec la réputation favorable que l'on en a faite. Il est plus utile d'établir une dérivation permanente derrière les oreilles, en pratiquant des onctions, avec une pommade stibiée additionnée d'huile de croton, pour faire naître une éruption vésiculeuse ou pustuleuse.

2° CONJONCTIVITE PALPÉBRALE.

Elle est encore désignée sous les noms de *blépharo-conjonctivite, blépharite muqueuse*. Elle diffère de la variété précédente, en ce que la portion palpébrale de la muqueuse est seule affectée, la portion scléroticale étant indemne de toute lésion, ou ne présentant qu'un léger degré d'hyperhémie. Elle est caractérisée par des symptômes qui varient suivant que l'affection est à l'état aigu ou chronique.

Symptômes. A. *État aigu*. La muqueuse palpébrale est fortement injectée, boursouflée; si on l'essuie doucement, avec un linge fin, celui-ci est taché en jaune de rouille; elle offre parfois un aspect légèrement granuleux. La conjonctive bulbaire présente une injection réticulée médiocre, ou est indemne de toute altération. La cornée est saine. Il existe une *photophobie* très-prononcée, au point qu'il est impossible de faire ouvrir les yeux à certains malades. Lorsqu'on écarte les paupières, il s'échappe de leur intervalle un flot de liquide transparent ou d'un jaune citron. Une sécrétion de mucus épais blanchâtre, concrété en filaments, est accolée à la muqueuse.

Chez les petits enfants, j'ai observé une forme spéciale. La conjonctive s'injecte et se boursoufle, dans toute la portion comprise entre le bord adhérent du cartilage tarse et le cul-de-sac oculo-palpébral. La portion de muqueuse qui tapisse le cartilage tarse lui-même, est indemne d'injection. Les paupières sont très-gonflées, et forment une sorte de bourrelet entre le rebord de l'orbite et une ligne qui passe à deux ou trois millimètres des cils. Il y a une sécrétion muco-purulente qui agglutine les cils. Ce qu'il est important de savoir, c'est que les astringents, la solution de nitrate d'argent, et surtout la cautérisation à la pierre infernale, exaspèrent le mal et font développer promptement des granulations. Le collyre avec laudanum de Sydenham et eau distillée, à parties égales, arrête au contraire la marche de cette affection.

B. *État chronique*. La muqueuse palpébrale est généralement d'un rose pâle, parfois même légèrement injectée, quelque peu granuleuse; elle forme des plis parallèles au niveau des culs-de-sac oculo-palpébraux. Chez quelques malades on voit, par places, de petites vésicules d'un blanc grisâtre. Il existe une sensation de grains de sable derrière les paupières, et celles-ci sont quelquefois collées le matin, au réveil.

Marche. Terminaisons. La forme aiguë cède généralement au bout d'un ou de deux septénaires; la forme chronique est bien plus rebelle, et la maladie peut durer des mois entiers.

Traitement. Les collyres astringents, tels que ceux que l'on prépare avec le caustique lunaire, le sulfate de zinc, le sulfate de cuivre, la pierre divine, etc., triomphent généralement de la forme aiguë, chez l'adulte. Ils n'ont pas la même efficacité, dans les cas où la blépharite muqueuse est accompagnée d'une photophobie prononcée et d'un écoulement abondant de liquide, quand on écarte les paupières l'une de l'autre. C'est alors que les collyres laudanisés (2 *grammes de laudanum de Sydenham pour* 30 *grammes d'eau distillée de laurier-cerise*), les onctions sur l'orbite et les paupières avec une pommade bellado-opiacée (*axonge*, 10 *grammes; extrait de belladone*, 50 *centigrammes; extrait d'opium*, 25 *centigrammes*), procurent un soulagement notable et une prompte amélioration. C'est surtout chez les petits enfants, nous le répétons, que cette dernière médication offre des avantages marqués sur la précédente.

L'état chronique s'améliore très-lentement, sous l'influence des attouchements de la muqueuse avec le crayon de pierre infernale. Les collyres au tannin (2 *grammes de tannin pour* 30 *grammes d'eau distillée*), donnent un meilleur résultat. L'application de la poudre de tannin pur à la surface de la muqueuse produit de vives douleurs. Les attouchements, tous les deux jours, de la conjonctive palpébrale, avec un pinceau à miniature trempé dans de la teinture d'iode affaiblie, ou dans le laudanum de Sydenham, sont utiles.

3° BLÉPHARO-CONJONCTIVITE GRANULEUSE.

La blépharo-conjonctivite *granuleuse* est caractérisée par la production, à la surface de la conjonctive palpébrale, d'un nombre considérable de petites saillies résultant d'une hyperhémie des papilles. C'est la forme précédente, c'est-à-dire la conjonctivite palpébrale, arrivée à un degré plus avancé.

On rencontre cette affection aussi bien chez les sujets d'une bonne santé, d'une bonne constitution, que chez ceux qui ont les apparences du lymphatisme. Elle atteint les enfants aussi bien que les adultes. On l'observe souvent chez un grand nombre d'individus simultanément, alors qu'ils habitent un même lieu. Il y a quelques probabilités en faveur de la nature contagieuse de la maladie. Parmi les faits que j'ai eu occasion d'observer, et qui viennent à l'appui de cette opinion, je citerai le suivant : Une malade, femme de trente-sept ans, couturière, se présenta à ma clinique, le 4 mars 1861 ; elle était affectée, depuis huit mois, d'une blépharo-conjonctivite granuleuse ; avant que la maladie se développât, elle avait couché avec son fils atteint lui-même de *granulations* palpébrales. Postérieurement au début de l'affection, elle avait couché avec sa fille, qui fut bientôt atteinte.

Symptômes. La conjonctive palpébrale est injectée. Au début, la vascularisation se compose de stries parallèles aux follicules de Méïbomius ; plus tard, l'injection est tellement serrée, qu'on n'aperçoit plus les contours des vaisseaux et que la muqueuse présente une coloration uniforme, en général d'un rouge carmin, quelquefois d'un rouge pâle. La conjonctive est en même temps boursouflée, et la tuméfaction s'étend parfois au tissu cellulaire subjacent, de façon que les paupières paraissent elles-mêmes augtées de volume. La surface de la muqueuse est hérissée d'un nombre considérable de saillies d'un rouge vif, pas plus volumineuses que la pointe d'une épingle et ressemblant aux villosités de l'intestin grêle. On les rend plus apparentes, en essuyant légèrement la muqueuse avec un linge fin, parce que, de cette façon, on enlève le liquide sécrété par la conjonctive qui les masque. Elles sont généralement plus nombreuses, au niveau du bord adhérent du cartilage tarse ; on les rencontre plus fréquemment à la paupière supérieure qu'à l'inférieure. Chez quelques sujets, on voit, indépendamment d'un état granuleux de la muqueuse, une autre particularité : au niveau de la ligne correspondant au bord adhérent de chaque cartilage tarse, existe *une série de vésicules aplaties d'avant en arrière*, de la grosseur d'un grain de millet, de couleur blanche grisâtre ; ces vésicules sont parfois rangées sur plusieurs lignes parallèles ; lorsqu'on les pique avec la pointe d'une lancette, on en fait sortir une goutte de sérosité. Dans l'un et l'autre cas, la muqueuse fait un grand nombre de plis parallèles, au niveau des culs-de-sac oculo-palpébraux.

La conjonctive scléroticale est médiocrement, ou pas du tout injectée. Quand l'affection est ancienne, qu'elle a passé par des périodes d'amendement et de recrudescence, la cornée peut être vascularisée à la partie supérieure, et offrir, par places, des épanchements plastiques. Il se fait parfois une sécrétion muqueuse ; il est bien plus fréquent de noter un autre phénomène : au moment où l'on écarte les paupières, il s'échappe de leur intervalle un flot de liquide transparent ou légèrement citrin. La vision est bonne, mais se fatigue promptement, à cause précisément de l'arrivée incessante du liquide à la surface de la cornée. Quelques malades accusent, au début, une sensation de démangeaison derrière les paupières, et, plus tard, la présence de grains de sable.

Marche. Terminaisons. La blépharo-conjonctivite granuleuse cède promptement à un traitement méthodique, surtout lorsque le sujet qui en est atteint est soustrait à la cause productrice. Dans des conditions opposées, et alors surtout que le malade se livre à un exercice continu et forcé des yeux, l'affection s'aggrave ; bientôt la vascularisation s'étend à la conjonctive scléroticale et à la cornée. Les saillies de la muqueuse palpébrale deviennent plus nombreuses et plus volumineuses, et c'est ainsi que se développe une nouvelle maladie qui trouvera plus loin une description spéciale (voir art. III, *Granulations de la conjonctive*). Dans un cas, j'ai vu la blépharite granuleuse disparaître spontanément, c'est-à-dire sans aucune médication, sous l'influence d'un érysipèle de la face.

Traitement. La médication astringente est celle qui fournit les résultats les plus prompts, surtout lorsqu'elle est employée au début ; ainsi les pommades de sulfate de cuivre, à la dose de 20 à 30 centigrammes, pour 30 grammes d'axonge ; les collyres au tannin, etc. Les scarifications de la muqueuse palpébrale, répétées plusieurs fois, sont d'une utilité incontestable ; elles procurent un soulagent immédiat. Lorsque la maladie présente des rechutes, qu'elle est accompagnée de photophobie, d'un larmoiement abondant, de douleurs frontales, elle cède plutôt aux collyres laudanisés et à des onctions sur les paupières avec une pommade bellado-opiacée. Lorsqu'elle passe à l'état chronique, que les granulations conjonctivales prennent de l'accroissement, le traitement comporte des indications spéciales que nous mentionnerons plus loin (voir *Granulations de la conjonctive*).

4° CONJONCTIVITE PHLYCTÉNULAIRE.

On l'a encore désignée sous les noms de conjonctivite *angulaire*, *papuleuse*, *aphthoïde*, *pustuleuse*. C'est une forme très-rare ; si quelques auteurs ont émis une opinion opposée, c'est qu'ils ont confondu avec elle la kératite phlycténulaire, qui est au contraire une affection très-fréquente. Les deux phlegmasies diffèrent l'une de l'autre, en ce que, dans le premier cas, l'injection conjonctivale et la papule, ou la pustule, n'anticipent jamais sur la circonférence de la cornée, à une certaine distance de laquelle elles s'arrêtent.

La conjonctivite phlycténulaire offre des caractères qui permettent de la reconnaître facilement. La conjonctive scléroticale est *légèrement* injectée dans toute son étendue, excepté dans une portion où cette injection est *beaucoup plus prononcée*. Là, on voit un paquet vasculaire irrégulier, ou de forme triangulaire, à base tournée en avant, c'est-à-dire vers la cornée, composé de deux plans de vaisseaux, les uns superficiels, de couleur carmin ou artériels ; les autres profonds, de couleur lie de vin ou veineux. Quelquefois, les artères se divisent, à une très-petite distance de la cornée, en plusieurs ramifications formant bientôt un réseau tellement serré, qu'on croirait voir une suffusion sanguine de la conjonctive plutôt qu'une véritable injection. C'est à ce niveau qu'existent, tantôt une petite exsudation blanchâtre, en forme de *papule* ou *d'aphthe ;* tantôt une exsudation plus volumineuse et plus saillante, ayant la forme d'une *phlyctène*. Je n'y ai jamais vu de pus, tandis qu'on en trouve assez souvent dans les kératites phlycténulaires. Les *papules*, les *aphthes*, les *phlyctènes* de la conjonctive, sont le résultat d'une exsudation de lymphe plastique dans le tissu cellulaire sous-conjonctival.

Cette forme est généralement sans gravité. Elle cède dans l'espace de sept à dix jours à l'emploi d'un collyre laudanisé (2 *grammes de laudanum de Sydenham pour* 30 *grammes d'eau distillée*), ou d'un collyre astringent. En décrivant plus loin la kératite phlycténulaire (V. t. II), je discuterai la question de savoir, s'il convient ou non d'appliquer un traitement spécial aux phlyctènes ; disons ici que les phlyctènes et les papules de la conjonctive se *résorbent spontanément*, sous l'influence de la médication que nous venons d'indiquer.

ARTICLE III.

Des granulations de la conjonctive.

On désigne sous ce nom, des saillies plus ou moins nombreuses, de nature variée, qui se développent à la surface de la muqueuse oculaire ; notamment, et surtout, sur la portion palpébrale de cette membrane.

Les granulations de la conjonctive se divisent en deux classes, suivant l'aspect et la structure qu'elles offrent. Les unes sont appelées *glandulaires* ou *vésiculeuses* ; les autres, *charnues*. Quelques auteurs admettent des granulations *sécrétantes* et des granulations *non-sécrétantes* : les premières répondent aux granulations charnues, les secondes aux vésiculeuses. On a aussi décrit des granulations *miliaires*, *papillaires*, *sablées*, *veloutées*, *fongueuses*, *sarcomateuses*, *végétantes*, *molles*, *pédiculées*, *sessiles* ; toutes dénominations qui se rapportent à des différences d'aspect.

1° Granulations vésiculeuses. Lorsqu'elles commencent à se développer, on aperçoit une foule de petits points saillants, faisant un léger relief conique ou sphérique, apparaissant surtout vers l'angle externe de la portion rétro-tarsienne de la conjonctive palpébrale. Elles se montrent bientôt sous la forme de petites perles hyalines. Le vaisseau qui les alimente grossit ; il se forme de nouveaux ramuscules. Lorsqu'elles sont arrivées à l'état de développement complet, on voit sur la portion de la conjonctive qui se porte du bord postérieur du tarse au globe, une quantité plus ou moins considérable de *vésicules* de grandeurs diverses, le plus souvent du volume d'un grain de millet, à parois minces, semi-transparentes, qui, lorsqu'on les ouvre et qu'on les presse, se vident et s'affaissent. La pression seule suffit pour faire suinter le liquide à travers les parois de la vésicule ; celle-ci s'affaise alors complétement. Si on l'incise, on trouve la paroi interne très-lisse et très-vasculaire.

Les granulations *vésiculeuses* sont disposées en une ou plusieurs rangées ou séries linéaires ; d'après la plupart des auteurs, elles offrent cette particularité, qui les distingue des granulations papillaires ou charnues, à savoir, qu'elles occupent exclusivement la portion rétro-tarsienne de la conjonctive. Cette opinion est trop absolue ; j'ai vu plusieurs fois des granulations vésiculeuses, en très-grand nombre, sur la portion tarsienne de la conjonctive. Elles sont séparées les unes des autres par des sillons, dans lesquels sont logés des vaisseaux hypertrophiés, qui fournissent des ramifications très-fines à chacune d'elles.

On s'accorde généralement aujourd'hui à reconnaître, que les granulations *vésiculeuses* sont dues à une hypertrophie des follicules clos de la conjonctive, qui ont été décrits par Krause (voir p. 493).

2° **Granulations charnues.** Celles-ci se présentent sous l'aspect de saillies adossées les unes aux autres ; quelquefois très-nombreuses, peu proéminentes au-dessus du niveau de la conjonctive, dont l'aspect a été comparé à celui d'un morceau de peau de chagrin ; d'autres fois, moins nombreuses, saillantes, très-vasculaires, saignant facilement à l'attouchement. C'est à la paupière supérieure qu'elles sont le plus confluentes et le plus volumineuses, à 2 millimètres environ en deçà du bord adhérent du tarse ; elles diminuent en confluence et en volume, à mesure qu'elles approchent du bord libre de la paupière ; elles disparaissent brusquement à 2 millimètres en arrière du bord adhérent du tarse. Sur la conjonctive palpébrale inférieure, elles sont d'autant plus développées et confluentes, qu'on se rapproche davantage du bord libre. A la partie interne des deux paupières, elles s'étendent vers la commissure, jusqu'en dedans des points lacrymaux, et sur la face antérieure du repli semi-lunaire. A la partie externe, elles sont plus développées et occupent une plus grande surface qu'en dedans. Les granulations charnues sont parfois entremêlées de granulations vésiculeuses, non-seulement sur la membrane semi-lunaire, mais encore sur la portion tarsienne de la conjonctive. Examinées à la loupe, elles se présentent sous la forme de verrues très-mamelonnées, avec des saillies et des arêtes vives. Les diverses portions de la granulation sont divisées, jusqu'à la base, par des tranches brusques et nettes ; la surface libre est hérissée de rugosités. Elles sont séparées les unes des autres par des sillons très-profonds, occupés par les principales branches vasculaires. A une époque plus avancée de leur évolution, elles deviennent dures et présentent, sous l'instrument tranchant qui les divise, la même résistance que le tissu fibreux. On ne trouve jamais de cavité, ni de liquide dans leur intérieur, bien différentes, sous ce rapport, des granulations *vésiculeuses* qui ont été décrites tout à l'heure.

Nature des granulations. La question a déjà été résolue, en ce qui touche les granulations *vésiculeuses*, que nous avons dit être formées par une sorte d'hypertrophie des glandules mucipares de la conjonctive. Pour les granulations *charnues*, diverses opinions ont été émises : on les a considérées comme de véritables bourgeons charnus, ce qui n'a aucun fondement, attendu que les bourgeons charnus se forment à la surface d'une plaie en suppuration, tandis que les granulations se développent souvent sans la moindre suppuration, et toujours sans qu'il existe une perte de substance de la conjonctive. D'autres les ont considérées comme le résultat d'une hypertrophie du corps papillaire ou des villosités de la conjonctive. D'autres enfin les envisagent comme des productions de nouvelle formation. Ainsi, Thiry les décrit comme des productions spéciales, hétéromorphes, analogues à celles qu'on observe au col utérin et dans l'urètre, se rattachant à un principe commun, le *virus granuleux*. Van Roosbroeck les croit formées par une exsudation de plasma ou de la matière fibrineuse du sang, qui s'épanche et s'organise à la surface externe de la conjonctive, entre cette membrane et l'épithélium. Coursserant [1] pense que les granulations sont une affection végétante du cartilage tarse.

Causes. Les granulations se développent après les conjonctivites oculo-palpébrales simples, aussi bien qu'après les conjonctivites purulentes, ou puro-muqueuses. Elles ne sont donc pas l'apanage exclusif de l'ophthalmie *militaire*. Il existe cependant des différences notables, dans les deux cas. Dans les phlegmasies ordinaires de la conjonctive, les granulations sont un phénomène *secondaire ;* dans l'ophthalmie *militaire*, elles sont un des principaux symptômes du début, un symptôme *primitif*. Dans les premières phlegmasies, la granulation est un symptôme accidentel ; dans l'ophthalmie militaire, elle est un symptôme essentiel qui ne manque jamais, ou du moins très-rarement. Nous ne pouvons souscrire à l'opinion de quelques auteurs, qui considèrent les granulations *vésiculeuses* comme caractéristiques de l'ophthalmie militaire, attendu que nous les avons observées sur des sujets qui ne s'étaient nullement trouvés dans les conditions où se développe l'ophthalmie militaire, notamment sur des enfants qui n'avaient jamais eu le moindre rapport avec des soldats granulés.

Symptômes. Les granulations sont faciles à reconnaître, à la condition de renverser les paupières et d'en sonder les replis les plus profonds. La manœuvre à employer, dans ces cas, a été décrite précédemment (p. 3). L'aspect des granulations vésiculeuses et des granulations charnues est tellement caractéristique, qu'il est impossible de confondre les deux variétés.

Les malades atteints de granulations ont un aspect particulier : les paupières sont un peu épaissies et le bord libre en est rouge ; la cornée devient vasculaire et nébuleuse, dans la moitié supérieure, pendant que la moitié inférieure conserve son éclat et sa netteté. Plus tard, elle est rugueuse, opaque et prend une teinte verdâtre ; on y aperçoit des vaisseaux et des dépressions. On a attribué la vascularisation de la cornée aux frottements, sur cette membrane, des granulations de la paupière supérieure. Cette opinion est trop absolue. J'ai observé souvent des granulations volumineuses, sans qu'il existât la moindre apparence de kératite. Si la cornée se prend, c'est que l'hyperhémie se propage de la muqueuse palpébrale à la bulbaire. La conjonctive sécrète du mucus en quantité plus ou moins grande. Si le malade s'expose à l'action du froid, ou s'il fait usage d'un régime stimulant, il peut se développer une ophthalmie purulente suraiguë. Lorsque les granulations sont soumises à un traitement convenable, la surface interne des paupières présente souvent des sillons durs, irréguliers, et des dépressions qui ressemblent à du tissu cicatriciel. Cet état est bien plus marqué, lorsque les granulations ont été soumises à des cautérisations répétées.

Pronostic. Il est favorable, lorsqu'on soumet les granulations à un traitement rationnel ; grave lorsque le malade ne prend pas les précautions

---

[1] *Compte rendu du Congrès d'ophth. de* 1862, p. 48.

nécessaires pour se garantir contre les intempéries de l'atmosphère, auquel cas, il peut se déclarer une ophthalmie purulente aiguë. En dehors même de ces conditions fâcheuses, si les granulations persistent longtemps, la cornée s'altère plus ou moins; d'où une vascularisation exagérée, avec des infiltrations plastiques interlamellaires; ou bien elle se perfore, ce qui amène la formation d'un staphylôme.

Traitement. Les moyens préconisés sont nombreux; nous les rangerons sous un certain nombre de chefs.

1° Scarification de la muqueuse palpébrale. On l'exécute communément avec un instrument particulier, appelé *scarificateur* des paupières (fig. 68). Le couteau ne doit entamer que la couche superficielle des granula-

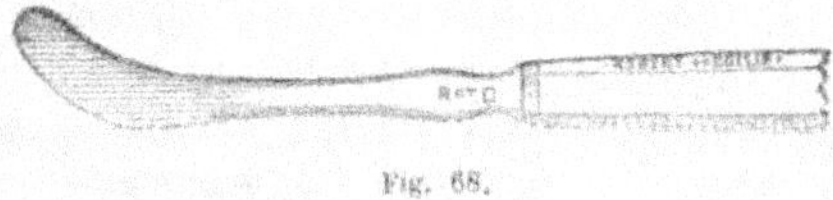

Fig. 68.

tions, pour éviter la formation de tissu cicatriciel. Pour obtenir un écoulement sanguin un peu prolongé, on pratique des irrigations continues d'eau tiède sur la muqueuse palpébrale. Borelli [1] se sert, au lieu du scarificateur, d'un instrument en forme de *carde*, qu'il appelle *scardasso;* il en fait passer les pointes, trois ou quatre fois, sur les granulations. Furnari [2] a fait observer que les anciens *cardaient, limaient, raclaient* les granulations, les aspérités et les sarcômes de la conjonctive palpébrale. L'instrument d'Hippocrate, le blépharoxyse, n'avait pas d'autre but. Alexandre de Tralles et Paul d'Egine se servaient, tantôt de pierre ponce, ou d'os de sèche, tantôt de la peau rugueuse de quelques espèces de poissons; les Arabes, d'une tête de chardon; Roger de Parme, Woolhouse et d'autres, de feuilles rugueuses et d'épis de divers végétaux. Les scarifications de la muqueuse doivent toujours être associées aux moyens suivants.

2° Astringents. Ils comprennent d'abord divers collyres; une solution de 10 à 20 centigrammes de nitrate d'argent pour 100 grammes d'eau distillée, dans laquelle le malade plonge l'œil, deux fois par jour; une solution de 1 gramme de tannin dans 30 grammes d'eau distillée; de 30 centigrammes de sulfate de fer, de 30 centigrammes de tannin pour 100 grammes d'eau; de sulfate de zinc et d'alun, à la dose de 40 centigrammes de chaque, pour 30 grammes d'eau; la liqueur pure de bi-acétate de plomb (eau, 1 gramme; bi-acétate de plomb cristallisé, 1gr,50). Deux autres moyens méritent une mention spéciale : l'acétate de plomb neutre et le mucilage tannique.

Acétate de plomb neutre. Méthode de Buys [3]. On se sert de l'acétate de plomb neutre, bien pur et parfaitement porphyrisé. Le malade est assis devant une fenêtre, la tête appuyée contre la poitrine d'un aide. On abaisse la paupière inférieure, avec le pouce de la main gauche, pour faire saillir le

[1] *Congrès ophth.* de 1862, p. 49. — [2] *Ibid.* — [3] *Annales d'oculistique*, t. XXXII, p. 244.

bord inférieur du cartilage tarse. Un pinceau en poils de blaireau, simplement humecté d'eau claire, est trempé dans la poudre d'acétate de plomb neutre. On l'applique à l'angle externe de la paupière, et on le maintient en place quelques secondes. A l'instant même, il y a un afflux de larmes qui imbibent le sel et le transforment en une espèce de boue. Le pinceau est trempé de nouveau dans la poudre d'acétate de plomb, et porté sur l'angle interne de la paupière ; puis on le promène de dedans en dehors sur la conjonctive palpébrale, afin d'étendre le médicament avec lenteur sur toute la muqueuse. Si la quantité de poudre est insuffisante, pour arriver à ce but, on reporte le pinceau une troisième fois dans l'acétate de plomb. On renverse alors la paupière supérieure, et pendant que le bord inférieur de l'autre paupière vient se placer dans la gouttière oculo-palpébrale, qui est ainsi imbibée de sel plombique, on étend ce dernier sur la muqueuse de la paupière supérieure. Après cette application, il survient une contraction spasmodique de l'orbiculaire d'une durée variable ; les granulations s'affaissent ; la conjonctive bulbaire demeure plus ou moins injectée ; la palpébrale est recouverte d'une couche grisâtre, lisse, polie, emboîtant les granulations. La sensation de corps étrangers derrière les paupières, accusée par les malades, la sécrétion muco-purulente, au cas où elle existe, disparaissent ; la photophobie diminue ; quelquefois il survient un gonflement œdémateux des paupières.

Les applications d'acétate neutre de plomb doivent être faites rarement. On n'y revient que lorsque le malade éprouve de nouveau la sensation incommode de grains de sable derrière les paupières. Lorsque la couche plombique est insuffisante, ou trop superficielle, et qu'elle a été enlevée, les granulations subjacentes s'engorgent de nouveau, deviennent rouges et inégales. Il convient alors de renouveler l'application de l'acétate neutre de plomb, mais seulement dans les endroits où les granulations sont saillantes. Si les bords ciliaires des paupières restent rouges et engorgés, que les glandes de Méïbomius sécrètent un liquide anormal, on fait des onctions sur la peau des paupières avec de l'axonge.

Quelques modifications de peu d'importance ont été apportées au traitement précédent. Gouzée emploie le sel, non pas en poudre fine, mais en le dissolvant au préalable dans de l'eau, de manière à en faire une pâte épaisse. On évite ainsi que des grains d'acétate non dissous séjournent dans la muqueuse. Decondé a conseillé de ne faire pulvériser qu'une petite quantité d'acétate de plomb à la fois, parce que, à la longue, les grains se rassemblent, et que la poudre devient grumeleuse.

Le traitement proposé par Buys a trouvé des défenseurs zélés en Warlomont et Testelin, qui ont surtout fait ressortir l'utilité de cette méthode pour les soldats. D'après eux, les granulés peuvent rentrer dans la vie commune, du moment que les conjonctives sont bien recouvertes d'acétate de plomb ; toute sécrétion, toute contagion sont devenues impossibles. D'autres chirurgiens, Hairion, Thiry, Rivand-Landrau, Deval, n'ont pas partagé cet enthousiasme ; ils reprochent à la méthode d'exercer sur la conjonctive une action destructive lente ; de déterminer des phlegmasies aiguës de la muqueuse; d'être infidèle dans ses résultats; de produire des incrustations indélébiles de la conjonctive et de la cornée.

Mucilage tannique. Il a été préconisé par Hairion[1]. Il résulte des expériences faites par ce chirurgien, sur des animaux, que le tannin, appliqué en solution concentrée, exerce une action hyposthénisante sur les tissus vivants sains. Ceux-ci se décolorent; leur sensibilité et leur rénitence diminuent. Les effets chimiques du tannin ne s'exercent que sur les produits de sécrétion libres et peut-être sur l'épithélium, mais nullement sur les tissus doués de vie. Hairion a appliqué le tannin au traitement des conjonctivites simples, aiguës ou chroniques, aux ophthalmies photophobiques et aux granulations palpébrales. Il a trouvé le remède surtout efficace dans les blennorrhées anciennes, les kératites vasculaires et ulcéreuses, le pannus. Quand il existe des granulations palpébrales, des blennorrhées chroniques, des kératites ulcéreuses et vasculaires, un pannus, il donne la préférence au *mucilage tannique* ainsi formulé : eau distillée, 20 ; tannin pur, 5 ; gomme arabique 10.

3° **Escharotiques**. Ceux dont on s'est servi, sont : le nitrate d'argent, le sulfate de cuivre, l'acide chromique, le nitrate acide de mercure, le chlorure de zinc, la potasse caustique, une solution de chlorure d'or.

(*a*). *Nitrate d'argent*. Il est employé sous forme de crayon de nitrate d'argent fondu (*pierre infernale*), ou de solution plus ou moins concentrée ; ou encore d'un crayon formé d'une partie de nitrate d'argent et d'une ou de deux parties de nitrate de potasse. On a reproché à cette méthode, de donner lieu à des pertes de substance et par suite à des cicatrices de la conjonctive. Cet inconvénient est facile à éviter, à la condition de pratiquer avec la pierre infernale des attouchements légers ; on provoque ainsi la résorption des granulations, sans produire, ni une réaction inflammatoire consécutive, ni des cicatrices. Pour éviter le contact du sel lunaire avec la cornée, il est bon de faire, après chaque cautérisation, une application d'eau saturée de sel marin, sur la muqueuse palpébrale, soit en l'étendant avec un pinceau, soit en l'injectant sur la conjonctive cautérisée, au moyen d'une petite seringue. Les cautérisations légères avec la pierre infernale, ou avec une solution de nitrate d'argent, peuvent être combinées avantageusement avec les scarifications de la conjonctive, dont il a été question plus haut ; ces scarifications sont pratiquées après la cautérisation.

(*b*). *Sulfate de cuivre*. C'est avec le crayon formé de ce sel que la plupart des praticiens traitent encore aujourd'hui les granulations palpébrales. Lorsque le crayon est employé seul, c'est-à-dire sans autre moyen adjuvant, le traitement est très-long. J'ai observé des malades, chez lesquels ce moyen a été appliqué, tous les deux jours, pendant plus d'une année, sans amélioration manifeste. Ces cautérisations ont quelquefois pour conséquence d'indurer les granulations. Elles sont au contraire avantageuses, lorsqu'on les combine avec d'autres moyens, tels que les scarifications, les cautérisations éloignées avec une solution de nitrate d'argent.

[1] *Mémoire sur les effets physiol. et thérap. du tannin, etc.* Louvain, 1851.

(*c*). *Acide chromique*. Il a été préconisé par Hairion, qui le réserve pour les cas, où les granulations sont remplacées par du tissu fibro-plastique, d'aspect charnu ; où la conjonctive, dans les points occupés par les nouveaux produits pathologiques, est plus ou moins complétement détruite ; et surtout lorsqu'il existe à la face interne des paupières un tissu inodulaire, irrégulier, rugueux, exerçant sur la cornée les mêmes effets fâcheux que les granulations auxquelles il succède. Le chirurgien de Louvain emploie une solution concentrée d'acide chromique (acide chromique et eau, parties égales). Il touche la muqueuse avec un pinceau de poils de martre trempé dans la solution.

4° **Moyens divers**. En même temps que les malades sont soumis aux scarifications et aux cautérisations, on leur recommande de se servir, plusieurs fois par jour, d'un collyre astringent au sulfate de cuivre, au nitrate d'argent, au tannin, etc. Il est bon de leur administrer fréquemment des minoratifs, ou le tartre stibié à doses fractionnées. Mackenzie se loue de l'usage, à l'intérieur, de l'iodure de potassium, et d'onctions, sur les paupières, avec la pommade mercurielle. Hairion prescrit aux sujets lymphatiques, une tisane concentrée de feuilles de noyer. Hays vante les collyres de sel marin ; Varlez, le collyre au chlorure de chaux. Jæger préconise l'emploi d'une pommade composée de 40 centigrammes de bromure de potassium pour 15 grammes d'axonge ; Fromont, la teinture d'iode appliquée sur la conjonctive. Les vésicatoires, placés derrière l'oreille et à la nuque, ne nous ont paru que d'une médiocre utilité. Un remède populaire, que Mackenzie a reconnu efficace, est le suc exprimé de l'*holcus avenaceus*.

On a proposé de pratiquer l'*excision* des granulations, soit avec le bistouri, soit avec des ciseaux. Cette méthode n'est applicable qu'aux cas où les granulations sont très-exubérantes, et persistent depuis longtemps, malgré plusieurs traitements. Toutes les fois qu'on pratique cette opération, il est de la plus grande importance de ne pas aller au delà de la couche granuleuse, pour éviter la formation de brides cicatricielles. C'est d'ailleurs un mauvais procédé. Nous ne ferons que signaler, pour la condamner, l'*abrasion* du cartilage tarse, proposée par Coursserant [1]. En agissant ainsi, et l'auteur n'a été conduit à ce mode de traitement que par le fait de ses idées sur la nature des granulations, qu'il considère comme une affection végétante du cartilage tarse, on donne lieu à la formation de brides cicatricielles très-fortes, qui entretiennent une irritation permanente de la cornée, sur laquelle elles frottent continuellement.

On a remarqué que, dans les cas d'atrophie du globe, si on fait l'application d'un œil artificiel et qu'il existe de ce côté des granulations, celles-ci disparaissent ; ce qu'il faut attribuer à la compression exercée par la pièce d'émail sur les saillies de la conjonctive, qui s'atrophient. Il y a là un enseignement précieux qui pourrait être utilisé. C'est un côté de la question que personne n'a envisagé jusqu'ici.

Pour résumer la longue liste des moyens préconisés contre les granula-

---

[1] *Congrès ophthalmol. de* 1862.

tions; pour les présenter avec méthode et à un point de vue pratique, nous croyons devoir rapporter les principes de ce traitement tels qu'ils ont été formulés par Hairion, devant le congrès ophthalmologique de 1862.

A. *Granulations vésiculeuses transparentes ; conjonctive saine.* Le mucilage tannique et le sulfate de cuivre en crayon suffisent dans ce cas. La cautérisation avec le nitrate d'argent est dangereuse, à cause des pertes de substance et des brides cicatricielles qui en résultent.

B. *Granulations vésiculeuses vascularisées ; conjonctive épaissie, formant des plis nombreux.* C'est encore le mucilage tannique et le sulfate de cuivre en crayon qui réussissent dans ce cas. Il convient d'y ajouter, une fois la semaine, la cautérisation avec une solution à parties égales de nitrate d'argent et d'eau. On ne revient à la cautérisation que lorsque l'effet de la première est passé ; s'il existe des granulations vésiculeuses anciennes, volumineuses, indolentes, les cautérisations sont répétées plus souvent. On fait précéder la cautérisation, de scarifications de la conjonctive, qui seront plus profondes lorsque les granulations sont très-enflammées.

C. *Granulations remplacées par du tissu fibro-plastique, d'aspect charnu. Conjonctive plus ou moins complétement détruite dans les points occupés par les nouveaux produits pathologiques.* Dans ce cas, on pratique des cautérisations plus fréquentes avec l'azotate d'argent en solution concentrée, ou quelquefois avec l'acide chromique.

D. *Granulations inodulaires. Existence à la face interne des paupières d'un tissu inodulaire, irrégulier, rugueux, exerçant sur la cornée les mêmes effets fâcheux que les granulations auxquelles il succède.* Le nitrate d'argent est insuffisant ; les caustiques liquides dangereux ; les pâtes caustiques inapplicables. L'acide chromique est le remède de préférence ; on touche la muqueuse avec un pinceau de poils de martre trempé dans une solution, à parties égales, d'acide chromique et d'eau.

ARTICLE IV.

Conjonctivite purulente.

La conjonctivite purulente a pour caractère essentiel une sécrétion plus ou moins abondante de pus fournie par la muqueuse oculaire. Il n'est pas facile de déterminer, dans tous les cas, les circonstances qui changent en sécrétion purulente la sécrétion muqueuse. On sait, néanmoins, qu'il est certaines conditions qui prédisposent au développement de la maladie. Chez les nouveau-nés, la moindre hyperhémie conjonctivale, et à plus forte raison la conjonctivite palpébrale, a une tendance marquée à passer à l'état purulent. Dans les premières années de la vie, et plus tard encore, on voit, au contraire, très-rarement des blépharophthalmies intenses passer à l'état purulent, à moins que les sujets ne se trouvent dans certaines conditions générales. Parmi celles-ci, il faut citer l'état de l'économie produit par l'existence d'une blennorrhagie urétrale. On ne saurait méconnaître non plus que l'encombrement exerce une grande influence. N'est-ce pas de la sorte qu'on s'explique la gravité de cette affection chez les militaires, et en général, chez les individus agglomérés, en grand nombre, dans un espace relativement étroit? L'épidémie qui a éclaté sur le vaisseau négrier français le *Rôdeur*[1], en est une preuve désolante et irréfragable. L'équipage de ce navire, bien portant, ne s'était trouvé nulle part en rapport avec des sujets atteints d'ophthalmie. On avait entassé, à fond de cale et dans l'entrepont, cent soixante nègres. Quinze jours après le départ du vaisseau, il se développa, parmi eux, une ophthalmie purulente, qui se propagea bientôt à l'équipage. Les progrès de l'épidémie furent tels, qu'un seul homme n'en fut pas atteint à bord. A l'arrivée du navire à la Guadeloupe, ce matelot fut pris lui-même. Parmi les nègres, trente-neuf restèrent complétement aveugles (un grand nombre de ces malheureux s'étaient jetés à la mer); douze perdirent chacun un œil, et quatorze eurent des taches plus ou moins épaisses sur la cornée. Sur les vingt-deux hommes de l'équipage, douze restèrent complétement aveugles, et entre autres le chirurgien; cinq, parmi lesquels le capitaine, perdirent chacun un œil. Quatre eurent des taies de la cornée, avec synéchie antérieure.

Qu'un sujet atteint d'ophthalmie purulente soit admis dans un milieu où se trouvent réunis un grand nombre d'individus, la maladie éclatera quelquefois sur une grande échelle et prendra le caractère épidémique. C'est ainsi que les choses se sont passées, en 1851, à la clinique des maladies des enfants de Strasbourg, dont Tourdes[2] a donné la relation. Une petite fille de cinq ans entre à l'hôpital, le 29 octobre 1851, avec tous les symptômes de la maladie. Le 5 décembre suivant, l'affection se développe à l'hôpital même, chez un enfant de cinq ans. Le 5 janvier 1852, troisième cas, sur une fille de douze ans. Les 8 et 9, deux nouveaux cas; du 9 au 18, six nouveaux cas; le 20, un cas; le 25, deux cas; le 26, un cas; et enfin le dernier sujet est atteint le 12 février. L'affection était caractérisée par la rougeur et la vascularisation de la conjonctive oculo-palpébrale, le boursoufflement de la muqueuse, un suintement purulent, très-abondant, établi du deuxième au troisième jour; un gonflement considérable des paupières. Le 26 juin suivant, éclate une nouvelle épidémie. Il n'était resté à l'hôpital, de la première épidémie, que trois enfants, dont l'un complétement guéri, pendant que les deux autres avaient, de temps en temps, des exacerbations ou des rechutes de la maladie primitive.

L'ophthalmie purulente ne se présente pas toujours de la même manière; il convient d'en distinguer et d'en décrire diverses espèces; c'est ce qui fera l'objet des articles suivants.

§ 1. — Conjonctivite purulente des nouveau-nés.

Cette affection a encore été désignée sous les noms *d'ophthalmie purulente des nouveau-nés, ophthalmie des nouveau-nés, blépharo-blennorrhée, ophthalmo-blennorrhée, blennophthalmie des nouveau-nés.*

[1] *Bibliot. ophth.*, par Guillié, t. I, p. 74. Paris, 1829. — [2] *Ann. d'ocul.*, t. XXVIII, p. 193.

Symptômes. La maladie débute ordinairement du troisième au sixième jour après la naissance, quelquefois au bout de plusieurs mois. On constate d'abord un gonflement léger de la paupière supérieure, avec une teinte rosée du bord libre. Très-souvent, il existe sur la face cutanée, une ligne rougeâtre, transversalement dirigée d'un angle de la paupière à l'autre. La face conjonctivale présente une légère arborisation, apparente surtout au niveau des lignes jaunâtres qui dessinent les follicules de Méïbomius. Quelques tractus muqueux adhèrent faiblement à la muqueuse, ou à la base des cils, qui sont agglutinés ensemble, ce qui empêche les paupières de s'écarter au réveil de l'enfant. Dans le plus grand nombre des cas, les deux yeux sont envahis simultanément ; quelquefois un seul œil est atteint, mais l'autre ne tarde pas à être affecté. Il est rare que la maladie reste unilatérale.

Jusque-là l'affection est si légère, qu'elle n'attire pas l'attention des parents. Bientôt cependant surviennent d'autres phénomènes propres à inspirer plus d'inquiétude. Il s'écoule de l'intervalle des paupières une sérosité incolore ou un liquide plus opaque, mélangé de parcelles de mucus ; les voiles présentent une tuméfaction plus prononcée, ce qui est dû à l'existence d'un œdème sous-conjonctival, parfois assez prononcé pour que la peau de la paupière supérieure forme une tumeur luisante. A ce moment, si on écarte les paupières, on constate une rougeur de la conjonctive palpébrale, plus intense que dans la première période, uniforme et ne permettant plus d'apercevoir les lignes jaunâtres qui répondent aux follicules de Méïbomius. Parfois, mais rarement, la conjonctive scléroticale est injectée elle-même ; bien plus souvent, il existe une infiltration séreuse dans le tissu sous-conjonctival du bulbe, un véritable chémosis séreux. Des filaments muqueux, d'une certaine longueur, sont accumulés généralement dans les culs-de-sac de la conjonctive.

L'écoulement devient plus abondant et plus opaque. Il était clair et séreux au début ; actuellement il revêt tous les caractères d'un pus jaunâtre ou jaune verdâtre mélangé de lamelles et de filaments de mucus. Si, après avoir nettoyé la face antérieure du bulbe et l'espace interpalpébral, au moyen d'un courant d'eau tiède, on examine la muqueuse, on trouve celle-ci boursouflée, d'un rouge sombre, comme granuleuse, au niveau des paupières, tandis que le plus souvent la conjonctive oculaire est à peine injectée. En renversant les paupières l'une en haut, l'autre en bas, on fait saillir les replis tuméfiés et injectés de la portion de muqueuse qui correspond aux culs-de-sac, et on voit apparaître deux espèces de bourrelets qui cachent complétement la cornée. Pour bien apercevoir celle-ci, il faut soulever la paupière supérieure et abaisser l'inférieure avec un élévateur et un abaisseur pleins (fig. 69, p. 547) ; on s'assure aussi, de cette manière, que la conjonctive scléroticale ne participe que peu au travail phlegmasique. Dequevauviller [1] n'a constaté, que six fois, l'existence d'un chémosis phlegmoneux, sur cent quatre-vingt-trois enfants qu'il a examinés.

[1] *Archiv. génér. de médecine*, 1843, t. I, p. 397 et t. II, p. 9.

En écartant les paupières, lorsque l'affection est arrivée à cette période, on rencontre aussi assez souvent, après qu'on a débarrassé la muqueuse, avec un jet d'eau tiède, du pus qui la masque, une sorte de lamelle blanchâtre, adhérant assez fortement à la conjonctive palpébrale, pour qu'on ne puisse la détacher, qu'en persévérant dans l'action du courant d'eau, ou en la saisissant avec des pinces. Ce sont ces concrétions qui ont été prises, par un chirurgien moderne, pour une fausse membrane, et qui l'ont porté à considérer l'ophthalmie purulente des nouveau-nés comme étant le plus souvent une ophthalmie diphthéritique pseudo-membraneuse. Nous verrons plus tard, que la diphthérite des paupières se présente sous un tout autre aspect. Ce qu'on a pris, dans le cas actuel, pour fausse membrane, est du muco-pus concrété ; ce qui le prouve, c'est que, suivant la remarque de Deval [1], si on recueille ces prétendues plaques diphthéritiques, et qu'on les place dans des tubes à analyse, elles ne conservent que peu de temps leur consistance et leur aspect membraneux, et qu'elles se transforment en une matière épaisse, que le microscope fait reconnaître pour du mucus et du pus mélangés de larmes.

A une période plus avancée encore, la sécrétion devient plus abondante, les cils agglutinés par des croûtes flavescentes résultant de la dessiccation du pus, empêchent ce liquide de s'écouler. Il s'accumule entre la cornée et les paupières ; aussi en écartant ces dernières, arrive-t-il souvent qu'un flot de pus s'échappe de leur intervalle. On ne saurait prendre trop de précautions, pour éviter que le jet atteigne l'œil de l'observateur, ce qui est arrivé quelquefois. Pareille précaution devra être prise quand on injecte des liquides dans les yeux de l'enfant. Samuel Cooper [2] rapporte, d'après M'Gregor, qu'une nourrice injectant une lotion dans les yeux d'un enfant, fit jaillir de la seringue, dans son propre œil, quelques gouttes de liquide ayant déjà servi au petit malade ; le lendemain matin, elle était affectée d'une ophthalmie purulente. Lorsque le pus sécrété par la muqueuse s'échappe librement en dehors, il inonde la partie supérieure de la face, s'y concrète et forme des croûtes jaunes épaisses. A cette période, la cornée reste le plus souvent intacte ; d'autres fois, elle prend une teinte opaline, ou bien il s'y forme des épanchements interlamellaires. On a observé parfois une ecchymose de la conjonctive scléroticale ou palpébrale, une pustule sur le limbe de la cornée.

Marche. Terminaisons. Lorsque l'ophthalmie des nouveau-nés est traitée d'une manière méthodique ; lorsqu'on n'est pas appelé à une époque où il existe déjà des altérations graves de l'œil, l'affection se termine heureusement : la tuméfaction des paupières diminue ; la sécrétion, de franchement purulente qu'elle était, devient de plus en plus claire et finit par être séreuse, après quoi elle cesse complétement. En même temps, la muqueuse palpébrale perd la coloration rouge sombre ; le boursouflement diminue peu à peu ; les plis formés par la conjonctive palpébrale, au niveau des

---

[1] *Loc. cit.*, p. 249. — [2] *Diction. de chir. prat.*, trad. de l'anglais sur la 5e édit. ; 2e part., p. 245. Paris, 1826.

culs-de-sac, sont de moins en moins saillants. Au bout de quelques jours, on commence à apercevoir la teinte blanche jaunâtre des cartilages tarses subjacents, les vaisseaux de la conjonctive palpébrale se dessinent et ne sont plus masqués par l'injection générale des capillaires. Pendant quelques jours encore, il se fait une sécrétion peu abondante de filaments muqueux ; puis tout rentre dans l'ordre normal. Quelquefois l'affection, arrivée au déclin, prend une forme chronique ; la sécrétion muqueuse et la rougeur de la conjonctive persistent plus longtemps. Dans d'autres cas, la terminaison est loin d'être aussi heureuse ; soit que l'affection ait été négligée au début, soit que, de prime abord, elle prenne plus d'intensité, il se développe des altérations plus ou moins graves de la cornée, suivies bientôt d'autres altérations du globe, d'où il résulte que la vision reste à jamais plus ou moins gravement compromise.

Quelques ophthalmologistes, Demours [1], Weller [2], Sanson [3], ont émis l'opinion que les altérations de la cornée sont la conséquence du contact ou de la macération de la membrane, par le pus que sécrète la conjonctive palpébrale. Cette assertion est en désaccord avec les observations faites par Dequevauviller, qui a constaté la persistance de la transparence de la cornée, chez des nouveau-nés où l'écoulement puriforme durait depuis quarante-trois jours, pendant que chez d'autres, cette transparence était altérée au bout de douze heures. A part les cas fort rares, où il se développe un chémosis phlegmoneux qui étrangle les vaisseaux nourriciers de la cornée, et où celle-ci se mortifie par arrêt de la circulation, les altérations du miroir de l'œil sont le résultat d'une kératite consécutive à la phlegmasie conjonctivale. Ces altérations varient d'après l'intensité de la phlogose. Chez quelques malades, la cornée offre une teinte opaline ; si les épanchements interlamellaires sont plus abondants et plus épais, la teinte précédente est remplacée par une couleur blanche grisâtre ; la cornée devient opaque dans une étendue variable. La lymphe plastique peut se résorber et le miroir de l'œil recouvrer plus tard une transparence parfaite. Une lésion plus grave de cette membrane est le ramollissement qui se présente sous deux formes ; tantôt la portion centrale, seule atteinte d'abord, devient jaunâtre et se déprime ; autour de la partie ramollie se forment des cercles concentriques qui subissent une altération semblable. Au ramollissement succède la destruction du tissu malade dans une étendue proportionnée. D'autres fois le ramollissement atteint d'emblée toute la cornée ; il suffit alors d'un léger effort pour qu'elle se rompe et donne issue aux humeurs de l'œil et au cristallin ; il se produit consécutivement un staphylôme cornéo-iridien. Dans des cas moins graves, l'ulcération est bornée à un petit espace, l'iris s'engage dans l'ouverture et forme un bouchon protecteur qui retient les humeurs. La tumeur iridienne contracte des adhérences avec la cornée, et la vision peut encore s'exécuter plus ou moins bien, d'après les rapports que la pupille déplacée présente avec la portion de cornée restée transpa-

---

[1] *Loc. cit.*, t. I, p. 198. — [2] *Loc. cit.*, t. I, p. 81. — [3] *Dictionn. de médecine et de chir. pratiques*, t. XII, p. 193.

rente. Quelquefois la hernie augmente et la phlegmasie se propage d'avant en arrière au bulbe, qui finit par s'atrophier. Dans d'autres cas, l'inflammation, au lieu de produire de la lymphe plastique, engendre du pus qui s'épanche entre les lamelles de la cornée. Il n'est pas rare de voir le pus se résorber et la cornée recouvrer de la transparence ; il se peut aussi qu'il subsiste des taches qui disparaîtront plus tard. Ou bien encore l'infiltration purulente est suivie d'une destruction des lamelles superficielles, et il se forme une ulcération variable en étendue, d'où des conséquences semblables à celles qui ont été exposées précédemment. J'ai vu la cornée, en partie détruite, et le corps vitré se montrer derrière la brèche comme un cristal.

L'ophthalmie purulente des nouveau-nés a une marche aiguë ou subaiguë. Dans le premier cas, l'œil est promptement compromis ; dans le second, l'affection peut persister plusieurs septénaires, sans que la cornée soit envahie. Peut-être existe-t-il une certaine relation entre ces deux formes et le mode de production de la maladie. C'est surtout lorsque l'ophthalmie se montre à l'état épidémique que les différences sont tranchées. Dans l'épidémie du mois de mars 1844, observée par Dequevauviller, à l'hospice des Enfants-Trouvés de Paris, les yeux étaient, en moins de deux heures, après le début du mal, atteints d'un écoulement puriforme abondant. Les conjonctives palpébrales devenaient promptement fongueuses et se recouvraient de granulations. Bien que la muqueuse oculaire fût le plus souvent envahie, la cornée conservait sa transparence. L'épidémie de janvier de la même année présenta un autre phénomène : la face cutanée des paupières se recouvrait de croûtes brunâtres, amoncelées, formant une couche épaisse très-adhérente à la peau, aux environs des orbites et sur la racine du nez. Après quelques jours, ces croûtes se détachaient, en laissant à découvert des ulcérations profondes qui se cicatrisaient.

Cette variété dans la marche de l'affection a fait admettre, par quelques ophthalmologues, deux formes d'ophthalmie purulente : la forme bénigne ou *catarrhale* ; la forme grave, rapide dans son évolution, ou *granuleuse*, caractérisée par la production de saillies nombreuses à la surface de la conjonctive palpébrale.

Dans la forme endémique, la santé générale de l'enfant est rarement compromise. On observe souvent, quelques jours après le début du mal, une diphthérite buccale. En temps d'épidémie, surtout lorsque celle-ci sévit dans les hospices, se montrent des complications graves : le muguet, la gastro-entérite, le ramollissement pultacé de la muqueuse digestive, la pneumonie. Cela explique, suivant Dequevauviller, la grande mortalité des ophthalmiques dans les hospices.

Diagnostic. Il ne saurait offrir de difficultés qu'au début. Billard[1] et Baron[2] ont noté l'apparition de la ligne rougeâtre sur la face cutanée de la paupière, comme un des signes du développement prochain de l'affection. L'existence d'un écoulement de matière purulente à travers l'espace inter-

---

[1] *Traité des maladies des enfants nouveau-nés et à la mamelle*, p. 274 ; 3º édit. —
[2] *Dictionn. de médecine et de chirur. pratiques*, t. XII, p. 193.

palpébral ne laisse pas subsister le moindre doute sur la nature de la maladie.

Il ne suffit pas de reconnaître l'existence d'une ophthalmie purulente ; il importe, pour le pronostic et les moyens thérapeutiques à mettre en usage, de se rendre compte de l'état du globe. Pour arriver à ce résultat, on fait coucher l'enfant sur les genoux d'une personne, qui lui maintient, d'une part, les membres inférieurs ; de l'autre, la tête. On écarte avec précaution les paupières l'une de l'autre, en prenant garde de ne pas recevoir à la face le flot de pus qui s'en échappe. Attirant alors la paupière supérieure en haut et l'inférieure en bas, on les renverse l'une et l'autre, de façon à mettre la conjonctive palpébrale largement à découvert. Le plus souvent la muqueuse est masquée par le liquide sécrété en grande abondance ; quelquefois aussi par des filaments ou des tractus muqueux. Il faut débarrasser la conjonctive de ces produits, en dirigeant sur elle un courant continu d'eau tiède. L'appareil dont je me sers pour pratiquer des injections dans les voies lacrymales (fig. 25, p. 264), est très-propre à remplir cette indication. Une fois la muqueuse nettoyée, il est facile d'en apprécier la couleur, le degré de tuméfaction, la présence de granulations. Dans cet état, les replis de la membrane correspondant aux culs-de-sac conjonctivaux, cachent la cornée au-devant de laquelle ils s'étendent comme un voile, et le miroir de l'œil ne peut être aperçu. On abandonne les paupières à elles-mêmes, de façon à ramener pour un instant les bords libres au contact. Il arrive quelquefois que les voiles restent renversés, la muqueuse faisant une sorte de hernie à travers l'espace interpalpébral. On réduit cet ectropion, en por-

Fig. 69.

tant le bord ciliaire de chaque paupière en avant, pendant qu'on refoule doucement en arrière, avec la pulpe d'un doigt, la muqueuse herniée. Alors seulement on engage, sous la paupière supérieure, la concavité de la plaque d'un élévateur plein (fig. 69), que l'on attire en haut, pendant qu'une plaque semblable, ou l'élévateur à plaque d'ivoire de Jæger (fig. 70), embrasse la paupière inférieure, qui est attirée en bas. De cette façon, la face antérieure du globe est mise largement à découvert et l'on apprécie l'état de la cornée. Une précaution qu'il ne faut pas omettre, c'est de se servir d'élévateurs de petites dimensions ; il faut que la plaque n'ait pas plus d'un centimètre de largeur.

Pronostic. Il est d'autant moins grave qu'on est appelé à une époque plus rapprochée du début ; que l'affection a une marche plus lente. L'accumulation d'un grand nombre d'ophthalmiques, dans un même local, est une condition fâcheuse. Dans la pratique civile, on arrive généralement à

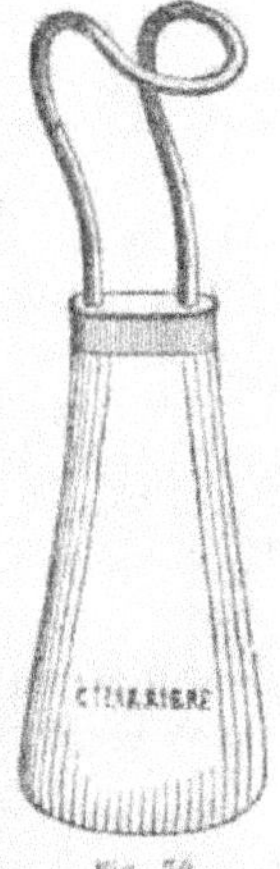

Fig. 70.

guérir l'ophthalmie purulente, parce que les parents n'attendent pas que la phlegmasie ait fait de grands progrès, pour solliciter l'intervention de l'art, et parce que le petit malade est entouré de soins à tous les moments. Dans la pratique nosocomiale, les soins sont répartis sur un grand nombre de sujets, la surveillance est moins pressante, les soins moins attentionnés. Le pronostic est plus grave lorsque la conjonctive oculaire participe à la phlegmasie, lorsque la cornée est atteinte. Il est grave aussi chez les enfants nés avant terme, parce que, chez eux, la cornée se ramollit promptement. Une condition fâcheuse est l'existence d'une fente palpébrale de peu de longueur, ce qui ne permet que difficilement de nettoyer le globe et facilite le séjour du pus à la surface de la cornée.

Etiologie. Scarpa[1] considère, comme la cause la plus fréquente, l'application immédiate d'un principe irritant sur les bords libres des paupières de l'enfant, à son passage à travers le vagin. Sanson[2], S. Laugier[3] admettent aussi l'influence du contact immédiat des yeux, à la naissance, avec les parties génitales maternelles baignées par le fluide d'une leucorrhée ou d'une gonorrhée syphilitique. Mackenzie[4] invoque, en faveur de cette opinion, les recherches de Cederschold faites à la maternité de Stockholm. Sur 328 femmes en couches, dont l'observation a été prise par le médecin suédois, 137 étaient affectées d'un écoulement des parties génitales; 181 en étaient indemnes. Il y eut trente enfants atteints d'ophthalmie purulente. Sur ce nombre, 20 nouveau-nés appartenaient à des mères atteintes d'écoulement; 10 à des femmes saines. Cette statistique démontre précisément, à notre sens, le peu de fondement de la cause invoquée; on ne comprend pas, en effet, que sur les 137 enfants qui ont été exposés, il ne s'en soit trouvé que 30 atteints par le mal. Une autre objection est que, chez un certain nombre d'enfants, l'ophthalmie purulente se développe à une époque assez éloignée de la naissance, pour qu'il ne soit pas possible d'invoquer l'influence de la contagion directe. Enfin, si l'ophthalmie des nouveau-nés se développait de la sorte, elle ne présenterait pas cette marche lente et bénigne qu'elle offre chez le plus grand nombre des sujets. Cela ne veut pas dire que nous nions d'une manière absolue le développement de la maladie sous l'influence de l'inoculation directe. Il est possible que, dans quelques cas, les choses se passent ainsi; mais c'est l'exception.

Une des causes les plus fréquentes est l'influence du refroidissement. Comme beaucoup d'autres observateurs, j'ai noté chez le plus grand nombre, le développement de la maladie quelques heures après le transport soit à la mairie, soit à l'église. D'après Rognetta[5], l'ophthalmie purulente des nouveau-nés est rare à Naples, où le curé et le maire vont à domicile, où l'eau du baptême est chauffée l'hiver. Dequevauviller a observé, qu'à l'hospice des Enfants-Trouvés, la maladie attaque de préférence les enfants dont le berceau est placé près des portes ou des fenêtres. Le froid humide paraît surtout exercer une influence fâcheuse. Les ophthalmies ont été plus

[1] *Loc. cit.*, t. I, p. 178. — [2] *Dictionn. de méd. et de chir. pratiques*, t. XII, p. 193. — [3] *Dictionn. de médecine en 30 vol.*, t. V, p. 527. — [4] *Loc. cit.*, t. I, p. 758. — [5] *Loc. cit.*, p. 307.

nombreuses dans l'hôpital, pendant l'hiver et le printemps, que dans les deux autres saisons de l'année. Ce sont les influences atmosphériques associées à l'encombrement, à la construction vicieuse des salles ou à des conditions hygiéniques défavorables, qui expliquent comment la maladie revêt parfois un caractère épidémique. En 1832, sur 300 enfants renfermés dans l'hospice des orphelins du choléra, à Paris, 299 ont été atteints[1].

On a aussi attribué l'ophthalmie purulente à la compression prolongée de la tête de l'enfant, dans un accouchement prolongé ou difficile. Dequevauviller a objecté, qu'il n'a jamais trouvé, sur la tête des ophthalmiques, les traces d'un accouchement laborieux, et que si cette cause était efficace, la maladie ne se développerait pas plusieurs jours après la naissance. L'habitude d'emprisonner le corps de l'enfant nouveau-né dans des vêtements serrés, déterminant une congestion du côté de la tête, pourrait tout au plus être considérée comme une cause prédisposante. L'influence exercée, d'après Mackenzie[2], par l'introduction, dans les yeux, du savon avec lequel on lave l'enfant, ou bien encore du whisky ou du gin avec lesquels on lui frotte la tête, en Angleterre, nous semble tout entière à démontrer.

La maladie est *contagieuse* ; on a lu plus haut (p. 544) un fait de transmission de l'enfant à la nourrice. Dequevauviller a donné d'autres arguments non moins plausibles : lorsqu'un des yeux est atteint, et que l'on couche l'enfant du même côté, on parvient quelquefois à préserver l'autre œil ; ce dernier est toujours affecté, lorsque l'enfant a été couché sur l'œil sain, le mucus franchissant la racine du nez. A l'hôpital des Enfants-Trouvés de Paris, on a remarqué que les enfants couchés dans des berceaux, occupés antérieurement par des ophthalmiques, sont atteints eux-mêmes. Les invasions de la maladie sont moins fréquentes, lorsqu'on sépare les enfants sains des autres.

Traitement. On a proposé des médications variées. Scarpa veut qu'on débute par les antiphlogistiques et les émollients ; dès que l'écoulement arrive, il a recours aux astringents. Saunders appliquait des sangsues autour de l'œil et les laissait saigner jusqu'à pâleur de l'enfant. Les expériences faites à l'hospice des Enfants-Trouvés, démontrent qu'une sangsue, appliquée à la région temporale ou au petit angle de l'œil, produit un résultat favorable. Pour ma part, je préfère, au début de l'affection, et alors que la muqueuse est boursouflée, d'un rouge sombre, pratiquer des scarifications avec l'instrument représenté fig. 68, p. 537. C'est à tort que Saunders leur reproche de ne fournir que peu de sang. Lorsqu'on prend la précaution de maintenir les paupières renversées, et qu'en même temps on dirige un courant d'eau tiède sur la muqueuse, au moyen de l'appareil dont je me sers pour les injections dans les voies lacrymales (fig. 25, p. 264), on obtient un écoulement continu de sang ; l'eau empêche ce dernier de se coaguler à la surface des petites plaies produites par le scarificateur. Je renouvelle cette opération le lendemain et le surlendemain, en prenant les

[1] *Revue médicale*, t. III, p. 492. 1832. — [2] *Loc., cit.*, t. I, p. 759.

mêmes précautions. Les résultats de ce mode de traitement sont immédiats ; la muqueuse pâlit et se dégorge, l'écoulement muco-purulent devient moins abondant.

Pour modifier la vitalité de la muqueuse, on instille toutes les deux heures, entre les paupières, quelques gouttes d'un collyre composé de 20 centigrammes de nitrate d'argent cristallisé pour 30 grammes d'eau distillée. Dans les premiers jours, j'exige des parents que cette instillation soit faite, jour et nuit, par une personne qui veille l'enfant. Le nettoyage méthodique de l'œil a une importance non moins grande ; je commande de la pratiquer toutes les heures, en faisant tomber entre les paupières une solution étendue de sulfate de zinc (10 centigrammes pour 100 grammes d'eau de rose). Cette opération doit être confiée à une personne intelligente, pour éviter de heurter les paupières ou le globe, pendant qu'on injecte le liquide avec une petite seringue. L'appareil à injection des voies lacrymales offre ici encore un avantage incontestable : on place dans le réservoir la solution, et on visse à l'extrémité du tube élastique une canule d'Anel, de façon à diriger sur l'œil un jet fin et continu.

Quelques praticiens font usage d'une solution concentrée de nitrate d'argent. Kennedy et Ireland [1] prétendent juguler la maladie, en deux ou trois jours, avec un collyre composé de 8 grammes de nitrate d'argent pour 30 grammes d'eau. Sanson [2] donne même la préférence à une cautérisation légère de la muqueuse palpébrale, avec un crayon de nitrate d'argent, au moment où la sécrétion muqueuse est établie. Ce mode de traitement offre des dangers, à cause de la vulnération de la cornée, qu'on a de la peine à prévenir, alors même qu'on pratique, immédiatement après la cautérisation, une injection d'eau salée, pour neutraliser le sel. C'est surtout, dans les cas où la cornée est déjà ramollie ou ulcérée, que cette méthode occasionne de graves accidents.

Les purgatifs doux sont très-utiles ; on administre soit de petites doses de calomel (2 à 5 centigrammes par jour), soit une ou plusieurs cuillerées à café de sirop de chicorée.

Il ne faut pas non plus dédaigner l'application de révulsifs derrière les oreilles. On fait pratiquer, dans ces régions, des onctions avec une pommade composée : d'axonge, 10 grammes ; tartre stibié, 10 centigrammes, et huile de croton, 20 gouttes, jusqu'à production d'une éruption confluente de petites pustules. Mackenzie se loue d'un morceau de mèche de chandelle recouvert d'emplâtre cantharidé, et placé dans le sillon qui existe entre la tête et le pavillon de l'oreille.

Lorsque la maladie a une marche aiguë, que la purulence est plus abondante, on peut encore employer, au début, les scarifications, une solution plus concentrée de nitrate d'argent, ou une pommade au nitrate d'argent étendue sur la face interne des paupières (1 gramme de sel pour 30 grammes d'eau ou d'axonge). Tyrrell réserve, pour les cas de ce genre, le débridement multiple de la conjonctive oculaire, en ayant

---

[1] Rognetta, *loc. cit.*, p. 307. — [2] *Dictionn. de méd. et de chir. pratiques*, t. XII, p. 197.

soin de faire passer les incisions dans l'interstice des muscles droits.

Lorsque la cornée est déjà ulcérée, il faut s'abstenir de porter, à la surface de l'œil, des collyres fortement astringents, et à plus forte raison des agents caustiques. Qu'on se garde aussi de toucher les ulcères de la cornée, les tumeurs formées par les hernies de l'iris, avec le crayon de nitrate d'argent. J'ai toujours vu ces manœuvres dangereuses suivies d'une perte totale de l'œil. La médication hyposthénisante doit remplacer, dans ces cas, la médication astringente. On étend sur les paupières une pommade composée d'axonge, 5 grammes ; d'extrait de belladone et d'opium, 50 centigrammes de chaque ; on fait des lotions dans l'intervalle des paupières avec une décoction de feuilles de laitue ou de tête de pavot. On emploie un collyre composé d'eau distillée de laurier-cerise, 30 grammes ; laudanum de Sydenham, 2 grammes et sulfate d'atropine, 5 centigrammes. Dans le cas où la cornée est largement ulcérée et où il y a menace d'évacuation des humeurs de l'œil, on maintient les paupières fermées avec des bandelettes de taffetas, qu'on décolle avec précaution toutes les vingt-quatre heures. La pommade bellado-opiacée est étendue sur ces bandelettes.

Le régime de l'enfant n'offre aucune indication spéciale, tant que la santé générale reste bonne. Lorsque le petit malade est faible, amaigri, il convient de relever les forces par quelque préparation tonique. Weller conseille d'administrer toutes les heures une cuillerée à café de la mixture suivante : R : extrait de quinquina, 2 à 4 grammes ; eau de cannelle et sirop d'écorces d'oranges, 30 grammes de chaque ; teinture aqueuse de rhubarbe, 4 grammes. S'il se développe une diphthérite buccale, on badigeonne la muqueuse avec un collutoire composé de miel rosat et de borax.

Après la guérison, il reste souvent des taches dans l'épaisseur de la cornée ; ces produits plastiques se résorbent facilement, et l'on favorise ce résultat, par l'instillation derrière les paupières de laudanum affaibli, ou de collyres légèrement irritants. (V. *Taches de la cornée.*)

Dans les hospices, où l'ophthalmie purulente règne souvent sous forme épidémique, on prévient les ravages qu'occasionne cette affection, par une ventilation convenable des salles ; en prenant la précaution de ne pas exposer les enfants à des courants d'air ; en séparant les sujets malades des autres ; en s'abstenant de se servir pour les uns des linges et des vases qui ont servi aux autres. Dequevauviller conseille de blanchir à la chaux et de lessiver les peintures des salles tous les ans.

A l'appui des préceptes précédents, je me contenterai de rapporter les observations suivantes. Elles démontrent les résultats favorables qu'on obtient, lorsque l'exécution du traitement est confiée à des personnes dévouées et intelligentes.

Ons. CCVII. *Blépharophthalmie purulente. Scarifications des paupières. Lavage fréquent de l'œil. Collyre au nitrate d'argent. Guérison rapide.* Une enfant, du sexe féminin, âgée de cinq semaines, m'est conduite par le docteur Lorne, le 12 mars 1862. Bien qu'elle soit venue à terme, elle est chétive. Trois jours après la naissance, la conjonctive palpébrale rougit ; huit jours après, elle fournit du pus. Sous l'influence d'un collyre au nitrate d'argent au 1/300ᵉ, il y a une amélioration ;

on abandonne bientôt le collyre et l'affection revient. Lorsque je vois l'enfant, les paupières sont considérablement boursouflées, colorées en rouge ; en les écartant, il s'échappe de leur intervalle *un flot d'un pus épais, jaune verdâtre*. En les renversant, on constate que la muqueuse palpébrale est tuméfiée, d'un rouge vineux ; la cornée est saine. Quelques filaments muqueux, tenaces, adhèrent à cette membrane et ne s'enlèvent qu'après un lavage avec un courant d'eau tiède.

Je pratique immédiatement quelques scarifications sur la conjonctive palpébrale, et au moyen d'un courant continu d'eau tiède, avec mon appareil à injection pour les voies lacrymales, j'obtiens un écoulement sanguin, pendant quelques minutes. Je prescris le lavage de la surface de l'œil *tous les quarts d'heure*, même la nuit, avec de l'eau blanche ; l'instillation *toutes les trois heures*, de quelques gouttes d'un collyre au nitrate d'argent (20 centigrammes pour 30 grammes d'eau distillée) ; des onctions, derrière les oreilles, avec une pommade stibiée, additionnée d'huile de croton.

Le surlendemain, on me ramène l'enfant : la tuméfaction des paupières a considérablement diminué ; le boursouflement et l'injection de la muqueuse palpébrale sont bien moins marqués ; le liquide sécrété est *plus séreux* qu'il y a deux jours. Il y a un commencement d'éruption derrière les oreilles. (*Nouvelles scarifications ; continuer le lavage de l'œil et le collyre précédent.*)

Le 17, la sécrétion fournie par la conjonctive palpébrale est beaucoup plus claire, presque séreuse. Vers la partie inférieure de la cornée existe un dépôt blanchâtre, comme crayeux, qui semble déposé à la surface de la membrane, et que le lavage à l'eau tiède n'enlève pas. La grand'mère fait remarquer que ce dépôt semble produit par l'eau blanche dont on se sert pour laver l'œil. Je fais remplacer pour le lavage, la solution d'acétate de plomb, par une solution très-affaiblie de sulfate de zinc. (*Scarifications de la conjonctive ; même collyre.*)

Le 20, l'enfant ouvre largement les paupières. Il n'y a plus la moindre sécrétion puriforme ou autre. La muqueuse palpébrale supérieure est revenue à l'état normal ; l'inférieure reste encore un peu injectée ; la cornée est d'une transparence parfaite.

Obs. CCVIII. *Blépharophthalmie purulente. Passage à l'état chronique. Topiques révulsifs derrière les oreilles.* Une enfant, âgée de quinze jours, est conduite à ma clinique, le 9 avril 1862, par la mère qui est accouchée à l'hôpital Lariboisière. Soixante heures après la naissance, il sort du pus de l'œil droit ; quatre jours après, l'œil gauche est atteint de la même affection. L'enfant a été porté à la chapelle de l'hôpital, pour être baptisé, la veille du jour où la maladie a débuté. On s'est contenté, pour tout traitement, de cataplasmes de fécule sur les yeux.

Il existe une légère tuméfaction des paupières supérieures ; *il y a du pus* dans l'intervalle et derrière ces voiles. La conjonctive palpébrale supérieure et inférieure est boursouflée, d'un rouge un peu livide, granuleuse. La conjonctive scléroticale est injectée et forme un chémosis autour de la cornée ; celle-ci est saine. (*Scarifications de la muqueuse palpébrale ; lavage de l'œil avec solution astringente ; collyre de nitrate d'argent au deux centième.*)

Le lendemain, la sécrétion est plus séreuse à gauche ; plus épaisse à droite. Quelques filaments d'un mucus épais et comme fibrineux sont accolés à la conjonctive palpébrale. (*Nouvelles scarifications ; lavage ; collyre.*)

Le 11, la sécrétion est moins abondante et plus séreuse, même à droite. La conjonctive palpébrale pâlit. (*Scarifications.*) Le 12, la sécrétion devient de plus en plus claire ; la conjonctive palpébrale reste boursouflée, d'un rouge sombre ; il n'existe plus de mucus sous forme de filaments. (*Lavage de l'œil ; collyre.*) Le 13, l'enfant ouvre les yeux, quand elle est placée dans l'ombre ; le chémosis a disparu ; la cornée est saine. Le 14, la sécrétion est devenue tout à fait séreuse des deux côtés, et est peu abondante. La conjonctive palpébrale supérieure est moins injectée, tellement qu'on commence à apercevoir, par places, la teinte blanche du cartilage tarse. Le 19, il y a une légère aggravation : ainsi, on retrouve, à gauche, des tractus muqueux dans le cul-de-sac conjonctival ; la muqueuse est de couleur sombre ; à droite, lorsqu'on écarte les paupières, il s'écoule un liquide séreux mélangé de flocons de mucus. Malgré l'emploi du lavage et du collyre argentique, la tuméfaction avec rougeur sombre de la conjonctive palpébrale, une sécrétion formée de filaments et de lamelles de mucus, persistent les jours suivants. Le 21, je fais pratiquer, derrière les oreilles, des onctions avec une pommade composée d'axonge, 4 grammes ; tartre stibié, 25 centigrammes ; huile de croton, 10 gouttes. Il se manifeste bientôt une éruption de petites pustules blanches confluentes. Dès le 23, l'amélioration est manifeste ; l'enfant ouvre grandement les yeux ; la sécrétion muqueuse est à peine apparente ; la conjonctive palpébrale, à peine injectée, a pâli. Le 25, la guérison est complète.

§ 2. Conjonctivite purulente gonorrhéique.

On l'a désignée sous les noms suivants : *ophthalmie vénérienne, gonorrhéique, blennorrhagique, médorrhoïque, blépharophthalmie syphilitique, chaudepisse des paupières et du globe de l'œil, ophthalmo-blennorrhée vénérienne, blépharo-blennorrhée gonorrhéique, gonorrhée de l'œil.*

Les auteurs ne sont pas d'accord sur l'époque de la première description de la maladie. Cunier en fait honneur à Antoine-Musa Brassavole, en 1551 ; tandis que d'après Hairion, qui l'attribue à Astruc, cette ophthalmie a été signalée pour la première fois, en 1695 seulement.

Étiologie. Mode de production de la maladie. Celle-ci a été observée à tous les âges ; Rognetta [1] l'a vue une fois chez un enfant de quelques mois, dont la nourrice venait d'être infectée de la gonorrhée par son mari. Kennedy a rencontré trois cas de conjonctivite véritablement gonorrhéique, par inoculation chez des enfants. Chaussier a observé cette affection sur une femme octogénaire : elle l'avait contractée, en se lavant les yeux avec une éponge, ayant servi à son fils pour nettoyer ses propres yeux atteints d'ophthalmie blennorrhagique. Tyrrell l'a vue, dans les mêmes conditions, sur une femme de soixante à soixante-dix ans.

On admet généralement, conformément à l'opinion de Lassus et de Boyer, que la maladie est plus fréquente chez l'homme que chez la femme. Swédiaur [2], prétend même que cette dernière en est complétement à l'abri, ce qui est en contradiction formelle avec les faits rapportés par Cunier [3] et Rognetta. Par contre, Ph. Boyer pense que l'affection est plus commune chez les femmes, assertion qui aurait besoin de démonstration.

Trois genres de causes ont été invoqués, pour rendre compte du mode de production : *l'inoculation*, la *métastase*, la *sympathie* : quelques-uns

[1] *Loc. cit.*, p. 294. — [2] *Traité complet des maladies syphilitiques*, t. I, p. 191 ; 4ᵉ édit. Paris, 1801. — [3] *Ann. d'ocul.*, t. I, p. 342 ; note au bas de la page.

même ont cru que cette affection peut naître par voie *miasmatique*.

1° **Inoculation.** Elle se fait de diverses manières : le plus souvent, le malade porte à l'œil les doigts qui viennent de toucher son membre viril atteint de gonorrhée ; ou bien, comme l'ont constaté Astruc, Swediaur, Wardrop, Jüngken, Benedict, Sichel, il s'est lavé les yeux avec de l'eau ayant servi à faire la toilette des parties génitales affectées, ou même avec *son* urine. Il en est qui ont essuyé les yeux avec un linge auquel ils avaient au préalable porté leurs doigts imprégnés de matière gonorrhéique. D'autres ont inoculé, dans leur œil, de la matière provenant d'une gonorrhée *d'un autre* sujet ; soit en se lavant avec de l'eau de laquelle des individus malades se sont servis pour lotionner le membre viril ; soit en employant, pour la toilette de la figure, un essuie-main qui leur est commun avec le sujet atteint de gonorrhée. Des faits de ce genre ont été rapportés par Chaussier, Wardrop, Delpech, Bacot, Allan, Scherrer, Carron du Villards, Lawrence, Mackenzie, Fischer, Benedict, Vetch, etc.

2° **Métastase.** Chez un certain nombre de sujets, on observe une diminution notable dans l'abondance du flux urétral, et même quelquefois une suppression complète de ce dernier, alors qu'apparaît l'ophthalmie gonorrhéique. On en a conclu que l'ophthalmie se développe par métastase ; c'est-à-dire, que le pus sécrété par l'urètre, est pris par les vaisseaux absorbants, transporté jusque sur l'œil, et que la conjonctive est ainsi destinée à fournir un liquide semblable à celui que sécrétait l'urètre. Ce mode de production est admis par Ribes, Ph. Boyer, Bourjot Saint-Hilaire, Sichel, Laugier [1] ; combattu par Scarpa, Lawrence, Dupuytren, Delpech, Boyer père, Vacca Berlinghieri, Rognetta, Deval, etc. Rien n'est moins démontré que cette prétendue métastase du pus de l'urétrite blennorrhagique sur la conjonctive, et Cunier [2] pense, avec raison, que, dans tous ces cas, les conjonctives se sont enflammées à un degré tel, qu'il s'opère une *révulsion* capable de produire une quasi-cessation du flux gonorrhéique urétral qui peut reprendre son intensité, dès que l'inflammation de l'œil décroît.

3° **Sympathie.** C'est un mot destiné à cacher notre ignorance sur le mode de production de la maladie. Quelle relation existe-t-il, en effet, entre la conjonctive et l'urètre ? Si c'est à titre de muqueuse, pourquoi n'observe-t-on pas de flux purulents sur d'autres muqueuses de l'organisme, pendant le cours de la chaudepisse ? D'ailleurs s'il existait réellement un lien étroit entre la muqueuse urétrale et l'oculaire, on verrait se développer des affections de la conjonctive, chez les sujets qui sont soumis à des opérations de toutes sortes sur le canal de l'urètre. Il est plus rationnel d'admettre que chez les malades atteints de blennorrhagie urétrale, il existe une *prédisposition spéciale* de l'économie qui favorise la production de certaines phlegmasies. On voit en effet, dans ces conditions, se développer parfois des arthrites, notamment dans l'articulation du genou ou dans l'articulation temporo-maxillaire. La conjonctive s'enflamme, dans ces cas, comme les séreuses articulaires, sous l'influence d'un état général de l'organisme, et

---

1 *Répert. général des sciences médicales*, t. V, p. 347. — 2 *Ann. d'ocul.*, t. XVI, p. 154.

le plus souvent à l'occasion d'un refroissement. Sichel[1] fait remarquer, qu'une conjonctivite peut se développer accidentellement, chez un individu atteint de gonorrhée, sans contact direct du muco-pus urétral, sans que l'écoulement urétral ait diminué; or, dans ces circonstances, il est possible que, sous l'influence même de l'existence de la blennorrhagie urétrale, la conjonctivite simple acquière une disposition à se transformer plus facilement en ophthalmie purulente.

4° **Infection miasmatique**. L'ophthalmie gonorrhéique se développe quelquefois, au rapport de certains observateurs, sous l'influence seule du contact d'un air chargé d'émanations, provenant de sujets atteints de cette maladie. Le fait suivant est rapporté par Decondé[2] : Un soldat contracte une gonorrhée ; trois jours après, ophthalmie blennorrhagique à droite. Il entre à l'hôpital, où on le couche dans une salle occupée par des individus affectés d'ophthalmies légères, d'engorgements et de granulations des conjonctives; jusqu'à ce moment il n'y avait pas eu d'ophthalmies purulentes dans l'établissement. Trois jours après, un autre sujet, entré antérieurement à l'hôpital, pour une ophthalmie légère, est pris d'ophthalmie purulente, et les deux cornées se désorganisent promptement. D'autres soldats, atteints antérieurement d'affections légères, sont aussi pris d'ophthalmie purulente. Celle-ci ne se montre que dans la salle occupée par le sujet gonorrhéique, pendant que, dans les chambres voisines, il ne se manifeste pas un seul cas de purulence. Plus tard, on déplace quelques malades, conservant un reste d'ophthalmie purulente, pour les mettre dans un corridor attenant. De ce nombre, se trouve le soldat primitivement atteint d'ophthalmie blennorrhagique, et qui conserve encore un écoulement assez abondant. Il se déclare bientôt une ophthalmie purulente, chez un malade occupant un lit contigu, puis chez un autre placé quatre lits plus loin.

Hairion[3] a combattu les conclusions que Decondé a tirées du fait précédent, en alléguant que rien ne prouve que l'ophthalmie du premier malade fût réellement de nature gonorrhéique. Ricord[4] a fait observer que, si les miasmes blennorrhagiques pouvaient produire des ophthalmies spécifiques de même nature, il n'y aurait pas un malade de nos grands hôpitaux qui dût y échapper. Les chirurgiens, qui ont toute la journée la tête penchée et l'œil fixé sur ces émanations impures, seraient eux-mêmes infectés. Il est facile de réfuter ces derniers arguments, en faisant remarquer que les conditions d'encombrement, la durée du séjour dans une salle renfermant des sujets atteints d'ophthalmie blennorrhagique, etc., doivent avoir une grande influence sur le degré d'aptitude de sujets sains, à contracter, par voie miasmatique, l'ophthalmie gonorrhéique. Il nous semble préférable de rapporter ici un autre fait emprunté à Cunier[5], qui démontre, selon nous, la possibilité de ce genre de transmission : Un bateleur est atteint d'une ophthalmie, avec diminution brusque d'une gonorrhée aiguë, à la

[1] *Traité de l'ophthalmie*, p. 246. — [2] *Ann. d'ocul.*, t. I, p. 347. — [3] *Annal. d'oculist.*, t. XVI, p. 120. — [4] *Bulletin de thérapeutique*, décembre 1841. — [5] *Annal. d'oculist.*, t. XVI, p. 148.

suite d'un bain forcé, que ses camarades lui font prendre, dans le canal, au mois de décembre. La marche de l'affection n'est pas arrêtée, parce que le malade ne fait aucun traitement. Le patient passe une seule nuit dans la charrette qui abrite toute la troupe ; et le lendemain, au réveil, quatre bateleurs, une femme et une fille de quatre ans, qui, avec notre ophthalmique, ont couché dans ce que l'on peut appeler la *même cage*, sont pris d'une blennorrhée oculaire très-grave. La perte d'un œil n'a pu être prévenue chez deux des sujets atteints.

Symptômes. L'ophthalmie gonorrhéique se développe généralement dans le cours des deux premiers septénaires de la blennorrhagie. Elle n'affecte le plus souvent qu'un seul œil d'abord, l'autre pouvant se prendre consécutivement, soit spontanément, soit par l'inoculation du pus découlant du premier. D'après Ricord, le suintement muqueux, appelé *goutte militaire*, n'a pas la propriété de produire la maladie par voie de contagion.

Au début, les malades accusent une sensation de chaleur et de prurit, de picotement, de sécheresse, de grains de sable, à la surface de la conjonctive ; puis une cuisson intense ; enfin, une douleur profonde au pourtour de l'orbite, s'étendant peu à peu à la tempe correspondante, au front et à l'occiput, pour prendre bientôt les caractères d'une céphalalgie intense. Plus tard surviennent la fièvre, l'insomnie, l'agitation et parfois du délire. Dès le début aussi, il existe une injection plus ou moins confluente de la conjonctive, bornée d'abord à la paupière inférieure, gagnant assez rapidement la rainure oculo-palpébrale, pour se porter ensuite sur le bulbe. La muqueuse sécrète une grande quantité d'un liquide de couleur citrine, dont le contact produit une sensation de brûlure ; les bords palpébraux sont collés par une chassie épaisse, rassemblée en plus grande quantité au grand angle. La conjonctive prend une teinte d'un rouge uniforme foncé. Le tissu cellulaire sous-muquéux est infiltré d'abord de sérosité, plus tard de lymphe plastique ; d'où de l'œdème, puis un gonflement phlegmoneux des paupières. Celles-ci offrent parfois une telle dureté qu'il est impossible de renverser la supérieure pour découvrir le globe. La conjonctive scléroticale est non-seulement injectée, mais soulevée par l'infiltration séreuse subjacente ; un chémosis entoure de toutes parts la cornée, qui est souvent cachée au fond de l'espèce d'entonnoir formé par le boursouflement de la muqueuse. A une époque plus avancée, le chémosis augmente de consistance et prend un aspect charnu, carnifié. Je l'ai vu parfois offrir un piqueté rouge noirâtre dû à la formation de petits épanchements sanguins interstitiels. La sécrétion fournie par la muqueuse est d'abord peu abondante et d'un jaune clair, ensuite plus copieuse et jaunâtre ou jaune verdâtre ; le pus s'accumule derrière les paupières et s'échappe quelquefois par flot, au moment où on les écarte. Lorsque ce liquide s'écoule incessamment au dehors, il irrite et excorie la peau avoisinante.

Marche. Terminaisons. L'affection reste rarement bornée à la conjonctive ; presque toujours elle se propage à la cornée, qui est souvent détruite. Il se forme parfois, à la circonférence du miroir oculaire, dans le point où celui-ci est comprimé par le chémosis, un sillon qui se perfore à une époque plus ou moins rapprochée du début de la maladie. Lorsque l'ulcération est petite, l'iris prolabé bouche la perte de substance ; si l'affection est arrêtée dans sa marche, la cornée peut reprendre sa transparence, excepté au niveau du point où existe la synéchie antérieure ; si la perte de substance est plus grande, il se forme une tumeur iridienne plus ou moins volumineuse ; la pupille est déplacée ou effacée. Si, enfin, l'ulcération est plus large encore, le cristallin et les humeurs de l'œil s'échappent entièrement et le globe se vide. D'autres fois, la cornée devient blanche, opaque, se gangrène dans une grande étendue, parce que le chémosis très-dur qui l'enveloppe de toutes parts, intercepte la circulation dans cette membrane. Chez d'autres malades, la cornée se ramollit ; l'iris, entraîné insensiblement vers cette membrane, dans sa totalité, finit par lui adhérer, d'où la formation d'un *staphylôme sphérique général*. Quelquefois l'ulcération, au lieu de s'étendre en profondeur, se propage en surface ; la cornée semble alors se fondre ; elle s'amincit tellement, qu'elle se laisse pousser en avant et semble transparente dans une partie de son étendue ; bientôt elle cède, et il se forme un *staphylôme*. Dans d'autres cas, la cornée s'infiltre de pus, blanchît, puis se perfore sur plusieurs points, et il se produit un *staphylôme rameux*. Il se peut que la phlegmasie se propage plus profondément ; il se forme, dans la chambre antérieure, du pus qui se fraye une issue à l'extérieur ; alors la pupille reste le plus souvent oblitérée, la cornée infiltrée ; ou bien encore, toutes les membranes de l'œil se prennent, c'est-à-dire qu'il se développe un phlegmon de l'organe. On a encore signalé, comme conséquences de l'ophthalmie gonorrhéique, la formation de leucoma, de synéchies postérieures, de cataractes capsulaires, d'ectropion, d'engorgement chronique du bord des paupières, d'un état granulé de la conjonctive palpébrale.

La marche de l'affection est quelquefois tellement rapide, que la cornée est détruite en quelques heures. Lorsque l'ophthalmie se termine par résolution, le gonflement des paupières disparaît ; la peau qui recouvre ces voiles se ride ; la sécrétion de la conjonctive devient plus claire et moins abondante, le boursouflement de la muqueuse s'amoindrit.

Variétés de la maladie. D'après Hairion [1], il existe deux espèces d'ophthalmie gonorrhéique : l'une de nature syphilitique, l'autre non syphilitique ; tout comme, suivant quelques auteurs, il y a une gonorrhée syphilitique et une autre simple. L'ophthalmie gonorrhéique syphilitique est caractérisée par des propriétés spécifiques, virulentes, contagieuses, et par l'existence constante d'une *petite tumeur arrondie, ou ovalaire, sous-cutanée*, douloureuse à la pression, située au devant de l'oreille du côté malade, et due à l'engorgement des ganglions lymphatiques. Suivant le chirurgien belge, ce bubon préauriculaire distingue l'ophthalmie gonorrhéique syphilitique de celle qui est simple. Il y a ajouté encore d'autres caractères [2] : ainsi, l'ophthalmie gonorrhéique syphilitique présente une période d'incubation, variant d'un à quatre jours, après l'application du principe conta-

---

[1] *Annal. d'oculist.*, t. XV, p. 156. — [2] *Ibid.*, t. XVIII, p. 205.

gieux sur l'œil ; le pus sécrété par la conjonctive est contagieux et virulent, de couleur jaune verdâtre ; il n'y a jamais de phlyctènes, ni de pustules sur la conjonctive oculaire ; la maladie a une marche uniforme ; la réaction est moindre et il n'existe pas de fièvre au début ; quelquefois, enfin, il y a en même temps des symptômes de syphilis constitutionnelle. Dans l'ophthalmie gonorrhéique non syphilitique, il n'y a jamais de période d'incubation ; le pus sécrété par la conjonctive n'est ni virulent, ni contagieux, de couleur blanc jaunâtre ; quelquefois, il se forme des phlyctènes et des pustules sur la conjonctive oculaire ; la maladie présente des mouvements d'exacerbation le soir ; la réaction est plus forte ; il existe parfois de la fièvre au début ; enfin, il n'y a jamais en même temps de symptômes de syphilis constitutionnelle.

La présence d'un bubon préauriculaire ou parotidien, n'a certainement pas la valeur attribuée par Hairion. Je l'ai rencontré chez des sujets atteints d'une conjonctivite oculo-palpébrale simple, c'est-à-dire sans la moindre purulence. Cunier[1] l'a constaté chez des sujets affectés de cancer de l'œil, de phlegmon oculaire, de tumeurs du sac lacrymal, d'ophthalmies dites scrofuleuses, de blessures du globe. Par contre, cette adénite n'existait pas dans un cas d'ophthalmie gonorrhéique présentant des symptômes peu intenses, et qui était compliquée de chancre primitif de la paupière. Kerst[2], Wilde[3] et Henrotay[4] n'ont rencontré le bubon parotidien que dans un petit nombre de cas d'ophthalmies gonorrhéiques.

On a encore admis une forme aiguë et une forme chronique ; la première a été décrite en détail précédemment. La seconde serait caractérisée, suivant Hairion[5], par une inflammation légère de la conjonctive palpébrale, par une sécrétion muco-purulente peu abondante. La maladie peut conserver ce caractère de bénignité pendant toute sa durée, et se terminer sans accidents. Quelquefois, elle a des suites fâcheuses ; ou bien, tout en restant à l'état chronique, elle attaque la cornée qui devient terne, se ramollit, s'ulcère ou tombe dans une espèce de détritus, par l'action directe de la matière purulente, et non par extension de l'inflammation à cette membrane ; ou bien enfin l'affection passe à l'état aigu.

Diagnostic. Il ne faut pas considérer comme ophthalmie gonorrhéique toute ophthalmie purulente qui se développe chez un sujet atteint de chaudepisse. C'est avec l'ophthalmie purulente de l'armée que l'ophthalmie gonorrhéique a la plus grande ressemblance. « Phénoménalement, dit Fallot[6], il n'y a aucun moyen de différencier l'ophthalmie gonorrhéique des autres blennorrhées oculaires ; les différences de couleur, sur lesquelles nous savons qu'on a tant insisté, n'ont aucune signification précise, et nous avons vu, plus d'une fois, ceux qui y attachaient le plus d'importance s'y tromper lourdement. La coexistence ou la préexistence d'un écoulement génital n'est pas elle-même un signe certain, et constitue tout au plus une présomption ; car rien n'empêche le porteur d'une chaude-

<hr>

[1] *Annal. d'oculist.*, t. XVI, p. 217. — [2] *Ibid.*, t. XIX, p. 80. — [3] *Dublin quarterly Journ. of med. Science*, février 1847. — [4] *Annal. d'oculist.*, t. XXIV, p. 180. — [5] *Loc. cit.* — [6] *Annal. d'ocul.*, t. XXIV, p. 179.

pisse de contracter une conjonctivite avec laquelle une gonorrhée n'a rien de commun. »

Henrotay[1] a cherché à tracer les caractères différentiels des deux affections. D'après lui, l'ophthalmie gonorrhéique a une invasion très-rapide ; la conjonctive présente des granulations œdémateuses, et la paupière supérieure elle-même est tellement tuméfiée par cet œdème, qu'il est impossible de la renverser ; le chémosis est séreux au début ; le muco-pus sécrété par la conjonctive est plus séreux ; la marche de la maladie est très-rapide, et il n'y a jamais d'épistaxis ; tandis que, dans l'ophthalmie purulente de l'armée, l'invasion est lente ; les granulations ne se forment qu'au bout d'un certain temps, et c'est dans le cours même de cette conjonctivite granuleuse que se déclare tout à coup l'ophthalmie purulente suraiguë ; les granulations sont vasculo-charnues et résistantes ; constamment, il y a une épistaxis ; le chémosis est sanguin ; le muco-pus est plus lié, plus crémeux ; enfin la marche de la maladie est plus lente. L'opinion précédente n'a pas prévalu. Faliot[2], très-expert dans toutes les questions qui ont trait à l'ophthalmie militaire, a fait observer, que les granulations palpébrales ne préexistent pas toujours aux blennorrhées aiguës de l'œil ; que la marche de l'ophthalmie de l'armée n'est pas toujours essentiellement chronique, et que les granulations, dans cette espèce d'ophthalmie, n'offrent pas, dans tous les cas, une consistance supérieure à celle qu'elles présentent dans l'ophthalmie gonorrhéique.

On ne confondra pas la conjonctivite gonorrhéique avec une autre forme signalée par Ricord[3] et Zambaco[4]. Ce dernier l'appelle ophthalmie blennorrhagique *catarrho-rhumatismale ;* mauvaise dénomination, empruntée à l'école de Bœr (voir p. 549) : la conjonctive est injectée, mais jamais au point de masquer complétement la couleur de la sclérotique, sur laquelle se dessinent de nombreux vaisseaux flexueux et variqueux ; il y a une sécrétion muqueuse abondante, blanchâtre, se concrétant au contact de l'air ; la vision se fait comme à travers un brouillard. L'iris est un peu plus obscur, plus foncé ; l'ouverture pupillaire un peu trouble, de nuance opaline, grisâtre, très-dilatée. Le plus souvent, il existe en même temps des arthropathies. Cette ophthalmie se développe par *métastase ;* elle ne survient que lorsque l'urétrite tend à passer à l'état chronique. Les paupières ne sont atteintes qu'à un faible degré ; la cornée ne l'est pas à sa surface externe, mais dans sa lame profonde. On guérit cette affection par l'administration à l'intérieur du nitrate de potasse et de la teinture colchique. Quand l'inflammation de la chambre antérieure prend la forme plastique, on prescrit le calomel à dose salivaire ; l'hypolympha est-il assez abondant pour occasionner une distension douloureuse, on pratique la paracenthèse de la cornée, pour évacuer le trop plein de l'humeur aqueuse. Tout le monde reconnaît, dans cette description, une inflammation de la membrane de Descemet, ou une *iritis séreuse,* liée à l'état général de l'économie que

---

[1] *Annal. d'oculist.,* p. 180.— [2] *Ibid.,* t. XXIV, p. 229. — [3] Robert (Melchior). *Traité des maladies vénériennes,* p. 156. Paris, 1855. — [4] *Annal. d'oculist.,* t. XXXIV, p. 33.

produit la blennorrhagie urétrale. Il importe d'ajouter, que cette phlegmasie offre ceci de particulier, qu'elle atteint quelquefois un seul œil d'abord et l'autre ensuite ; ou bien les deux yeux en même temps, et que parfois enfin, elle passe alternativement d'un œil à l'autre.

Pronostic. Il est très-grave. On a vu plus haut, qu'en quelques heures, la cornée peut être rompue, gangrénée ; que, dans les cas moins intenses, il se fait des épanchements plastiques ou purulents dans la cornée et les chambres de l'œil, et que la vision reste perdue ou notablement diminuée.

Traitement. Beaucoup de médecins sont d'accord, que le remède par excellence de l'ophthalmie gonorrhéïque, à toutes les périodes, est la cautérisation de la muqueuse, soit avec un crayon de nitrate d'argent, soit avec une solution très-concentrée de ce sel. Quelques-uns y ajoutent l'excision plus ou moins étendue du chémosis. Gouzée[1] veut que, dès le début, on cautérise les *quatre* paupières, alors même qu'un *seul œil est malade*. Il commence par la paupière supérieure du côté affecté. Après avoir renversé le voile et avoir abstergé rapidement, avec un linge fin, les mucosités puriformes, il passe sur la conjonctive le cylindre de nitrate d'argent taillé en crayon mousse, en ayant soin que le repli muqueux supérieur et celui des angles de l'œil n'échappent pas à son action. Immédiatement après, on promène, sur la surface cautérisée, un pinceau imbibé d'huile d'olives, pour empêcher quelques parcelles du caustique de toucher la cornée. Une injection d'eau, saturée de sel marin, nous semble préférable pour arriver à ce résultat. On passe ensuite à la cautérisation de la paupière inférieure, puis à celle des paupières saines. Cette dernière pratique nous paraît préjudiciable. Il est préférable d'attendre la manifestation des premiers symptômes de l'ophthalmie purulente, pour la juguler dans sa marche, plutôt que de chercher à en prévenir le développement par une opération très-douloureuse et qui est constamment suivie d'une violente réaction. Pour tout traitement consécutif, Gouzée recommande des lotions fréquentes des yeux avec de l'eau tiède, et le deuxième ou troisième jour seulement, un collyre au sublimé. Lorsque la conjonctive scléroticale forme un chémosis, il fait sur celui-ci de légères excisions. Si la paupière supérieure est tellement gonflée, qu'on ne peut la renverser, il substitue au crayon de pierre infernale une solution concentrée de nitrate d'argent, (4 à 8 grammes de sel pour 30 grammes d'eau). La pratique de Ricord[2], d'Ansiaux[3], de Henrotay[4], de Dechange[5], de Delemarre[6], etc., diffère à peine de la précédente ; quelques-uns emploient, après la cautérisation, un collyre à l'azotate d'argent à faible dose ; tous s'accordent à recommander des lotions fréquentes des yeux, pour enlever la matière purulente, à mesure qu'elle est sécrétée. Lorsqu'il existe des douleurs dans l'œil, on obtient un soulagement, en faisant sur l'orbite des onctions avec un liniment belladoné. La saignée générale n'est indiquée, qu'autant qu'il

[1] *Annal. d'oculist.*, t. IV, p. 149. — [2] Robert (Melchior), *loc. cit.* — [3] *Annal. d'oc.*, t. XXIII, p. 196. — [4] *Ibid.*, t. XXIV, p. 184. — [5] *Ibid.*, t. XXXII, p. 233. — [6] *Ibid.*, t. XXXII, p. 233.

existe une réaction très-forte ; les sangsues à la tempe, lorsqu'il y a un gonflement inflammatoire très-prononcé des paupières.

Le traitement de Sanson [1] consistait à faire d'abord l'excision, avec des pinces et des ciseaux courbes sur le plat, de toutes les parties boursouflées de la conjonctive scléroticale, jusqu'à la rainure oculo-palpébrale ; à cautériser ensuite lentement, avec la pierre infernale, la face interne des deux paupières ; puis à soumettre le malade au traitement de l'ophthalmie aiguë. Carron du Villards [2] commençait par faire une large excision du chémosis en tous sens ; puis des excisions profondes de la conjonctive palpébrale, lorsque celle-ci est boursouflée. Quelques heures seulement après cette première opération, il se servait d'une solution caustique, dont la force était graduée sur l'intensité du mal.

Dupuytren [3] avait recours à un tout autre mode de traitement : les paupières ayant été écartées, on insufflait, une ou deux fois par jour, avec un tuyau de plume, ou un tube de verre, une forte pincée de calomel sur toute la conjonctive oculo-palpébrale. Le soir, on instillait quelques gouttes de laudanum. On ajoutait, aux moyens locaux précédents, des émissions sanguines et des révulsifs. Rognetta n'a pas vu un seul malade guérir par ce moyen. Boyer employait les vésicatoires et le séton à la nuque ; il n'était pas plus heureux que Dupuytren.

Préoccupés par l'idée d'une métastase, plusieurs médecins ont conseillé de rappeler l'écoulement urétral, en introduisant dans l'urètre des corps irritants, tels que des bougies simples ou enduites de pommade au précipité rouge, ou même de pus blennorrhagique. On sait aujourd'hui à quoi s'en tenir sur la valeur de ce moyen. En 1829, A. Cooper vint à la clinique de Dupuytren ; ce dernier lui montra un jeune homme atteint d'ophthalmie gonorrhéique. Le chirurgien anglais prescrivit de rappeler l'écoulement urétral, à l'aide d'une sonde en permanence dans l'urètre, et d'administrer, toutes les deux heures, une pilule de cinq grains de calomel, jusqu'à salivation. L'œil éclata deux jours après, malgré ce traitement.

Rognetta préconise une saignée du bras, matin et soir, tant que le sang est couenneux et le pouls fort ; des sangsues à la tempe ; le calomel à l'intérieur, à la dose de 25 centigrammes, toutes les deux heures, avec addition de 5 centigrammes de poudre de feuilles de belladone dans chaque paquet. Au bout de deux ou trois jours, il remplace le calomel par du tartre stibié ou par le nitrate de potasse, à haute dose. Il fait des applications incessantes de glace ou de compresses trempées dans de l'eau glacée sur les paupières, et des instillations, toutes les quatre ou six heures, derrière ces voiles, de 2 ou 3 gouttes d'une solution très-concentrée de nitrate d'argent. L'excision de la conjonctive et la cautérisation de cette membrane, avec la pierre infernale, ne sont employées que dans des cas exceptionnels. Le traitement proposé par Mackenzie [4] ne diffère pas notablement du précédent. Sichel [5] blâme fortement l'excision de la conjonctive chémosée et la cauté-

[1] *Dictionn. de méd. en 15 vol.*, t. XII, p. 203. — [2] *Annal. d'oculist.*, t. XXXII, p. 215. [3] *Leçons orales*, t. III, p. 569. — [4] *Loc. cit.*, t. I, p. 770. — [5] *Traité de l'ophth.*, etc., p. 248.

risation de cette membrane avec la pierre infernale. Il emploie les saignées coup sur coup, les sangsues, les purgatifs drastiques, les solutions concentrées d'acétate de plomb, de sulfate de zinc, de nitrate d'argent.

Une précaution importante à prendre, dans tous les cas où un seul œil est pris, est de mettre le second à l'abri de l'inoculation, par le pus qui s'écoule du premier, en pratiquant l'occlusion palpébrale, du côté sain. Warlomont [1] fait cette occlusion, suivant le procédé de Hairion : on abaisse, avec le pouce de la main gauche, la paupière supérieure, de manière à ce que les cils recouvrent la surface cutanée de la paupière inférieure, à laquelle on les fixe par leurs extrémités, au moyen d'une ou de plusieurs couches de collodion ; on ajoute quelques bandelettes de baudruche enduites de gomme arabique, placées perpendiculairement à la fente palpébrale, et imbriquées de manière à se recouvrir de la moitié de leur largeur. Une couche de collodion est appliquée sur le tout.

Traitement prophylactique. Il consiste, avant toutes choses, à arrêter la blennorrhagie urétrale dans sa marche, par une médication appropriée ; à éviter le transport du muco-pus urétral sur la conjonctive, par voie directe ou indirecte ; à se garantir enfin des influences extérieures qui favorisent la production de l'ophthalmie.

Il faut rapprocher de l'ophthalmie purulente gonorrhéique celle qui se développe chez les *petites filles atteintes de blennorrhagie vulvaire*. L'observation suivante en est un exemple :

Obs. CCIX. Élisa L***, âgée de quatre ans, d'une bonne constitution, est conduite à ma clinique, le 6 novembre 1862. Cette enfant est, ainsi que ses trois sœurs, affectée d'une *vulvite purulente* qui, au rapport des parents, s'est développée spontanément. Le père et la mère sont sains et habitent avec leur famille un appartement bien aéré. Élisa L*** est atteinte, depuis huit jours, d'une affection de de l'œil gauche.

Nous constatons que la paupière supérieure, de ce côté, est pendante ; la muqueuse palpébrale est tuméfiée, d'un rouge terne, recouverte d'une exsudation grisâtre résultant du mucus concrété. La conjonctive scléroticale est injectée. Il existe à la partie inférieure de la cornée une ulcération à fond grisâtre. Il s'écoule de l'intervalle des paupières un liquide puro-muqueux. (*Collyre au nitrate d'argent, 20 centigrammes pour 30 grammes d'eau ; purgatif.*)

Le 8, il y a toujours un flux abondant de muco-pus ; la muqueuse palpébrale reste boursouflée, d'un rouge pâle. La conjonctive scléroticale est elle-même injectée et offre une ecchymose. *Je cautérise légèrement la muqueuse palpébrale avec un crayon de nitrate d'argent, en pratiquant, immédiatement après, une injection d'eau salée pour neutraliser le caustique.* Le lendemain, l'état est le même ; en faisant un léger effort, avec l'élévateur, pour attirer la paupière supérieure en haut, la CORNÉE SE ROMPT, et une portion d'humeur aqueuse est projetée au loin. (*Occlusion des paupières avec des bandelettes de taffetas ; onctions belladonées sur les paupières.*)

Le 10, les bandelettes de taffetas sont détachées ; la muqueuse palpébrale est

---

[1] *Annal. d'oculist.*, t. XXXII, p. 127.

dans le même état. Il est impossible de s'assurer de l'état de la cornée, l'enfant cachant l'œil vers le haut de l'orbite. (*Onctions avec pommade stibiée derrière l'oreille; collyre argentique.*)

Dès le 12, la sécrétion fournie par la conjonctive est plus ténue; la muqueuse palpébrale moins boursouflée. Le 15, l'enfant ouvre grandement les paupières, ce qui permet d'examiner l'œil. La conjonctive scléroticale est moins injectée; la cornée demeure transparente. Le 17, il s'est formé un kératocèle à la partie inférieure de la cornée; la sécrétion purulente est complétement tarie et remplacée par quelques mucosités. Le 18, le mucus sécrété par la conjonctive est encore moins abondant. Le kératocèle a augmenté, et au fond de la vésicule formée par la hernie de la cornée, on aperçoit un point noir formé par une portion très-petite de l'iris engagée dans la vésicule kératique. Le 19, la vésicule commence à se recouvrir d'une pellicule. Le 20, le kératocèle a une couleur plus opaque encore. La blennorrhagie vulvaire persiste au même degré. Le 29, toute blennorrhée conjonctivale semble avoir cessé; la petite tumeur de la cornée est devenue plus saillante et plus bleuâtre. L'enfant distingue très-bien, de l'œil gauche, tous les objets qu'on lui présente. Pour obtenir une rétraction de la portion d'iris engagée dans la hernie de la cornée, je prescris un collyre avec teinture de belladone au quinzième. Le 5 décembre, la tumeur cornéenne, ou plutôt le petit staphylôme iridien, est affaissé et recouvert d'une pellicule blanche grisâtre, indiquant qu'il se forme une cicatrice. La blennorrhée vulvaire a disparu, sous l'influence de simples lotions émollientes.

§ 3. Conjonctivite purulente granuleuse.

(Ophthalmie militaire ou des armées, ophthalmie d'Egypte.)

L'ophthalmie de l'armée a été, depuis une trentaine d'années, l'objet de nombreuses études, de la part de chirurgiens militaires de presque tous les pays de l'Europe. Pour ne citer ici que les principaux, ce sont : en Belgique, Fallot, Decondé, Hairion, Cunier, Decaisne, Loiseau, Thiry, Ansiaux, Gouzée; en Hollande, Snabilié, Kerst, Kloppert; en Danemark. Ch. Bendz, Gradman, Nue; en France, Caffe, Furnari, Jacquot, Lustremann; en Russie, Florio, de Kabath; en Prusse, Jüngken, Trusen, Steinberg; dans d'autres parties de la Confédération Germanique, Burkard Eble, Wienecke, Muller, Schmalz; dans le royaume des Deux-Siciles, Placido Portal; en Espagne, Nieto, Serrano, Garcia y Vaquez; en Portugal, José Barbosa Leão, Marques, etc.

Etiologie. Les chirurgiens sont partagés d'opinion, relativement au mode de développement de l'ophthalmie des armées. Les uns, tels que Mackenzie, Sichel, S. Laugier, Lustremann, J. A. Marques, pensent qu'elle reconnaît les mêmes causes que les autres espèces de conjonctivites appelées *catarrhales*, c'est-à-dire qu'elle naît seulement sous l'influence de vicissitudes atmosphériques. Les autres, tels que Fallot, Cunier, F. Pauli, J. Thiry, Warlomont et Testelin, J. Ch. Bendz, professent qu'elle est une maladie *spéciale*, naissant sous l'influence d'un principe *spécifique*, qui agit sur la muqueuse oculaire et y développe des altérations spéciales. Les premiers expliquent l'intensité de l'affection, sa gravité, sa propagation, par les conditions toutes particulières où se trouvent les soldats exposés aux conditions hygiéniques les plus défavorables ; les seconds admettent que le virus a sa source en Egypte, d'où il a été importé en Europe, à la suite de l'expédition française dans ce pays. D'après J. C. Bendz[1], ce virus est engendré par un travail morbide de nature spéciale, qui s'opère dans les *glandes vésiculeuses* de la conjonctive, à travers les parois desquelles il se fait jour par exosmose, uni au produit altéré de leur sécrétion. Arrivé à la surface de la muqueuse, il se mêle intimement à la sécrétion normale de l'œil, se volatilise avec elle et infecte l'air. Pour F. Pauli[2], l'ophthalmie d'Egypte consiste en deux maladies différentes, l'une aiguë, l'autre chronique ; la première est une conjonctivite blennorrhagique ; la seconde, un *exanthème vésiculeux* de la conjonctive, produit par un principe contagieux spécial qui consiste dans des vésicules et qui est animé. Nous reviendrons plus loin, sur la question de savoir si l'ophthalmie des armées débute constamment par ces *granulations vésiculeuses*, auxquelles on fait jouer un si grand rôle. Pour le moment, qu'il nous suffise de signaler ce fait que, d'après Abbate[3], médecin à Alexandrie, les granulations n'existent pas essentiellement, comme caractère distinctif ou spécifique, dans l'ophthalmie d'Egypte, et qu'on les voit toujours se développer secondairement à la phlogose oculaire.

J. Thiry[4] a émis des idées plus larges et qui s'éloignent des opinions généralement admises. D'après lui, il existe un *virus granuleux* ; ce virus, déposé sur la conjonctive, fait naître des granulations qui, à leur tour, sécrètent du pus virulent, se développent sur les autres muqueuses, telles que celles de l'urètre, du vagin, du col de l'utérus, aussi bien que sur la conjonctive, et peuvent se transmettre de l'une à l'autre. A l'appui de cette doctrine, l'auteur a invoqué les expériences suivantes : 1° Du pus virulent provenant de granulations conjonctivales spécifiques, à la période d'acuité, est introduit dans l'urètre d'un homme. Constamment, il se développe une inflammation urétrale granuleuse en tout semblable à celle de la conjonctive. 2° Un médecin, consulté par un malade atteint d'urétrite granuleuse purulente suraiguë, porte à l'œil gauche ses doigts qui viennent de presser l'urètre. Vingt-quatre heures après, il est pris d'une ophthalmie granuleuse de l'œil gauche. 3° Du pus, sécrété par une conjonctive granuleuse, est recueilli et placé sur la partie de la muqueuse où viennent s'ouvrir les canaux des glandes vulvo-vaginales ; constamment, il se forme sur la muqueuse vulvo-vaginale des granulations spécifiques et une exsudation purulente. Les mêmes résultats s'observent, lorsque le pus est mis au contact de l'urètre ou du col utérin. 4° Si on dépose dans la fosse naviculaire, dans le vagin ou sur le col utérin, du pus provenant d'ophthalmies *catarrhales* suraiguës (c'est-à-dire d'ophthalmies purulentes), d'ophthalmies avec développement folliculeux et papillaire considérable, on n'obtient plus les mêmes résultats. Enfin, le mucus ou le muco-pus

---

[1] *Congrès ophthal. de Bruxelles*, p. 252. — [2] *Ibid.*, p. 299. — [3] *Compte rendu du Congrès d'ophthalmologie*, p. 50 ; 2e session. Paris, 1862. — [4] *Congrès de Bruxelles*, p. 518.

des conjonctivites folliculeuses et des blennorrhagies simples chroniques, déposés sur n'importe quelle muqueuse, sur la conjonctive même, sont impuissants à éveiller le moindre accident inflammatoire, à moins qu'on n'emploie une trop grande quantité de la matière à écoulement. Partant des principes précédents, J. Thiry trouve le point de départ de toute ophthalmie purulente granuleuse, dans une contagion par contact de la conjonctive, avec du pus *granuleux* fourni par la muqueuse urétrale ou vaginale.

Ces idées ont trouvé un défenseur zélé en Deval[1] ; mais Sperino[2] a objecté que l'existence supposée d'un *virus granuleux*, est en désaccord avec les lois de la pathologie générale et l'observation des malades ; que tout virus produit, indépendamment d'un effet local, un effet général, qu'on ne remarque pas dans l'ophthalmie granuleuse ; que les individus porteurs de granulations, sans sécrétion purulente, ne transmettent la maladie que si une cause ramène l'ophthalmie à l'état aigu, c'est-à-dire purulent ; que beaucoup de femmes atteintes de granulations du col utérin, ne communiquent jamais de blennorrhagie à leur mari.

Certaines circonstances favorisent le développement de l'ophthalmie granuleuse. Tous les observateurs conviennent que l'encombrement joue un très-grand rôle. Gulz[3] a cité le fait suivant : Mille hommes choisis, robustes, venant de la campagne, sont placés dans une caserne qui ne devait en contenir que cinq cents. Parmi ces mille soldats, dont aucun n'était porteur de granulations, on verra, au bout d'un certain temps, d'une année environ, et sous l'influence seule de l'encombrement, apparaître des granulations, sans qu'on puisse les attribuer à une contagion qui en aurait été le point de départ. Voulez-vous un exemple frappant de l'effet désastreux de l'encombrement sur la production de l'ophthalmie purulente, lisez la relation de l'épidémie qui a sévi à bord d'un vaisseau négrier français, le *Rôdeur*, en 1819, et dont nous avons parlé à la page 542. On conçoit, d'après les faits précédents, que le séjour dans certains camps est favorable au développement de la maladie, à cause de l'agglomération des hommes, et des locaux peu hygiéniques qu'ils habitent ; que les cantonnements exercent une influence favorable sur le décroissement des ophthalmiques, si on a soin de mettre les soldats en petit nombre dans chaque maison, et une influence pernicieuse, si on entasse un trop grand nombre d'hommes dans les logements.

L'ophthalmie se développe de préférence, chez les soldats qui appartiennent à un régiment, où il existe déjà un certain nombre d'hommes atteints ; chez ceux qui habitent des chambres où la ventilation est insuffisante, ou qui séjournent longtemps dans les chambrées. La fréquence des gardes, les mauvaises conditions hygiéniques des corps de garde, favorisent la production de la maladie. Il en est de même, d'après Decondé, pour l'humidité et la chaleur ; le froid et la sécheresse agissent en sens contraire. C'est en hiver qu'il y a le moins d'ophthalmiques et de granulés ;

---

[1] *Loc. cit.*, p. 232. — [2] *Congrès de Bruxelles*, p. 109. — [3] *Ibid.*, p. 132.

pendant l'été, les cas sont plus nombreux et plus graves. Le printemps est plus favorable que l'automne à la marche heureuse de l'affection ; dans l'arrière-saison, on constate une aggravation. Plus le vent est sec et froid, plus il améliore l'état des granulés ; plus il est chaud et humide, plus son action est défavorable. Gouzée a vu la maladie présenter quelquefois une recrudescence, sous l'influence des temps orageux, notamment lorsque règnent de grands vents d'automne froids et humides.

Les marches, pendant l'été, en raison de la fatigue qu'elles occasionnent, de son introduction dans les yeux de corpuscules voltigeant dans l'atmosphère, du rayonnement de la chaleur et de la lumière, sont une prédisposition. Les exercices modérés ont une action favorable. Ni le sexe, ni l'âge, ni la constitution, ne paraissent exercer d'influence ; d'après les observations de Decondé, le tempérament sanguin imprime à l'ophthalmie la forme inflammatoire ; le tempérament lymphatique et scrofuleux lui donne un caractère de chronicité et d'opiniâtreté. Fallot a vu l'affection se montrer plus souvent chez les sujets à yeux bleus. Les états congestifs de l'œil et des parties ambiantes favorisent la production de l'ophthalmie, et c'est à ce titre seulement que l'usage de cols trop serrés, la pression trop forte de la tête par un shako, doivent être pris en considération. Quant à l'influence exercée par le blanc de craie des buffleteries, par le vert-de-gris des cuivres, les pommes de terre, le pain de munition, la qualité de certaines eaux, elle n'est plus admise aujourd'hui par aucun chirurgien. Les soldats atteints d'une conjonctivite oculo-palpébrale simple, contractent facilement l'ophthalmie purulente granuleuse, lorsqu'ils sont en rapport avec des sujets atteints de la dernière affection.

On a remarqué que la maladie s'améliore, ou qu'elle cesse même de se montrer, pendant la durée du typhus, de la dyssenterie, du choléra et des fièvres intermittentes ; que le développement en est, au contraire, favorisé par la rougeole et la grippe.

Mode de propagation. Celle-ci se fait, d'après la plupart des ophthalmologues, par contagion immédiate ou médiate.

1° **Contagion immédiate.** On a vu souvent des infirmiers, soignant des granulés, contracter l'ophthalmie après l'introduction accidentelle d'une certaine quantité de matière puro-muqueuse dans leurs propres yeux, pendant qu'ils pratiquaient des injections dans les yeux des malades. On communique l'ophthalmie aux animaux, en déposant sur la conjonctive du pus recueilli sur des hommes atteints de la même affection. Quelques faits démontrent même que le muco-pus de l'ophthalmie granuleuse, imprégnant les linges dont les malades se servent pour essuyer les yeux, conserve la propriété contagieuse, qui se développe lorsqu'ils sont légèrement humectés d'eau. Il résulte des expériences de Decondé, que des granulations se produisent, lorsqu'on pratique l'inoculation, avec de la matière purulente provenant d'une ophthalmie passée à l'état chronique.

2° **Contagion médiate.** Celle-ci est plus difficile à démontrer, parce que toutes les fois qu'un certain nombre de sujets sont en rapport, on peut supposer que, malgré les précautions prises, il y a eu contact direct ou transport de la matière purulente par les mains, le linge, l'eau, etc. Le fait suivant, rapporté par Decondé[1] ; les expériences instituées par ce chirurgien, prouvent néanmoins ce mode de propagation. Un soldat est envoyé chez ses parents, pour perte de l'œil gauche et ophthalmie de l'œil droit. On avait recommandé les plus grandes précautions, pour éviter le contact direct, ou par l'intermédiaire d'objets usuels, entre l'ophthalmique et les gens sains. Nonobstant, tous les membres de la famille contractent l'ophthalmie ; le chat de la maison est aussi affecté et perd un œil.

Un chien, ayant des conjonctives palpébrales saines, est placé dans la même niche qu'un autre chien atteint d'ophthalmie granuleuse ; l'affection se communique du second au premier. On conçoit que ce fait ne prouve rien, attendu que les deux animaux ont pu être en contact direct. Il n'en est pas de même de l'expérience suivante, qui a une grande valeur : Un linge imprégné, depuis quatorze mois, de matière purulente ophthalmique, est attaché à un morceau de cuir fixé par ses bords sur l'œil d'un chien, au moyen de poix navale, de manière à empêcher qu'elle ne touche ni le globe, ni les paupières. Au bout d'un certain temps, il se forme des granulations. Decondé admet que les miasmes dégagés des yeux des ophthalmiques, peuvent se condenser dans les vêtements et se dégager ensuite dans l'atmosphère, pour produire la même maladie sur des yeux sains. Cette opinion n'a pas été adoptée par tous les médecins.

Ainsi que l'ont fait remarquer Warlomont et Testelin[2], il y aurait plusieurs expériences à faire pour résoudre le problème de la transmissibilité de l'ophthalmie granuleuse, par voie atmosphérique : 1° Plusieurs chiens, les uns atteints d'ophthalmie granuleuse, les autres sains, seraient enfermés dans une pièce, attachés à la muraille, isolés les uns des autres, de façon à ne pas pouvoir s'approcher. Pendant les visites, on aurait la précaution de ne pas toucher à la fois les yeux des chiens malades et ceux des chiens sains. Si, dans ces conditions, la maladie s'est propagée au bout d'un certain temps, on ne peut nier la propagation de l'ophthalmie par infection, c'est-à-dire par voie de transmission à distance. 2° Plusieurs chiens étant placés dans une pièce contenant une grande quantité de linges imprégnés de matière ophthalmique, en *dehors de la portée* de ces animaux, il y aurait à voir si les chiens contractent l'ophthalmie.

Le congrès ophthalmologique de Bruxelles, après avoir discuté la question du mode de propagation de l'ophthalmie *militaire*, a formulé les conclusions suivantes[3] : L'ophthalmie contagieuse peut se transmettre : 1° par *contact*, c'est-à-dire par le transport du principe contagieux fourni par l'œil malade sur l'œil sain, soit directement (*contact immédiat*), soit par l'intermédiaire d'objets contaminés (*contact médiat*) ; 2° par *infection*. Le plus souvent, la transmission s'effectue par l'intermédiaire de l'air chargé de principes contagieux. Pour quelques médecins, toutefois, il n'est pas bien démontré que des objets placés dans un foyer d'infection, puissent

[1] *Annales de la Société de médecine d'Anvers*, 1857-1858. — [2] *Annot. au Traité des mal. de l'œil de Mackenzie*, t. I, p. 719. — [3] *Compte rendu du Congrès*, p. 475.

s'imprégner de miasmes, les conserver pendant un certain temps ; puis, sous l'influence de circonstances favorables, les restituer à l'air et former ainsi de nouveaux centres de contagion, susceptibles de produire la maladie chez des individus qui s'y trouvent placés. L'encombrement des locaux et l'aération insuffisante favorisent le développement des foyers d'infection, au milieu desquels les sujets jeunes, les personnes inaccoutumées, les nouvelles recrues viennent puiser le germe de l'ophthalmie contagieuse. Les foyers d'infection aggravent la maladie, lorsqu'elle est développée, et lui donnent une durée plus longue.

On a cherché à déterminer l'agent qui, dans le liquide sécrété par la conjonctive, spécifiquement enflammée, recèle le principe contagieux. Est-ce le mucus, le liquide dans lequel ce dernier est étendu, ou le globule de pus ? Quelques expériences faites par Van Roosbroeck[1], semblent démontrer que le principe contagieux est renfermé dans le globule de pus. Des individus atteints d'ophthalmie purulente suraiguë se lavent les yeux toute une journée dans de l'eau qui devient blanchâtre et trouble. Cette eau est divisée en trois portions : l'une est soumise à l'action de la chaleur, jusqu'à coagulation de toute la matière fibro-albumineuse, après quoi le liquide est versé sur des yeux atteints de pannus. Il ne se développe pas d'ophthalmie purulente. La seconde est additionnée de chlorure de chaux pour faire coaguler l'albumine ; après cette coagulation, le liquide est aussi inoffensif que dans le premier cas. Enfin, la troisième étant versée dans des yeux atteints de pannus, sans avoir été soumise, ni à l'action de la chaleur, ni à celle du chlorure de chaux, il se développe une ophthalmie purulente. Ces expériences ne sauraient être considérées comme probantes ; Warlomont et Testelin ont objecté, avec raison, que les procédés employés pour séparer le globule de pus, peuvent avoir altéré profondément la constitution du liquide. Ils proposent, pour arriver à un résultat décisif, de recueillir le liquide de la même façon que précédemment et de le passer à travers un filtre. Les globules de pus, restant sur ce dernier, sont ramassés et inoculés ; le liquide qui a traversé le filtre est transporté sur une autre conjonctive ; on peut ainsi comparer l'action respective des deux éléments du pus.

Symptômes. La maladie débute le plus souvent par des *granulations vésiculeuses*, sans trouble fonctionnel ni sécrétion anormale. Les granulations *vésiculeuses* peuvent même se transformer en granulations solides, sans qu'il y ait d'autres symptômes. Quelques-uns admettent que les granulations vésiculeuses existent toujours ; et qu'alors même que l'affection semble débuter par une attaque d'ophthalmie purulente aiguë, il y a eu antérieurement de ces granulations, que l'évolution prompte de la maladie n'a pas permis de reconnaître. L'ophthalmie peut aussi présenter au début la forme dite *catarrhale*, ou même la forme *gonorrhéique*.

PREMIÈRE FORME. FORME TRACHOMATEUSE. SYCOSIS ; PALPEBRA FICOSA. TRACHOME. Cette forme passe généralement par trois périodes : l'état chronique, l'état subaigu, l'état aigu et suraigu.

---

[1] *Cours d'ophthalmol.*, t. II, p. 294. Gand, 1853.

1° *Etat chronique*. On observe, dans la région rétro-tarsienne des paupières, un nombre plus ou moins considérable de granulations *vésiculeuses*, transparentes ou cristallines, rangées en séries, en groupes, ou éparses çà et là, sans ordre. Elles sont ordinairement plus nombreuses à gauche qu'à droite. La conjonctive palpébrale présente l'aspect normal ; elle est quelquefois plus pâle que de coutume ; d'autres fois, elle a une teinte légèrement rosée due à la présence de quelques vaisseaux déliés. A la paupière supérieure, elle est dans l'état ordinaire, excepté au niveau du bord orbital, où elle est légèrement rouge ; au niveau du repli supérieur, elle est lisse, d'un rose pâle, sans granulations vésiculeuses. La sécrétion de la muqueuse est normale ; il n'y a aucun trouble fonctionnel ; quelquefois le bord des paupières offre un léger prurit.

Cet état peut rester stationnaire ; ou bien, les granulations vésiculeuses disparaissent spontanément ; ou bien encore, les phénomènes s'aggravent ; dans ce dernier cas, la caroncule et le repli semi-lunaire deviennent rouges et s'engorgent ; la conjonctive palpébrale s'épaissit un peu et s'injecte ; les granulations vésiculeuses s'agrandissent et prennent une teinte jaune rougeâtre ; quelquefois il y a du larmoiement et un léger œdème du bord libre de la paupière. En même temps, on voit se développer, sur la région tarsienne de la paupière inférieure, des granulations *papillaires* très-petites, et se montrant au début sous la forme d'un ruban d'un rouge très-vif, large de 4 millimètres environ, le long du bord libre. On aperçoit parfois quelques filaments de mucus blanchâtre, dans le repli des paupières ou dans le sillon oculo-palpébral. Le bord adhérent du voile supérieur est hérissé de granulations papillaires très-fines, plus nombreuses vers les angles de l'orbite. La conjonctive du repli supérieur est encore lisse. Quelques sujets accusent une sensation de grains de sable sous les paupières supérieures, ou une légère sensation de pesanteur dans ces voiles, le matin. La vue est parfois un peu affaiblie, surtout le soir.

2° *Etat subaigu*. Sous l'influence d'une cause occasionnelle, telle que l'exposition de la tête nue et couverte de sueur à un courant d'air ; une faction par un temps froid et humide ; une marche forcée ; un cou serré et agrafé ; un changement subit de la température atmosphérique, etc., le mal s'exaspère. La conjonctive palpébrale s'engorge peu à peu et prend une teinte très-rouge, tirant quelquefois sur le bleuâtre ; les granulations *vésiculeuses* perdent leur transparence et deviennent de plus en plus rouges et charnues. Le corps papillaire des deux paupières s'accroît très-rapidement ; la surface granuleuse sécrète une quantité plus ou moins abondante de liquide *aqueux*, de *mucus* ou de *pus*. Les bords libres des paupières sont agglutinés le matin, par l'altération de sécrétion des follicules de Méïbomius. Les paupières supérieures sont lourdes ; la sensation de grains de sable plus prononcée ; la cornée offre un aspect mat ou vitreux ; le blanc de l'œil est parcouru par quelques vaisseaux déliés. Dans toute la région tarsienne, la conjonctive est épaisse, mate, granuleuse, très-rouge, et sécrète un mucus visqueux. Le plus souvent, le repli supérieur est relaché, plissé en plusieurs sens, lisse ou un peu villeux, sans granulations.

On trouve quelquefois, mais rarement, un nombre considérable de granulations à l'état vésiculeux ou charnu, disposées en séries. La caroncule est tuméfiée ; le pli semi-lunaire développé ; son prolongement supérieur présente la forme d'un large ruban rouge qui couvre le bulbe, et est parfois parsemé d'une foule de granulations vésiculeuses. La fente des paupières est rétrécie et les voiles sont tuméfiés à l'extérieur, par l'engorgement et l'épaississement de la conjonctive palpébrale.

3° *État aigu et suraigu.* Tous les phénomènes relatés dans la période précédente s'exaspèrent. Les malades accusent, dans l'œil et dans la tête, des douleurs qui s'accroissent d'heure en heure ; il y a de la photophobie, une sécrétion abondante d'un liquide séreux, brûlant ; la conjonctive bulbaire, engorgée, entoure la cornée d'un chémosis, qui s'avance de plus en plus vers le centre du miroir oculaire et peut l'ensevelir tout à fait. La paupière supérieure est tuméfiée, d'un rouge foncé ; la conjonctive qui la tapisse présente un boursouflement uni, charnu et très-rouge, qui s'étend du bord libre jusqu'à la fosse centrale du chémosis. Souvent alors, on observe un ramollissement consécutif de la cornée, ou une perforation de celle-ci ; après quoi les humeurs de l'œil sont expulsées. Si la maladie rétrograde, la conjonctive palpébrale reste longtemps boursouflée, rouge et flasque ; les granulations, qui s'étaient effacées dans la période suraiguë, peuvent reparaître.

DEUXIÈME FORME. Elle est appelée *catarrhale* par Bendz. La conjonctive palpébrale présente une surface plutôt tomenteuse que villeuse, d'un rouge un peu bleuâtre, sans une seule granulation. La caroncule et le repli semi-lunaire sont engorgés ; la conjonctive bulbaire saine ou légèrement vascularisée. Il n'existe aucun trouble fonctionnel. Quelquefois la vision est un peu affaiblie, et il y a une légère blennorrhée chronique. Bendz pense que les granulations vésiculeuses ont précédé le développement de cette forme ; il a vu parfois des granulations se former consécutivement.

TROISIÈME FORME. FORME BLENNORRHOÏQUE ; BLENNORRHÉE. La conjonctive sécrète un liquide de nature variable ; tantôt cette forme succède à la première ou à la seconde, tantôt elle est primitive, c'est-à-dire qu'il se manifeste tout à coup une phlogose intense de toute la conjonctive et une ophthalmie purulente aiguë, sans aucune altération antérieure de la conjonctive, notamment ni granulations vésiculeuses, ni sécrétion de mucus. D'après Gulz, sur cent sujets, la forme *trachomateuse* se rencontre soixante-quinze fois ; la *blennorrhoïque*, quinze fois ; la *catarrhale*, dix fois.

Chez la plupart des malades, l'ophthalmie militaire passe par trois états successifs : l'état *de chronicité* ou *d'indolence*, caractérisé par des granulations *vésiculeuses*, qui se transforment ultérieurement en granulations charnues ; l'état *subaigu*, dans lequel il y a une sécrétion muco-purulente fournie par les granulations, et enfin l'état *suraigu*, qui est une attaque d'ophthalmie purulente aiguë.

Marche et terminaisons. Les granulations à l'état *vésiculeux* peuvent rester très-longtemps, et même toujours, à l'état d'indolence ou de chronicité, surtout, lorsque ceux qui en sont affectés vivent isolément. Ces mêmes sujets sont-ils réunis en grand nombre; ou bien encore en rapport avec d'autres ayant la maladie à un degré plus avancé; si quelque affection oculaire éclate chez eux, les granulations vésiculeuses deviennent charnues; il se développe une ophthalmie granuleuse subaiguë, ou une ophthalmie purulente suraiguë. On observe parfois l'une ou l'autre de ces deux formes, chez des sujets qui n'ont pas eu de granulations antérieurement. C'est particulièrement dans les cas où il existe de grands foyers de contagion, ou lorsque la maladie revêt le caractère épidémique. Henrotay, Testelin, Warlomont pensent que, dans ce cas, les granulations ont échappé aux recherches, ou bien qu'elles se sont développées en même temps que l'ophthalmie.

La durée de l'affection est variable et subordonnée aux circonstances dans lesquelles se trouve l'individu atteint, le mode de traitement mis en usage. Les granulations vésiculeuses, bien soignées, disparaissent en quelques jours; elles peuvent persister des années, lorsqu'elles ne sont soumises à aucun traitement, à la condition qu'aucune circonstance fâcheuse n'en vient modifier la nature. Les granulations charnues peuvent rester longtemps à l'état chronique; d'autres fois elles s'accroissent. Alors même qu'on les soumet à un traitement méthodique, la guérison en est très-lente, et exige des semaines, des mois, parfois des années.

La phlegmasie ne reste pas toujours bornée à la conjonctive; elle se propage, chez quelques-uns, aux autres membranes de l'œil, notamment à l'iris et surtout à la cornée. On observe parfois un pannus consécutif aux kératites vasculaires; un aspect terne, sablé ou de verre dépoli, ou même une opacité générale ou partielle de la cornée. Les ulcères de cette membrane ne sont pas rares; il en est de même des taches et des staphylômes.

Diagnostic. C'est surtout avec la conjonctivite oculo-palpébrale simple (*ophthalmie catarrhale* de certains auteurs) que l'ophthalmie militaire offre des points de ressemblance. Nous empruntons à Bendz les caractères différentiels de ces deux maladies : *l'ophthalmie dite catarrhale* peut se développer *spontanément ;* elle coïncide souvent avec une *constitution atmosphérique spéciale* et est quelquefois *épidémique.* Elle n'atteint à la fois qu'un *petit nombre* de sujets d'un corps quelconque d'hommes; elle n'est *contagieuse* que dans quelques épidémies particulières, et alors la contagion s'opère par la *matière de la sécrétion morbide* seulement. La maladie débute dans la *région tarsienne* et les *bords libres des paupières;* elle présente la forme aiguë et ne devient presque jamais chronique. Elle est caractérisée par une *rougeur générale* de la conjonctive oculo-palpébrale; quelquefois, mais rarement, il existe des *vésicules d'irritation,* discrètes, transparentes, au niveau du repli conjonctival inférieur; ces vésicules disparaissent promptement et *ne se transforment jamais en granulations charnues.* La maladie affecte *d'une manière égale les deux yeux;* elle est fréquente en *hiver* et au *printemps,* et elle cède facilement aux *moyens ordinaires. L'ophthalmie militaire* ne se développe jamais *spontanément ;* elle ne coïncide pas avec une *constitution atmosphérique spéciale;* elle n'est pas *épidémique;* et reconnaît pour cause un *principe contagieux spécifique.* Elle attaque à la fois *un* *grand nombre* de sujets d'un même corps; elle se propage par *contagion* et par *voie miasmatique*, sans qu'il soit nécessaire de l'intervention d'une *matière sécrétée* fournie par la conjonctive. Elle débute dans la région *rétro-tarsienne*. La marche en est le plus souvent *chronique*. Elle commence par des *granulations vésiculeuses*, au niveau du repli inférieur de la conjonctive, sans que cet état soit accompagné de sécrétion morbide, ni de rougeur. Les *granulations vésiculeuses* ou *primitives* persistent ordinairement longtemps, ne cèdent pas aux antiphlogistiques et se transforment en granulations solides. Le plus souvent, *les deux yeux* sont affectés *à un degré inégal*; quelquefois *un seul œil* est atteint. La maladie subit un accroissement pendant *l'été* et une diminution pendant *l'hiver*. Elle ne guérit que sous l'influence de *moyens spéciaux*.

Pronostic. Il est d'autant plus favorable, que la maladie est plus rapprochée du début, qu'elle a une marche plus lente, que les sujets affectés sont plus espacés. Il est surtout bénin, en cas de granulations *vésiculeuses*, alors que celles-ci sont soumises à un traitement rationnel, qu'il n'y a pas encombrement. Les granulations *charnues* sont peu graves, dans des conditions favorables, mais exigent un traitement plus long que les vésiculeuses.

L'ophthalmie granuleuse subaiguë se termine heureusement, lorsqu'elle n'est pas ancienne et que la cornée est saine. *L'ophthalmie purulente suraiguë*, si elle n'est pas traitée, dès le début, d'une manière rationnelle, laisse presque constamment, à sa suite, des altérations de la cornée, ou compromet plus ou moins la vision. Après la disparition des granulations, il reste souvent un épaississement, une hypertrophie et une vascularisation anormale de la conjonctive palpébrale.

Traitement. Il est prophylactique ou curatif.

1. TRAITEMENT PROPHYLACTIQUE. Les principes en ont été formulés par le congrès d'ophthalmologie de Bruxelles [1], qui a résolu la question suivante : *Quelles sont les meilleures mesures à prendre pour prévenir l'apparition et empêcher la propagation de l'ophthalmie militaire?* Ce sont :

« I. La guérison des soldats actuellement affectés de la maladie;

« II. L'assainissement et, s'il y a lieu, la désinfection des locaux (caser-
« nes, prisons, hôpitaux, etc.) et des objets à l'usage des soldats;

« III. Les mesures tendant à empêcher la propagation et l'aggravation
« de l'ophthalmie;

« IV. Les mesures ayant pour but, la maladie une fois éteinte, d'en
« prévenir le retour.

Pour guérir les hommes atteints de granulations :

« 1° On ordonnera dans les corps des visites sévères, fréquentes et
« minutieuses.

« 2° On instituera des salles de granulés, destinées exclusivement aux
« hommes atteints de granulations, et l'on dirigera sur les hôpitaux ceux
« dont l'état exigera d'autres soins que le traitement mis en usage contre
« les granulations.

---

[1] *Loc. cit.*, p. 474 et suiv.

« 3° Ces salles seront vastes, bien, aérées et assez activement surveillées
« pour empêcher les soldats infectés de communiquer avec les hommes
« sains.

« 4° Les hommes atteints de granulations avec blennorrhée, seront sé-
« parés de ceux qui présentent des granulations sans sécrétion.

« 5° L'emploi du temps des hommes atteints de granulations sera réglé
« d'après les conseils des médecins.

« 6° Dans les hôpitaux, on séparera les ophthalmiques des autres ma-
« lades ; on classera également les ophthalmiques par catégories séparées,
« d'après le degré de gravité de leur maladie, l'abondance de la suppura-
« tion, etc. Les convalescents seront placés dans des quartiers isolés et
« soumis à une surveillance spéciale.

« 7° Chacun y aura, en propre, son essuie-mains et les ustensiles à son
« usage.

« 8° La plus grande propreté doit régner dans les salles, et l'air y être
« suffisamment renouvelé, par une ventilation convenable et continue.

« 9° Après la visite du matin, il faut évacuer les salles qui peuvent l'être
« sans inconvénient pour les malades, les aérer, et ne les rouvrir qu'aux
« heures des repas et du coucher. Hors de là, les malades prendront, au-
« tant que leur état le permettra, de l'exercice dans la cour, dans le jardin,
« dans des galeries couvertes ou des salles de rechange, suivant la saison,
« les commodités et les ressources des locaux. Dans les salles qui ne peu-
« vent être évacuées, on devra entretenir un dégagement lent de chlore.

« 10° De temps en temps, on devra faire évacuer les salles pour quel-
« ques jours, et les désinfecter.

« 11° On fera désinfecter, comme pour les hommes atteints de la
« gale, les habits que portaient les ophthalmiques à leur entrée à l'hôpital ;
« ceux qui ont servi pendant le séjour qu'ils y ont fait, ainsi que la
« literie.

« 12° A leur sortie de l'hôpital, les militaires seront dirigés : (a), s'ils
« sont entièrement rétablis, sur leur corps, où ils seront soumis à une
« surveillance active ; (b), s'ils offrent encore des traces de granulations,
« sur la salle des granulés ; (c), sur un établissement central, espèce
« d'institut ophthalmique, s'ils sont jugés impropres au service.

« 13° On réunira, dans cet établissement, une commission de médecins,
« chargée d'examiner les militaires en traitement qui leur seront présentés
« comme devant être éloignés du service, du chef de l'une ou de l'autre
« affection oculaire.

« 14° Dans des cas véritablement exceptionnels, il pourra y avoir lieu
« à renvoyer un convalescent d'ophthalmie dans ses foyers, mais en ayant
« soin d'indiquer aux parents et à lui-même les précautions à prendre,
« pour empêcher la maladie dont il est atteint de se communiquer à
« d'autres.

« 15° On assainira, et s'il y a lieu, on désinfectera les locaux (casernes,
« prisons, hôpitaux, etc.), et les objets à l'usage des soldats.

Pour empêcher la propagation et l'aggravation de l'ophthalmie :

« 16° Éviter l'encombrement dans les casernes, prisons, corps de
« garde, etc., en donnant à chaque homme au moins vingt mètres cubes
« d'espace.

« 17° Y entretenir un air pur, et veiller à ce que la plus grande pro-
« preté règne dans ces locaux et autour du soldat.

« 18° Empêcher, par des mesures sévères et rigoureusement observées,
« que des corps ou des portions de corps infectés aient des rapports avec ceux
« qui ne le sont pas.

« 19° Empêcher que le soldat s'expose aux causes de refroidissement, à
« l'action d'une lumière vive, d'une atmosphère chargée de poussière, ou
« viciée de quelque manière que ce soit. Adopter pour les soldats l'usage
« général des chemises de coton.

« 20° S'assurer si toutes les enveloppes qui recouvrent le cou et la tête
« n'exercent aucune espèce de compression sur ces parties.

« 21° Établir dans les casernes des lavoirs avec jets d'eau ou robinets,
« permettant à chaque soldat de se laver séparément ; et à l'eau, qui a
« servi, de s'écouler immédiatement au dehors.

« 22° Employer contre les granulations naissantes (granulations vésicu-
« leuses, qu'il faut bien se garder de négliger), les moyens qui exposent le
« moins aux réactions vives et à l'inflammation de la conjonctive.

« 23° Envoyer immédiatement aux hôpitaux les hommes atteints d'oph-
« thalmie et de gonorrhée.

« 24° Redoubler de soins pendant les récrudescences de l'épidémie,
« inspecter journellement les soldats, examiner soigneusement leurs yeux,
« afin de pouvoir envoyer aux hôpitaux, infirmeries ou salles de granulés,
« dès l'invasion du mal, ceux qui en sont atteints. Si l'épidémie vient à sévir
« violemment dans une caserne, l'évacuer aussitôt ; séparer les hommes
« atteints de ceux qui ne le sont pas ; en éloigner le régiment et le séquestrer
« dans des localités spacieuses, jusqu'à ce que l'ophthalmie soit entièrement
« éteinte ; laver les literies et les habits qui ont servi aux malades ; désin-
« fecter les objets qui ne sont pas susceptibles d'être lavés, et blanchir les
« murs.

En temps de guerre, les mesures spéciales à prendre contre l'ophthalmie
contagieuse seront indiquées dans un règlement particulier.

Pour prévenir le retour de la maladie, celle-ci une fois éteinte :

« 25° Dans le recrutement, visiter avec le plus grand soin les hommes
« sur le point d'être incorporés, et envoyer incontinent en traitement, soit
« dans les hôpitaux, soit dans les salles de granulés, selon le degré de leur
« affection, et avant qu'il aient eu aucun contact avec les hommes du corps
« auquel ils vont appartenir, tous ceux qui sont atteints de granulations
« susceptibles d'une prompte guérison.

« 26° Visiter rigoureusement, avant leur départ, tous les hommes ren-
« voyés dans leurs foyers à un titre quelconque ; retenir ceux qui pourraient
« transmettre l'ophthalmie ; soumettre les hommes sains sortant d'un
« foyer d'infection à des ablutions savonneuses, et désinfecter les objets
« dont ils se sont servis.

« 27° Visiter immédiatement tout homme rentrant au corps après une
« absence.

« 28° Redoubler de soins et de vigilance, lorsque l'ophthalmie est sur le
« point de disparaître d'un corps.

« 29° Le fléau une fois éteint, continuer, pendant longtemps encore, la
« même surveillance dans les casernes, les prisons, les hôpitaux, et s'as-
« surer que les mesures hygiéniques sont fidèlement et ponctuellement
« exécutées. »

2. TRAITEMENT CURATIF. Il varie aux diverses périodes de la maladie.
Nous avons exposé pages 537 et suiv., les moyens à mettre en usage pour
guérir les granulations conjonctivales. Il nous reste à mentionner le traitement de l'ophthalmie granuleuse subaiguë et suraiguë.

Ophthalmie granuleuse subaiguë. On cautérise les conjonctives palpébrales avec le nitrate d'argent en crayon, ou en solution concentrée. On ne
répète cette opération que lorsque l'escarre est tombée. En même temps, on
combat les phénomènes inflammatoires par des sangsues à la tempe, des
révulsifs, des collyres résolutifs. Si la purulence de la conjonctive se montre
de nouveau, au bout de quelques jours, on pratique une nouvelle cautérisation. Dès que l'état inflammatoire subaigu est tombé, on revient au
traitement des granulations indolentes.

Ophthalmie granuleuse suraiguë. Les auteurs ne sont pas d'accord sur la
conduite à suivre dans ce cas. Deval, Warlomont et Testelin préconisent,
dès le début du mal, la cautérisation de la face interne des paupières avec
une solution très-concentrée de nitrate d'argent, ou avec la pierre infernale ;
des instillations fréquentes d'un collyre au nitrate d'argent (15 à 20 centigrammes de sel par 30 grammes d'eau distillée); des compresses d'eau froide
sur les paupières ; des émissions sanguines locales et même générales,
lorsqu'il existe des douleurs vives et continues dans le fond de l'œil, à la
tête, etc. En cas de chémosis, on le scarifie, pour prévenir l'étranglement
de la cornée. Lorsqu'il y a hyperphlogose, un bourrelet chémosique volumineux, et que la cornée est ramollie ou ulcérée, Deval veut qu'on s'abs-
tienne de la cautérisation.

Bendz recommande, dans l'ophthalmie purulente aiguë, des injections
fréquentes, pour éloigner la sécrétion morbide; l'application sur la paupière supérieure d'une vessie remplie de glace, la saignée générale, des
sangsues, l'administration du calomel jusqu'à salivation. Ce n'est que
lorsque la sécrétion conjonctivale est devenue muqueuse, de séreuse qu'elle
était dans le principe, qu'il a recours à la solution de nitrate d'argent
(10 grammes pour 30 grammes d'eau), étendue une ou deux fois par jour,
avec un pinceau, sur la muqueuse phlogosée.

Hairion [1] a fortement blâmé la cautérisation de la conjonctive faite au
début, soit avec le caustique lunaire, soit avec la solution concentrée : elle
aggrave le mal. Il recommande de pratiquer une saignée générale, qu'on
répète si l'inflammation est très-forte ; des sangsues derrière les oreilles.

[1] *Annal. d'oculist.*, t. XX, p. 100.

En même temps, il administre des hyposthénisants généraux (tartre stibié, nitrate de potasse, calomel); fait couvrir de sinapismes les membres inférieurs et pratiquer sur le front des onctions d'onguent mercuriel belladoné. Dès que la sécrétion purulente est établie, on fait, toutes les quinze à vingt minutes, des injections avec une solution de chlorure d'oxyde de sodium (30 à 60 grammes pour 500 grammes d'eau), afin de nettoyer la cavité oculo-palpébrale et débarrasser la cornée de la matière qui la baigne. Trois ou quatre fois par jour, immédiatement après ces injections, on instille un collyre composé de 30 centigrammes d'azotate d'argent cristallisé et de 30 grammes d'eau distillée. De larges scarifications sur la conjonctive sont utiles. Si le bourrelet muqueux, qui entoure la cornée, étrangle cette membrane, de manière à faire craindre des accidents, on en opère le débridement, par l'excision d'un ou de plusieurs lambeaux, dans une direction perpendiculaire au bourrelet.

ARTICLE V.

Conjonctivite diphthéritique.

La conjonctivite diphthéritique, *diphthérite de la conjonctive, ophthalmie diphthéritique, pseudo-membraneuse*, est une affection dont la connaissance, toute récente, est due aux travaux de Bouisson de Montpellier [1], de Græfe [2], Gibert [3], Prichard [4], Magne [5], Jacobson de Kœnigsberg [6], L. Wecker [7]. Elle est caractérisée, non par un simple dépôt fibrineux à la surface de la muqueuse oculo-palpébrale, mais par *l'infiltration de la fibrine dans l'épaisseur même de cette membrane*.

Admise aujourd'hui, à titre de maladie spéciale, par la plupart des ophthalmologues, W. Mackenzie [8] ne considère l'état particulier de la conjonctive, qui caractérise l'ophthalmie diphthéritique, que comme un symptôme qui accompagne parfois le phlegmon oculaire, et qui n'est que de médiocre importance, à côté de la maladie principale. C'est une erreur qui s'explique probablement par ce fait, sur lequel nous reviendrons plus tard, que la conjonctivite diphthéritique ne s'observe pas également souvent dans tous les pays ; la maladie peut donc ne pas avoir été vue par l'illustre chirurgien de Glascow. Il est possible que la diphthérite de la conjonctive coïncide, dans certains cas, avec le phlegmon de l'œil, comme cela avait lieu dans le fait rapporté par Bouisson ; mais dans d'autres cas, la conjonctive est primitivement affectée, et le globe lui-même peut demeurer étranger au travail morbide de la muqueuse.

Symptômes. Il existe trois périodes : infiltration fibrineuse, sécrétion du pus, cicatrisation ou rétrécissement de la conjonctive.

Première période. Infiltration fibrineuse. Elle débute par une douleur

---

[1] *Ann. d'ocul.*, t. XVII, p. 100; 1847. — [2] *Archiv. für Ophthal.*, t. I. abth. 1, p. 108; 1854. — [3] *Archiv. génér. de médecine*, vol. II, p. 225 ; 1857. — [4] *British medical Journal*, novembre 1857. — [5] *Comptes rendus Acad. des sciences*, 1858. — [6] *Archiv. für Ophthal.*, t. IV, abth. 2. — [7] *Thèses de Paris*, 1861. — [8] *Annal. d'oculist.*, t. XXXI, p. 30.

piquante qui se développe subitement, une sensation de chaleur dans les paupières et du larmoiement. La conjonctive ne présente pas une très-forte injection ; les vaisseaux qui constituent celle-ci sont volumineux, forment un réseau à larges mailles et s'arrêtent le plus souvent à la circonférence de la cornée. La muqueuse est considérablement augmentée d'épaisseur, ce qui donne lieu à une tuméfaction des paupières. Le chémosis est peu prononcé et offre, dès le début, une apparence marbrée ou finement tachetée, due à la formation d'un grand nombre de petites ecchymoses réparties sur toute l'étendue de la conjonctive, mais plus visibles sur le feuillet oculaire que sur le feuillet palpébral de cette membrane. Si on incise celle-ci, il ne s'écoule aucun liquide, parce que le tissu cellulaire subjacent est infiltré, comme la conjonctive elle-même, de *fibrine coagulée*, à l'*état gélatineux*. Il en résulte une roideur des paupières, notamment de la supérieure, qu'il est difficile de renverser ; toute tentative de ce genre cause une telle douleur, qu'on est souvent obligé d'anesthésier le patient, pour examiner la muqueuse. Celle-ci ne semble pas gravement atteinte, parce qu'elle apparaît avec un aspect poli, une injection modérée et une coloration jaunâtre qui est due à l'infiltration de l'exsudat fibrineux dans son tissu. L'exsudat ne se laisse pas facilement détacher et présente une apparence lardacée ; il comprime les vaisseaux qui se distribuent à la muqueuse dont la circulation est entravée, ce qui en amène la destruction. Chez les enfants, l'exsudation diphthéritique s'étend jusque sur le bord libre des paupières. Les malades accusent dans ces voiles une sensation de chaleur insupportable, que le médecin apprécie par le toucher et par la promptitude avec laquelle s'échauffent les compresses d'eau glacée appliquées sur les paupières. Il s'écoule, de l'intervalle de celles-ci, un liquide gris-sale, dont la quantité augmente rapidement, dès le principe du mal ; qui contient, bientôt après, de nombreux flocons jaunâtres et est composé principalement de larmes ; la coloration grisâtre dépend, en partie, de nombreux fragments d'épithélium, de détritus granuleux, de la matière colorante du sang décomposée et dissoute.

Dans certains cas, l'exsudation fibrineuse ne se fait pas seulement dans le tissu de la muqueuse, mais encore à la surface ; ce qui entraîne la destruction de l'épithélium ; elle n'a jamais l'aspect floconneux des membranes de fibrine coagulée de la conjonctivite purulente. Tandis que ces dernières s'enlèvent facilement avec une pince, ou par le frottement du doigt, parce qu'elles ne sont que faiblement attachées à la couche épithéliale ; les véritables fausses membranes de la diphthérite ne se laissent enlever qu'avec difficulté ; elles représentent souvent la moulure du cul-de-sac conjonctival et se déchirent aisément en lambeaux.

Deuxième période. Sécrétion purulente. La roideur des paupières disparaît. La surface de la conjonctive se tuméfie et prend un aspect spongieux ; des masses fibrineuses s'en détachent. On aperçoit quelques plaques blanchâtres, comme isolées, au milieu de la conjonctive qui a sa vascularisation habituelle dans les autres points, où elle est néanmoins dépouillée de son épithélium. Il résulte de là que les rameaux vasculaires sont à nu, et qu'il se produit parfois des hémorragies spontanées assez abondantes. Les portions de muqueuse dépouillées d'épithélium se tuméfient de plus en plus. L'infiltration profonde de cette membrane donne toujours la sensation d'une certaine résistance. Il se produit des *nodosités*, constituées par de petites élevures réunies en masses plus ou moins volumineuses, et formées de certaines portions de la muqueuse plus ou moins saillantes. Ces nodosités ont un fond commun, constitué par un tissu résistant, bien que la surface soit déjà recouverte de papilles vasculaires. Plus l'affection est ancienne, plus les nodosités se ramollissent, et plus tôt, par conséquent, la muqueuse revêt la même forme que dans la conjonctivite purulente. La conjonctive oculaire subit des changements semblables; le chémosis perd la coloration jaunâtre et la dureté; un réseau vasculaire s'y développe, et il se forme, autour de la cornée, une tumeur peu consistante. La sécrétion devient en même temps de plus en plus purulente.

Troisième période. Cicatrisation et rétrécissement de la conjonctive. La paupière se rétracte, par formation d'un tissu de cicatrice, en raison directe de la quantité et de la profondeur de l'infiltration fibrineuse primitive. Lorsque celle-ci est faible, la rétraction est peu prononcée et la cicatrice mince. Est-elle abondante, la rétraction est générale et la conjonctive s'incurve. Chez quelques sujets, on peut, tous les jours, enlever plusieurs fois, de la surface de la conjonctive, des fausses membranes d'un millimètre et demi d'épaisseur, représentant la forme de la muqueuse, avec un trou central correspondant à la circonférence de la cornée.

Marche. Terminaisons. La première période est quelquefois très-courte; elle dure généralement de trois à huit jours; si l'infiltration fibrineuse ne se fait que dans les couches superficielles de la conjonctive, la résorption et l'élimination s'en opèrent plus ou moins rapidement. La période de suppuration est d'autant plus longue, que l'infiltration fibrineuse a été plus vite éliminée. On a observé quelquefois, dans le cours de la seconde période, le retour de la première. La troisième est en rapport d'intensité avec le degré de l'infiltration fibrineuse.

Le plus grand danger immédiat est la lésion de la cornée qui se prend toutes les fois que l'infiltration fibrineuse est bien prononcée. Le miroir de l'œil, resté d'abord transparent, ou devenu même d'un éclat plus vif, se trouble; il s'y forme une légère opacité exsudative, qui laisse voir l'iris comme à travers un voile. Au bout de douze à vingt-quatre heures, la partie opaque est dépouillée d'épithélium; bleue-grisâtre dans le principe, elle prend une teinte plus foncée, d'un jaune sale, dès que la cornée a subi une perte de substance. Dans certains cas, la cornée ulcérée conserve sa transparence. Si l'exsudation diphthéritique persiste, l'ulcère s'étend en surface et en profondeur; examiné à la loupe, il semble couvert d'une foule de petits points jaunes formant, par leur ensemble, une masse d'aspect chagriné. L'exsudation fibrineuse peut être assez prononcée, pour étrangler les vaisseaux qui vont à la cornée; celle-ci se mortifie alors, avec plus ou moins de rapidité. On a vu parfois survenir la gangrène, au bout de douze à vingt-quatre heures. Lorsque, pendant le cours de la première période, la cornée se perfore, la portion d'iris qui vient faire hernie se recouvre très-rapidement d'une couche d'exsudation fibrineuse, et les bords s'agglutinent avec les lèvres de la perte de substance du miroir.

La diphthérite conjonctivale une fois bien prononcée, l'œil est détruit ; cet organe peut subir la fonte purulente, avant la terminaison de l'élimination de l'exsudation fibrineuse. La mortification de la conjonctive, à la troisième période, entraîne un rétrécissement prononcé du cul-de-sac conjonctival ; les cicatrices subséquentes deviennent une source permanente d'irritation pour l'œil.

Diagnostic. C'est surtout avec la conjonctivite purulente que l'ophthalmie diphthéritique peut être confondue, surtout dans les cas où la première est accompagnée d'une sécrétion fibro-muqueuse qui forme des membranes sur la conjonctive. Pour apprécier les caractères de la muqueuse, il suffit d'enlever les fausses membranes. S'il existe une conjonctivite purulente, la muqueuse est boursouflée, très-vascularisée, et saigne facilement ; la couche épithéliale est assez bien conservée. Si c'est une diphthérite, la conjonctive est pâle, blafarde, fortement épaissie par l'infiltration fibrineuse, et la couche épithéliale manque. Le tableau synoptique suivant, emprunté à Warlomont et Testelin [1], fera mieux ressortir le diagnostic différentiel des deux espèces de conjonctivite.

OPHTHALMIE DIPHTHÉRITIQUE.	OPHTHALMIE PURULENTE.
Existence d'une fausse membrane épaisse, ayant une grande tendance à s'enrouler, et unie si intimement à la surface de la conjonctive, qu'il est difficile de l'en détacher.	Quelquefois des pseudo-membranes qui paraissent n'être que du mucus coagulé, plus molles, n'ayant ni élasticité, ni friabilité, et donnant à la conjonctive, à laquelle elles n'adhèrent que faiblement, un aspect entièrement lisse.
Au microscope, elle présente une masse amorphe, plus ou moins granulée, et offrant, çà et là, des stries irrégulières ; à la surface et aux bords, elle offre des cellules en quantité de plus en plus grande.	Membranes fibreuses et muco-pus sous toutes les formes.
Tissu de la muqueuse dur, résistant, pénétré par un exsudat solide.	Muqueuse molle, vasculaire, infiltrée d'un exsudat liquide.
Paupière tendue, ne pouvant plus se mouvoir ; douleur excessive du malade, quand on la retourne.	Paupière molle, tuméfiée et pouvant être facilement retournée.
Surface de la muqueuse offrant l'aspect d'une membrane *unie* où la circulation est interrompue.	Réseau vasculaire superficiel développé, au point de donner lieu à une multitude de petites granulations rouges, ou de petites excroissances, de forme variable, proéminentes ou papillaires, qui donnent à la muqueuse l'aspect *chagriné.*

[1] Mackenzie, *loc. cit.*, t. I, p. 783.

OPHTHALMIE DIPHTHÉRITIQUE.	OPHTHALMIE PURULENTE.
Au commencement de l'affection, quelques gros vaisseaux dilatés, et autour d'eux de petits épanchements sanguins, en nombre considérable. Ils ne deviennent jamais étendus et ne se réunissent pas, comme on le voit d'ordinaire dans les ecchymoses de la conjonctive. Ils donnent à la muqueuse un aspect tacheté.	Vaisseaux dilatés, allongés, et donnant facilement lieu à un écoulement de sang abondant, suivi de l'affaissement de la muqueuse à la moindre érosion.
Muqueuse peu vasculaire, renfermant peu de sang pouvant servir à la circulation.	Muqueuse extraordinairement vasculaire, la circulation s'y fait librement.
Produit de sécrétion consistant en un liquide ténu, d'un gris sale, semi-transparent, et dans lequel surnagent des flocons jaunâtres. Putréfaction assez rapide.	Pus assez homogène d'un jaune pur, ne se putréfiant pas rapidement.
Augmentation de chaleur très-prononcée.	Augmentation de chaleur peu prononcée.
Douleur toujours très-vive. Muqueuse très-sensible au moindre attouchement.	Douleur très-supportable, quelquefois nulle, disparaissant dès que la suppuration a fait des progrès.
Tuméfaction du *tissu conjonctival* considérable, facile à constater par une incision de ce tissu.	Pas de tuméfaction du tissu de la conjonctive, qui n'est que soulevé par un exsudat liquide placé sous l'épithélium.
Tuméfaction dure et rigide de la paupière supérieure, se développant rapidement et s'annonçant par la disparition de ses plis. Teinte légèrement rougeâtre de la peau, ayant son point de départ au bord palpébral.	Tuméfaction moins dure, moins rigide, quoique très-considérable.

Étiologie. L'ophthalmie diphthéritique se développe chez des sujets déjà malades plutôt que sur des sujets sains. On voit souvent survenir, dans le cours de cette maladie, des affections internes, telles que le croup, la pneumonie, l'hydrocéphalie; des phlegmasies diphthéritiques de la peau, aux ouvertures du nez, aux angles de la bouche, sur des parties du corps où l'on avait appliqué antérieurement des vésicatoires. Elle s'accompagne le plus souvent de fièvre très-forte, d'anorexie, de chaleur brûlante de la peau, d'insomnie et d'agitation; elle attaque presque toujours les deux yeux simultanément. Tous ces phénomènes dénotent qu'il s'agit d'une maladie générale; que la diphthérite de la conjonctive n'est que la manifestation d'une diathèse inconnue dans sa nature. D'après les observations de de Graefe, sur quarante malades atteints de diphthérite de la conjonctive, trois sont morts d'angine couenneuse. Cette maladie est plus fréquente chez des enfants de deux à huit ans, âge le plus exposé aux affections diphthéritiques. Les nouveau-nés n'ont aucune disposition particulière pour la contracter. Elle semble liée souvent à l'éruption dentaire. La syphilis congéniale exerce une influence incontestable sur son développement ; sur quarante enfants atteints de cette affection, et suivis par de Graefe, huit présentaient des signes de syphilis héréditaire.

La maladie sévit souvent d'une manière épidémique. Il se passe plusieurs mois, sans qu'on en rencontre un seul cas ; puis, à un moment donné, on en voit un très-grand nombre. C'est surtout au printemps et en automne qu'éclatent les épidémies. Alors, l'inoculation du pus d'une conjonctivite purulente produit presque toujours une conjonctivite diphthéritique ; la première peut se transformer elle-même en la seconde, et de simples lésions traumatiques de la muqueuse oculaire suffisent pour faire naître cette redoutable affection ; d'où le précepte de ne pas entreprendre d'opérations sur les yeux, pendant une épidémie de diphthérite.

La diphthérite conjonctivale est *contagieuse*, depuis le début jusqu'à la disparition de toute sécrétion morbide ; et surtout, à l'époque où celle-ci est un liquide gris-jaunâtre. Le transport de la matière sécrétée sur un œil inocule le plus souvent la maladie ; quelquefois, elle agit comme irritant local et provoque une inflammation simple. Rappelons encore, que dans certaines épidémies de diphthérite conjonctivale, cette affection peut se développer à la suite de l'inoculation de la matière provenant d'une simple blennorrhée oculaire. Les premières douleurs et le gonflement morbide se manifestent ordinairement huit à douze heures après l'inoculation.

Le climat paraît exercer une certaine influence. Warlomont et Testelin n'ont jamais observé la diphthérite conjonctivale en Belgique. L. Wecker l'a vue dans les hôpitaux de Vienne, de Berlin, de Paris, ainsi qu'à Moscou et à Smolensk.

Pronostic. Il est toujours grave ; chez les adultes, plus que chez les enfants ; au début, plus qu'à la fin d'une épidémie ; très-grave, en cas d'inoculation de la sécrétion d'une conjonctivite diphthéritique, ou purulente, ou d'une gonorrhée. Lorsque l'exsudation fibrineuse est abondante, la cornée est en péril. La maladie est très-dangereuse, lorsque les paupières sont très-roides et dures ; que la conjonctive est lisse, pâle et fortement gonflée ; qu'il existe un chémosis gélatineux, d'un gris jaunâtre. On peut considérer l'œil comme très-compromis, quand la cornée se prend dans les premières vingt-quatre heures.

Traitement. La thérapeutique est pauvre contre la diphthérite conjonctivale, parce qu'on n'a pas trouvé jusqu'ici une médication, de nature à enlever l'exsudat fibrineux qui se fait dans la conjonctive ; qu'il est impossible de remédier à la destruction plus ou moins étendue de cette membrane, à la suite de l'infiltration et de la suppuration. La cautérisation, si utile dans certaines formes d'ophthalmie purulente, est nuisible dans la conjonctivite diphthéritique, parce qu'elle augmente la stase du sang dans les vaisseaux de la muqueuse, et qu'elle favorise l'étranglement de ceux qui sont destinés à la nutrition de la cornée. De Graefe et L. Wecker la réservent pour la seconde période, lorsque la conjonctive fournit une sécrétion abondante de pus. L. Wecker pense néanmoins qu'elle peut être faite

dans la première période, lorsque la conjonctive commence à se vasculariser, qu'il survient une transsudation séreuse dans la masse exsudée, qu'il
existe une couche de liquide sur la conjonctive. Pour accélérer une vascularisation qui marche trop lentement, il préfère l'application, sur les paupières, de compresses imbibées d'eau à 40-45 degrés centigrades.

Les *émissions sanguines* sont préconisées par de Græfe. Les *scarifications*
et les *incisions* de la conjonctive n'ont aucune utilité, suivant lui, dans le
plus haut degré de l'exsudation diphthéritique, parce qu'elles ne produisent
aucun écoulement sanguin. On peut les employer, lorsque la conjonctive
commence à se vasculariser et qu'il s'opère une transsudation séreuse de
son tissu. On applique dix à douze sangsues à la racine du nez, vers
l'angle interne de l'œil ; on entretient l'écoulement sanguin, aussi longtemps qu'on redoute l'infiltration diphthéritique et que les forces du malade le permettent. Si l'écoulement sanguin diminue, on revient à de
nouvelles sangsues, de manière à obtenir une déplétion continue. Chez
quelques malades, de Græfe a fait poser jusqu'à cent soixante sangsues,
dans l'espace de sept jours. Chez les enfants, on n'emploie qu'un très-petit
nombre d'annélides, et chez ceux qui sont faibles, on s'en abstient complétement. La saignée générale doit être rejetée.

L'application, sur les paupières, de compresses imbibées d'eau glacée,
est un des remèdes les plus puissants. Les sujets en éprouvent un soulagement marqué. Dès que la maladie approche de la seconde période ; que la
conjonctive commence à se vasculariser, on renouvelle moins souvent les
topiques glacés. Dans la deuxième période, on ne les emploie plus qu'après
avoir cautérisé ; on n'en prolonge la durée, que si l'état purulent est trop
intense. Dans tous les cas, lorsqu'il existe des ulcères de la cornée, avec
tendance à la mortification de cette membrane, il faut surveiller attentivement l'action du froid.

Le *mercure*, administré à petites doses, rend de grands services. Dès que
la salivation s'établit, la conjonctive se vascularise. Lorsque l'exsudation a
été profonde dans le tissu de la muqueuse ; qu'il s'est formé une croûte de
fibrine, l'hydrargyrie a une action plus lente. Chez les adultes, on donne,
toutes les deux heures, 5 à 10 centigrammes de calomel ; on fait pratiquer,
toutes les deux heures, des onctions de 2 à 4 grammes d'onguent hydrargyrique, alternativement sur la poitrine, les bras ou les jambes. On étend,
toutes les deux heures, sur le front, une pommade composée de deux
parties d'onguent mercuriel simple et d'une partie d'extrait de belladone.
Chez les enfants, on n'administre que 1/2 à 2 centigrammes de calomel,
toutes les deux heures ; la dose des onctions hydrargyriques belladonées
est de 1/2 ou de 1 gramme, toutes les deux heures. Ce traitement doit marcher de front avec l'application de compresses glacées sur les paupières. On
cesse le mercure, dès que la conjonctive commence à se vasculariser.

Le malade est tenu au lit, à une diète modérée ; on applique un bandeau
compressif sur l'œil sain, pour le garantir du contact des matières sécrétées
par la conjonctive malade. Il est important de pratiquer le nettoyage de
l'œil affecté, en faisant fréquemment des instillations d'eau tiède et de lait,

ou avec une faible solution, soit de tannin, soit de borate de soude. Pour diminuer le gonflement des paupières, on a préconisé l'application, sur la peau de ces voiles, de nitrate d'argent pur, de teinture d'iode ou de sous-acétate de plomb liquide.

Lorsque la conjonctivite diphthéritique n'a pas été arrêtée dans sa marche ; que la muqueuse a subi des pertes de substance, auxquelles succèdent des cicatrices profondes et étendues, la conjonctive demeure sèche, et il en résulte une véritable xérophthalmie, à laquelle on remédie en conseillant de laver les yeux, plusieurs fois par jour, avec du lait.

ARTICLE VI.

Conjonctivites exanthématiques.

On désigne, sous ce nom, de simples hyperhémies, et parfois de véritables phlegmasies de la conjonctive, qui se manifestent chez les sujets atteints d'*exanthèmes fébriles*, rougeole, scarlatine et variole. Il ne faut pas croire que la conjonctive accuse constamment un état morbide, dans ces affections. J'ai examiné souvent les yeux d'enfants atteints de rougeole ou de scarlatine, sans trouver le moindre indice d'un travail congestionnel du côté de l'œil. Dans d'autres cas, la cornée participe à la phlegmasie, et il peut en résulter de graves désordres. La dénomination d'*ophthalmies* exanthématiques conviendrait donc mieux. Il importe aussi de ne pas perdre de vue, que les exanthèmes fébriles donnent lieu à des inflammations oculaires, non-seulement pendant la durée de leur apparition, mais encore pendant la convalescence du mal, et quelquefois même un peu plus tard.

1° **Ophthalmies morbilleuse et scarlatineuse**. Lorsque la conjonctive est affectée, chez les sujets atteints de rougeole ou de scarlatine, on n'observe le plus souvent qu'un certain degré d'injection de la muqueuse oculaire, accompagnée parfois de photophobie, de légères douleurs et d'épiphora. Chez les enfants lymphatiques ou scrofuleux, il se développe parfois des phlycténules et des ulcères de la cornée. On a observé encore la conjonctivite purulente et la destruction consécutive de l'œil. Pendant la convalescence de la rougeole, il n'est pas rare de voir survenir des kératites plus ou moins graves. Bowman a noté, chez deux enfants, une mortification de la cornée, pendant la semaine qui a suivi l'invasion de la scarlatine ; la vision demeura perdue. J'ai vu, comme Mackenzie, des taches sur la capsule du cristallin, chez de jeunes sujets ayant eu antérieurement une ophthalmie scarlatineuse.

Les indications à remplir, dans ces cas, sont subordonnées à la nature de la membrane, du tissu de l'œil, qui sont affectés. Le traitement rentre dans celui de l'hyperhémie de la conjonctivite, de la conjonctivite simple, de la conjonctivite purulente, ou de la kératite.

2° **Ophthalmie varioleuse**. Plusieurs des membranes de l'appareil de la vision peuvent se prendre dans le cours de la variole, ou pendant la convalescence de cette affection : les paupières, la conjonctive et la cornée.

(*a*) *Blépharite varioleuse.* Le plus souvent, il se forme, pendant la période éruptive de la variole, des pustules, sur la face externe et le bord libre des paupières. Celles-ci sont très-tuméfiées, agglutinées par la matière que sécrètent les follicules de Méïbomius, et ne peuvent être écartées l'une de l'autre, lorsque les pustules sont nombreuses. Quelquefois, au bout de quelques jours, la tuméfaction diminue ou disparaît complétement; alors seulement on peut écarter ces voiles et reconnaître l'état du globe. Dans les cas les plus heureux, les pustules sèchent, sans laisser de lésions graves à leur suite; dans d'autres circonstances, elles s'ulcèrent et sont suivies de la formation de cicatrices. Se sont-elles développées, en grand nombre, au bord libre, celui-ci devient le siége d'une phlegmasie chronique; il se produit un trichiasis, ou bien les cils sont détruits. Dans d'autres cas, l'inflammation se propage jusqu'à la muqueuse des voies lacrymales et il se développe un catarrhe du sac.

Pour prévenir ces terminaisons fâcheuses, on s'efforce de modérer la confluence de l'éruption des pustules, par des applications adoucissantes sur les parties affectées : on étend sur les paupières, et sur le reste de la face, de l'axonge fraîche ou du cérat; on fomente les mêmes parties avec une décoction de camomille. Lorsque les pustules sont arrivées à maturité, on les ouvre les unes après les autres, pour en évacuer le contenu. On ramollit, pour les faire tomber, les croûtes qui se forment au niveau des pustules, en baignant fréquemment les paupières, en maintenant à demeure sur elles des compresses imbibées d'un liquide émollient.

(*b*) *Conjonctivite et kératite varioleuse.* Au début de la variole, il existe toujours une certaine hyperhémie de la conjonctive. Au bout de quelques jours, les paupières sont tellement tuméfiées, les bords de ces voiles tellement collés par la sécrétion fournie par la conjonctive et les pustules extérieures, qu'il est impossible d'examiner l'état du bulbe. La difficulté d'inspecter l'œil explique la dissidence qui existe, entre les auteurs, sur la question de savoir s'il se développe des pustules sur la conjonctive et la cornée, à l'époque où il en apparaît à la surface du tégument externe. G. Gregory prétend que l'œil n'est atteint que d'une phlegmasie ordinaire, et que s'il survient une pustule sur la cornée, ce n'est qu'à l'époque où l'éruption générale est au déclin. Mackenzie et Marson, ce dernier chirurgien à l'hôpital des varioleux de Londres, disent ne jamais avoir observé de pustule variolique primaire, ni sur la cornée, ni sur aucun point de la conjonctive. Burkard Eble, J. Ansiaux, Sichel et Deval avancent tout le contraire. Le dernier s'en est convaincu, en faisant des autopsies de varioleux.

Lorsque la phlegmasie reste bornée à la muqueuse, elle n'offre que peu de gravité. S'il se développe des pustules sur la cornée, elles laissent, après leur rupture, un ulcère qui s'étend généralement en surface et en profondeur. Si la cornée est perforée par les progrès de l'ulcération, l'iris s'y engage, contracte des adhérences, et il en résulte une déformation de la pupille. Dans quelques cas, la cornée, infiltrée de lymphe plastique ou de pus, est détruite dans une étendue plus ou moins considérable, d'où résulte la formation d'un staphylôme partiel ou total.

Ce n'est pas seulement, pendant la période d'éruption de la variole, qu'on observe des kératites. Pendant la convalescence, il se développe parfois des taches centrales de la cornée et un hypopyon. D'autres fois, c'est une kératite générale, interstitielle, ou profonde, suivie d'une destruction de la cornée et d'un phlegmon subaigu de l'œil, ou tout au moins d'un staphylôme. A cette époque, le diagnostic ne présente plus les mêmes difficultés, parce que l'œil est à découvert.

Le pronostic sera donc très-réservé dans les ophthalmies qui se montrent au début de la variole, parce que le praticien est dans l'impossibilité absolue de reconnaître, à travers les paupières closes et tuméfiées, les désordres dont l'œil est le siége. On a donné, comme signes *probables* de conjonctivite varioleuse aiguë, une douleur dans l'œil, avec sécheresse, roideur et sensation de graviers ; l'augmentation des souffrances, lorsque le malade essaye de mouvoir le globe, ou que la lumière tombe sur les paupières ; l'écoulement abondant de larmes brûlantes. On comprend combien ces signes sont illusoires.

Toutes les fois qu'il se développe, dans le cours d'une variole, une phlegmasie oculaire, il faut faire baigner fréquemment les yeux, avec de l'eau tiède, ou une décoction de têtes de pavot ; enduire le bord libre des paupières d'axonge fraîche. Si les voiles peuvent être écartés l'un de l'autre, on instille fréquemment, à la surface de la conjonctive, un collyre à l'azotate d'argent ; si le globe ne peut être mis à découvert, on fait des applications de sangsues derrière les oreilles ou à la région temporale ; on administre quelques purgatifs. Dès que le gonflement inflammatoire est tombé et qu'on peut écarter les paupières, on instille, à la surface de l'œil, des collyres astringents. Mackenzie préconise les toniques et les altérants, comme moyens propres à faire résorber les dépôts opaques de la cornée.

Dans l'ophthalmie varioleuse *secondaire*, c'est-à-dire dans la kératite qui se développe pendant la convalescence de la variole, on peut employer le tartre stibié en lavage, les sangsues à la région temporale, des onctions hydrargyriques sur l'orbite. Il convient en même temps de soutenir les forces par des toniques. Les collyres astringents, la soustraction de l'œil affecté à l'action d'une lumière vive, sont des adjuvants utiles.

ARTICLE VII.

Conjonctivite miasmatique.

Ainsi que le nom l'indique, cette affection est le résultat de l'action exercée, sur la muqueuse oculaire, par des émanations délétères. On l'observe chez les vidangeurs, les égouttiers, dans les manufactures de produits chimiques, dans les mines de charbon, dans les établissements de toutes sortes, où l'on manipule des substances animales.

La conjonctivite des vidangeurs, que l'on appelle *mitte*, a été décrite par Ramazzini, Sauvages, Dupuy, Furnari. Ce dernier a établi trois degrés, dans l'évolution de la maladie : le premier, ou *mitte humide*, caractérisée par de la rougeur, un peu de sécrétion muqueuse et de larmoiement; le second, ou *mitte grasse*, espèce de conjonctivite puro-muqueuse; le troisième, ou *mitte indolente*, qui ne semble être qu'une hyperhémie chronique de la muqueuse oculaire. Les deux premiers degrés guérissent spontanément, dès que les vidangeurs interrompent leurs travaux habituels. Cette affection est du reste beaucoup moins fréquente, à Paris, aujourd'hui qu'autrefois, parce que l'aménagement des fosses d'aisances, les procédés de curage de ces réservoirs, ont été perfectionnés.

La conjonctivite miasmatique cède en général promptement à l'usage d'un collyre astringent. On en prévient le développement par de grands soins de propreté, et surtout par des fomentations fréquentes des paupières avec de l'eau froide.

ARTICLE VIII.

Conjonctivite iodique.

Chez les sujets soumis à l'administration de l'iodure de potassium, il se développe parfois, soit une hyperhémie de la conjonctive, soit une conjonctivite partielle ou générale, parfois avec œdème du tissu cellulaire sous-conjonctival. Tantôt la muqueuse oculaire est seule affectée; d'autres fois, il se développe en même temps un coryza et une légère bronchite. La maladie atteint un seul œil, ou les deux yeux à la fois. Elle se termine constamment par résolution.

Cette affection se développe généralement dans les premiers jours qui suivent le début de l'administration du remède. Lorsqu'elle s'est montrée une fois, elle ne reparaît plus que rarement, pendant le reste du traitement.

Les moyens à lui opposer sont simples : on suspend, pour quelques jours, l'usage de l'iodure de potassium; on prescrit un collyre astringent et des fomentations de même nature.

ARTICLE IX.

Conjonctivite des soufreurs de la vigne.

Elle a été décrite par P. Bouisson[1], qui l'a observée sur un grand nombre de sujets occupés au soufrage des vignes, dans le midi de la France.

Les travailleurs, atteints de cette affection, ont les yeux rouges, larmoyants, tuméfiés. Ils éprouvent une douleur pongitive assez pénible, surtout pendant le milieu de la journée, lorsque la chaleur, la lumière et la réverbération sont intenses. Ils se plaignent de photophobie et d'irradiations douloureuses vers le front. Cette irritation s'apaise par le repos de la nuit et par des lavages à l'eau fraîche; elle se reproduit par la même cause, et l'accumulation des effets ne tarde pas à se traduire par une ophthalmie plus ou moins intense. Celle-ci se manifeste sous plusieurs formes :

---

[1] *Académie des sciences*, 1865; séance du 10 août.

La plus commune est l'inflammation de la caroncule lacrymale et du repli semi-lunaire. On découvre, au grand angle de l'œil, des particules sulfureuses masquées par du mucus, mais dans lesquelles l'examen microscopique fait retrouver les caractères du soufre sublimé ou trituré. Une autre forme plus sérieuse est la conjonctivite proprement dite. Elle est ordinairement à forme aiguë, sans atteindre jamais le degré purulent. Il est très-rare qu'elle occasionne des taches kératiques ou d'autres désordres graves. Chez les sujets affectés de dyscrasie, elle prend une marche chronique, revêt surtout les caractères de l'ophthalmie tarsienne, et occasionne la lippitude et la chute des cils. Une troisième forme d'irritation oculaire s'accompagne d'ecchymoses sous-conjonctivales.

Les moyens à opposer à l'ophthalmie des soufreurs sont prophylactiques ou curatifs. Les premiers consistent surtout dans le choix des soufres, dans l'adoption de bons instruments, dans l'emploi de voiles ou de lunettes, et dans quelques pratiques hygiéniques après le soufrage. Parmi les moyens récemment proposés pour le soufrage économique de la vigne, le mélange de soufre et de chaux a été nuisible et a rendu les ophthalmies plus fréquentes. Le soufre plâtré, au contraire, est mieux supporté par les yeux, mais il ne paraît pas exempt d'inconvénients pour les organes respiratoires. Lorsque, malgré ces précautions, l'ophthalmie se produit, on la combat avec succès par les méthodes de traitement qui conviennent aux conjonctivites franches.

CHAPITRE VI.

TUMEURS DE LA CONJONCTIVE.

ARTICLE I.

Ptérygion.

Le ptérygion est une plaque, de forme triangulaire, à base tournée vers un des angles de l'orbite; et généralement le grand angle; à sommet correspondant à la circonférence ou au centre de la cornée, et constituée par l'épaississement d'une portion de la conjonctive oculaire.

Variétés. Dans le plus grand nombre des cas, le ptérygion occupe la moitié interne, parfois la moitié externe du globe. Ce n'est qu'exceptionnellement qu'il existe de chaque côté de l'œil; bien plus rarement encore voit-on, sur un seul œil, quatre ptérygions correspondant aux quatre points cardinaux de l'organe. Beer, sur 376 cas de ptérygion, n'en a trouvé que deux doubles; un seul quadruple. Des exemples de cette dernière espèce ont été rapportés par Marc-Antoine Petit et Cunier [1].

---

[1] *Bull. méd. belge*, p. 298; 1836.

Le ptérygion offre un aspect différent, suivant les cas. On en admet quatre formes : tantôt c'est une membrane triangulaire, grisâtre, demi-transparente, privée de vaisseaux apparents, et étendue sur la conjonctive et la cornée en forme d'ongle ou d'aile de mouche ; c'est le ptérygion *membraneux (pterygium tenue)*. D'autres fois, la membrane anormale reçoit un certain nombre de vaisseaux ; c'est le ptérygion *vasculaire*, qui se distingue du premier, par son aspect opaque et rougeâtre. Parfois cette vascularisation est telle, qu'elle présente un aspect musculaire ; d'où le nom de ptérygion *charnu (pterygium crassum)*. Il ne faut pas croire néanmoins, et admettre avec Pétrequin [1], que cette espèce est le résultat d'une transformation de nature réellement musculaire. Certaines circonstances sont propres à faciliter cette méprise. Ainsi, Schmidt a décrit et figuré un ptérygion qui présentait une telle ressemblance avec un muscle, qu'on aurait pu croire à un vice de situation du muscle droit supérieur de l'œil ; il naissait derrière la paupière supérieure, contournait la partie supérieure du globe et venait gagner la circonférence de la cornée, où il s'épaississait et devenait presque tendineux. R. Middlemore et Travers ont rapporté des exemples analogues. On a encore signalé un ptérygion *adipeux*, que Pétrequin considère comme le résultat d'une dégénérescence du ptérygion vasculaire.

Causes. Elles sont obscures. Beer [2] ne pense pas que cette affection soit une conséquence de phlegmasies de la conjonctive ; à la suite d'ophthalmies longues et négligées, ou traitées par des applications émollientes, la conjonctive conserve parfois une certaine laxité, de façon à former des plis, pendant les mouvements de l'œil ; mais on ne voit jamais se former un ptérygion. Pour Scarpa [3], au contraire, l'ophthalmie chronique variqueuse, le nuage de la cornée et le ptérygion sont trois maladies qui ne diffèrent que par l'intensité ; elles consistent dans une distension plus ou moins considérable des vaisseaux de la conjonctive, compliquée d'atonie et d'épaississement de cette membrane ; le ptérygion est formé par la lame la plus déliée de la conjonctive dégénérée, par l'effet de l'inflammation, en une tunique opaque et parsemée de vaisseaux sanguins variqueux. Mackenzie se rapproche de l'opinion précédente.

On a encore signalé comme causes : le séjour d'un grain de poudre sous la conjonctive, pendant plusieurs années ; des lésions traumatiques de la paupière et de la muqueuse oculaire ; des brûlures de la conjonctive et de la cornée. Rien ne prouve qu'il y ait eu, dans ces cas, un rapport de cause à effet, plutôt qu'une simple coïncidence. Lawrence [4] considère le ptérygion comme très-commun, chez les gens qui ont séjourné, pendant un grand nombre d'années, dans les pays chauds ; Heineken [5] le dit tellement fréquent à Madère, qu'un dixième des paysans et des bateliers de cette île en sont atteints à un certain degré ; il l'explique par l'habitude qu'ont les

[1] *Annal. d'oculist.*, t. I, p. 467. — [2] *Lehre von den Augenk.*, vol. II, p. 638. Wien, 1817. — [3] *Maladies des yeux*, t. I, p. 262 ; trad. cit. — [4] *Treatise on the Diseases of the Eye*, p. 365. London, 1833. — [5] *Medical Repository*, vol. XXII, p. 15. London, 1824.

habitants de s'exposer constamment aux rayons du soleil le plus ardent, en n'ayant sur la tête qu'un petit chapeau de drap qui n'ombrage et ne protége en rien les yeux. Beer signale l'action de la chaux et de la poussière des pierres sur la conjonctive, en se fondant sur ce que le ptérygion attaque de préférence les ouvriers exposés à l'influence de ces agents.

Nature du ptérygion. Les opinions ont varié sur ce sujet, comme sur l'étiologie. Pour Scarpa, le ptérygion est formé par une dégénérescence de la lame la plus déliée de la conjonctive, résultant d'une sorte de transformation des vaisseaux qui se développent sur la membrane. Wardrop[1] pense que, dans quelques cas, le tissu cellulaire sous-conjonctival participe à la maladie. Middlemore, beaucoup plus exclusif, place le point de départ du ptérygion dans ce tissu seulement. Rognetta[2], frappé sans doute de la ressemblance entre certains ptérygions et le tissu musculaire et tendineux, considère la maladie comme étant due à la vascularisation et au développement morbide de l'expansion aponévrotique d'un des muscles droits de l'œil. Pour Pétrequin[3], le ptérygion *membraneux* est une simple hypertrophie du tissu cellulaire; plus cette hypertrophie l'emporte sur le développement simultané des capillaires, plus l'aspect membraneux est caractérisé. Le ptérygion *vasculaire* est la conséquence d'une hypertrophie des vaisseaux capillaires de la conjonctive; le *charnu* est le résultat d'une transformation de l'état cellulo-fibreux à l'état vasculaire et même à l'état musculaire; enfin le ptérygion *adipeux* provient d'une dégénérescence graisseuse du ptérygion vasculaire.

Si, au lieu de se perdre en hypothèses, on se fût donné la peine d'analyser les éléments anatomiques qui entrent dans la constitution du ptérygion, on en aurait connu la véritable nature. Testelin et Warlomont[4] ont examiné au microscope quatre ptérygions, l'un *membraneux*, les autres du genre *crassum*. Ils ont trouvé, dans les quatre, les éléments ordinaires de la conjonctive et du tissu cellulaire subjacent; aucun d'eux ne présentait de traces de tissu fibro-plastique; tous étaient formés de la couche épithéliale, du derme ou chorion muqueux, de vaisseaux sanguins et de fibres propres de tissu cellulaire. Il résulte de ces données, que le ptérygion est une *hypertrophie simple* de la conjonctive et du tissu cellulaire subjacent.

On a aussi cherché à se rendre compte de la forme triangulaire, ou plutôt trapézoïdale, du ptérygion. Scarpa a fait remarquer que les adhérences de la conjonctive devenant plus intimes, à mesure qu'on se rapproche de la cornée, l'affection rencontre d'autant plus de résistance, qu'elle tend à gagner du côté du miroir. Pétrequin trouve une explication satisfaisante dans la disposition des vaisseaux; ceux de la conjonctive scléroticale se continuent, sans interruption, avec ceux de la conjonctive cornéale; ils se dirigent de la périphérie au centre, comme les rayons convergents d'un cercle. La disposition pyramidale des vaisseaux du ptérygion est donc la conséquence de leur arrangement à l'état normal. Si le ptérygion se développe

[1] *On the morbid Anatomy of the Eye*, p. 27. — [2] *Loc. cit.* — [3] *Annal. d'oculist.*, t. I, p. 467 et suiv. — [4] *Trad. de l'ouvr. de Mackenzie*, t. I, p. 352.

plus fréquemment du côté du grand angle, c'est que le plus grand nombre des vaisseaux conjonctivaux vient de ce côté. Ajoutez, que la muqueuse est naturellement plus épaisse dans ce point, et que le ptérygion y trouve une origine toute préparée, dans l'existence de la membrane semi-lunaire.

Diagnostic. Le ptérygion est facile à reconnaître : il se présente sous la forme d'une membrane d'épaisseur variable, plus ou moins riche en vaisseaux, étendue à la surface de la conjonctive scléroticale, et prolongée plus ou moins loin sur la cornée, où elle se termine brusquement, par un *bord ou un sommet épaissi qui ont quelque ressemblance avec une expansion aponévrotique ou tendineuse*. Avec un peu d'attention, on ne saurait le confondre avec le *pannus* (voir t. II). Le ptérygion est bien circonscrit, de forme triangulaire ou trapézoïdale, à sommet limité par une bandelette fibreuse de couleur nacrée ; il n'est généralement précédé d'aucune affection inflammatoire de l'œil, ne donne lieu à aucune sensation désagréable et est exempt de photophobie ; il se développe très-lentement et n'envahit le plus souvent qu'une petite portion de la cornée ; son siège de prédilection est le grand angle de l'œil. Le *pannus* est mal limité, les vaisseaux s'éparpillent sur les divers points de la cornée, sous forme de réseau, et ne forment pas, dans leur ensemble, une figure triangulaire ; il succède toujours à des kératites prolongées, envahit peu à peu toute l'étendue de la cornée, et commence le plus souvent par la partie supérieure de cette membrane.

Lorsque le ptérygion est très-épais, d'aspect charnu, et à surface rugueuse, il peut simuler une tumeur carcinomateuse de la conjonctive. On reconnaît le ptérygion, en ce que celui-ci peut toujours être saisi facilement avec une pince et écarté de la sclérotique et de la cornée, tandis que les tumeurs cancéreuses de la conjonctive adhèrent intimement. Les dernières ont de la tendance à gagner les parties profondes, tandis que le ptérygion demeure toujours limité à la surface de la muqueuse oculaire.

Marche. Terminaison. Pronostic. Abandonné à lui-même, le ptérygion peut rester stationnaire pendant des années. Il est rare qu'il guérisse spontanément ; Raleigh [1] en a rapporté un exemple : un ptérygion épais occupait le côté nasal de l'œil et empiétait d'environ 2 millimètres sur la cornée ; il disparut complétement par absorption, à la suite d'une opération de cataracte par extraction, dans laquelle on fit la section sur le côté temporal de la cornée. Middlemore [2] a remarqué que, lorsqu'un ptérygion charnu atteint le centre de la cornée et qu'il y séjourne longtemps, l'extrémité, d'abord pointue, devient obtuse, et peut obscurcir tout l'espace correspondant à la pupille ; les bords latéraux envoient des expansions, qui s'étendent parfois à la presque totalité du miroir. Quelle que soit la forme du ptérygion, toute la portion de cornée envahie est perdue pour la vision, et lorsque, comme dans un cas rapporté par Beer, deux ptérygions développés sur le même œil, l'un en dedans, l'autre en dehors, se rencontrent au centre de la cornée, la vision est notablement affaiblie.

[1] *Transac. of the med. and phys. Society of Calcutta*, vol. IV, p. 357. Calcutta, 1829.—
[2] *Treat. on the Diseases of the Eye*, t. I, p. 379. London, 1835.

Le principal danger du ptérygion est donc l'obscurcissement de la cornée. Ajoutez, que les diverses méthodes de traitement imaginées contre cette affection sont le plus souvent infidèles, et que certains ptérygions résistent avec opiniâtreté à tous les moyens qu'on emploie pour les détruire. On ne saurait donc se dissimuler que le pronostic est grave.

Traitement. Il est médical ou chirurgical :

A. TRAITEMENT MÉDICAL. Parmi les topiques préconisés, il faut mentionner les collyres astringents, liquides ou secs. La solution de nitrate d'argent a procuré des guérisons, même dans les cas de ptérygion *crassum* ; le laudanum instillé, plusieurs fois par jour, derrière les paupières, a donné aussi de bons résultats. Decondé a recommandé l'acétate de plomb en poudre fine : on applique, sur toute l'étendue du ptérygion, une couche de ce sel, qu'on laisse séjourner quelques secondes, après quoi on l'enlève au moyen d'un pinceau imbibé d'eau.

B. TRAITEMENT CHIRURGICAL. L'idée la plus simple, celle qui se présente d'abord à l'esprit, est d'enlever le ptérygion, après l'avoir disséqué. Cette pratique a des inconvénients, dans le plus grand nombre des cas. Lorsque le ptérygion n'occupe qu'une portion de la conjonctive scléroticale, la perte de substance est bientôt comblée, et il n'en résulte aucun trouble pour les mouvements de l'œil. Lorsqu'il présente des dimensions étendues, que la base se continue jusqu'au grand angle de l'orbite, les lèvres de la plaie tendent à se rapprocher et à se cicatriser ensemble. Tous les efforts, faits dans le but d'empêcher cette agglutination, échouent, et, après la guérison, il reste un symblépharon qui gêne notablement les mouvements de l'œil. Celui-ci est invariablement attiré en dedans et ne peut plus être ramené en dehors, que dans des limites restreintes.

Dans le but d'obtenir une cicatrisation *isolée* des lèvres de la perte de substance, j'ai essayé, une seule fois, d'appliquer au ptérygion le traitement imaginé par Pétrequin pour le *symblépharon* (p. 377) ; c'est-à-dire d'embrasser cette membrane au moyen de deux ligatures, dont l'une, la plus rapprochée de la cornée, est *très-fortement* serrée, tandis que l'autre, celle qui est le plus près du grand angle, est *moins* serrée. J'espérais, à l'aide de cet artifice, faire tomber la portion étranglée en deux temps, d'abord du côté de la cornée, puis du côté du grand angle de l'orbite. Cette tentative a échoué ; après la chute des deux ligatures, il s'est formé une bride dure et épaisse qui a porté le globe fortement en dedans.

1° **Scarifications**. En cas de ptérygium *crassum*, on peut, si le malade ne veut pas se prêter à l'extirpation, pratiquer sur le ptérygion quelques scarifications verticales, et le toucher, tous les jours, avec du laudanum.

2° **Ligatures**. Szokalski [1], dans un cas où le ptérygion occupait le grand angle de l'œil, et avait récidivé deux fois, après l'excision et la cautérisation, passa trois fils sous la tumeur, à la base, au sommet et à la partie moyenne. Trois jours après, il excisa toute la portion du ptérygion comprise entre les ligatures.

[1] *Bull. de la Soc. de médecine de Gand*, p. 17 ; février, 1842.

3° **Extirpation**. Lorsque le ptérygion est *membraneux*, qu'il n'arrive pas encore sur la cornée, on peut se contenter, après l'avoir saisi avec des pinces, d'en retrancher une portion d'un coup de ciseaux. On touche ensuite, tous les jours, la partie restante, avec du laudanum ; ou bien encore, on étend sur elle de la pommade au précipité rouge.

(*a*) **Extirpation totale**. Le malade est couché, les paupières convenablement écartées par des aides ; il regarde en dehors ou en dedans, d'après la situation qu'occupe la production morbide. On saisit le ptérygion, à la partie moyenne, avec une pince à dents, de façon à l'éloigner de la sclérotique ; puis avec des ciseaux courbes, on excise le pli que l'on a formé. S'il reste quelques portions de la tumeur, on les extirpe de la même manière.

(*b*) **Pratique de Scarpa**. Le chirurgien de Pavie distingue deux cas :

1° *Le ptérygion est petit, la base ne s'étend pas beaucoup sur la sclérotique.* On saisit le ptérygion avec une pince, à deux millimètres de son sommet ; on emporte la partie malade avec des ciseaux, le plus près possible de la cornée, du sommet à la base. Parvenu au point de réunion de la sclérotique et de la cornée, on soulève de nouveau un pli fait à la conjonctive, et d'un coup de ciseaux *porté très-près du limbe de la cornée*, on enlève à la fois le ptérygion et la portion de la conjonctive subjacente, en donnant à cette section la forme d'un croissant parallèle à la circonférence cornéale.

2° *Le ptérygion est à base très-étendue sur la sclérotique.* Dans ce cas, on fait une incision, depuis le sommet du ptérygion jusqu'à l'endroit où la cornée se réunit avec la sclérotique. On sépare le ptérygion de sa base, par une section demi-circulaire, en y comprenant la substance même de la conjonctive, dans l'étendue de 2 millimètres, et dans une direction concentrique au limbe de la cornée, près de celle-ci. Ce procédé offre, d'après Scarpa [1], l'avantage de prévenir une cicatrice difforme qui tire l'œil vers la caroncule.

(*c*) **Procédé de Desmarres [2], ou par dérivation**. Il consiste à fixer, par la suture, dans une plaie faite à la conjonctive, le sommet du ptérygion préalablement disséqué et séparé de la cornée. L'opération est exécutée en trois temps :

1er *temps*. Les paupières sont écartées par des aides, au moyen d'un élévateur et d'un abaisseur (fig. 69 et 70, p. 547). On saisit le ptérygion, à quelques millimètres de la cornée, et on le soulève légèrement avec une pince à dents. Avec un bistouri fin, ou un couteau à cataracte, on incise la muqueuse le long du bord supérieur et du bord inférieur du ptérygion, depuis la cornée jusqu'au grand angle de l'œil. Le ptérygion est disséqué par son sommet, sur la cornée, puis détaché partout, jusqu'au grand angle, où on le renverse sur sa base.

2° *temps*. On incise la conjonctive, dans une étendue de 6 à 8 millimètres, *parallèlement* à la circonférence de la cornée, et à 4 millimètres de cette dernière, en commençant l'incision au niveau du bord inférieur de la perte de substance qui a succédé à la dissection du ptérygion. Cette inci-

---

[1] *Loc. cit.*, t. I, p. 270. — [2] *Loc. cit.*, t. II, p. 168.

sion doit être assez large, pour que la nouvelle perte de substance qui en résulte, et qui forme avec la première un angle aigu, puisse loger l'extrémité libre ou le sommet du ptérygion.

3° *temps*. On fixe ce sommet dans la plaie conjonctivale, par quelques points de suture. Le pansement consiste en des fomentations froides sur l'œil opéré.

Le but de ce procédé est de chercher à prévenir une cicatrice qui attire fortement l'œil du côté correspondant à la base du ptérygion. Ce résultat est-il constant ? Cela nous paraît douteux, par cela seul qu'il reste, à la place occupée par le ptérygion, une perte de substance qui tendra forcément à se rétrécir. Peut-être y aurait-il lieu de compléter l'opération, en réunissant, par première intention, les lèvres de la plaie qui résulte de la dissection du ptérygion.

(*d*) **Procédé de l'auteur**. Après avoir enlevé une partie du ptérygion, par dissection, on réunit les lèvres de la perte de substance dans le *sens transversal*, par quelques points de suture simple.

(*e*) **Procédé de Pagenstecher** [1]. On détache le ptérygion de la cornée et de la sclérotique jusqu'à sa base, et on le renverse. On dissèque alors la conjonctive, dans les portions attenantes antérieurement au ptérygion, jusque sur l'autre moitié du globe ; de cette manière on peut la faire glisser plus facilement au devant de la perte de substance ; on en réunit les lèvres cruentes par une suture. En agissant de la sorte, une partie de la cornée, en haut et en bas, est recouverte par la muqueuse, après que les bords de la plaie conjonctivale ont été affrontés. Au bout de quelques jours, la conjonctive se retire et reprend sa place habituelle. Le ptérygion renversé s'atrophie lui-même promptement ; parce qu'il ne reçoit plus un nombre suffisant de vaisseaux.

ARTICLE II.

Pinguecula.

On a donné le nom de PINGUECULA à une petite tumeur, de couleur jaunâtre, faisant un relief, à peine marqué, au-dessus du niveau de la conjonctive, située à une faible distance de la circonférence de la cornée, sur l'axe transversal de l'œil, le plus souvent en dedans, quelquefois en dehors, parfois aussi à la fois en dedans et en dehors de la cornée.

Au premier abord, elle ressemble à un lobule graisseux, et c'est à cette circonstance qu'elle doit le nom de *pinguecula*. Toutefois, les auteurs sont encore aujourd'hui partagés d'opinion, relativement à la nature de cette affection. Weller [2], ayant examiné deux tumeurs de ce genre, enlevées par lui, n'y a pas constaté la moindre trace de graisse, à l'analyse chimique. La substance se comporta avec les réactifs comme un mélange d'albumine et de gélatine. Plus récemment, Ch. Robin [3] ayant examiné au microscope

---

[1] *Observations cliniques*, 1861. — [2] *Loc. cit.*, t. I, p. 258. — [3] Desmarres, *Traité des mal. des yeux*, t. II, p. 253.

une tumeur de ce genre, la trouva composée exclusivement d'épithélium pavimenteux de la conjonctive un peu hypertrophié ; il n'existait pas de vaisseaux dans la masse. Le chorion de la muqueuse était à peine épaissi. Les cellules épithéliales ne renfermaient pas de granulations graisseuses. Le pinguecula serait donc une tumeur *épithéliale* et non une tumeur graisseuse. Telle n'est pas l'opinion de Sappey [1] ; cet anatomiste dit que le tissu cellulaire lâche, qui unit la conjonctive au globe, renferme, chez l'adulte, quelques cellules adipeuses ; que ces cellules se rencontrent surtout dans l'intervalle qui s'étend du repli semi-lunaire à la cornée transparente. Là, ajoute-t-il, elles sont quelquefois assez multipliées pour donner naissance à une petite masse lenticulaire, située sur le diamètre transversal de l'œil, à 3 ou 4 millimètres en dedans de la cornée. Ce petit amas graisseux *a été considéré à tort, par les ophthalmologistes, comme un état pathologique, et décrit sous le nom de pinguecula.*

Il résulte des considérations précédentes, que la véritable nature du pinguecula est encore à déterminer, et qu'il faut de nouvelles recherches pour arriver à une solution définitive.

Une circonstance sur laquelle tout le monde s'accorde, c'est que le pinguecula ne s'observe que très-rarement chez les jeunes gens ; qu'on le rencontre presque exclusivement chez les adultes et les vieillards. La cause en est ignorée, et c'est se perdre en hypothèses que de dire, avec Weller, qu'il faut l'attribuer à la constitution lâche des malades, à l'abus de boissons spiritueuses, à des affections abdominales.

Le *diagnostic* est facile. On ne confondra pas le *pinguecula* avec le *ptérygion*, parce que ce dernier anticipe toujours sur la cornée qu'il couvre en partie, tandis que le pinguecula reste toujours à une certaine distance du miroir oculaire. Dans le cours d'une conjonctivite oculo-palpébrale, le pinguecula, perdu au milieu de l'injection de la muqueuse scléroticale, simule une de ces papules qui sont propres à la conjonctivite *phlycténulaire* (p. 533) ; cette erreur n'a pas d'importance, attendu que la présence de papules ou de phlyctènes, dans une conjonctivite, ne réclame, selon nous, aucune indication spéciale. Elle est d'ailleurs facile à éviter, en tenant compte du siége de la prétendue *phlyctène*, et en examinant l'œil du côté sain ; le pinguecula se montrant le plus souvent sur les deux yeux à la fois.

Le *pronostic* n'offre aucune gravité ; la petite élévation demeure généralement stationnaire, pendant des années. Ce n'est que dans le cas où l'affection prend un certain accroissement, et devient un sujet de gêne pour le patient, qu'on est autorisé à en faire l'extirpation, ce qu'on exécute avec une pince à griffes et des ciseaux.

----

[1] *Loc. cit.*, t. II, p. 594.

ARTICLE III.

Tumeurs graisseuses.

Les tumeurs graisseuses sous-conjonctivales sont rares. Mackenzie[1] a noté, chez quelques sujets, au-dessous de la conjonctive, un dépôt de graisse, tantôt vers l'angle interne, avec un prolongement en haut, derrière la paupière supérieure, et une augmentation d'étendue du repli semi-lunaire; tantôt derrière le cul-de-sac supérieur, vers la tempe, entre le muscle droit externe et la glande lacrymale. D'après de Græfe[2], ce dernier point est le siège de prédilection du *lipôme* conjonctival, qui offre une couleur jaune, est recouvert par la muqueuse saine, et constitue une tumeur plate de 1 à 2 millimètres de haut, qui s'étend vers la région de la glande lacrymale légèrement tuméfiée.

Le lipôme peut prendre des proportions considérables. Dans un cas observé par Alessi[3], la tumeur, du volume d'une noix, était située sur la conjonctive scléroticale, près de l'angle externe. Elle n'embrassait pas la cornée. La consistance en était molle; la couleur jaune rougeâtre. Elle était formée d'une enveloppe externe conjonctivale, sur laquelle étaient dispersés des vaisseaux sanguins; l'intérieur renfermait plusieurs plans celluleux pleins de graisse. Abernethy parle d'un fait semblable, vu à Londres par Boultus. La tumeur provenait de dessous la conjonctive et la poussait en avant, entre les paupières; elle avait 7 pouces de long, 3 1/2 de circonférence, *et pesait 2 livres 1/2.*

La graisse s'accumule parfois sous la conjonctive sur une plus grande surface, et la tumeur encadre en quelque sorte la cornée. Chez un malade observé par Desmarres[4], la tumeur était lisse, unie, également distribuée autour de la cornée, interposée à la sclérotique et à la conjonctive, à la façon d'un chémosis séreux, recouvrant toute la surface antérieure visible de la sclérotique, et se perdant vers le cul-de-sac conjonctival inférieur, moins épaisse à la partie supérieure de l'œil.

Les tumeurs lipomateuses de la conjonctive forment une masse jaunâtre, fluctuante, dans les points éloignés de la cornée, solide et fixe près de cette membrane; ce qui en rend parfois l'extirpation complète impossible. D'autres fois, elles se présentent sous la forme de petites élévations jaunâtres, ainsi que Kranka[5] en a rapporté une observation.

Tant que ces tumeurs ne gênent pas l'exercice de la vision, n'entravent pas les mouvements des paupières, il est inutile d'intervenir. Dans le cas contraire, on en fait l'extirpation, en respectant les portions adhérentes à la sclérotique.

---

[1] *Loc. cit.*, t. I, p. 564. — [2] *Archiv. für Augenh.*, t. VI, Abth. ii, p. 6. — [3] *Annal. d'ocul.*, t. XLVII, p. 41. — [4] *Loc. cit.*, t. II, p. 234. — [5] *Annal. ocul.*, t. XXXI, p. 105.

ARTICLE IV.

Polypes. Verrues.

On a décrit, sous le nom de *polypes de la conjonctive*, des tumeurs dont la structure n'a pas été suffisamment étudiée, et qui ont pour caractère commun d'être pourvues d'un pédicule. Celles de ces tumeurs qui ont une base large sont appelées *verrues*.

1° Quelques-uns des POLYPES de la conjonctive ressemblent à ceux de la pituitaire ; ils sont *muqueux*. Desmarres [1] a vu un polype de ce genre, attaché à la muqueuse de la paupière supérieure, pendant librement à la surface de l'œil, et se plaçant quelquefois sur la cornée, de manière à masquer la pupille. La tumeur, du volume d'un petit pois, était aplatie, pâle, molle, excepté au centre, où elle offrait une certaine dureté. La paupière ayant été renversée, le pédicule fut divisé avec des ciseaux et la petite plaie cautérisée. Dans un autre cas, il existait un polype semblable au précédent, mais plus petit ; il était attaché par un pédicule étroit à la conjonctive, près de la caroncule, et venait couvrir entièrement le conduit lacrymal inférieur. On en pratiqua l'ablation ; il n'y eut pas de récidive. Chez une jeune fille observée par Kranka [2], trois tumeurs du même genre, mais à base plus large, du volume d'une framboise, de couleur rouge pâle, situées sur le bord des paupières supérieures des deux yeux, étaient formées de nombreux vaisseaux et de tissu cellulaire.

Dans le fait suivant, la production morbide était constituée par du tissu fibro-plastique et des cellules pigmentaires :

OBS. CCX. *Polype de la conjonctive, de nature fibro-plastique.* K***, âgé de huit ans, est envoyé à ma clinique, le 27 septembre 1865, par le docteur Courtois. Sur la face muqueuse de la paupière inférieure gauche, existe une tumeur aplatie, lamelliforme, de la grandeur d'une pièce de 20 centimes, s'insérant par un pédicule très-étroit sur la conjonctive elle-même, vers le bord adhérent du cartilage tarse. La tumeur est comme plaquée sur la conjonctive palpébrale ; elle est rougeâtre et un peu mollasse. D'un coup de ciseaux j'excise le pédicule, et cautérise ensuite la surface d'implantation avec la pierre infernale.

Examinée au microscope par Pfeiffer, elle est trouvée de nature *fibro-plastique*, et contenant par places des *cellules pigmentaires*.

Dans d'autres cas, le polype est de nature fibro-cartilagineuse ; tel est le fait rapporté par Lawrence [3]. Une tumeur, du volume d'un pois, était unie à la face interne de la paupière supérieure par un prolongement mince ; la surface en était unie et muqueuse ; le pédicule dur, et exigeant une certaine force pour se laisser diviser. La tumeur, enveloppée par la conjonctive, est fibro-cartilagineuse à l'intérieur.

[1] *Loc. cit.*, t. II, p. 180. — [2] *Annal. d'ocul.*, t. XXXI, p. 105. — [3] *Treat. on the Diseases of the Eye*, p. 366. London, 1835.

Les corps étrangers, qui se logent dans un des replis de la conjonctive, déterminent parfois, autour d'eux, une hypertrophie de la muqueuse, qui forme une tumeur pédiculée. Riberi[1] rapporte l'observation d'une petite fille de trois ans, chez laquelle toute la surface de l'œil était couverte par une excroissance charnue, dont l'origine remontait vers l'angle externe de la paupière supérieure, tellement volumineuse qu'elle débordait la capacité des paupières. Il en pratiqua l'excision et trouva à la racine de la tumeur un fétu de paille. Guépin[2] a vu un polype piriforme et aplati de la conjonctive, qui s'était formé autour d'une portion d'épi de blé, longue de plus de 2 centimètres, introduite accidentellement derrière les paupières. Heindenreich[3] a mentionné l'histoire d'une fille de dix ans, atteinte d'une blessure de l'œil par une barbe d'épi : la conjonctive s'enflamma. Au bout de quelques mois, il se forma, entre la paupière supérieure et le globe, une végétation charnue, de forme arrondie, dont l'extirpation mit à découvert un morceau d'épi d'environ 2 centimètres 1/2 de long.

2° Les VERRUES de la conjonctive ont été vues sur tous les points de la muqueuse, même sur la cornée. Ce sont des saillies rouges, charnues, un peu granuleuses, isolées ou réunies en groupes, qui ont de la tendance à se multiplier sur les parties voisines. Travers en attribue le développement à une irritation produite par une sécrétion morbide ; il les compare aux végétations de la face interne du prépuce. Mackenzie[4] pratiqua l'ablation d'une petite verrue, située sur la face externe de la paupière inférieure ; après cette ablation, il se développa une multitude d'autres verrues sur la conjonctive oculaire ; elles disparurent spontanément ; il se forma un symblépharon partiel. Chaumet, de Bordeaux[5], a vu, sur une femme, une végétation d'un rouge foncé et du volume d'une grosse noisette, qui s'élevait au-dessus de la région externe du blanc de l'œil, se prolongeait sur la cornée, où elle cachait la moitié de l'ouverture pupillaire, et s'opposait à l'occlusion des paupières. Il l'enleva avec le bistouri, en commençant par la portion kératique, et appliqua ensuite, sur les racines scléroticales, deux stylets boutonnés incandescents. Pour prévenir une violente inflammation, il prescrivit un traitement antiphlogistique énergique : saignées générales, fomentations avec de l'eau opiacée froide ; sirop d'acétate de morphine à l'intérieur. Plusieurs jours après l'opération, la malade commença seulement à s'habituer à l'impression de la lumière ; la vision se rétablit au bout de vingt-deux jours.

Les *verrues* de la conjonctive ne guérissent pas par l'excision seule ; on n'en triomphe qu'en les cautérisant fréquemment avec la pierre infernale, ou avec le crayon de sulfate de cuivre.

[1] *Annal. d'oculist.*, t. II, p. 152. — [2] *Gaz. méd.*, de Montpellier, 1841 ; et *Annal. d'oculist.*, vol. I supp., p. 101. — [3] *Annal. d'oculist.*, t. XXVI, p. 209. — [4] *Loc. cit.*, t. I, p. 557. — [5] *Gaz. des hôpitaux*, 1840, 29 septembre.

ARTICLE V.

Dermoïde conjonctival.

Le dermoïde conjonctival est une tumeur formée par les éléments normaux de la peau. Cette dénomination appartient à Ryba [1]. Elle est synonyme de *nævus lipomatodes, lipoma crinosum, nævus spilus, trichosis congenita conjonctiva, trichosis bulbi*.

Demours [2] rapporte qu'une fille, de dix-huit ans, offrait une tumeur blanche, située moitié sur la cornée, moitié sur la conjonctive, très-adhérente et stationnaire ; on l'excisa en partie ; le reste s'atrophia. La portion enlevée avait *la consistance d'un cartilage romolli*. Une tumeur de ce genre, décrite par Wardrop [3], présentait le volume d'une fève ; une petite portion semblait naître de la cornée, pendant que le reste était situé sur la sclérotique, près de l'angle temporal. La surface en était unie et recouverte par la conjonctive. Plus de douze poils, très-longs et très-forts, naissaient de la partie moyenne, passaient entre les paupières, et venaient pendre sur la joue. Ces poils n'avaient poussé qu'à l'âge de seize ans.

Taliaferro [4] a observé une tumeur sous-conjonctivale *congénitale*, sur les deux yeux d'une fille de quinze ans. A gauche, la tumeur avait une base ovalaire de 1 centimètre dans le plus grand diamètre ; de 7 millimètres dans le plus petit ; elle présentait 12 millimètres de haut. Elle naissait de la partie externe et inférieure de la cornée, et recouvrait les deux tiers inférieurs de la pupille. Du sommet partaient dix ou douze poils, de 3 centimètres de long. A droite, la tumeur offrait un volume moitié moindre ; elle avait du reste la même forme et la même disposition qu'à gauche.

C'est aux recherches microscopiques de Ryba que nous devons la connaissance de la structure du *dermoïde conjonctival* : on y trouve tous les éléments de la peau, parfois jusqu'aux glandes sudorifères et les poils avec leurs follicules garnis de glandes sébacées. Ce genre de tumeur est donc essentiellement composé de tissu cellulaire entremêlé de quelques éléments graisseux. Quelques exemples feront ressortir ce fait : Oscar Heyfelder [5] mentionne une tumeur, de la taille d'un petit pois, couverte de plusieurs poils fins, et située au bord externe et inférieur de la cornée de l'œil droit. On l'excise avec des ciseaux. Au microscope, elle est trouvée composée d'*épiderme*, de *chair*, de *tissu cellulaire sous-cutané*, et de *trente poils* d'une structure normale, avec *leurs glandes propres* et *quelques glandes sudoripares*. Une tumeur ronde, aplatie, d'un blanc nacré, d'une consistance très-solide, implantée à la partie supérieure de la cornée, ayant été enlevée par Jüngken, est examinée par Virchow [6]. Elle présente une substance

---

[1] *Prager Vierteljahrschrift*, t. III ; 1853. — [2] *Loc. cit.*, t. II, p. 448. — [3] *Morbid Anatomy of the Human Eye*, vol. I, p. 32. London, 1819. — [4] Hays, *Améric. edit of Lawrence, Treatise on the Diseases of the Eye*, p. 341. Philadelphie, 1854. — [5] *Deutsche Klinik* ; 1850, n° 28, et *Annal. d'ocul.*, t. XXXII, p. 286. — [6] *Archiv. für pathol. Anat. und Phys.*, t. VI, p. 535 ; 1854.

épaisse, d'une consistance semi-cartilagineuse, devenant moins solide vers les parties profondes, de couleur d'un blanc légèrement bleuâtre. La couche centrale est composée d'un tissu cellulaire onduleux, de formation ordinaire et lâche; les couches les plus dures présentent une *structure analogue à celle de la peau*, c'est-à-dire *des faisceaux de fibres très-fermes, sans noyaux, avec quelques éléments élastiques*. Le tout est recouvert d'une *couche épaisse d'épiderme*. Il n'y a de vestige, ni de poils, ni de glandes.

Le fait rapporté par de Græfe[1] diffère du précédent, en ce que la production morbide contenait des follicules pileux : un garçon, de douze ans, était affecté d'une tumeur du bord temporal de la cornée, à base arrondie, de six millimètres de diamètre, solidement attachée aux parties subjacentes. La conjonctive était mobile sur la tumeur. Celle-ci était de couleur gris-jaunâtre, et de la surface sortaient de nombreux poils. La tumeur enlevée formait une masse jaunâtre, complétement et uniformément solide. Au microscope, elle était constituée par un *tissu cellulaire onduleux, sans noyaux, avec beaucoup de fibres élastiques*. Des *follicules pileux*, en grand nombre, étaient implantés dans cette substance; autour des follicules se trouvaient *des cellules de graisse rangées en groupe*.

Le dermoïde conjonctival occupe presque constamment le bord externe et inférieur de la cornée. Toutefois on le rencontre sur le bord interne de cette membrane. Ainsi, White Cooper[2] a observé un *trichosis bulbi* au bord nasal, et un autre au côté temporal de la cornée, sur le même œil. On l'a vu aussi sur la conjonctive palpébrale. Cornaz[3] rapporte que Lew père dut extirper, chez un enfant de huit mois, une excroissance qui occupait la partie moyenne de la conjonctive de la paupière inférieure, avait le volume d'un grain de millet, et ressemblait à la caroncule lacrymale : du sommet s'élevait un long poil. La tumeur offrait beaucoup d'analogie avec une *glande agglomérée* et ne renfermait qu'un seul *bulbe pilifère*.

D'après Ryba, le *dermoïde conjonctival* est une affection *congénitale* (p. 493), un vice de conformation, résultant d'un arrêt de développement, dans le travail de transformation de la membrane *cutanée* qui recouvre l'œil à une certaine période de la vie intra-utérine, et passe plus tard à l'état de membrane muqueuse.

Les caractères propres à cette production ressortent suffisamment des faits que nous avons énoncés : la tumeur, implantée le plus souvent sur la demi-circonférence externe et inférieure de la cornée, est de couleur gris-jaunâtre, d'une grandeur variable, et communément comme la moitié d'une lentille, à surface lisse, avec un grand nombre de petites sinuosités, souvent garnie de poils. La conjonctive la recouvre. Elle s'accroît lentement et peut récidiver, quand on ne l'enlève que partiellement. Toutefois, il arrive bien plus souvent que la portion restante s'atrophie. Lorsqu'elle est volumineuse, elle détermine, par sa présence, une irritation de l'œil, surtout quand elle est surmontée de poils, et expose à des

---

[1] *Archiv. für Augenh*, t. I, p. 287; 1855. — [2] Cité par Mackenzie, *loc. cit.*, t. I, p. 561. — [3] *Ann. d'ocul.*, t. XXIII, p. 29.

ophthalmies. Elle peut aussi apporter obstacle aux mouvements du globe.

Le seul traitement rationnel est l'ablation. Cette opération exige quelques précautions. Il convient de ne pas enlever la totalité de la tumeur, dans la crainte de perforer la cornée, avec laquelle une portion de la masse est en général intimement unie. On commence par détacher la tumeur de la cornée, en respectant la partie qui pénètre dans le tissu de cette membrane ; on enlève ensuite la portion scléroticale, en prenant garde aussi de ne pas entamer la fibreuse oculaire. On peut toucher la portion restante avec un caustique, ou l'abandonner à elle-même, parce que le plus souvent cette portion s'atrophie.

ARTICLE VI.

Tumeurs vasculaires.

1. Tumeurs érectiles.

Les tumeurs érectiles qu'on rencontre sur la muqueuse oculaire, ne sont, le plus souvent, qu'une extension de semblables productions morbides formées dans l'orbite ou dans les paupières. Il existe cependant quelques observations de tumeurs érectiles débutant sur la conjonctive : Wardrop[1] a rapporté l'observation d'une petite fille qui, en venant au monde, portait sur la conjonctive scléroticale, un petit *nævus maternus* très-coloré et couvert de douze poils assez longs pour déborder la fente interpalpébrale. Chez une femme de cinquante ans, il existait une tumeur semblable, du volume d'une fève. D'autres cas de ce genre ont été signalés par Andrews, Crampton, Gazelles, Von Ammon, Middlemore. Le traitement est analogue à celui qui a été exposé antérieurement pour les tumeurs érectiles des paupières (p. 459).

2. Varices.

Les véritables varices, celles qui forment un petit paquet de veines circonscrit dans un espace restreint de la conjonctive scléroticale, sont rares. Chez les sujets affectés de kératite panniforme, on voit souvent ramper dans la profondeur de la conjonctive, des veines plus ou moins dilatées ; mais cet état est passager et ne constitue pas, à proprement parler, des varices, encore moins une tumeur variqueuse. D'autres fois, les veines de la conjonctive s'amplifient, en même temps qu'il se développe une affection plus grave des autres membranes de l'œil : tel était le cas du malade cité par Pelletan[2]. Au contraire, les deux faits rapportés par J. Van Roosbroeck[3] sont des exemples bien avérés de varices idiopathiques de la conjonctive. L'observation suivante[4] peut leur servir de complément.

OBS. CCXI. *Varices ou paquet variqueux de la conjonctive scléroticale gauche ; excision de la tumeur ; cautérisation consécutive avec le crayon de sulfate de cui-*

[1] Rognetta, *Traité d'ophth.*, p. 375. — [2] *Clinique chirurg.*, t. II, p. 73. — [3] Mackenzie, *Maladies de l'œil*, t. I, p. 558 ; trad. cit. — [4] *Annal. d'oculist.*, t. XLV, p. 230.

vre : guérison. Célina W..., âgée de dix ans, est présentée à ma clinique, le 11 avril 1861. Au rapport de la mère de l'enfant, l'œil gauche s'est *recouvert de sang*, il y a trois ans. Cette congestion s'est dissipée ; mais depuis cette époque, il est resté une petite tumeur qui offre les caractères suivants : elle est située vers la partie inférieure et externe de la conjonctive scléroticale de l'œil gauche, non loin du cul-de-sac inférieur de la conjonctive oculo-palpébrale, si bien que, pour la découvrir tout entière, il faut porter l'œil très-fortement en haut et en dedans. Cette tumeur, dont *la surface ressemble un peu à celle d'une framboise, est composée de quatre ou cinq petits mamelons, du volume d'un grain de millet, de couleur punaise*, placés les uns à côté des autres. En exerçant sur la tumeur une compression, avec la paupière inférieure, que l'on fait mouvoir de haut en bas et de bas en haut sur le globe, on la fait disparaître en grande partie, et l'on constate *le déplacement d'un liquide de couleur rouge foncé*, dans les vaisseaux qui partent de la petite production morbide, et qui marchent, en très-petit nombre, vers la circonférence de la cornée, sans atteindre cette dernière membrane. En faisant exécuter à l'enfant une *forte expiration*, la bouche et le nez fermés, *on voit la tumeur se reformer* presque immédiatement. L'œil est sain ; aucun trouble de la vision.

Je conseillai l'usage d'une pommade au précipité rouge. Ce traitement n'ayant amené, au bout de huit jours, aucune modification dans l'état de la tumeur, je me décidai à emporter le paquet variqueux avec l'instrument tranchant. En conséquence, l'enfant étant assise sur une chaise basse, la tête assujettie sur la poitrine d'un aide, et les paupières convenablement écartées, je saisis, avec une pince à griffes, la portion de conjonctive sous laquelle rampent les veines dilatées, et j'en pratique l'excision, d'un seul coup de ciseaux. L'écoulement de sang est insignifiant. (*Compresses d'eau froide sur l'œil.*)

Le lendemain, il existe un boursouflement de la portion de conjonctive voisine de celle qui a été enlevée, et l'on constate, à la place de cette dernière, quelques veines encore dilatées. Je touche le restant des varices avec un crayon de sulfate de cuivre.

Trois jours après, on me ramène l'enfant. La conjonctive oculaire est injectée dans une partie de son étendue, et offre une ecchymose aux environs du paquet variqueux enlevé. A la place occupée précédemment par la petite tumeur, se trouvent quelques caillots sanguins très-petits. (*Nouvel attouchement avec le crayon de sulfate de cuivre.*)

Enfin le 29 avril, l'ecchymose conjonctivale est entièrement résorbée ; toute trace de varices a disparu ; au niveau de la partie excisée, se voit un petit épaississement de la conjonctive, auquel aboutit un vaisseau d'un assez gros calibre, situé profondément et masqué par la muqueuse oculaire épaissie. Une petite ligne blanchâtre, appréciable seulement, alors qu'on fait porter le globe fortement en haut, indique le théâtre primitif de l'opération.

Le fait précédent peut être considéré comme un type de varices de la conjonctive. La circonscription de la tumeur, les petits renflements qu'elle présentait, la possibilité de la vider par la compression, le retour subit des vaisseaux à leur volume primitif, sous l'influence d'une forte expiration, son siége enfin, dans la partie profonde de la conjonctive, ou, pour mieux dire, dans le tissu cellulaire sous-conjonctival, tout se réunissait pour que le diagnostic n'offrît aucune incertitude. Au premier abord, et en voyant l'aspect général de la petite masse morbide, on aurait pu croire à une *tumeur érectile;* mais par l'analyse attentive de la structure de la tumeur, on constatait que les petits mamelons qui la composaient étaient dus à autant de *renflements* des veines, rampant dans le tissu cellulaire sous-conjonctival. Il a été difficile d'enlever, par excision, tout le paquet variqueux, et il est resté quelques débris de veines béantes au fond de la plaie. Dans la crainte de voir les vaisseaux se reproduire, j'ai touché, deux fois, la solution de continuité avec un crayon de sulfate de cuivre. J'avais pour but, en agissant ainsi, de développer une légère phlegmasie, une *véritable phlébite oblitérante.* Les suites de l'opération ont été des plus simples ; c'est à peine si la conjonctive s'est enflammée ; l'ecchymose traumatique s'est rapidement dissipée, et la guérison s'est effectuée en quelques jours.

ARTICLE VII.

Kystes de la conjonctive.

On rencontre parfois, sur la conjonctive sclétoricale, de petites tumeurs d'un volume variable, depuis une tête d'épingle jusqu'à une petite lentille, sphéroïdales, transparentes, pouvant être déplacées, en tous sens, avec la conjonctive elle-même, qui conserve sa mobilité ordinaire. A la surface de la petite tumeur, rampent des vaisseaux sanguins très-ténus, faisant partie de la muqueuse. Chez quelques sujets, il existe plusieurs de ces *vésicules* adossées l'une à l'autre, comme les grains d'un chapelet, ou distantes les unes des autres.

Obs. CCXII. La dame M***, âgée de cinquante-huit ans, ouvrière, se présente à ma clinique, le 23 juillet 1861. Elle nous apprend qu'il y a quinze jours, elle a commencé à éprouver, derrière les paupières gauches, une sensation analogue à celle d'un corps étranger. Aujourd'hui, on constate, à la surface de la conjonctive scléroticale gauche, à environ 3 millimètres en dehors de la circonférence de la cornée, une tumeur du volume d'une petite lentille, parfaitement transparente, pouvant être déplacée, en tous sens, avec la conjonctive elle-même, qui est très-mobile. A la surface de cette petite tumeur, rampent des vaisseaux sanguins très-ténus. La patiente n'accuse que des *démangeaisons* à peine marquées. La conjonctive n'est nullement injectée.

Je saisis la tumeur avec une pince à griffes, et je l'enlève d'un coup de ciseaux. La tumeur ayant été incisée, après l'ablation, il ne s'en écoule qu'une très-petite quantité d'un liquide transparent, que je n'eus pas la précaution de recueillir, pour l'examiner au microscope. Les suites furent des plus simples ; il ne se développa pas la moindre phlegmasie, et le kyste n'a pas reparu.

On voit, d'après ce fait, comme d'après ceux qui ont été mentionnés par Deval[1] et Wharton Jones[2], que Sichel[3] a été trop exclusif, en avançant que ces kystes siègent toujours dans le grand pli oculo-palpébral supérieur ou inférieur ; ceux qui affectent une autre situation étant formés par le *cys-*

---

[1] *Loc. cit.,* p. 327. — [2] **Mackenzie**, *loc. cit.,* t. I, p. 563. — [3] *Archiv. génér. de Médec.,* t. XI, p. 430 ; 4ᵉ série.

ticerque ladrique sous-conjonctival. Bien que, dans l'observation que j'ai rapportée, le contenu du kyste n'a pas été examiné au microscope, on reconnaît, d'après les caractères mêmes attribués par Sichel au cysticerque ladrique sous-conjonctival (voir t. II, l'article *Cysticerques*), qu'il s'agissait bien d'un kyste séreux.

Les kystes séreux de la conjonctive sont formés d'une membrane interne séreuse, et d'une membrane *pseudo-fibreuse* constituée aux dépens du tissu cellulaire sous-conjonctival condensé, unie à la conjonctive par ce tissu lui-même. L'examen d'une petite tumeur vésiculeuse sous-conjonctivale, enlevée par Wharton Jones, donna les résultats suivants : les parois sont constituées par une membrane finement granulée ; le contenu est un fluide, dans lequel existent des cellules plates à noyaux, ressemblant à des cellules épithéliales, les unes libres, les autres réunies, de façon à former une espèce de membrane.

On peut confondre les kystes séreux sous-conjonctivaux avec le *cysticerque ladrique sous-conjonctival*. D'après Sichel, la tumeur produite par le cysticerque est moins mobile, moins diaphane ; on reconnaît, à travers la conjonctive, une *tache jaunâtre pâle, irrégulièrement arrondie ou ellipsoïde et formée par le corps de l'animal*, tache qu'on ne voit pas dans les kystes séreux. La présence d'une tumeur formée par le passage de l'humeur aqueuse et d'une partie du corps hyaloïde, à travers une plaie de la sclérotique, dans le tissu cellulaire sous-conjonctival, ne saurait offrir de difficultés pour le diagnostic, attendu que, dans ce cas, la tumeur est moins mobile et a une racine plus profonde qu'un kyste conjonctival.

Traitement. On saisit la tumeur, avec une petite pince à griffes, et on l'excise à la base, d'un coup de ciseaux. Pour en prévenir la récidive, on cautérise la plaie conjonctivale, avec la pointe d'un crayon de pierre infernale, après quoi on projette immédiatement, sur la portion de conjonctive touchée par le caustique, quelques gouttes d'une solution de sel marin, pour empêcher le contact du sel lunaire avec la cornée. Il suffit de faire baigner l'œil, pendant quelques jours, dans un liquide légèrement astringent.

ARTICLE VIII.

Emphysème.

L'emphysème du tissu cellulaire sous-conjonctival existe très-rarement, sans qu'il n'y ait en même temps un emphysème des paupières et même de l'orbite. Ce que nous avons dit, au sujet de ces deux lésions (p. 182 et 463), nous dispense d'entrer dans de nouveaux détails. Lorsque le gonflement emphysémateux occasionne de la douleur, que la présence d'un *chémosis gazeux* empêche les mouvements de l'œil ou des paupières, on est en droit de ponctionner la conjonctive, pour donner issue à l'air infiltré dans le tissu cellulaire subjacent, si le mal ne cède pas aux applications résolutives.

ARTICLE IX.

Œdème.

Il arrive parfois, qu'une certaine quantité de sérosité s'accumule dans le tissu cellulaire sous-conjonctival. Tantôt l'infiltration est légère ; d'autres fois le liquide est assez abondant, pour former une tumeur qui encadre la cornée et que l'on appelle *chémosis séreux* (p. 524) ; dans d'autres circonstances encore, l'œdème existe sur plusieurs points de la conjonctive, séparés les uns des autres par des parties saines. L'infiltration peut gagner le tissu cellulaire des paupières.

Causes. L'œdème de la conjonctive est fréquent dans certaines conjonctivites ; il prend, dans quelques cas, d'assez fortes proportions pour former un *chémosis séreux*. Il se développe également, chez les sujets atteints d'une phlébite de la veine ophthalmique (voir p. 140), et c'est probablement à une pareille lésion qu'il faut attribuer l'œdème de la conjonctive observé par Vidal de Cassis [1], chez un sujet atteint de plaie de tête, mort avec des symptômes d'infection purulente ; celui qui se montre parfois chez les femmes en couches. Toutes les lésions de l'orbite, qui mettent obstacle à la circulation en retour du globe, produisent l'œdème sous-conjonctival. Certaines affections du cœur agissent de même. Dans d'autres cas, l'œdème est la conséquence de simples irritations portées sur la muqueuse ; on l'observe dans les abcès des paupières, à la suite de corps étrangers introduits accidentellement derrière ces voiles. Je l'ai vu succéder au contact de la teinture d'iode avec la conjonctive, alors que ce liquide, injecté dans le sac lacrymal, refluait à la surface de l'œil. Chez quelques sujets, l'œdème est passif et tient à une sorte d'atonie ; c'est sous cette forme qu'on le rencontre chez les vieillards et chez des enfants faibles.

Symptômes. L'œdème de la conjonctive se forme parfois rapidement, tel était le cas d'un horloger observé par Demours père [2] : « La conjonctive était extrêmement gonflée, depuis deux heures, par un amas d'eau ; le malade sortit guéri par l'effet d'un coup de ciseaux qui a donné issue à cette sérosité qui était très-limpide. » Le plus souvent, l'œdème se développe lentement : la conjonctive scléroticale est d'abord simplement relâchée, mollasse et comme macérée, faisant des plis, lorsque l'œil exécute des mouvements de latéralité ; plus tard, elle se boursoufle ; il se forme, autour de la cornée, un bourrelet plus prononcé à la partie inférieure, parce que le liquide se porte dans ce point par l'effet de la pesanteur. Le bourrelet est quelquefois tellement volumineux, qu'il cache complétement la cornée et sort de l'intervalle des paupières. Deshaies Gendron [3] a observé, chez un enfant, une tumeur qui descendait jusque sur la joue, et qui résultait de deux prolongements de la muqueuse en forme de petits sacs. Le liquide,

---

[1] *Traité de Pathol. externe et de Méd. opér.*, t. III, p. 178 ; édit. Fano. — [2] *Traité des mal. des yeux*, t. II, p. 135. — [3] *Mal. des yeux*, t. II, p. 58. Paris, 1770.

accumulé sous la conjonctive, est tantôt de la sérosité claire ou jaunâtre, tantôt semi-gélatineux.

Tant que l'infiltration est peu prononcée, les malades n'accusent aucun trouble fonctionnel ; quand le chémosis est volumineux, il gêne les mouvements des paupières et donne lieu à du larmoiement. Quelques auteurs admettent même, qu'alors l'action irritante de l'air peut en produire l'ulcération et même la mortification, ce qui aurait besoin d'être soumis au contrôle d'une observation attentive. Quelquefois le petit pli œdémateux dégénère en une substance dure et comme cartilagineuse.

Traitement. Lorsque l'œdème sous-conjonctival est peu prononcé, il suffit, pour le faire disparaître, de simples lotions astringentes. Prend-il des proportions plus étendues, il convient d'évacuer le contenu de la tumeur, soit en la ponctionnant avec une lancette, soit en excisant, avec des ciseaux courbes, un lambeau de muqueuse. Quand l'œdème est symptomatique, il faut combattre l'affection principale.

ARTICLE X.

Tumeurs malignes. Cancer.

Les tumeurs malignes de la conjonctive appartiennent à divers groupes ; le cancroïde ou épithélioma, les tumeurs fibro-plastiques, les productions encéphaloïdes et le cancer mélanique.

1° Le CANCROÏDE ou l'ÉPITHÉLIOMA débute rarement par la conjonctive palpébrale, encore moins fréquemment par la conjonctive scléroticale ; le plus communément, il résulte de l'extension, aux parties subjacentes, d'une affection de ce genre développée primitivement sur la peau des paupières. Quand, par exception, il se montre, dans le principe, sur la conjonctive du bulbe, il est caractérisé par un petit bouton situé plus ou moins près de la circonférence de la cornée et recouvert par la muqueuse vascularisée. Plus tard, il forme une petite tumeur rougeâtre, bosselée, à surface le plus souvent excoriée et sécrétant un peu de liquide purulent.

Au début, cette affection a quelque ressemblance avec la conjonctivite phlycténulaire. A une époque plus avancée, ce sont plusieurs élevures composées de tissu épithélial, qui se réunissent, pâlissent et se gonflent ; la surface en est excoriée, et il se forme un ulcère à bords irréguliers, dont le fond est bosselé, en quelque sorte infiltré par une masse pultacée, de couleur rouge pâle.

La marche du cancroïde conjonctival varie. La tumeur, alors même qu'elle est ulcérée, peut rester stationnaire pendant longtemps ; d'autres fois, l'ulcère se propage de proche en proche ; la cornée est envahie et finit par se perforer, d'où la destruction consécutive de l'œil.

Enlever, de bonne heure, la production morbide ; en prévenir le retour, par des cautérisations faites avec précaution, à l'endroit même qu'elle occupait ; sacrifier le globe, en même temps qu'on enlève la tumeur, lorsque celle-ci a envahi une portion de l'œil ; telles sont les indications à remplir.

2° Les TUMEURS FIBRO-PLASTIQUES atteignent parfois un grand volume. Abernethy[1] rapporte un fait de ce genre emprunté à Bouttatz : Une tumeur s'était développée au-dessous de la conjonctive, de façon à pousser cette membrane au dehors, dans l'intervalle des paupières ; elle avait sept pouces de long, trois pouces et demi de circonférence, et pesait deux livres et demie ; la structure était celle du *sarcome pancréatique*, décrit par Abernethy lui-même ; elle était étroitement unie à la conjonctive, mais n'avait pas envahi la cornée.

Il s'agissait bien aussi d'une tumeur fibro-plastique dans le cas suivant, décrit par Müller[2] : La conjonctive palpébrale offrait une tumeur lobulée, du volume du poing, presque entièrement composée de corpuscules à queue, arrangées à la manière de fibres ; elle se laissait rompre, et la surface de la rupture présentait un aspect fibreux. On en pratiqua l'ablation *partielle* trois fois ; il y eut récidive, après chaque opération. La quatrième fois, on en fit l'ablation totale, en y comprenant le globe, qui était intact. La guérison eut lieu d'une manière définitive.

Les tumeurs décrites par Mackenzie[3], sous le nom de *tubercules scrofuleux*, naissant de la sclérotique et soulevant la conjonctive, ne sont, probablement aussi, que des productions fibro-plastiques. Voici, en effet, ce qu'il en dit : « Tumeurs de couleur blanchâtre ou jaunâtres, dures, s'accroissant lentement jusqu'au volume d'une noisette, se faisant jour à travers la conjonctive et ne suppurant pas. » Une tumeur de ce genre, examinée par Anderson, était *fibreuse* ; les fibres, très-minces, se laissaient facilement séparer en faisceaux parallèles. Lorsque ces tumeurs sont abandonnées à elles-mêmes, elles peuvent se terminer par la désorganisation et l'atrophie du globe.

Ces productions morbides envahissent, en effet, dans quelques cas, la sclérotique, qui participe bientôt à la dégénérescence. Bourjot Saint-Hilaire[4] a observé une tumeur *squirrheuse* développée sous la conjonctive scléroticale gauche, chez une jeune fille de onze ans, vers l'angle interne de l'orbite. Le fond était formé par la sclérotique ramollie ; la coque sclérotidienne était malade dans son cinquième interne.

Le traitement des tumeurs fibro-plastiques de la conjonctive est essentiellement chirurgical ; il faut les enlever de bonne heure, et, autant que possible, emporter le tissu morbide en entier. Lorsque la dégénérescence a envahi la sclérotique, on extirpe une portion ou la totalité du globe, suivant le degré d'extension du mal.

3° Les PRODUCTIONS ENCÉPHALOÏDES se présentent sous diverses formes :

[1] *Surgical Observ. on Tumours*, p. 43. London, 1811. — [2] *On the nature of Cancer*, *translated by West*, p. 19. London, 1840. — [3] *Loc. cit.*, t. I, p. 364. — [4] *Annal. d'ocul.* t. II, p. 75.

quelquefois c'est une petite tumeur, de volume variable, s'accroissant lentement, jouissant d'un certain degré de mobilité et mélangée souvent d'une certaine quantité de pigment noirâtre ou brunâtre, ce qui la rapproche du *cancer mélanique*. Ces tumeurs récidivent, avec une grande rapidité, et d'autant plus vite, qu'elles renferment une plus grande quantité de matière mélanique, soit à la place même qu'elles occupaient, soit dans le voisinage.

Obs. CCXIII. *Tumeur encéphaloïde et mélanique pédiculée de la conjonctive sclé-roticale.* La dame B***, âgée de quarante-cinq ans, laveuse, est opérée à ma clinique, le 25 novembre 1860, d'une petite tumeur mélanique de la conjonctive gauche, située près du grand angle de l'orbite. Un an après, il se forme une nouvelle tumeur à la surface du même œil, et, cette fois, vers la partie inférieure et externe de la sclérotique, à environ 2 millimètres de la circonférence de la cornée.

Le 28 avril 1862, il existe, à la place qui vient d'être indiquée, une tumeur, du volume d'un gros pois, ellipsoïde, aplatie d'avant en arrière, se continuant avec la conjonctive par un simple repli, ce qui fait qu'elle jouit d'une grande mobilité en tous sens, d'aspect gris rougeâtre et assez consistante. La patiente dit que parfois elle y ressent des élancements. La conjonctive palpébrale inférieure présente, à une certaine distance du point d'implantation de la tumeur, une petite tache d'un brun foncé. La vision est bonne, l'œil sain.

Après avoir attiré la tumeur en avant, avec une pince à griffes, je l'excise au niveau de son pédicule, avec des ciseaux.

La tumeur, après macération dans l'eau pure pendant deux heures, se présente sous la forme d'une petite masse, de couleur grisâtre, assez consistante, se laissant facilement écraser entre les doigts, et se réduisant alors en une bouillie mélangée d'un grande quantité d'un suc laiteux. Vers son point d'implantation se voit une petite tache d'un brun noirâtre.

Les tumeurs encéphaloïdes de la conjonctive constituent, dans d'autres cas, de petites excroissances ou des végétations, d'un rose livide, mollasses, saignant facilement au contact des instruments ; on les désigne sous le nom générique de *fongus*. Elles se montrent de préférence sur la conjonctive scléroticale, quelquefois sur la palpébrale, mais ne naissent pas de la cornée, qu'elles masquent parfois, refoulées qu'elles sont par les paupières. Elles ont une tendance incessante à s'accroître, et au bout d'un certain temps, viennent saillir entre les paupières. La surface sécrète une matière qui est convertie en croûte par le contact de l'air. Plus tard, elles s'ulcèrent, donnent lieu à une suppuration fétide, sanieuse, et à des hémorragies. Abandonnées à elles-mêmes, elles finissent par envahir les parties voisines, se propagent aux tissus que la conjonctive recouvre ; et c'est de la sorte, que la cornée et la sclérotique dégénèrent ; l'œil lui-même finit par être désorganisé.

Le seul traitement rationnel est l'extirpation. Lorsque la production morbide occupe une grande surface, on peut, pour en faciliter l'ablation, commencer par agrandir la fente palpébrale, en incisant l'angle externe des paupières. Pour prévenir ou éloigner la récidive, on cautérise la surface d'implantation de la tumeur. Lorsque le globe a déjà été envahi, il faut en pratiquer l'ablation.

4° Les TUMEURS MÉLANIQUES se reconnaissent à la couleur brune ; elles récidivent avec une promptitude désespérante, et se propagent, avec une grande facilité, aux parties voisines.

OBS. CCXIV. Graf, âgé de trente-quatre ans, brasseur, est atteint, depuis trois ans, à la paupière inférieure droite, d'une tumeur qui a déjà *été enlevée trois fois*.

Le 20 mars 1861, il existe, derrière la paupière inférieure droite, une tumeur, grosse comme un haricot flageolet, s'insérant par une base large à la conjonctive, au niveau du cul-de-sac inférieur, vers la caroncule lacrymale ; molle, de couleur gris brunâtre, et saignant au moindre contact. Lorsque les paupières sont rapprochées, la production morbide se loge derrière ces voiles membraneux, et flotte sur la cornée qui présente un petit nuage. La conjonctive oculo-palpébrale est légèrement injectée. La vue est un peu trouble. La caroncule lacrymale boursouflée se continue avec la tumeur. Il n'existe aucune teinte mélanique sur la sclérotique. Le reste de l'œil paraît sain.

Le 21 mars, le patient étant assis ; les paupières étant convenablement écartées ; avec une pince à griffes, je saisis la portion de conjonctive, sur laquelle la tumeur est implantée, et j'enlève cette dernière, avec des ciseaux courbes, en ayant soin d'emporter une portion de tissus voisins. Après avoir donné au malade quelques instants de repos, je cautérise fortement, avec un crayon de nitrate d'argent, la place occupée par la tumeur ; je lave la partie cautérisée avec de l'eau salée (*fomentations froides sur l'œil*).

Examen de la tumeur. Celle-ci présente une couleur bistre : le tissu en est peu consistant et se laisse facilement écraser. La coupe offre des teintes diverses, brunâtre, blanche grisâtre, rougeâtre ; la couleur brune prédomine. A l'examen microscopique, fait avec le concours du docteur Pfeiffer, on constate que la tumeur est composée d'une trame de tissu cellulaire de nouvelle formation, et d'un nombre relativement peu considérable de vaisseaux sanguins. Enchâssée dans les intervalles de cette trame, se voit une masse de *cellules épithéliales libres, de forme et de grandeur variables. Ces cellules sont les unes incolores, les autres remplies d'une matière pigmentaire plus ou moins foncée. Plusieurs cellules sont à moitié transparentes, à moitié colorées par l'agglomération de cellules pigmentaires noires*. Indépendamment des cellules épithéliales, il existe un très-grand nombre de *noyaux libres* qui nagent dans un liquide transparent et homogène.

Le lendemain, il y a une injection modérée de la conjonctive oculo-palpébrale. Une exsudation blanchâtre occupe la partie interne de la face postérieure de la paupière, à l'endroit où la tumeur existait. La paupière supérieure est légèrement tuméfiée. Le 25, la cornée est demeurée saine ; la conjonctive est dans le même état. Le 2 avril, l'exsudation blanchâtre se résorbe ; la cornée est transparente, la vision bonne.

Graf est revenu à ma clinique, au commencement de l'année 1862. La tumeur était récidivée, et occupait, cette fois, *le tiers environ de la longueur de la paupière inférieure*. Je fis l'ablation de toute la portion du voile atteinte de la dégénérescence. La brèche de la paupière fut réparée, par le fait seul du travail de la cicatrisation, sans qu'on fût obligé de recourir à une blépharoplastie.

CHAPITRE VII.

AFFECTIONS DIVERSES DE LA CONJONCTIVE.

ARTICLE I.

Xérophthalmie.

La xérophthalmie est caractérisée par la flaccidité, la sécheresse, l'opacité de la conjonctive, qui offre un aspect pulvérulent, écailleux, et devient insensible comme la muqueuse du vagin prolapsée depuis longtemps. Lawrence a comparé la conjonctive, ainsi altérée, à un morceau de papier de soie qu'on aurait collé sur la cornée, ou à un lambeau d'épiderme enlevé par l'action d'un vésicatoire.

Cette affection a été appelée aussi *xérosis, xéroma, conjonctive cuticulaire ; cutisation, dermification, épidermification de la conjonctive ; conjonctiva arida, altération de la sécrétion conjonctivale, lusus* des organes lacrymaux et de la conjonctive.

Elle a été signalée, pour la première fois, par Schmidt[1], en 1803 ; puis, plus tard, par Benedict[2] et Travers[3]. Von Ammon[4] en a donné une bonne description. Jæger, Chélius, Carron du Villards, Velpeau, Vidal de Cassis, Rognetta, Lawrence, Mackenzie, Desmarres, Middlemore, l'ont mentionnée dans leurs traités. Le docteur Duprez[5] en a fait le sujet de sa thèse inaugurale.

Symptômes. La xérophthalmie atteint le plus souvent la conjonctive oculo-palpébrale tout entière ; parfois la muqueuse oculaire seulement, ou même la conjonctive cornéale. En général, un seul œil est affecté ; quelquefois cependant, les deux yeux sont atteints, ainsi que Wardrop[6] en a rapporté un exemple.

Au début, la conjonctive perd son poli, son lustre, sa diaphanéité, glisse moins facilement ; la surface en est moins humide que dans l'état normal ; les malades accusent quelques douleurs névralgiques péri-orbitaires, et se plaignent d'un peu d'affaiblissement de la faculté visuelle. A une époque plus avancée, la conjonctive présente une sécheresse parcheminée, est opaque et écailleuse ou pulvérulente. La surface de l'œil ne fournit plus de sécrétions : ni mucus, ni larmes, ni sérosité. Dans un cas, observé par Middlemore, l'écoulement des larmes persistait. La muqueuse est boursouflée et rugueuse ; elle fait des plis, en divers sens, quand l'œil se meut. Elle est de couleur d'un blanc jaunâtre et mat ; sur la cornée, elle prend la

---

[1] *Ueber die krankh. des Tranen organz.* — [2] *Handb. der Pract. Augenh.* — [3] *Synopsis of Eye Diseases.* — [4] *Zeitschrift, f. d. Ophth.,* t. 1, p. 65, et t. II, p. 581. — [5] *Thèses de Paris,* année 1836. *De la Xérophthalmie.* — [6] *The Lancet,* novembre 1834.

forme de la pellicule opaque qu'on rencontre sur l'œil des cadavres. Les paupières sont flasques, peu mobiles, affectées parfois d'entropion ou d'ectropion.

A une période plus avancée encore, la conjonctive est fortement rétractée, transformée en tissu inodulaire ; les sinus palpébraux sont effacés, et la muqueuse se continue presque directement du bord libre des paupières sur la surface de l'œil ; les paupières sont alors fixées sur le globe. La faculté visuelle est affaiblie. La conjonctive est devenue insensible, au point qu'on peut passer impunément le bout du doigt sur l'œil, y appliquer des substances stimulantes, telles que l'ammoniaque, du jus d'oignon, sans que le patient réagisse, sans qu'il se manifeste même de larmoiement. Lorsque le sujet éprouve quelque émotion qui le porte à pleurer, il ne s'écoule pas de larmes ; l'œil devient seulement rouge et un peu douloureux. La vision diminue de plus en plus ; elle s'améliore un peu, lorsqu'on lubrifie la cornée avec un liquide, et les malades portent quelquefois leur salive sur l'œil, pour arriver à ce résultat.

Marche. Terminaisons. Abandonnée à elle-même, ou traitée par divers moyens que nous ferons connaître, la xérophthalmie reste quelquefois longtemps stationnaire ; dans d'autres cas, elle fait des progrès incessants et finit par entraîner la perte complète de la vision. On n'a pas constaté jusqu'ici de guérison.

Causes. Des opinions diverses, ou plutôt des hypothèses, ont été émises sur le mode de production de la cutisation conjonctivale. Les uns ont pensé qu'elle est due à une oblitération des conduits de la glande lacrymale et des follicules de Méïbomius ; d'autres, qu'elle est le résultat d'un épaississement de l'épithélium, sous l'influence d'une inflammation chronique. Il est facile de réfuter ces assertions ; on a souvent extirpé la glande lacrymale tout entière, et cependant les sujets opérés n'ont pas été atteints consécutivement de xérosis. Rognetta[1] a fait remarquer que, s'il existait une obstruction des follicules sébacés et des conduits lacrymaux, il en résulterait la formation de tumeurs enkystées ou des infiltrations de liquides sécrétés par ces appareils glandulaires. Pour ce qui est du rapport existant entre le xérosis et les conjonctivites chroniques, il convient de rappeler que ces inflammations se voient très-fréquemment, et que la cutisation conjonctivale est extrêmement rare. Toutefois cette idée a été reprise plus récemment par Taylor[2], qui rapproche ce qui se passe dans la conjonctive, du travail morbide qui s'effectue dans d'autres organes. Dans le rein, par exemple, certaines formes d'inflammations chroniques s'accompagnent d'une exsudation de lymphe qui, conjointement avec l'altération survenue dans la nutrition, modifient l'organisation normale ; au fur et à mesure que les matériaux nouveaux se produisent, la glande se contracte sur elle-même, pour former une masse solide où l'on ne reconnaît plus la structure primitive. Un travail semblable s'effectue probablement dans la conjonctive

---

[1] *Loc. cit.*, p. 361. — [2] *Edinb. med. and Surg. Journal*, janvier 1854, et *Annal. d'oculist.*, t. XXXI, p. 290.

dont le tissu s'infiltre d'une exsudation inflammatoire, et dont l'appareil de sécrétion est détruit ; l'organisation des matériaux épanchés produit une contraction graduelle, d'où les modifications de la muqueuse.

Cette théorie est ingénieuse, mais elle ne rend pas compte du xérosis. Elle explique le mécanisme de la maladie, sans préciser les motifs pour lesquels une phlegmasie se termine par ce travail morbide spécial qui convertit une muqueuse en membrane cutanée. Dire, avec Duprez[1], que la cutisation de la conjonctive est due aux frottements des paupières sur le globe, pendant le cours d'une conjonctivite chronique, produisant à la longue l'oblitération des conduits excréteurs de la glande lacrymale et des glandes palpébrales, c'est encore émettre une hypothèse que rien ne justifie, attendu que ces conditions se rencontrent dans toutes les conjonctivites chroniques. Pareille remarque s'applique à la prétendue influence exercée par certains collyres.

Rognetta[2] a émis une autre opinion : d'après lui, la maladie est l'effet d'une *innervation vicieuse*, d'une lésion des filets de la cinquième paire qui animent la conjonctive, la glande lacrymale et les follicules de Méïbomius. Il cite, comme preuves, les faits suivants : les reins cessent de sécréter l'urine pendant longtemps, chez quelques femmes hystériques. La destruction du nerf de la cinquième paire détermine l'ulcération de la cornée et l'évacuation des humeurs de l'œil, c'est-à-dire que ce nerf exerce une influence réelle sur la nutrition de l'organe de la vision. Enfin, le xérosis est toujours accompagné de phénomènes nerveux, tels que douleurs péri-orbitaires, paresse des paupières, affaiblissement de la vision.

Il semble plus rationnel, au premier abord, de considérer la xérophthalmie comme étant la conséquence de l'exposition prolongée de la conjonctive au contact de l'air, parce qu'on a des exemples fréquents de semblables transformations d'autres muqueuses, telles que celle du vagin. Mais il ne faut pas oublier que, chez les sujets atteints d'hémiplégie faciale, les paupières ne pouvant arriver au contact l'une de l'autre, la conjonctive peut rester, pendant des années, exposée à l'influence de l'air atmosphérique, sans se cutiser.

En résumé, le xérosis est une transformation de la conjonctive qui s'opère sous l'influence d'une perversion de la nutrition ; mais il est impossible, dans l'état actuel de la science, de déterminer la cause de ce travail anormal.

Traitement. Nous ne possédons aucune ressource certaine pour guérir cette affection, contre laquelle on a tenté divers moyens. On a essayé, sans aucun succès, les collyres cautérétiques, la pierre infernale. Dans un cas, Wardrop[3] plongea un bistouri, à la partie externe et supérieure de l'orbite, dans la direction de la glande lacrymale, pour ouvrir aux larmes une voie libre à l'extérieur. Cette tentative lui avait été suggérée, par l'idée que le xérosis est dû à une oblitération des conduits excréteurs de la glande lacrymale. Dans un cas, rapporté par Carron du Villards[4], Sanson excisa la con-

---

[1] *Thèses de Paris*, 1856. — [2] *Loc. cit.*, p. 362. — [3] *The Lancet*, novembre 1834. — [4] *Loc. cit.*, t. II, p. 115.

jonctive, depuis le cul-de-sac jusqu'à la circonférence de la cornée, sans qu'il en résultât la moindre amélioration. Van Roosbroeck [1] n'a pas été plus heureux, en pratiquant l'inoculation du pus blennorrhagique: Rognetta a conseillé les remèdes antinerveux, tels que bains généraux avec affusions froides sur la tête, bains de rivière ou de mer, eaux minérales salines, douches sur la région oculaire et sourcilière, collyres à la strychnine.

On soulage notablement les malades, en même temps qu'on améliore la vision, pour quelque temps, en faisant pratiquer fréquemment des fomentations sur le globe, avec divers topiques, de la salive, de l'huile d'olives, d'amandes douces, de foie de morue; ou bien avec des mucilages, de l'axonge, et mieux encore de la glycérine.

ARTICLE II.

Relâchement de la conjonctive.

Chez quelques sujets, la conjonctive bulbaire, au lieu d'être appliquée intimement sur le globe et d'en suivre les mouvements en tous sens, présente une certaine laxité. Lorsque l'œil se meut, elle forme un pli plus ou moins étendu au niveau des points où l'organe se dirige; ce pli est rapproché de la circonférence de la cornée. Lorsque le relâchement est très-prononcé, l'œil présente un aspect particulier qui constitue une véritable difformité. Quelquefois le pli conjonctival s'interpose aux deux paupières, à chaque mouvement de clignement, ce qui occasionne de la gêne et même de la douleur.

On attribue généralement cet état morbide à une laxité du tissu cellulaire sous-conjonctival, survenue elle-même par le fait d'une faiblesse générale et de l'âge avancé. Je l'ai rencontré sur des hommes jeunes, d'un seul côté, sans qu'il y ait eu antérieurement des phlegmasies conjonctivales. Il n'est donc pas nécessaire qu'il se soit formé antérieurement un œdème sous-conjonctival ou un chémosis, pour que la muqueuse prenne des dimensions exagérées et forme des plis autour de la cornée.

Les topiques astringents et excitants n'exercent qu'un effet médiocre. J'ai essayé, sans plus de succès, la cautérisation de la conjonctive, par places, avec la pierre infernale, en pratiquant, immédiatement après, le lavage de l'œil, avec une solution de chlorure de sodium, pour prévenir la diffusion du caustique sur la cornée. Il ne faut pas non plus ajouter grande importance à une médication interne, tonique et stimulante. Il est préférable d'exciser, avec des ciseaux courbes, un pli de la conjonctive, en le saisissant au préalable avec une petite pince à griffes. Peut-être même vaut-il mieux emporter plusieurs petits lambeaux, tout autour et à une certaine distance de la circonférence de la cornée, plutôt que de n'en enlever qu'un seul.

---

[1] *Annal. d'oculist.*, t. XXXI, p. 292.

ARTICLE III.

Hémorragie spontanée.

Nous avons vu (p. 219) que les prétendus faits d'hémorragies de la glande lacrymale, signalés par Forestus, Havers et Rosas, ne sont très-probablement que des hémorragies fournies par la conjonctive. De nos jours, Colosimo [1] et Villaret [2] ont rapporté des observations semblables. Plus récemment encore, le docteur Hamon [3] a été témoin de trois faits qui ne peuvent laisser de doute sur la source de l'écoulement sanguin, et dont nous ne reproduisons que le suivant :

Obs. CCXV. Marie B***, âgée de douze ans, issue d'une mère délicate, scorbutique, se nourrissant mal, vomit presque chaque jour ses aliments. Elle se présente à la consultation du docteur Hamon, le 19 mars 1861, pour une ophthalmorragie qui est survenue il y a trois semaines. Cette enfant était sujette antérieurement à de fréquentes épistaxis, qui ont complétement cessé, depuis que la perte de sang a commencé du côté de l'organe oculaire.

Le siége de l'hémorragie est la conjonctive de la paupière inférieure gauche, qui est rouge et congestionnée. La muqueuse de la paupière supérieure l'est à peine ; celle de l'œil congénère est parfaitement saine. Le phénomène est annoncé constamment, quelques minutes à l'avance, par un picotement dans la partie. La quantité de sang répandue, chaque fois, est d'environ une cuillerée à bouche. Ce fluide est pâle et peu riche en globules. L'hémorragie a lieu toutes les nuits ; elle se produit, dès que l'enfant est couchée. Elle a également lieu au réveil, et toutes les fois que la patiente se penche sur sa table de travail.

Le docteur Hamon, considérant cet accident comme manifestement lié à un état dyscrasique du sang, et indépendant de toute lésion locale, se borne à prescrire un traitement général. Alimentation alibile ; usage du perchlorure de fer à 30 degrés ; 15 gouttes par jour.

Dans la nuit, il n'y a pas d'hémorragie, ce qui n'était point arrivé depuis six semaines. Le lendemain matin, perte abondante de sang. La dose de perchlorure de fer est portée à 20 gouttes. On y ajoute l'administration de trois cuillerées à bouche de vin de quinquina, par jour. Ce traitement est continué jusqu'au 28. A cette époque, l'amélioration générale est considérable. Les forces sont revenues ; les vomissements ont complétement disparu. Aucune hémorragie ne s'est reproduite.

ARTICLE IV.

Ecchymoses sous-conjonctivales.

Elles sont la conséquence d'une suffusion de sang dans le tissu cellulaire sous-conjonctival. Le plus souvent, elles sont traumatiques et la conséquence, soit de coups portés sur la région oculaire ou orbitaire, sans

[1] *Il Filiatre Sebezio* 1851, et *Annal. oculist.*, t. XXXV, p. 291. — [2] *Gaz. méd. de Paris*, p. 787 ; 1854. — [3] *Abeille médic.*, 1862, n° 1, p. 3, 4 et 5.

autre lésion grave ; soit d'une fracture des parois de l'orbite (voir p. 118). Elles se produisent parfois pendant un effort, tel qu'un accès de toux, d'éternuement et de vomissement. L'existence d'une hyperhémie conjonctivale ou d'une conjonctivite favorise l'extravasation sanguine.

Obs. CCXVI. La femme B***, âgée de trente et un ans, couturière, se présente à ma clinique le 22 juin 1861. Depuis cinq jours, elle souffre à la partie interne de l'œil gauche, devenu rouge dans ce point (probablement une conjonctivite phlycténulaire). La veille au soir, elle *est prise de vomissements ;* pendant les efforts, il se fait une extravasation de sang sous la conjonctive. Celle-ci présente, à la partie interne et inférieure, une coloration lie de vin, sans qu'il y ait de vaisseaux apparents dans toute la portion ecchymosée. A la partie interne, à 2 millimètres environ de la cornée, se voit une petite dépression d'aspect grisâtre, correspondant probablement à une pustule initiale de la conjonctivite. La muqueuse palpébrale est saine ; on aperçoit quelques filaments muqueux à la surface de la conjonctive. (*Collyre au sulfate de zinc.*)

Le 28 juin, l'ecchymose est presque complétement résorbée. Il n'en reste de traces qu'au voisinage de la demi-circonférence interne de la cornée.

Ces ecchymoses sont aussi le résultat de certaines opérations pratiquées sur l'œil, alors que l'instrument divise quelques-uns des vaisseaux de la muqueuse. Je les ai vues après la kératotomie, les opérations de ptérygion, la strabotomie. Elles se manifestent parfois spontanément, c'est-à-dire sans cause appréciable. Demours [1] en rapporte deux observations. En voici un autre exemple :

Obs. CCXVII. Sch..., âgé de quatorze ans, balancier, n'a pas fait de chute, ni reçu de coup. Il y a cinq jours, ses camarades lui font remarquer, qu'il a une tache rouge sur le blanc de l'œil gauche. Depuis ce moment, la tache a augmenté.

Le 25 octobre 1861, il existe, sur la moitié externe de la conjonctive scléroticale gauche, une tache de couleur carmin, large de 1 centimètre, haute de 1/2 centimètre, s'étendant en avant presque près de la circonférence de la cornée. En faisant mouvoir la paupière, en divers sens, sur la tache, celle-ci ne diminue nullement. La conjonctive oculo-palpébrale n'est pas injectée. La vue est aussi bonne que du côté opposé. (*Collyre au sulfate de zinc.*) Sous l'influence de ce traitement, l'ecchymose se résorbe complétement, dans l'espace de vingt jours.

On a aussi constaté l'apparition d'ecchymoses sous-conjonctivales, dans le cours d'un accès d'épilepsie ; chez les sujets atteints de choléra asiatique, de purpura et de scorbut. D'après Depaul [2], on les observe constamment chez les nouveau-nés qui se sont présentés par la face. Elles sont moins communes dans les présentations du sommet.

Elles se présentent généralement sous la forme d'une plaque d'un rouge foncé, uniforme, privée de vaisseaux isolés, ce qui les distingue de l'hyperhémie de la conjonctive. Quelquefois la suffusion sanguine s'étend à toute la surface de la muqueuse scléroticale, en s'arrêtant brusquement aux limites de la circonférence de la cornée qu'elle ne dépasse pas. La quantité

[1] *Loc. cit.*, t. II, p. 134. — [2] *Communication orale.*

de liquide infiltré est-elle considérable, il se forme autour de la cornée un bourrelet de couleur rouge foncé, que l'on désigne sous le nom de *chémosis hématique*.

Abandonnées à elles-mêmes, elles se résorbent plus ou moins promptement, en passant par toutes les phases de coloration que présente le sang infiltré dans les tissus vivants.

Le pronostic varie, en raison de la cause. Les ecchymoses traumatiques sont peu graves, à moins qu'elles ne se rattachent à quelque fracture des parois de l'orbite. Celles qui se forment spontanément sont plus sérieuses, surtout lorsqu'elles se montrent chez un sujet d'une constitution forte, d'un tempérament sanguin, disposé aux congestions cérébrales, parce qu'elles sont l'indice d'un travail semblable qui s'opère parfois du côté des membranes profondes de l'œil ou du cerveau.

Le traitement est subordonné à la cause : les ecchymoses traumatiques réclament l'emploi des collyres astringents, une compression légère sur l'œil. Les fomentations fréquentes avec la teinture d'arnica ; ou bien, comme l'a préconisé Deval [1], et comme je l'ai vérifié dans diverses circonstances, un collyre composé : d'eau, 60 grammes ; teinture d'arnica, 2 grammes ; chlorhydrate d'ammoniaque, 1 gramme ; favorisent le travail de résorption du sang. Ce n'est que dans les cas, où il existe un chémosis hématique volumineux, qu'on est en droit de scarifier la conjonctive.

Les ecchymoses se montrent-elles chez un sujet d'un tempérament sanguin, prédisposé aux congestions cérébrales, on préviendra des désordres graves dans la profondeur de l'œil, ou dans le cerveau, en prescrivant des saignées générales, des purgatifs répétés et un régime sévère.

<h2 style="text-align:center">ARTICLE V.</h2>

<h3 style="text-align:center">Affections syphilitiques.</h3>

Les affections syphilitiques de la conjonctive se présentent sous la forme d'accidents primitifs ou d'accidents secondaires.

<h3 style="text-align:center">1. Chancres de la conjonctive.</h3>

Les deux observations suivantes ont été rapportées par Desmarres [2] :

Obs. CCXVIII. La dame M***, âgée de trente-quatre ans, brodeuse, porte au grand angle de l'œil gauche, dans l'épaisseur de l'extrémité interne de la paupière supérieure, une tumeur, du volume de trois grains de chènevis, présentant *l'aspect et la forme d'un follicule enflammé*. Le gonflement des parties voisines est assez considérable, les tissus sont d'un rouge vif ; la partie centrale de la tumeur est beaucoup plus saillante que la circonférence. La portion de conjonctive qui l'entoure, et tapisse le cul-de-sac, est également très-rouge ; la caroncule est tuméfiée, l'œil larmoyant. Le toucher, et même une pression assez forte, ne déterminent aucune douleur.

[1] *Loc. cit.*, p. 330. — [2] *Traité des maladies des yeux*, t. II, p. 213.

La malade ne donne aucun renseignement satisfaisant sur la cause de l'affection.

Croyant n'avoir affaire qu'à un *follicule enflammé* accompagné d'une conjonctivite intense, je prescris un collyre de sous-acétate de plomb, et des cataplasmes de feuilles de laitue cuites, sur l'œil gauche, pendant la nuit.

Le 4 août, la partie la plus saillante de la tumeur s'est ulcérée. La perte de substance, de 1 centimètre environ de large, mesure à peu près tous les diamètres de la tumeur décrite. L'aspect en est caractéristique : *les bords en sont taillés à pic ; le fond en est rempli par une matière d'un gris jaunâtre tout à fait semblable à celle que l'on rencontre dans les ulcérations syphilitiques primitives.* On constate un engorgement bien manifeste, non douloureux, sans changement de couleur à la peau, des ganglions lymphatiques préauriculaires et sous-maxillaires. Dès lors, il ne reste plus aucun doute ; et, au premier diagnostic, je substitue sans hésitation celui-ci : *ulcère spécifique de la conjonctive.*

Les phénomènes inflammatoires étant très-aigus, on continue les émollients, et on prescrit en outre de bassiner l'œil, sept ou huit fois par jour, avec un collyre de sublimé au deux millième ; on fait prendre une pilule de Sédillot, matin et soir. L'apparition d'une stomatite mercurielle, au bout de quelques jours, force de suspendre les pilules.

Le 21 septembre, la malade présente une *syphilide papuleuse lenticulaire.* La stomatite mercurielle étant complètement guérie, on prescrit un traitement par le proto-iodure de mercure. Le 29 du même mois, l'ulcération de la conjonctive est complétement cicatrisée. La syphilide papuleuse diminue rapidement, et l'adénite auriculaire semble en voie d'amélioration. Les questions les plus pressantes adressées à la malade, ne purent amener aucune réponse satisfaisante, quant à l'origine de sa maladie.

Obs. CCXIX. La dame G***, âgée de trente ans, lymphatique, d'une bonne santé habituelle, bien réglée, assure n'avoir jamais été malade. Elle n'est pas sujette aux rhumatismes et ne porte aucune trace de ganglions engorgés ou suppurés. Le 2 février 1852, l'œil gauche est malade depuis quinze jours. La conjonctive palpébrale inférieure est très-gonflée, depuis cette époque. Il n'y a pas eu de douleur, et il n'en existe pas encore aujourd'hui. Sur le milieu de la conjonctive, dans le cul-de-sac inférieur, on voit une tumeur un peu allongée, du volume d'un pois vert environ, et au sommet de laquelle existe une ulcération à bords déchiquetés et taillés à pic, donnant un peu de pus. Cette tumeur fait corps avec la conjonctive, sous laquelle elle est couchée en forme de fuseau ; elle adhère complétement à la muqueuse. Elle offre absolument l'aspect que présenterait une *ulcération spécifique primitive* sur la muqueuse préputiale. L'œil est très-rouge et sécrète un peu, surtout la nuit. Un ganglion préauriculaire volumineux, de la grosseur d'une forte aveline, se fait sentir sous le doigt et vient en aide au diagnostic. Ricord, après un examen attentif, reconnaît aussi un chancre de la conjonctive, avec l'adénopathie symptomatique.

Le 3 février, on cautérise l'ulcération avec le nitrate d'argent. Le lendemain, dix sangsues sont appliquées sur le ganglion préauriculaire. Dans la soirée, on administre un purgatif salin. Le 5, le ganglion est moins tuméfié ; la tumeur conjonctivale n'a pas éprouvé de diminution. J'ignore comment s'est terminé ce cas, la malade n'étant pas revenue à la clinique.

2. Accidents consécutifs.

La conjonctive peut devenir le siége d'une éruption papuleuse ou même de tubercules syphilitiques. Les observations suivantes le démontrent :

Obs. CCXX. *Éruption syphilitique cuivrée de la conjonctive*. Une femme mariée portait un petit ulcère à l'angle des paupières. A l'aspect qu'il présentait, Smee reconnut son caractère spécifique ; il apprit d'ailleurs que le mari et la femme avaient été atteints, trois ans auparavant, de syphilis. De nombreuses taches cuivrées existaient sur la peau, au moment où la femme se présenta : elle en prit si peu de soin, qu'elle cessa de fréquenter la consultation, dès que l'ulcération fut guérie. Peu de temps après elle revint. En examinant la conjonctive, Smee trouva sur cette membrane, au-dessous de la cornée, une tache un peu moins grande qu'une pièce d'un penny. Elle paraissait constituée par la conjonctive tuméfiée dans ce point ; la surface de cette membrane était élevée en cet endroit, et la coloration changée de telle façon, qu'elle offrait une teinte cuivrée analogue, quoique beaucoup moins foncée, à celle des taches de la peau. Cette partie de la conjonctive n'était pas absolument opaque, mais demi-transparente ; elle donnait à supposer qu'il y avait là augmentation de volume de la membrane. Elle ne présentait aucune vascularisation anormale. La teinte cuivrée ne tenait donc pas à l'état de la circulation, mais à la maculation syphilitique même. On administra l'iodure de potassium à la dose de 20 centigrammes, trois fois par jour. Les taches de la peau et la maculature conjonctivale disparurent[1].

Obs. CCXXI. *Syphilide tuberculeuse de la conjonctive*. Un ancien valet de chambre du duc de Montpensier vient, d'Espagne à Paris, pour me consulter sur une affection grave des yeux. Lorsque je le vis, pour la première fois, il était atteint d'une iritis double qui devint surtout très-intense à gauche. La pupille ne tarda pas à se fermer, et j'aperçus sur l'iris ces tumeurs que l'on a décrites sous le nom de *condylomes*. L'une d'elles plus volumineuse que les autres, placée au côté externe, vint faire saillie sous la conjonctive, à travers la sclérotique. En même temps, je vis s'élever sous la conjonctive, de tous les côtés, de petites tumeurs indolentes, très-dures, oblongues, exactement semblables à des tubercules syphilitiques : les téguments du corps en présentaient également. La peau des paupières en était, à la lettre, criblée. Le malade guérit à la faveur d'un traitement spécifique ; mais l'œil gauche demeura complétement perdu[2].

[1] *Annal. d'oculist.*, t. XIV, p. 51. — [2] Desmarres, *loc. cit.*, t. II, p. 216.

SECTION VIII.

MALADIES DE LA MEMBRANE SEMI-LUNAIRE
ET DE LA CARONCULE LACRYMALE.

La CARONCULE LACRYMALE (voir fig. 18, p. 197) est un corps de nature glandulaire, ovale ou triangulaire, situé dans le grand angle de l'œil, hérissé à la surface de poils extrêmement fins. Il est formé de dix à quinze glandes sébacées, serrées les unes contre les autres, qui s'ouvrent à l'extérieur par autant d'orifices indépendants les uns des autres. Chaque glande sébacée est constituée elle-même par un nombre variable de follicules à forme plus ou moins allongée, et renflés à leur origine. Tous les follicules d'une même glandule convergent vers l'extrémité libre d'un follicule pileux et s'ouvrent dans la cavité de celui-ci, au niveau de son embouchure.

Les glandules de la caroncule lacrymale ont pour fonctions, de sécréter une substance grasse, analogue à celle qui est fournie par les glandes ciliaires.

La membrane SEMI-LUNAIRE a été décrite précédemment (p. 491).

La caroncule lacrymale présente, chez quelques sujets, un volume tellement petit, qu'on peut considérer l'organe comme arrêté dans son développement. Chez d'autres, il manque complétement. Parmi les autres maladies congénitales qui ont été observées dans ce corps glanduleux, il convient de citer un cas de *télangiectasie* rapporté par Celinski : la tumeur présentait une coloration violette et avait la forme d'une mûre. Wilde a mentionné un fait semblable. Ryba a signalé des cas de *dermoïde* de la caroncule (voir *Dermoïdes de la conjonctive*, p. 598).

Les affections de la caroncule lacrymale et de la membrane semi-lunaire sont comprises sous le nom générique d'ENCANTHIS (de ἐν dans, κάνθος angle). Pellier[1] préfère la dénomination d'*eccanthis* (de ἐκ dehors, κάνθος angle). On ajoute les qualifications *inflammatoire*, *fongueux*, *cancéreux*, *polypeux*, *pierreux*, *hydatideux*, *mélanique*, etc., pour désigner l'espèce de lésion morbide dont la caroncule est le siége.

[1] *Loc. cit.*, t. I, p. 37.

ARTICLE I.

Encanthis inflammatoire.

La caroncule lacrymale et le repli semi-lunaire participent au gonflement et à l'injection dans les hyperhémies et les phlegmasies de la conjonctive. Dans d'autres cas, ils deviennent le siége d'un travail inflammatoire, sans que la conjonctive soit affectée au même degré. Cela s'observe, à la suite de refroidissements subits, de coryzas, de pénétration d'un corps étranger dans le tissu de la caroncule : une paillette de fer (Cunier), une pointe de marron d'Inde (Desmarres). L'irritation de la caroncule, par un cil dévié, peut produire des effets semblables. D'autres fois, c'est un corps animé, tel que le dragonneau, comme cela se voit souvent en Egypte, ou la chique (*pulex penetrans*). Carron du Villards[1] a remarqué que l'encanthis inflammatoire est très-commun dans les pays chauds, fort rare au contraire dans certaines contrées, telles que l'Angleterre et l'Allemagne. On ne saurait admettre, avec Mackenzie, qu'il existe une prédisposition dans certaines familles; l'observation de Middlemore[2], relative à une affection de ce genre, survenue spontanément chez deux sœurs, dénote en effet plutôt une simple coïncidence.

La membrane semi-lunaire et la caroncule sont rouges, tuméfiées ; le gonflement et la rougeur se propagent aux parties voisines. Les paupières sont œdémateuses. Les glandes palpébrales donnent une sécrétion abondante qui s'écoule en grande partie avec les larmes sur les joues. Au commencement, les malades accusent une sensation de sécheresse et de tension dans le grand angle ; plus tard, quand l'inflammation est devenue plus intense, la souffrance est très-vive. L'œil est tendu et douloureux.

L'encanthis inflammatoire se termine par résolution, par suppuration ou par atrophie de l'organe. Dans le premier cas, le gonflement et la douleur diminuent. Dans le second, la tuméfaction fait des progrès, les malades se plaignent d'élancements, et le foyer purulent s'ouvre spontanément au dehors, ou bien il est évacué artificiellement. Les conséquences de cette suppuration sont variables : tantôt la caroncule est complétement détruite ; tantôt elle reste déviée ; tantôt encore il s'élève de la surface des excroissances fongueuses.

Il faut combattre cette affection, au début, par des émissions sanguines générales et locales ; par l'administration à l'intérieur du calomel et de l'opium. On fait quelquefois avorter le mal, quand on est appelé de bonne heure, par la médication réfrigérante locale, c'est-à-dire en appliquant sur l'organe malade, de petits morceaux de glace, ou en le soumettant à des irrigations continues d'eau froide. Si on soupçonne la présence d'un corps étranger, on se hâte de l'enlever. Dès que le pus est formé, on ouvre l'abcès. Lorsque des granulations fongueuses s'élèvent de la surface de la plaie

---

[1] *Loc. cit.*, t. I, p. 485. — [2] *Loc. cit.*, t. II, p. 545.

ou de l'ulcération de la caroncule, on les réprime avec le crayon de sulfate de cuivre, ou avec la pierre infernale. Résistent-elles aux cathérétiques, on les excise avec des ciseaux.

ARTICLE II.

Encanthis fongueux.

Sous ce nom, on a décrit des tumeurs, formées généralement d'un tissu très-vasculaire, friable, saignant avec la plus grande facilité, et qui atteignent parfois un grand volume. L'observation de *télangiectasie de la caroncule unie à la paupière inférieure, recouvrant une grande partie de l'œil et pendant presque jusqu'à la bouche*, rapportée par Von Ammon[1] était probablement une production de ce genre. Dans le fait de Bouchacourt[2], la tumeur occupait toute la largeur de la paupière inférieure, qu'elle refoulait en bas et derrière elle, se prolongeant en haut et en dehors, sur la face antérieure de l'œil. La tumeur était rouge, grenue, indolente au début ; plus tard, traversée par des éclairs de douleurs et saignant au moindre contact. La tumeur, décrite et figurée par Sichel[3], était en forme de *fraise*, irrégulièrement arrondie, de 5 millimètres dans son diamètre transversal, de 3 1/2 dans son diamètre vertical ; composée de petits lobules ou plutôt de grains d'une consistance assez ferme ; d'un rouge cinabre vif ; rénitente au toucher, indolente, mobile dans une grande étendue, bien qu'implantée par un pédicule assez court et assez épais, au milieu de la caroncule lacrymale. En raison de la saillie qu'elle faisait, elle gênait les mouvements des paupières. Elle était souvent le siége d'une cuisson assez vive. On n'y percevait pas de pulsations ; elle ne se gonflait jamais pendant les efforts exécutés par le malade. La production morbide fut réséquée, d'un coup de ciseaux, tout près du point d'implantation, ce dernier cautérisé avec la pierre infernale. A l'examen microscopique, on trouva la tumeur composée *d'un tissu cellulaire dense, parcouru par de nombreux vaisseaux sanguins, et recouverte au dehors de plusieurs couches de cellules épithéliales*.

J'ai rencontré récemment une production morbide offrant de l'analogie avec la précédente ; le rapprochement de ces deux faits permet de supposer que la maladie décrite sous le nom d'*encanthis fongueux* n'est qu'une variété de cancer de la caroncule, à savoir : la variété *cancroïdale*.

Obs. CCXXII. *Encanthis fongueux, de nature cancroïdale.* Caverot, âgé de trente-neuf ans, charron, se présente à ma clinique, le 6 juillet 1863. Il existe au grand angle de l'œil droit, à la place occupée par la caroncule, une tumeur du volume d'un très-gros pois. Elle a quelque ressemblance avec une framboise ; de couleur rouge clair, elle est composée d'une foule de grains, de forme sphéroïdale, du volume d'une tête de petite épingle, placés les uns à côté et au-dessous des autres. Toute trace du tissu normal de la caroncule a disparu. Le repli semi-lunaire existe,

[1] *Klinische Dars. der Krankh. des Mensl. Auges*, vol. II, tab. ix, fig. 10. Berlin, 1858. — [2] *Annal. d'oculist.*, vol. supp. III, p. 30. — [3] *Icon. opth.*, p. 590 ; pl. LIX, fig. 3.

mais est en partie recouvert par ces petites productions qui s'étendent jusque sur le point lacrymal inférieur, sans anticiper sur lui. La tumeur ne met aucun obstacle au rapprochement des paupières, et est complètement dissimulée dans l'état d'occlusion de ces dernières.

Avec une pince à griffes, je cherche à saisir la tumeur, pour *l'arracher*. Le tissu en est tellement *mou*, qu'il s'écrase sous la pression des mors de l'instrument, et que je ne peux l'enlever que par parcelles. Immédiatement après cette ablation, je cautérise fortement la masse restante avec un crayon de pierre infernale. Une injection d'eau salée, sur la partie cautérisée, prévient toute fusion du caustique sur l'œil.

A l'examen microscopique, fait par le docteur Lancereaux, on voit de *nombreuses cellules, de formes diverses ; les unes presque fusiformes, les autres polygonales.* Elles offrent toutes ce caractère commun, de posséder *un noyau très-volumineux, et de n'être pas modifiées par l'acide acétique.* Le tissu de la tumeur est donc un *épithélioma.*

Les tumeurs fongueuses de la caroncule s'attachent parfois, sur cet organe, par un pédicule ; on les a désignées sous le nom d'*encanthis polypeux, polypes* de la caroncule. Mackenzie [1] en décrit deux variétés : dans la première, la tumeur, molle et rouge, saignant abondamment au contact, ressemble aux polypes mous de la muqueuse des fosses nasales ; dans la seconde, le polype est plus ferme et a une texture granuleuse ou lobulée. Les deux sont sujettes à récidiver après l'ablation. Ces polypes atteignent quelquefois un volume considérable : Purmann [2] donne la description et la figure d'une tumeur de la *grosseur du poing*, prenant naissance, à l'angle interne de l'œil gauche, par un petit pédicule, d'où elle pendait sur la joue.

La *ligature* n'est applicable qu'aux cas de la dernière catégorie. Hors de là, c'est l'*extirpation* de la tumeur, par l'instrument tranchant, qui mérite la préférence. Après cette ablation, il faut, pour éviter la répullulation, toucher la racine, de temps en temps, avec le nitrate d'argent, le sulfate de cuivre, ou une solution saturée de carbonate de soude.

ARTICLE III.

Enchantis cancéreux.

On réserve ce nom à toutes les tumeurs *malignes* de la caroncule. On devrait donc comprendre dans ce groupe quelques-unes des productions *fongueuses* que nous venons de décrire :

1° Il faut rattacher à l'encanthis cancéreux les TUMEURS FIBRO-PLASTIQUES du grand angle de l'orbite. Une observation de ce genre appartient à Cunier [3] : une femme, âgée de vingt-six ans, était affectée d'une tumeur de l'angle interne de l'œil droit, au niveau de la région occupée par la caroncule et le repli semi-lunaire. La tumeur s'étendait, depuis ce point, jus-

---

[1] *Loc. cit.*, t. I, p. 571. — [2] *Chirurgia curiosa*, p. 133. Francof., 1690, in-4°. — [3] Mackenzie, *Op. cit.*, t. I, p. 575.

qu'à 2 millimètres de la cornée ; elle était de couleur jaune rosée, aplatie, à bord concave, aminci, falciforme, dirigé vers la cornée ; à base renflée, tournée du côté du nez ; d'une consistance ferme, ne saignant pas au toucher et n'étant point sensible. La patiente y ressentait seulement quelques picotements. On en pratiqua l'ablation. La portion enlevée était une languette de 2 centimètres 1/2 de long sur 8 millimètres de large, paraissant formée par le repli semi-lunaire hypertrophié, dans lequel la pression fait sentir plusieurs petites tumeurs dures et résistantes. Ces tumeurs sont d'un jaune rosé, s'écrasent facilement et n'ont aucune ressemblance avec le tissu cartilagineux. Au microscope, on reconnaît que la membrane enveloppante est la conjonctive ; les corps jaunes, placés sous cette membrane, sont formés par du tissu fibrillaire, au milieu duquel sont infiltrés les *noyaux ronds et ovalaires propres au tissu fibro-plastique*. Les autres éléments de ce tissu, c'est-à-dire les grandes cellules mères et les fibres fusiformes, manquaient complétement. Il n'y avait pas non plus de follicules sébacés propres à la caroncule.

2° Les PRODUCTIONS SQUIRRHEUSES de la caroncule se présentent sous la forme d'une tumeur rougeâtre, dure, lobulée, irrégulière, s'étendant plus ou moins loin dans le grand angle. Elles prennent quelquefois un volume considérable. Placide Portal [1] a observé une tumeur du volume d'une orange ; la masse enlevée pesait 750 grammes. Arrivées à une certaine période de leur évolution, ces tumeurs envoient un prolongement, saillant et dur au toucher, le long de la face interne de l'une et l'autre paupières, dans la direction de leurs bords, en forme de *queue d'hirondelle*. Au début, elles occasionnent du larmoiement par le renversement des conduits lacrymaux. Plus tard, les malades accusent des douleurs lancinantes, la tumeur augmente de volume ; les petits poils qui la surmontent deviennent plus longs et plus forts ; la surface de la production morbide est bosselée et saignante, puis la tumeur finit par s'ulcérer, et produit les troubles fonctionnels propres au cancer parvenu à cette période. On a vu, dans certains cas, la dégénérescence se propager aux parties molles de l'orbite, et même aux parties osseuses qui limitent cette cavité.

3° La FORME MÉLANIQUE est la plus grave de toutes. D'après Carron du Villards [2], elle est très-commune chez les chevaux. Riberi [3] dit avoir extirpé trois fois, avec tout le soin possible pour ne rien laisser, l'encanthis mélanique ou *fungo-mélanique*. Chez les trois malades, la tumeur s'est reproduite, une fois sur le lieu même de l'opération ; chez un autre, dans la fosse canine correspondante ; chez un troisième, dans les ganglions jugulaires profonds. L'observation rapportée par Desmarres [4] n'est pas moins instructive : un homme, d'une assez bonne constitution, était affecté d'une très-petite production noirâtre placée sous la membrane semi-lunaire. On emporta le mal avec des ciseaux. Huit mois après, il y avait récidive ; et, cette fois, il existait une tumeur du volume d'un noyau de cerise. On en fit

---

[1] *Annal. d'oculist.*, vol. supp. I, p. 1. — [2] *Loc. cit.*, t. I, p. 458. — [3] Rognetta, *Traité d'ophth.*, p. 581. — [4] *Loc. cit.*, t. I, p. 450.

l'ablation. Il y eut une nouvelle récidive. Un autre chirurgien est obligé d'enlever, non-seulement la production mélanique, mais encore tout l'œil. A quelque temps de là, il y eut une nouvelle récidive, toute la moitié de la tête et de la face était envahie par le mal ; la poitrine et les autres parties du corps étaient couvertes de tumeurs cancéreuses.

L'*extirpation* est le seul traitement qui convienne aux tumeurs cancéreuses de la caroncule. La *ligature* n'est indiquée que dans les cas où la production morbide offre un pédicule étroit ; la *cautérisation* est trop longue, trop dangereuse à cause du voisinage de l'œil. Elle ne peut être appliquée qu'après l'ablation, lorsqu'il reste quelque portion suspecte, que l'on détruit alors, soit avec le cautère actuel, soit avec la potasse caustique. Dans un fait rapporté par J. Cloquet [1], il existait une tumeur ulcérée du volume d'une grosse figue. Le professeur A. Dubois enleva la tumeur et pansa la plaie simplement. Le second jour, il appliqua, sur celle-ci, une couche légère de pâte arsenicale, après avoir préservé l'œil de l'action du caustique, en plaçant, entre cet organe et les paupières, une petite lame de plomb fort mince.

Procédé opératoire. Le malade est assis ou couché ; les paupières sont maintenues écartées avec des élévateurs pleins (fig. 69, p. 547). On accroche la tumeur avec une érigne ou une pince à griffes, et on la fait tirer en avant par un aide. Au moyen d'un petit bistouri droit, on la dissèque, d'abord en bas, puis en dedans ; on la détache ensuite du globe avec précaution, en incisant la conjonctive. Pendant le cours de cette dissection, on évite de léser les conduits lacrymaux, le tendon de l'orbiculaire, le muscle de Horner, la paroi externe du sac et l'artère palpébrale. Si celle-ci était divisée, on arrêterait l'hémorragie par le tamponnement avec des boulettes de charpie et une légère compression. La dissection de la tumeur est rendue facile, en pratiquant, pendant le cours même de l'opération, une irrigation continue d'eau froide sur la surface cruente, pour enlever le sang à mesure qu'il s'écoule.

Lorsque la tumeur est volumineuse, et qu'elle est pourvue d'appendices qui s'étendent à la face interne de l'une et l'autre paupières, on modifie le manuel opératoire de la manière suivante : on fait renverser la paupière supérieure pour faire ressortir le prolongement supérieur. Avec un petit bistouri, on incise profondément cette racine, dans la direction du bord libre des paupières. Après l'avoir saisie et tirée en avant, avec des pinces, on la sépare tout à fait de la face interne de la paupière supérieure, en procédant de l'angle externe de l'œil vers l'interne, jusqu'à la portion moyenne de l'encanthis. On détache ensuite, de la même manière, la seconde racine, derrière la paupière inférieure. On soulève le corps de la tumeur, avec de petites pinces ou une double érigne, et on le sépare des parties subjacentes avec le bistouri ou des ciseaux.

La tumeur envoie-t-elle des prolongements dans l'orbite, il faut enlever les parties malades. Dans certains cas, il devient nécessaire de sacrifier le globe en portion ou en totalité, et de ruginer le périoste.

[1] *Dictionn. de méd. en 30 vol.*, t. II, p. 441.

Qu'on n'oublie pas, qu'après l'ablation d'un cancer de la caroncule, le tissu inodulaire peut former entre l'œil et la paroi interne de l'orbite des connexions telles, que le globe reste bridé en dedans, et que les mouvements d'abduction de l'organe sont très-bornés.

ARTICLE IV.

Encanthis pierreux et hydatideux.

Il n'y a rien d'étonnant que des concrétions solides se forment dans les follicules de la caroncule lacrymale. Des faits de ce genre sont rapportés par Blasius, Schmucker, Biegny et Sandifort. Voici l'observation du premier de ces auteurs[1] : le 10 octobre 1665, j'ai assisté à l'autopsie d'un paysan qui, entre autres choses curieuses, présentait une lésion digne de mon attention : c'était un calcul de la glande lacrymale *placé dans l'angle interne de l'œil ;* il était très-inégal, et rendait toute la glande inhabile à recevoir les liquides qui doivent être reportés dans les narines.

On a donné le nom d'encanthis *hydatideux* à des tumeurs transparentes, bien circonscrites, placées sur la caroncule lacrymale. Des faits semblables ont été vus par Quadri et Riberi. Il est probable qu'il s'agissait de petits kystes développés à la surface de l'organe. Nous avons déjà fait remarquer (p. 535), que les granulations vésiculeuses ne sont pas très-rares sur la caroncule et la membrane semi-lunaire.

ARTICLE V.

Trichiasis de la caroncule.

Il arrive parfois que quelques poils blancs, fins, courts, implantés sur la caroncule, prennent un certain accroissement, s'inclinent vers l'œil qu'ils irritent, de manière à déterminer des accidents plus ou moins graves. Albinus[2] a rapporté une observation de ce genre : « J'ai observé, dit-il, une espèce de trichiasis de ces petits poils que Morgagni fit remarquer dans la caroncule lacrymale. L'un d'entre eux avait pris un accroissement contre nature, en longueur et en grosseur, et se recourbait de manière à toucher l'œil par son extrémité. Il en résulta une ophthalmie violente, accompagnée de douleurs atroces, et qui persistaient opiniâtrement, parce que la cause n'en était pas connue. Tout ce que l'art et l'empirisme peuvent suggérer avait été mis en usage : collyres, vésicatoires, purgatifs, saignées, cautères, régime, le tout sans aucun avantage. On vint alors par hasard me consulter. Pendant que je recherchais la cause d'un mal si rebelle, ce poil s'offrit

[1] *Obs. anat. in hom., equo et simia, etc.*, t. VI, p. 82. Lugd. Batav., 1665. — [2] *Annotations académiques.*

à ma vue. L'ayant arraché, le mal disparut. » Deval[1] rapporte l'histoire d'une femme affectée depuis dix-huit mois d'un larmoiement qui avait persisté malgré tous les remèdes employés. L'arrachement de quelques poils de la caroncule la guérit.

ARTICLE VI.

Hémorragie spontanée de la caroncule.

Kestern[2] en a rapporté un fait. La malade était âgée de dix-huit ans; l'écoulement sanguin revenait toutes les quatre semaines ; puis, plus tard, tous les trois jours. Le sang provenait à la fois de la conjonctive et de la caroncule.

[1] *Loc. cit.*, p. 940. — [2] *Rust's Magasin*, Bd. LVIII, Heft 1.

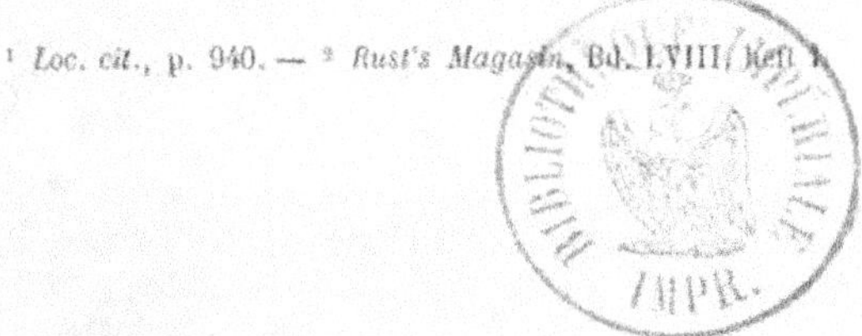

FIN DU TOME PREMIER.

EXPLICATION DES PLANCHES.

PLANCHE I.

Fig. 1. Fausse membrane pupillaire et synéchies postérieures vues par l'éclairage latéral à la lampe (voir l'explication p. 13).

Fig. 2. Fausse membrane pupillaire et synéchies postérieures vues par l'éclairage latéral à la lampe.

Fig. 3. Même œil que celui de la figure 2, examiné avec le miroir ophthalmoscopique seulement (voir l'explication des figures 2 et 3 à la page 13).

Fig. 4. Aspect du fond d'un œil normal, examiné par le procédé de l'image renversée, c'est-à-dire avec le miroir ophthalmoscopique et la lentille bi-convexe. On aperçoit la papille optique et les vaisseaux qui se distribuent à la rétine (voir l'explication p. 24).

PLANCHE II.

Les figures 5, 6, 7 et 8 sont destinées à montrer l'aspect présenté par les parties de l'œil, situées en arrière de la pupille, dans les *cataractes en voie de formation*. Les figures 5 et 7 indiquent la couleur des opacités du cristallin, lorsqu'on se sert de l'éclairage latéral à la lampe. Les figures 6 et 8 montrent l'apparence de ces mêmes opacités examinées avec le miroir ophthalmoscopique seul (voir p. 14 et 31).

PLANCHE III.

Fig. 9. Hémorragie de la rétine. On aperçoit un grand foyer dont le centre est déjà en voie de résorption ; entre ce premier foyer et la papille se trouve une autre suffusion sanguine ; de l'autre côté de la papille, existe un petit foyer sanguin à l'extrémité d'une des artères rétiniennes (voir p. 34).

Fig. 10. Hémorragie diffuse de la rétine avec des plaques d'exsudation plastique (voir p. 33 et 35).

Fig. 11. Amaurose cérébrale. Il convient de rapprocher ce dessin de celui qui répond à la figure 4 de la planche I. On juge bien, de cette façon, de la coloration *blanche* de la papille optique, de la diminution de vascularisation de la rétine. Sur le haut du dessin de la figure 11, on aperçoit quelques-unes des veines en tourbillon de la choroïde; cette disposition est bien mieux accusée dans les figures 16, 17 et 18 (voir p. 36).

Fig. 12. Les lésions sont multiples. La coloration blanchâtre de la papille optique indique une atrophie incomplète du nerf optique. A la périphérie, on distingue une *dégénérescence pigmenteuse de la rétine*. Les artères de la choroïde se reconnaissent à la forme de rubans aplatis, affectant une division dichotomique, de couleur rouge de Saturne, placés sur un plan postérieur à celui des vaisseaux de la rétine. La coloration *ardoisée* du fond de l'œil contraste avec la couleur *rosée* de l'état normal (figure 4, planche I); elle indique une infiltration pigmenteuse de la choroïde (voir p. 37).

PLANCHE IV.

Fig. 13. Décollement séreux de la rétine; dans le bas de la figure, on aperçoit les plis formés par la portion décollée de la membrane (voir p. 38).

Fig. 14. Aspect de la papille optique dans certains glaucômes qui s'accompagnent de l'excavation de la papille (voir p. 40).

Fig. 15. Aspect de la rétine dans la maladie de Bright (voir p. 41).

Fig. 16. Scléro-choroïdite postérieure au second degré. Plaque d'atrophie choroïdienne. Dilatation des veines de la choroïde (voir p. 45).

PLANCHE V.

Fig. 17 et 18. Scléro-choroïdite postérieure au troisième degré. Plaque d'atrophie choroïdienne (voir p. 47).

Fig. 19. Choroïdite disséminée. Scléro-choroïdite postérieure au premier degré (voir p. 48).

Fig. 20. Hémorragie traumatique de la choroïde (voir p. 49).

TABLE DES MATIÈRES.

SECTION I. OPHTHALMOSCOPIE.

SECTION VI. MALADIES DES PAUPIÈRES ET DU SOURCIL.

SECTION VIII. MALADIES DE LA MEMBRANE SEMI-LUNAIRE
ET DE LA CARONCULE LACRYMALE.

FIN DE LA TABLE DES MATIÈRES.

Paris. — Typographie HENNUYER ET FILS, rue du Boulevard, 7.

Fig 1

Fig 2

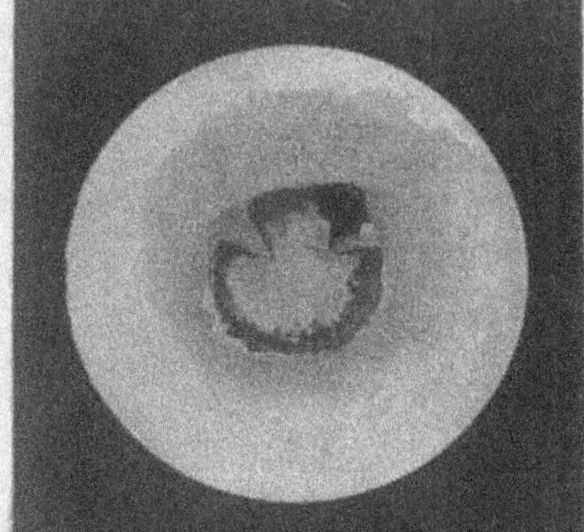

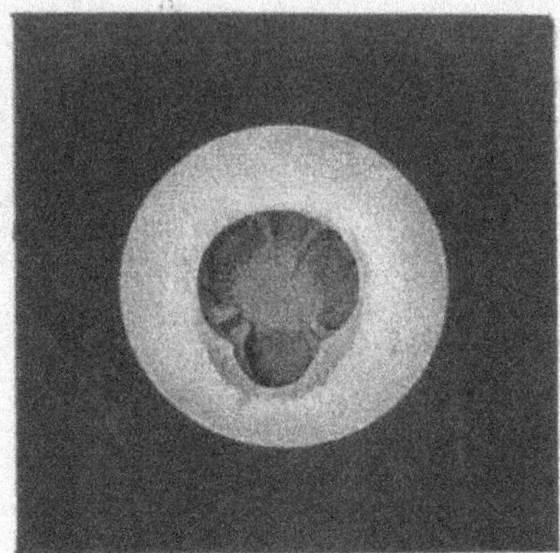

Fig 3

Fig 4

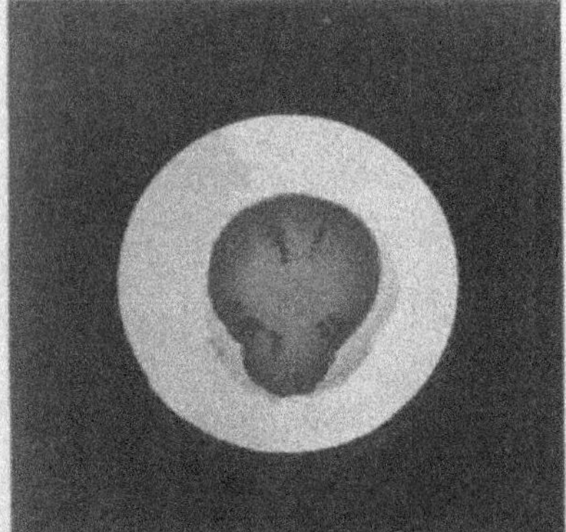

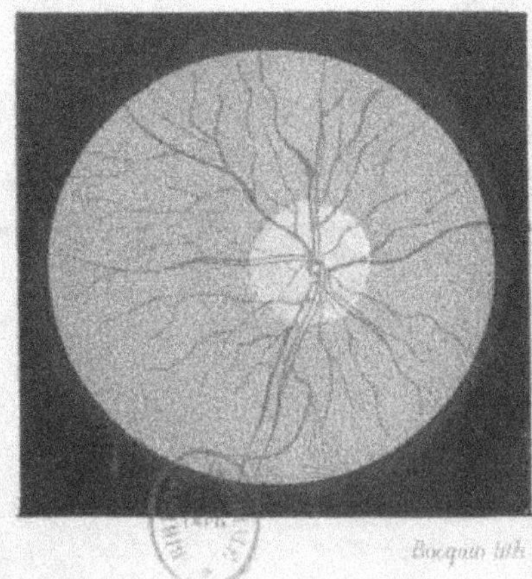

Fig 5.

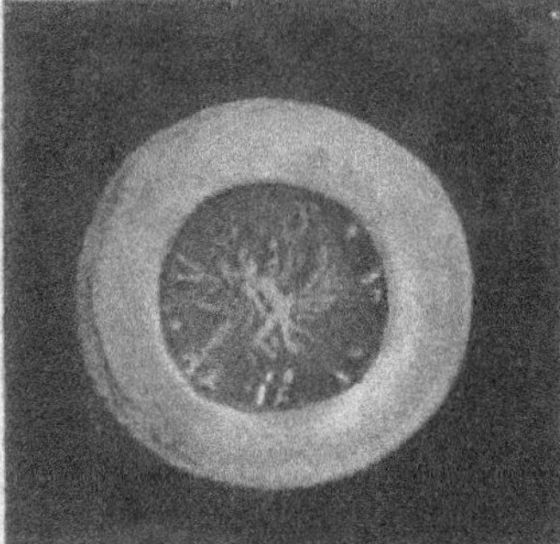

Fig 6.

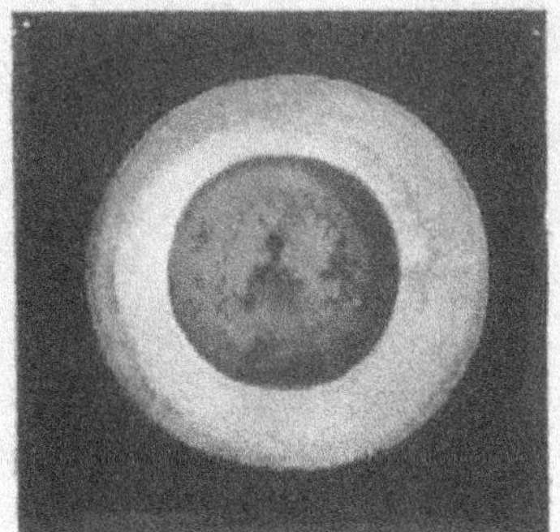

Fig 7.

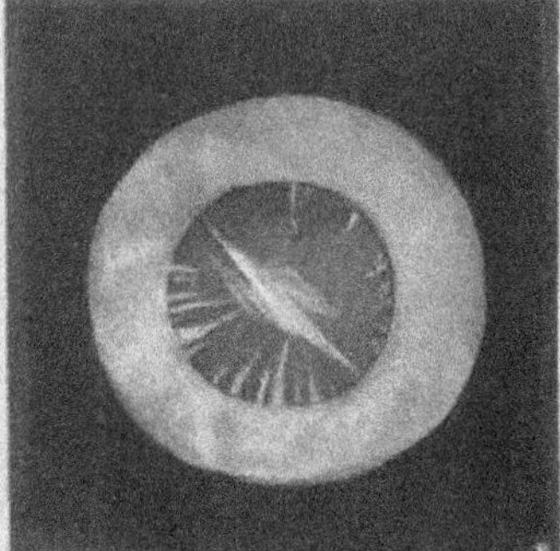

Fig 8.

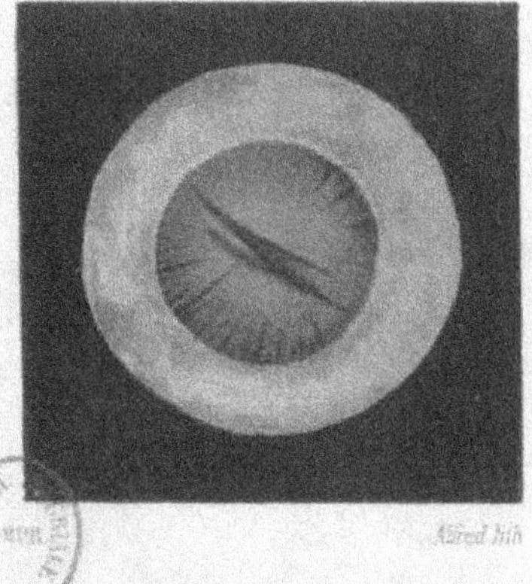

Lanney del.

Alfred lith.

Imp. Lemercier & Cie de Seine 57 Paris.

Fig 9

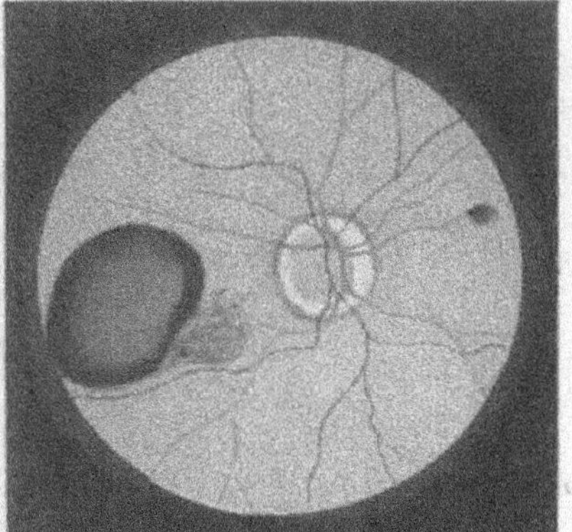

Fig 10

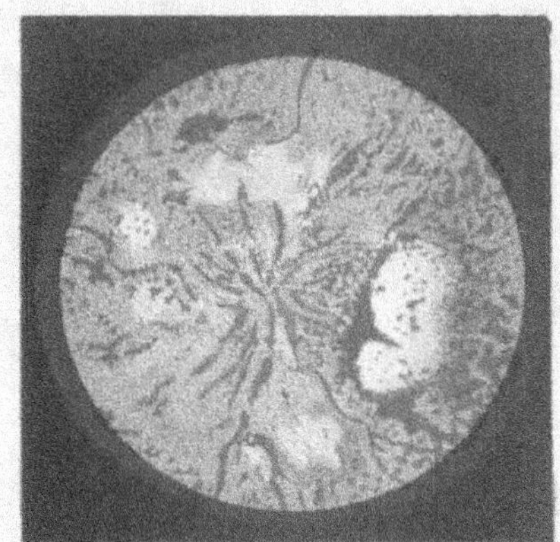

Fig 11

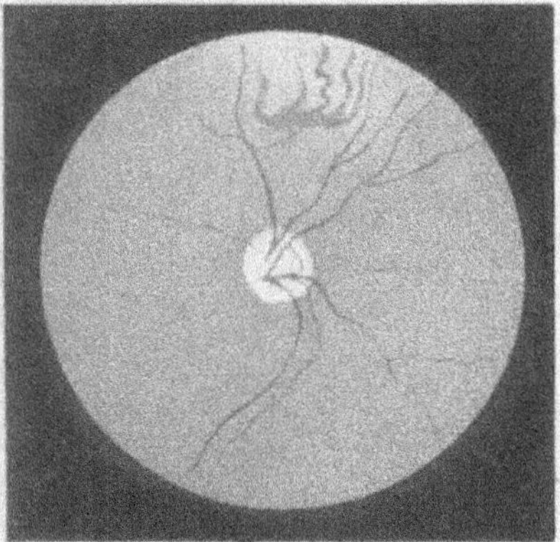

Fig 12

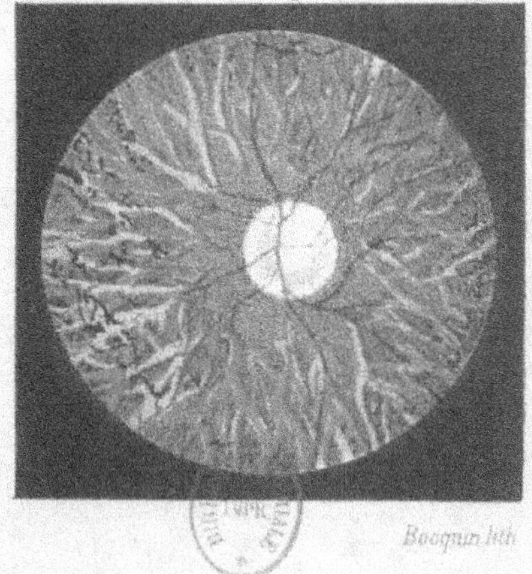

Fig. 13.

Fig. 14

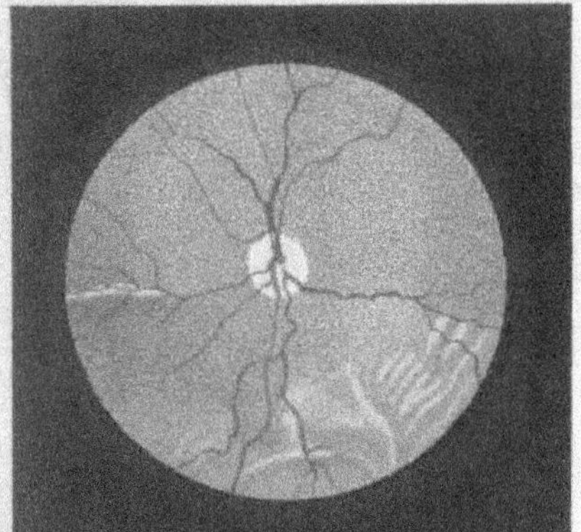

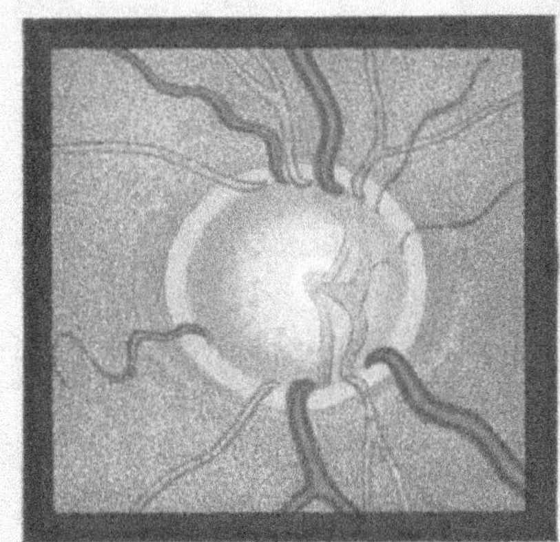

Fig. 15.

Fig. 16

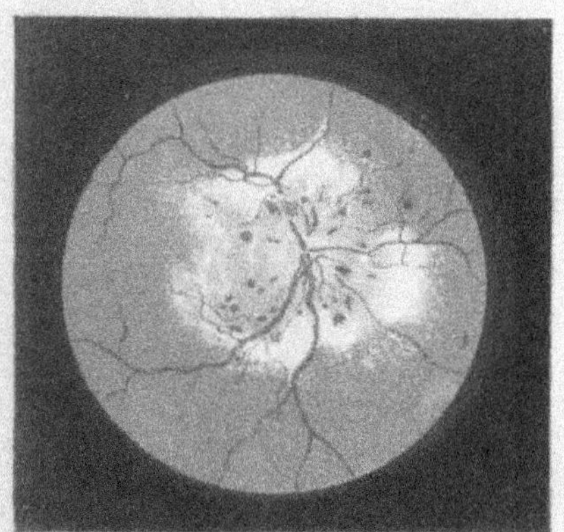

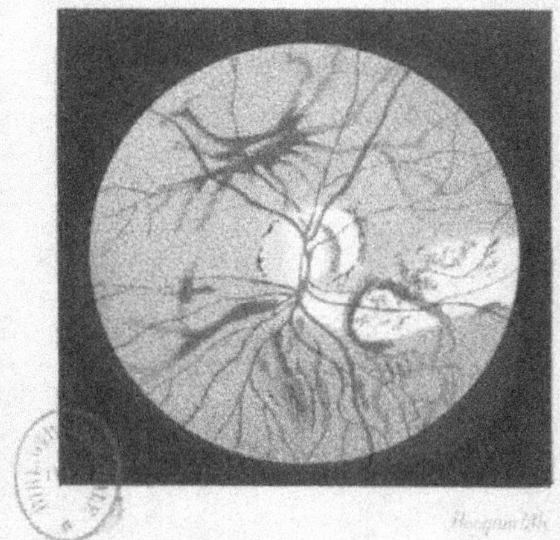

Launay del.

Bocquin lith.

Imp. Lemercier & C.ie r de Seine 57, Paris

Fig 17

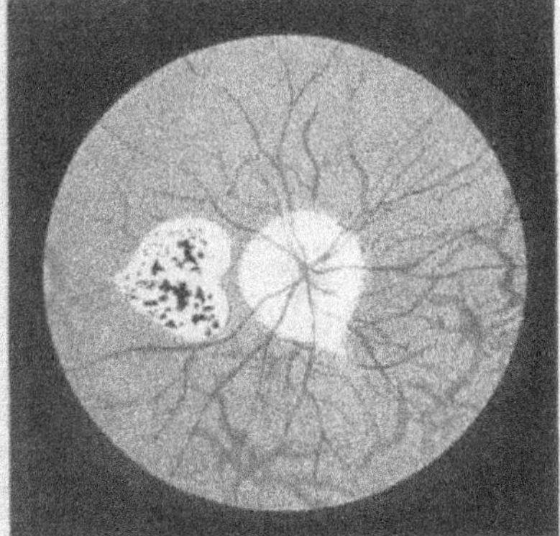

Fig 18

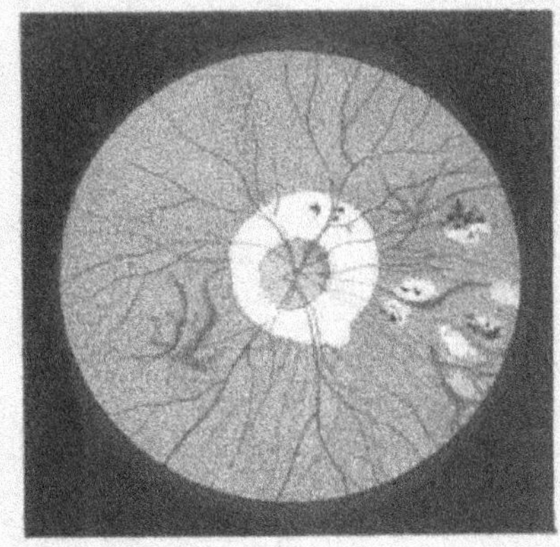

Fig 19

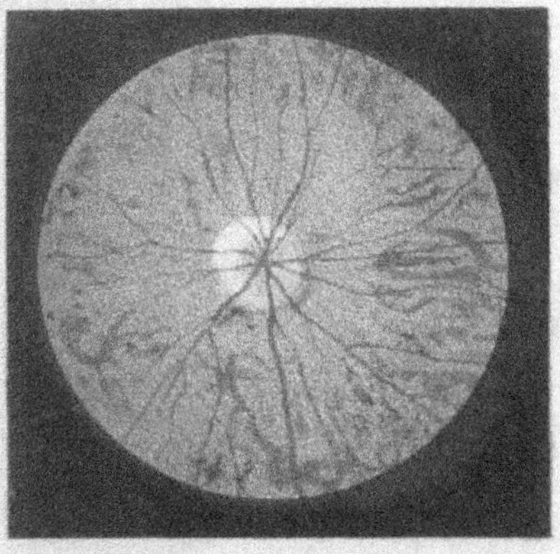

Fig 20

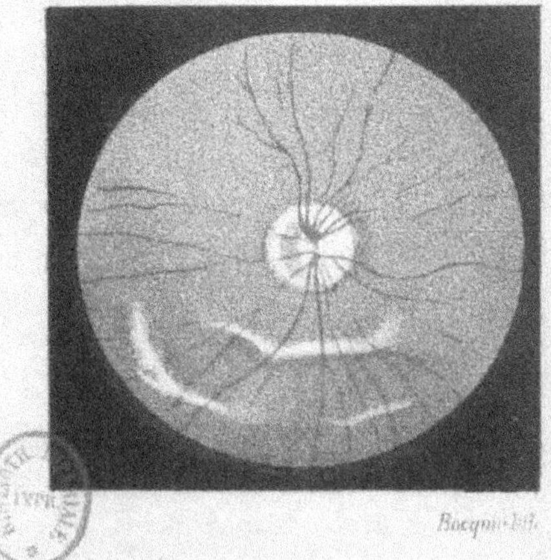